| 2nd Edition |

중환자간호

Critical Care Nursing in ICU

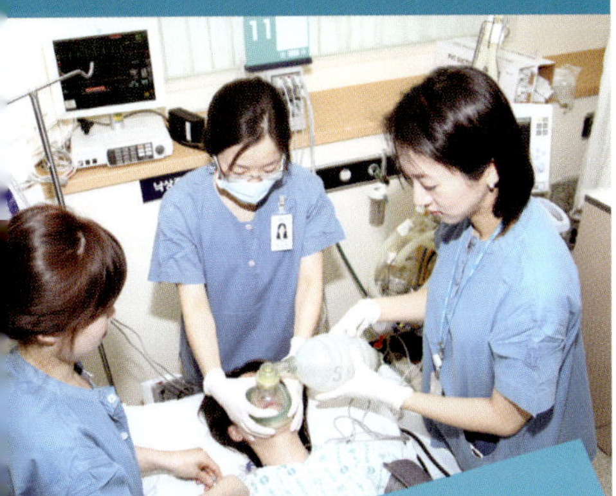

김금순

송경자 · 조용애 · 유정숙 · 권은옥

송라윤 · 신현주 · 안선영 · 이영희

조정숙 · 최수정 · 최은하 지음

군자출판사

중환자간호

첫째판 1쇄 인쇄 | 2004년 6월 5일
첫째판 1쇄 발행 | 2004년 6월 20일
첫째판 2쇄 발행 | 2005년 4월 10일
첫째판 3쇄 발행 | 2006년 8월 10일
첫째판 4쇄 발행 | 2007년 10월 27일
첫째판 5쇄 발행 | 2008년 3월 1일
둘째판 1쇄 발행 | 2012년 3월 15일
둘째판 2쇄 발행 | 2013년 4월 2일
둘째판 3쇄 발행 | 2014년 2월 25일
둘째판 4쇄 발행 | 2015년 8월 24일
둘째판 5쇄 발행 | 2016년 8월 19일
둘째판 6쇄 발행 | 2020년 3월 3일

지 은 이 김금순 외 11명
발 행 인 장주연
편집디자인 군자편집부
표지디자인 군자표지부
발 행 처 군자출판사(주)
등록 제4-139호(1991. 6. 24)
본사 (10881) **파주출판단지** 경기도 파주시 회동길 338(서패동 474-1)
전화 (031) 943-1888 팩스 (031) 955-9545
홈페이지 | www.koonja.co.kr

ISBN 978-89-6278-550-0

정가 32,000원

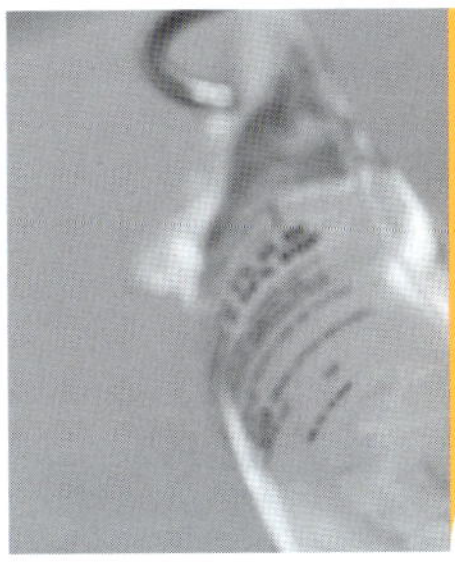

저자 약력

김금순 서울대학교 간호대학

송경자 서울대학교병원

조용애 삼성의료원

유정숙 서울대학교병원

권은옥 서울대학교병원

송라윤 충남대학교 간호대학

신현주 서울대학교병원

안선영 서울특별시보라매병원

이영희 성균관대학교 임상간호대학원

조정숙 서울대학교병원

최수정 삼성서울병원

최은하 서울대학교병원

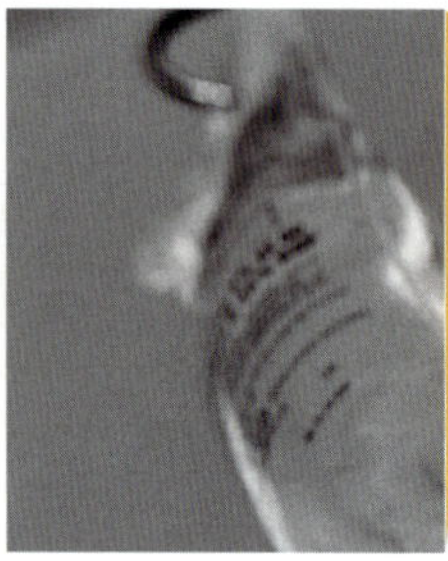

머리말

중환자간호학은 임상에서 전문적인 지식과 고도의 기술을 요하는 전문간호영역입니다. 중환자간호사의 세심하고 책임 있는 역할이야말로 생명이 위중한 환자의 희망일 것입니다.

최근 전문간호사 제도가 법제화됨에 따라 중환자실이 갖추어져 있는 병원에서는 중환자간호의 중요성이 부각되고 있고 중환자간호사의 역할이 강조되고 있지만 중환자간호사를 교육하고 실무를 안내할 교재는 매우 부족한 실정입니다.

이러한 욕구충족을 위하여 2년여에 걸쳐 매달마다 중환자 전문간호사들이 모여 세미나를 하여 중환자간호에 가장 적절한 책을 만들었습니다. 따라서 이 책이 임상에서 근무하는 중환자간호사에게는 실무지침이 되는 것은 물론 대학원의 전문과정을 위해서는 유용한 교육자료가 되리라 생각합니다. 간호대학 학부학생에게는 중환자영역에 대한 관심을 높이고 안내 책으로 충분한 역할을 할 것으로 기대합니다.

본 개정판에서도 2년여에 걸쳐 노력하였습니다. 본서는 7부 29장으로 구성하였으며 초판에서 발생한 오류나 용어 등을 통일시키며 내용면에서는 관동맥간호와 질환을 추가하고 저자들도 실무경험이 많은 전문가들을 영입하여 최신이론과 실무로 강화하였습니다. 주요 내용으로는 중환자실 개요, 심혈관계 중환자간호, 호흡기계 중환자간호, 신경계 중환자간호, 신장계 중환자간호, 심폐소생술, 수혈요법, 중환자 영양관리, 중환자실 감염관리 및 피부간호로 구성되어 있습니다.

중환자실 개요에는 중환자간호의 역할과 분류, 입실 및 퇴실 범주, 윤리적 지침 등을 포함하여 중환자를 이해하는 데 초점을 두었고 각 장들은 성인간호학의 시스템과 차별을 둔 간호실무중심으로 구성하였음은 물론 최신의 간호기법을 포함한 이론과 실제로 구성되어 있습니다.

그동안 본 저서의 개정판이 나오도록 수고하여 주신 저자분 그리고 군자출판사에 진심으로 감사드립니다.

2012년 2월

대표저자 김금순

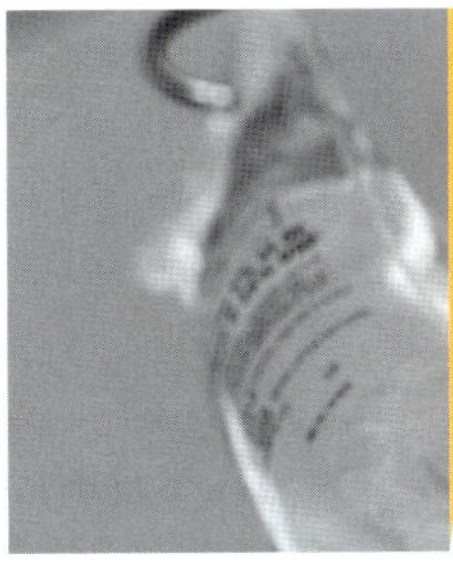

목차

중환자실 개요

Chapter 1 중환자간호의 개념 1

I. 정의 ······ 1

II. 기본 개념 ······ 2

Chapter 2 중환자간호사의 역할 7

I. 중환자간호사의 역할 ······ 7

II. 건강한 업무 환경 ······ 8

III. 중환자전문간호사 제도 ······ 10

Chapter 3 중환자실 기준 및 운영 15

I. 중환자실의 병상 규모 ······ 15

II. 중환자실의 운영방식과 운영 규모 ······ 15

III. 중환자실의 위치 및 구조 ······ 16

IV. 중환자실 디자인의 주요 지침 ······ 17

V. 중환자실 환경 ······ 24

Chapter 4 중환자실 입실 및 퇴실 범주 29

I. 중환자실 운영 규정 ······ 29

II. 중환자의 분류 ······ 35

Chapter 5 윤리적 지침 41

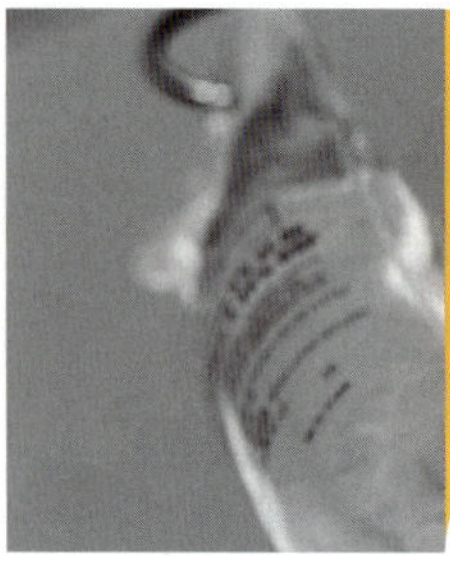

목차

심혈관계 중환자간호

Chapter 6 혈역학 감시 45

I. 침습적 혈역학 감시 …… 45
II. 동맥압 감시 …… 48
III. 폐동맥을 이용한 감시 …… 52
IV. 중심정맥압 감시 …… 57
V. 심기능 지표(부록 1) …… 59
VI. 산소요법 관련 변수(부록 2) …… 60

Chapter 7 심전도 63

I. 심장의 전기 생리 …… 63
II. 심전도 기록 …… 65
III. 심전도 리듬의 분석 …… 72
IV. 심전도 판독 …… 76

Chapter 8 순환보조장치 95

I. 대동맥내풍선펌프 …… 95
II. 심실보조 장치 …… 99
III. 체외막 산소화 장치 …… 101

Chapter 9 심혈관계에 작용하는 약물 105

I. 승압제 …… 105
II. 항고혈압제와 혈관이완제 …… 112
III. 항부정맥제제 …… 118
IV. 기타 심혈관계약물 …… 121

Chapter 10 관동맥 질환과 간호 125

I. 급성관동맥증후군 …… 125

II. 급성관동맥증후군의 급성기 치료와 간호 ······ 130

호흡기계 중환자간호

Chapter 11 호흡기계 감시 151

I. 동맥혈 가스분석 ······ 151
II. 산소포화도 측정 ······ 157
III. 호기말 이산화탄소 분압 측정 ······ 160

Chapter 12 기도유지 및 관리 165

I. 인공기도 ······ 165
II. 기도 흡인간호 ······ 185
III. 흉부물리요법 ······ 192

Chapter 13 산소요법과 분무요법 201

I. 산소요법 ······ 201
II. 분무요법 ······ 224

Chapter 14 흉관 관리 241

I. 흉관 삽입 ······ 241
II. 밀봉흉곽배액 ······ 243
III. 흉관 제거 ······ 249

Chapter 15 기계환기 251

I. 기계환기의 원리 ······ 252
II. 기계환기 양식 ······ 253
III. 기계환기의 시작과 유지 ······ 260

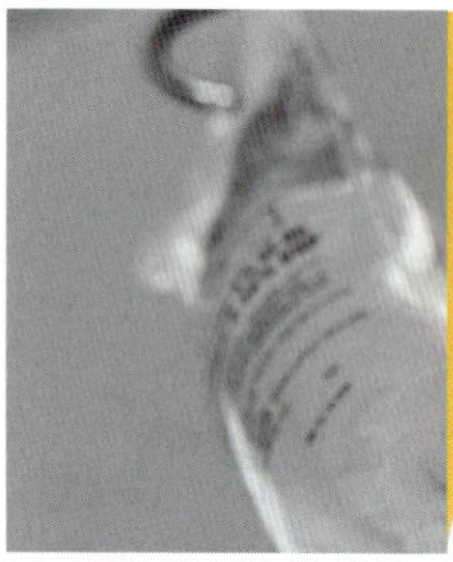

목차

IV. 기계환기가 인체에 미치는 영향 ······ 265

V. 기계환기로부터의 이탈 ······ 267

Chapter 16 환기보조요법 271

I. 복위 환기 ······ 271

II. 폐포 복원 ······ 275

III. 산화질소 치료 ······ 279

Chapter 17 호흡기계 약물 287

I. 점액활성제 ······ 287

II. 기관지 확장제 ······ 291

III. 기관지 천식 치료제 ······ 296

신경계 중환자간호

Chapter 18 신경계사정 303

I. 신경계사정의 목적 및 방법 ······ 303

Chapter 19 두개내압 상승 환자의 간호 337

I. 두개내압 ······ 337

II. 두개내압 감시 ······ 342

III. 뇌실외 배액 ······ 347

Chapter 20 신경계 약물 351

I. 항간질약 ······ 351

II. 진정 · 정맥 마취제 ······ 356

III. 두개내압상승에 사용하는 약물 ······ 358

IV. 응고장애에 사용하는 약물 ··· 360
V. 해열 · 진통제 ··· 364
VI. 뇌혈관 연축예방에 사용되는 약물 ··· 366
VII. 신경계 호르몬제 ··· 367

신장계 중환자간호

Chapter 21 급성신부전 371

I. 원인과 병태생리 ··· 372
II. 임상증상 ··· 375
III. 진단 ··· 381
IV. 치료 및 간호 ··· 383

Chapter 22 신대체요법 393

I. 신대체요법의 원리 ··· 394
II. 신대체요법의 기본 요소 ··· 396
III. 신대체요법의 종류 ··· 402

심폐소생술

Chapter 23 기본 심폐소생술 421

I. 소생술의 4가지 연결고리 ··· 421
II. 응급상황의 인지 ··· 423
III. 기본 심폐소생술의 단계 ··· 426

Chapter 24 전문 심폐소생술 435

I. 기본 소생술과 전문 소생술 ··· 435
II. 전문 소생술의 두 가지 접근법 ··· 436

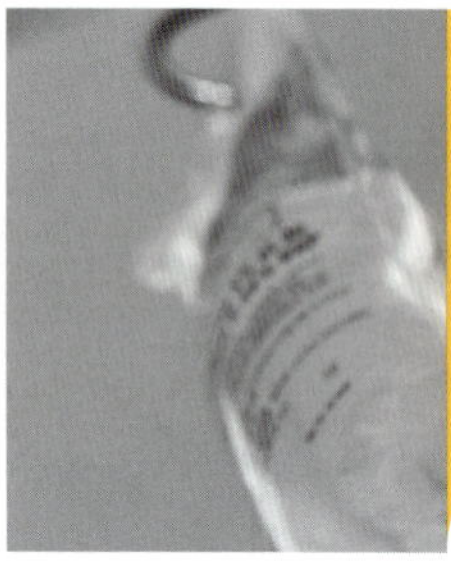

목차

III. 호흡정지 대상자의 관리 ········ 438
IV. 심폐소생술에서 자동 제세동기의 적용원리 ········ 439

Chapter 25 전문 심폐소생술의 실제 445

I. 심실세동/맥박이 없는 심실빈맥 ········ 445
II. 무맥박성 전기활동 ········ 448
III. 심정지 ········ 452
IV. 급성관상동맥증 ········ 455
VI. 서맥 ········ 461
VII. 불안정형 빈맥 ········ 465
VIII. 급성 뇌졸중 ········ 470

수혈요법, 중환자 영양관리, 중환자실 감염관리, 피부간호

Chapter 26 수혈요법 479

I. 수혈요법의 개념 ········ 479
II. 수혈지침 ········ 479
III. 혈액성분 제제 및 혈액성분요법 ········ 484
IV. 자가수혈 ········ 497
V. 수혈 부작용 ········ 499

Chapter 27 중환자 영양관리 503

I. 에너지 요구량과 영양소 ········ 503
II. 경장영양 ········ 506
III. 총정맥 영양법 ········ 508

Chapter 28 중환자실 감염관리 517

I. 감염의 종류 및 관리 ······ 517

II. 병원균 및 다제내성균의 특성 및 관리 ······ 532

III. 감염관리 지침 ······ 546

Chapter 29 피부간호 551

I. 상처의 종류 및 사정 ······ 551

II. 상처 치유 과정 ······ 561

III. 상처 관리 ······ 565

IV. 욕창 ······ 571

Chapter 01

중환자간호의 개념

학습목표

1_ 중환자간호의 등장 배경을 설명할 수 있다.

2_ 중환자간호의 주요개념을 나열할 수 있다.

I. 정의

중환자간호는 생명을 위협하는 중한 상태에 빠진 환자에게 일대 일의 간호가 필요하여 병원에 중환자실이 설치된 1950년대에 들어서면서 그 개념이 도입되었다. 그 후 의학 및 의료기술이 발전하면서 환자 치료는 점점 더 복잡해졌고, 간호사들은 점점 더 전문화된 지식과 기술이 필요하게 되었다. 위중한 환자를 위한 계속적인 감시와 치료가 가능하도록 의료전달체계가 진화되면서 필수요소인 중환자간호도 계속 진화하고 있다고 볼 수 있다.

미국중환자간호사회(American Association of Critical-care Nurses, AACN)는 중환자간호를 "생명을 위협하는 질환에 대응하는 인간의 반응을 다루는 간호의 한 분야"라고 정의하고 있다. 중환자간호의 대상인 중환자란, 실제적 혹은 잠재적인 건강문제가 생명을 위협할 정도로 위험성이 큰 환자를 말한다. 중한 정도가 높으면 높을수록 환자는 더 불안정해지고 더 복잡해지고 더 위험해지므로, 24시간 항시 감시하는 집중적인 간호를 필요로 하게 된다.

전통적으로 중환자간호는 병원의 중환자실에서만 제공하는 것으로 인식되는 경향이 있지만 최근에 들어서는 위기 상황을 맞는 환자가 있는 모든 곳에서 요구되는 간호로 인정되고 있다. 즉, 대규모 병원, 중소병원, 소규모 요양기관 뿐 아니라 가정에서도 중환자간호는 필요하다.

다른 의료영역과 마찬가지로 중환자간호는 급격한 변화 과정을 거치고 있다. 21세기를 맞아 중환자간호에 닥친 도전은 과거 어느 때보다도 크다. 위중한 상황에 처한 환자와 가족이 중심이 되어 주도하는 의료전달체계를 활성화하는데 있어서 중환자간호가 공헌할 수 있는 부분은 많다. 위중한 상태에 있는 환자가 중환자간호의 주요 대상자이지만, 중환자의 가족에게 환자를 도울 수 있는 능력을 갖추도록 돕는 것에 대한 관심도 점차 증가하고 있으며, 중환자가족이 중환자간호에 참여하는 정도도 커지고 있다. 따라서 의료전달체계가 변화함에 따라 가족의 참여가 더 증가할 것이므로 중환자간호는 이 영역에 관심을 가져야 한다.

II. 기본 개념

중환자간호를 담당하는 간호사는 복합적인 사정이 필요하고 집중적인 치료와 중재가 필요하며 계속적인 감시가 필요한 임상현장에서 직접적인 실무를 담당하게 된다. 중환자간호사는 특별한 지식, 기술 그리고 경험을 갖추어 환자와 가족에게 최상의 care를 제공해야 한다. 또한, 인간적이고 보호적이며, 회복을 도모하는 환경을 조성해 주어야 한다.

간호사들이 생리적인 안정에 집중하면서 놓치기 쉬운 영역이 환자 옹호자로서의 역할이다. 환자 옹호자로서의 역할은 중환자간호사의 중요한 역할 중 하나이다.

미국중환자간호사회는 옹호자 역할에 대해 "중환자의 기본 가치와 권리 그리고 신념을 존중해 주고 지지해 주는 것"이라고 정의하고 있다. 이를 위해 중환자간호사가 수행해야 할 업무에 대해 다음과 같이 제시하고 있다.

- 충분한 정보를 가지고 의사결정을 할 수 있는 환자와 보호자의 권리를 존중하고 지지해 준다.
- 환자가 궁금해 하는 부분을 해결해 준다.
- 환자에게 필요한 간호를 받을 수 있도록 돕는다.
- 환자의 가치관, 신념, 권리를 존중한다.
- 환자 및 가족이 결정을 내릴 수 있도록 교육을 제공하고 지지해 준다.
- 환자의 선택이 무엇인지 확인시켜 준다.
- 환자와 가족의 의사결정을 지지해 주고 필요시 다른 전문가에게 인계해 준다.
- 즉각적인 행동이 필요한 상황에서도 스스로를 표현하지 못하는 환자를 위해 중재해 준다.
- 환자가 받는 care의 수준을 감시하고 보호하며 지킨다.
- 환자, 가족 그리고 의료진 간의 연결고리로써 활동한다.

중환자간호는 새로운 요구에 대처하면서 계속 변해야 한다. 환자의 중증도는 높아지고 있으며, 신기술이 개발 또는 적용되고 있다. 또한, 환자의 연령이 더 고령화되면서 법적 · 윤리적 딜레마에 봉착하는 상황이 늘어나고 있다. 의료비용에 대한 제한이 많아지고 의료전달체계가 변하고 있으며 의료기관 운영에서 성과분석에 초점이 주어지고 있다. 이러한 의료계 환경 변화는 중환자간호가 직면하고 있는 도전이기도 하다. 따라서 이러한 도전에 대처하기 위해서는 문화와 부합되면서 전인적인 기틀을 갖춘 간호에 초점을 두어야 하며, 숙련되고 비판적인 사고가 가능해야 하고, 연구 결과에 근거한 실무를 제시하는 등의 노력이 필요하다.

돌봄(caring)이 간호의 핵심이라는 것에는 논란이 없다. Leininger는 돌봄은 간호의 주요개념이고 핵심이며, 인간 성장이나 건강 유지 그리고 생존의 주요 요소이며, 인간관계와도 밀접하게 연관되어 있다고 하였다. Watson은 돌봄이란 간호의 사명이며, 이를 위해 간호는 과학적 지식과 인본주의 실무 간에 섬세한 균형을 이루어야 한다고 주장하였다. 또한 Watson은 치료는 질병이 있는 환자의 치유에 목적을 두지만, 돌봄은 인간이 건강을 유지하고 평화롭게 죽음을 맞이하도록 하는데, 그 목적이 있다고 하였다.

Jourard는 간호사와 환자 간의 관계와 돌봄을 설명하였다. 환자의 회복은 환자가 받는 돌봄에 따라 크게 좌우된다. 간호사가 제공하는 돌봄은 환자의 편안함, 자신에 대한 인지 그리고 통합성(integrity)을 증진시키므로, 돌봄이 부족하게 되면 건강과 회복에 악영향을 미치게 된다. 따라서 인간적 따뜻함, 사랑, 반응하는(responsive) 간호 등은 회복에 필수적인 요소들이며, 간호사는 이러한 인간적인 돌봄을 제공할 수 있는 전문가이다.

중환자간호의 핵심은 비판적 사고(critical thinking)을 이용하여 돌봄의 균형을 섬세하게 유지하는 것으로써, 비판적 사고란 의도적이고 분석적이며 논리적인 과정을 말한다.

전인적 틀(holistic framework)의 측면에서 볼 때 인간은 생리적, 정신적, 영적 그리고 사회적 존재가 통합된 것으로 부분으로 나누어 생각할 수는 없다. 전인적이란, 개인 내에서 이러한 통합이 이루어지는 것을 말하며 전인적 간호란 환자를 전체로 인식하면서 간호를 제공하는 것을 말한다. 간호사는 생리적 · 정신사회적 개념과 이론에 기초하여 실무를 제공해야 한다.

중환자실에 입원한 환자는 병태생리적인 문제 뿐 아니라 정신사회적, 환경적 그리고 환자와 얽혀 있는 가족 문제에 대한 전문가적인 돌봄을 필요로 한다. 전인적 간호를 제공하기 위해 중환자간호사는 환자와 그의 가족을 이해하고, 이들에게 중재를 제공하는데 필요한 다음의 주요 개념을 이해해야 한다.

첫 번째는 생리적 생존과 적응에 대한 개념이다. Maslow에 의하면 인간의 가장 기본적인 욕구는 생리적 욕구라고 정의했다. 기본적인 인간의 욕구가 충족되지 못하면, 인간은 이 욕구를 충족시키기 위해 모든 에너지를 동원한다. 불안감을 없애기 위한 안정감(sense of security)에 대한 욕구보다는 심박출량 유지 등의 생리적인 욕구가 우선된다는 뜻이다.

생리적 생존을 설명할 수 있는 일반적인 모델은 스트레스-적응 모델이다. 이 모델에 의하면, 인간은 스트레스에 즉시 반응하게 되며 이러한 반응에 따른 결과가 적응이라고 했다.

환자가 스트레스에 직면하게 되면 스트레스를 회피(avoidance)하거나, 스트레스를 극복하려고 노력(counter action)하거나 또는 스트레스에 대해 친화적인 반응을 보이고 안정된 상태를 유지(adaptation)하는 방법으로 스트레스에 대처하게 된다.

인간은 깨어진 평형상태를 보상하기 위해 생리적 · 정신적 기전을 이용하지만, 외부에서의 중재 없이는 적응할 수 없는 상황도 있다. 이러한 상황에서 중환자간호사는 환자의 옹호자가 되어 대상자의 적응력을 키워주어야 한다.

두 번째 개념은 정신적 적응이다. 적절한 건강을 유지하기 위해서는 생리적인 적응 뿐 아니라 정신적 적응도 동반되어야 한다. 예를 들면 인공호흡기를 적용한 환자 중 정신적으로 환기와 산소화에 대한 안정감을 얻어 적응을 하는 경우가 있고, 반면에 인공호흡기 이탈과정에서 불안과 함께 빈맥이 유발되며, 불안감이 커질수록 빈맥이 심해지는 악순환을 겪게 되는 부적응의 경우도 있다. 적응적 간호중재는 환자에게 확신감을 심어 주고, 곁에 있어 주므로써 정신적 적응을 돕고, 가능한 한 환자 스스로 조절할 수 있게 해 준다.

세 번째는 사회적 관계에 대한 개념이다. 인간은 함께 일하고 즐기면서 가족을 이루는 사회적인 개체로써, 개인 혹은 그룹으로 관계를 형성하는 것이 필수적이다. 의미있는 사회적 관계는 치료 및 회복에 도움을 주지만, 사회적 고립은 연령에 관계없이 안녕에 악영향을 미친다. 특히 어린이의 생리적 · 정신적 발달에 악영향을 준다. 의미있는 사람과의 사회적 관계는 중환자의 치료에 확실하게 도움이 된다. 중환자간호사는 이러한 사회적 관계를 촉진하고, 사회적 관계를 원하는 환자의 욕구와 사회적 관계로 인해 발생하는 환자의 감각과잉 간에 균형을 이루도록 조정해야 한다.

네 번째는 영성(spirituality)이다. 영성이란 '나는 삶에 대한 목표를 가진 개인이다. 나는 다른 사람들과 연결이 되어 있고 거기에 나의 존재의미가 있다' 라는 믿음으로써 정서, 가치관, 믿음 등이 포함된 것이다. 종교에 대한 환자의 생각은 각기 다를 수 있지만, 누구에게나 영성은 있다. Maslow에 의하면, 영성과 소속감(sense of belonging)은 비슷한 것으로 생각될 수 있다. 영성에서 중요한 것은 연결성(connectedness)이다. 모든 사람은 다른 사람들과의 연결성이 유지되기를 원하므로 중환자간호사는 이 연결성을 제공해 주어야 한다.

다섯 번째 모델은 성장과 발달에 대한 개념이다. 가장 잘 이용되는 성장발달에 대한 모델은 Erikson의 발달단계모델로써, 인간이 나이가 들면서 변하는 8가지 단계를 설명하고 있다. 이 단계들은 연령과 관련성은 있지만 정확하게 적용되는 것은 아니다. 또한 스트레스 상황에 놓여 있을 때에는 다음 단계로 나아가지 못하고 전 단계로 돌아갈 수 있다.

소아과 간호사는 이 발달단계에 따라 간호중재가 환아에게 적절한지를 확인한다. 성인에게 이 모델을 적용하는 것은 어렵지만, 도움은 된다. 예를 들어, 중년의 성인이 동일시나 친근성에 대한 문제로 인해 갈등을 겪게 되면 자가 간호에 참여하는데 방해가 될 수 있고, 노인의 경우에는 질환을 계기로 자신에 대해 되돌아보게 되어 인생의 경험을 나누게 된다.

여섯 번째는 가족 과정에 대한 개념이다. 가족 과정 중 상당 부분은 서로 겹치거나 긴밀하게 연관되어 있다. 이 중 체계 모델은 질환을 경험하게 되는 가족들의 행동양상을 이해하는데 필요한 기본 지식을 제공해 준다. 위중한 질환을 경험하는 가족에 대한 정보와 함께 가족 모델에 대한 이해는 중환자간호사가 의미있는 가족 돌봄을 제공하는 데 도움이 된다.

마지막 일곱 번째는 문화와 민족에 대한 개념이다. 다른 신념체계와 마찬가지로 문화와 민족에 대한 이해는 환자의 건강에 대한 반응을 설명하는데 중요한 역할을 하므로 중환자간호에서 매우 필요한 부분이다.

참 · 고 · 문 · 헌

- American Association of Critical Care Nurses, American College of Chest Physicians(2001). Critical Care Workforce Partnership Position Statement : The Aging of the U.S Population and Increased Need for Critical Care Services. American Thoracic Society, Society of Critical Care Medicine.
- American College of Critical Care Medicine of the Society of Critical Care Medicine & American Academy of Pediatrics(1999). Guidelines for developing admission and discharge policies for the pediatric intensive care unit. Society of Critical Care Medicine.
- American College of Critical Care Medicine of the Society of Critical Care Medicine(1998). Guidelines on Admission and Discharge for Adult Intermediate Care Units. Society of Critical Care Medicine.
- Curley MAQ, Meyer EC(1999). The impact of the critical care experience on the family. In : Critical Care Nursing of Infants and Children, Curley MAQ ; Smith JB ; Moloney Harmon PA(Eds). Philadelphia, WB Saunders, pp 47-67.
- Hickey M(1990). What are the needs of families of critically ill patients? A review of the literature since 1976. Heart & Lung, 19 ; 401-415.
- Hudak CM, Gallo BM, Morton PG(1997). Critical Care Nursing : A Holistic Approach, 7th edition. Lipponcott.
- Jastremski CA, Harvey M(1998). Making changes to improve the intensive care unit experience for patients and their families. New Horiz. 6 : 99-109.
- Statement to the Institute of Medicine(2003). American Association of Critical-Care Nurses, http;//www.aacn.org.
- Watson J(1985). Nursing : The philosophy and Wcience of caring. Boulder, Colorado Associated University Press.

Chapter 02

중환자간호사의 역할

학습목표

1_ 중환자간호사의 역할을 제시한다.

2_ 중환자간호사의 건강한 업무 환경에 대해 설명한다.

3_ 중환자전문간호사 제도와 중환자전문간호사의 역할 표준에 대해 설명한다.

I. 중환자간호사의 역할

의료계 환경은 계속 복잡해지고 발전하고 있으며, 의료소비자의 수준 또한 계속 높아지고 있다. 중환자간호사는 의료기술의 발전 속도에 발맞추어 대상자의 변하는 요구에 부응해야 한다. 이를 위해 중환자간호사는 민감하게 주변 환경을 분석하면서 자신의 역할을 다듬어야 한다.

중환자간호사는 개인적인 관점에서 상황을 주시하는 것이 아니라, 자신이 근무하는 의료기관의 관점에서 상황을 분석할 수 있는 체계적 사고자(systemic thinker)로 기능하여야 한다. 또한 중환자간호사는 의료인들이 아닌 환자가 주도하는 의료전달체계를 만들어 나가는데 중요한 역할을 수행해야 한다. 이를 위해 중환자간호사는 평생학습을 통해 다양한 정보를 모아서 빠르고 정확하게 분석할 수 있는 지식을 보유해야 한다. 중환자간호사의 역할을 몇가지로 요약하면, 다음과 같다.

중환자간호사의 가장 큰 역할은 중환자와 그의 가족에게 수준 높은 간호실무를 제공하는 것이다. 환자의 최전선에서 환자의 상태변화를 섬세하게 감시하고, 투약 및 처치 등 수준 높은 직접간호를 제공해야 한다. 또한 중환자실에서 수행되는 간호실무에 대해 정의를 내리고, 세련되게 바꾸는데 있어서 리더쉽을 발휘해야 한다. 중환자간호 실무는 앞으로도 계속 변화할 것이기 때문에 비판적 사고, 임상기술 그리고 임상에서의 리더쉽 능력 등을 계속 키워나가야 한다.

중환자간호 실무는 연구에 기초해야 한다. 최초의 간호연구자인 플로렌스 나이팅게일처럼 과학적 탐구를 통해 실무에 대한 자료를 수집하고 분석함으로써, 간호중재의 효과를 나타내 보여야 한다. 최근 들어 중환자간호 실무를 지지해 줄 수 있는 과학적 기반은 많은 진전을 이루었으며 이러한 진전은 전통에 기초한 실무가 아닌 연구에 기초한 실무로 나아가게 한다. 환자에게 가장 적절한 간호를 제공하기 위해 중환자간호사는 계속적으로 연구를 진행해야 한다. 중환자간호사는 간호연구에 공헌할 수 있으며, 또한 최근의 연구자료를 읽고 그 결과를 실무에 적용할 책임이 있다. 또한 간호연구를 위한 정보수집 등에 직접 참여함으로써 간호실무의 과학적 기반 조성에 도움이 될 수 있다. 환자 곁에 있는 간호사는 간호실무에 대해 의문을 갖고, 현재의 상태에 대해 도전할 수 있는 매우 좋은 위치에 있으며, 상급교육을 받은 간호사는 의뢰를 받아서 연구의 최고책임자로서의 리더쉽을 발휘할 수 있다.

또한 중환자간호사는 환자의 옹호자(advocacy)로서의 역할을 수행해야 한다. 중환자들은 위급한 질병으로 인해 발생하는 생리적 · 정신적 그리고 환경적인 문제로 인해 중환자실에서 효율적으로 대처하지 못할 수 있으므로, 간호사는 환자가 무엇을 스스로 해결하지 못하는지 파악하여 환자의 에너지를 유지시켜야 한다. 중환자간호사는 환자와 가족을 위한 전인적 간호의 옹호자로 기능함으로써, 환자가 생리적으로 안정되고, 환자와 가족이 정신적으로 적응하고, 효율적으로 문제에 대처하고 영적인 편안함을 얻도록 도와야 한다. 환자의 옹호자가 된다는 것은 환자가 회복될 때 기쁨을 함께 나누고, 그렇지 못할 때에는 편안함을 제공하는 것이다.

다음으로 중요한 업무는 환자의 생리적 · 정서적 위험을 줄임으로써 환자에게 안전을 제공하는 것이다. 신체기능이 정상적으로 조절되지 않거나, 수면부족으로 인한 피로, 호흡곤란, 마비 혹은 혼돈 등이 있는 경우에 환자의 안전은 위협받게 된다. 원인이 무엇이건 간에 간호사는 환자의 안전을 위해 중재를 해야 한다. 상급 실무기술을 도입하거나 특별한 사정 도구를 적용하고 혹은 투약을 고려하거나 호흡보조 장치를 적용하는 것, 호흡운동을 격려하고, 불안해하고 외로워할 때 같이 있어주는 것 등이 안전을 위한 중재의 예가 될 수 있다. 환자의 안전욕구를 이해하려면 전인적으로 접근해야 한다.

마지막으로 간호사는 환자 전체를 고려하는 마음을 통해 환자를 위한 협상가로서의 역할을 수행할 수 있다. 환자를 위한 협상에는 위험이 따른다. 옹호에는 병원 행정가나 의사 혹은 동료들과 상대하여 환자의 입장을 대변하는 것이 포함된다. 이러한 역할수행에는 많은 에너지가 필요하다. 또한, 동료 간에 서로 지지하고 서로의 소속감과 자존감을 증진시켜 주는 분위기가 반드시 필요하다.

다시 말하면, 중환자간호사는 실무제공자, 연구자, 옹호자, 안전제공자, 협상가 등의 역할을 수행해야 하며, 이를 위해 다각적인 노력을 통해 스스로를 준비해야 한다.

II. 건강한 업무 환경

의료가 발달하면서 중환자실 치료 및 간호는 빠른 속도로 발전하였다. 이에 따라 우리나라에서도 중환자실이 없는 병원이 거의 없을 정도로 양적으로 비약적인 팽창을 하였다. 또한, 빠른 속도로 변화하는 중환자치료 환경에서 중환자간호의 수준도 많이 향상되었다. 그러나 탁월한 중환자간호는 중환자간호사 개개인의 노력만으로 달성되는 것은 아니며, 중환자간호사가 중환자 care에 몰두할 수 있는 환경조성이 먼저 확보되어야 한다. 이제는 중환자간호의 양적인 팽창보다는 중환자간호의 질적인 향상에 초점이 맞추어져야 하며, 이를 위해 부정적이며 비윤리적인 업무환경을 방치할 수는 없다는 공감대가 형성되고 있다. 업무환경이 적절하지 않으면 의료인들의 능력발휘 기회가 줄어들고, 환자가 위험해지며 의료기관의 수준이 저하된다는 증거들이 연구를 통해 커지고 있음에도 불구하고 아직 건강한 업무환경이라는 개념이 넓게 논의되고 있지는 않는 실정이다.

생명을 위협받는 상태에 빠진 중환자에게 제공되는 care의 수준을 보장하고 간호사의 부족현상을 해결하기 위해서는 건강한 업무환경 조성이 필수적인 요소이다. 업무환경 자체가 부적절해지면 의료사고가 발생할 수 있고, 의료전달이 비효율적이 되며 의료인 간에 갈등과 스트레스가 조장된다. 건강한 업무환경은 환자의 안전, 간호사 채용과 유지 그리고 의료기관의 재정관리를 위해서도 필수적인 요소가 된다.

미국중환자간호사회에서는 업무환경의 수준이 간호실무 수준 그리고 환자의 성과와 복잡하게 연결되어 있음을 인식하고, 2001년 건강한 업무환경의 6가지 표준을 설정 · 발표하였다. 핵심은 안전하고 치료적이며 인간적이고 권리와 책임 및 환자, 가족 그리고 간호사를 포함한 모든 관련된 사람의 욕구와 공헌을 존중하는 환경을 조성하는 것이다.

6가지 표준은 전문가역할을 수행하는데 있어서의 관계지향적 원칙에 기반을 두고 있으며, 미국의학회(Institute of Medicine)에서 권고하는 의료인의 핵심역량과도 직접적으로 같은 맥락이다. 모든 의료인은 "다학제팀의 일원으로서 환자중심 care를 제공하기 위해 근거중심실무과 수준향상 및 정보전략을 강조해야 한다"는 교육철학을 지지하고 있다. 미국의 경우, 70개의 간호기구연합을 통해서 미국중환자간호사회가 제시한 6가지 표준을 통해 건강한 업무환경 조성을 위해 노력하고 있다.

미국중환자간호사회에서 제시한 건강한 업무환경 조성 및 유지를 위한 6가지 표준은 다음과 같다.

- **숙달된 의사소통:** 간호사는 임상간호 실무의 전문가가 되어야 함은 물론 의사소통에 있어서도 능숙해야 한다.
- **진실된 협동:** 간호사는 진실된 협동을 추구해야 하며, 협동정신을 키우는데 주저함이 없어야 한다.
- **효과적인 의사소통:** 간호사는 임상간호에 대한 의사결정 및 지시, 평가와 더불어 병원운영 참여에 있어서 꼭 필요하고 헌신적인 파트너가 되어야 한다.
- **적절한 인력 배치:** 임상현장에는 환자의 요구와 간호사의 능력 간에 효과적인 균형을 이룰 수 있는 인력이 배치되어야 한다.
- **의미있는 인정:** 간호사들은 인정받아야 하고, 다른 사람의 가치를 인정해 줄수 있어야 한다.
- **신뢰할 수 있는 리더십:** 간호지도자는 건강한 업무환경의 필수성을 기꺼이 받아들여야 하며, 그것을 실천하고 다른 사람들도 이를 달성하도록 설득해야 한다.

건강한 업무환경은 환자의 안전을 확보하고 간호사의 채용과 유지를 증진시키고 병원의 재정상태를 호전시킨다. 관계에 관한 이슈를 무시하게 된다면, 이러한 환경을 조성하고 유지하는데 있어서 심각한 장애가 유발된다. 또한 건강한 업무환경이 조성되지 않으면 간호의 우수성 및 탁월성은 불가능해진다.

미국의 경우, 6가지 표준을 제시함으로써, 병원이 이러한 능력을 키울 수 있는 기본적인 틀이 마련되었다. 미국중환자간호사회에서는 다음 단계로 이 표준들을 수행하는데 필요한 실제적인 관련 자원을 찾아내고 지원할 계획을 가지고 있다. 이의 실현을 위해 간호사를 포함한 의료인은 건강한 업무환경 조성에 참여할 의무가 있음을 받아드리고, 다른 사람들과 이 이슈에 대해 논의할 수 있는 관계를 형성해야 한다. 그리고 효과적인 해결책이 현실화될 때까지 끝까지 노력해야 한다. 또한, 병원에서는 이 표준을 핵심철학으로 채택하고, 성공적인 적용을 위해 필요한 시스템과 구조를 설정해야 한다.

이제 우리나라 간호전문직 단체에서도 건강한 업무환경 도입이 긴급하고 중요하다는 것을 인식하고, 적극적으로 홍보하여 국가적인 차원의 지원을 요구해야 할 것이며, 건강한 업무환경 조성과 유지를 위해 이 표준들이 필수적인 요소가 되도록 노력해야 한다. 또한 개인이나 병원이 이 표준을 받아들이고 인정하고 성공담을 나눌 수 있도록 도와야 한다.

III. 중환자전문간호사 제도

우리나라에서 간호의 전문화에 대한 인정은 의료법에 가정간호, 마취간호, 보건간호, 정신간호의 네 영역을 "분야별 간호사"라고 언급한 1973년도에 이미 시작되었다고 볼 수 있다. 그러나 활발하게 운영되지는 못하였고, 간호계 내 · 외적으로도 확실한 전문 영역으로 인정받지는 못하고 있었다. 1990년대 들어서면서 대한간호협회에서 '전문간호사제도 개선 소위원회'를 구성하고, '우리나라 전문간호사제도 개선방안 보고서' 등을 제출하는 등 전문간호사제도 추진을 위해 활발한 활동을 시작하였다. 1999년 전문간호사 제도(안)와 교과과정(안)을 보건복지부에 제출하였으며, 2000년 1월에는 의료법의 분야별 간호사가 전문간호사로 변경되면서, 명실공히 전문간호사제도가 법적인 틀을 갖추게 되었다.

2004년 3월, 22개 대학원 과정에서 전문간호사 교육이 시작되었다. 2005년에는 가정전문간호사, 마취전문간호사 영역에서 자격시험을 통해 전문간호사가 배출되기 시작하였으며, 2006년부터 보건복지부가 인정한 대학원과정 이수 후에 전문간호사 자격시험을 통과한 전문간호사가 배출되기 시작하였다.

전문간호사 자격인정 등에 관한 규칙에 의하면, 전문간호사 자격인정을 받을 수 있는 자는 보건복지부장관이 지정하는 전문간호사 교육기관에서 실시하는 교육과정(교육기간은 2년 이상)을 마치고, 보건복지부에서 매년 시행하는 자격시험을 통과해야 한다. 교육을 받기 전, 10년 이내에 해당 분야의 기관에서 3년 이상 간호사로서 실무경력이 있는 간호사만이 전문간호사 교육과정에 참여할 수 있다.

대한간호협회는 전문간호사란 "보건복지부장관이 인증하는 전문간호사 자격을 가진 자로서 해당분야에 대한 높은 수준의 지식과 기술을 가지고, 자율적으로 의료기관 및 지역사회 내에서 간호대상자(개인, 가족, 지역사회)에게 상급수준의 전문가적 간호를 제공하는 자"로 정의하고 있다. 또한 전문간호사의 주요역할을 전문가적 간호실무 제공자, 교육자, 연구자, 지도자, 자문가, 협동자라는 여섯 가지 역할로 나누어서 제시하고 있다.

1. 전문간호사의 주요역할

1) 전문가적 간호실무 제공자

자신의 전문분야에서 간호와 간호관련 학문에 대한 폭넓은 지식과 기술을 기초로 대상자에게 상급 간호실무를 제공하는 역할

2) 교육자

환자, 가족, 일반간호사, 간호학생, 타 보건의료 인력을 대상으로 교육을 실시하고 보수교육 또는 실무교육 프로그램에 참여하는 역할

3) 연구자

기존의 연구결과를 현장에 적용하고, 실무 중에서 간호문제를 발견하여 연구문제로 제시하며 또한, 연구를 시행하거나 참여하는 역할

4) 지도자

대상자에게 제공하는 간호의 질 및 상급간호실무의 수준 향상을 위한 변화 촉진자, 역할모델 및 옹호자로서의 역할

5) 자문가

대상자 간호의 질을 향상하기 위해 환자, 가족, 일반간호사, 타보건의료인력을 대상으로 상급지식과 기술 및 판단력을 가지고 자문을 해 줄 수 있는 역할

6) 협동자

대상자를 위한 간호의 효과를 최대화하기 위해 일반간호사 및 관련 보건의료인력과 협동적 관계 형성 및 조정 활동을 하는 역할

이러한 역할을 수행하기 위해서는 전문가적 간호실무의 제공, 교육 및 상담, 연구, 리더십, 자문 및 협동의 여섯 가지 핵심능력이 필요하다고 제시하고 있다.

2. 전문간호사의 핵심능력

1) 전문가적 간호실무 제공

- 자료 수집
  - 전반적이고 정확하며 체계적으로 대상자의 신체검진을 실시한다.
  - 관찰, 측정, 면담, 조사 등을 통해 대상자(개인, 가족, 지역사회 포함)의 건강문제 사정을 위한 자료를 수집한다.
  - 대상자의 상태 변화를 지속적으로 감시한다.
- 진단
  - 수집된 자료를 비판적 사고를 가지고 통합적으로 분석하여 간호진단을 내린다.
  - 건강력, 신체검진, 진단검사 결과를 분석하여 감별진단을 내린다.
- 계획
  - 간호진단에 근거하고 대상자를 참여시켜 간호계획을 세운다.
  - 간호에 필요한 자원을 얻을 수 있도록 대상자 또는 가족을 돕는다.
  - 대상자가 적절한 서비스를 받을 수 있도록 추후 관리체계를 기획하고 활용한다.
- 수행
  - 비판적 사고 능력과 상급간호 지식 및 기술을 바탕으로 전문직 표준에 부합되는 간호실무를 제공한다.

- 위기상태에 있는 대상자에게 응급간호 중재한다.
- 대상자에게 안위와 정서적 지지를 제공한다.
- 대상자에게 근거중심을 통한 간호를 제공한다.
- 대상자에게 영향을 미치는 환경적 건강문제를 확인하고, 건강한 환경조성을 위한 간호를 제공한다(예: 안전관리, 사고관리, 감염관리, 환경관리 등).
- 대상자에게 안전하고 비용 대비 효과적인 간호를 제공한다.
- 대상자의 존엄성과 사생활 보호를 위해 각종 자료, 계획, 결과에 대한 비밀을 지켜준다.
- 대상자의 다양성을 고려하면서 편견없는 간호를 제공하고 윤리적인 의사결정을 한다.
- 대상자가 치료, 요양 및 간호와 관련된 선택을 할 수 있도록 개인의 권리를 인정한다.
- 대상자와 상호신뢰를 형성하고, 치료적 의사소통을 한다.

■ 평가

- 간호수행 결과를 평가한다.
- 평가를 통하여 지속적으로 간호내용을 수정 및 보완한다.

2) 교육 및 상담

■ 대상자 교육

- 대상자의 교육적 요구를 사정하고 교육계획을 수립하기 위해서 다음과 같은 상황을 기초로 한다; 성장발달 단계별 요구, 특별한 정보나 기술을 요하는 건강관리법, 대상자 자신의 건강상태에 대한 이해, 건강관련 행위를 위한 학습동기, 학습장애 요인 및 지원, 문화적 영향
- 교육 프로그램 및 교육자료를 개발한다.
- 대상자(개인, 가족, 지역사회)에게 교육적 원리를 적용하여 교육을 시행하고 평가한다.

■ 대상자 상담

- 건강증진, 질병 및 불구 예방, 자가관리 등에 대해 적절한 상담을 제공한다.

3) 연구

- 실무를 발전시킬 수 있는 연구를 수행한다.
- 타 학문과 공동연구를 수행한다.
- 연구 결과를 발표하고, 실무에 적용 및 평가한다.

4) 리더십

■ 변화 촉진

- 사례관리자로서 역할을 한다.
- 전문직 표준 개발 및 개선에 참여한다.
- 간호의 질을 모니터하고 향상시킨다.
- 전문인으로서 역할모델이 된다.

- 자기계발을 통해 전문성을 향상시킨다.
- 간호사, 타 의료인, 간호학생 및 직원 대상 교육을 실시한다.
- 보건의료 정책수립에 참여한다.
- 공공 및 지역사회 건강문제에 대한 확인, 해결방안 모색 및 수행에 참여한다.

■ 관리

- 위기상태를 관리하기 위해 자원 및 기술을 조정한다.
- 인적 · 물적 자원을 비용 대비 효과적으로 관리한다.
- 간호관련 각종 문서를 관리한다.
- 정보를 효율적으로 관리한다(예: 통계자료 관리, 전산DB 구축 등).

5) 자문 및 협동

■ 자문

- 건강관리팀의 자문에 응한다.
- 필요시 타 기관 및 전문가에게 의뢰한다.

■ 협동

- 일반간호사 등 동료를 지지하고 협조하여 원활한 간호가 제공되도록 한다.
- 건강관리팀과 협조체계를 구축하여 협력적으로 실무를 수행한다.

2010년 현재, 보건복지부장관이 자격을 인정하는 전문간호사 영역은 가정, 감염관리, 노인, 마취, 보건, 산업, 아동, 응급, 정신, 종양, 중환자, 호스피스 그리고 임상 등 13개 영역이며, 약 12,000여 명이 전문간호사 자격을 취득한 것으로 조사되었다.

중환자전문간호 영역은 2006년부터 보건복지부가 인정한 대학원 과정을 이수하고, 중환자전문간호사 시험에 합격한 중환자전문간호사가 배출되기 시작하였다. 2010년 7월 현재 11개 대학원에서 중환자전문간호사를 위한 교육과정을 운영하고 있으며, 345명 정도가 중환자전문간호사 자격을 획득한 것으로 나타나 있다.

중환자전문간호의 자격을 지닌 간호사들이 상급전문간호의 제공, 간호사 등 의료인의 교육, 환자 및 보호자의 교육 등에 배치되어 능력을 발휘하고는 있지만, 아직은 중환자전문간호사가 활발하게 활용되지는 못하고 있다. 아직 제도적인 활용체계가 구축되지 못한 관계로 유능한 전문가들이 능력을 발휘할 기회를 얻지 못하고 있으므로 간호전문가단체가 주축이 되어 장 · 단기적인 전략을 세워서 활용도를 높일 수 있는 방안을 강구하는 것이 필요하다.

참 · 고 · 문 · 헌

- Abdelah F, Levine E(1965). Better patient care through nursing research. New York: Macmillan.
- Gawlinski A, Hamwi D(1999). Acute Care Nurse Practitioner, Clinical Curriculum and Certification Review. AACN. Saunders.
- Holloway NM(1989). Critical Care Plans. Springhouse.
- Kinney MR, Packa DR, Andreoli KG, Zipes DP(1991). Comprehensive Cardiac Care, 7th edition, Mosby.
- Brickhill, C. E(1995). ICU for the '90s. Nursing Management. Chicago: Jan. Vol.26. Iss. 1; 44-45.
- AACN Standards for Establishing and Sustaining Healthy Work Environments. A Journey to Excellence. American Association of Critical -Care Nurses. Retrieved at Sep. 2010. www.aacn.org.
- 전문간호사 교육기관 지정 및 평가. Retrieved at Oct. 2010. www.kabon.or.kr

Chapter 03

중환자실 기준 및 운영

학습목표

1_ 중환자실 분류방법을 제시한다.

2_ 중환자실 환경조성의 중요성을 설명한다.

3_ 중환자실 시설기준에 대해 설명한다.

I. 중환자실의 병상 규모

중환자실의 병상 규모는 일반적으로 예상되는 중환자수와 재원기간, 병상이용률에 따라 결정된다. 일반적으로 국내병원 중환자실 병상수는 전체 병상수의 5~7% 정도이며, 점차 중환자의 병상이 증가하는 추세이다. 최근 들어 병원의 경영효율화를 위해 환자의 재원기간을 단축시키려는 노력이 강화되고 있다. 이와 같은 변화는 병원의 성격과 역할에도 영향을 미쳐 종합병원에서는 주로 급성환자를 대상으로 함에 따라 경증이나 장기입원환자는 점점 줄어들어 결과적으로 중환자실의 병상수는 종전에 비하여 대폭 증가하고 있다. 중환자실 병상수가 전체 병상수의 약 10~15%까지 필요하다는 주장도 있다.

II. 중환자실의 운영방식과 운영 규모

중환자실의 운영방식은 크게 진료과 및 신체기관별 증상 및 진료형태에 따라 분류된다.

진료과에 따라 분류하면 내과계, 외과계, 소아, 신생아 중환자실 등으로 구분할 수 있고, 신체기관에 따라 분류하면 호흡기계, 심장계, 신경계 중환자실 등으로 구분되며, 환자의 증상에 따라 분류할 경우에는 화상 중환자실, 외상 중환자실 등으로 구분될 수 있다. 진료형태에 따라서는 관찰 병동, 치료 병동 등으로 분류된다.

중환자실의 운영규모에 대하여는 다양한 의견이 있는데, 운영단위가 커질수록 관리해야 하는 환자, 직원 및 물품의 양이 많아지고, 감염의 가능성도 높아질 수 있으므로 작은 단위로 운영해야 한다는 의견도 있다. 예를 들어 독일의 병원에서는 중환자실의 규모가 16병상을 넘게 되면 직원수, 방문객수, 공급물품 및 의료장비의 출입 등이 증가하여 감염관리를 통제할 수 없게 되므로 중환자실의 최대 병상수를 16병상까지 제한하고, 병상수가 16병상을 넘는 경우에는 2개의 간호단위로 나눌 것을 권장하고 있다.

우리나라의 의료시행 규칙 중에 의료기관시설 규격 안에 중환자실 관련기준이 제시되어 있기는 하지만, 이는 최소기준으로써 완벽한 표준이라고는 할 수 없다. 제시되어 있는 여덟 가지 기준은 다음과 같다.

- 병상이 300개 이상인 종합병원은 입원실 병상수의 100분의 5 이상을 중환자실 병상으로 만들어야 한다.
- 중환자실은 출입을 통제할 수 있는 별도의 단위로 독립되어야 하며, 무정전시스템을 갖추어야 한다.
- 중환자실의 의사당직실은 중환자실 내 또는 중환자실과 가까운 곳에 있어야 한다.
- 병상 1개 당 면적은 $10m^2$ 이상으로 하되, 신생아만을 전담하는 중환자실(이하 "신생아중환자실"이라 한다)의 병상 1개 당 면적은 $5m^2$ 이상으로 한다. 이 경우 "병상 1개 당 면적"은 중환자실 내 간호사실, 당직실, 청소실, 기기창고, 오물실, 린넨보관실을 제외한 환자 점유 공간(중환자실 내에 있는 간호사 스테이션(station)과 복도는 병상 면적에 포함됨)을 병상수로 나눈 면적을 말한다.
- 병상마다 중앙공급식 의료가스시설, 심전도모니터, 맥박산소측정기(pulse oximete), 지속적수액주입기를 갖추고, 병상수의 10% 이상 개수의 침습적 동맥혈압모니터, 병상수의 30% 이상 개수의 인공호흡기, 병상수의 70% 이상 개수의 보육기(신생아중환자실에만 해당됨)를 갖추어야 한다.
- 중환자실 1개 단위(unit) 당 후두경, 앰부백(마스크 포함), 심전도기록기, 제세동기를 갖추어야 한다. 다만, 신생아중환자실의 경우에는 제세동기 대신 광선기와 집중치료기를 갖추어야 한다.
- 중환자실에는 전담의사를 둘 수 있다. 다만, 신생아중환자실에는 전담전문의를 두어야 한다.
- 전담간호사를 두되, 간호사 1명 당 연평균 1일 입원환자수는 1.2명(신생아중환자실의 경우에는 1.5명)을 초과해서는 안된다.

III. 중환자실의 위치 및 구조

중환자실은 병원의 심장과 같은 부서로써, 중환자실의 특성에 맞추어 긴밀하게 기능할 부서와 근접하게 위치하여 기능적으로 연결되어 있어야 한다. 일반적으로 수술실이나 응급실 등과 기능적 관계를 유지하는 것이 가장 중요하며, 다음으로 입원수속실, 각종 진단검사실, 물품공급실 등과도 기능적으로 긴밀한 관계를 가질 수 있도록 배치되어야 한다. 또한 중환자실은 자연채광이 가능하고 외부를 볼 수 있는 곳에 위치해야 한다.

중환자실의 병상 배치방식은 크게 개실형과 개방형이 있다. 개방형의 가장 큰 장점은 의료진의 관찰이 쉽다는 것이지만, 타 부서보다 감염률이 높은 중환자실에서는 개방형의 구조에 대해 부정적인 견해를 보인다. 또한 환자의 사생활이 보장되지 않는다는 점에서도 선호되지 않고 있다. 개실형의 경우에는 벽면이나 문을 가급적 넓은 창으로 하여 관찰이 용이하도록 해야 하며, 사생활 보호가 필요한 경우나 임종간호의 경우에 대비하여 창문에는 조절 가능한 브라인드나 커튼을 설치하는 것이 바람직하다.

감염방지를 위하여 사용하는 격리실에는 세면대, 오물처리실, 갱의실, 의료진의 작업공간 등을 독립적으로 배치하고, 음압과 양압으로 병실의 압력을 조절하여 격리 혹은 역격리가 모두 가능해야 한다.

중환자병상은 필요시 모든 면에서 의료진의 접근이 용이하도록 배치되어야 하며, 병상 주변에는 각종 의료장비를 배치하는데 필요한 면적을 충분히 확보해야 한다. 중환자병상 간 간격은 공간확보 및 감염관리를 위해 침대폭을 제외하고 2.1~2.5m 정도 확보해야 한다.

중환자실 시설면에서 중요한 것은 충분한 수의 세면대와 소독시설을 갖추는 것이다. 세면대는 개방형의 경우에 3병상 당 1개, 개실형의 경우 병실 당 1개가 설치되어야 한다. 그 밖에 중환자실에서 갖추어야 하는 최소한의 시설로는 갱의실 혹은 통제공간, 물품 및 의료장비용 창고, 소독물실, 오물처리실, 기구세척실, 회의실 혹은 면담실, 간호사실, 보호자대기실, 응급검사실, 의사당직실, 배선실 등이 포함된다.

IV. 중환자실 디자인의 주요 지침

중환자실을 디자인할 때는 중환자실장, 간호관리자, 건축가, 행정가 그리고 기술자 등으로 구성된 다학제 팀이 함께 접근해야 한다. 건축전문가는 반드시 병원의 건축 경험이 있어야 하며, 기술자는 병원 특히 중환자실의 설비 및 전기시스템에 관한 경험이 있어야 한다. 계획하고 있는 중환자실의 기능이 무엇이냐에 따라 다학제 팀의 구성원은 추가될 수 있다. 또한 사용자에게 친근한 중환자실이 되기 위해서는 환경 전문가, 인테리어 디자이너, 평 간호사, 의사, 환자 및 보호자의 의견을 꼭 참고해야 한다. 디자인 팀은 예상되는 환자 층, 입원 범위, 퇴원 범위, 예상되는 병상 가동률, 이용가능한 병원내 서비스 종류 등에 대해 사정해야 한다. 의사 자원 그리고 간호사의 수준, 검사실의 지원 정도 등을 분석하여, 제공할 수 있는 care의 수준을 결정해야 한다.

1. 평면 계획

전반적인 중환자실 평면 계획은 환자의 입원 양상, 직원 및 방문객의 이동 패턴 그리고 간호사 스테이션, 창고, 사무 공간, 행정 및 교육 등의 지원시설 필요성 등에 기초한다. 기능적인 면에서는 한 단위 당 8~12병상이 가장 적합한 것으로 나타나 있다. 양압과 음압 시설을 갖춘 격리실 필요성도 고려해야 한다. 이러한 필요성은 병원의 철학과 기능 그리고 중환자실을 주로 이용하는 환자들의 특성을 고려하도록 한다.

각 중환자실은 확실하게 영역이 구분되어야 하며, 필요시 출입제한이 가능해야 한다. 병원 내 다른 지역을 가기 위한 통로가 되어서는 안되며, 물품과 직원 주 출입구는 일반인 출입구와 구분되어야 한다. 위치는 응급실, 수술실, 준중환자실 그리고 방사선과와 가까이 있거나 엘리베이터로 직접 접근할 수 있는 곳이 용이하다.

1) 환자 영역

환자는 언제나 의료진의 시야에 들어올 수 있는 곳에 위치하도록 한다. 정규적인 상황이나 응급상황시에 환자의 상태를 감시해야 하기 때문이다. 환자와 간호사 스테이션 간에 직접적으로 관찰이 가능한 것이 가장 좋다. 모듈 형식의 디자인이라면, 각각의 부 스테이션에서 담당 환자가 눈에 보이도록 해야 한다. 자동유리문과 파티션을 이용하면, 이러한 점이 가능해지고 응급상황에서의 접근성을 높일 수 있다.

환자가 의료진을 호출할 수 있는 호출기, 감시장치의 경보 및 전화소리 등은 중환자실의 소음을 증가시킬 수 있으므로 긴급성을 제대로 알리면서도 악영향을 최소화할 수 있는 수준으로 이러한 소음을 줄여야 한다. 국제소음협회(International Noise Council)에서는 낮에는 45dB, 저녁에는 40dB, 밤에는 20dB 이상을 넘지 않도록 권고하고 있다. 대부분 병원에서의 소음은 50~70dB 정도인 것으로 나타나 있는데, 경우에 따라서는 더 넘기도 한다. 이러한 이유로 바닥제는 소리를 흡수하고, 감염예방과 유지가 용이하며, 의료장비의 이동을 고려한 소재를 선택해야 한다. 또한 벽과 천장의 소재는 소리를 흡수하는 능력이 좋은 것을 선택한다. 천장의 소재를 잘 쓰면 메아리도 줄일 수 있으며, 소리를 흡수할 수 있는 기능이 있는 것을 선택한다. 길목은 소리가 전파되는 것을 줄이기 위하여 대칭적으로 반대 위치에 있는 것보다는 분지를 치는 것이 좋다. 카운터, 파티션 그리고 유리문도 소음을 줄이는 데 효과적이다.

2) 중앙 스테이션

중앙 스테이션은 관련된 직원들이 충분히 기능할 수 있을 정도의 크기를 확보하여 편안한 공간이 되어야 한다. 모듈 디자인의 중환자실이라면, 부 스테이션(substation)은 중앙 스테이션과 똑같은 기능은 아니더라도 대부분의 기능은 가능해야 한다. 조명이 적절해야 하며 벽시계가 있어야 한다. 전자의무기록이 이용되고 있다면, 컴퓨터 터미널과 프린터를 위해 충분한 공간이 있어야 하며, 환자기록에의 접근이 용이해야 한다. 또한 의사와 간호사가 필요시 의무기록을 할 수 있는 공간과 의자가 충분하게 확실되어야 하며, 서류함과 책장도 접근성이 좋은 곳에 배치되어야 한다. 서류작업 공간은 중앙 스테이션과 분리되어 위치할 수는 있지만 쉽게 접근할 수 있어야 한다.

3) 작업 공간과 창고

각 중환자실 가까운 곳에 물품을 보관하는 장소가 있어야 한다. 응급카트나 모니터 등을 급하게 빼올 수 있고, 보관할 수 있는 복도 보관장소가 필요하다. 미국의 경우에는 투약을 위한 공간이 최소한 50ft^2 정도(약 4.6m^2 정도) 필요하다고 제시되어 있다. 투약준비실에는 약품보관용 냉장고, 이중잠금장치가 있는 약품보관함, 더운물과 찬물이 나오는 싱크가 설치되어 있어야 한다. 또한 투약준비를 위한 카운터가 필요하고, 약품 및 물품보관을 위한 캐비닛이 필요하다. 만약, 이 영역을 닫아야 한다면 준비하는 동안에도 환자의 감시가 가능하도록 그리고 허가된 사람이 그 안에 들어가 있는지 확인할 수 있도록 유리문이나 벽을 설치한다.

4) 접객 카운터

방문객 관리를 위해 접객 카운터가 필요하다. 중환자실에 들어가기 전에 모든 방문객은 이 영역을 통과하도록 해야 한다. 접객 직원은 중환자실과 전화로 연결할 수 있어야 하며, 직원이 드나드는 입구와는 다르게 위치하는 것이 바람직하다. 또한 필요시 방문객 입구를 봉쇄할 수 있어야 한다.

5) 처치실

특별한 처치실이 필요하다면 중환자실 내 혹은 중환자실 가까이 위치하게 한다. 여러 중환자실이 함께 사용할 수 있도록 조정할 수도 있다. 또한 중환자실 밖에서 환자가 올 수 있는 상황을 고려하여 접근이 쉽도록 해야 한다. 필요한 장비와 기구 그리고 인력을 감당할 수 있는 면적이 보장되어야 한다. 감시 장비 등은 중환자실에서 사용하는 것과 같은 것을 설치하도록 한다. 시술을 하다가 필요한 물건을 찾기 위해 밖에 나가는 일이 없도록 창고 영역이 충분해야 한다.

6) 소독물실과 비소독물실

소독물실과 비소독물실은 서로 연결되지 않는 분리된 방으로 배치되어야 한다. 온도 조절이 되어야 하며 비소독물실의 공기가 밖으로 나오지 않도록 한다. 바닥은 청소가 용이하도록 이음새가 없어야 한다.

소독물실은 깨끗하고 소독된 물품을 보관하는 곳이며, 깨끗한 린넨 보관용으로 이용될 수 있다. 선반이나 물품장은 충분히 높게 설치되어 있어서 바닥 청소가 용이해야 한다.

비소독물실에는 clinical sink가 설치되어 있고 온수와 냉수가 공급되어야 한다. 오염된 린넨과 쓰레기를 모을 수 있는 별도의 수집함이 있어야 한다. 환자의 분비물이 묻은 쓰레기를 모으는 별도의 수집함과 바늘 등의 날카로운 물건을 모을 수 있는 수집함도 필요하다.

7) 기구실

사용하지 않는 의료장비를 보관할 수 있는 곳이 필요하다. 필요한 장비에 쉽게 접근할 수 있고 쉽게 꺼낼 수 있을 정도로 넓은 공간이 필요하다. 의료장비의 충전을 위해 접지가 되어 있는 전기 코드가 설치되어 있어야 한다.

8) 영양 준비실 및 배선실

환자의 영양 공급을 준비할 수 있는 곳과 제빙기, 온수와 냉수, 전자레인지, 냉장고 등이 갖추어져야 한다. 음식을 보관하는 냉장고에 검사 샘플을 보관해서는 안되며, 손을 닦을 수 있는 설비가 가까이 있어야 한다.

9) 직원 휴게실

중환자실 가까이에 직원이 편하게 쉴 수 있는 공간이 필요하며 라커, 샤워실, 화장실 등이 갖추어져야 한다. 편안한 의자와 냉장고, 전자레인지 등이 갖추어져야 한다. 중환자실과 전화로 연결되거나 인터콤으로 연결될 수 있어야 응급 경보를 들을 수 있다.

10) Conference room

Conference room은 중환자실 의사와 간호사들이 편리하게 이용할 수 있도록 위치해야 한다. 그리고 중환자실과 전화나 인터콤으로 연결되어 있어서 응급상황 발생시 연락이 되어야 한다. 직무교육, 직원교육, 다학제간 환자 care conference 등 다양한 목적으로 이용할 수 있으며 다양한 참고문

헌, VCR 등 교육자료가 갖추어져 있는 것이 이상적이다. Conference room이 충분하게 넓지 않다면 가까이에 교육실이 있어야 한다.

11) 방문객 휴게실 및 대기실

중환자실 가까이에 방문객 휴게실이 있어야 한다. 방문객 관리는 접객 카운터에서 이루어져야 한다. 중환자실 병상 1개 당 1~1.5개의 의자가 준비되어 있어야 한다. 또한 방문객을 위해 공중전화와 식당이용이 가능해야 하며, TV와 음악도 제공되어야 한다. 공중 화장실과 음수기는 라운지 혹은 라운지 가까이에 준비되어야 한다. 방문객을 위한 휴게실 및 대기실에는 따뜻한 색깔, 양탄자 바닥, 간접 조명, 창문 등이 바람직하며, 의자, 라운지, 안락 의자 등 다양한 장치가 필요하다. 교육자료와 병원시설 및 지역사회시설에 대한 안내문을 비치해야 하며 별도의 가족상담실이 갖추어져 있다면 이상적이다.

12) 환자 이동 경로

중환자실로 전보되어 오거나 중환자실에서 전보되어 나가는 환자의 이동은 방문객이 이용하는 통로와는 구분되어야 한다. 환자의 프라이버시가 지켜져야 하며, 환자 이동은 빠르게 방해 없이 진행되어야 한다. 엘리베이터 이용이 필요한 경우에 대비하여 방문객의 접근이 차단된 엘리베이터 설치가 추천된다.

13) 서비스 골목

출입구로 연결되는 복도는 각 중환자실에 필요한 물품과 필요한 서비스 제공이 가능하도록 설계되어야 한다. 오염된 쓰레기는 이 복도를 통해 제거되어야 하며, 환자 care를 방해하는 활동을 최소화하고 불필요한 소음을 최소화해야 한다. 이 복도는 최소한 240cm는 되어야 한다. 장비나 기구가 방해받지 않고 지나가는 각 중환자실에 이르는 길목은 최소한 90cm는 되어야 한다. 또한 복도 바닥은 무거운 하중을 견딜 수 있고, 바퀴가 어려움없이 구를 수 있는 재질로 만들어져야 한다.

2. 환자 영역

환자 영역은 모든 필요한 치료 기능을 지원하도록 디자인되어야 하며, 각 침상의 공간은 환자에게 필요한 모든 장비를 감수할 수 있을 정도로 충분해야 하므로 중환자실 기준을 따르도록 한다. 미국의 경우, 병동 스타일 중환자실(ward-type ICU)의 경우에는 침상 당 면적이 20.25m^2 이상, 1인용 중환자실의 경우에는 23m^2 이상을 제시하고 있다. 전실, 화장실, 창고 영역은 제한되는 영역이며, 방의 폭은 최소한 4.5m는 되어야 한다고 제시하고 있다. 격리실은 최소한 23m^2는 되어야 하며 전실이 있어야 한다. 전실은 손씻기 및 가운 착용을 위한 곳이며, 물품 보관기능도 할 수 있다. 화장실을 만든다면 반드시 일인용이어야 한다.

중환자실의 모든 침상에는 응급상황 경보장치가 있어야 한다. 경보는 병원의 텔레콤 센터, 중앙 간호사 스테이션, conference room, 직원 휴게실 그리고 필요한 다른 방에 자동적으로 소리가 들리도록 해야 한다. 그리고 경보장치 발생 원인이 명확하게 구분되도록 해야 한다.

컴퓨터 터미널을 이용할 수 있는 공간은 각 환자 공간 계획시 고려해야 한다. 환자의 개인소지품 및 린넨과 화장지 등을 보관할 수 있는 장소가 필요하며, 침상 곁에 주사기나 약품 보관이 필요한 경우에는 잠금장치가 있는 라커나 캐비닛이 필요하다. 귀중품은 중환자실 안에 보관하지 않도록 한다.

환자와 직원에게 주는 스트레스를 최소화할 수 있는 환경을 제공하기 위해 노력해야 한다. 자연 채광과 경관을 고려해야 하며, 창문은 감각의 오리엔테이션을 위해 매우 중요하므로 가능한 한 많은 방이 창을 가지도록 해야 한다. 화염방지가 되어 있는 재질로 만들어진 커튼을 창문에 부착하여 소음을 흡수하도록 한다. 창문 처리는 튼튼하고 세척이 쉽게 만들어져야 하며, 창문을 닦는 일정은 미리 계획해 두어야 한다. 커튼을 부착하기 어려운 상황이라면, 유리에 색을 입혀서 햇빛을 차단할 수 있도록 해야 하며, 각 방에 창문을 만들 수 없다면 바깥이나 하늘을 멀리서라도 볼 수 있도록 해야 한다.

환자의 감각에 대한 지남력을 보장하기 위해서는 시계, 달력, 게시판, 라디오, TV 등을 설치하는 것이 좋다. TV는 반드시 환자로부터 멀리 설치하고 리모콘으로 작동하도록 한다. 가능하다면 각 방에 전화설비가 되도록 한다.

편안함을 제공하기 위해 반드시 환자의 사생활을 보장해야 하며, 필요시 주변 환경과 격리하기 위해 커튼이나 블라인드를 이용할 수 있도록 한다. 또한, 가족 방문 시 사용할 수 있는 의자 등도 비치되어야 하며, 벽 중 하나는 멋진 디자인으로 준비하여 환자의 흥미를 유발할 수 있도록 한다. 가능한 한 환자를 자유롭게 할 수 있는 방안에 대해 전문가의 자문을 받도록 한다.

3. 시설

모든 중환자실에는 환자와 직원이 평상시에 그리고 응급상황에서 기능할 수 있도록 전기, 수도, 산소, 압축공기, 흡인, 조명, 환경조정 장치가 공급되어야 하며, 이 수준은 표준으로 설정된 지침 이상이어야 한다. Utility column(세우는 형, 천장형, 마루형 등)이 전기, 산소, 압축공기, vacuum을 제공하는 가장 효율적인 장치이며, 이 장치에는 온도와 조명 조절기능도 있어야 한다. 잘 설치된다면, 응급상황에서 환자의 기도유지를 위해 접근하기에 용이하다. Utility column 설치가 불가능하다면, 머리맡에 필요한 것을 설치하도록 한다.

1) 전기

중환자실 전기는 중앙회로 판넬로 연결되는 별도의 선으로 제공되어야 하며 정전에 대비하여 응급전기가 공급되어야 하며, 모든 전기 콘센트는 누전차단 장치가 되어 있어야 한다. 전기 공급에 문제가 생긴 경우에 중환자실의 모든 직원이 중앙회로 장치에 쉽게 접근할 수 있어야 한다.

환자의 침상 가까운 곳에 콘센트가 설치되어야 한다. 침상 당 16개의 콘센트가 설치되는 것이 바람직하다. 콘센트를 이용하기 쉽게 바닥으로부터 92cm 정도 위에 설치한다. 침대의 옆이나 발치에 설치되어 있는 콘센트는 전기줄에 걸려 넘어지는 일이 없도록 가능한 한 바닥에 가깝게 설치한다.

2) 물 공급

특히, 투석이 행해진다면 물의 근원을 확인해야 한다. 중환자실로 들어오는 파이프에는 중앙 잠금장치가 설치되어서 문제가 있는 경우 잠글 수 있어야 한다. 손씻을 때 물이 튀지 않을 정도로 싱크대는 넓고 깊어야 하고 팔꿈치, 무릎, 발 또는 초음파로 작동되는 수도꼭지가 환자의 주 출입구 쪽이나 2병상 당 1개 정도에 설치되어야 한다. 이것은 매우 중요한 감염관리 방법이다. 환자 영역에 화장실이 있다면 온수와 냉수가 나오고, 발로 조작할 수 있는 변기 세척기가 구비되어야 한다. 또한 화장실이 있다면 환경조절장치는 보완되어야 한다.

3) 산소, 압축공기, Vacuum

중앙공급 산소와 압축공기는 50~55psi로 공급되어야 하고, 설치는 NFPA 표준을 따라야 한다. 한 환자당 2개의 산소 outlet이 필수적이다. 압축공기는 1개 이상이어야 하며 2개가 바람직하다. 가스가 사고로 인해 서로 뒤바뀌는 일이 생기지 않도록 outlet은 keyed plug를 이용해야 한다. 압력이 떨어지거나 높아진 경우에는 소리로 그리고, 보이는 경보장치가 작동되어야 한다. 화재나 과한 압력 또는 수리가 필요한 경우를 위해서 수동으로 차단할 수 있는 장치가 필요하다. 최소한 3개의 vacuum outlet이 필요하다. outlet 압력은 최소한 290mmHg 이상이어야 하며, vacuum 압력이 194mmHg 이하로 떨어지면 소리와 보이는 경보장치가 작동되어야 한다.

4) 조명

일반적인 침상 조명은 기록 등의 일상적인 간호에 적절해야 하면서도 환자에게 불편을 야기하지 않을 정도로 부드러워야 한다. 전체 조도는 30피트촉광을 초과해서는 안되며, 방 밖에 조절장치가 있어서 조도를 조절할 수 있는 장치가 필요하다. 밤과 낮에 따라 조명을 변화시킬 수 있으므로 밤에 환자의 수면을 도울 수 있다. 방의 조도는 계속적으로는 6.5fc를, 일시적으로는 19fc를 넘지 않도록 한다.

천장에는 별도의 조명장치가 있어서 응급상황이나 시술이 필요한 경우에 사용할 수 있어야 하는데, 이런 경우에는 무영등으로 150fc가 보장되어야 한다. 또한, 환자를 위한 독서등이 있는 것이 바람직하며, 이는 침상에서의 업무에 방해를 주지 않도록 설치되어야 한다. 독서등은 30fc를 넘지 않도록 한다.

5) 환경조절 장치

적절하고 안전한 공기가 항상 공급되어야 한다. 최소한 방마다 1시간에 6번정도 전체 공기가 바뀌어야 한다. 바깥 공기는 1시간에 2번 교환되어야 하며, 중앙 냉방장치와 다시 순환되는 공기는 반드시 적절한 필터를 지나가도록 해야 한다. 일인실인 경우에는 각 방에서 온도조절이 가능해야 한다.

4. 생리적 감시

일반적으로 1~2개 유도의 심전도, 최소 3가지 압력 또는 직 · 간접 동맥산소수준 등을 감시할 수 있는 능력이 필요하다. 수치는 물론 파형까지 아날로그나 디지털로 보여져야 하며, 최대 · 최소 압력과 평균압력도 표시되어야 한다. 모든 감시장치는 최소한 두 가지 유형의 아날로그 파형이 동시에 기록될 수 있어야 한다. 경보장치는 소리로 그리고 보이는 것으로 표시되어야 한다. 경보장치는 쉽게 들리면서도 위협적이어서는 안된다.

침상감시장치에 접근이 쉽고 잘 보여야 하며 환자를 가려서는 안되며, 담당간호사가 각 환자의 감시상황을 한 번에 잘 볼 수 있어야 한다. 그러나 이러한 감시장치를 통한 자료는 직접적인 환자 감시를 대신할 수 없다는 것을 명심해야 한다.

감시기구를 올려 놓을 선반은 오랜 기간 동안 무게를 견딜 수 있을 정도로 튼튼한 것이어야 한다. 감시장치는 시간이 가면 갈수록 부피가 커질 수 있기 때문에 공간이나 전기의 공급면에서 차후를 고려해야 한다.

1) 심전도

계속적으로 1개 혹은 2개 유도의 심전도가 계속 보여져야 한다. 컴퓨터 장치가 내장되어 있어서 최소한 무수축, 심실빈맥, 심실세동 그리고 미리 설정한 최고 · 최저 심박수 범위에서 벗어났을 때 경보장치가 작동해야 하며, 기억능력이 있는 장치가 있어야 한다.

2) 압력

2개 이상의 압력을 동시에 감시할 수 있어야 한다. 또한 최대 · 최소 그리고 평균압력이 디지털방식으로 보여져야 하며, 경보장치도 가능해야 한다.

3) 호흡기계 지표

각 침상에서 동맥내 산소수준에 대한 감시가 가능해야 한다. 맥박산소포화 감시장치와 경피적 산소분압 감시장치가 가장 일반적인 것이다. 호기말 이산화탄소 측정기나 경피적 이산화탄소분압 감시장치는 이산화탄소 감시를 위해서 이용된다. 무호흡 감시를 위해 호흡수 감시장치도 비치되어있어야 한다.

4) 기타 생리적 지표

체온, 호흡수, ST 분절 크기, 비침습적 심박출량, 혼합정맥혈 산소포화도, 뇌파 등 다른 생리적 지표도 감시할 수 있으므로 필요에 따라 이러한 기능을 추가하도록 한다.

5) 심박출량과 관련된 변수

온도희석법에 의한 심박출량 감시 그리고 수학적인 계산으로 도출되는 혈역학적 지표나 호흡지수 등이 이제는 중환자실에 광범위하게 이용되고 있다. 이러한 지표는 환자를 위해 매우 가치있는 도구가 되므로, 이러한 기능 추가가 강력하게 추천된다.

5. 전자 기록

전자의무기록이 중환자실에서 점점 더 흔해지고 있다. 종이 없이 정보를 관리하고, 오더를 기입하고 의무기록을 하게 되었다. 전자의무기록이 도입될 때 가장 중요한 것은 중환자실에서 이루어지는 모든 활동이 이 시스템에 통합되어야 한다는 것이다. 침상에 터미널을 비치함으로써 의사나 간호사가 기록하는 중에도 환자를 감시할 수 있으며, 실수를 막기 위해 감시장치에 의한 정보는 자동적으로 입력되도록 한다. 또한 이러한 시스템이 기존의 병원 정보시스템과 연계되고 침상에서 자료를 확인할 수 있어야 한다. 환자관리에 관한 정보교류를 활성화하기 위해 사무실 등에도 자료가 전송될 수 있는 것이 바람직하다.

6. 음성 인터콤 시스템

전체 중환자실에는 인터콤 시설이 있어서 중앙 간호 스테이션, 환자 영역, 의사 사무실, conference room, 직원 휴게실 등으로 음성이 전달될 수 있어야 한다. 또한, 물품실이나 방문객 대기실에도 연결될 수 있어야 하며, 필요하다면 혈액은행, 약국, 임상검사실 등과도 연결될 수 있다.

개인 추적이나 비응급 호출 등의 의사소통 방법들은 불필요한 소음을 줄일 수 있도록 시각표시 장치(visual display)를 이용하는 것이 좋다. 또한, 만일의 경우에 대비하여 일반 전화서비스가 응급 호출기능을 할 수 있어야 한다.

7. 의사 당직실

의사 당직실은 반드시 중환자실 가까이 있어야 한다. 의사 당직실에는 화장실과 샤워실이 갖추어져야 하며, 인터콤으로 중환자실과 연결이 되어야 한다. 또한 중환자실에서 발생하는 심정지 및 응급 경보가 들려야 한다.

8. 사무실

의사 및 간호사의 관리와 행정직 직원을 위해 사무실이 필요하다. 중환자실 직원이 환자의 가족을 만나서 자문을 줄 경우에도 충분할 정도로 넓어야 하며 직원 개발, 임상전문가, 사회사업 등을 위해서 사무실이 필요하다. 이러한 직원들이 중환자실 가까이 위치해 있어야 환자관리의 효율성이 증가한다.

V. 중환자실 환경

중환자실에 입실한 환자들은 여러 가지 기계들에 둘러싸여 있게 된다. 이 기계들은 생명 유지에 필수적인 것들이지만 환자들에게는 도리어 생명을 위협하는 것으로 느껴질 수도 있다. 중환자간호사는 기구들을 능숙하게 사용해야 함은 물론, 환자들이 이 기구들로 인해 두려움을 느껴 스트레스반응을 일으킬 수 있음을 알아야 한다. 중환자간호에서는 생리적인 안정이 가장 우선되지만, 간호사는 환경과의 상호작용에서 야기되는 환자의 반응에도 신경을 써야 한다. 따라서 간호사는 감각적인 자극, 지남력장애(disorientation), 사생활 침해, 생체리듬 불일치, 수면부족, 급성 혼돈 등에 의한 부정적인 효과를 방지하는 방법에 대해 인식하고 있어야 한다.

감각적 자극에는 시각, 청각, 후각, 촉각 그리고 미각 등 다섯 가지 감각이 모두 포함된다. 이러한 감각을 통한 모든 자극은 '유쾌한 혹은 불유쾌한, 수용 가능한 혹은 수용할 수 없는, 바람직한 혹은 바람직하지 않은, 편안한 혹은 고통스러운' 등으로 표현된다. 보통 식사 등을 포함한 매일의 활동은 개인의 기호에 따라 결정되며 사람들은 가능하다면 자신이 원하는 바를 추구하게 된다. 그러나 중환자실 환자는 자신의 의지에 따라 환경이나 자극을 선택할 수 없다.

중환자실 환경 자극의 질 뿐 아니라 자극의 양에 대해서도 고려해야 한다. 너무 적은 자극 뿐 아니라 과도한 자극도 문제가 되는데, 예를 들면 어둡거나 너무 조용하거나 자극이 없는 환경과 마찬가지로 너무 밝거나 시끄럽거나 과다활동(hyperactivity)이 있는 환경도 문제가 된다.

중환자실에서의 환경 자극을 조절하기 위해서 간호사는 감각적 자극의 종류와 양에 대해 알고 있어야 한다. 감각적 자극이 너무 줄어들게 되면 환자는 감각차단(sensory deprivation)을 경험하게 되어 정상적인 정신적 방어벽이 무너지게 된다.

감각박탈이란 감각적 자극의 양이나 수준이 감소된 경우에 나타나는 증상으로 성인에서는 다양한 증상이 나타날 수 있다. 감각박탈이 증상으로 나타나는 데에는 며칠 혹은 몇 주 정도로 시간이 많이 걸리지 않는다. 예를 들어, 8시간 정도 감각이 박탈된 정상 성인은 며칠동안 섬망을 보이고 몇 주간 우울증과 불안감을 보이는 등 급성 정신적 반응을 보일 수 있다.

감각과잉은 환자에게 주어지는 정보의 양과 관계가 있으며 이러한 정보는 의사, 간호사, 가족 등으로부터 온다.

감각과잉이 인간에게 미치는 영향에 대해 살펴보면, 장기적으로 소음에 노출된 경우에 청력소실이 발생할 수 있으며 긴장과 불안감이 증가되기도 한다.

중환자실에서의 소리에는 낯선 사람의 목소리, 전화벨소리, 심장 감시기의 경보 소리, 낯선 사람을 찾는 소리, 흡인하는 소리, 웃음소리 등이 포함된다. 이러한 소리가 밝은 조명이나 낯선 기구들과 합해져서 환자의 스트레스를 증대시킨다. 또한 과도한 환경자극은 정신적 문제를 야기할 수 있다. 예를 들어 강도 높은 소음은 환자의 불편감을 증가시켜 진통제의 투여량을 늘리게 되거나, 의료진들이 큰 소리로 웃고 떠드는 소리는 환자의 분노를 일으킬 수도 있다. 환경자극이 인간이 적응할 수 있는 정도를 넘어서면, 대처체계가 무너지고 이에 따라 불안감, 위기감, 혼돈, 섬망, 환각 등이 나타날 수 있다.

병원 환경은 일반적으로 가정에서 가질 수 없는 이상한 감각적 자극을 계속 줌으로써, 환자에게서 정상적인 감각자극을 박탈할 수 있는데, 이러한 현상을 감각박탈과 감각과잉을 포괄하여 병원 현상이라고 한다.

익숙한 자극은 없어지고 이상한 자극에 계속 노출되게 되면, 환자의 방어적 반응이 여러 가지 형태로 나타난다. 일반적인 대처반응을 위축이라고 하는데, 이를 섬세하게 사정하지 않으면, 혼돈되어 있거나 지남력이 없는 것으로 오인될 수 있다.

모든 환자가 감각박탈이나 감각과잉을 경험할 수 있으나 너무 어리거나 너무 나이가 많을 때, 마취에서 깨어나는 중일 때, 감각손실이 있거나 반응이 없는 환자에게 위험이 더 크다.

개인적인 공간과 사생활 보장에 대한 욕구의 측면에서 보면, 모든 사람은 무의식적으로 자신의 영역을 표시한다. 이 공간의 실제 크기는 유동적이며 안전을 제공해 준다. 공간의 크기에 영향을 주는 요소에는 사회적 상황, 물리적인 영역, 개인의 문화적 배경 그리고 타인과의 관계 등이 포함된다.

다른 사람으로부터 개인적 공간을 침범당하는 것은 불편감, 분노, 불안감 등을 야기시킨다. 공간에 대한 조절력을 갖기 위해 이러한 위협에 대항하는 것은 정상이다. 병원에서는 개인공간이 심각하게 제한되고 간호직원에 의해 침범 당하기 쉬우며, 기구들로 인해 침범당하거나 개인적 공간의 범위가 침대 하나로 제한되기도 한다.

수면은 인간에게 필수적인 것이다. 인간은 인생의 1/3을 수면으로 보내며, 생리적 · 정신적 휴식을 위해 수면이 필요하다. 수면의 목적은 생리적 · 정신적 피곤과 질병을 예방하는 것이다. 그래서 수면부족은 질병으로부터의 회복기간을 지연시키는 요인이 된다.

수면에는 다섯 단계가 있다. 처음 4단계는 NREM(non rapid eye movement)수면이며, 5단계는 REM(rapid eye movement)수면이다. 1단계는 수면을 취하려고 시작하는 때부터 실제로 수면에 들어가는 시점을 말한다. 2단계는 가벼운 수면으로 쉽게 깨어날 수 있는 수면이다. 3, 4단계 수면은 깊은 slow(delta) wave sleep(SWS)이며, 5단계 수면은 REM수면이다. 수면주기는 보통 90분이지만 70~120분 사이로 개인차가 있다. 정상 수면주기는 1단계에서 4단계로 진행하고 다시 3단계, 2단계로 돌아온 후, REM수면으로 진행되는데, 일반적으로 4~6주기의 수면을 갖게 된다.

REM수면은 정신적인 재충전을 위해 꼭 필요하며, 수면주기가 길어질수록 REM수면의 기간이 길어지고 깊어진다. REM수면이 부족할 때 문제가 발생 할 수 있는데, 특히 중환자실에서는 수면주기가 깨지기 쉬워서 REM수면이 부족하기 쉽다.

며칠동안 SWS와 REM수면이 박탈되면 초조감, 불안, 생리적 기진과 피로, 부신 호르몬 등의 대사기능이상 등 여러 가지 부작용이 나타나게 되며, 호흡문제도 발생할 수 있다. 또한 나이가 많은 경우나 특정 질환이 있는 경우에 수면무호흡이나 호흡저하가 악화될 수 있다.

주기성(periodicity)에 대한 개념은 간호사가 이해해야 하는 또 하나의 중요한 개념으로 하루주기리듬(circadian rhythm), 생체시계(biological clock), 내부시계(internal clock) 그리고 생리적시계(physiologic clock)라고도 한다. 모든 살아있는 생물에게는 생활주기 뿐 아니라 짧은 주기의 리듬주기가 있으며, 이러한 리듬이 깨어지면 비정상 상태가 되거나 생명이 위태로울 수 있다. 인간에게는 변하기 어려운 24시간 주기가 있으며, 장기간동안 주기가 깨어지면 위험하다. 대부분의 생화학적 · 생리적 신체과정은 리듬이 있어서 활동이 최고조에 달하는 시기가 매일 매일의 주기와 일치한다. 의료인은 환자의 일주기를 고려하여 투약 시간, 수면 시간, 힘든 시술 시간 등을 정함으로써, 위험한 상태에 스트레스를 더하는 일을 방지해야 한다.

중환자실에 입실한 환자는 심각한 손상이나 질병을 가진 상태이기 때문에 자동적으로 급성혼돈(acute confusion)이나 섬망(delirium)을 경험할 수 있다. 모든 사람들에게 나타날 수 있지만 노인의 경우에 더 흔하며, 급성으로 나타나고 일반적으로 회복 가능하다는 점에서 늦게 나타나고 치유되지 않는 치매와는 구별된다. 급성혼돈상태에서는 인지기능, 주의력 그리고 수면-각성 주기가 손상을 받게 된다.

환자의 상태를 사정할 때에는 적절히 수면이 이루어질 수 있을 정도로 방해받지 않은 기간이 있었는지를 사정해야 한다. 이를 위해 활력징후를 밤에도 1~2시간마다 측정해야 하는지에 대해서도 고려해 보아야 한다. 수면주기가 70~120분이므로 2시간 정도는 방해받지 않도록 배려해 주어야 한다. 생리적 기능은 한밤중에 최저가 되며, 아침이 되면서 최고조에 달하므로 이른 아침에 많은 활동을 요구하거나 힘든 시술을 시행하지 않도록 한다.

생리적인 상태 뿐 아니라 정신적인 기능도 중요하다. 이를 위해 환자와 가장 가깝게 접촉했던 사람에게 정보를 얻는 것이 좋다. 만약에 입원 전에 자가간호가 가능했다면, 혼돈이나 정신적 장애가 회복될 수 있는 가능성은 더 높을 것이다.

감각자극을 위해 입원 전에 좋아했던 테이프를 가져오게 하거나, 좋아하는 방송을 듣게 해주고, 사랑하는 사람이 녹음한 내용을 들려주는 등 익숙하지 않은 환경에 처한 환자에게 의미있는 감각자극을 제공할 수 있다. 특히 의식이 없는 환자의 경우, 계획을 세우거나 중재를 제공할 때, 가족이나 친구를 참여시키도록 한다. 반응할 수 없는 환자는 환경으로부터 더 큰 정신적 손상을 입을 수 있으므로 중환자간호사는 이러한 정신사회적 욕구에 관심을 가지고 최대한 노력해야 한다.

참 · 고 · 문 · 헌

- 김광문(1999). 병원건축. 세진사
- 양내원(2001). 중환자부의 건축계획. 대한중환자의학회 제21차 추계학술대회 발표.
- 양내원 외(1995). 병원감염 방지를 위한 병원건축계획에 관한 연구. 한국병원건축학회지 제1권 제1호.
- American Association of Critical-Care Nurses(2000). Standards for Acute and Critical Care Nursing Practice. Aliso Viejo, Calif: American Association of Critical-Care Nurses.
- American Association of Critical Care Nurses(2002). Safeguarding the patient and the profession. Aliso Viejo, CA: American Association of Critical Care Nurses.
- German Hospital Building Code(1995). 병원건축의 시설 및 운영에 관한 법규
- Henning RJ, McClish D, Daly B, et al(1987). Clinical characteristics and resource utilization of ICU patients: Implications for organization of intensive care. Crit Care Med. 15:264-269.
- Kalb PE, Miller dh(1989). utilization strategies for intensive care units. JAMA. 261:2389-2395.
- Kohn L, Corrigan J, Donaldson M, eds(1999). To Err Is Human: Building a Safer Health System. Washington DC: National Academy Press.
- The American Institute of Architects Academy of Architecture for Health with assistance from the U.S.(1997). Department of health and human services: Guidelines for design and construction of hospital and health care facilities. The American Institute of Architects Press.
- Guidelines : Practice Parameters Committee if the American College of Critical Care Medicien, Society of Critical Medicine(1995). Critical care MedicineMar :23(3) 582-588.

Chapter 04

중환자실 입실 및 퇴실 범주

학습목표

1_ 중환자실 입 · 퇴원 기준을 설명한다.

2_ 중환자 분류 도구를 제시한다.

중환자실은 생명이 위급한 환자를 소생시키기 위해 집중적 치료와 간호를 제공할 수 있도록 고도의 훈련된 인력과 특수 의료장비를 집중 투입하는 곳이다. 그러나 고가의 장비 사용과 과다진료 등으로 중환자실에서의 치료효과에 대한 문제점이 지적되면서 적절한 입실 기준과 입실 환자에 대한 객관적인 평가에 대한 요구가 증대되고 있다.

I. 중환자실 운영 규정

중환자실에 입실하고자 하는 환자 수는 증가하는 반면 중환자실 병상 수는 제한되어 있으므로 원활한 중환자실 운영을 위하여 환자 상태에 대한 등급과 우선순위를 정하여야 한다.

병원에서는 중환자실 운영위원회를 구성하여 중환자실의 운영 규정을 세우고, 이 원칙이 준수되는지를 감시하여야 한다. 중환자실 운영 규정에는 입 · 퇴실 기준, 환자분류기준과 효율적인 자원 이용이 제시되어야 하며, 입 · 퇴실 기준 및 분류 지표에 대하여 규칙적으로 검토하고 필요시 객관적인 자료에 의해 개정되어야 한다. 환자 입실, 예후 결정과 관련한 과정 수행을 적절하게 검토하기 위하여는 추적 조사가 필요하며, 중환자실 침상의 여유가 없을 때는 수술을 제한하거나 중환자실로의 이송 계획을 포함한 입실 조정 정책이 있어야 한다.

중환자실 운영위원회 위원 구성은 병원의 철학에 따라 달라질 수 있지만, 중환자실 care에 관여하는 의사, 간호사, 약사, 호흡치료사, 사회사업가 등의 의견이 반영되도록 다학제에 걸친 다양한 직종이 참여해야 한다.

중환자실 입실 시에는 입실 범주에 의하여 중환자실 치료로 호전 가능성이 있는 환자를 선택하여 입실시키는 것을 원칙으로 한다. 중환자실에 입실하기에 부적절한 환자군으로는 사망위험이 매우 적어 중환자실에 입실하기에는 상태가 너무 좋은 환자(too well to benefit)군과 사망위험이 아주 높아 중환자실 치료도 도움이 안될 정도로 상태가 너무 나쁜 환자(too sick to benefit)군 등이 포함된다.

입·퇴실, 기준, 분류 기준 등은 정기적으로 점검되어 필요시 수정되어야 한다. 수정을 할 때에는 확실한 객관적인 자료에 기초해야 한다. 정책을 잘 따르고 있는지에 대해 적절하게 모니터 되어야 한다. 중환자실 자리가 없을 때 발생한 중환자를 어떻게 할 것인지에 대한 정책도 제시되어야 한다. 선택적 수술을 제한하든지, 응급실을 통한 중환자실 입원을 다시 계획하든지가 선택안이 된다. 제한된 자원 활용을 위해서는 상급의 care를 제공할 수 있느 다른 곳으로 환자를 보냄으로써 기능 능력을 키우는 것이 좋은 대안이 된다. 입원, 퇴원 그리고 분류 지침에는 사전 선택안, 유서, 혹은 선임된 변호사의 힘 등을 존중해야 한다. 그리고 누가 중환자실 입원을 결정할 수 있는지에 대해서도 제시되어야 한다.

1) 중환자실 입실 기준

중환자실 입실 기준에는 중환자실 care로 인해 이득을 볼 수 있는 환자를 선택해야 한다. Griner는 중환자실 care가 일상적인 care에 비해 더 큰 이득이 없는 2가지 상황을 제시하였다. 사망 기준으로 볼 때, 사망할 가능성이 비교적 적은 환자 그리고 사망할 가능성이 너무 큰 환자가 이 조건에 해당된다. 이 그룹의 환자들은 이득을 받기에는 너무 상태가 괜찮은 환자와 너무 상태가 나쁜 환자라고 볼 수있다. 중환자실의 목적은 심각한 상태로 불안정한 환자의 성과를 높이는 것이다.

따라서 질환의 심각성과 예후를 파악하고 임상적 판단을 거켜 입실을 결정하게 된다. 질환의 심각성이나 예후를 파악하는데 도움이 되는 지침이 있기는 하지만 이는 지침일 뿐 임상적 판단이 반드시 동반되어야 한다.

중환자실 입실 기준으로 이용할 수 있는 모델을 몇가지 제시해 본다.

(1) 우선순위 모델

우선순위 모델은 몇 가지 지표를 기준으로 입실의 우선순위를 판단할 수 있는 도구이다. 우선순위를 4 가지로 나누고 있다.

- **우선순위 1:** 중환자실 이외에서는 제공될 수 없는 집중적인 치료와 감시가 필요한 불안정한 환자로 일반적으로 인공호흡기 치료, 계속적인 혈관 작용 약물의 투여 등이 반드시 필요한 환자
  예) 수술 직후 혹은 급성호흡부전으로 인공호흡기 적용이 필요한 환자
  침습적인 감시와 혈관작용 약물 투여가 필요한 쇼크 환자
  혈역학적으로 불안정한 환자
- **우선순위 2:** 집중적인 감시가 필요하며 즉각적인 중재가 필요해 질 가능성이 있는 환자
  예) 급성 내, 외과 질환이 있는 환자에게 만성적인 상태변화가 발생한 경우
- **우선순위 3:** 기저질환의 특성으로 인해 회복이 지체될 가능성이 있어 불안정하여 집중적인 치료가 필요하기는 하지만 기관내관 삽관이나 CPR 등은 고려되지 않는 환자
  예) 전이성 말기 암 환자로 감염, 심장 탐폰, 기도폐색 등이 발생한 경우

- **우선순위 4:** 중환자실 입실이 부적절한 환자
  예) 적극적인 중재가 거의 필요하지 않은 환자 - 말초 혈관 수술 환자, 혈역학적으로 안정되어 있는 당뇨 환자, 심각하지 않은 심부전 환자, 의식이 있는 약물 중독 환자
  말기의 회복 불가능한 환자로 사망이 임박한 경우 - 비가역적인 다장기 손상 환자, 화학요법에 반응이 없는 전이성 암 환자, 장기적인 무의식에 빠져 있는 뇌사 환자

(2) 진단명 모델

진단명 모델은 중환자실을 이용할 상황이 예상되는 진단을 기관별로 제시하고 있다.

■ 심장계

- 합병증이 있는 급성 심근경색증
- 심인성 쇼크
- 집중적인 감시하 중재가 필요한 복합적인 부정맥
- 호흡부전을 동반한 심부전
- 고혈압성 응급
- 부정맥, 혈역학적 불안정, 지속되는 흉통을 동반한 불안정형 협심증
- 심장마비 이후
- 심장탐폰이나 혈역학적 불안정을 동반한 협착
- 완전심실차단

■ 호흡기계

- 인공호흡기 중재를 필요로 하는 급성 호흡부전
- 혈역학적 불안정을 동반한 폐색전
- 호흡기계 증상 악화를 보이는 준중환자실 환자
- 일반 병동에서 감당할 수 없는 간호와 치료를 필요로 하는 환자
- 다량 각혈
- 즉각적인 기관내관 삽관이 필요한 호흡 부전

■ 신경계

- 의식 상태 이상을 동반한 뇌졸중
- 무의식 - 대사성, 중독성 혹은 무산소성
- 탈출(herniation) 위험이 있는 두개내 출혈
- 급성 지주막하 출혈
- 의식 상태 변화나 호흡 상태 변화를 동반한 뇌막염
- 신경학적인 이상이나 호흡기계 이상을 동반한 중추신경계 문제
- 간질지속증(status epilepticus)
- 장기 이식을 검토하고 있는 뇌사 환자
- 혈관 경련

- 심각한 머리 손상

■ 약물 복용과 약물 중독

- 혈역학적으로 불안정한 약물 복용 환자
- 기도 유지가 안되는 의식장애를 동반한 약물 복용 환자
- 약물 복용 후 발작(seizure) 발생

■ 위장관계

- 저혈압, 협심증 등을 동반한 생명을 위협하는 위장관계 출혈
- 전격간기능상실(fulminant hepatic failure)
- 심각한 췌장염
- 식도 파열

■ 내분비계

- 혈역학적으로 불안정하고 의식상태가 변하고 호흡 부전이 동반되며, 심각한 산혈증을 초래하는 당뇨성 산증
- 혈역학적 불안정이 동반된 갑상선 위기
- 무의식이 동반된 고삼투성 상태
- 부신 위기 등의 기타 내분비계 문제
- 심각한 고칼슘혈증
- 의식상태가 나빠진 저나트륨혈증/고나트륨혈증
- 혈역학적 불안정이나 부정맥이 동반된 저마그네슘혈증/고마그네슘혈증
- 부정맥이나 근무력증이 동반된 저칼륨혈증/고칼륨혈증
- 근무력증을 동반한 저인혈증

■ 수술 관련

- 혈역학적 감시/인공호흡기 중재 혹은 광범위한 간호를 필요로 하는 수술 후 환자

■ 기타

- 혈역학적으로 불안정한 패혈증
- 혈역학적 감시 필요
- 중환자실 수준의 간호를 필요로 하는 임상 상태
- 환경적 손상(번개, 익사, 저체온/고체온)
- 합병증 위험이 있는 새로운/실험적인 시술

(3) 객관적인 지표 모델

객관적인 지표를 모아서 판단하여 중환자실 입실을 결정하는 것 또한 가능하다. 그러나 이들 지표는 절대적인 것은 아니며 상황에 맞추어 조절되어야 한다.

■ 활력징후

- 맥박 : 40회/분 이하 혹은 150회/분 이상
- 수축기 혈압 80mmHg 이하 혹은 평상시 혈압보다 20mmHg 이상 낮음
- 평균 동맥압 : 60mmHg 이하
- 이완기 혈압 : 120mmHg 이상
- 호흡 수 : 35회/분 이상

■ 검사 수치

- 혈청 소디움 : 110 mEq/L 이하 혹은 170mEq/L 이상
- 혈청 포타슘 : 2.0mEq/L 이하 혹은 7.0mEq/L 이상
- 동맥혈 산소 분압 : 50mmHg 이하
- pH : 7.1 이하 혹은 7.7 이상
- 혈당 : 800mg/dl 이상
- 혈청 칼슘 : 15mg/dl 이상
- 혈역학적으로 불안정하거나 신경학적으로 손상된 환자에서 약물이나 기타 화학물질의 혈중 수준이 높은 경우

2) 중환자실 퇴실 기준

중환자실로 부터 퇴실할 수 있는 퇴실 범주에는 다음의 세가지 내용이 포함된다. 첫째 생리학적 상태가 안정되어 중환자실 감시와 치료가 더 이상 필요없는 경우, 두번째, 상태가 악화되어 더 이상의 적극적인 치료가 필요없거나, 한 단계 낮은 치료로도 적절한 경우, 세번째, 집중치료를 가족이나 환자가 거부하는 경우 등이다.

중환자실의 침상요구도가 증가하고 입실환자의 중증도에 따른 침상활용에 대한 지침이 없는 경우가 많아, 실제로는 대부분의 중환자실에서 인공호흡기 사용 여부가 입 · 퇴실 결정요인이 되는 경우가 많다. 인공호흡기로부터 이탈이 되었어도 중환자실 간호가 계속 요구되는 환자의 경우에는 환자의 중증도를 반영하는 일반적 지표가 없으므로, 중환자실을 급하게 요구하는 새로운 환자 발생 시 진료과 간에 갈등을 빚는 경우가 종종 있다.

중환자실의 운영 상태와 환자를 평가하기 위해서는 먼저 중증도 지표를 이용하여 환자의 질환과 예후에 따른 생존을 예측하고, 중증도 등을 파악하는 것이 필요하며, 각 중환자실간에 새로운 치료법의 적용 및 효과에 관한 임상정보 교환과 효율적인 중환자실 관리를 위한 다각적 교류가 필요하다. 이에 따라 환자의 상태를 정확히 기술하거나 분류할 수 있는 지표를 개발함으로써 병원간, 국가간 치료결과를 타당성 있게 비교분석 하는 것 또한 요구된다.

3) 일개 병원의 구체적 입, 퇴실 기준의 예

(1) 내과계중환자실 입 · 퇴실 지침

제 1 조 (목적) 이 지침은 집중적인 감시, 간호 및 치료가 필요한 환자에게 효율적이고 체계적인 의료를 제공함으로써 환자에게 안전하고 시기적절한 치료를 제공하는 것을 목적으로 한다.

제 2 조 (적용 대상) 내과계중환자실의 입실 및 퇴실에 관하여 특별한 예외 사항이 없는 한 이 지침이 정하는 바에 의한다.

제 3 조 (입실 기준) 다음과 같은 문제로 인해 혈역학적으로 불안정하거나 불안정해질 수 있는 환자로 이에 대한 관찰, 치료 또는 중재시술이 필요한 내과환자가 우선적으로 입실한다.

- 호흡부전이 예상되어 호흡기계 모니터링이 필요하다.
- 심한 무반응성 저산소증($FiO_2 \geq 60\%$에서 $PaO_2 \leq 60mmHg$)을 보이거나 혹은 이산화탄소 분압수치가 높아 pH<7.30의 산증을 보이거나 , 혹은 이런 위험이 진행되어 인공호흡기 적용이 필요하다.
- 특수처치(24시간 지속적 경정맥 혈액 여과술, 대동맥내 풍선펌프, 체외 산소화 장치, 일산화질소 흡입등)가 필요하다.
- 심전도, 폐동맥압, 중심정맥압, 혈압 등 혈역학적으로 불안정한 소견을 보여 지속적인 모니터링과 혈관활성 약물의 주입과 조절이 필요하다.
- 의식상태 모니터링이 필요하다.

제 4 조 (퇴실 기준) 다음 경우에 내과계중환자실에서 퇴실할 수 있다.

- 인공호흡기 없이 산소 공급만으로 동맥혈 혈액가스검사, 흉부 사진 및 활력 증후가 안정된 경우
- 비침습적 인공호흡기로 안정되게 호흡이 가능하여 호흡기내과 전문의의 자문 하에 준중환자실로 전동하는 경우
- 혈역학적으로 안정되어 있는 경우
- 신부전이 호전되거나 혈액 투석으로 기능이 유지되는 경우
- 장기로 인공호흡기 치료가 요구되는 만성 환자나 말기 환자로 타원으로 이송하는 경우
- 기타: 상기 기준에 해당되지는 않으나 담당 전문의의 소견 상 내과계중환자실에서의 퇴실이 가능하다고 판단되는 경우

제 5 조 (적용 절차)

- 입실 경로는 외래, 응급실, 병동, 타 중환자실, 타 병원이다.
- 타 병원으로부터 입실하는 경우 사전에 의료진 간의 협의가 있어야 하며, 환자는 응급실에서 일반적인 진단적 검사와 사정을 하여, 호흡기 내과 전문의가 입실기준에 적합한지 재사정한 후 입실을 결정한다.
- 입실 및 퇴실의 결정은 중환자실 내과 주치의가 호흡기 내과 전문의와 상의하여 결정한다.
- 퇴실 후 타 병동으로 전동되는 환자의 경우, 전동될 병동과 미리 연락하여 병상이 비거나 여건이 허락하는 대로 환자의 전동이 이루어질 수 있도록 한다.
- 타 병원으로 전원 하는 경우 담당 의료진은 미리 타 병원의 병상 여건을 확인하고 타 병원의 의료진과 긴밀한 연락을 취하여 환자의 상태 및 경과에 대한 정보를 적극적으로 제공해야 하고 안전한 환자 이송을 위해 준비해야 한다.

II. 중환자의 분류

1. 환자분류체계

환자분류체계란 일정 기간 동안 환자에게 요구되는 간호의 양과 질에 따라 환자를 분류하는 방법으로 간호요구를 만족시키기 위해서 필요한 노력의 정도를 수량화하기 위한 것이다.

중환자 분류체계는 중환자 간호의 양적 보장을 위해 간호사대 환자의 적정 비율을 유지하게 하는 지침으로도 중요하다.

중환자 분류도구로 중증도(severity) 분류법이 있으며, 많이 이용되는 몇 가지 중증도 분류 도구를 들어보면 다음과 같다.

첫째, 1981년에 Knaus 등에 의해 고안된 APACHE(acute physiology and chronic health evaluation) scoring system으로, 1985년도에 생리지표를 줄이고 GCS(glascow coma scale)와 ARF(acute renal failure) 가중치를 높이고, 연령 및 응급 수술조건에 점수를 추가하여 APACHE II가 발표되었으며, 1991년에 APACHE III로 개정되었다. 둘째, SAPS(simplified acute physiology score)로, LeGall 등(1984)이 나이, HR, SBP, BT, spontaneous RR, U/O, BUN, Hct, WBC, GCS, S-glucose, S-potassium S-sodium, S-HCO_3 등의 14개 항목을 정하여 항목별로 0~4점, 총 0~56점 짜리 도구를 고안하였다.

셋째, CSS(clinical sickness score)가 있으며, 이는 나이, HR, SBP, BT, RR, U/O, GCS 등의 7개 항목을 정하여 항목별로 0~4점, 총 0~28점으로 측정한다.

넷째, MPM(mortality prediction model)으로 Teres 등(1987)이 의식상태, 입원형태, 암여부, 감염여부, 나이, SBP, Constant, 손상받은 장기의 수/ICU 입원전 CPR 여부 등을 측정하도록 고안하였다. 다섯째, PSI(physiologic stability index)는 7가지 생리적 기능의 이상정도를 양적으로 점수를 부여하여 질병의 중증도를 직접적으로 분류하는 도구이다.

이러한 중증도(severity)로 환자를 분류하는 도구는 환자의 간호요구도를 절절하게 반영하지 못하는 경우도 있기 때문에 환자의 간호요구도에 기초한 환자분류도구들이 이용되고 있다.

치료의 양을 결정하는 도구에 대해 Abdelah & Levine(1965) 등이 환자를 3~4군으로 나누어 각 범주별 간호요구량을 광범위하게 기술함으로써 각 범주를 대표하는 환자의 특성을 평가하는 원형평가(prototype evaluation) 방법과, 직접간호 요구의 대표적 지표를 설정하여 평가하는 방법으로 간호인력 산정시 간호요구를 구분하는데 이용하는 요인평가(factor analysis evaluation) 방법으로 분류하였다.

TISS(therapeutic intervention scoring system)는 Cullen(1974)이 고안한 요인형 분류도구로 환자가 받은 치료적 중재를 76항목으로 구성하여, 각 중재의 복잡성과 요구되는 시간과 노력에 따라 4점 항목 19개, 3점 항목 28개, 2점 항목 11개, 1점 항목 18개로 나누어 부가점을 부여하였으며, 환자가 받을 치료의 양을 측정하여 간접적으로 환자 질환의 중증도를 판정하는 도구이다. TISS는 질병의 중증도, 중환자실의 간호사 : 환자 비율, 중환자실 병상 수, 미래 중환자실의 적정 병상 수 및 필요량을 결정하는데 이용한다. TISS는 1980년이래 중환자실에서 환자분류도구로 널리 사용되어 왔으나 간호행위의 부가점들이 심혈관계 질환에 편중되어 있어 많은 간호행위들이 누락되어 있는 단점이 있었다. 따라서 실제로 이루어지고 있는 간호활동 내용을 관찰 분석하여 그 결과를 기초로 환자분류도구를 개발해야 할 필요성이 대두되고 있다.

2. 우리나라 요인형 중환자분류도구

우리나라에서는 1990년대까지 일반병동 환자용으로 개발된 원형 환자분류도구가 사용되고 있었다. 1992년 병원간호사회에서는 내외과 병동 및 중환자실 환자에게 적용할 수 있는 요인형 환자분류도구를 개발하였다. 그러나 신뢰도와 타당성 및 환산지수가 조사되지 못한 상태이어서 활발하게 사용되고 있지는 못하는 상황이었다. 2005년 병원 중환자간호사회에서는 미국의 월터리드 육군병원에서 개발한 분류체계(workload management system for nurses, WMSN)와 병원간호사회에서 개발한 중환자분류도구 문항을 검토하여 우리나라 중환자실 요구에 맞는 중환자분류도구를 개발하고 타당성과 신뢰도를 검증하고 환자분류도구 1점당 환산지수를 산출하였다.

새로 개발된 중환자분류도구는 활력징후측정(V/S manual), 감시 및 측정(monitoring), 활동(activity of daily living), 영양(nutrition), 정맥주입 및 약물요법(IV therapy & medication), 치료 및 시술(30분 이내, treatment & procedure), 치료 및 시술(30분 이상, treatment & procedure), 호흡치료(respiratory care), 교육 및 정서적 지지(education & emotional care)의 8개 영역에 82개의 간호항목으로 구성되어 있다.

2009년 병원간호사회에서는 다시 타당성 검증을 거쳐 중환자분류도구(Workload Managemet System for Critical care Nurses, WMSCN)을 제시하였다. 도구는 다음 **표 4-1**과 같다.

표 4-1 중환자분류도구

간호영역	N	간호항목	기준	점수
1. 활력징후측정(V/S: manual)	1	V/S check(manual TPR, BP)	q 2h or 12회 q 1h or 24회	4 8
	2	직장/액와/tympany temp 4회 이상		2
	3	Femoral pulse, Pedal pulse check q 4hr 이상		2
	4	수술/검사/분만/출생 직후 신생아 V/S check 15분×4 & 1h×4 & 4h		4
2. 감시 및 측정(monitoring)	5	I/O check	q 8h q 6h q 4h q 2h q 1h	2 3 4 8 16
	6	순환확인(피부색과 온도, 부종, 감각, 움직임)	q 2hrs	2
	7	의식신경계 사정	q 4hr or 6회 q 2hr or 12회 q 1hr or 24회	3 6 12
	8	Manual CVP check reading (Swanganz를 읽는 것은 제외)	q 2hr or 12회 q 1hr or 24회	2 4
	9	ICP check or monitor reading	q 2hr or 12회 q 1hr or 24회	2 4
	10	Cardiac/apnea/temp/NIBP monitor		6
	11	SpO_2 monitor 4회 이상		6
	12	A-line monitor set up		4
	13	ICP monitor set up		4
	14	Swan-Ganz monitor set up		4
	15	A-line monitor reading	q 2h q 1h	2 4

표 4-1 중환자분류도구(계속)

간호영역	N	간호항목	기준	점수
	16	PAP/PCWP/RAP reading	q 2h q 1h	4 8
	17	Cardiac output tid		2
3. 활동(Activity of daily living)	18	기본간호: 5세 이하		6
	19	최소기본간호〉5세(Self/minimal care)		2
	20	보조기본간호-Assisted care-position self〉5세		6
	21	완전기본간호-Completedcare〉5세		14
	22	전적인 간호-Total care〉5세		32
	23	침대에서 환자 옮기기(휠체어, 침상옆, Stretcher) 3회		2
	24	ROM 3회 이상		4
	25	억제대 2~4군데 적용		2
	26	격리(마스크, 가운, 장갑착용) 8회 이상		2
	27	Peds recreation/observation		8
	28	추가린넨교환 및 부분목욕: 한 근무조당 2회 또는 1일 6회		4
4. 영양(Feeding)	29	Tube feed(bolus)	q 4h or 6회 q 3h or 8회 q 2h or 12회	5 8 10
	30	Tube feed(continuous)	bottle 교환시	2
	31	5세 이상 spoon feed, 성인 식사보조	3회	6
	32	1~5세 이하 spoon feed, 아동 식사보조	3회	10
	33	Infant/Neonate bottle feed	횟수	2
5. 정맥주입 및 약물요법 (IV therapy&medication)	34	IV route 만들기, 중심정맥관 삽입시	횟수	2
	35	KVO(2회이하 수액교환)		4
	36	Heparin lock		4
	37	simple IV(1개 route, 3~4회 수액교환)		6
	38	complex IV (2개 이상 route, 5회 이상 수액교환, multilumenline)		8
	39	정주투약(약종류수)	q 8h or 3회 q 6h or 4회 q 4h or 6회	2 3 4
	40	혈액제제(전혈, 농축적혈구)	개수	2
	41	혈액제제(혈소판 6unit)	횟수	2
	42	비정주 투약(IM, SC, PO, ID 등)	3~12회방문	2
6. 치료 및 시술(30분이내) (Treatment, procedure)	43	비위관 삽입/유치도뇨 삽입/관장		2
	44	심부혈전예방간호(ace rapping or 탄력스타킹)		2
	45	12-lead EKG record		2
	46	수술전 처치		2
	47	단순드레싱(4"*8") 15~30분	횟수	1
	48	현장응급검사시행(ABG, Electro, BST, USG, Guaic) 6개에 1회 인정	횟수	2
	49	검채체취(혈액, 객담, 소변, 대변) 3개에 1회 인정	횟수	1
	50	튜브간호(흉관, 기관내관 등)	횟수	1
	51	배액관간호(위루, 장루, 요루, penrose)	횟수	1
	52	tube irrigation, instillation	4회 이하	2

표 4-1 중환자분류도구(계속)

간호영역	N	간호항목	기준	점수
	53	광선치료		2
	54	기타15~30분(기관삽관, 심박동조율기관찰, 태아감시, 자궁저 확인, 환자동반)	횟수	2
7. 치료 및 시술(30분이상) (Treatment, procedure)	55	흉관삽입보조		4
	56	요추천자, EVD 시술		4
	57	심낭천자, 늑막천자, 복강천자		4
	58	Tracheotomy care		4
	59	단순도뇨 4회 이상		4
	60	복잡드레싱 30분 이상		4
	61	기타 30분 이상(기관절개술, IABP삽입, ECMO삽입, 심폐소생술 30분 등)	횟수	4
	62	혈액여과기 삽입보조 및 설치		8
	63	혈액여과기 유지		4
	64	복막투석 시작		4
	65	심폐소생술	1시간	8
			2시간	16
			3시간	24
	66	신환간호(사정과 안내)		12
	67	전동 및 퇴원(사정과 안내)		4
	68	과도한 정신적 흥분상태(ICU psychosis 안정 전)		8
8. 호흡치료(Respiratorytherapy)	69	O_2 therapy		2
	70	NO therapy		4
	71	기침 심호흡 운동, incentive spirometer 6회 이상		2
	72	흉부물리요법	2회	2
			4회	4
			6회	6
	73	IPPB or Nebulizer	2회	2
			4회	4
			6회	6
	74	tent, incubator		8
	75	흡인간호	6회	2
			12회	4
			24회	8
			30분마다	16
	76	인공호흡기		10
	77	복위치료법		4
9. 교육 및 정서적 지지 (Teaching & emotional support)	78	수술전 교육		4
	79	개별교육(당뇨/심장/장루/신생아투약/분만후/퇴원교육)		4
	80	환자 및 가족상담 30분 이상		4
10. 지속적 요구	81	1:1 coverage		96
	82	1:1 이상 coverage		146
		총점		

환자분류군(I군: 0~13점, II군: 14~32점, III군: 33~65점, IV군: 66~98점, V군: 99~150점, VI군: 151점이상)
환자분류군(I군: 0~12점, II군: 13~30점, III군: 31~61점, IV군: 62~92점, V군: 93~141점, VI군: 142점이상)
분류군별 시간(I군: 0~98분, II군: 106~246분, III군: 254~500분, IV군: 508~755분, V군: 763~1156분, VI군: 1164분 이상)

참·고·문·헌

- 박정호(1975). 종합병원에 있어서 간호의존도에 의한 간호인력 수요 추정에 관한 연구, 서울의대잡지, 16(4), 261-272.
- 김조자, 박지원(1987). 직접 간호 활동 분석을 기초로 한 환자분류체계의 기준 설정을 위한 연구. 대한 간호학회시, 17(1), 9-22.
- 임상간호사회(1994). 간호원가 산정에 관한 조사연구, 생활간호.
- 지성애 등(1996). 간호관리학. 서울: 수문사
- 도명희(1996). APACHE III Scoring System을 이용한 중환자실 환자의 평가, 임상간호 연구, 2, 91-101.
- 유정숙(2001). 중환자 중증도 분류, 대한호흡관리학회 제5회 학술대회.
- 조용애, 신현주, 조정구, 정미경, 이복남, 송경자(2005). WMSN을 이용한 중환자분류도구의 개발과 적용. 임상간호연구, 11(1), 71-81.
- 유정숙, 권은옥, 김순희, 조용애(2009). 중환자분류도구(WMSCN)의 타당성 검증 및 환산지수 검증 연구, 중환자간호학회지, 2(1), 48-57.
- Beck D, Taylor B(1997). Prediction of outcome from intensive care : A prospective cohort study comparing Acute Physiology and Chronic Health Evaluation II and III prognostic systems in a United Kingdom intensive care unit, Critical Care Medicine, 25(1), 9-15.
- Cullen DJ, Civetta JM, et al(1974). Therapeutic intervention scoring system : a method for quantitative comparison of patient care, Critical Care Medicine,2(2), 7-60.
- Gillies DA(1982). Determining Staffing Needs Nursing management system approach, 178-190.
- Knaus W, Wagner EA, et al(1991). The APACHE III Prognostic System : Risk Prediction of Hospital Mortality for Critically Ill Hospitalized Adults, Chest, 100(6), 1619-1636.
- LeGall TR, Loirat P, et al(1984). A simplified acute physiology score for ICU patients, Critical Care Medicine, 12, 975.
- Popovich J(1991). Intermediate care units. Graded care options. Chest 1991;99:4-5.
- Relman AS(1980). Intensive Care Units : Who needs time?, New England Journal of Medicine, 302(17), 965-966.
- Task force of the American College of Critical Care Medicine, Society of critical care medicine : Guideline for intenive care unit admission, discharge, and triage. CCM 1999. 27: 633-8.
- Teres D, Lemeshow S, et al(1987). Validation of the mortality prediction model for ICU patients. Critical Care Medicine; 15 : 208-212.

Chapter 05

윤리적 지침

학습목표

1_ 중환자실에서의 윤리지침의 필요성을 나열한다.

2_ 중환자실에서 말하는 윤리적 문제를 설명한다.

중환자실에서는 생명을 위협하는 심각한 질환을 가진 환자들을 위해 지속적이고 다양한 치료가 시행되고 있으며, 환자의 생명과 직결될 수 있는 치료 결정과 생명 유지의 지속 여부에 대한 논쟁이 빈번히 이루어지거나 제한된 병상의 활용에 연관된 의료자원의 분배 등 다양한 의료 윤리 문제가 발생하고 있다. 중환자간호사는 중환자실을 위태로운 생명을 감시하고, 간호하고 보존하기 위한 곳으로 인지하는 반면에 환자와 가족은 자신의 경험에 비추어 중환자실에의 입원을 임박한 죽음으로 받아들인다. 이러한 인지의 차이로 인해 의사소통장애가 올 수 있다.

중환자실에서 일어나는 주된 윤리적 문제들은 다음과 같다.

첫째, 충분한 설명에 근거한 환자의 사전동의(informed consent)에 대한 문제이다. 자기결정에 대한 환자의 권리는 환자가 충분한 정보를 가지고 이성적인 선택을 내릴 때에만 효과적으로 행사될 수 있다. 환자가 치료에 대해 자신의 결정을 내린 경우 이를 존중하여야하며, 환자나 환자의 대리인에게 정확한 정보를 충분히 제공하여 환자의 자기결정이 최선의 이익이 될 수 있도록 하여야 한다.

둘째, 무의미한 치료에 대한 문제이다. 무의미한 치료는 의도했던 치료의 목표를 달성하지 못한 치료로 정의되며, 다음의 경우들이 포함된다: 치료가 병태생리학적으로 유용한 효과가 없는 경우, 치료를 극대화하여도 치료효과가 없을 경우, 이전에 동일한 치료법이 환자에게 적용되어 치료효과가 없음이 이미 관찰된 경우, 환자가 구체적으로 요구한 수준으로 도저히 치료효과를 달성할 수 없음이 분명한 경우, 향후 2개월 생존 가능성이 1% 미만인 경우의 환자들에 행해지는 치료 등.

셋째, 소생시도포기(do-not-attempt-resuscitation, DNAR)에 대한 문제이다.

의료인들은 심장 또는 호흡이 정지된 환자들을 소생시키도록 노력해야 하지만, 심폐소생술이 부적절한 상황이거나 환자의 소망 또는 최선의 이익에 반하는 상황일 때에는 예외로 한다. 환자 혹은 그 대리인에 의해 사전에 DNAR이 토의되고 결정될 수 있으며, 의무 기록에 문서화되어 있어야만 한다. 이는 질병에 의한 자연스런 사망으로 환자를 유도하며 사망에 이르는 불필요한 시간을 줄이고 존엄한 죽음에 도움이 되도록 돕는다.

네 번째는 치료 유보(withholding)와 치료 중단(withdrawing)에 관한 문제이다.

생명유지 치료는 환자의 주된 의학적 상태를 바꿀 수 없으면서 생명을 연장시키는 치료이다. 심각한 장애를 가진 환자의 치료 수준을 결정할 때 고려할 사항은 해당 환자를 위한 최선의 것은 무엇인가이다. 치료의 중단에 관한 논의는 환자의 기저 질환의 예후가 매우 불량하거나, 치료에 동반되어 환자에게 부가되는 신체적, 정신적 부담이 치료로 얻을 수 있는 효과보다 훨씬 더 클 때 또는 회복된 후 환자의 삶의 질을 환자가 받아들이지 못할 것으로 판단될 경우 등에서 환자나 그 대리인과 시작할 수 있다. 환자의 삶의 질은 환자의 평소 관심사와 가치에 의해 정의되어야 하며 생명 유지 치료의 지속 혹은 중단을 결정할 때 중요한 결정 인자로 고려되어야 한다. 생명유지 치료의 유보, 혹은 중단결정 과정에서 의사는 환자 혹은 대리 결정권자에게 모든 관련된 의학정보를 제공하고 설명해 주어야 한다.

가족구성원간이나 가족과 의료진 간에 논란이 있을 경우 합리적인 의사결정을 위해 윤리 위원회에 자문을 구하여야 한다.

다섯째, 제한된 중환자실 병상의 자원 배분(resource allocation)에 관한 문제이다. 중환자실의 병상은 흔히 부족하므로 병상 배분에 대한 갈등이 발생한다. 제한된 의료자원을 환자들에게 할당하기 위해서는 다음의 기준들을 고려한다: 치료 효과의 가능성, 기저 질환 등에 의한 예상 잔여 생존 기간, 위급성, 삶의 질의 변화, 치료 효과의 지속, 환자의지, 그리고 성공적 치료를 위해 필요한 자원들의 양 등. 환자의 치료비 지불 능력, 연령, 사회적 가치, 예상되는 치료 장애, 질환에 대한 환자의 책임, 과거의 의료자원을 사용했던 경력 등 의료비와 관계없는 기준들이 고려되어서는 안된다. 병원은 치료 후 생존율이나 기능의 회복이 치료 전보다 더 좋을 것으로 예상되는 환자를 우선으로, 혹은 먼저 온 사람이 먼저 치료받는 것과 같은 윤리적 방식의 입실 규정을 마련하여야 한다.

참 · 고 · 문 · 헌

- 고윤석(2001). 중환자 관리의 윤리지침. 대한중환자의학회지 제21차 추계학술대회.
- ACCP/SCCM Consensus Panel(1990). Ethical and moral guidelines for the initiation, continuation, and withdrawal of intensive care. Chest , 97:949-961.
- Beauchamp T; Childress J(1994). Principles of Biomedical Ethics(4th Ed). New York, Oxford University Press.
- Council on Ethical and Justice Affairs, American Medical Association(1995). Ethical consideration in the allocation of organs and other scarce medical resources among patients. Arch Intern Med, 155:29-40.
- Ethics Committee, Society of Critical Care Medicine(1997). Consensus statement of the SCCM Ethics Committee regarding futile and other possibly inadvisable treatments. Crit Care Med, 25:887-891.
- Fry S(1989). Toward a theory of nursing ethics. Advances in nursing Science 11(4):9-22.
- Krachman SL, D' Alonzo GE, Criner GJ(1995). Sleep in the intensive care unit. Chest, 107:1713-1720.
- Meyer TJ, Eveloff SE, Bauer MS, et al(1994). Adverse environmental conditions in the respiratory and medical ICU settings. Chest, 105:1211-1216.
- Mitchell L(1995). Resources for ethical decision making. J Cardiovasc Nurs, 9(3): 78-87.
- Prendergast TJ, Luce JM(1997). Increasing incidences of withholding and withdrawal of life support from the critically ill. Am J Respir Crit Care Med, 155:15-20.
- Society of Critical Care Medicine Ethics Committee(1990). Consensus report on the ethics Committee: Consensus report on the ethics of foregoing life-sustaining treatments in the critically ill. Crit Care Med, 18:1435-1439.
- Society of Critical Care Medicine Ethics Committee(1994). Consensus statement on the triage of critically ill patients. JAMA, 271:1200-3
- Strauss MJ, LoGerfo JP, Yeltatzie JA, Temkin N, Hudson LD(1986). Rationing of intensive care unit services. JAMA, 255:1143-6
- Task Force on Ethics of the Society of Critical Care Medicine(1990). Consensus report on the ethics of foregoing life - sustaining. Crit Care Med, 18:1435-1439
- The Ethics Committee of the Society of Critical Care Medicine(1997). Consensus statement of the Society of Critical Care Medicine's Ethics Committee regarding futile and other possibly inadvisable treatments. Crit Care Med, 25:887-91.

Chapter 06

혈역학 감시

학습목표

1_ 침습적 혈역학 감시의 기능과 목적을 설명한다.

2_ 압력모니터 시스템 작동법과 정확성 평가법을 열거한다.

3_ 동맥압 측정치 및 측정방법을 제시한다.

4_ 폐동맥 압력치 및 측정방법을 제시한다.

5_ 심박출량 측정방법을 열거한다.

6_ 혼합정맥혈 산소 포화도 측정방법과 기능을 설명한다.

7_ 중심정맥압 측정치 및 측정방법을 설명한다.

I. 침습적 혈역학 감시

침습적 혈역학 감시(invasive hemodynamic monitoring)란 심폐기능의 급격한 변화를 사정하는 방법으로 일반적으로 행하던 맥박, 호흡, 혈압, 소변량 측정 등의 방법으로는 정확한 사정이 어려울 때, 폐동맥, 말초동맥, 중심정맥 등에 침습적인 카테터를 삽입하여 혈역동 상태를 측정하는 방법이다. 침습적 카테터의 위치 및 종류에 따라 우심방압(right atrial pressure, RAP), 폐동맥압(pulmonary arterial pressure, PAP), 폐동맥쐐기압(pulmonary artery wedge pressure, PAWP), 심박출량, 혈압 등을 직접 측정하고 전부하, 후부하, 수축력 등을 사정하며 치료중재와 평가의 지침을 설정하고 치료효과를 사정한다.

1. 적응증

심장수술 후 심장 기능의 사정과 치료효과를 평가하고자 할 때 사용된다. 또한 심근경색 등의 심장 근육 손상, 심인성 쇼크와 저혈량성 쇼크, 패혈증, 신경계 손상 등으로 나타나는 전부하, 후부하 및 수축력의 감소 등을 사정하기 위해 사용된다.

2. 간호중재

1) 혈역학 감시장치의 작동

(1) 준비

압력 감시장치가 장착된 모니터, 압력백에 넣은 수액(생리식염수 등), 변환기(transducer kit) 등이 준비되어야 한다. 측정오류를 피하기 위해 환자의 상체를 앙와위에서 45도 이내에 위치하도록 하고, 기준점(phlebostatic point)에 변환기 위치를 맞춘다. 기준점은 **그림 6-1**에 서술되어 있다. 변환기가 기준점보다 높게 위치하면 압력이 낮게 측정되고, 기준점보다 낮게 위치하면 압력치가 높게 측정된다. 환자의 상체를 60도 이상 높이거나 측위자세를 취하면 측정치가 부정확 해진다.

(2) 영점화(zeroing)

혈역학 압력의 수치가 변하는 경우 환자 상태의 변화인지, 또는 압력 감시 장치의 문제인지를 확인하기 위해 영점화를 시행한다. 영점화가 필요한 경우는 다음과 같다.

- 변환기의 위치가 변하는 경우
- 모니터를 교체하는 경우
- 압력 수치가 환자의 임상증상과 맞지 않는 경우
- 침대나 환자의 자세 변화가 있는 경우
- 최소한 8시간 마다 영점화를 시행

영점화 방법에는 대기압을 통제하는 방법과 정수압을 통제하는 방법이 있다. 대기압 통제는 모니터의 기본 압력을 대기압인 760mmHg과 동일하게 맞추어 영점화하여 대기압에 의한 변화를 줄이는 방법이며, 정수압 통제는 변환기의 위치에 따른 정수압(hydrostatic pressure) 변화를 통제하기 위해 변환기를 심장위치로 맞추는 방법이다.

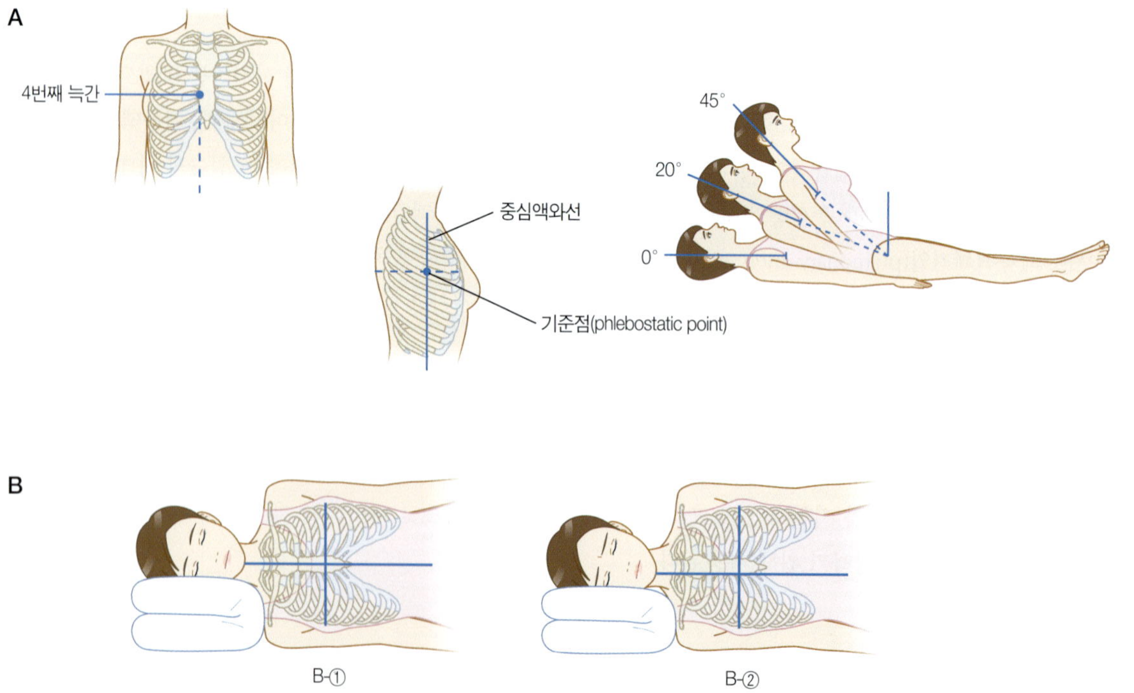

그림 6-1 기준점(phlebostatic point)

A. 앙와위에서의 기준점-4번째 늑간강(intercostal space)과 액와중간선(midaxillary line)이 만나는 지점

B. 측위에서의 기준점

①우측와위에서는 4번째 늑간강과 흉골 중앙부위가 만나는 지점 ② 좌측와위에서는 4번째 늑간강과 왼쪽 늑골연이 만나는 지점

영점화 시행 시 환자의 자세는 앙와위가 이상적이며, 이를 견디지 못하는 경우 30도 정도로 상체를 올린 자세에서 영점화를 시행한다. 30도 정도의 체위변화는 변환기 위치만 정확하면, 앙와위에서의 압력과 거의 동일한 압력을 측정할 수 있다.

영점화 시행방법은 다음과 같다.

- 변환기는 수직으로 세워서 기준점에 맞추거나, 변환기에 연결된 3-way stopcock을 기준점에 맞춘다.
- 변환기에서 가까운 3-way stopcock을 대기 쪽으로 연다.
- 모니터의 'Zeroing' 버튼을 누른다.
- 모니터에 '0' 이 표시되는지 관찰한다.
- 3-way stopcock을 조절하여 환자의 동맥관과 압력백이 개방되게 한다.

침습적 동맥압 측정 시 영점화 지점은 환자의 동맥관 주사침 끝(cannular tip)을 기준으로 하며, 중심정맥압(CVP)만을 영점화하는 경우에는 기준점(phlebostatic point)을 기준으로 한다.

2) 정확성 평가

압력 감시체계를 구성하고 있는 튜브와 그 튜브를 채우고 있는 물로 인해 압력파형이 영향을 받을 수 있다. 따라서 모니터에서 나타나는 압력 파형과 압력치가 정확한 지를 평가할 필요가 있는데, 가장 많이 이용되는 방법이 "square wave test" 이다. 압력감시 체계에 부착되어 있는 pigtail 등의 장치를 이용하여 순간 flush하면, 모니터에 상승곡선과 함께 사각모양의 파형(square wave)이 나타난다. 이 square wave에 뒤이어 나타나는 진동의 빈도(frequency)에 따라 압력파형이 정상인지 혹은 왜곡되었는지를 평가하게 된다.

정상 진동 체계에서는 순간 flush 후에 0.12초 이내에 기저선(baseline)보다 위와 아래로 1-2개의 진동이 나타나면서 빠른 속도로 원래의 곡선으로 회복된다. 이때는 정확한 모니터링이 시행되고 있으므로 중재는 필요치 않다.

과진동된 체계(overdamped system)에서 파형은 상승곡선이 둔화되어 있으며, 하강곡선(downstroke wave)은 기저선 밑으로 내려가지 않는다. 압력의 전달이 둔화되면서 모니터링 체계에 파형이 구부러진 모양으로 나타나며, 수축기 압력은 실제보다 낮게, 이완기 압력은 높게 나타난다. 과진동된 상태에서 square wave test를 시행하면 진동이 나타나지 않는다. 과진동된 체계가 나타나는 원인으로 색전 형성, 공기방울, 연결부위가 느슨해진 경우, 튜브의 유순도, 환자의 상태 변화, 압력백의 문제, 모니터링 시스템 내에 공기나 피떡(clot)이 있을 때 등이 있다.

저진동된 체계(underdamped system)에서는 수축기 압력은 실제보다 높게 나타나며, 이완기 압력은 실제보다 낮게 나타나는 경향이 있다. Square wave test를 시행하면 상승 곡선 시에는 비슷하며, 진동이 많이 나타난다. 저진동된 체계가 발생하는 원인으로는 모니터링 시스템의 연결선의 길이가 길고 유연할 경우, 진동(vibration)을 유도하여 overshoot spike를 발생하게 된다. 실제보다 높은 압력이 나타나는 환자체계의 문제점으로는 패혈증, 대동맥판역류(aortic regurgitation), 스트레스 반응, 죽상경화증(atherosclerosis), 고혈압 등이 있다.

3) 정확성 평가를 위한 중재

정확한 혈역학 감시를 위해 다음과 같은 중재가 요구된다.

- 혈역학 감시장치에 연결되는 세트는 최소한 130cm 정도의 길이를 사용한다.
- 혈역학 감시장치의 압력세트는 딱딱한 재질을 사용한다.
- 혈역학 감시를 위하여 삽입한 카테터와 튜브의 직경을 기록한다.
- 카테터가 굵을수록 보다 정확한 값을 모니터 할 수 있다.
- 모든 튜브의 연결 부위가 새지 않는지 확인한다.
- 카테터의 꺾인 부분이 없는지 확인한다.
- 압력백을 확인한다.
- 비침습적 혈압(Non-invasive arterial pressure=cuff pressure) 측정치와 비교한다.
- 비정상적으로 진동된 파형이 나타나는지 관찰하고, square wave test를 시행한다.
- 카테터와 튜브 내에 응고혈이나 공기가 있는지 관찰하고 제거한다.

II. 동맥압 감시

1. 동맥압 측정방법

1) 간접측정법

동맥에 대한 간접 측정법은 안쪽이 부풀어지는 고무주머니로 된 커프(cuff)를 이용하여 이루어진다. 천으로 된 커프를 팔 또는 다리에 감고 아래쪽의 동맥과 정맥을 압박하기 위해 주머니를 부풀린다. 그리고 압박한 동맥이 열리도록 천천히 주머니에서 공기를 뺀다. 동맥압은 이 때 청진을 통해 생성된 소리를 감지하거나 진동계를 이용해 혈관박동(vascular pulsation)을 기록함으로써 측정된다. 간접 혈압 측정의 정확성은 압박되는 사지의 둘레에 비례하여 부풀어지는 주머니의 크기에 영향을 받는다.

부풀어지는 고무주머니는 동맥이 열릴 때 정확한 기록을 얻기 위해 동맥하부를 일정한 압력으로 압박해야 한다. 일정하게 동맥을 압박하는 커프의 팽창(inflation) 능력은 사지의 굵기(크기)와 비례한 주머니 크기에 달려있다고 할 수 있다. 주머니의 길이는 적어도 상완 둘레의 80%이어야 하고, 넓이는 상완 둘레의 40%이어야 한다. 만약 주머니의 크기가 팔 둘레에 비해 너무 작으면 혈압은 실제보다 높게 측정된다.

혈압을 측정하는 방법으로 청진법(auscultatory method)과 진동법(oscillometric method)이 있다. 청진법은 동맥 위에 커프를 감아 커프의 압력을 높였다가, 커프의 공기를 점차 빼면서 동맥이 열리기 시작하면서 발생하는 Korotkoff 음을 청진기를 통해 들으면서 측정한다.

진동법은 진동계를 이용하여 동맥의 박동압(pulsatile pressure) 변화를 감지하는 혈량 측정법 원리에 기초하고 있다. 커프가 부풀려지면, 커프 아래에 있는 동맥의 박동압이 주기적인 압력변화(periodic pressure change)를 만들어낸다. 이러한 주기적 압력 변화를 이용하여 진동계가 혈압측정치를 제시한다.

2) 침습적 측정법

심실이 수축할 때 대동맥으로 박출된 혈액이 일시에 말초혈관까지 가지 못하고 대동맥 및 동맥 내에 용적 이상으로 수용되어 생기는 압력을 동맥혈압(arterial blood pressure)이라고 한다.

침습적 측정법의 목적은 환자의 불안정한 혈압을 지속적으로 감시하고, 인공호흡기 이탈과정에 있는 환자의 잦은 동맥혈가스분석용 채혈을 용이하게 하며, 혈관작용약(vasoactive drugs)의 효능을 평가하고, 조직관류(tissue perfusion)의 지표(indicator)로 사용되는 평균 혈압을 쉽게 감시하기 위함이다.

동맥관을 삽입하는 위치는 성인의 경우 요골동맥(radial artery), 상완동맥(brachial artery), 대퇴동맥(femoral artery), 족배동맥(dorsalis pedis artery)를 선택하며, 소아의 경우 요골동맥, 족배동맥, 후경골동맥(posterior tibial artery), 대퇴동맥을 선택한다. 태아 및 출생직후의 신생아는 제대동맥을 선택하기도 한다.

3) 간접 측정치와 침습적 측정치(flow wave versus pressure wave)의 임상적 비교

동맥압을 혈류량(blood flow)의 지표로 생각하는 경향이 있는데, 압력(pressure)과 유량(flow)은 생리적으로 구별된다.

심장이 박출하면 압력곡선(pressure wave)과 유량곡선(flow wave)이 모두 생성된다. 정상 상태에서 압력곡선은 유량곡선 보다 20배 더 빠르므로(10m/sec 대 0.5m/sec), 말초 동맥에서 측정되어진 맥압은 그에 따른 박출량보다 몇 초 앞선다. 혈관의 압력과 유량의 비율이 증가하면 유량곡선의 선달 속도가 감소되는 동안 압력곡선의 전달 속도는 증가하다. 그러므로 혈관의 혈량에 대한 압력비(impedance)가 비정상이면 동맥압은 동맥 흐름의 지표로서 신뢰할 수 없게 된다. 이러한 압력과 유량 사이의 불일치는 동맥압 감시의 주요 제한점 중 하나이다. 정상적으로는 간접 측정치와 직접 측정치 간의 차이는 5mmHg 안에 있어야 한다. 침습적 동맥관을 이용한 동맥압은 압력치를 반영하며, 공기주머니를 이용한 혈압 측정은 유량을 반영한다. 쇼크 상태에서는 혈관이 이완되므로 압력치는 낮아지고, 보상작용으로 빈맥이 발생하여 혈량(flow)이 증가하게 된다. 그 결과 압력치를 측정하는 침습적 동맥압 보다 유량을 측정하는 공기주머니를 이용한 혈압이 정상적으로 높게 측정될 수 있다(**표 6-1**).

2. 동맥압 파형(arterial pressure waveform)

동맥압 파형의 구성요소인 a부터 e까지 설명하면 **그림 6-2**와 같다.

동맥압 파형을 해석할 때 유의해야 할 사항을 보면, 동맥압 파형 중 곡선 상승은 심전도의 QRS군 발생 후 0.2초가 지난 후 발생하며, 동맥압 파형의 정확성은 주사바늘 크기와 심박동수, 진동 횟수(damping frequency), 주사삽입 부위 등에 따라 달라질 수 있다. 병리적 임상상태에서는 수축기 혈압이나 이완기 혈압만을 보는 것 보다 평균 혈압을 읽는 것이 신빙성 있는 지침이 된다. 평균혈압(mean arterial pressure, MAP)은 동맥압 감시에서 수축기 압력보다 유의한 두 가지 특징이 있는데,

표 6-1 쇼크 환자의 혈압 측정

침습적 동맥압과 간접측정법 간의 수축기압 차이(mmHg)	환자 분포(%)
0~10	0
10~20	28
20~30	22
〉30	50

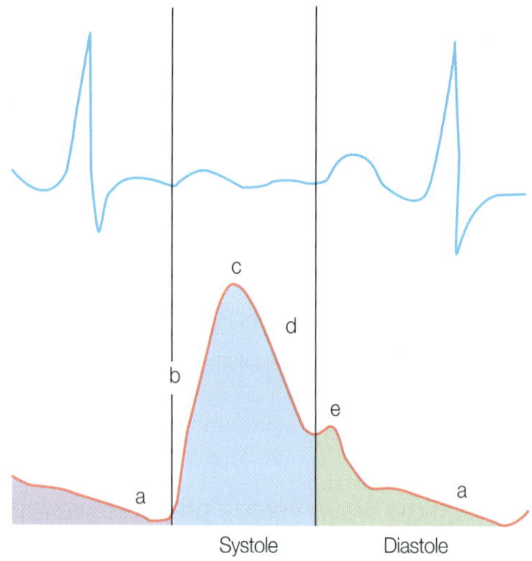

그림 6-2 동맥압파형의 구성요소

첫째는 말초 혈류에 대한 진정한 순환 압력이며, 둘째는 압력 파형이 말단으로 움직여도 변하지 않고, 기록 체계에 의해 만들어지는 왜곡에 의한 변화가 발생하지 않는다는 점이다. 평균혈압은 대동맥에서 가장 높게 측정되며, 순환계에 혈액이 흐르도록 하는 원동력으로 조직관류(tissue perfusion)의 지표가 된다. 평균혈압을 구하는 공식은 다음과 같다.

평균혈압={1(수축기압)+2(이완기압)}/3

1) 동맥카테터의 위치에 따른 동맥압 파형

동맥에 따른 동맥압력 파형을 보면, 원위부로 갈수록 수축기압은 높아지고 이완기압은 낮아져 맥압이 커진다. 이는 동맥의 탄력성이 부위에 따라 차이가 있기 때문이다. 대동맥에서 측정한 동맥압력 파형 곡선은 요골동맥에서 측정한 파형보다 평평한 파형을 보인다. 말초 동맥에서 수축기압이 증가하는 이유는 말초로부터 반사되는 압력곡선 때문이다. 이러한 반사파는 혈관 분지(vascular bifurcation) 또는 좁아진 혈관에서부터 시작한다. 압력곡선이 말초로 갈수록 반사파는 더 증가하여 반사파가 수축기 압력 파동에 더해지거나 수축기 압력을 증대시킨다(**그림 6-3, 6-4**).

동맥카테터를 삽입할 동맥을 선택하는 순서는 요골동맥, 상완동맥, 마지막으로 대퇴동맥 순이다.

대퇴동맥은 출혈, 혈종형성, 감염 등의 합병증이 있기 때문에 쉽게 선택하지 않는다. 요골동맥을 선택할 때에는 알렌 검사(Allen test)로 척골동맥의 측부 순환상태를 사정한다.

카테터의 개방성을 유지하기 위해 성인의 경우, 압력백에 300mmHg 이상의 압력을 유지함으로써 지속 주입되는 수액량이 시간당 2~4cc 정도 되게 하며, 소아의 경우 150mmHg 이상의 압력을 유지함으로써 지속 주입되는 수액량이 시간당 1.5 cc 정도가 되게 한다.

3. 동맥압 감시 환자간호

침습적 동맥관을 가진 환자는 세심한 간호가 요구된다. 정확한 감시를 위한 중재와 합병증 예방을 위한 간호중재 내용은 다음과 같다.

- 동맥파형을 지속적으로 관찰하여 진폭 상태를 확인한다.

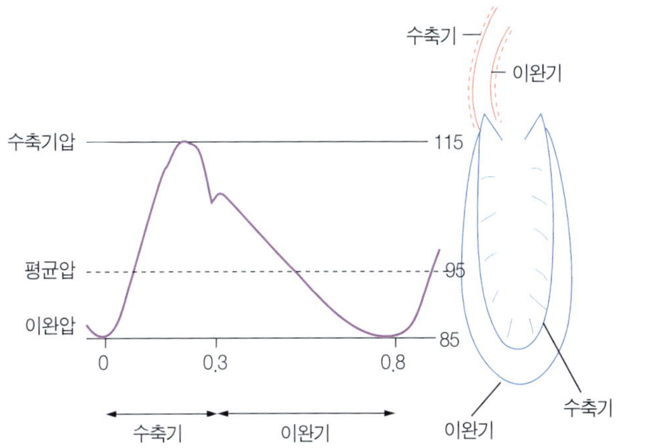

그림 6-3 동맥압과 파형

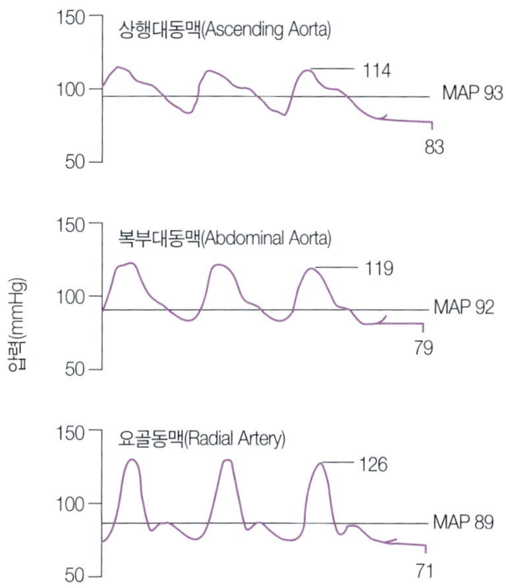

그림 6-4 동맥분지에 따른 파형

- 경보 설정의 기준은 환자의 혈압 측정치보다 10~20 mmHg 내외 정도로 한다.
- 환자의 자세에 따라 기준점에 변환기 위치를 맞춘다.
- 압력 감시튜브 내에 공기가 있는지 확인한다.
- 동맥카테터가 꺾이지 않게 한다.
- 혈액 채취 후 충분히 flush하여 혈액이 압력감시 체계 내에 남아 있지 않게 한다.
- 압력 감시세트(pressure monitor kit)는 매 96시간 마다 교환한다.
- 압력백의 압력이 200~300mmHg로 유지되어, 생리식염수가 시간당 2~3cc 주입되는지 확인한다.
- 3-way stopcock 연결 부위가 새는지 자주 확인한다.
- 매 2시간 마다 삽입부위의 색깔, 온감, 맥박, 동통, 모세혈관 재충혈 속도 등을 확인한다.
- 환자가 심하게 움직이거나 환자 상태가 변한 후, 그리고 매 8시간마다 모니터를 확인하면서, 변환기 위치가 변했을 때 다시 영점화한다.
- 동맥관 카테터로의 투약을 금지한다. 동맥카테터로 투약을 시행한 경우 국소효과가 나타나며, 약물의 종류에 따라서는 국소효과의 과잉 현상으로 동맥관 삽입 부위에 괴사를 일으킬 수 있다.

침습적 동맥관을 통해서는 검체 채취도 용이하게 할 수 있으며, 그 방법은 다음과 같다.

- 환자 가까운 쪽의 3-way stopcock을 조정하여 주사기와 환자 동맥이 통하도록 한 후, 혈액을 3cc 빼낸다.
- 3-way stopcock을 잠근 후 빼낸 혈액을 버린다.
- 새로운 주사기로 필요한 양만큼 혈액을 뽑아 검체튜브에 담는다.
- flush 장치를 이용하여 3-way stopcock와 튜브에 남아있는 혈액을 제거한다.
- 3-way stopcock 뚜껑을 새 것으로 교환한다.

III. 폐동맥을 이용한 감시

폐동맥 카테터(pulmonary artery catheter)를 이용하여 폐동맥(pulmonary artery)의 수축기압, 이완기압, 평균압 및 폐모세혈관 쐐기압(pulmonary capillary wedge pressure), 혼합정맥혈 산소포화도(mixed venous oxygen saturation, SvO_2), 심박출량(cardiac output, CO) 등을 측정 할 수 있다.

1. 생리적 원리

폐모세혈관 쐐기압과 이완기 폐동맥압은 좌심방압(left atrial pressure, LAP)의 근사치이며, 좌심방압은 좌심실이완기말압(left ventricular end-diastolic pressure, LVEDP)을 나타낸다. 그러나 폐혈관질환, 승모판막질환을 가지고 있는 환자나 호기말양압 환기를 하는 경우에는 폐모세혈관 쐐기압과 이완기 폐동맥압이 이완기말 좌심실압을 정확하게 반영하지 못한다. 승모판막 질환자에서 폐모세혈관 쐐기압은 좌심방압과는 상관관계가 있으나, 심장수술 시 체외순환 후의 폐모세혈관 쐐기압과 좌심방압 사이에는 상당한 차이가 있다.

이완기에는 승모판막이 열리고 좌심방과 좌심실 간에 공동 방(common chamber)을 형성한다. 정상 폐혈관, 정상 승모판막, 정상 좌심 기능을 가진 환자에서 폐동맥 이완기압(pulmonary artery diastolic pressure, PADP), 폐모세혈관 쐐기압(pulmonary capillary wedge pressure, PCWP)은 좌심실 이완기말 압(left ventricle end-diastolic pressure, LVEDP)을 반영한다. 좌심실 이완기말 압력은 좌심의 기능과 예후에 대한 평가 지표가 된다.

2. 폐동맥압

지속적인 폐동맥압(pulmonary arterial pressure) 감시를 함으로써 폐모세혈관 쐐기압(PCWP), 심박출량, 혼합정맥혈 산소포화도(mixed venous oxygen saturation, MVO_2, SvO_2)를 측정할 수 있다. 폐동맥 쐐기압을 통해 좌심방압, 좌심실 이완기압, 좌심실 전부하 등을 추정하며, 심박조율로 인해 발생하는 전부하(preload), 후부하(afterload), 수축력(contractility)을 평가할 수 있다. 폐동맥 압력치는 평균 좌심방압을 간접적으로 반영하고, 좌심실 이완기말압이나 좌심실 전부하를 간접적으로 반영한다.

Swan과 Ganz(1970)에 의해 처음으로 폐동맥 카테터로 5Fr balloon-tipped polyvinyl chloride catheter가 소개되었다.

폐동맥 카테터는 상대정맥에서 혈류의 흐름에 따라 카테터의 풍선이 표류하면서 우측 심장을 통하여 폐동맥으로 삽입된다. 폐동맥 카테터의 끝이 유도 카테터를 완전히 통과한 후 1.5ml의 공기로 카테터의 풍선을 팽창시킨 후 카테터를 서서히 전진시키면서 감시기에 나타난 압력 파형을 감시하여 카테터 끝의 위치를 확인한다. 폐동맥 카테터의 근위부는 우심방에 위치하며, 원위부는 폐동맥에 위치하게 된다(**그림 6-5**).

폐동맥 카테터 삽입 시 우측 내경정맥을 선호하는 이유는 해부학적 구조상 우심방까지 짧고 직선이며 밸브가 없어서 카테터 주입 시 상대 정맥이나 우심장 내로 바로 유도되기 때문이다.

폐동맥압의 정상 범위는 수축기압은 15~28mmHg이며, 이완기압은 5~16mmHg, 그리고 평균압은 10~22mmHg이다. 폐동맥압이 증가하는 경우는 폐고혈압, 폐질환, 승모판질환, 좌심실부전 등이며, 폐동맥압이 감소하는 경우는 체액량 부족과 약물로 인한 폐동맥혈관 이완 등이다.

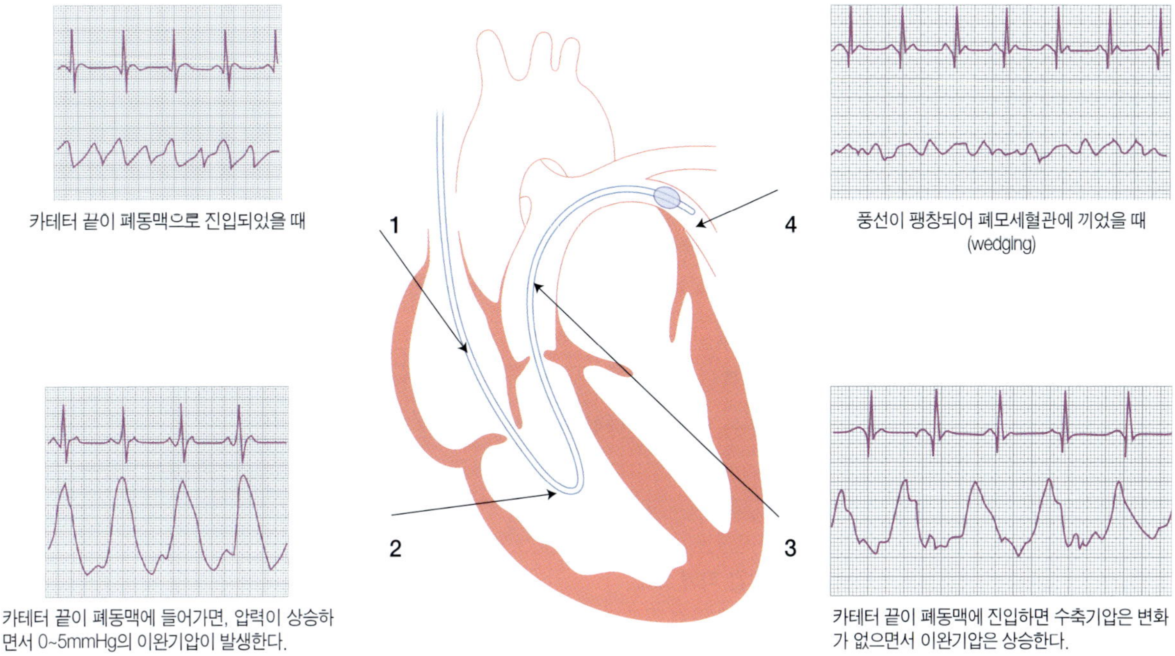

그림 6-5 폐동맥 카테터 삽입부위에 따른 압력곡선 변화

3. 폐모세혈관 쐐기압

폐모세혈관 쐐기압(pulmonary capillary wedge pressure, PCWP)은 좌심방압(LAP), 좌심실 이완기 말압을 반영한다.

폐모세혈관 쐐기압은 폐동맥압 카테터에 있는 풍선을 팽창하여 폐동맥 모세혈관을 막은 상태에서 좌심방, 승모판막이 열려있는 동안 좌심실까지의 고정된 순간의 압력을 나타내며 이는 좌심실의 확장기말 압력을 반영해 준다. 정상 폐모세혈관 쐐기압 범위는 8~12mmHg이다.

모세혈관 쐐기압 파형은 a, c, v파가 있다. 이는 심장의 왼쪽 부분의 활동을 나타낸다. a파는 좌심방의 수축을 나타내며 v파는 좌심실의 수축과 좌심방이 혈액으로 차는 것을 나타낸다. 파형을 각각 살펴보면 다음과 같다(**그림 6-6**).

- a wave: 심방수축(atrial contraction), 심전도의 QRS 군에 해당된다.
- x-descent: 심방이완(atrial diastole), 심실이 충만되는 이완기 후반부의 압력 저하를 반영한다.
- v wave: 좌심방 충만(passive atrial filling), 심전도의 T-P 간격에 해당된다.
- y-descent: 승모판이 열리면서 심방에서 심실로의 혈액 이동으로 인해 심방압력이 감소하는 것을 반영한다.
- c-wave: 판막이 닫힐 때 심방을 향한 승모판의 이동에 의해 생기며 보통은 나타나지 않는다. 카테터 끝에 압력이 전달되기 전에 분산된다.

좌심실부전(left vertricular failure), 승모판질환, 심낭압전 등이 있을 때 폐모세혈관 쐐기압의 측정치가 정상보다 증가하며, 체액량부족, 약물치료에 의한 혈관이완 등의 상태일 때 폐모세혈관 쐐기압의 측정치가 정상보다 감소한다.

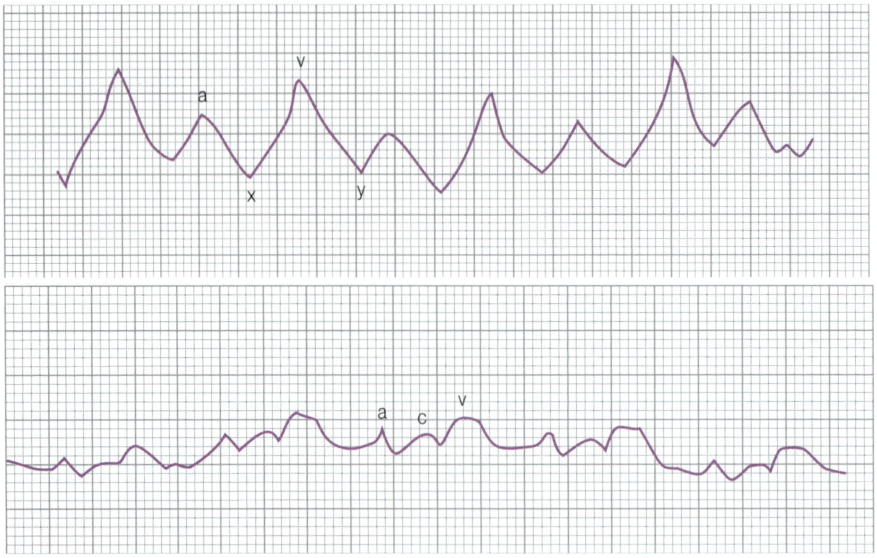

그림 6-6 폐모세혈관 쐐기압 파형 요소

A. a, x, v, y 파형 **B.** c 파형

4. 폐동맥압 감시 환자 간호

폐동맥관을 삽입하고 관리하는 과정에서 다음과 같은 합병증이 발생할 수 있다. 동맥혈전증, 단순 기흉, 긴장성 기흉, 삽입부위 혈종, 혈관 열상으로 인한 출혈, 혈흉, 부정맥, 삼첨판과 폐동맥 판막의 물리적 손상, 감염, 카테터 풍선 파열과 관련된 공기색전, 폐동맥 천공, 파열, 폐경색, 혈소판 감소증(thrombocytopenia) 등에 주의하여야 한다.

폐동맥압 측정 시 주의해야 할 사항은 다음과 같다.

- 호흡으로 인해 흉곽내 압력이 변하기 때문에 폐동맥압이 일정치 않고 오르락내리락 한다. 그러므로 흉막강압(pleural pressure)이 대기압과 비슷할 때 즉 호기말에 압력을 측정한다
- 압력의 변화가 4mmHg이상일 때 임상적으로 의미가 있다.
- 폐모세혈관 쐐기압은 폐동맥 이완기압보다 결코 높을 수 없기 때문에 쐐기압이 높을 때는 풍선이 과대 팽창되었음을 의미하며, 폐동맥 파열을 방지하기 위하여 즉시 풍선을 수축시켜야 한다(**그림 6-7**). 그러나 폐포내압(alveolar pressure)이 높을 때는 폐모세혈관 쐐기압이 폐포내 압력을 반영하므로 이완기압보다 높을 수 있다.
- 맥박수가 분당 120회 이상이 될 때는 파형이 기저선으로 회복되는 시간이 충분치 않기 때문에 폐동맥 이완기압이 비정상적으로 상승할 수 있다.

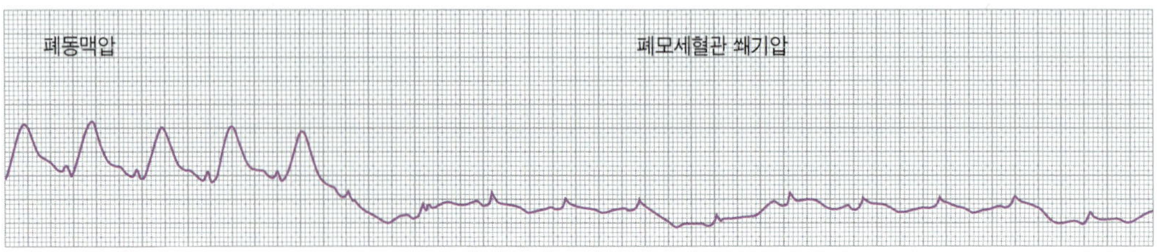

그림 6-7 폐동맥에서 폐모세혈관 쐐기압으로의 변화

- 폐모세혈관 쐐기압이 혈액량을 정확히 반영할 수는 없지만, 이 압력들의 변화는 혈액량의 변화와 상관관계가 있다.

5. 심박출량

1) 목적

심박출량(cardiac output) 측정은 혈역학적 상태에 영향을 주는 약물요법과 심장보조 장치에 대한 평가를 위해 시행하며, 혈역학 상태를 조기 파악하여 합병증을 예방하기 위한 것이다.

2) 측정방법

(1) 열희석법(thermodilution method)

폐동맥 카테터에 부착되어 있는 온도계를 이용하여 심박출량을 측정할 수 있다. 폐동맥 카테터 근위구(proximal lumen)를 통하여 수액을 일시에 주사하면 우측 심장에서 수액과 혈액이 혼합되면서 온도가 내려간 혈액이 폐동맥으로 유입된다. 혈류가 폐동맥 카테터의 말단에 있는 온도계를 지나면서 온도계가 혈액 온도의 변화를 측정하여 심박출량 측정 컴퓨터에 알려준다. 컴퓨터는 혈액과 주입액의 온도 차이를 감지하여 온도-시간 곡선을 그리게 된다. 이때 곡선 아래 면적은 폐동맥의 유속과 반비례한다. 심장내 단락이 없다면 폐동맥의 유속은 심박출량으로 볼 수 있다.

수액을 폐동맥 카테터의 근위구(proximal lumen)로 주입하면 혈액과 섞여서 카테터의 원위부(distal tip) 4cm 상방에 있는 온도계에 의해 온도변화가 감지되고 시간에 따른 온도변화 곡선이 그려지면서 심박출량이 측정된다. 이때 0℃의 생리식염수를 5~10cc 주입하는데, 차가운 식염수로 인한 온도 변화가 부정맥을 초래한다는 보고가 많다. 최근에는 22~26℃의 생리식염수을 주입하여 측정할 수 있다. 생리식염수 주입시 측정값의 오차를 줄이기 위해 15초 이내로 빠르게 주입한다. 정상적인 그래프는 수액주입에 따라 상향으로 그려지고 그 이후에는 완만한 곡선으로 기저선까지 내려오는 하향곡선을 보여준다. 상향곡선은 따뜻한 온도에서 찬 온도로의 변화를 반영하며, 하향곡선은 찬 온도에서 따뜻한 온도로의 변화를 반영한다. 심박출량은 온도의 하강과 반비례한다. 심박출량이 적으면 온도가 기저선에 도달하기까지 시간이 많이 걸리므로 곡선 아래로 면적이 크게 생기고 심박출량이 많으면 주입수액이 빠르게 이동되어 온도변화가 빠르게 나타나 곡선 아래로 작은 면적이 생긴다(그림 6-8).

(2) Direct Fick method

- CO = VO_2 / $CPvO_2$ - $CPaO_2$
- VO_2 : 산소 소모량(oxygen consumption-ml/min)
- $CPvO_2$: 폐정맥 내 산소 함유량(oxygen content - O_2량/ml in blood)
- $CPaO_2$: 폐동맥 내 산소 함유량

(3) Dye method

조영제를 투여하고 적절하게 섞이도록 얼마간 기다린 후 체액 내 조영제 농도를 측정하여 심박출량을 계산한다.

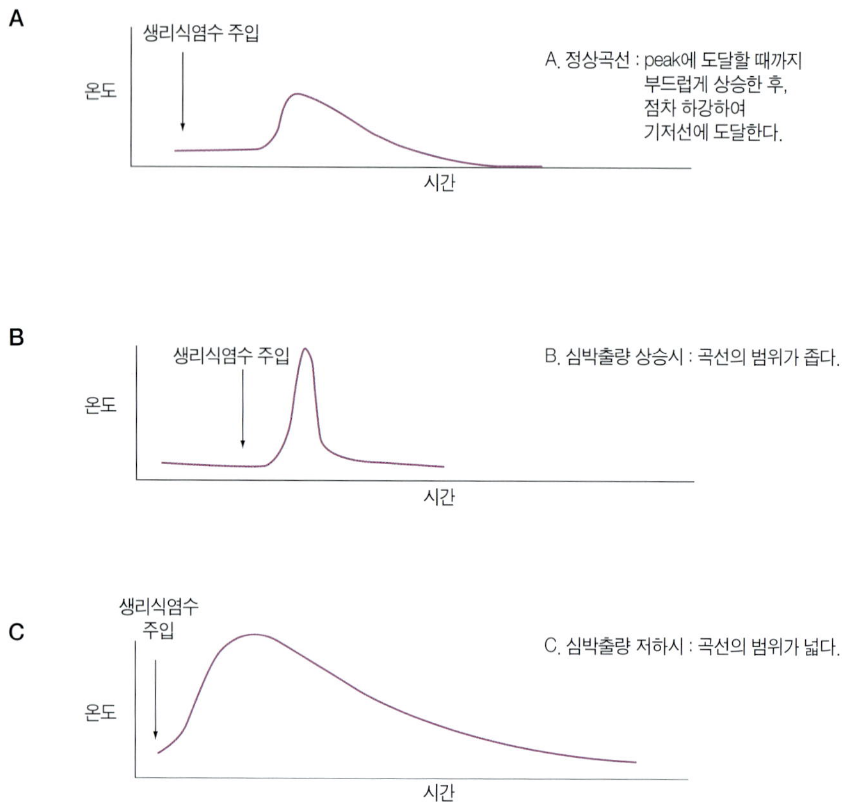

그림 6-8 심박출량 측정 곡선

3) 심박출량 감시 환자 간호

심박동수, 전부하, 후부하 그리고 심장의 수축력 등의 변화로 인해 심박출량이 변한다. 따라서 원인이 되는 병태생리학적 문제에 대한 중재를 계획할 때 이러한 변수에 대한 고려가 필요하다.

체액부족이나 인공호흡기 적용이나 흉곽내압 상승으로 정맥 환류량이 감소한 경우 전부하 감소로 인해 심박출량이 감소하고 만약 체액이 부족한 경우 보상작용으로 심박출량 유지를 위해 전신 혈관 저항이 증가하게 된다. 체액 보충이 과하게 된 경우 전부하가 증가하면서 심박출량은 증가하게 된다.

심근허혈(myocardial ischemia)이나 경색이 있는 경우의 심근 산소 공급의 부족, 베타 차단제 등의 투약, 저칼슘혈증(hypocalcemia), 저마그네슘혈증(hypomagnesemia) 등 대사성 장애로 심장의 수축력이 저하된 경우에는 심박출량이 감소한다.

6. 혼합정맥혈 산소 포화도(SvO_2)

혼합정맥혈 산소포화도는 우심실과 폐동맥으로 귀환하는 정맥혈의 산소 포화도를 측정하는 것이다. 혼합정맥혈의 산소 포화도는 동맥혈의 산소포화도, 헤모글로빈 수치, 심박출량, 세포에서 소비한 산소의 양 등에 의해 영향을 받는데 이중 심박출량이 가장 큰 영향을 주는 인자로 혼합정맥 산소포화도의 연속적인 측정은 심박출량의 추이를 나타낼 수 있다. 정상적인 산소 공급, 산소 소비, 산소 요구 상태에서는 약 25%의 산소가 추출되어 혼합정맥혈 산소 포화도는 60~80%가 된다.

혼합정맥혈 산소포화도를 구하는 공식은 다음과 같다.

$SvO_2 = SaO_2 - VO_2 \times 10 / Hgb \times 1.34 \times CO$

C/O = Oxygen consumption(ml/min) / (arterial O_2 content - venous O_2 content)

Oxygen content = saturation(%) × Hemoglobin × 1.34(ml O_2/gm Hemoglobin) × 10

SaO_2는 동맥혈 산소포화도(arterial O_2 saturation)를 말하며 VO_2는 산소 소모량을 말하며, 혈류 내 산소농도로 측정한다. 정맥혈 산소분압(PvO_2)의 정상치는 40mmHg이며, 혼합정맥혈 산소포화도(SvO_2)의 정상치는 70~75%, 동맥혈 산소분압(PaO_2)의 정상치는 100mmHg, 동맥혈 산소포화도(SaO_2)의 정상치는 99%의 범위이다. 혼합정맥혈 산소포화도가 60% 미만으로 측정되면 이는 심부전과 관련되며, 40% 미만으로 측정되면 쇼크를 암시한다

산소 소모량(VO_2)은 산소를 이용한 혈류 내 산소농도로 측정된다. 조직관류를 직접 측정할 수 있는 방법이 아직은 없다. 그러나 기능적 순환 상태는 심박출 계수와 산소 공급량에 따른 산소 소모량의 시간적인 변화 형태를 관찰함으로써 추측 할 수 있다. 산소 소모량의 감소는 산화 과정의 전체적인 속도가 감소되었음을 나타낸다. 산소 소모량의 증가는 저혈류량이나 혈류의 적절치 못한 분포로 인한 이전의 산소부채(oxygen debt), 조직의 산소 부족증, 패혈증, 체온 상승, 화상, 갑상선기능항진증(hyperthyroidism) 등으로 인한 대사 요구량의 증가를 의미한다.

동맥혈 산소포화도, 헤모글로빈, 심박출량 등이 저하되어 산소 공급이 적어지면 조직에서 세포의 요구에 맞추기 위해 혈액 내 더 많은 산소를 추출하게 되고 우심실로 귀환하는 혈액의 혼합정맥혈 산소포화도는 떨어지게 된다. 또 산소 요구가 증가할 때도 요구량에 산소 공급이 미치지 못하면 동맥혈의 더 많은 산소가 조직에서 추출되어 귀환하는 정맥혈의 혼합 정맥혈 산소포화도는 감소하게 된다.

혼합 정맥혈 산소포화도가 증가하는 경우는 산소 공급이 요구보다 월등하게 많은 경우, 대사율이 낮고 산소요구도가 낮은 경우, 세포가 혈액 내 남아 있는 산소를 사용할 능력이 없거나 산화된 혈액이 조직까지 관류되는데 문제가 있어 산소 소비가 적어지는 경우 등이 있다.

IV. 중심정맥압 감시

1. 중심정맥압 감시(central venous pressure monitoring)의 적용

중심정맥압(central venous pressure, CVP)은 심장 주기에 따른 평균 우심방압을 말하며, 이는 삼첨판막이 열릴 때 우심실의 이완기말 압력(preload)을 반영한다. 우심방 내에 삽입한 중심정맥관(central line)이나 폐동맥 카테터를 통해 측정하며 정상치는 5~15cmH_2O(0~7mmHg)의 범위이다. 중심정맥압을 측정하는 목적은 우심방 압력(RAP)과 우심실 압력(RVP)의 변화에 대한 정보를 제공하고, 심장으로 귀환하는 정맥혈액량의 적절성을 평가하며, 쇼크 상태나 치료에 대한 반응을 평가하고, 울혈성 심부전의 초기 진단을 하기 위한 것이다.

혈액량이 증가하거나, 우심실 경색 혹은 우심실 부전, 심낭압전, 폐고혈압 등의 경우에 중심정맥압이 정상치보다 높게 측정될 수 있고, 혈액량이 감소하거나, 쇼크 말기, 약물로 인한 정맥이완 등의 경우에는 중심정맥압이 낮아진다.

2. 중심정맥압 측정방법

1) 수압력계 방법(water manometer monitoring technique)

물기둥과 3-way stopcock를 이용하여 중심정맥압을 측정하는 방법이다. 호흡에 따라 압력치가 변화하여, 흡기 시에는 압력치가 낮게 측정되고, 호기 시에는 압력치가 높게 측정된다. 이 때는 중심정맥압의 평균값을 읽는다(**그림 6-9**).

2) 변환기 방법(transducer monitoring technique)

중심정맥관과 압력계(pressure monitoring cable)를 연결하여 변환기를 통해 지속적으로 압력을 측정하는 방법이다. 변환기는 기준점(phlebostatic point)에 놓고 환자를 45도 이상 높이지 않는 수평자세를 취한다. 영점화의 과정을 거친 후 호기 말에 압력치를 확인하여 기록한다.

3. 중심정맥압 파형

정상 중심정맥압 파형은 다음의 3가지 요소로 구성된다(**그림 6-10**).
a 파 : 심방수축시 심방압력, 심전도상의 P파 바로 후에 나타난다.
c 파 : 삼첨판이 닫힐 때 일시적인 압력 증가와 연관되어 나타난다.
ν 파 : 심실 수축 시 심방에 혈액이 차면서 나타난다. 심전도상의 T-P 간격에 나타난다.

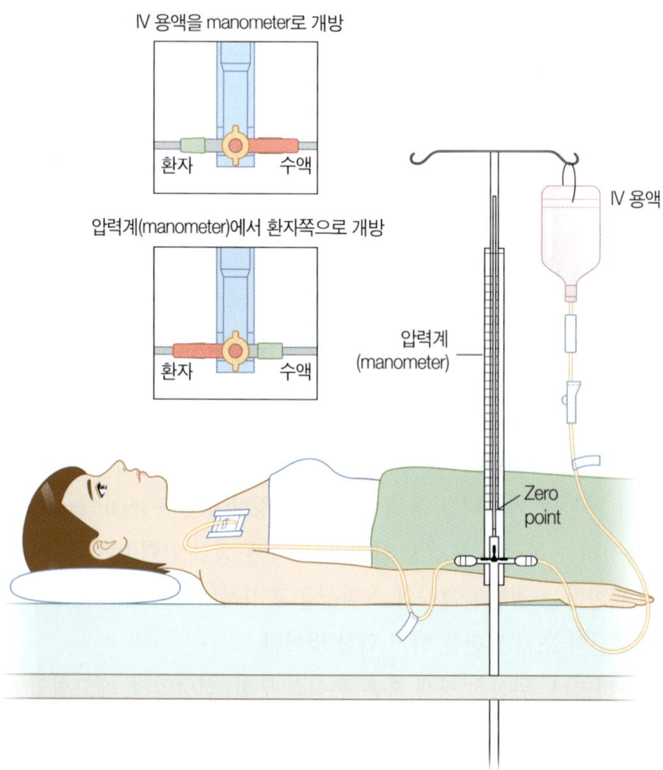

그림 6-9 수압력계 측정 방법

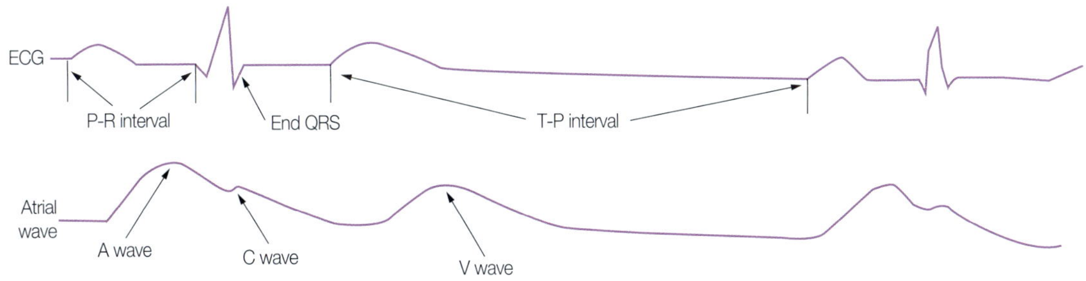

그림 6-10 중심정맥압 파형

V. 심기능 지표(부록 1)

지표	계산	정상수치
CO (Cardiac Output : 심박출량) :심장에서 1분동안 분출되어 나가는 혈액의 양	CO = 심박동량(SV)×심박수(HR)	4~8 L/min
CI (Cardiac Index : 심박출지수) :심박출량에 신체표면적 (BSA: body surface area)을 반영	CI = CO/ BSA *BSA(m^2) = [Ht(cm)+Wt(kg)-60]/100	2.5~4 L/min/m^2
SVI (Stroke Volume Index : 심박동 지수) :수축기 동안 박출되는 양	SVI = CI / HR	33~47mL/beat/m^2
RVEDV(Right Ventricular End-Diastolic Volume : 우심실확장기 용적) : 우심실이 수축하기 바로 직전에 우심실에 채워지는 양	RVEDV = SV / RVEF	60~100mL/m^2
LVSWI(Left Ventricular Stroke Work Index : 좌심실박출부담지수) : 대동맥으로 일 박출량을 내기 위해 심실에서 이루어지는 작업으로 압력, 힘(평균동맥압-폐모세혈관쐐기압), SV에 의해 결정	LVSWI =(MAP - PCWP) ×SVI(×0.0136)	40~70 g-m^2/beat
RVSWI(Right Ventricular Stroke Work Index : 우심실 박출 부담지수) : 폐동맥 순환을 위한 일박출량에 필요한 작업량으로 수축기동안 우심실에 의해 발생하는 압력에서 나옴	RVSWI = (PAP - CVP) ×SVI(×0.0136)	5~10g-m^2/beat
SVRI(Systemic Vascular Resistance Index : 전신혈관저항 지수)	SVRI =(MAP - RAP)×80/CI *80은 반비례하는데 필요한 상수	1360~2200 dyne/s/cm^{-5}
PVRI(Pulmonary Vascular Resistance Index : 폐혈관저항 지수)	PVRI =(PAP -PCWP)×80/CI	〈425 dyne/s/cm^{-5}

VI. 산소요법 관련 변수(부록 2)

지표	공식	정상수치
동맥혈 산소 함량 CaO_2(arterial Oxygen content)	$(Hb \times 1.37 \times SaO_2) + (0.003 \times PaO_2)$	20mL O_2/dL
정맥혈 산소 함량 CvO_2(venous oxygen content)	$(Hb \times 1.37 \times Sav_2) + (0.003 \times PvO_2)$	15mL O_2/dL
동맥혈 산소전달 지표 DaO_2I(arterial oxygen delivery index)	심장지수 × 동맥혈산소함량 × 10	500~600mL/O_2/min/m^2
산소 추출 O_2 extraction	동맥혈산소함량 - 정맥혈산소함량	3~5mL/O_2/dL
산소추출율 OER(Oxygen extraction rate)	(동맥혈산소함량 - 정맥혈산소함량) / 동맥혈 산소함량	22~30%
정맥혈 산소전달지표 VO_2I(Oxygen consumption index)	(동맥혈산소함량 - 정맥혈산소함량) × 심장지수 × 10	120~170mL/min/m^2
혼합정맥혈 산소포화도 SvO_2 (Mixed Venous Oxygen Saturation)	SvO_2 = 1 / O_2 extraction	60~80%

참·고·문·헌

- Ahrens TS, Taylor LA(1992). Hemodynamic waveform analysis. Philadelphia: WB Saunders.
- Amin DK, Shah PK, Swan HJC(1993). The technique of inserting the Swan-Ganz catheter. J Crit lillness, 8, 1147-1156
- Conway J, Lund-Johansen P(1991). Thermodilution method for measuring cardiac output. In Robertson JLS, Birkenhager WH(Eds.), Cardiac output measurement(pp. 17-20). Philadelphia: WB Saunders.
- Cope DK, Grimbert F, Downey JM, et al.(1992). Pulmonary capillary pressure : a review. Crit Care Med, 20, 1043-1056.
- Daily EK, Schroeder JS(1990). Hemodynamic waveforms(2nd ed.). St. Louis:CV Mosby.
- Daily EK, Schroeder JS(1994). Cardiac output measurement. In: techniques in bedside hemodynamic monitoring(5th ed.)(pp. 173-194, 57 reference). St. Louis: CV Mosby.
- Daily EK, Schroeder JS(1994). Techniques in bedside hemodynamic monitoring(5th ed.). St.LOUIS: CV Mosby.
- Dantzker DR, Foresman B, Guiterrez G(1991). Oxygen supply and utilization relationship. Am Rev Repir Dis, 143, 675-679.
- Darovic GO, ed(1995). Hemodynamic monitoring:invasive and noninvasive clinical application(2nd ed.). Philadelphia: WB Saunders.
- Diebel LN, Wilson RF, Tagett MG, Kline RA(1992). End-diastolic volume. A better indicator of preload in the critically ill. Arch Sung, 127, 817-822.
- Diebel LN, Wilson RF, Tagett MG, Kline RA(1992). End-diastolic volume. A better indicator of preload in the critically ill. Arch Surg, 127, 817-822.
- Dobbin K, Wallace S, Ahlberg J, Chulay M(1992). Pulmonary artery pressure measurement in patient with elevated pressures: effect of backrest elevation and method of measurement. Am J Crit Care, 2, 61-69.
- Edward JD, Shoemaker WC, Vincent JL(1993). Oxygen transport. Principles and practice. Philadelphia: WB Saunders.
- Ermakov S, Hoyt JW(1992). Pulmonary artery catheterization. Crit Care Clin, 8, 773-806
- Gardner PE(1989). Cardiac output. Theory, technique, and troubleshooting. Crit Care Nurs Clin North Am, 1, 577-587
- Gilbert E, Hakim TS(1994). Dervation of pulmonary capillary pressure from arterial occlusion in intact condition. Crit Care Med, 22, 986-993.
- Halck S, Walther-Lasern S, Sanchez R(1990). Reliability of central venous pressure measured by water column. Crit Care Med, 18, 461-462.
- Herpern N, Feld H, Oropello JM, Stern E(1991). The technique of inserting an RV port PA catherter and pacing probe. J Crit Illness, 6, 1153-1159.
- Ibert TJ, Fischer EP, Leibowitz AB, et al(1990). A multicenter study of physitions knowledge of pulmanary artery catheter. JAMA, 264, 2928-2932.
- Kloess T, Birkenhauer U, Kottler B(1989). Pulmonary pressure-flow relationship and peripheral oyigen supply in ARDS due to bacterial sepsis. Second Vienna Shock Forum, 175-180.
- Konish T, Nakamura Y, Morri, et al(1992). Comparison of thermodilution and Fick methods for measurement of cardiac output in tricuspid regurgitation. Am J Cardiol, 70, 538-540.
- Leach RM, Treacher DF(1994). The relationship between oxygen delivery and consumption. Dis Mon, 30, 301-368.

- Levy P, Chavez RP, Crystal GJ, et al.(1992). Oxygen extraction ratio: a valid indicator of transfusion needs in limited coronary vascular reserve. J Trauma, 32, 769-774.
- Marino PL, Krassner J(1984). Computerized interpretation of hemodynamic profiles in the ICU. Crit Care Med, 12, 601-602.
- Mater JA(1989). A simple calculation to estimate body surface area in adult and its correlation with the Dubois formula. Crit Care Med, 846-847.
- Nadeau S, Noble WH(1986). Misinterpretation of pressure measurement from the pulmonary artery catheter. Can Anesth Soc J, 33, 352-363.
- O' Quin R Marini JJ(1983). Pulmonary artery occlusion pressure:clinical physiology, measurement, and interpretation. Am Rev Respir Dis, 128, 319-326.
- Paul LM(1998). The ICU book, Lippincott W&W
- Pearl RG, Rosenthal MH, Nielson I, et al(1986). Effect of injectate volume and temperature on thermodilution cardiac output determinations. Anesthesiology, 64, 798-801.
- Pesola HR, Pesola GR(1993). Room-temperature thermodilution cardiac output. Central venous versus side port. Chest, 103, 339-341.
- Renner LE, Morton MJ, Sakuma GY(1993). Indicator amount, temperature, and intrinsic cardiac output affect thermodilution cardiac output accuracy and reproducibility. Crit Care Med, 21, 586-597.
- Robertson JLS, Birkenhager WH(1991). Cardiac output measurement. Philadelphia WB Saunders.
- Russel JA, Phang PT(1994). The oxygen delivery/ consumption controversy. Am Rev Repir Crit Care Med, 149, 533-537.
- Swan HJ(1991). The pulmanary artery catheter. Dis Mon, 37, 473-543
- Yelderman M, Ramsay MA, Quinn MD, et al.(1992). Continuous thermodilution cardiac output measurment in intensive care unit patient. J Cardiothorac Vasc Anesth, 6, 270-274.

Chapter 07

심전도

학습목표

1_ 심장의 자극전도계를 설명한다.

2_ 심전도의 기본파형과 간격을 나열한다.

3_ 심전도상의 심박동수를 계산할 수 있다.

4_ 심방성 부정맥을 진단할 수 있다.

5_ 방실 차단을 진단할 수 있다.

6_ 심실성 부정맥을 진단할 수 있다.

I. 심장의 전기 생리

1. 심장의 자극전도계

심장의 90%이상은 심방과 심실의 근육 성분이며, 나머지는 자극전도계로 구성되어 있다(**그림 7-1**). 심방은 혈액을 받아 심실로 보내는 역할을 하며 심실은 혈액을 분출하는 펌프의 역할을 한다. 심장은 신체내 장기 중 스스로 박동할 수 있는 유일한 기관으로, 심장의 자극전도계는 스스로 전기자극을 형성하여 심장 근육에 전달함으로써 심장이 조직적이며, 효과적으로 박동하도록 한다.

동결절(sinoatrial node 혹은 sinus node, SA node)은 전기자극을 만들어 낼 수 있는 능력이 있는 특별한 근육 섬유소가 모여 있는 곳으로, 심장리듬을 스스로 만들어 내기 때문에 pacemaker라고 불리운다. 동결절에서 시작된 전기자극은 좌, 우심방으로 전달되면서 심방을 수축

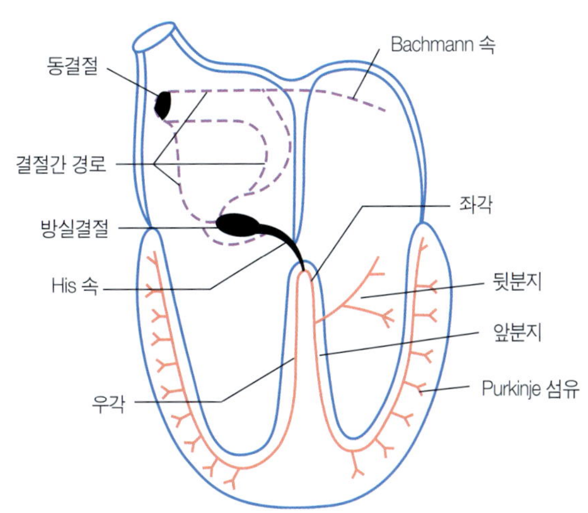

그림 7-1 심장의 자극전도계

시켜 혈액을 심실로 보낸다. 심방을 지나온 전기자극은 심실 중격 위쪽에 위치하고 있는 방실결절(atrioventricular node, AV node)로 전달되고, His속, 좌각과 우각, 좌각전 섬유속, 좌각후 섬유속, 그리고 푸르킨예(purkinje) 섬유까지 전달되면서 심실의 수축이 일어난다.

2. 심장의 활동전위곡선

휴식중에 있는 세포는 세포막 내외의 이온 농도 차이로 인해 -90mV의 세포내 전압을 보이고 있는데 이를 세포막 안정막전위(membrane resting potential, MRP)라고 한다. 심장의 자극전도계는 스스로 전기자극을 형성하여 세포내 전압을 +로 역전시키면서 근육세포를 흥분시키는데 이를 탈분극(depolarized state)이라고 한다. 이 현상에는 세포막을 사이에 둔 이온들의 움직임이 중요한 역할을 한다. 탈분극된 세포는 다음의 자극에 대비하여 안정전위로 다시 되돌아가는데 이를 재분극(repolarization)이라고 한다.

세포내의 전위변화를 곡선으로 나타낸 것을 활동전위곡선(action potential curve)이라고 하며, 0기, 1기, 2기, 3기, 4기로 나눈다(**그림 7-2**).

0기: 탈분극기로 Na이온과 Ca이온의 세포막 투과력이 갑자기 증가하여 세포막 안으로 밀려 들어오면서 세포내 전압이 20mV정도까지 올라간다. 심근세포와 purkinje섬유는 주로 Na농도의 증가로 인해 탈분극되고 동결절과 방실결절은 Ca이온의 증가로 탈분극된다.

1기: Na 이온 통로가 갑자기 폐쇄되면서 Na 이온의 유입이 막혀 세포내 전압이 0mV로 떨어지는 시기로, 재분극이 시작된다.

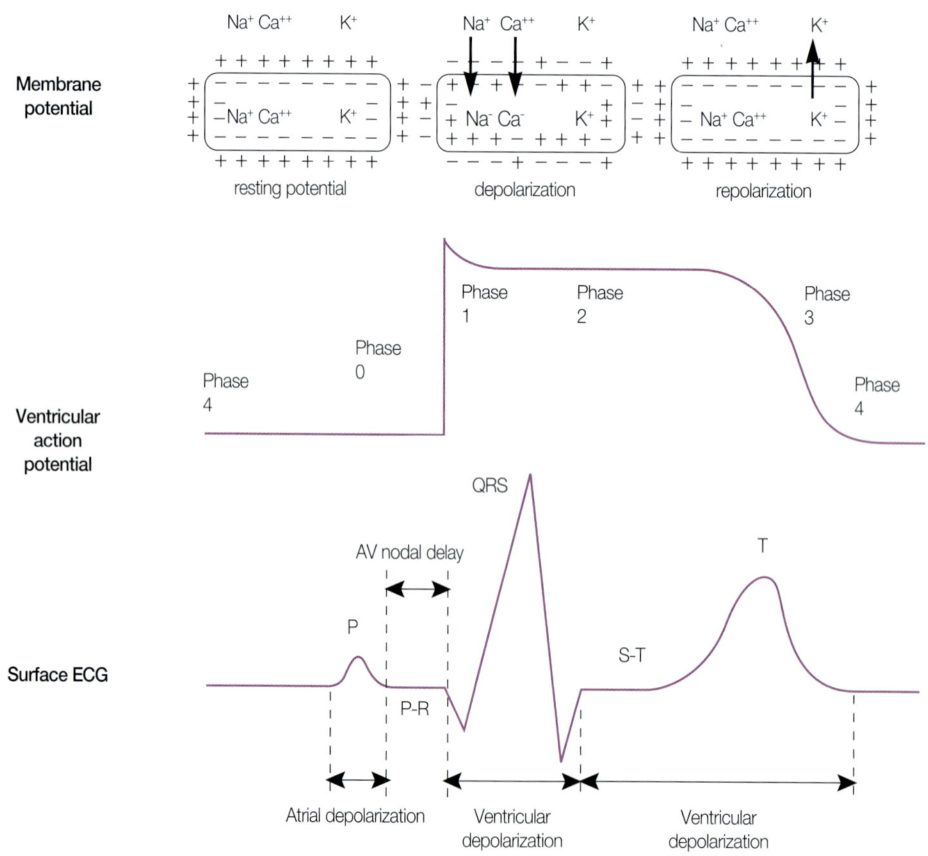

그림 7-2 탈분극과 재분극의 활동전위

2기: Ca이온이 세포내로 서서히 유입되는 시기로 재분극의 정점지속(plateau)이 형성된다.

3기: Ca이온의 세포내 유입이 감소하면서 K이온의 세포막외 유출이 증가하여 세포내 전압은 세포막안정전위로 회복된다. 1기, 2기, 3기를 합하여 재분극기라 한다.

4기: Na-K pump가 작동하여 세포내에 과다하게 있는 Na이온은 세포막 밖으로 내보내고 K이온은 세포내로 유입시킴으로써 세포막 안정전위를 유지시키는 시기이다.

활동전위곡선은 심장조직에 따라 모양이 다르다. 동결절은 세포막 안정전위가 -60 내지 -70mV로 심근조직에 비해 낮으며 4기의 뚜렷한 자연탈분극으로 심장의 pacemaker로 작용한다. 재분극은 1기, 2기, 3기를 구분할 수 없는 둥근 곡선으로 나타난다.

II. 심전도 기록

1. 심전도 기록 원리

심장세포의 탈분극과 재분극에 의해 형성된 전기의 흐름을 체표면에서도 기록할 수 있는데 전기 흐름의 전도방향과 기록용 양성 전극(positive electrode)의 위치에 따라 파형이 달라진다.

1) 상향파(positive deflection)

자극전도방향이 양성 전극을 향하는 경우에 양성파형으로 나타난다(**그림 7-3**).

2) 하향파(negative deflection)

자극전도방향이 양성 전극과 반대방향인 경우에 음성파형으로 나타난다(**그림 7-3**).

3) 이상성파(diphasic deflection)

양성 전극이 심장근육의 중간에 있을 때에는 초기에는 양성파형으로, 후기에는 음성파형으로 나타난다.

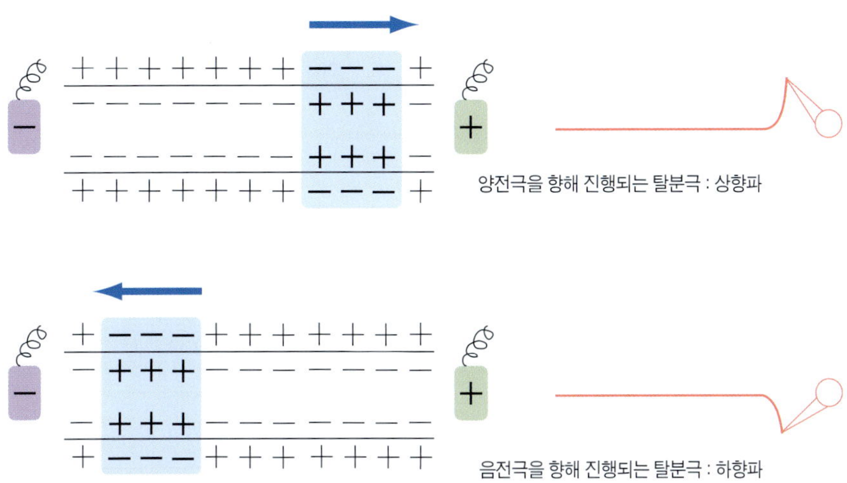

그림 7-3 활동전위의 기록

2. 심전도 기록지

1mm 간격의 수평선과 수직선으로 이루어진 방안지로 구성되어 있는데 5mm마다 굵은 선이 있다. 표준심전도는 25mm/sec 속도로 기록하며 교정표시(callibration mark)의 1mV는 10mm를 나타낸다(그림 7-4).

- X 축: 시간을 나타낸다. 1mm=0.04초, 5mm=0.2초를 의미한다(그림 7-5).
  상향파에서의 시간측정 기준- 기선의 하연
  하향파에서의 시간측정 기준-기선의 상연
- Y 축: 전압을 나타낸다(그림 7-5). mm 또는 mV로 표시(1mV= 10mm)한다.
  상향파에서의 전압 - 기선의 상연에서 정점까지
  하향파에서의 전압 - 기선의 하연에서 최하부까지

3. 유도체계

심전도는 체표면에서 심장의 전기적인 흐름을 감지하여 그림으로 나타내는 것으로 전기적 흐름을 감지하는 전극(electrode)을 부착하는 위치에 따라 다른 파형으로 표현된다. 전극을 부착하는 방법 즉, 심장의 전기적 흐름을 관찰하는 방향을 정하였는데 이를 유도체계(lead system)라고 하며 일반적으로 12가지의 방법이 쓰인다.

유도는 양전극과 음전극의 두 가지 전극을 부착하여 두 전극사이의 전위차를 기록하는 쌍극유도(bipolar lead)와 양전극 하나를 부착하고 그 부위의 전위를 기록하는 단극유도(unipolar lead)의 두 가지로 크게 나뉜다. 쌍극유도에는 표준유도 I, II, III 세가지가 있고 단극유도에는 사지유도 aVR, aVL, aVF 세가지와 흉부유도 V_1, V_2, V_3, V_4, V_5, V_6의 여섯가지가 있다.

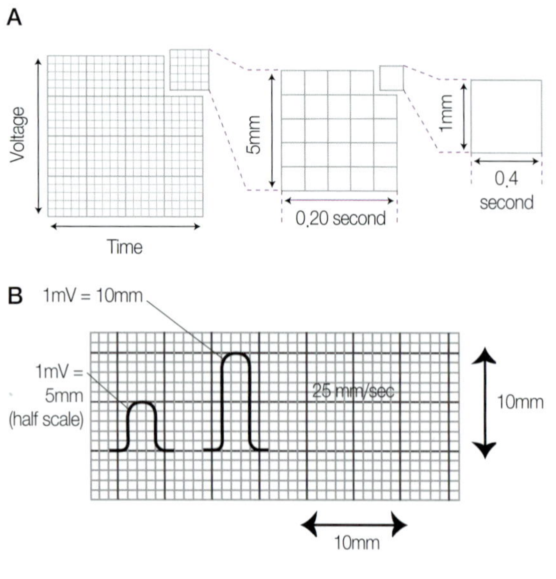

그림 7-4 심전도 기록지(A)와 교정파(B)

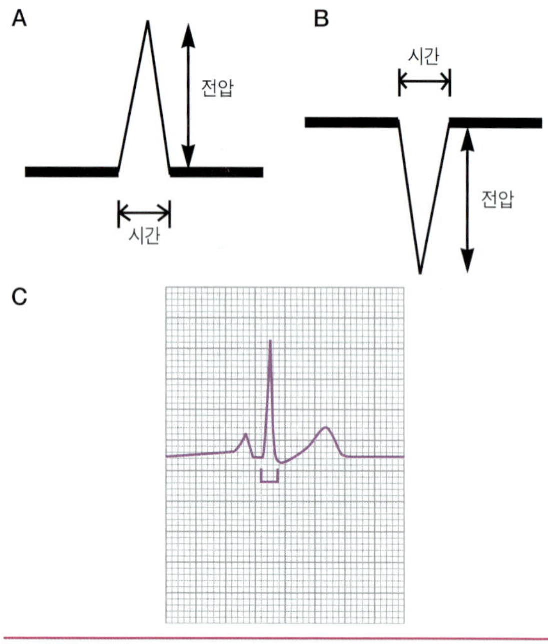

그림 7-5 심전도 파형의 시간, 전압 측정
A. 상향파 B. 하향파 C. QRS 넓이 0.08초, QRS 높이 16mm

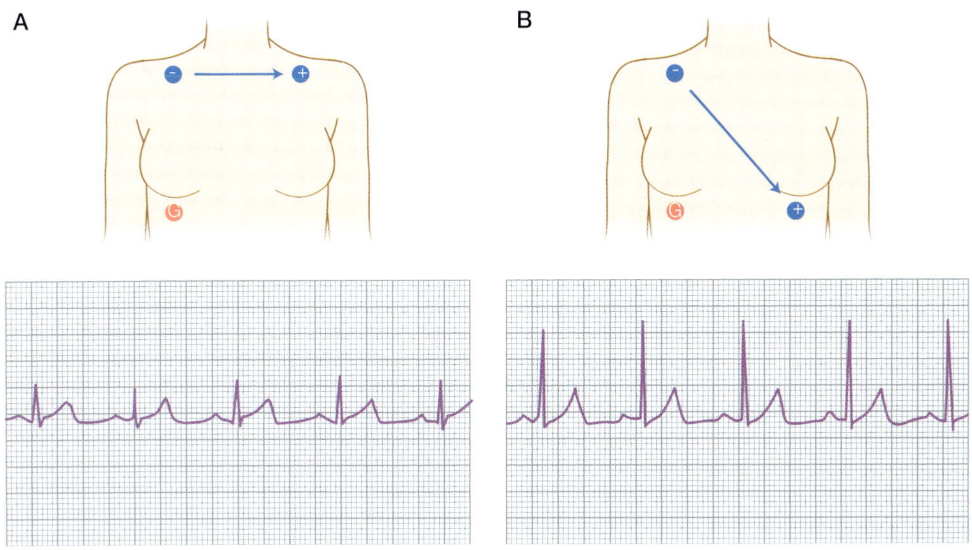

그림 7-6 표준 유도 I(A)과 표준유도 II(B)

1) 표준유도

유도 I은 왼손(left arm, LA)에 양전극, 오른손(right arm, RA)에 음전극을 부착하고 두 전극사이의 전위차이를 관찰하는 방법이다. 유도 I의 전극부착위치와 정상심전도 파형은 그림 7-6(A)과 같다.

유도 II는 왼발(left leg, LL)에 양성 전극, 오른손에 음성 전극을 부착하고 두 전극사이의 전위차이를 관찰한 것이다. 유도 II의 전극부착위치와 정상심전도 파형은 그림 7-6(B)과 같다.

유도 III은 왼발에 양전극, 왼손에 음전극을 부착하고 두 전극사이의 전위차이를 관찰한 것으로, 전극부착위치와 정상심전도 파형은 그림 7-7과 같다.

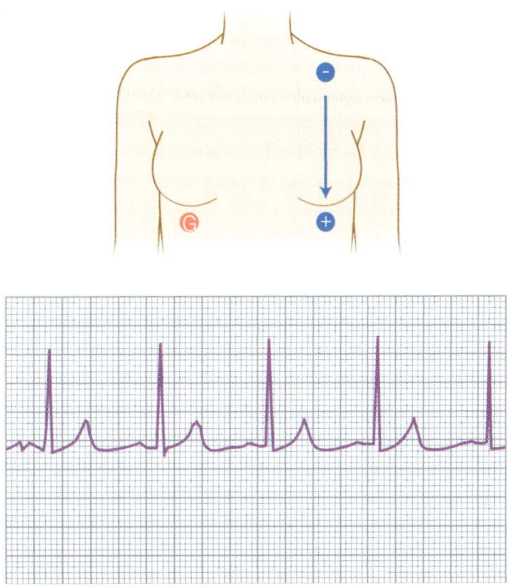

그림 7-7 표준 유도 III

보통 오른손, 왼손, 왼발에 전극을 부착하고 유도를 선택하면 유도에 따라 양전극, 혹은 음전극의 역할을 하게 된다. 오른발에 부착하는 전극은 접지로 이용한다.

2) 사지유도

양전극을 오른손, 왼손, 왼발에 부착하여 심전도를 기록하는 방법이다(그림 7-8). 단극유도로 기록하는 파형은 크기가 작아 50%를 증폭시켜 기록하기 때문에 전압(voltage)을 증폭(augmented)시켰다는 의미로 aV라는 유도명을 사용한다.

aVR유도는 오른손에 양전극을 부착하여 그 위치에서 감지되는 전기흐름을 기록하고, aVL유도는 왼손에 양전극을 부착하여 그 위치에서 감지되는 전기흐름을 기록한다.

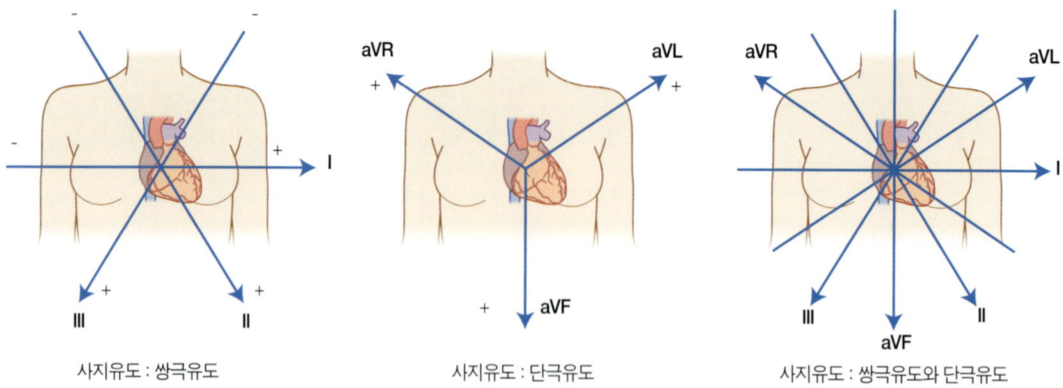

그림 7-8 표준유도와 사지유도

aVF유도는 왼발에 양전극을 부착하여 그 위치에서 감지되는 전기흐름을 기록한다.

3) 흉부유도

심장에 가까운 가슴에 양전극을 부착하여 단극유도로 심전도를 기록하는 방법이다(그림 7-9). 흉부유도는 V_1에서 V_6까지 여섯 개의 유도법이 일반적으로 이용된다. 양전극의 위치는 다음과 같다.

V_1: 제 4 늑간의 우측 흉골연

V_2: 제 4 늑간의 좌측 흉골연

V_3: V_2와 V_4의 중간 부위

V_4: 제 5 늑간과 좌측 쇄골 중앙선이 만나는 부위

V_5: V_4와 수평되는 전액와선

V_6: V_4와 수평되는 중액와선

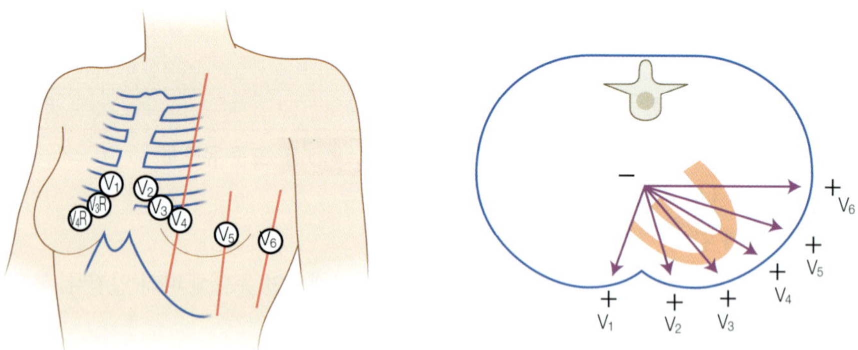

그림 7-9 흉부 유도

4. 심전도의 기본 파형과 간격

1) P파

- 심방의 탈분극(그림 7-10, 7-11)
- 작고, 둥글고, Lead II에서 상향파(positive, upright), 높이는 0.5~2.5mm
- 시간 : 0.1초 이하
- 한 개의 P 파에 한 개의 QRS 군이 따르는 것이 정상

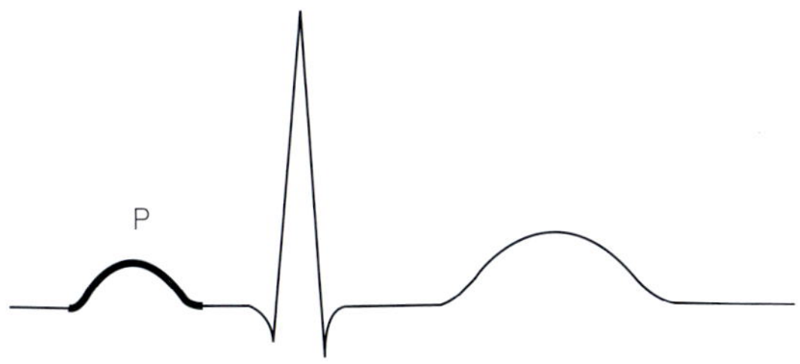

그림 7-10 P파

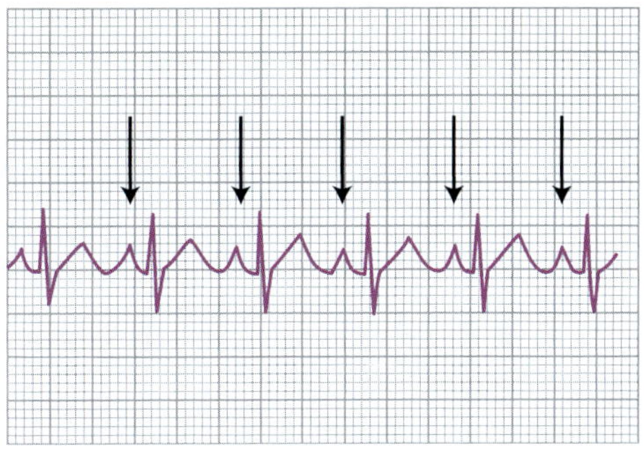

그림 7-11 P파의 예

2) PR 간격(Interval)

- SA node에서 만들어진 전기적 흥분이 심방, AV node, 각(bundle branch), purkinje 섬유로 전달되는데 걸리는 시간(그림 7-12, 7-13)
- P파를 포함해 QRS 군 시작 직전까지
- 시간 : 0.12~0.2초

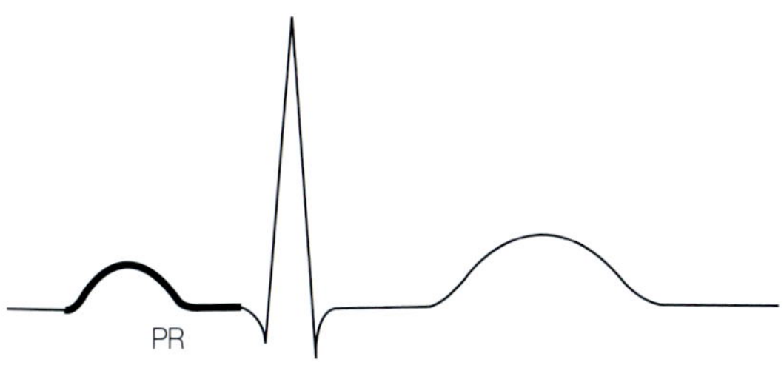

그림 7-12 PR간격

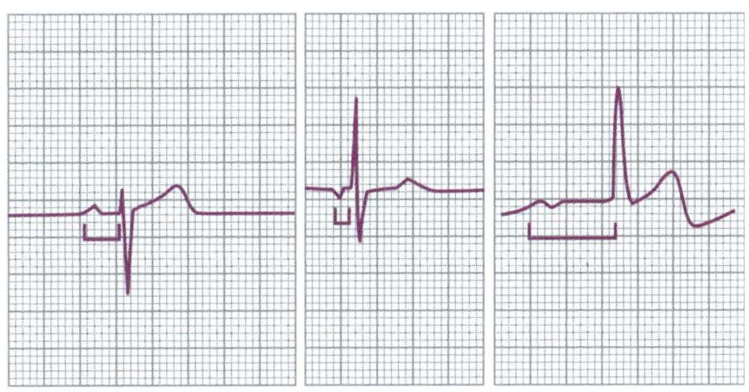

그림 7-13 PR간격의 예

3) QRS 군

- 심실의 탈분극(그림 7-14, 7-15, 7-16)
- QRS 군 시작부터 QRS 군과 ST 분절 사이인 J point까지
- Lead II에서 상향파
- 시간: 0.1초 이하
- QRS 군의 명명

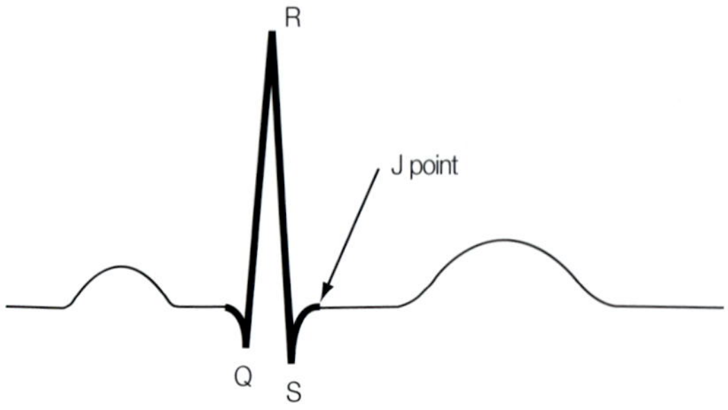

그림 7-14 QRS 군

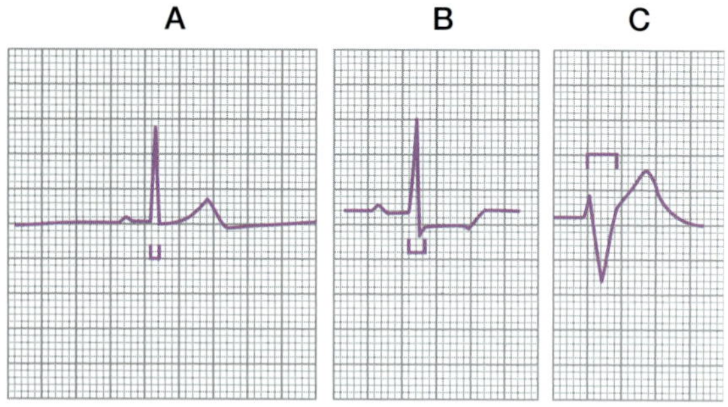

그림 7-15 QRS 군 간격의 예

A. QRS 군 0.04초 B. QRS 군 0.18초 C. QRS 군 0.08초

Q파: 기준선에서 처음으로 나타나는 하향파

R파: 기준선에서 처음으로 나타나는 상향파

S파: 상향파 후 다시 나타나는 하향파

- R 파가 두 개 나타나는 경우 두 번째 R을 R', S 파가 두 개 나타나면 두 번째 S를 S'로 표기
- 큰 파는 대문자로, 작은 파는 소문자로 표기(그림 7-16)

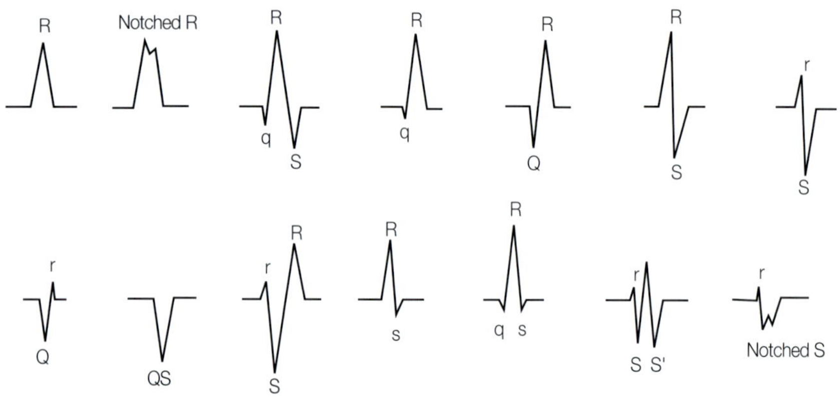

그림 7-16 다양한 QRS 군의 모양과 명칭

4) ST 분절(segment)

- 심실의 탈분극 종료부터 재분극 시작까지(그림 7-17, 7-18)
- QRS 종료인 J point부터 T파 시작까지
- 정상은 기준선과 일치(isoelectric), ST 분절이 기준선에서 1mm 이상 올라가거나 내려갈 때 상승 혹은 하강으로 인정

5) T 파

- 심실의 재분극(그림 7-19, 7-20)
- 상향파
- 둥굴며 약간 비대칭
- 높이: 5mm, 시간 0.1~0.25초

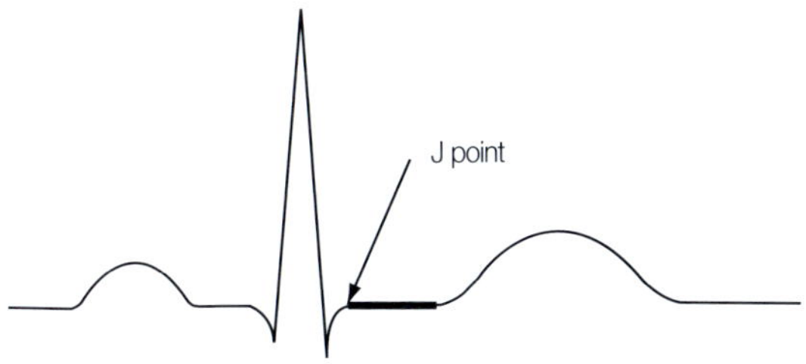

그림 7-17 ST 분절

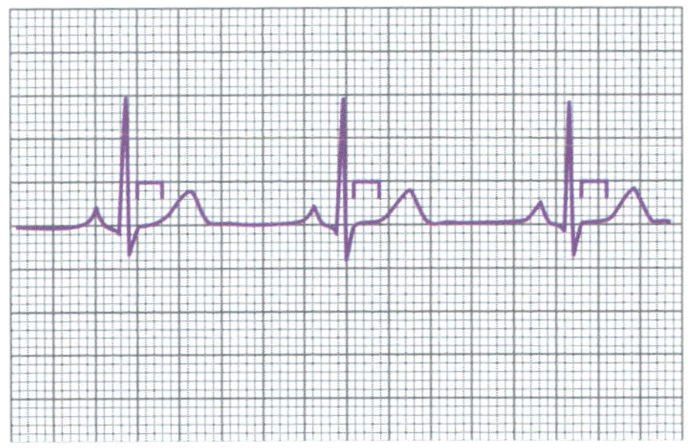

그림 7-18 정상 ST 분절의 예

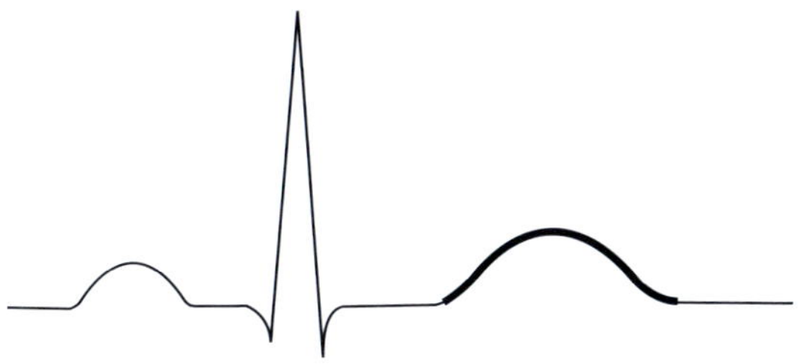

그림 7-19 T파

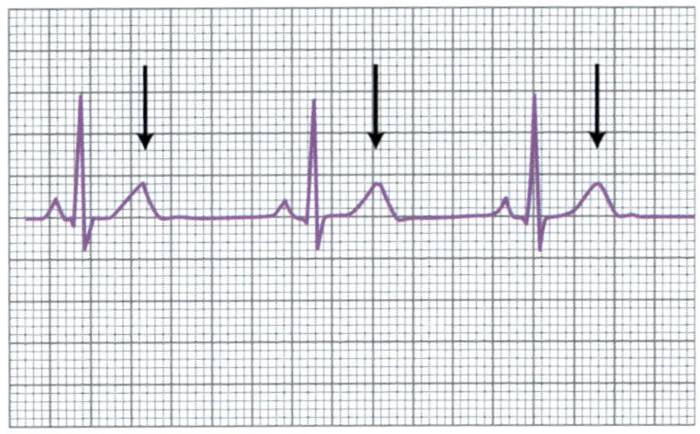

그림 7-20 정상 T파의 예

6) QT 간격

- 심실 탈분극에서 재분극까지 걸리는 시간(그림 7-21, 7-22)
- QRS 시작부터 T파의 종료까지. U파는 제외됨.
- 시간: RR 간격의 반 이하가 정상
- QT 간격이 길어진 경우: 심실 재분극이 길어짐을 의미하며 상대적 불응기 혹은 위험기가 길어지는 것임. 심실성 부정맥의 발생 위험을 의미(예: Torsade de pointes)

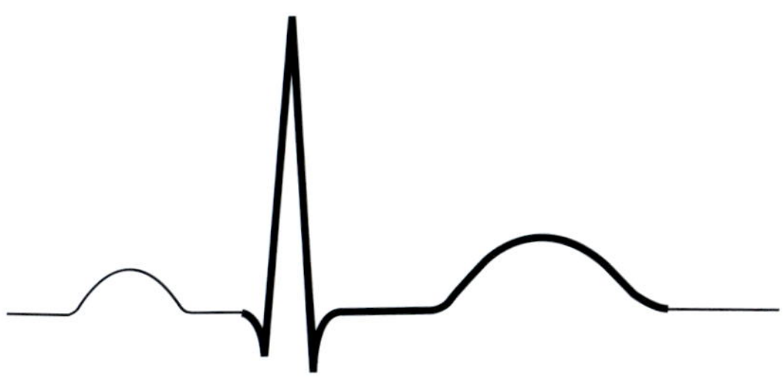

그림 7-21 QT 간격

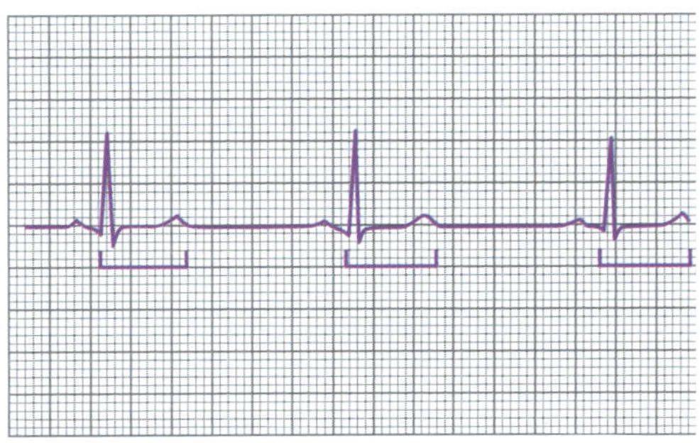

그림 7-22 정상 QT 간격의 예

7) U파

- 심실 재분극의 후반부에 나오며 발생기전 잘 모름(그림 7-23, 7-24)
- T파 뒤에 나옴
- 심박동수가 느릴 때 잘보임
- 작고 둥글고 대칭
- Lead II에서 상향파

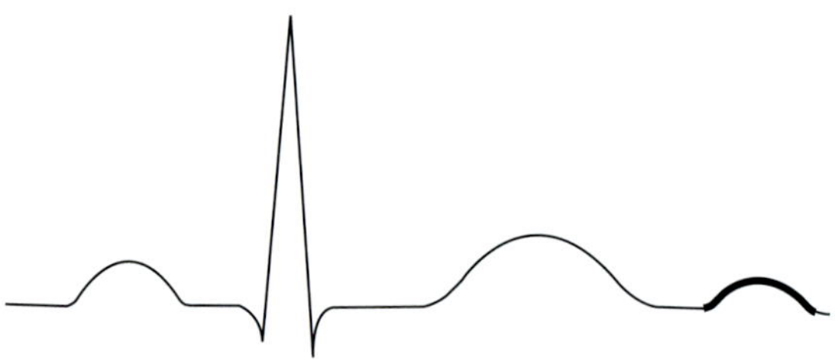

그림 7-23 U파

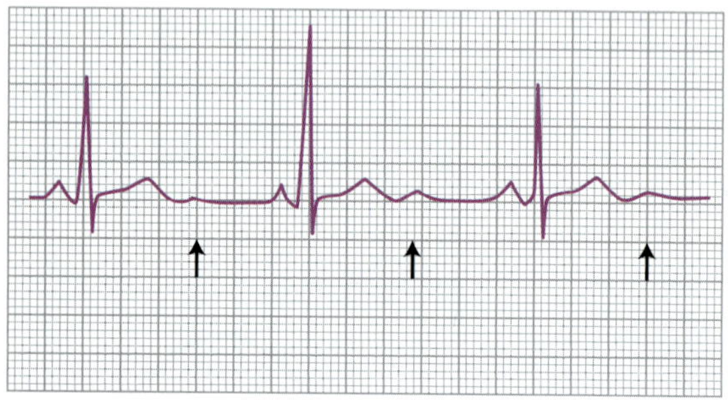

그림 7-24 U파의 예

III. 심전도 리듬의 분석

1. 리듬의 규칙성

R파의 규칙성을 관찰한다(그림 7-25).

첫 두 개의 QRS 위에 index card를 놓고 연필로 표시한다. strip의 RR 간격을 재고 변화가 있으면 표시한다(그림 7-25). 만약 가장 짧은 RR 간격과 가장 긴 것 사이에 0.12초(작은 3칸) 이상의 차이가 있으면 리듬은 불규칙한 것이다(그림 7-26, 7-27). Caliper를 이용할 수도 있다.

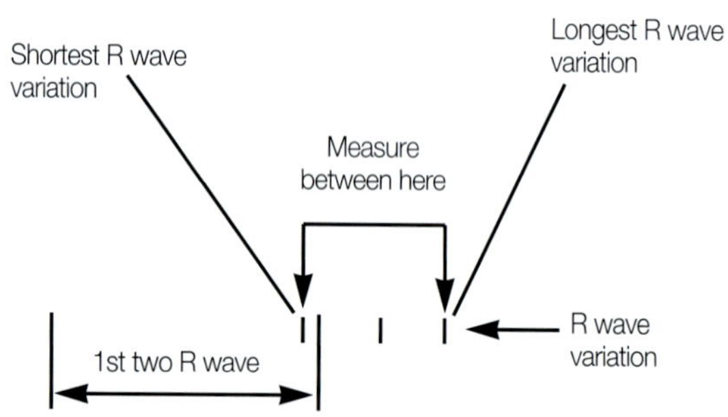

그림 7-25 Index card 이용법

2. 심박동수

심방의 박동수와 심실의 박동수가 다르지 않는 한 심실 박동수를 이용하여 계산한다.

다음 4가지 방법 중 한가지 방법을 이용한다(그림 7-28).

방법 1: 1500÷작은 칸의 갯수

방법 2: 6초 사이의 R파 갯수×10

방법 3: 3초 사이의 R파 갯수×20

방법 4: 1.5초 사이의 R파 갯수×40(strip이 짧은 경우)

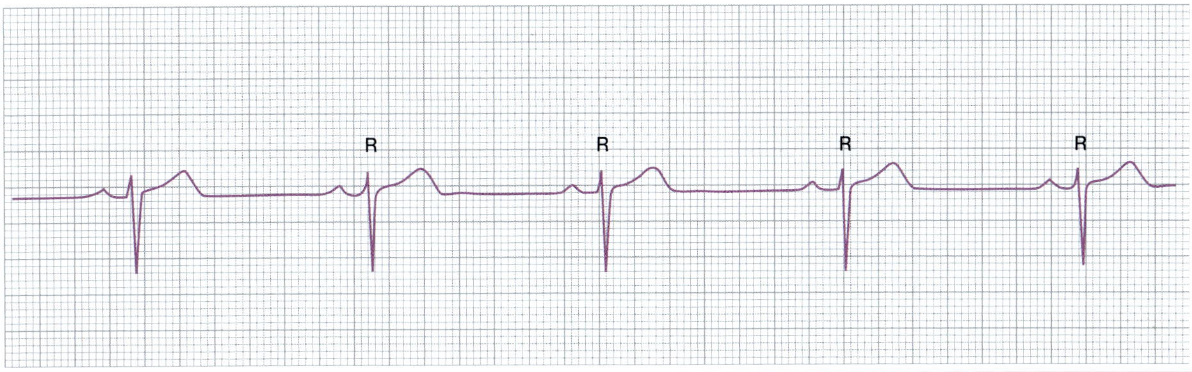

그림 7-26 규칙적인 RR 간격의 예

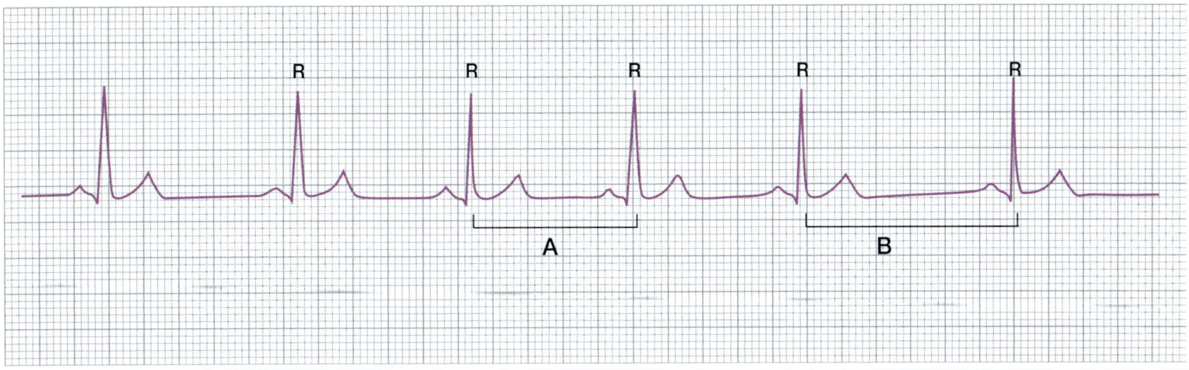

그림 7-27 불규칙적인 RR 간격의 예: 0.32초 차이

B-A = 8칸 = 0.32초

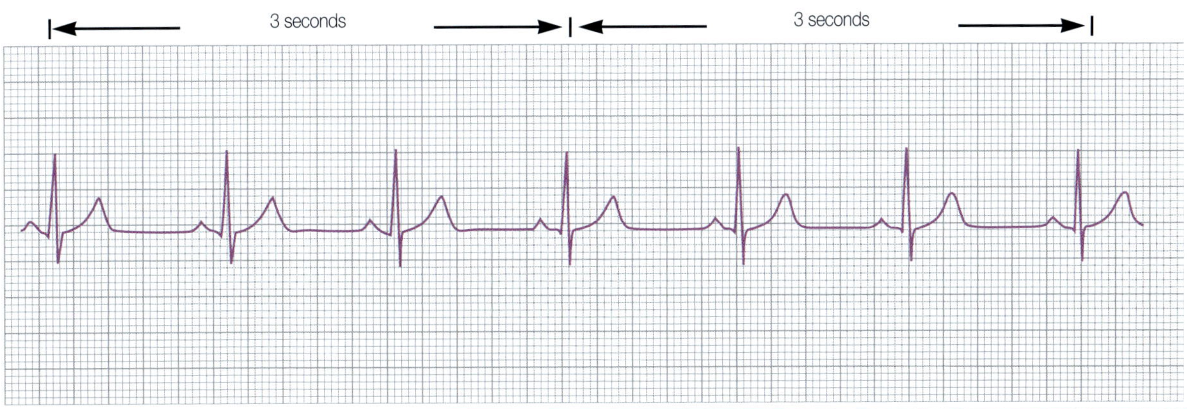

그림 7-28 심박동수 계산의 예

방법 1 : 1500 ÷ 25개 = 60회/분　　방법 2 : 6개 × 10 = 60회/분　　방법 3 : 3개 × 20 = 60회/분

1) 불규칙한 리듬인 경우

- 비정상적인 리듬이 한 개 있을 때에는 규칙적인 정상 리듬을 센다(그림 7-29).
- 비정상 리듬이 6초 이내에 1개 이상일 때에는 각각 계산한다(그림 7-30).
- 리듬이 3초 이내로 계산이 어려운 경우 다음과 같이 계산한다.
  1500÷RR 사이의 작은 칸 갯수 혹은 1.5초 사이의 R파 갯수×40(그림 7-31).
- 매우 불규칙한 리듬
  6초 사이의 R파 갯수×10(그림 7-32)

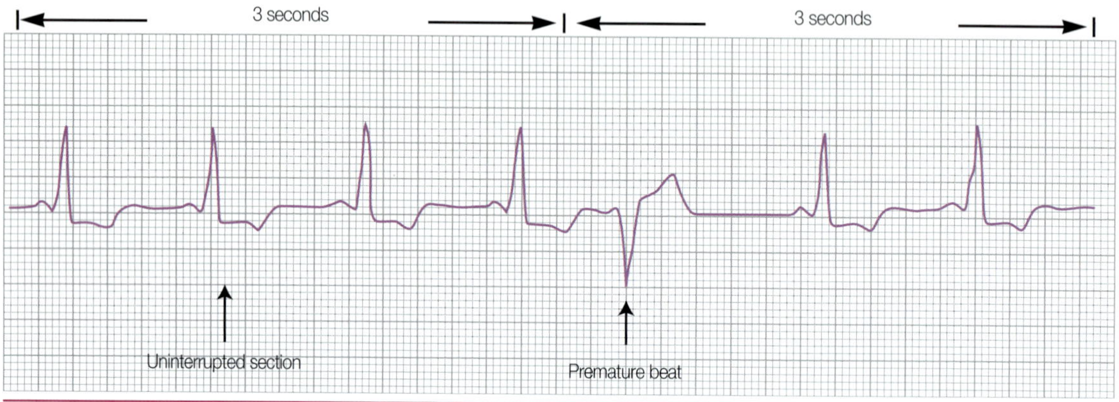

그림 7-29 심박동수 계산의 예

1500 ÷ 22개 = 68회/분

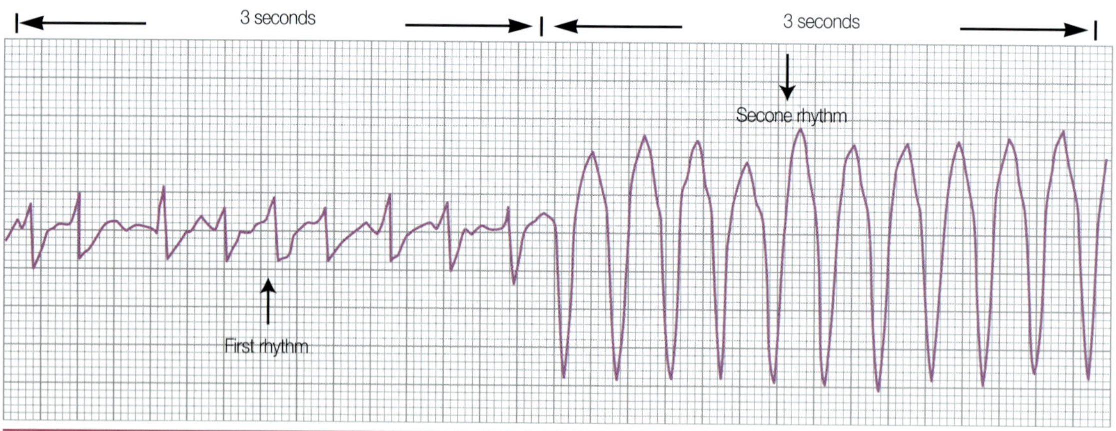

그림 7-30 심박동수 계산의 예

첫째 정상 리듬 9개(3초 사이 R파 갯수) × 20 = 180회/분, 두 번째 비정상 리듬 11개(3초 사이 R파 갯수) × 20 = 220회/분, 혹은 1500 ÷ 작은 칸 7개 = 214회/분

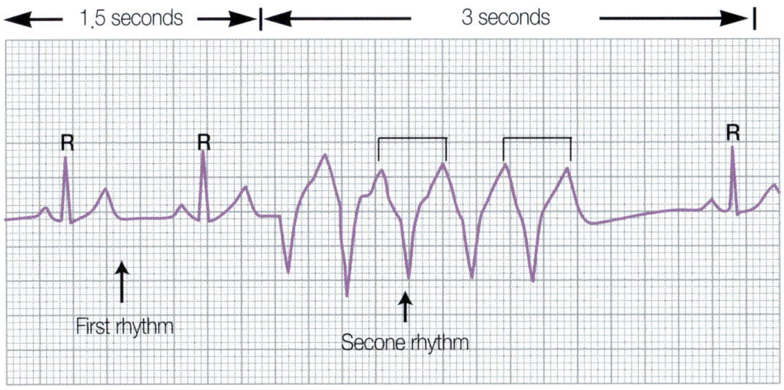

그림 7-31 심박동수 계산의 예

첫 번째 리듬 2개(1.5초 사이의 R파 갯수) × 40 = 80회/분, 두 번째 리듬 1500 ÷ 9개(RR 사이의 작은 칸 갯수) = 167회/분

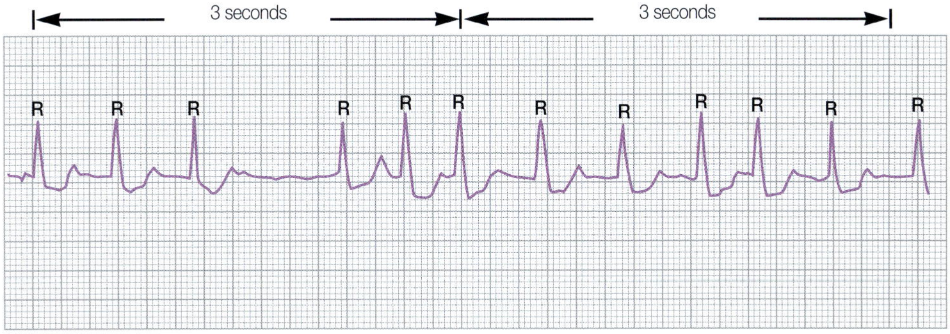

그림 7-32 심박동수 계산의 예

11개(6초 사이의 R 파 갯수) × 10 = 110 회/분

3. P파

모든 P파의 크기, 모양, 위치를 확인한다(그림 7-33, 7-34).

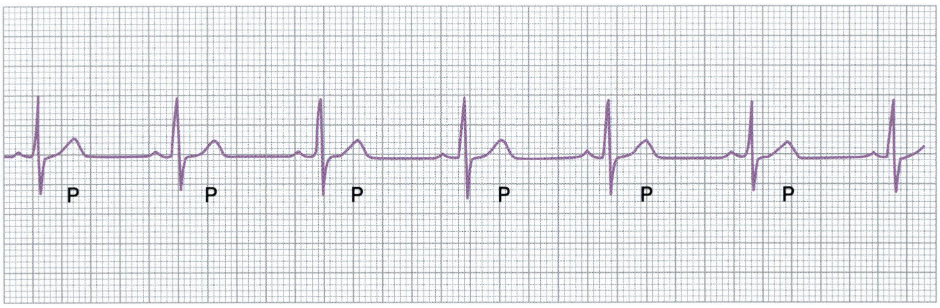

그림 7-33 일정한 모양의 P파

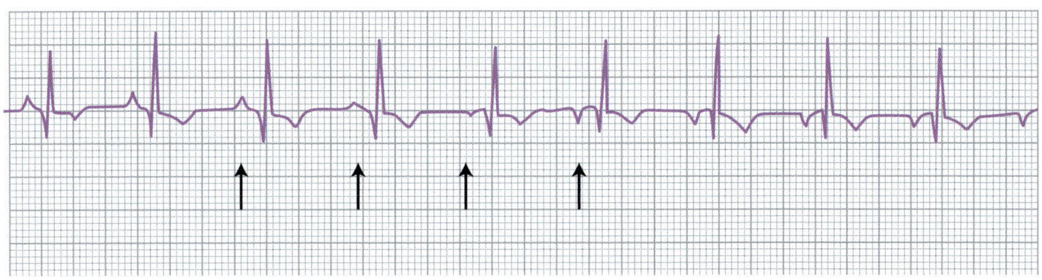

그림 7-34 다양한 모양의 P파

4. PR 간격

모든 PR 간격을 측정한다(그림 7-35).

5. QRS 군 관찰

모든 QRS군의 모양, 간격을 확인한다(그림 7-36).

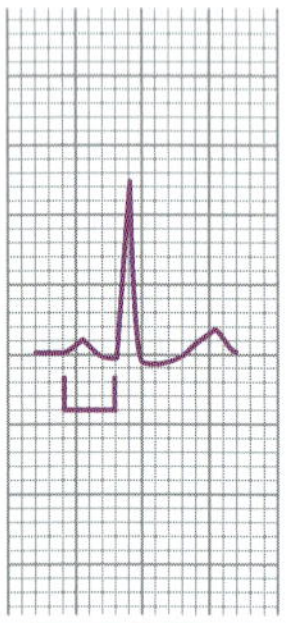

그림 7-35 PR 간격 계산의 예

작은 칸 4개 × 0.04초 = 0.16초

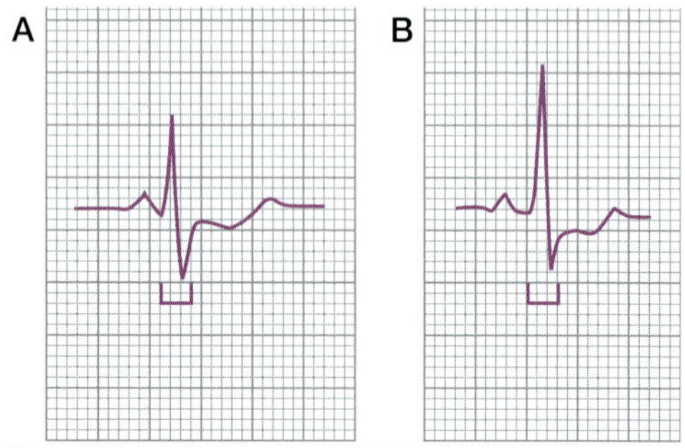

그림 7-36 QRS 군 간격

A : 0.12초 B : 0.10초

IV. 심전도 판독

1. 정상 동성 리듬

동결절에서 정상적으로 만들어낸 리듬이다(그림 7-37).

리듬: 규칙적
박동수: 60~100회/분
P파: 정상, 한 개의 P파 뒤에 한 개의 QRS 군
PR 간격: 0.12~0.20초
QRS 군: 0.10초 이하

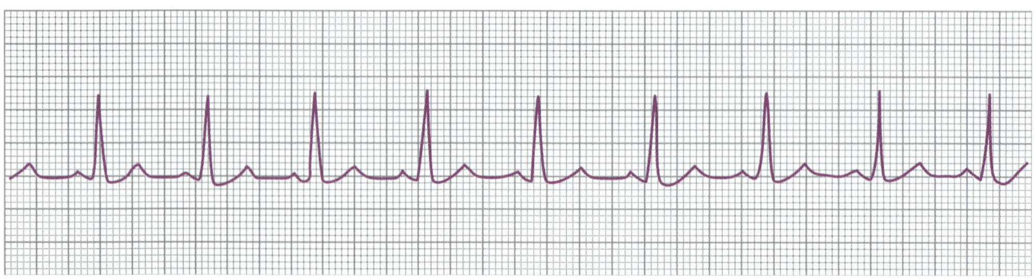

그림 7-37 정상 동성 리듬의 예

리듬 규칙적, 박동수 84회/분, P파 정상, PR간격 0.14-0.16초, QRS 군 0.06-0.08초

2. 동성빈맥

동성빈맥(sinus tachycardia)은 동결절의 자동능이 증진되었을 때 자극발생이 많아져 발생하며(그림 7-38), 교감신경계의 흥분(발열, 통증, 불안), 심부전, 저산소증, 투약(atropine, isoproterenol, aminophylline)등이 원인이 된다. 치료는 이러한 원인 상황을 제거하는 것이다.

리듬: 규칙적

박동수: 100~160회/분

P파: 정상, 한 개의 P파뒤에 한 개의 QRS 군

PR 간격: 0.12~0.20 초

QRS 군: 0.10초 이하

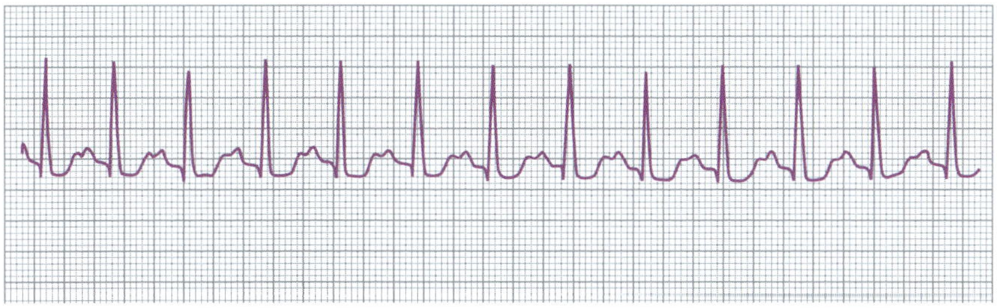

그림 7-38 동성빈맥의 예

리듬 규칙적, 박동수 115회/분, P파 정상, PR간격 0.16-0.18초, QRS 군 0.08-0.10초

3. 동성서맥

동성서맥(sinus bradycardia, 그림 7-39)은 동결절의 자등능 저하가 원인이다. 이러한 상황을 초래하는 원인으로는 동결절의 허혈, 부교감신경이나 미주신경의 홍분, 약물(digitalis, propranolol), 저칼륨혈증 등의 전해질 불균형을 들 수 있다. 동성서맥은 심박출량이 저하되어 증상이 나타나는 경우에 의미가 있다.

리듬: 규칙적

박동수: 20~60회/분

P파: 정상, 한 개의 P파 뒤에 한 개의 QRS 군

PR 간격: 0.12~0.20초

QRS 군: 0.10초 이하

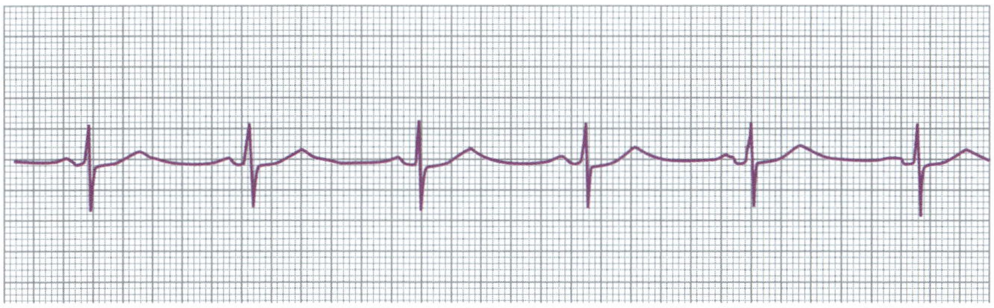

그림 7-39 동성서맥의 예

리듬 규칙적, 박동수 54회/분, P파 정상, PR간격 0.20초, QRS 군 0.06-0.08초, notched(M shape) P파는 LAH(left atrial Hypertrophy)의미

4. 동성부정맥

P파는 정상 모양으로 나타나면서 동성으로 PR간격이 0.16초 이상 또는 10% 이상 변화되는 불규칙한 동율동을 동성부정맥(sinus arrhythmia)이라고 한다(**그림 7-40**).

동결절과 폐에는 미주신경을 따라 부교감신경이 분포되어 있어서 동결절은 호흡의 영향을 받는다. 흡기에는 점차 동결절의 자극속도가 빨라지고 호기에는 자극속도가 느려지는데, 이러한 효과가 현저하게 나타나는 경우에는 전반적으로 리듬이 불규칙해 보인다. 이러한 불규칙성은 정상적인 생리기전이며 특히 젊은이에게서 흔히 나타난다.

리듬: 불규칙

박동수: 정상(60~100회/분)이거나 느림(60회/분 이하)

P파: 정상, 한 개의 P파 뒤에 한 개의 QRS 군

PR 간격: 0.12~0.20초

QRS 군: 0.10초

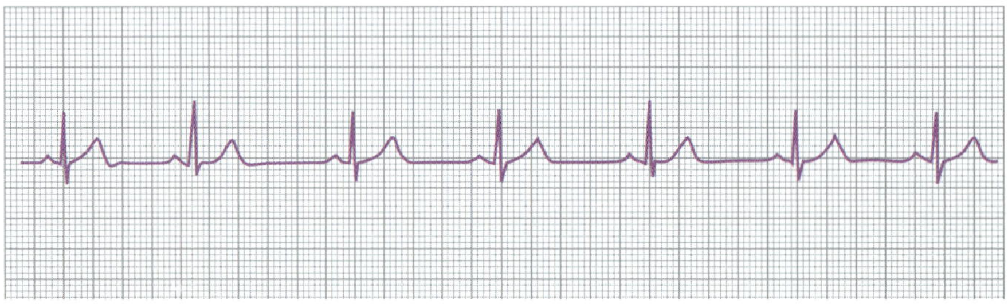

그림 7-40 동성부정맥의 예

리듬 불규칙, 박동수 60 회/분, P파 정상, PR간격 0.12-0.14초, QRS 군 0.06-0.08초

5. 동정지와 동차단

동결절이 전기적 충격을 발생하지 못하여 정상 박동간격이 달라지는 것이 동정지(sinus arrest, **그림 7-41**)이며, 동결절에서 만들어낸 전기적 충격이 차단되어 박동이 건너뛰게 되는 것이 동차단(sinus block, **그림 7-42**)이다. 임상에서 가지는 의미와 치료법은 비슷하다.

리듬: 기본 리듬은 대개 규칙적, pause 시 불규칙

박동수: 정상(60~100회/분) 혹은 느림(60회/분 이하)

P파: 기본은 정상, pause시에는 P파가 빠짐

PR 간격: 0.12~0.20초, pause시에는 PR 없음

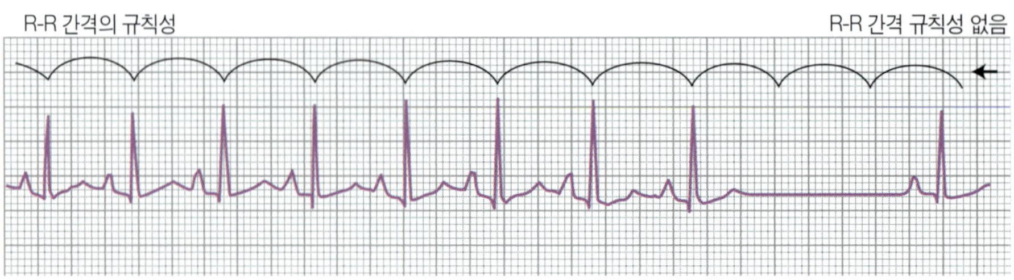

그림 7-41 동정지의 예

기본 리듬 규칙적, pause 동안은 불규칙, 박동수 94 회/분, P파 정상, PR간격 0.16~0.18초, QRS 군 0.08~0.10초, ST 분절 약간 하강

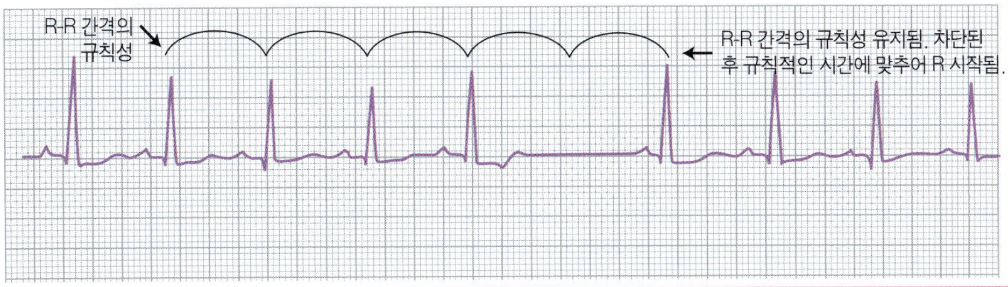

그림 7-42 동차단의 예

기본 리듬 규칙적, pause 동안은 불규칙, 박동수 84회/분, P파 정상, PR간격 0.16~0.18초, QRS 군 0.08~0.10초, ST 분절 약간 하강

QRS 군: 0.10초 이하, pause시에는 없음

구분: 동정지 - pause 다음에 기본 리듬이 정확한 시점에 복원되지 않고, pause 간격은 정상 RR(PP) 간격의 배가 안됨

동차단 - pause 다음에 기본 리듬이 정확한 시점에 복원, pause 간격은 정상 RR(PP) 간격의 배임

6. 방황성 심방리듬

동결절과 심방의 기외수축 부위 등 여러 곳에서 자극이 시작되어 발생하는 리듬이 유주박동조율기(wandering atrial pacemaker)이다(**그림 7-43**).

리듬: 규칙적 혹은 불규칙적

박동수: 대개 정상(60~100회/분) 혹은 조금 더 느림

P파: 크기, 모양, 방향 모두 다양함

PR 간격: pacemaker 위치에 따라 달라짐

QRS 군: 정상, 0.10초

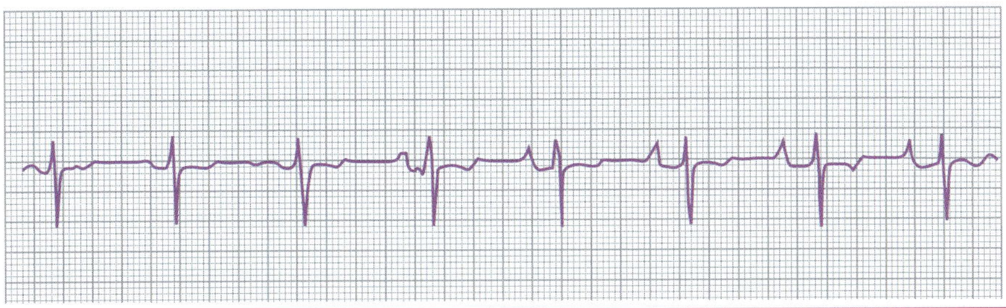

그림 7-43 유주박동조율리듬의 예

리듬 불규칙, 박동수 68회/분, P파 크기, 모양, 방향 다양, PR간격 0.20~0.22초, QRS 군 0.08~0.10초, T파 biphasic

7. 심방성 부정맥

1) 심방조기수축(premature atrial contraction, PAC)

심방에서의 비정상적인 전기활동이 일어나고 있다는 조기 증상으로 나타난다. 비정상적인 P파가 조기에 나타나며, 동결절에서 시작된 리듬이 아니고 심방에서 만들어 낸 리듬이기 때문에 기존의 정상적인 P파와는 모양이 다르다. 심장조기박동의 전기적 흐름은 정상적인 자극전도계를 따라 전도되기 때문에 보통 정상적인 QRS파가 뒤따르게 된다(그림 7-44, 7-45).

리듬: 기본 리듬은 규칙적, PAC는 불규칙

박동수: 기본 리듬에 따라 다름

P파: 크기, 모양, 방향이 다양하며, 숨거나 T 파의 모양을 변형시킴

PR 간격: 정상 혹은 지연, 대개 기본 리듬과 다름

QRS 군: 정상, 0.10초

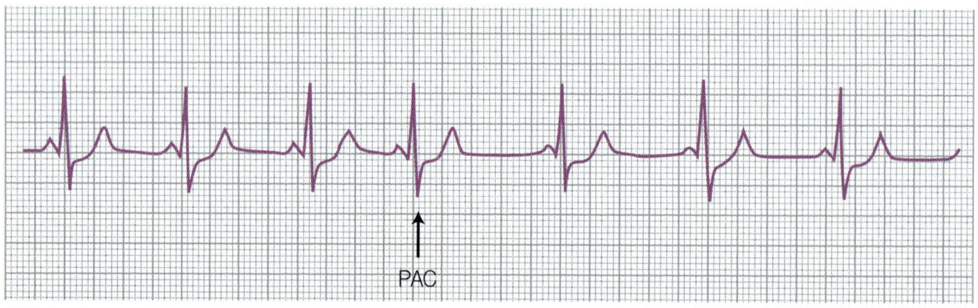

그림 7-44 심방조기수축의 예

기본 리듬 규칙적, PAC는 불규칙, 박동수 72 회/분, P파 기본은 동성이며 PAC의 P파는 기본 P와 매우 비슷하여 SA node와 가까운 곳에서 시작된 것으로 보임, PR간격 0.12초, QRS 군 0.08초

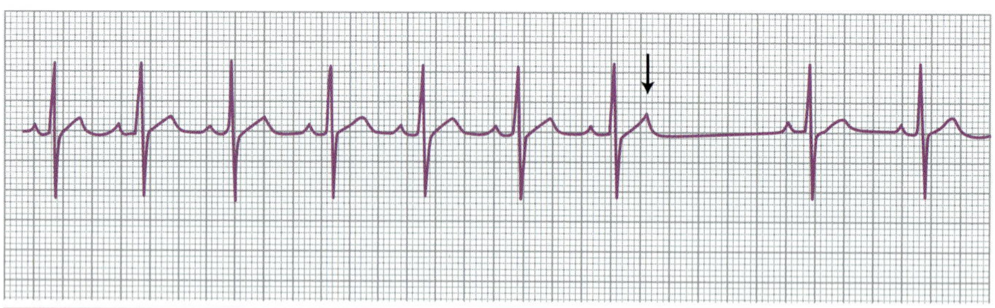

그림 7-45 전도 안 된 PAC의 예

기본 리듬 규칙적, PAC는 불규칙, 박동수 기본리듬 88회/분, P파 기본은 동성, PAC는 전도되지 않고 T 파에 묻혀 모양 변형, PR 간격 0.16-0.18초, QRS 군 0.06-0.08초

2) 발작성 심실상성 빈맥(paroxysmal supraventricular tachycardia, PSVT)

방실접합부나 심방같이 심실보다 위쪽에 있는 부분에서 전기흥분이 시작되어 나타나는 100회 이상의 빈맥을 말한다(그림 7-46). 갑자기 발작적으로 시작되었다가 또 갑자기 사라지는 것이 특징이다. P파는 동결절에서 시작된 정상리듬의 P파와는 모양이 다르다.

리듬: 규칙적

박동수: 140-250회/분

P파: 대개 비정상, 앞의 T파로 인해 불확실하거나, QRS 군에 묻힘

PR 간격: 측정 불가능

QRS 군: 정상, 0.10초

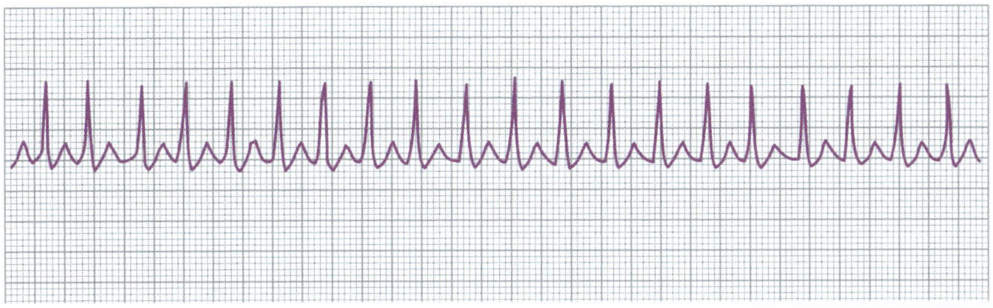

그림 7-46 **발작성 심실상성 빈맥의 예**

리듬 규칙적, 박동수 188회/분, P파 숨어 있음, PR간격 측정불가, QRS 군 0.06-0.08초

3) 심방조동(atrial flutter)

심방의 박동 속도가 빨라지면서 심방조동으로 발전될 수 있다. 심방에서의 전기적인 자극이 매우 빠르게 진행되기 때문에 기준선이 톱날 모양으로 나타난다. 또한 방실전도차단으로 인해 심방의 전기자극이 전부 심실로 전도되지 않으며 방실간 전도 능력에 따라 심방의 전기자극은 2:1 또는 3:1로 심실로 전기적 자극이 전달된다. P파는 QRS파나 T파에 섞여 보이지 않는다(그림 7-47).

리듬: 규칙 혹은 불규칙

박동수: 심방 박동수 250~400회/분, 심실 박동수는 심실로 전도되는 것에 따라 다르며 심방 박동수 보다 적음

P파: 기준선이 톱니 모양으로 그려짐

PR 간격: 측정 불가능

QRS 군: 정상, 0.10초

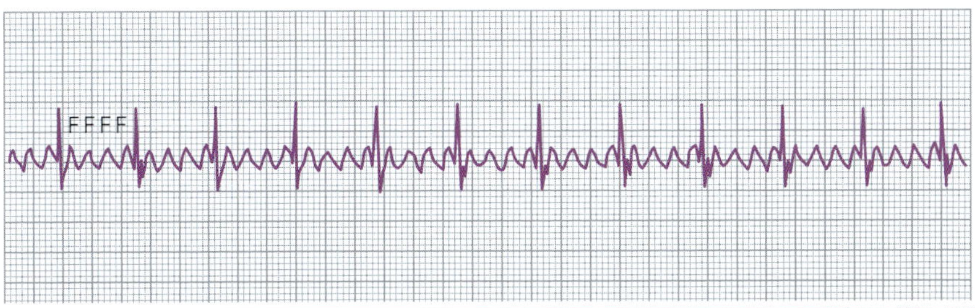

그림 7-47 **심방조동의 예**

리듬 규칙적, 심방 박동수 428회/분, 심실 박동수 107회/분, P파 QRS 군 앞에 4개의 flutter wave, PR간격 측정 불가, QRS 군 0.06-0.08초

4) 심방세동(atrial fibrillation)

심방에서의 전기 자극 형성이 매우 빠른 경우에 심방 세동이 생긴다. 심방에서 시작되어 방실결절로 전도된 자극 중 임의로 선택된 자극이 심실로 전도된다. 심방의 박동수를 계산할 수 없고 P파의 모양이 없어지고 기준선이 흔들이는 것처럼 보이며 심실로 전도되어 나타나는 정상적인 QRS파가 불규칙하게 나타나는 경우 심방세동으로 판단할 수 있다(그림 7-48).

리듬: 불규칙

박동수: 심방 박동수 400회/분 이상이며 측정 불가, 심실 박동수 다양

P파: 크기, 모양, 방향이 다양하며 물결모양의 불규칙한 리듬으로 정상 P파를 찾을 수 없음

PR 간격: 측정 불가능

QRS 군: 정상, 0.10초

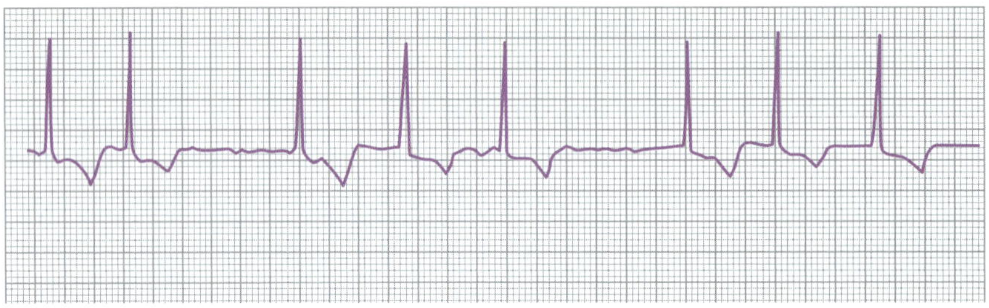

그림 7-48 심방세동의 예

리듬 불규칙, 심실 박동수 70회/분, P파 없음, PR간격 측정 불가능, QRS 군 0.04-0.06초, ST 분절 하강, T 파 역위

8. 방실 접합부성 부정맥

심방과 심실 사이의 위치에서 발생하는 부정맥을 방실 접합부성 부정맥(AV junctional arryhthmias)이라고 한다. P파는 일반적으로 하향파이며 QRS 군 바로 직전에 나타나거나, QRS 군에 숨거나 바로 직후에 나타난다. PR 간격은 0.10초 이하로 짧고 QRS 군은 정상이다.

1) 접합부 조기 수축(premature junctional contraction, PJC)

리듬: 불규칙

박동수: 기본 리듬에 따라 다양

P파: PJC의 P파는 Lead II에서 하향파를 보이고 QRS 군 직전 혹은 직후에 나타나거나 숨기도 함(그림 7-49)

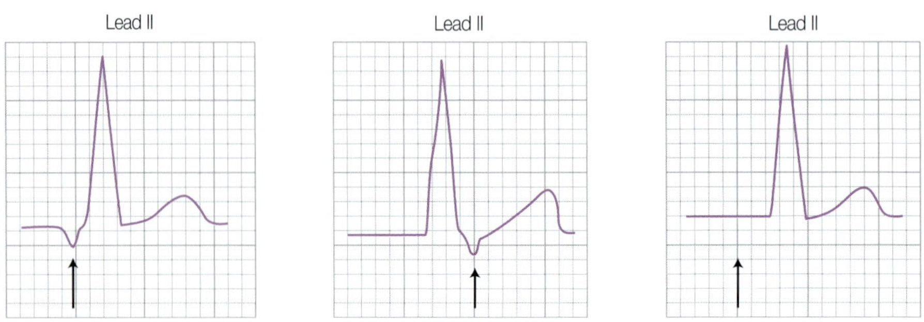

그림 7-49 방실 접합부 리듬의 P파

PR 간격: 짧음, 0.10초 이하

QRS 군: 정상, 0.10초(그림 7-50, 7-51)

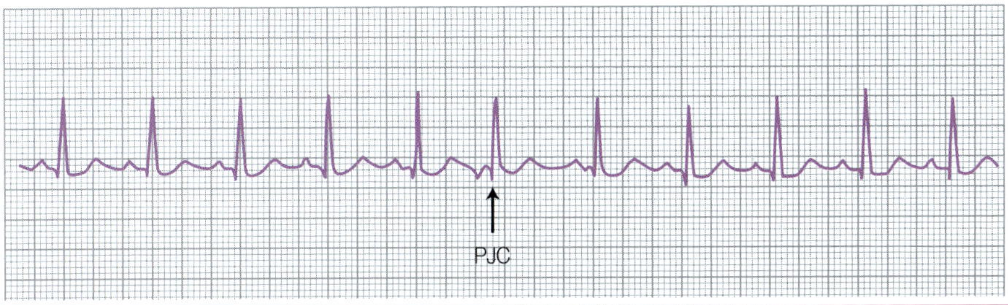

그림 7-50 접합부 조기 수축의 예

리듬 불규칙, 박동수 94 회/분, P파 기본 리듬은 정상이고 PJC는 하향파, PR간격 기본 리듬은 0.14-0.16초이고 PJC는 0.08초, QRS 군 0.08, ST 분절 하강

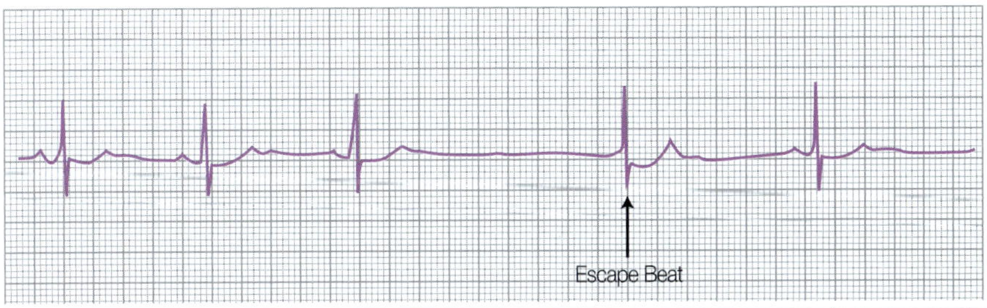

그림 7-51 접합부 이탈박동의 예

리듬 불규칙, 박동수 기본 리듬 60회/분 JEB는 45회/분, P파 JEB에는 P파 숨음, PR간격 0.16 초, QRS 군 0.06초, ST 분절 하강, U 파 보임

2) 접합부 리듬(junctional rhythm)

리듬: 규칙적

박동수: 40~60회/분

P파: 접합부 리듬의 P파는 Lead II에서 하향파를 보이고 QRS 군 직전 혹은 직후에 나타나거나 숨기도 함

PR 간격: 짧음, 0.10초 이하

QRS 군: 정상, 0.10초(그림 7-52)

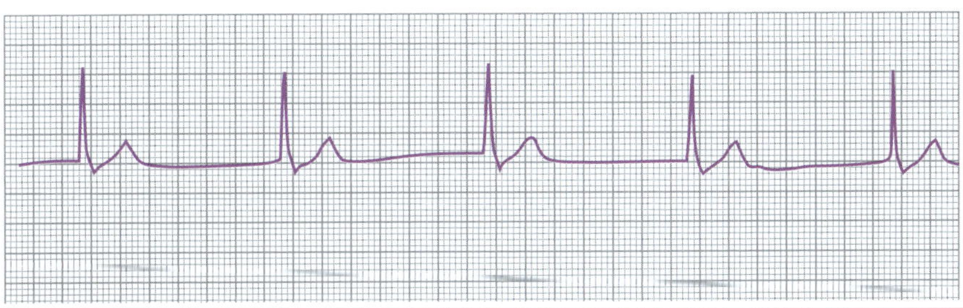

그림 7-52 접합부 리듬의 예

리듬 규칙적, 박동수 42회/분, P파 하향파 QRS 군 바로 뒤에 보임, PR간격 0.04초, QRS 군 0.08초

3) 빠른 접합부 리듬(accelerated junctional rhythm)

리듬: 규칙적

박동수: 60~100회/분

P파: Lead II에서 하향파를 보이고 QRS 군 직전 혹은 직후에 나타나거나 숨어서 안 보일 수 있음

PR 간격: 짧음, 0.10초 이하

QRS 군: 정상, 0.10초(그림 7-53)

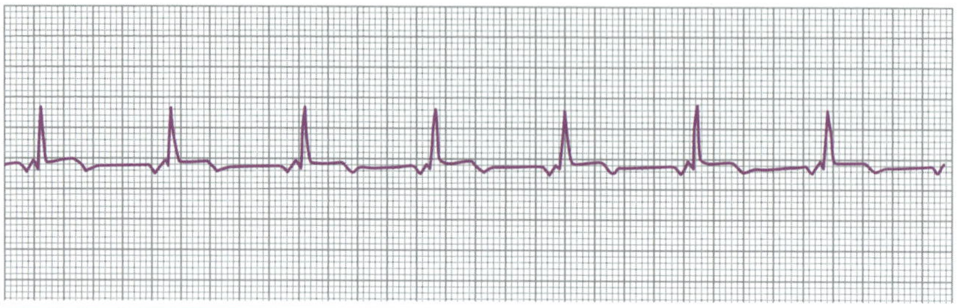

그림 7-53 Accelerated Junctional Rhythm의 예

리듬 규칙적, 박동수 65회/분, P파 하향파 QRS 군 바로 앞에 보임, PR간격 0.08-0.10초, QRS 군 0.08초, ST 분절 상승, T 파 역위

4) 발작성 접합부 빈맥(paroxysmal junctional tachycardia, PJT)

리듬: 규칙적

박동수: 100회/분 이상

P파: Lead II에서 하향파를 보이고 QRS 군 직전 혹은 직후, 또는 숨기도 함

PR 간격: 짧음, 0.10초 이하

QRS 군: 정상, 0.10초(그림 7-54)

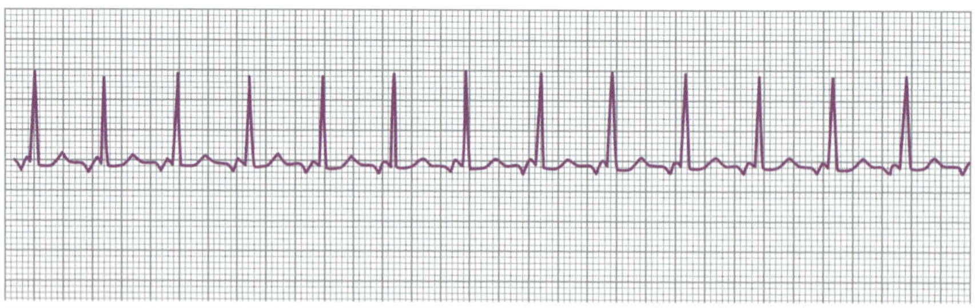

그림 7-54 발작성 접합부 리듬의 예

리듬 규칙적, 박동수 115회/분, P 파 하향파 QRS 군 바로 앞에 보임, PR 간격 0.08초, QRS 군 0.06-0.08초.

9. 방실 차단

1) 1도 방실 차단(first-degree AV block)

동결절과 심실간에 전도가 지체되어 발생한다. 동결절에서 만든 전기적 자극이 심실로 전달되는데 시간은 지체되지만 모든 자극이 심실로 전달되기 때문에 P파와 QRS파가 모두 정상적인 모양을 갖

고 있다. 단지 PR간격이 0.20초 이상으로 길어진다. 보통 His속에 문제가 있는 경우에 많이 발생한다(그림 7-55).

리듬: 규칙적

박동수: 기본 리듬에 따름. 심방 박동수와 심실 박동수가 같음

P파: 정상

PR 간격: 지연됨, 0.20초 이상

QRS 군: 정상, 0.10초

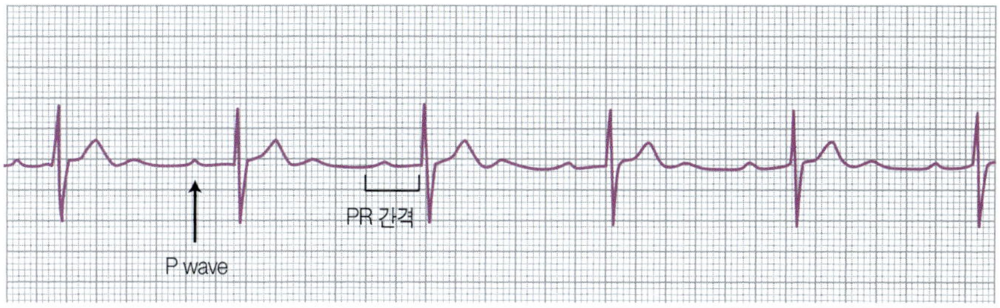

그림 7-55 1도 방실 차단의 예

리듬 규칙적, 박동수 48회/분, P파 정상, PR간격 0.28~0.32초, QRS 군 0.08~0.10초, U파 보임.

2) 2도 1형 방실 차단(second-degree AV block; Mobitz I or Wenckebach)

동결절에서 만든 전기 자극중에서 심실을 흥분시키지 못하는 자극이 있는 경우에 2도 방실 차단이 발생한다. 심장에서의 탈분극은 제대로 일어났으나 심실로의 전달이 완벽하게 이루어지지 못하기 때문에 P파가 생긴 다음에 QRS파가 뒤따르지 못하는 경우가 생긴다. 2도 방실 차단의 진단은 정상적인 P파 뒤에 따르는 QRS파가 없는 경우에 내릴 수 있다. 2도 방실차단은 두가지로 구분된다.

1형 방실 차단은 Wenchebach형 또는 Mobitz I형이라고도 하는데 His 속 위쪽에서 차단이 생긴 경우이다(그림 7-56). PR 간격이 점차 길어지다가 방실 차단이 생기는 것이 특징적인 소견이다. 이 방실 차단은 맥박수가 너무 느려지면서 심박출량이 감소할 수 있고 3도 방실 차단으로 진행 할 수 있기 때문에 임상적으로 의미가 있다. 치료방법은 약을 투여하여 방실 전도성을 증진시켜 심실의 박동을 증가시키는 것이다.

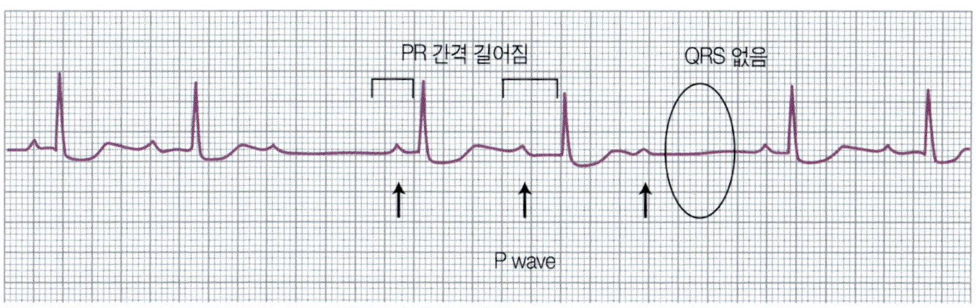

그림 7-56 2도 1형 방실 차단, Mobitz I의 예

리듬 심방 규칙적 심실 불규칙적, 심방 박동수 72회/분, 심실 박동수 50 회/분, P파 정상, PR 간격 점차 길어짐 0.20-0.30초, QRS 군 0.06-0.08초, ST 분절 하강

리듬: 심방 리듬 규칙적, 심실 리듬 불규칙적

박동수: 심방 박동수는 기본 리듬으로 정상이나 심실 박동수는 전도된 리듬에 따름. 심방과 심실의 박동수가 다르고 심방 박동수가 더 많음.

P파: 정상

PR 간격: 다양, PR 간격은 P 파 후에 QRS 군이 없을 때까지 점차 길어짐

QRS 군: 정상, 0.10초

3) 2도 2형 방실 차단(second-degree AV block Type II; Mobitz II)

2형 방실 차단은 Mobitz II형 이라고도 하는데 His속 이하의 부위에 장애가 있는 경우에 발생한다. 동결절에서 만든 전기적 자극이 심실로 전달되지 않으면서 1형과는 달리 QRS파가 갑자기 나타나지 않게 된다(그림 7-57). 심박출량이 저하될 수 있고 3도 방실 차단으로 진행할 수 있기 때문에 임상적으로 의미가 있다.

리듬: 심방 리듬 규칙적, 심실 리듬은 방실 전도가 다양하지 않은 한 규칙적

박동수: 심방 박동수는 기본 리듬으로 정상이나 심실 박동수는 전도된 리듬에 따름. 심방과 심실의 박동수가 다르고 심방 박동수가 더 많음

P파: 정상

PR 간격: 정상 혹은 지연됨. 간격은 일정함

QRS 군: 각차단이 없으면 정상, 각차단이 있으면 넓어짐

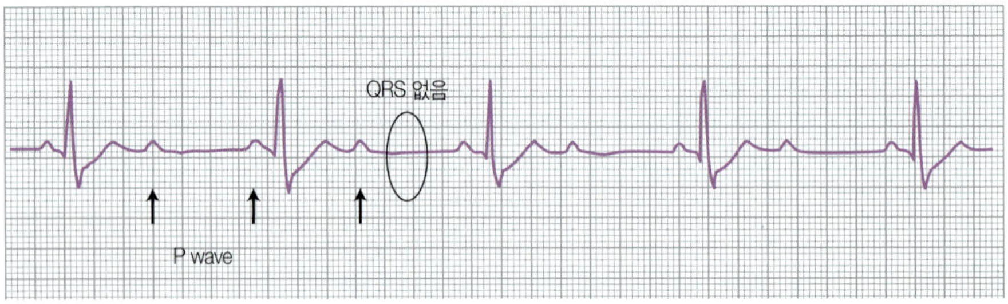

그림 7-57 2도 2형 방실 차단, Mobitz II의 예

리듬 심방 및 심실 리듬 규칙적, 심방 박동수 82회/분, 심실 박동수 41회/분, P파 정상이며 각 QRS 군에 2개의 P 파, PR간격 0.16초, QRS 군 0.14초

4) 3도 방실 차단(third-degree AV block; complete heart block)

3도 방실 차단이란 동결절의 모든 전기 자극이 심실을 전혀 흥분시키지 못하는 것을 말한다. 심방과 심실간의 관련성이 없어져 P파와 QRS파간의 연계성이 없다. 심방은 심방 나름대로의 리듬을 유지하고 심실은 심실의 리듬을 유지한다(그림 7-58).

리듬: 심방 리듬은 규칙적, 심실 리듬은 방실 전도가 다양하지 않은 한 규칙적

박동수: 심방 박동수는 기본 리듬으로 정상이나 심실 박동수는 전도된 리듬에 따름. 심방과 심실의 박동수가 다르고 심방 박동수가 더 많음

P파: 정상. P파와 QRS 군은 무관

PR 간격: 정상 혹은 지연됨. 간격은 일정함

QRS 군: 각차단이 없으면 정상, 각차단이 있으면 넓어짐

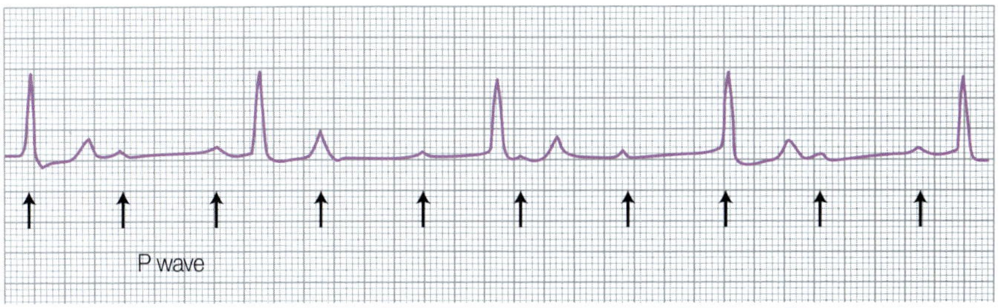

그림 7-58 3도 방실 차단의 예

리듬 심방 및 심실 리듬 규칙적, 심방 박동수 88회/분, 심실 박동수 38회/분, P파 정상이며 QRS 군과 무관하게 뜀, PR간격 다양, QRS 군 0.08-0.10초

10. 심실성 부정맥

1) 조기심실수축(premature ventricular contraction, PVC)

심실의 비정상적인 전기적 활동을 조기에 알려주는 증상이 심실조기수축이다. 조기수축이란 정상적인 QRS파가 생기기 전에 미리 나타나는 것을 말한다. 심실에서 전기적 자극을 만들어 낸 것이기 때문에 QRS파의 폭이 넓게 나타나며 정상적인 QRS파와는 다른 모양을 보인다(그림 7-59).

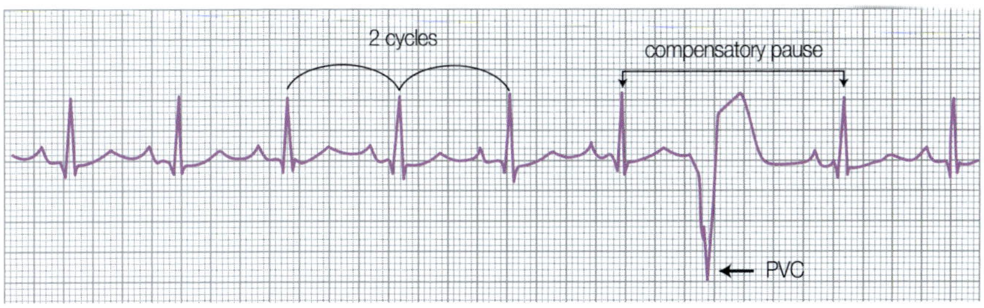

그림 7-59 심실 조기 수축의 예

리듬 불규칙적, 박동수 기본 리듬 79회/분, P파 기본 리듬 정상, PR간격 0.16-0.20초, QRS 군 기본 리듬 0.08-0.10초, PVC는 0.14-0.16초, compensatory pause 있음(정상 2개의 리듬 간격=PVC를 포함하는 2개의 리듬 간격)

Premature ventricular contraction, ventricular premature beat(VPB) 혹은 심실기외수축(ventricular ectopic beat)이라고도 한다. His속 이하부위에서 발생되는 조기박동으로 폭이 넓은(대부분 0.14초 이상) QRS군이 조기에 발생하며, 대부분 보상성휴지기(compensatory pause)을 갖는다. 동율동이 느리면 동성 QRS군 사이에 RR간격을 변동시킴없이 발생하는데 이를 interpolated VPB라 한다. 심실조기수축의 형태는 다양하다(그림 7-60, 7-61, 7-62, 7-63, 7-64, 7-65, 7-66, 7-67).

리듬: 불규칙적

박동수: 기본 리듬에 따라 다름

P파: PVC에는 없음. 그러나 기본 리듬의 P파가 PVC 전후로 보여질 수 있음

PR 간격: 측정 안됨

QRS 군: 넓고 비정상 모양. 0.12초 이상

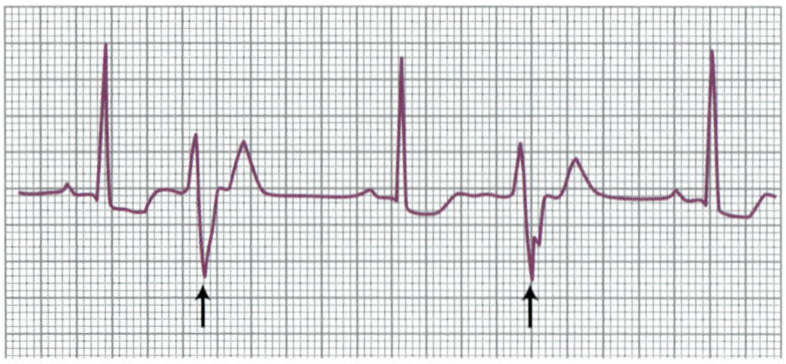

그림 7-60 bigeminal PVC

정상리듬 1개와 심실 조기수축 1개가 짝을 이루어 구체적으로 나타남

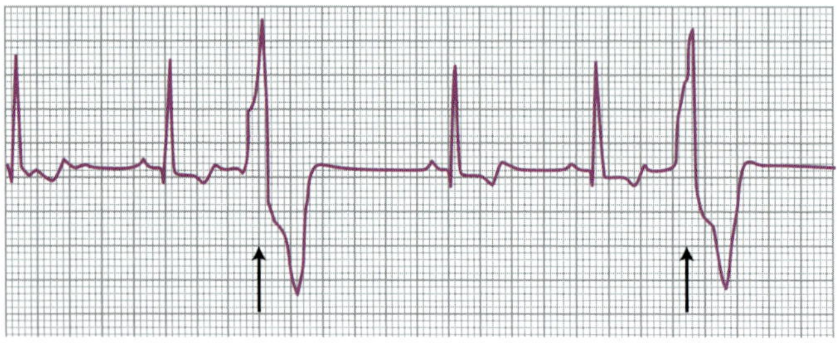

그림 7-61 trigeminal PVC

정상리듬 2개와 심실 조기수축 1개가 짝을 이루어 규칙적으로 나타남

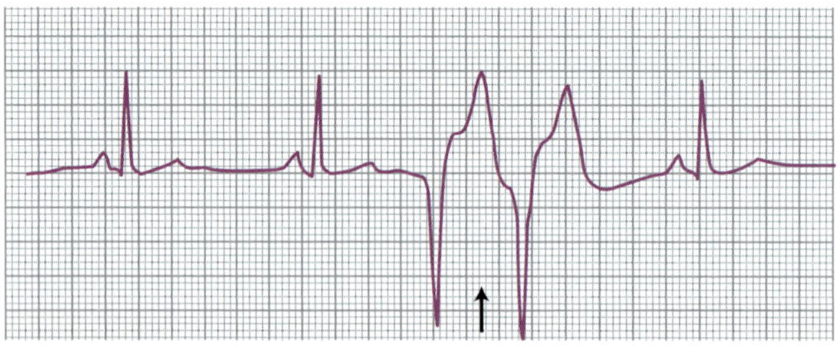

그림 7-62 paired PVCs

심실 조기수축 2개가 연이어 나타남

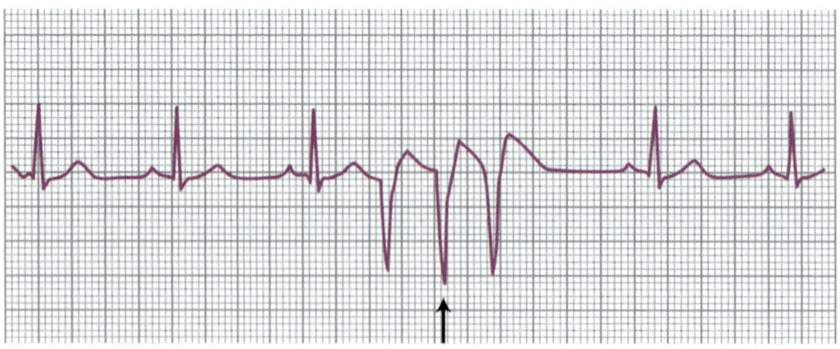

그림 7-63 run of PVC(paroxysmal v-tac)

심실 조기수축 3개 이상 연이어 나타남

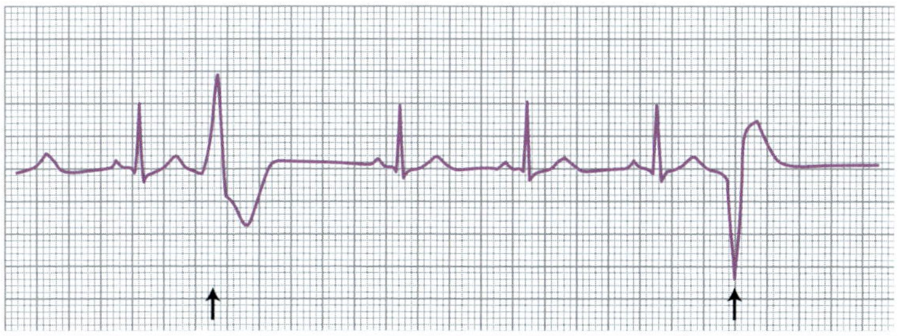

그림 7-64 multifocal PVCs

심실 조기수축의 모양이 각각 다른 것으로 여러 부위가 흥분했다는 것을 의미함

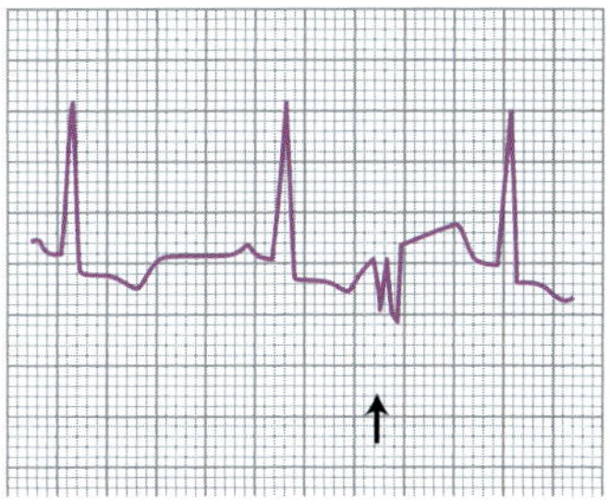

그림 7-65 interpolated PVC

compensatory pause 없는 심실 조기수축

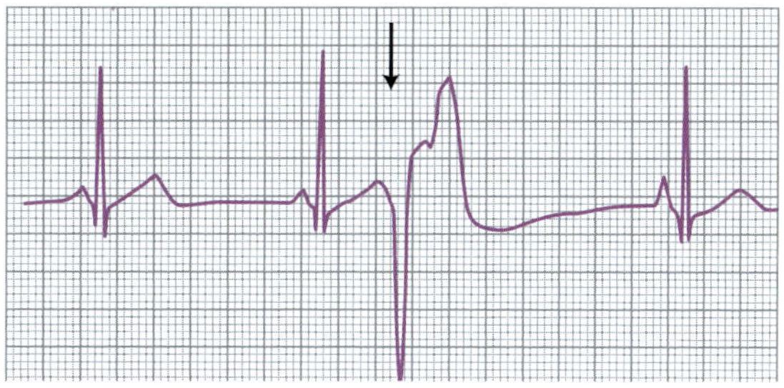

그림 7-66 R-on-T PVC

심실 조기수축의 R파가 전리듬의 T파에 얹히어 나타남

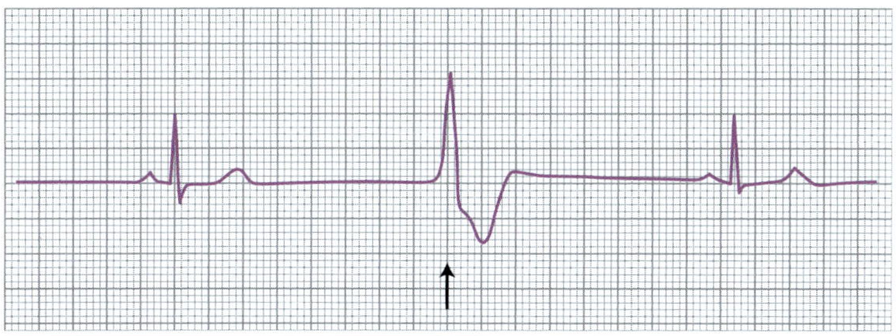

그림 7-67 ventricular escape beat

심실이 응급이라고 인지하여 스스로 만들어 낸 파형

2) 심실 빈맥(ventricular tachycardia)

PVC의 발현 빈도가 증가하면서 3개 이상의 PVC가 연이어 1분에 100회 이상의 속도로 나타나는 것을 심실성 빈맥이라고 한다. 심박수는 140~180회/분이며 RR간격은 대체로 규칙적이며, QRS모양은 PVC와 같다. 일반적으로 갑자기 나타나기 때문에 발작성 심실성 빈맥이라고 한다(그림 7-68, 7-69).

심실성 빈맥은 치명적인 부정맥으로 심실세동(ventricular fibrillation)으로 발전되기 쉽기 때문에 즉시 치료를 시작해야 하며, 심실의 흥분을 줄이는 중재를 이용한다.

심실성 리듬이 40회 이상이면서 100회를 넘지 않는다고 해도 심실에게는 매우 빠른 속도이며 이런 경우를 accelerated idioventricular rhythm이라고 한다.

리듬: 규칙적

박동수: 140~250회/분

P파: P파 없음. 그러나 동성 P파가 PVC 전후로 보여질 수 있으며, 대개 QRS 군에 숨음

PR 간격: 측정 안됨

QRS 군: 넓고 비정상 모양, 0.12초 이상

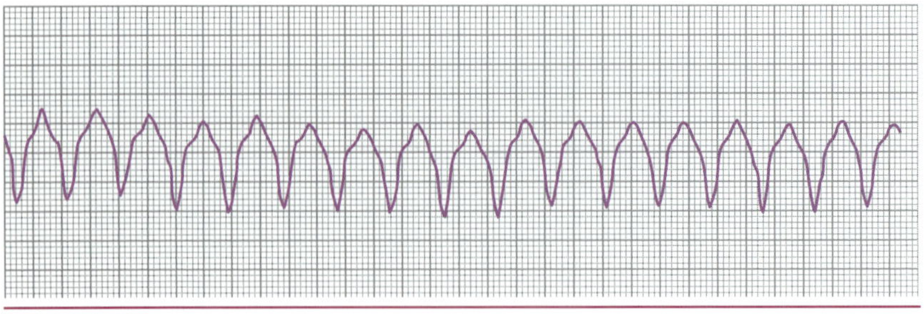

그림 7-68 심실 빈맥의 예

리듬 규칙적, 박동수 150회/분, P파 없음, PR간격 측정불가능, QRS 군 0.14~0.16초

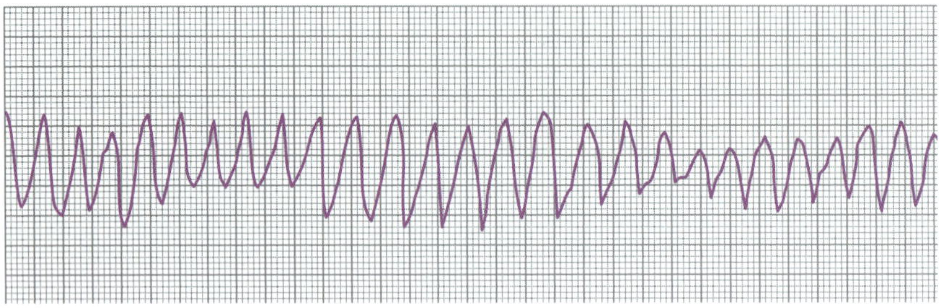

그림 7-69 다형성 심실 빈맥(polymorphic ventricular tachycardia, Torsades de pointes)의 예

리듬 규칙적, 박동수 250회/분, P파 없음, PR간격 측정 불가능, QRS 군 0.12~0.22초, 상향 및 하향파가 twist 모양으로 나타남

3) 심실 세동(ventricular fibrillation)

심실세동은 하나의 PVC나 심실성 빈맥에서 시작된다. 이 경우 전기적인 활동이 혼돈에 빠져 일반적인 심전도 파형이 나타나지 않기 때문에 분명한 QRS파를 찾을 수 없다(그림 7-70, 7-71).

심장의 펌프작용이 제대로 일어날 수 없기 때문에 맥박이 만져지지 않고 심박출도 없으며 임상적으로는 심장 정지와 같다.

심실 세동은 세동의 파형에 따라 가는 심실 세동(fine fibrillation)과 굵은 심실 세동(coarse fibrillation) 의 두 가지 형태로 나눈다. 굵은 심실 세동은 심실세동이 생긴지 얼마 지나지 않았음을 의미하는 것으로 전기적 충격 치료로 부정맥을 제거할 수 있다.

리듬: 매우 불규칙(chaotic)

박동수: 0회/분

P파: P파 없음

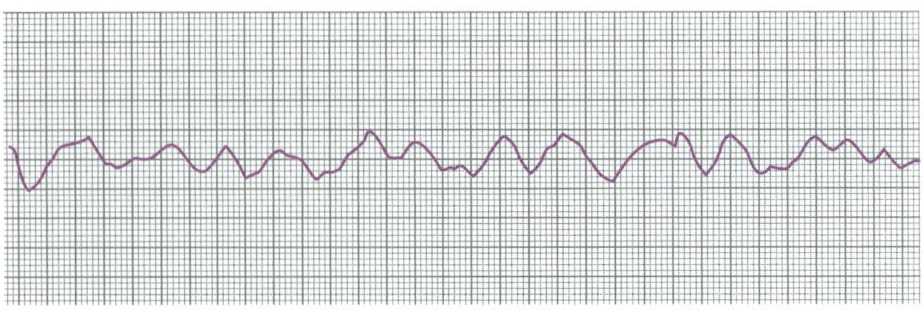

그림 7-70 심실 세동의 예

리듬 매우 불규칙, 박동수 0회/분, P파 없음, PR간격 측정 불가능, QRS 군 없음

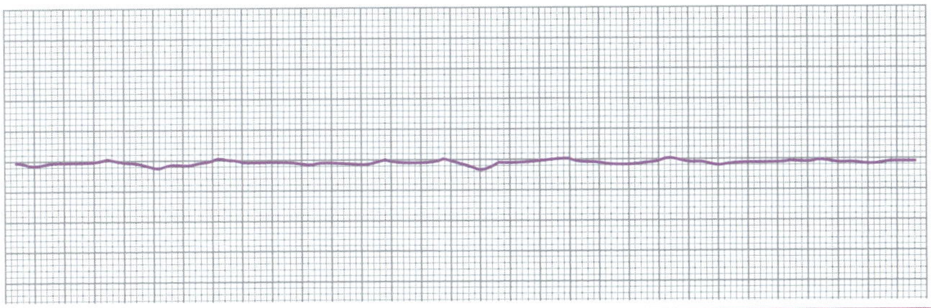

그림 7-71 심실 세동의 예

리듬 매우 불규칙, 박동수 0회/분, P파 없음, PR간격 측정 불가능, QRS 군 없음

PR 간격: 측정 안됨

QRS 군: 없음

4) 심실고유리듬, 심실성 이탈 리듬(idioventricular rhythm,ventricular escape rhythm)

심실고유리듬은 심박수가 30~40회 정도로 느린 경우 심실의 자동능이 발휘되어 나타난다. 심방의 활동이 없기 때문에 P파는 없으며 QRS 군의 폭이 넓은 것이 특징이다(그림 7-72). 잠시 나타나는 것은 의미 없지만 심실성 리듬이 계속되면 혈압이 저하될 수 있다.

리듬: 대개 규칙적

박동수: 30~40회/분(때로 더 느림)

P파: P파 없음

PR 간격: 측정 안됨

QRS 군: 0.12초 이상

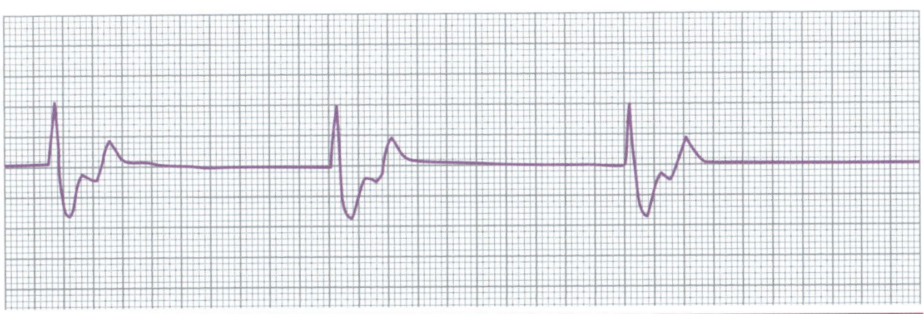

그림 7-72 idioventricular rhythm의 예

리듬 규칙적, 박동수 30 회/분, P파 없음, PR간격 측정 불가능, QRS 군 0.22-0.24초

5) 빠른 심실고유리듬(accelerated idioventricular rhythm)

심실의 자동능 증가로 나타난 심실성 리듬이 분당 50~100회로 지속되는 리듬을 말한다(그림 7-73). 심실의 고유 능력은 분당 30~40회이기 때문에 이보다 빠른 경우이다. 급성심근경색증 후 재관류가 이루어지면서 나타날 수 있는데 대부분 잠시 나타나며 치료는 필요하지 않다.

리듬: 대개 규칙적

박동수: 50~100회/분(때로 더 느림)

P파: P파 없음

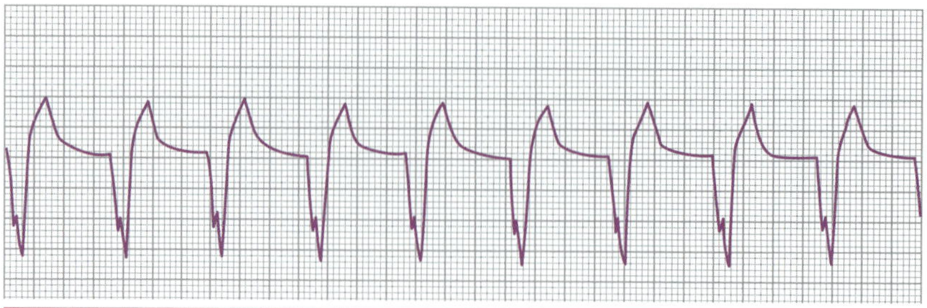

그림 7-73 accelerated idioventricular rhythm의 예

리듬 규칙적, 박동수 84회/분, P파 없음, PR간격 측정 불가능, QRS 군 0.16초

PR 간격: 측정 안됨

QRS 군: 0.12초 이상

6) 심실정지(ventricular standstill, ventricular asystole)

심실의 전기적 활동이 전혀 없음을 의미한다(그림 7-74). 대개 심실빈맥, 심실세동에 이어서 나타나며, 소생술을 시행해도 예후는 좋지 않다.

리듬: 0

박동수: 0회/분(때로 더 느림)

P파: P파 없음

PR 간격: 측정 안됨

QRS 군: 0.28초 이상

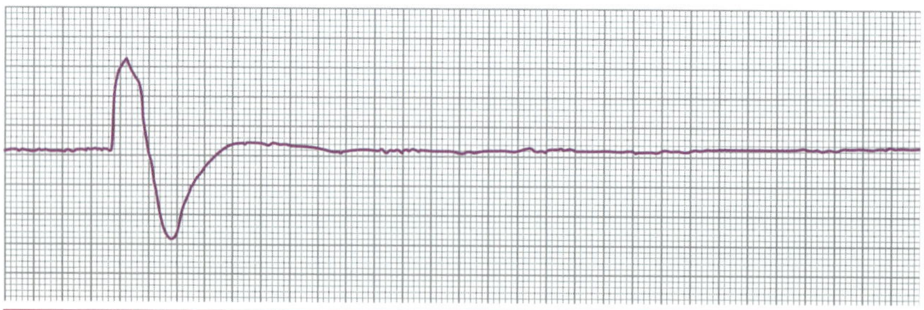

그림 7-74 심실정지의 예

리듬 0, 박동수 0 회/분, P파 없음, PR간격 측정 불가능, QRS 군 0.28초 혹은 없음

참 · 고 · 문 · 헌

- 온영근(2006). 간호사를 위한 ECG. 대학서원
- Conover MH(1987). Cardiac Arrhythmias: Exercises in pattern Interpretation. 2nd edition. Mosby.
- Constant J(1973). Learning Electrocardiography: A complete course. Little Brown.
- Grauer K(1992). A Practical guide to ECG Interpretation. Mosby.
- Kinney MR, Packa DR, Andreoli KG, Ziper DP(1991). Conprehensive cardiac care, 7th edition. Mosby.
- Huff J(1993). ECG Workout: Exercises in Arrhythmia Interpretation, 3rd edition. Lippincott.

Chapter 08

순환보조장치

학습목표

1_ 순환보조장치의 목적과 원리를 설명한다.

2_ 순환보조장치의 적용방법과 감시법을 알고 간호수행한다.

3_ 순환보조장치의 합병증과 문제해결방법을 제시한다.

4_ 순환보조장치를 가진 환자의 간호를 열거한다.

심부전(heart failure)은 심근 수축력의 부족으로 초래된 임상적 상태를 총칭하며, 중환자실에서는 많은 경우에 심인성 쇼크(cardiogenic shock) 즉 급성 심실부전(acute ventricular dysfunction)의 환자를 보게 된다. 급성 심실부전이란 심장지수(cardiac index, CI)가 1.8L/min/m^2 미만이며, 평균 폐동맥쐐기압(mean PCWP; pulmonary capillary wedge pressure) 이 18mmHg 이상, 전신혈관저항(systemic vascular resistance, SVR)이 2400dyne · sec · cm^{-5} 이상인 상태를 말하며, 약물적인 중재나 기계적인 순환보조장치의 도움으로 심장의 기능을 일시적으로 보조해주지 않으면 치명적이다. 심부전 환자의 치료는 지속적인 혈역학적 감시하에 심박출량과 심근산소 공급량을 늘리고 심근의 산소소모(oxygen demand)와 심장에 대한 부하(workload)를 감소시키는 것이다. 치료는 일차적으로 약물을 투여하여 심장을 보조해주며, 반응이 없는 경우에는 기계적 순환보조장치가 사용된다.

I. 대동맥내풍선펌프

1. 적용

대동맥내 풍선펌프(Intra Aortic Balloon Pump, IABP)는 1958년도에 Harken에 의해 소개되어 현재까지 사용되는 기계적 순환보조장치로, 가역적인 좌심실부전 환자에게 급성, 또는 단기간 치료로 행해지거나 비가역적인 심부전 환자에게 다른 치료법의 보조적 방법으로 시행한다. 대동맥내풍선펌프 적용을 통하여 관상동맥 관류와 전신적인 관류압을 증가시키고, 후부하를 감소시킴으로써 심근의 산소공급량을 증가시키며 심장의 작업량을 감소시켜 준다.

1) 원리

대동맥내풍선펌프는 큰 구멍이 있는 카테터와 그 끝에 접착된 30cm 길이의 폴리우레탄 풍선으로 구성되어 있으며 하행대동맥(descending aorta)에 위치하는데 좌쇄골동맥(left subclavian artery) 아래쪽과 신동맥(renal artery)의 위쪽에 위치한다(**그림 8-1**). 카테터는 확장기동안 대동맥을 완전히 막지 않도록 85~90% 정도 막는다. 대동맥내풍선펌프 장치의 구성은 압축 가스 보유장치, 심전도와 압력 파형의 기록 감시장치, 확장과 감압의 시간(timing)조절 장치, 감지원(triggering)스위치, 동력원으로 되어 있다. 확장시에 사용되는 가스는 헬륨(helium) 혹은 이산화탄소 등으로 헬륨은 밀도가 낮고 확산계수가 높으며, 이산화탄소는 혈액 용해도가 높아 풍선 파열시 가스 색전으로 인한 위험을 줄일 수 있다.

대동맥내풍선펌프의 작동은 맞박동(counterpulsation) 혹은 이완기 증폭(diastolic augmentation)의 원리에 기초한다. 팽창(inflation)과 감압(deflation)은 환자의 심장 주기에 맞추어 일어나며, 풍선의 팽창은 이완기 동안 대동맥의 혈량을 근위부에서 원위부로 이동시켜 주며, 감압은 수축기 직전에 일어난다(**그림 8-2**).

2) 혈역학적인 효과

이완기의 풍선확장은 이완기압을 증폭시키고 관상동맥관류압을 증가시킬 뿐만 아니라 심근산소공급량대 요구량의 비율(DPTI : TTI ratio ; DPTI(diastolic pressure time index), TTI(tension-time index))을 개선시킨다(**그림 8-3**). 수축기 심근벽의 긴장도는 심근 산소소모량의 30%를 사용하며, 심근벽의 긴장시 심실중격압, 후부하, 이완기말 용량과 심근벽의 두께에 의해 영향을 받는다. 좌심실

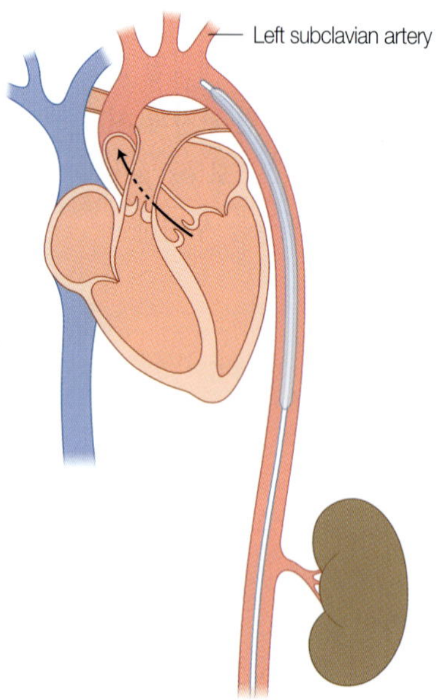

그림 8-1 대동맥내풍선펌프의 위치

하행흉부대동맥에 위치하며 좌측쇄골하동맥의 아래와 신장동맥의 위쪽이다.

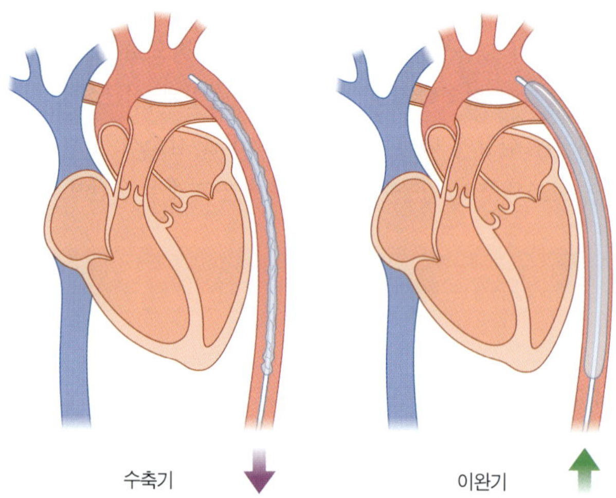

그림 8-2 수축기와 이완기 동안의 대동맥내 풍선의 변화; 역박동(counterpulsation)

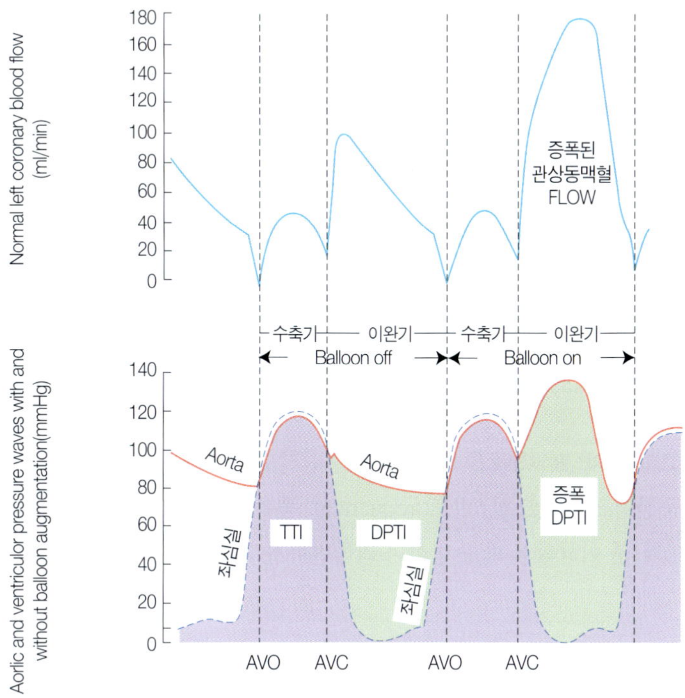

그림 8-3 대동맥내풍선펌프의 혈역학적효과

IABP는 심근 산소공급량 대 요구량의 비율(DPTI : TTI 비율)을 개선시킨다. DPTI(diastolic pressure time index)는 심근의 산소공급량을 나타내며, TTI(tension time index)는 심근 산소 소비의 중요한 결정인자이다. AVO ; Aortic Valve open, AVC ; Aortic Valve close

압력곡선의 TTI는 심근 산소소비의 중요한 결정인자이며, 이완기 동안의 대동맥과 좌심실 사이의 통합된 압력차이는 심근의 산소 공급량을 나타낸다.

- 이완기 동안 풍선의 팽창(대동맥 이완기압의 증폭)은 관상 동맥혈을 증가시키고(DPTI), 대동맥 압력을 증가시킨다. 이렇게 증가된 압력은 관상동맥의 기시부와 원위부쪽에 혈류를 증가시킴으로써 결과적으로 심근의 산소공급량과 심박출량을 증가시킨다.
- 수축기 직전에 풍선의 감압이 일어남으로써 좌심실 분출시의 저항을 감소시켜(TTI) 심근의 작업을 줄이고 심근 산소소모량도 줄이며, 심박출량을 증가시킨다.

3) 적응증

심장 쇼크, 약물치료에 반응이 없는 불안정성 협심증, 심장근육허혈로 재발되는 심실부정맥, 심폐기(cardiopulmonary bypass)로부터의 이탈(weaning) 실패, 심폐기 적용후의 좌심부전, 관상동맥 혈관성형술(angioplasty) 또는 심장의 중재를 경험한 고위험 환자와 심장수술 전에 예방적인 목적으로 적용한다.

심한 대동맥 판막부전, 대동맥 박리, 심한 말초혈관질환, 비가역적 뇌손상 환자에게 적용하는 것은 금기이다.

2. 대동맥내풍선펌프를 적용한 환자의 감시

1) 감지원(triggering)

역박동(counterpulsation)의 효율성을 높이기 위해서는 환자의 심장주기에 따른 정확한 시간이 설정된 확장과 감압이 필요하므로 이를 위해 환자의 심전도, 동맥압파형, 내부설정(internal trigger) 중 한가지로 설정하여 감지하며 IABP의 감지원으로 주로 심전도의 'R' 파를 인식한다. 풍선팽창은 주로 심전도상 'T' 파의 중앙에서 자동으로 시작해 'QRS' 군에 앞서 감압되며 빈맥이 있는 부정맥, 심전도 신호가 잘 안 잡힐때는 동맥압 파형 감지원을 사용한다.

2) 시간조절(timing)

인위파(artificial wave)는 줄이고 최적의 'R' wave를 얻을 수 있는 심전도 유도(lead)를 선택한다. 동맥의 파장을 이용해 대동맥내풍선펌프 시간조절, 빈도(frequency), 증폭(augumentation)을 맞추고 매시간 시간조절을 사정하고 10회/분 이상의 심박수 변화나 리듬변화가 있는지 본다.

(1) 팽창

수축기 파형(systolic waveform)을 보며 대동맥 판막이 닫힐 때(동맥압 파형중 dicrotic notch 부분)를 결정한다. 대동맥 풍선펌프의 보조가 없는 수축기 파형(unassisted systolic wave form)에서 dicrotic notch가 보이면 풍선을 팽창시킨다. 환자의 보조가 없는 수축기압(unassisted systolic pressure)에 비해 증폭압이 더 작은 경우는 풍선이 너무 밑에 위치해 있거나, 저혈량, 빈맥, 풍선용적이 너무 적은 경우 등으로 고려한다.

(2) 감압

풍선을 감압시켜서 풍선보조 대동맥 이완기말 압력이 보조가 없는 이완기압보다 가능한 낮게 하여 이완기때의 적절한 증폭으로 보조가 없는 다음 수축기를 방해하지 않는다.

3) 파형

(1) 정상파형

정상적인 풍선압 파형은 **그림 8-4**와 같다.

(2) 부적절한 파형

풍선의 팽창이 너무 빨리(early inflation) 혹은 너무 늦게(late inflation) 되거나, 감압이 너무 빨리(early deflation) 혹은 너무 늦게(late deflation) 일어나면 시간조절을 재조정해 주어 적절한 팽창과 감압이 일어나도록 한다.

3. 간호

환자에게 대동맥내풍선펌프를 갖고 있음을 교육하며, 부동으로 인한 불편감을 감소시킬 수 있도록 진통제를 주거나 등 맛사지를 제공한다. 양쪽 족배 동맥을 자주 촉지하며 촉지가 안될 경우는 약물요법(주로 heparin이나 prostaglandin)을 사용한다(**그림 8-5**). 항상 시간조절이 잘되고 있는지와 박동빈도와 증폭 정도를 확인한다. 소량의 승압제 사용으로도 심박출량이 유지된다면 대동맥내풍선펌프를 이탈(weaning)할 수 있다. 이탈시에는 팽창비를 1:1, 1:2, 1:3으로 줄이거나 풍선팽창용적을

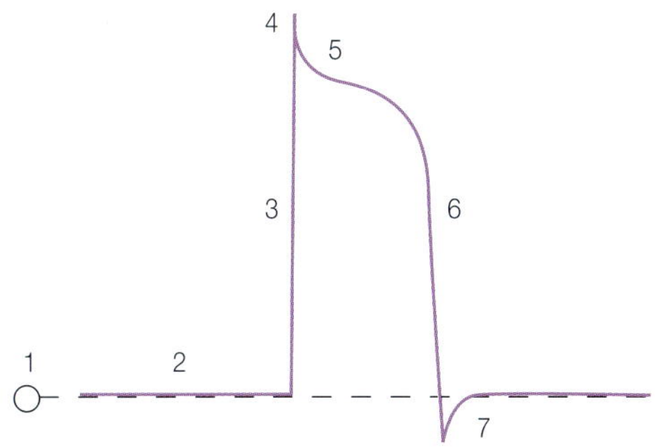

그림 8-4 정상적인 풍선압 파형

1. zero 기저선 2. 충만압 3. 빠른 팽창 4. 팽창기 최고시의 artifact. 5. plateau 압력 6. 급속한 감압 7. deflation pressure의 최고압과 충만압으로 다시 돌아옴.

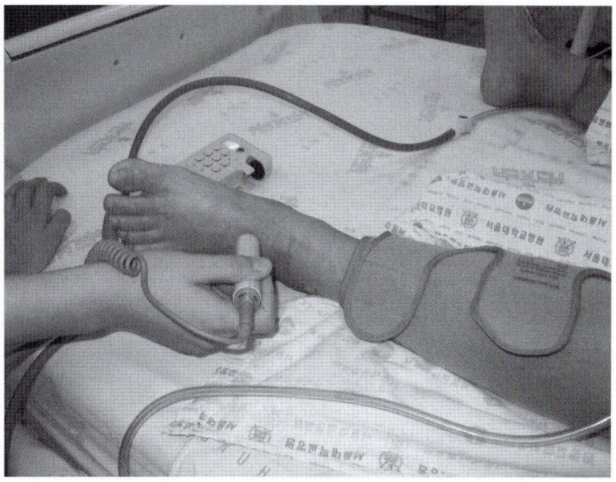

그림 8-5 IABP를 가진 환자의 간호

IABP를 적용하고 있는 환자의 족배 동맥을 도플러로 체크하여 순환을 자주 확인해준다. 또한 부동으로 인하여 혈전이나 욕창이 발생하지 않도록, DVT cuff(심부정맥혈전증 예방 cuff)를 적용하고 공기침대나 젤(gel)패드를 적용한다.

줄이는데, 이때 환자의 활력징후를 잘 관찰하도록 한다.

대동맥내풍선펌프의 경보장치에 항상 귀를 기울여야 하며, 펌프가 작동되지 않을 경우에는 풍선이 자동적으로 감압되기 때문에 환자에게 적절한 순환보조를 제공할 수 없을 뿐만 아니라, 감압된 풍선 틈에 피가 고여 있는 경우에는 혈전이 형성될 수 있으므로 즉시 조치를 취해야 한다.

II. 심실보조 장치

1. 적용

심실보조장치(ventricular assist device, VAD)는 순환을 보조하고 적절한 조직관류를 유지하게 함으로써 심장이 회복되거나 심장이 이식될 때까지 일시적으로 돕기 위한 목적으로 사용한다. 심장수술로 심폐기 적용 후나 심근경색 후에 회복 가능한 심부전을 가진 환자일 경우, 심실보조장치의 사용으로 심장이 쉬게 되어 적절한 심실 기능 회복을 도와주는 효과가 있게 된다.

1) 원리

심방에서 심실로 들어가는 혈류를 우회시켜 바로 대동맥 또는 폐동맥으로 들어가게 함으로써 심실의 부담을 덜어주어 심실의 기능을 회복시켜 주게 된다. 즉, 좌측심실 보조장치(LVAD)는 혈류가 좌심방에서 심실보조장치를 지나 상행 대동맥으로 흘러가며, 우측심실 보조장치(RVAD)는 우심방에서 심실보조장치를 지나 폐동맥으로 혈류가 흐르게 된다(**그림 8-6**, **8-7**).

2) 적응증

심폐기로부터의 이탈이 힘든 경우나 심근 경색이 동반된 심인성 쇼크, 심한 심부전으로 심박동기, IABP 보조에 효과가 없는 경우, 심장이식을 기다리는 동안 보조, 심근회복을 위한 지지, 심장지수가

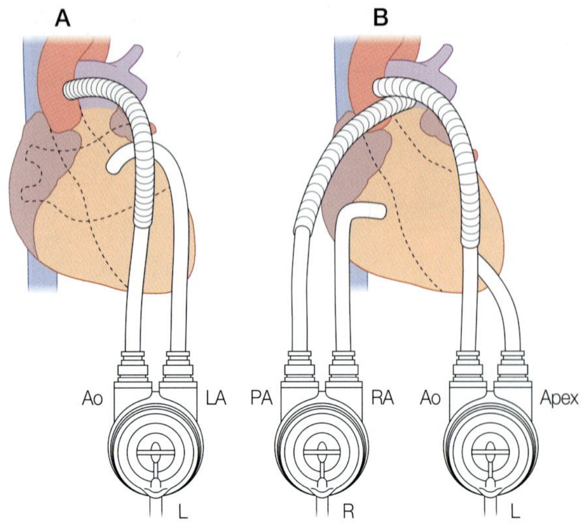

그림 8-6 Thoratec device

A. 좌심실보조장치(LVAD) B. 양심실보조장치(BiVAD)

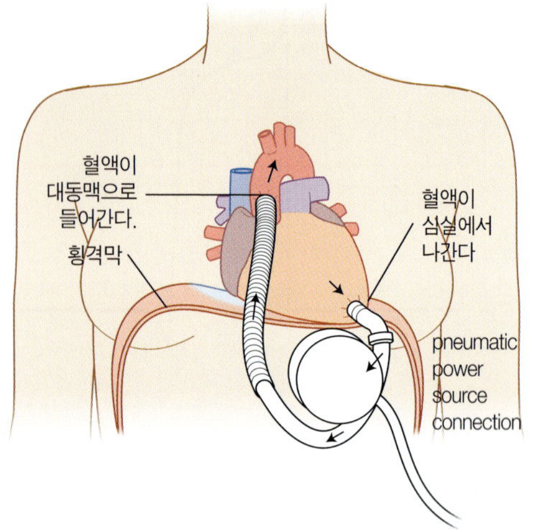

그림 8-7 Heartmate 1000 LVAD system

battery pack을 가지고 환자가 보행하는 것이 가능하다.

1.8~2 L/min/m^2 미만일 때 적용한다. 특히 심장이식을 기다리는 동안 장기적인 사용목적으로 쓰이는 경우 퇴원하여 재활이 가능하게 고안된 장치를 사용하게 된다.

체표면적이 1.3m^2 미만, 심장과 무관한 신장 혹은 간부전, 치료할 수 없는 전이성 암일 때는 심실보조장치를 적용하는 것이 금기이다.

3) 절차

용량 또는 압력을 조절하거나, 심박출량을 증가시키기 위해 장치를 조정하여야 하며 이는 의사에 의해 행해진다.

장치 적용시 충분한 충만 또는 박출을 위해 심실보조장치를 사정해야 한다. 불충분한 충만은 저혈량, 출혈, 우심부전, 압전, 불충분한 약물보조, 심실보조장치 도관의 잘못된 위치, 도관 흐름의 막힘, 불충분한 진공상태, 또는 부정맥으로 인한 것일 수 있다. 삽입후 올바른 위치를 x-ray로 확인한다.

2. 간호

폐동맥압, 심박출량, 심장지수, 전신저항 등의 혈역학적 사정을 자주 시행하며, 의식수준, 활력징후, 사지 순환, 소변량, 심음, 폐음 등을 사정한다.

심실보조장치 삽입 주변 부위를 2시간마다 사정하여 혈종과 출혈 여부를 관찰하고 각종 검사수치를 확인한다. 심실보조장치의 삽입과 제거는 대부분 수술장에서 이루어지게 되므로 심실보조장치를 가지고 수술장에서 나오면, 환자가 의식이 깨고 난 이후 신경계에 대한 사정을 하며, 보통 의식이 깨는 것을 확인한 이후에는 환자가 움직여 도관이 꼬이거나 위치 이상이 되지 않도록 환자를 진정(sedation)시킨다. 심실보조장치를 가진 환자는 흉골을 열어놓은 상태로 커다란 도관이 피부를 통과하기 때문에 감염관리가 특히 중요하므로 드레싱을 철저히 하며, 출혈, 혈전(thrombi), 가스교환 장애등의 합병증 에 대한 세심한 관찰이 요구된다. 승압제의 투여와 IABP 보조로 상태가 유지될 정도로 심실 기능이 좋아지면 심실보조장치를 제거한다.

III. 체외막 산소화 장치

1. 적용

체외막 산소화 장치(extracorporeal membrane oxygenation system, ECMO)는 말기 심부전 혹은 호흡부전 환자들을 대상으로 개흉술 없이 막형 산화기를 사용하여 장기간의 체외순환을 유지해 주는 장치이다.

ECMO는 보통은 경정맥(jugular vein) 혹은 대퇴정맥(femoral vein), 대퇴동맥(femoral artery) 등을 통하여 삽관하게 되며 이점이 흉곽내의 도관삽입이 필요한 일반 심폐기와 다르다. 중환자실에서 국소마취하에 시행하는 경우가 대부분으로 체외생명보조장치(Extra Coporeal Life support, ECLS), 경피적 심폐보조장치(Percutaneous CardioPulmonary Support, PCPS)라고 한다.

체외막 산소화 장치(ECMO)의 목적은 조직으로 산소를 공급하고 조직의 이산화탄소를 제거하는 것이며 호기성 대사를 지속시키는 것이며 말기 심폐 부전 환자들의 자체 치유과정을 거칠 수 있도록 심폐 보조를 해주기 위해 이용된다.

2. 원리

체외막 산소화 장치를 통해 혈액이 산화되는 과정은 배액과 가스교환, 관류 3단계로 나누어져있다. 펌프를 이용해 정맥혈이 배액되고 혈액이 산화기를 지나면서 산소가 공급되고 이산화탄소가 제거된다. 산화된 혈액은 다시 정맥이나 동맥을 통해 관류된다.

1) 배액과 관류

배액과 관류가 이루어지기 위한 두 개의 도관(cannula)가 필요하다. 두 개의 도관은 정맥에서 배액되어 정맥 혹은 동맥으로 관류되는데 관류의 타입은 환자의 ECMO 적응증에 따라 타입이 정해지게 된다. 심폐기 이탈에 실패하거나, 양쪽 심실부전이 있으면서 가역적인 심장 기능 저하가 있는 환자에게 순환과 호흡을 제공하기 위해 동정맥관류(veno-arterial perfusion)를 사용한다. 성인성 호흡곤란증후군이나 폐이식과 같은 만성적인 문제가 있을 때는 호흡보조를 하기 위해 정정맥관류(veno venous perfusion)가 선호되며 이때에는 순환지지 제공을 하지 않는다(**그림 8-8**).

2) 가스교환

펌프(pump)는 혈액을 산화기로 보내는 회로의 심장 구실을 하며 산화기(Oxygenator)는 혈액을 산소화시키고 이산화탄소를 제거하는 역할을 한다. 산화기의 반투과성막을 기준을 하여 가스의 분압차에 의해 가스교환이 일어난다. 산화기와 연결된 산소 농도와 가스 유량을 정할 수 있는데 산소 농도(FiO_2)는 ECMO가 산화기에 제공하는 산소의 농도로 산소(O_2) 교환과 관련이 있으며 가스유량(O_2/Air)는 산화기에 흐르는 가스의 유량으로 이산화탄소(CO_2) 배출과 관련이 있다.

3. 적응증

체외막 산소화 장치의 적응증으로는 크게 호흡기능을 보조하거나 순환기능을 보조하는 것으로 나눌 수 있다. 심각한 호흡기능 장애, ARDS(adult respiratory distress syndrome), 심근경색증, 심근염, 심장 수술 후 심폐보조를 위해 적용된다. 그 외에도 태변흡인증후군(meconium aspiration

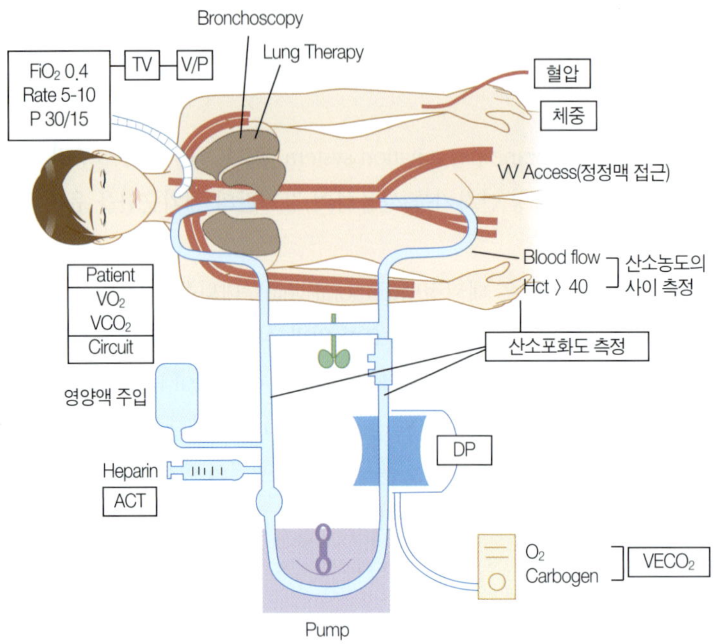

그림 8-8 정정맥 삽관(venovenous cannulation)를 이용한 체외막산화장치(ECMO)

주로 우측 경정맥을 이용하여 우심방에 관을 꽂아 혈액을 배액한다. 혈액은 자가조절되는 펌프를 직접 통과한다. 이때 막을 지나가며 산소, 이산화탄소, 수증기의 교류가 일어나는데 이 장치를 산화기(oxygenator)라고 부르며, 동맥화된 혈액은 환자에게 되돌아온다.

syndrome), 선천성 횡경막탈장, 패혈증 등이 있다. 이 중 심장수술과 관련되어 ECMO를 심장 수술 전 심폐보조 목적으로 사용하는 것에 관해서는 아직 이견이 많다. 그러나 심장수술 직후 수술 교정에 이상이 없는 상태에서 최대한의 약물치료로도 심폐기 이탈이 어려운 경우에 적용할 수 있다. 일반적인 심실보조장치에 비해 ECMO는 심실 보조가 가능하고 전신적인 산소화 상태를 개선시켜 줄 수 있는 이점이 있다. 수술 후에 점진적으로 저심박출량이 오는 경우에도 사용될 수 있으나 아직 객관적인 적용기준은 없다.

4. 합병증

체외막 산소화 장치의 합병증은 환자당 2.7개(ELSO, 2005)로 흔히 나타난다. 합병증에는 기계적 합병증과 생리학적 합병증이 있다. 기계적 합병증으로는 회로 내 응괴가 발생하는 것이 가장 흔하며 카테터 위치의 문제, 산화기의 부전, 펌프 이상 등이다. 생리학적 합병증은 뇌경색과 두 개내 출혈, 간질 발작이 가장 흔하며 출혈성 경향, 고혈압, 신부전 등이 있다. 그 외 하지의 순환장애(허혈), 용혈 등이 있다.

5. 간호

ECMO 적용시 항응고치료를 하게 되는데 이는 만약 혈액응고에 대한 적절한 예방이 이루어지지 않으면 혈전이 생기면서 환자에게 치명적인 결과를 가져오게 되기 때문이다.

환자의 폐는 최소한의 호흡 보조만이 필요하며 Rest setting(일회호흡량: 6~8ml/kg, 호기말양압-

PEEP : 8~15cmH_2O, Peak airway pressure 30cmH_2O 이하, 호흡수 8~10회/분)시켜 무기폐 및 폐렴을 예방하기 위해 정기적으로 팽창시킨다. 폐를 FiO_2 50%로 환기시키며, 좌심실로부터 방출되는 혈액의 동맥혈 산소포화도가 90%이상 유지할 수 있도록 충분한 산소를 공급해야 한다. 만일 산화되지 않는 혈액이 좌심실로부터 나와 관상동맥으로 공급된다면, 이미 손상된 심근에 저산소증으로 인한 손상(hypoxic damage)까지 더하게 된다.

도관 및 각종 연결선과 폐 상태를 확인하기 위한 흉부 방사선 촬영, 심전도, 동맥압, 폐동맥압, 중심정맥압을 비롯해 혈액검사, 소변, 수분섭취 및 배설정도 등을 감시한다. 대개는 ECMO가 사용되는 동안 광범위 항생제를 사용하며, 감염관리에 유의하여야 한다. 또한 도관이 삽입된 다리의 순환을 시간마다 확인한다. ECMO 초기 조직에 부종이 생기거나 핍뇨 발생이 흔하며 신부전이 발생하면 혈액여과술(ultrafiltration)이나 혈액투석(hemodialysis) 장치에 포함시켜서 할 수 있다.

참·고·문·헌

- 김형묵(1997). 심장수술 환자의 처치와 간호, 고려의학.
- 남용택(1996). 최신 중환자 의학, 아카데미아.
- 이원로(1998). 임상 심장학, 고려의학.
- 중환자 간호 분야회(2003). 중환자 간호 매뉴얼, 군자출판사.
- Argenziano M, Chouri AF, Oz MC, Rose EA, Smith CR, Landry DW(1997). A prospective randomized trial of arginine vasopressin in the treatment of vasodilatory shock after left ventricular assist device placement. Circulation, 96(suppl II); II-286-90.
- Argenziano M, Oz MC, Rose Ea(1995). The continuing evolution of mechanical ventricular assist devices. A Heart J, 129;173-7.
- Bestsy A. Finkelmeier(2000). Cardiothoracic Surgical Nursing, Lippincott 2nd edition.
- Cumins RO, ed(1994). Textbook of advanced cardiac life support. American Heart Association.
- Doyle AR, Dhir AK, Moors AH, Latimer RD(1995). Treatment of perioperative low cardiac output syndrome, Ann Thorac Surg, 59:S3-11.
- Henry edmunds(1997). Cardiac surgery in the Adult, McGraw-hill.
- Marguerite R, Kinney RN(1997). Comprehensive Cardiac Care, Mosby.
- Pennington DG, ed(1994). Mechanical circulatory support. Semin Thorac Cardiovasc Surg, 5:129-94.
- P.L. Swearingen, J.H.Keen(2003). Manual of Critical Care Nursing, Mosby 4th edition.
- R.M.Bojar(1999). Manual of Perioperative Care in Cardiac Surgery, Blackwell Science, Inc.3rd edition.
- Romeshan Sunthareswaran(2000). Mosby' s Crash Course Cadiovascular System, Mosby 2nd edition.
- Torchiana DF, Hirsch G, Buckley Mj, et al(1997). Intraaortic balloon pumping for cardiac support, Thoracic cardiovasc surg, 113:758-69.
- William A. Baumgartner(1994). Cardiac surgical care, Mosby.

Chapter 09

심혈관계에 작용하는 약물

학습목표

1_ 심혈관계에 작용하는 약물의 약리작용을 설명한다.

2_ 심혈관계에 작용하는 약물의 임상에서의 투여방법을 제시한다.

3_ 심혈관계에 작용하는 약물의 임상에서의 이용에 대해 설명한다.

4_ 심혈관계에 작용하는 약물의 부작용 및 약물 상호작용에 대해 설명한다.

I. 승압제

승압제(inotropics)는 심장의 수축력을 증가시켜 주므로 저심박출량이나 심인성 쇼크 상태의 환자 치료에 사용되며, **표 9-1**과 같이 분류된다. 승압제는 크게 교감신경계나 adrenergic 수용기를 자극하는 약물, phosphodiesterase inhibitors와 기타 여러 약물로 분류할 수 있으며, 약물마다 심장과 전신에 미치는 효과가 다르다. 정맥 주입시에는 중심정맥관을 사용하여 약물주입펌프로 정확히 투여하도록 권장하며, 혈역학적으로 지속적인 감시가 요구된다.

1. 아드레날린수용체(adrenergic receptor)

심장에는 자율신경계의 교감신경계와 부교감신경계가 모두 분포 되어 있으나 특히 심혈관계기능을 의미있게 통제하는데 있어서 교감신경성(sympathetic) 혹은 아드레날린성(adrenergic) 자극이 매우 중요하다. 심장에 대한 부교감(parasympathetic)신경의 작용은 미주신경(vagus nerve)을 통하여 일어난다. 부교감신경의 작용은 심박수를 느리게 하며, 혈관의 평활근에 대한 통제 역할은 없다고 한다. 심장의 교감신경 섬유는 동방결절, 방실결절과 심근에 넓게 분포되어 있고 교감신경계가 흥분하면 심박수와 심장의 수축력이 증가한다. 아드레날린 수용기는 α_1, α_2의 α아드레날린 수용기, β_1, β_2의 β아드레날린 수용기와 dopamine 수용기로 구성되어 있으며 심혈관계에 대한 약물작용의 효과는 **표 9-2**와 같다.

표 9-1 흔하게 사용되는 승압제(Inotropics)와 혈관이완제(Vasodilators)

약물	농도*	주입속도
Inotropics		
Amrinon	250mg	5~10 μg/kg/min
Dobutamine	250mg	2~10 μg/kg/min
Dopamine	200mg	1~2 μg/kg/min(dopaminergic) 2~7 μg/kg/min(β) 〉7 μg/kg/min(α, β)
Epinephrine	2mg	0.01~0.1 μg/kg/min
Isoproterenol	2mg	0.01~0.1 μg/kg/min
Milrinone	50mg	0.375~0.75 μg/kg/min
Norepinephrine	2mg	0.05~0.2 μg/kg/min
Vosodilators		
Nitroglycerin	50mg	0.1~5 μg/kg/min
Nitroprusside	75mg	0.1~10 μg/kg/min

* 250ml solution에 녹은 약물의 양

표 9-2 심혈관계기능에 영향을 주는 아드레날린 수용기

수용기	부위	자극에 대한 반응
α_1	혈관평활근 심근	혈관수축 승압작용(positive inotropics)
α_2	Presynaptic nerve terminals	Norepinephrine 방출을 억제
β_1	심근	승압작용(positive inotropics) 심박동증가(positive chronotropics)
β_2	혈관평활근 기관지평활근	혈관이완 기관지이완
Dopaminergic	혈관평활근	혈관이완

1) Epinephrine

(1) 약리작용

에피네프린은 α와 β adrenergic 수용체 모두 강력한 자극제이며 강력한 혈압상승효과가 있는데, 특히 수축기혈압의 증가가 확장기혈압의 증가보다 더 크기 때문에 맥압이 상승한다. 에피네프린은 심장에서 α_1수용체를 흥분시켜 수축력 증가, 심박동수의 증가 및 현저한 정맥수축이 일어나며 심장의 방실결절과 퍼킨예 섬유에서 전도를 증가시킨다. 또한 에피네프린을 소량(0.1 μg/kg) 투여하면 골격근에 있는 혈관의 β_2수용체에 대한 현저한 작용으로 인하여 강력한 기관지 확장작용 및 말초저항이 감소되고 이완기 혈압은 떨어진다.

(2) 투여방법

경구 투여하면 효과가 없으며 피하 주사시에는 혈관수축을 일으켜 흡수가 느리고, 비교적 농도가 높게(1%) 분무하거나 흡입하게 되면 약의 작용은 기도에 한정된다. 용량은 1mg/250ml의 농도로 혼합하여 1 μg/min(대략 0.015 μg/kg/min)으로 정맥 주입하고, 심정지시 1:10000 용액을 3~5분 간격으로 IVS하고, 기관지 경련시 20~30분 간격으로 같은 용량을 피하 주사한다. β-Adrenergic효

과를 위해 0.02μg/kg/min 이하로, α-Adrenergic 효과를 위해 0.05~0.07μg/kg/min의 용량으로 쓰며 혈압상승을 위해 0.5μg/kg/min 이상 쓰기도 한다. 인체에 투여한 대부분의 에피네프린의 대사산물은 소변을 통해 배설된다.

(3) 임상이용

인체에서 에피네프린과 노르에피네프린 그리고 이소프로테레놀의 정맥내 주입효과를 비교해보면 그림 9-1과 같다. 에피네프린은 주로 세동맥과 전모세혈관 괄약근에 작용하여 혈관수축효과를 일으키나 뇌세동맥에 대한 수축작용은 거의 없다. 심정지(cardiac arrest), 패혈쇼크(septic shock), 심장성쇼크(cardiogenic shock), 심장 수술 후, 심장 수축력과 평균 혈압을 올리기 위하여 사용하거나 가역적인 기관지 경련시 또는 이의 예방적인 목적으로 사용한다.

(4) 부작용 및 약물 상호작용

심실성 부정맥을 악화시키고 심근 산소 요구도가 증가하기 때문에 심근 허혈이 올 수 있다. 또한 실수로 너무 빨리 정맥내로 투여되었을 때, 급격한 혈압 상승으로 인하여 뇌출혈을 일으킬 수 있다. Sodium nitroprusside와 같은 속효성 혈관 확장제는 에피네프린 대량 사용에 의한 심한 승압효과를 억제할 수 있다. 만성천식환자와 정도가 심한 폐기종 환자에게는 에피네프린을 매우 주의하여 투여하여야 한다.

2) Dopamine

(1) 약리작용

내인성 catecholamine인 dopamine은 norepinephrine의 대사 전구체로서 중추의 신경전달체이다. 심혈관계에 대한 작용은 도파민 수용체와 α, β수용체의 각기 서로 다른 수용체를 통하여 나

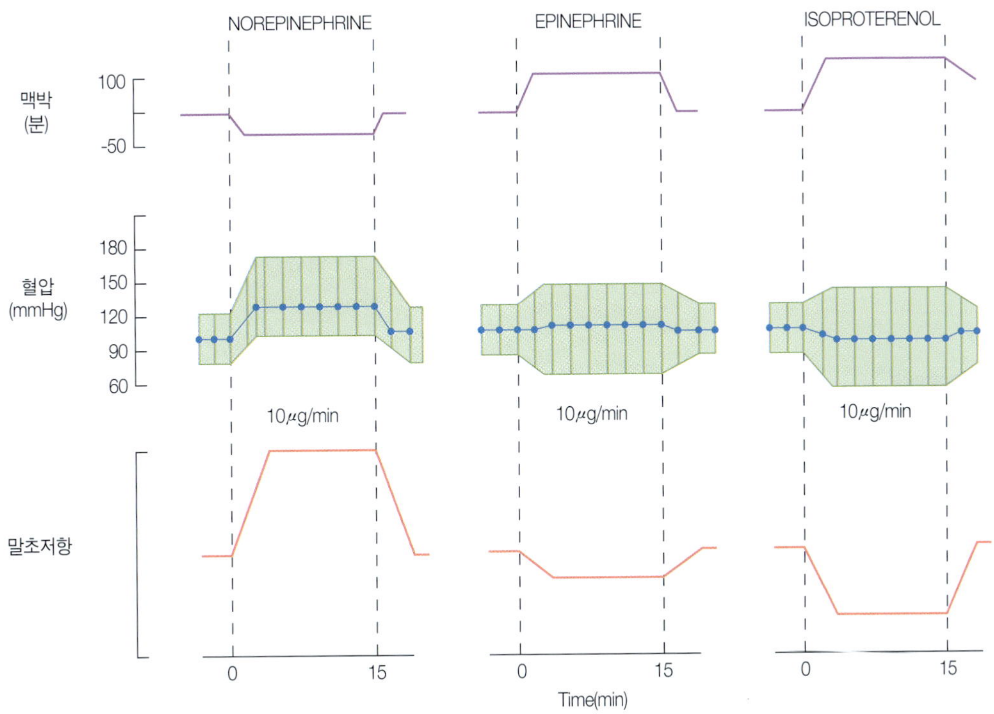

그림 9-1 Norepinephrine, epinephrine 및 isoproterenol 정맥 투여의 효과

타날 수 있으며 이들 수용체에 대한 dopamine의 친화성은 차이가 있다. 소량의 dopamine을 정맥내로 주입하면 사구체 여과율, 신혈류 및 Na^+배설이 증가한다. 고용량의 dopamine은 β_1수용체에 작용함으로써 심근에 대하여 positive inotropic 효과를 나타내며, 고농도의 도파민은 혈관벽의 α_1아드레날린성 수용체를 자극하므로 혈관을 수축시킨다.

(2) 투여방법

Dopamine은 단독 주입하며, 가능하다면 중심 정맥관을 사용해 주입한다. 만약 말초 정맥 이용시 약이 새는 경우는 괴사(necrosis)가 발생할 수 있으며, 만일 괴사가 생기면 즉시 Phentolamin(작용기간이 짧은 α차단제)을 주사한다.

용량을 내릴 경우 15~30분 간격으로 1~5 μg/kg/min 씩 낮추며 5 μg/kg/min 이상 낮출 경우 혈압이 갑자기 저하될 수 있다. 고용량에서 산소 소비량이 증가하고, 관상동맥 질환에서 심근허혈이 올 수 있으며 또한 0.5~2.0 μg/kg/min의 저용량에서 혈관확장과 저혈압이 발생한다.

(3) 임상이용

심인성 또는 혈액량 감소성 쇼크 등과 같이 신기능의 장애를 수반하는 심박출량 저하 상태의 환자에게 유용하게 사용될 수 있다(**표 9-3**). Dopamine은 수축기압과 맥압은 현저하게 상승시키지만, 이완기혈압에는 거의 효과가 없거나 경미하게 상승시킨다.

(4) 부작용 및 약물 상호작용

Dopamine은 알칼리 용액에서(예: sodium bicarbonate) 작용하지 않는다. aminophylline, calcium choloride, dobutamine, heparin, lidocaine, potassium chloride, Epinephrine isoproterenol과 함께 투여해도 된다. Dopamine과 혈관확장제의 병용은 심박출량을 더욱 증가시키고 폐동맥쐐기압(pulmonary capillary wedge pressure, PCWP)을 감소 시킬 수 있다. 그러나 부정맥을 유발시킬 수 있으며 오심, 구토, 두통, 안절 부절, 진전이 나타날 수 있고 다른 교감신경계의 약과 함께 투여하면 부작용을 증가시킨다.

3) Dobutamine

(1) 약리작용

β_1수용체에 대한 선택성이 크며, α 및 β아드레날린성 수용체에 직접 작용한다. Dobutamine은 심장 수축력과 일회박출량(stroke volume)을 증가시켜 심근의 혈류를 개선시키나 방실전도를 증

표 9-3 용량에 따른 dopamine의 심혈관계 효과

용량(μg/kg/min)	수용기	임상적인 효과
0.5 - 2.0	Dopamine	신혈류와 MBF ↑, 이뇨작용
2.0 - 7.5	Dopamine/β	RBF, MBF, 심박출량 ↑ PCWP ↓ 가능성있음.
7.5 - 2.0	Dopamine/β	SVR, PVR ↑ 다양한 심박출량,신혈류, PCWP의 변화
>20.0	α(primary) β(secondary)	SVR, PVR ↑ PCWP ↑ 심박출량, 신혈류, MBF ↑

MBF, Mesentery blood flow; PCWP, pulmonary capillary wedge pressure; SVR, systemic vascular resistance; PVR, peripheral vascular resistance

가시켜 심박수도 증가하므로 심방세동이 있는 환자에게는 사용을 피하는 것이 좋다. 전신혈관저항(SVR)과 폐혈관저항(PVR) 감소시키고 dopamine, isoproterenol, norepinephrine, epinephrine보다 심근산소 요구량은 적게 하나, 환자에 따라서 현저한 심박동수 증가나 수축기압 증가를 일으킬 수 있다.

(2) 투여방법

정맥주입을 하며 2.5~5.0 ㎍/kg/min으로 초기 용량을 시작하여 기본 심박수보다 10% 이상이 증가하면 잠재적 심근산소 소비량 증가를 고려해서 신중히 증량한다. 50 ㎍/kg/min까지도 쓸 수 있으나 2.5~20 ㎍/kg/min에서 대체로 효능을 나타낸다.

(3) 임상이용

심각한 심부전으로 인한(특히 심근대상부전) 쇼크의 응급 치료시 쓴다. 관상동맥우회술이나 좌심실 기능 부전시 dobutamine은 일박출량을 개선하고 후부하(afterload)를 감소시킨다.

(4) 부작용 및 약물 상호작용

일부 환자에서 투여 72시간 후 내성이 생길 수 있다. 심박수와 혈압을 증가시키고 부정맥이 나타날 수 있으므로 혈역학적 감시를 지속적으로 해야 하며 부작용이 나타났을 경우에는 용량을 줄여야 한다. 또한 오심, 두통, 호흡곤란 등이 나타날 수 있다.

4) Norepinephrine

(1) 약리작용

교감신경계의 신경전달체이며 epinephrine 생합성의 전구체이다. α수용체일 뿐만 아니라 β수용체를 자극시킨다. 소량에서 주로 β_1 adrenergic 효과를 내어 심근수축력이 증가하며 α아드레날린 흥분효과로 폐혈관저항(PVR), 평균동맥압(MAP)이 증가하고 폐혈관저항의 증가로 심박출량은 변하지 않거나 감소한다. 관상동맥혈류는 증가시키나 신장의 혈류와 대뇌, 내장, 골격의 혈류를 감소시킨다.

(2) 투여방법

4~8mg을 250ml 수액에 혼합하여 사용하며, 유지용량은 2~24 ㎍/min으로 사용한다.

혈역학적 감시를 하면서 주입하여야 하며 가능하다면 중심정맥관으로 주입해야 한다. 말초혈관 사용시 약물이 새는 경우 괴사가 올 수 있다. Norepinephrine은 dopamine과 병용하면서 가능하다면 신속히 끊는다.

(3) 임상이용

저혈압, 패혈증으로 인한 쇼크, 심인성 쇼크에 주로 사용하며 혈량이 적정함에도 불구하고 낮은 체저항을 동반한 저혈압에 쓴다.

(4) 부작용 및 약물 상호작용

혈량이 적절할 때 사용하며 저혈량일 때는 심장에 부담을 주어 허혈을 초래한다. 불안, 호흡곤란, 일시적 두통, 과용량 사용시 고혈압과 동반된 두통, 구토, 부정맥의 악화, 서맥 혹은 빈맥이 나타난다.

5) Isoproterenol

(1) 약리작용

β-adrenaline 효능제로서 모든 β수용체에 강력한 작용을 하여 심장의 β_1, 평활근과 기관지의 β_2 수용체를 자극한다. 기관지 평활근, 골격근, 혈관계, 위장 평활근을 이완시키며 심박동수를 증가시키고 심근 수축력과 전도성을 증가시킨다. 또한 폐혈관저항과 이완기 동맥압을 감소시키고 심박출량과 수축기압을 증가시키며 평균동맥압과 이완기압은 감소시킨다. 또한 심근의 산소소비량을 증가시킨다.

(2) 투여방법

4mg/250ml으로 혼합하여 사용하며, 10mg/250ml 이상으로는 농축시키지 않는다. 혈역학적 효과는 0.5~20 μg/kg/min의 용량에서 나타나고 약효는 투여 후 15~30분 후부터 나타나며 이때부터 약 용량을 변화시킬 수 있다.

(3) 임상이용

Isoproterenol은 동성서맥(sinus bradycardia)이나 방실전도장애(AV block)일 때 방실전도를 증가시켜 동방결절의 작용을 증대시킨다. 심인성 쇼크일때 심박출량을 증가시키며 말초혈관수축을 감소시키나, 급성 심근경색증으로 인한 심인성 쇼크의 치료에는 쓰이지 않는다. 기관지경련 폐질환의 경우에는 기관지를 이완시켜 호흡을 돕는다.

(4) 부작용 및 약물 상호작용

심근의 산소소모량을 증가시켜 심근허혈을 가져올 수 있으며 동성빈맥(sinus tachycardia), 조기심실수축(premature ventricular contraction), 심실성 빈맥(ventricular tachycardia), 심실세동(ventricular fibrillation)등의 부정맥이 흔하게 나타난다.

저혈량에서 혈관이완 효과로 저혈압을 유발시키며 두통, 홍조, 협심증, 오심, 진전, 현기증, 허약, 발한 등이 나타날 수 있다. 관상동맥질환의 증상이 있는 환자나 비대성 심근질환 또는 부정맥이 있는 환자의 경우 부작용이 나타날 수 있다.

6) Phenylephrine

(1) 약리작용

강력한 α_1수용체 흥분제로 α수용체를 직접 자극하여 혈압과 전체 폐혈관저항을 증가시키며 생체기관, 피부, 골격근의 혈류를 감소시킨다. Phenylephrine의 주작용은 말초동맥에 대한 작용으로 수축기압과 이완기압을 상승시키며 에피네프린의 반응보다 지속적이며 정맥내로 투여시 20분, 피하주사시 50분 정도 그 효과가 지속된다. Phenylephrine의 승압반응과 동반하여 반사성 서맥이 현저하게 나타난다.

(2) 투여방법

5~20mg을 250ml의 수액에 혼합하여 사용하며 혈압이 낮은 환자에게 지속적 주입시 유지용량은 0.04~0.06mg/min으로 하여 0.1~0.2mg/min까지 쓸 수 있다. 심실상빈맥(supraventricular tachycardia) 치료시에는 0.5~1mg을 주입한다.

(3) 임상이용

신경절 차단제나 척추마취후 말초혈관확장으로 인한 저혈압 치료시, 심근비대 환자의 좌심실 폐색으로 인한 저혈압 치료시에 효과적이다. 심인성 쇼크에는 쓰지 않는다.

(4) 부작용 및 약물 상호작용

과용량에서 두통, 과다한 혈압상승, 서맥, 구토, 안절부절, 불안, 신경증 등이 나타난다. 혈압이 높은 환자의 발작심실상성빈맥(paroxysmal supraventricular tachycardia, PSVT) 일 때는 쓰지 않는다.

2. Phosphodiesterase 억제제: Amrinone, Milrinone

1) 약리작용

Amrinone과 milrinone은 심근세포의 phosphodiesterase를 억제하고 심근의 칼슘농도를 증가시키며 체저항과 폐동맥쐐기압을 감소시키고 심박출량과 신혈류를 증가시키고 혈관을 확장시킨다.

Amrinone과 milrinone은 승압제이지만 dobutamine보다 심근 산소 요구량을 증가시키며 독성 때문에 이차적으로 선택해 사용하는 약이다.

2) 투여방법

Amrinone은 half-saline 이나 생리식염수에 혼합하여 3mg/ml 또는 이하로 희석한다.

Amrinone은 0.75mg/kg을 5~30분 동안, milrinone은 50mg/kg을 10분 이상 초기용량을 부하(loading) 하며 부하 용량주입 5~6분 후 최고 효과를 나타낸다. 유지용량은 amrinone 5~20μg/kg/min, milrinone은 0.375μg/kg/min이다. Milrinone은 신장에서 배설되므로 신장 기능 저하시 용량을 감소시킨다. 투약 중단 후 효과 지속시간은 60~90분이다.

3) 임상이용

디지털리스, 이뇨제 또는 혈관확장제에 반응이 없는 울혈성심장기능상실과 심인성 쇼크에 쓰며 dobutamine, dopamine과 병용시 승압 효과가 뛰어나다.

4) 부작용 및 약물 상호작용

Amrinone은 4%이상의 환자에게서 무증상의 혈소판 감소증이 나타나며 투여중단 2~7일 후 혈소판 수치는 정상으로 돌아온다. Milrinone에서는 1%의 환자에게서 같은 상태가 나타날 수 있다. 12%의 환자에게서 심실성 부정맥이 나타나며(8%는 조기심실수축, 4%는 심실성 빈맥) 오심, 두통, 저혈압, 간 효소치의 증가가 나타난다. 반감기가 길어 용량 증감시 주의를 요한다.

3. Digitalis

1) 약리작용

Digitalis 강심 배당체는 강력한 심근수축 증가작용을 갖는 심부전증 치료제로서 심실수축력과 심박동수의 변화뿐만 아니라 자율신경계와 혈관 평활근에 영향을 미친다. 세포내의 칼슘농도를 높임으로써 심근의 수축력을 증가시키고, 심근섬유의 장력발생능력과 수축능력을 향상시킨다. 또한 심장의 퍼킨제섬유의 자동능과 방실결절의 전도를 저하시킴으로써 전기적 활동의 전도속도를 감소시키며 미주신경의 활동성을 증가시킨다.

2) 투여방법

Digoxin은 배설 반감기가 평균 1.6일로 길기 때문에 충분한 치료 효과를 빨리 얻고 싶으면 초회 용량을 대량으로 줄 필요가 있는데, 이런 초기 부하용량을 digitalis화 용량(digitalizing dose)이라고 부른다. Digoxin은 경구투여시 위장관 상태에 따라 흡수 정도가 다르나 경구 투여 후 2~3시간 내에 최고치에 이르며 최대효과는 4~6시간 내에 나타난다. 성인의 경우 정맥 투여시 0.5mg을 투여한 후 4~6시간 간격으로 0.25mg을 투여하여 총 부하용량 1.0~1.25mg을 투여한 후, 매일 1회 유지용량으로 0.125~0.25mg을 투여하여 1~2 ng/ml의 치료적인 농도를 유지하도록 용량을 조절한다. 주로 신장에 의해 배설되며 혈관확장제 투여와 같은 신장 혈류를 변화시키는 치료시 주의해야 한다.

3) 임상이용

심부전 환자에서 순환을 개선시키는 목적이나 심방세동(atrial fibrillation, Af) 또는 심방조동(atrial flutter, AF)환자에서 심실박동을 지연시키는 목적으로 사용한다. Digitalis는 심방세동 그 자체를 없애기보다 심실속도를 줄이기 위해 사용하며 용량은 심실속도를 휴식 중에 분당 60~80회의 범위안에 유지 되도록 조절한다. 이 외에도 Digitalis는 미주신경자극을 통하여 발작성 심실성빈맥을 억제할 수 있다.

4) 부작용 및 약물 상호작용

Digitalis의 독성(toxicity)은 그 발생 빈도가 높고 치명적일 수 있다. 중독을 유발하는 흔한 원인중의 하나는 포타슘(K^+) 고갈을 일으키는 이뇨제의 병합투여이다. 부작용은 다양하며 체내 거의 모든 장기를 침범하지만 가장 중요한 독작용은 심장에 대한 독작용이다. 독작용을 일으키는 혈중농도에서 전형적으로 심장리듬 장애와 완전 방실차단을 포함한 방실전도장애를 일으킨다. 이외에도 식욕부진, 오심, 구토, 두통, 피로, 시각장애 등이 디지털리스 중독시 나타나는 증상이다. Digoxin과 quinidine은 중요한 약물 상호작용을 나타내며 두 약물을 동시에 투여하면 혈장내 digoxin의 농도가 2~4배 증가한다. 그 외에 verapamil, amiodarone을 병용하게 되면 혈중농도에 영향을 줄 수 있으며, 이뇨제나 amphotericin B 사용시 저칼륨혈증을 일으켜 digitalis중독을 촉발할 수 있으므로 유의해야 한다.

II. 항고혈압제와 혈관이완제

1. Nitrates

1) 약리작용

Nitroglycerin, isosorbide mononitrate, isosorbide dinitrate로 분류된다. Nitrates는 특히 혈관평활근을 이완시켜 협심증에서 1차적으로 선택되는 약으로 정맥 확장제일 뿐 아니라, 고용량에서는 동맥을 확장시킨다.

말초혈관의 확장으로 말초저항이 감소되어 간접적으로 좌우심실의 확장기압이 감소되고, 정맥으로부터의 혈액유입이 현저히 감소된다. 따라서, 심박출량이 감소되고 심장작업량이 감소한다. 맥박은 혈압 하강으로 인한 반사기전으로 약간 증가되든지 혹은 영향이 없다.

혈압은 현저히 하강하며, 수축기압이 확장기압보다 더 많이 하강하여 맥압이 감소되고 산소요구량도 감소된다. 관상혈관에 대해서는 선택적으로 큰 혈관을 확장시켜 관상 혈류를 증가시키고, 관상혈관을 지속적으로 확장시킬 뿐만 아니라 측부 혈관을 지속적으로 확장시켜 심근혈류 재조정이 이루어진다.

2) 투여방법

고농도 축적시 특이한 부작용을 호소할 수 있다. 개인의 약물학적 반응을 고려하여 적정용량을 적정시간 동안 투여하며 협심증과 심부전시 고용량이 필요할 수 있다.

설하 투여시 혀에 작열감각(burning sense)을 느낄 수 있으며 종종 두통이 온다. 협심증으로 인한 통증 시 5분 간격으로 설하 투여 한다.

환자의 반응을 관찰하면서 서서히 약 용량을 최고로 증량한다. 시작 용량은 5~10㎍/min으로 통증경감을 위해 3~5분마다 적정용량으로 조절하며 수축기혈압을 90mmHg 또는 그 이상으로 유지한다. Nitroglycerin정은 본래의 약병에 보관하여야 하며, 사용 후 단단히 밀봉하여 시원하고 어두운 곳에 보관하여야 한다.

3) 임상이용

Nitroglycerin은 빠른 작용 발현으로 심근 산소 요구량을 감소시키고 관상혈관을 확장시켜 급성 협심증 치료에 매우 효과적이다. 안정성(stable), 불안정성(unstable), 이형성(variant) 협심증 치료에 효과적이며 칼슘통로 차단제 또는 β차단제와 함께 사용시 협심증성 통증을 감소시킨다. 급성심근경색 치료시 허혈부위의 혈류를 개선하고 전부하를 감소시키므로 심부전환자의 폐울혈(pulmonary congestion) 치료에 효과적이다.

4) 부작용 및 약물 상호작용

기립성 저혈압, 어지럼증, 두통, 빈맥, 오심이 나타나며 급격한 투여중단은 폐울혈과 협심증을 악화시킨다. Patch 사용 시 40%의 환자에서 피부반응이 나타나며, 연고제제는 피부에 발진과 자극을 일으키므로 부위를 바꾸어가며 적용한다. 고용량에서 메트 헤모글로빈혈증이 나타난다.

2. Nitroprusside sodium

1) 약리작용

자율신경계에 의존하지 않고 혈관 평활근에 직접 작용하는 혈관확장제로 동맥과 정맥을 모두 확장시켜 전부하(preload)와 후부하, 폐동맥쐐기압을 감소시킨다. 심박출량을 증가시키고, 체저항을 감소시키므로 정상 심장에서는 혈압저하와 빈맥이 나타난다.

2) 투여방법

Nitroprusside sodium은 비경구용으로만 쓰이는데 모든 정맥주입 용액에 희석해서 쓸 수 있으며 수분제한 환자를 위해 농축할 수 있고 광선에 의해 분해되기 때문에 차광하여 사용한다. 유지용량은 0.5~10μg/kg/min으로 하며 주입용량은 환자의 반응을 보면서 약물주입펌프를 통하여 주의 깊게 조절한다.

작용시간이 짧기 때문에(3~5분) 적정용량을 주입하는 것이 용이하다. 빠르게 주입시 오심, 가려움, 발한, 안절부절, 두근거림과 두통이 발생한다.

3) 임상이용

효과가 빠른 정맥주사용 항고혈압제로 고혈압위기와 심한 불응성 울혈성 심부전에 쓴다. 폐동맥쐐기압이 높을 때, 수축기 혈압이 90mmHg이상의 환자에게 효과가 있다.

4) 부작용 및 약물 상호작용

빈맥, 저혈압, 복통, 오심, 안절부절, 두통이 나타나며 신기능부전 환자나 14일 이상의 오랜 치료 시에는 cyanide와 thiocynate이 축적된다. 독성의 증상은 피로, 식욕부진, 오심, 두통, 혼돈, 근육경련이 있으며 심한 독성으로 빈맥, 의식변화, 간질, 대사산증, 혼수 상태를 초래할 수 있다.

3. 칼슘통로차단제

1) 약리작용

칼슘통로차단제는 칼슘채널에서 약간씩 다르게 작용하므로 약리 작용이 다양한 혈역학적 효과를 가진다.

Nifedipine, Nicardipine, Nitrendipine은 말초혈관을 확장시키는 작용을 하나 관상순환이나 뇌 순환에는 효과적이지 못하다. 심장 전도계를 변화시키지 않으며 오직 후부하를 감소시키는 작용을 한다.

Diltiazem은 방실전도를 저하시키며 강력한 관상혈관 이완제로 작용하여 말초혈관을 확장시키는 역할을 한다.

Verapamil은 심박수를 감소시키고 방실 전도를 저하시키며, 관상동맥과 혈관 평활근을 이완시킨다. Nimodipine은 뇌혈관 확장제로 쓰이며, 말초혈관이나 관상혈관, 전도조직에 영향력이 없다. Nimodipine을 제외한 칼슘통로차단제는 심근에 감소수축력 효과를 가진다.

2) 투여방법

낮은 용량으로 치료를 시작하여 환자의 반응을 보며 적정 용량을 정한다. 나이든 환자는 약물에 민감하므로 치료 초기에 주의 깊게 관찰하고 좌심실부전이 있는 사람은 심부전을 악화시키므로 주의한다.

심실상성 부정맥에 발생시 Verapamil 5~10mg을 2~3 분 동안 bolus로 주입하고 30분마다 반복하는데 1~10mg/hr로 지속적으로 주입할 수 있다. Diltiazem은 심실상성빈맥시 정맥 주입하며 부하용량(loading dose)인 0.25~0.35mg/kg을 bolus로 주고 24시간 동안 10~15mg/hr 주입 한 뒤 경구용 제제로 바꾸어준다(예: 시간당 5mg 주입→일당 180mg 경구투여).

Nicardipine은 빠른 혈압 조절을 위해 정맥 주입하며 5mg/hr로 시작하여 5분마다 2.5mg/hr씩 올리며 15mg/hr까지 올릴 수 있다. 혈압이 조절되면 3mg/hr까지 낮춘다.

3) 임상이용

Nimodipine을 제외한 모든 칼슘 길항제는 고혈압 치료에 쓰이며 doxazosin, prazosin, terazosin과 같이 사용할 때 상승작용이 있다. 또한 안정성, 불안정성, 이형성 협심증의 치료에 쓰이며 Nitrates와 β-blocker와 같이 사용할 때 상승작용이 있다.

Nimodipine은 지주막하출혈 환자의 뇌혈관 수축 예방을 위해 쓰이며 verapamil과 diltiazem은 심실상성 부정맥 치료에 쓰인다. Verapamil은 비대심장근육병(hypertrophic cardiomyopathy)에 효과적이고 Nicardipine은 수술후 고혈압 치료에 유용하다.

4) 부작용 및 약물 상호작용

β-blocker와 병용시 부작용 발생이 증가하고, 정맥 주입시 저혈압이 나타나며 digoxin 혈중농도를 상승시킨다.

혈관확장과 관련된 부작용으로 어지럼증, 홍조, 두통, 졸도 등이 있을 수 있으며 교감신경작용 상승에 반응하여 협심증 증상이 악화된다. Diltiazem 사용시 피부 발적, 서맥이 나타날 수 있고 cyclosporin level을 상승시킨다. Amlodipine을 제외한 대부분의 약은 심부전을 악화시킨다. Amlodipine은 후부하를 감소시키고 negative inotropic effect가 없다.

4. 직접 동맥이완에 작용하는 약물: Hydralazine, Minoxidil, Diazoxide

1) 약리작용

정맥보다 세동맥의 평활근을 직접 이완하는 강력한 혈관 확장제이며 그 결과 폐혈관저항을 감소시킨다. 혈압의 하강으로 교감신경 활동이 활성화되고 이때 심박수와 심박출량, 폐혈류의 재분배로 renin 분비가 증가한다.

2) 투여방법

초기에는 소량으로 투여하며 그리고 천천히 효과 용량까지 용량을 올린다. Minoxidil은 박리성 대동맥(dissecting aorta) 상태의 심한 고혈압 환자에게 사용되며 nitroprusside sodium, β-blocker와 병용하면 혈압을 성공적으로 낮출 수 있다. 또한 조절 안되는 고혈압과 신부전이 있는 환자에서 Minoxidil은 효과적이다. Hydralazine과 Nitrates의 병용으로 신부전 환자의 질병상태와 사망률을 감소시킨다.

3) 임상이용

지속적 이뇨제 투여 환자나 β-blockers, ACE-inhibitor, 그리고 칼슘통로 차단제에 반응이 없는 환자에게 쓰인다. 저 심박출량 심질환 환자에게는 조심스럽게 사용하여야 하며 다른 약들에 비해 Hydralazine은 소디움과 수분의 정체를 덜 시키므로 이러한 환자들에게 우선적으로 쓴다. 고혈압 환자의 응급시 사용되는데 diazoxide는 정맥주사로만 주며 Hydralazine은 임신 중독증시 사용한다.

4) 부작용 및 약물 상호작용

저혈압, 졸도, 어지럼증, 두근거림, 빈맥, 협심증이 올 수 있고, 이는 심근허혈을 초래하므로 관상동맥질환자에게 사용시 주의해야 한다. 소디움과 수분 정체는 체중 증가를 초래할 수 있으므로 이뇨제와 병용한다.

Hydralazine을 쓰고 있는 환자의 7% 이하에서 낭창양(lupus-like) 증후군이 나타나는데, 이는 근육통, 관절통, 발열, 항핵항체 그리고 드물게 피부 발진, 림프선 병변, 흉통, 무기력과 간비대 등의 증상을 포함한다. 이 증후군은 보통 여름철에, 그리고 하루 투여량이 200mg 초과시, 투약 2개월 이상일 경우에 발생하며 일반적으로 투약중단 후 6개월 이내에 소실된다. 낭창양 증후군의 정확한 기전은 잘 알려져 있지 않으며, 자가 면역항체로 대부분 IgG 항체나, IgM 항체도 발견된다.

5. β-adrenergic 차단제

1) 약리작용

β-adrenergic 차단제는 β수용체나 adrenergic 신경에 경쟁적 으로 작용하며, 심장에서 β수용체에 작용하여 심박수를 증가시키고, 방실결절 전도를 억제하며, 심근 수축력을 증가시킨다. 또한, 기관지 확장과 말초혈관 확장을 억제하고 adrenergic 자극으로 renin 분비를 억제한다. Propranolol은 흔히 쓰는 β-adrenergic 차단제이다.

2) 투여방법

급성 심근경색증의 초기 치료시 metoprolol과 atenolol을 쓴다. Metoprolol 5mg을 IV bolus로 5분마다(총용량은 15mg) 투여하며 atenolol은 5mg을 IV bolus로 5분마다(총용량은 10mg) 주입한다. 급성 심근경색증 환자의 경우 IV로 초기 용량을 부하한 후 경구투약을 시작한다. Metoprolol은 48시간 동안 50mg을 1일 4회 투여하고 그 후는 100mg 1일 2회 투여한다. Atenolol은 48시간 동안 50mg을 1일 2회 투여하고 그 후 100mg 1일 1회로 투여한다.

크레아티닌 청소율이 40ml/min 이하인 환자에게 nadolol, bisoprolol, careolol, atenolol 투여시 용량은 반으로 해주어야 한다.

3) 임상이용

협심증의 치료목표는 심박수와 심근수축력을 저하시켜 산소 요구량을 감소시키는 것으로 Nitrates와 칼슘통로차단제를 병용하면 효과를 볼 수 있다. 심방조동, 심방세동, 발작성심실상성빈맥의 예방시 사용할 수 있다. Timolol, lopresser, propranolol, atenolol 등의 β-adrenergic 차단제는 심근경색 사망률을 감소시키며 급성심근경색의 초기에 혈전용해제와 병용시 효과적이다.

4) 부작용 및 약물 상호작용

심근수축력을 감소시키기 때문에 몇몇 환자에게 심부전을 초래하거나 악화시키며 폐혈관저항을 증가시켜 후부하를 증가시킨다. 동결절, 방실결절 전도를 억제시켜 서맥성 리듬장애를 나타내고 동결절, 또는 방실결절 전도를 억제시키는 다른 약들과 병용하면 서맥과 방실 전도 차단이 나타난다.

비선택적 β-adrenergic 길항제 또는 고용량의 심근에 선택적으로 작용하는 길항제는 기관지경련을 야기시키거나 악화시키므로 폐질환의 병력이 있는 환자에게 투여할 때는 주의깊게 관찰해야 한다. 만일 기관지 경련이 나타나면 Isoproterenol을 흡입시킨다.

말초혈관 장애가 생길 수 있으며, 악몽, 불면증, 설사, 오심, 발기부전 등이 올 수 있다. 또한 교감신경 부신활성화의 보상효과를 감소시킴으로써 인슐린의 저혈당 작용을 증대시키며 저혈당 발생시 나타나는 중요한 징후의 하나인 빈맥을 은폐시킨다. 초기 투약시 심한 피로를 호소할 수 있으며, 급격히 투약을 중단하면 협심증과 심근 경색증이 악화되거나 허혈성 심질환 환자에게 부정맥을 초래할 수 있으므로 1~2주의 기간을 두고 서서히 용량을 줄여간다.

6. α-adrenergic 차단제

1) 약리작용

α-adrenergic 수용체의 자극을 직접, 선택적으로 차단하며 혈관수축을 억제하여 말초혈관 확장의 탁월한 효과가 있다. 말초혈관 또는 심장에서 Norepinephrine을 활성화하여 심박수를 증가시킨다. α-adrenergic 차단제로는 phenoxybenzamine, phentolamine 이 있으며 phenoxybenzamine은 α_1 수용체를 억제하고, phentolamine은 α_1, α_2 수용체를 억제한다. Prazosin, doxazosin, tarazosin은 경구용 α-adrenergic 차단제이다. Phenoxybenzamine은 5~6시간 후 작용하며 7일간 투여했을 때 누적효과가 나타나고, 투여중단시 3~4일간 효과가 지속된다. Epinephrine을 비롯한 다른 교감 신경 모방약물에 대한 승압 반응은 phenoxybenzamine에 의해 차단되거나 반전된다.

2) 투여방법

Phenoxybenzamine은 본태성 고혈압이나 심근경색환자에게는 쓰지 않고 크롬친화세포종(pheochromocytoma)의 초기 경구용 치료제로 쓴다. 초기용량은 10mg bid, 효능이 있을 때까지 약용량을 올려 유지용량은 20~40mg bid 또는 tid로 준다. Pheochromocytoma 치료시 5mg을 정맥주입이나 근육 주사하며, 지속적 정맥 주입시 0.1~2.0mg/분으로 쓴다. adrenergic 고혈압 위기시 5~10mg을 투약한다. 혈압 하강을 예방하기 위해 적정한 혈량을 유지해야 한다.

3) 임상이용

Pheochromocytoma의 치료 또는 쇼크의 치료시 투약한 catechoamine에 의한 과도한 α-adrenergic 자극이 있을때, 저 심박출량시 수축된 말초혈관을 이완시키기거나 전신성 고혈압, 말초순환부전 치료에 쓰인다.

Phentolamine은 피부괴사를 예방할 때도 사용하는데 norepinephrine, phenylephrine, dopamine 주입 시 혈관 밖으로 약물이 새는 경우에 발생하는 괴사를 치료할 때 쓰인다.

4) 부작용 및 약물 상호작용

복통과 위궤양이 악화되거나 심박수의 증가, 동공축소, 진정, 오심, 구토, 코막힘이 나타난다.

7. ACE 억제제

1) 약리작용

ACE(angiotensin converting enzyme)를 억제함으로써 강력한 내인성 혈관수축제인 angiotensin II

의 형성을 막는다. Angiotensin II는 교감 신경계를 자극하여 알도스테론을 분비하는데 이 호르몬은 소디움을 정체시키고 포타슘을 배출시킨다. 알도스테론이 감소하면 약한 이뇨작용을 초래하고 순환량이 감소한다. 따라서 angiotensin II의 생성을 저하시켜 심장의 전부하와 후부하를 감소시키며 평균 동맥압, 우심방압, 좌심실 이완기압, 좌심실 이완기 용적을 낮추고 심박출량과 일박출량을 증가시킨다.

2) 투여방법

신부전 환자는 이 약에 민감하므로 초기 용량을 낮게 하여 원하는 효과가 나타날 때까지 용량을 증가시키며 투여 간격을 늘린다. 저혈압 증세를 관찰해야 하는데 저혈압은 신기능을 악화시키며 당뇨병콩팥병증(diabetic nephropathy) 환자에게 요단백 분비를 저하시키기 때문이다. 만일 저혈량 상태라면 심장과 신기능이 악화되므로 치료를 시작하기 1주일 전에 이뇨제 사용을 중단하도록 한다.

ACE 억제제와 β-차단제를 같이 사용하였을 경우 상승작용으로 혈압하강효과가 있으므로 병용을 피하도록 한다. Captopril은 심근 경색후 허혈로 인한 심근 부담을 줄이고 작업량을 늘리며 좌심실이 확장되는 것을 방지하고 수축기능을 향상시킨다. 또한 고혈압 환자에게서 운동 내구성을 향상시키고 삶의 질을 향상시킨다.

3) 임상이용

고혈압치료에 사용하며 thiazide 이뇨제와는 상승작용, 고혈압 치료약물과도 상승작용을 가진다. 신부전 치료에 이뇨제나 강심제 치료이전에 초기 치료약물로 사용되며 다른 혈관 이완제나 승압제와 상승작용을 가진다.

Captopril은 좌심실 기능저하 환자에게서 심근경색 이후 기능 향상을 위해 사용되며 당뇨병성 고혈압에서 당뇨성 신염의 진행을 느리게 한다.

4) 부작용 및 약물 상호작용

많은 용량을 사용하였을 때 부작용이 발생하며 특히 신부전 환자에게는 위험이 크다. 정상 신기능 상태에서 표준용량을 사용하여도 단백뇨, 질소혈증, 신부전이 나타날 수 있다. 객담이 없는 지속적인 기침이 발생하나 Fosinopril은 다른 약제보다 기침을 유발하는 일이 적다. 어지럼증, 호산구증가증(eosinophilia), 호중성백혈구감소증(neutropeni), 혈관부종(angioedem), 피부발적, 오심, 미각이상, 두통이 나타난다. 용량을 초과하였을 경우, 소디움이 부족하면 저혈압, 저혈량으로 인해 renin이 증가하는데 약물용량을 낮추고 수액을 보충하면 혈압은 회복된다. 신부전 환자에게는 특히 저칼륨혈증이 발생할 수 있다.

III. 항부정맥제제

항부정맥약(antidysrhythmic)은 전기생리학적 효과 및 약리학적 작용 기전에 따라 크게 4군으로 분류된다(표 9-4).

I군은 sodium channel 차단제로 Na^+와 K의 막전도를 직접 변화시킨다. 0기 탈분극의 최대 반응

표 9-4 부정맥제제의 분류

Class		Drug
I	A	Quinidine, Procainamide disopyramide, Moricizine
	B	Lidocaine, Mexiletine, Phenytoin, Tocainide
	C	Encainide, Flecainide, Propafenone, Indecainide
II		Propranolol, Acebutolol, Esmolol
III		Amiodarone, Bretylium, Sotalol
IV		Verapamil, Diltiazem

속도와 재분극을 지연시키는 상대적 능력으로 IA, IB, IC로 세분된다. II군은 β-adrenergic 수용체 차단약물이며 III군은 0기 탈분극의 최대 반응속도와 상관없이 재분극을 지연시켜 불응기를 연장한다. IV군은 칼슘통로에 대해 선택적으로 억제한다.

1. Class I -A

1) Procainamide

신경절 차단제이며 비경구적 적용시 전신 혈압을 떨어뜨릴 수 있다. 직접적인 negaive inotropic effect가 있으나 치료 범위에서는 수축력이 떨어지지는 않으며 다른 class IA와 함께 심방성, 심실성 부정맥 치료에 쓰인다. 경구, 정맥, 근육주사 모두 가능하며 신기능부진(renal failure) 환자에게는 용량을 조정해야 한다.

크레아티닌 청소율 20~50ml/min 기준으로 500mg q 6h 경구투약 혹은 1~2mg/min IV한다. NAPA는 procainamide의 대사산물로 신장에서 배설되며, 혈청 농도를 관찰해야 하고, 치료 시작 후 2~18 개월 내 약 50%에서 양성반응이 발생한다. 두통, 피로, 오심 증세가 심하면 corticosteroid를 사용하며 하루 4g/day 이상 투약시 오심, 구토, 식욕부진이 발생하므로 음식이나 제산제와 같이 복용한다. 저칼륨 혈증에서 다형성 심실빈맥이 발생할 수 있다.

2) Quinidine

심근에 항콜린 특성을 가지나 치료 농도에서는 심근수축성을 감소시키지 않고 심방성, 심실부정맥을 치료할 때 다른 부정맥 약물과 같이 사용할 수 있으며 효능이 높다. 근육주사는 가능하나 주사부위를 침전시키며 흡수량을 변동시킨다. 경구 투약은 부작용이 심하여 권하지 않는다. 6시간마다 정맥주사로 투약하여 유지용량에 도달할 수 있으며 60분이상 주입하고 15mg/min 이상 속도로 주입하지 않는다. 2개의 대사물질을 만들며 신 기능을 악화시킨다. 24시간 이후에 치료적 안정 농도에 도달한다. Digoxin level을 2배까지 증가시키므로 digoxin과 함께 사용할 때에는 digoxin 용량을 반으로 줄여야 하고 3일 후 quinidine, digoxin의 혈중농도를 확인한다.

위장관계 합병증, 두통, 백혈구감소증, 피부발진 등이 나타날 수 있다.

2. Class I -B

1) Lidocaine

Lidocaine은 심장 수축력에는 효과가 없으며 중추신경계 억제제로 심실의 부정맥 치료에 적용된다.

급성 심근경색 이후 발생하는 심실의 부정맥 예방에 사용 하며 급성 불응성 심실성 부정맥 치료에 다른 약물과 같이 사용한다. 비경구적으로만 사용할 수 있으며 1~4mg/min으로 1~2mg/kg을 투여한다.

지속적으로 치료할 때 lidocaine의 clearance가 줄기 때문에 혈중 농도나 독성을 관찰해야 한다. 치료 시작 후 또는 용량 변경 후 6시간이면 치료적 안정농도에 도달한다. 중추신경계 부작용으로 두통, 어지럼증, 혼돈, 신경증, 진전, 근육경련, 간질, 부정맥 등이 나타날 수 있다.

2) Mexiletine

심실성 부정맥 치료에 사용되며 다른 종류의 약과 같이 쓸 때 80~90% 효과가 있고 중추신경계 억제제로 작용한다. 신부전 환자는 청소율이 감소하므로 용량을 줄이거나 간격을 늘려 사용하며, 경구약의 부하는 부작용이 심해 권하지 않는다. 150~400mg q 8h로 사용하며 치료 24~48시간에 치료적 안정농도에 도달하며 1일 1200mg 이상의 용량은 독성을 유발한다. 부작용으로 미세한 손떨림, 신경증, 어지럼증 등이 나타날 수 있으며 복시가 나타나면 용량을 줄이고 경련이 발생하면 투약을 중단한다. 또한 오심, 구토, 복통, 설사, 식욕부진, 부정맥, 피부 발적, 관절통 등이 나타날 수 있다.

3. Class Ⅰ-C

1) Flecainide

중등도의 negative inotropic 효과가 있으며 심실상성, 심실성 부정맥에 적용한다. 관상동맥질환, 좌심실부전 환자에게 더 강력한 효과가 있다.

50~200mg q 12h로 투여하며 400mg/day 이상에서는 독성을 나타낸다. Digoxin, propranolol 농도를 증가시키며 중추신경계 독성, 부정맥의 유발, 위장관계증상, 피부발적 등이 나타날 수 있고 또한 negative inotropic 효과에 의해 심부전이 악화된다.

2) Propafenone

β-sympatholytic active가 있어 propranolol의 1/40 효과를 가진다. 높은 용량에서는 칼슘통로 차단효과도 있다. 중등도의 negative inotropic effect가 있으며, 생명을 위협하는 심실성 부정맥 치료에 적용된다.

150mg을 q8h로 투여하며 3~4일 간격으로 용량을 증가시킨다. 혈중 digoxin 농도를 상승시키고 warfarin의 항응고 효과를 증가시키며 어지럼증, 두통, 미각 이상, 오심, 변비, 좌심실부전악화, 간 효소 상승 등을 유발한다.

4. Class Ⅲ

1) Amiodarone

Sodium channel 차단제와 β-sympatholytic 작용을 하나 parasympathomimetic 작용은 없다. 정맥주입으로 혈압 및 관상혈관저항을 낮추는 기능이 강하다. 약한 negative inotropic agent 이지만 좌심실 기능에 영향을 주지 않는다. 심실성, 심실상성 부정맥 치료에 사용되며, 90%이상 환자에게 효과적이다.

조직까지 확산되어 지방층, 간, 근육, 비장, 신장조직에 농축되며 반감기는 장시간 사용할 때 40~80일이 된다. 그러므로 치료 중단후 50일이 지나서 약물 농도가 측정된다. Digoxin 농도의 상승 및 warfarin의 항응고 효과를 상승시키므로 용량을 줄여야 한다. 800~1600mg/day을 7~10일간 400mg/day 이상 사용할 때 부작용이 발생할 수 있으며 호흡곤란, 기침 등의 폐합병증과 갑상선기능항진증, 위장관 합병증, 중추신경계 증상, 간기능 악화 등이 나타날 수 있다.

2) Bretylium

Catecholamine을 고갈시키며 혈압을 상승시키고 수축력을 감소시킨 후 저혈압과 심근전도를 감소시킨다. 심실 세동에 가장 효과적이다. 오심, 구토를 유발하므로 정맥주입을 피하고 저혈압이 있을 때는 주의해서 투약한다. 5~10mg/kg을 부하시키고 1~4mg/min을 주입한다. 저혈압, 어지럼증, 오심, 설사 등의 증상이 나타날 수 있다.

IV. 기타 심혈관계약물

1. Diuretics 이뇨제

이뇨제는 근본 작용기전과 효능이 다른 몇몇 유형으로 분류된다(표 9-5). 모든 이뇨제는 sodium과 수분의 재흡수를 감소시켜 순환 혈액량과 전부하를 감소시킨다. 초기에 혈장량과 심박출량의 감소로 혈압이 떨어질 수 있으나 장기간 사용할 경우 혈장량이 정상화 되면서 폐혈관저항이 감소된다.

Potassium 보유 이뇨제와 acetazolamide는 단독 사용시 종종 효능을 보이지 않는다. Thiazide는 크레아티닌 청소율이 30ml/min 이하 일때는 효능이 없다. Metalazone은 thiazide 유도체이지만 신장 손상시에도 효과가 있다. Loop성 이뇨제는 다른 이뇨제 보다 수분 배설효과가 뛰어나며 단독 또는 다른 이뇨제와 병용하여 가장 많이 사용된다. 부작용으로 저칼륨혈증이 종종 나타나며 (0.5~1mlEq/L) 정맥내로 단시간내 많은 양을 투여하면 안구에 독성이 나타날 수 있다. 반면 Potassium 보유 이뇨제에서는 고칼륨혈증이 나타나므로 신부전환자에게는 사용을 금하며 Furosemide는 40mg/min, Bumetanide는 1.0mg/min, Torsemide는 20mg/min, Ethacrynic acid는 2.5mg/min의 속도 이상 투약하지 않는다. Thiazide계 이뇨제는 당뇨병에 걸릴 위기에 있는 환자나 노인에게서 더욱 혈당을 증가시킬 수가 있으며 Acetazolamide는 carbonic anhydrase inhibitor이기 때문에 대사성 산증을 초래하며 이뇨제로 인한 알칼리혈증의 치료에 사용할 수 있다.

2. Atropine

Parasympatholytic 제제로 acetylcholine의 작용을 억제함으로써 부교감 신경계 활동을 차단시킨다. 심장에서 방실결절 전도 시간과 불응기를 짧게 해주고 동결절에서 automatic discharge를 증가시켜 주며 부수적인 효과로 심방에서 수축성을 증가시킨다. 동성서맥, vagal tone에 의해 발생되는 방실차단, 심정지시 부교감 신경 길항제로 사용된다.

정맥주입하며 초기용량은 0.5~1.0mg이고 적은 용량을 투여하거나 느리게 주입하면 동방결절을 느리게 하거나 방실 전도를 지연시키는 vagomimetic 효과를 가져온다. 기관내관을 통해 주입시 천천히 흡수되고 혈청 내 약의 농도와 작용이 저하되며 일반적으로 정맥주사 용량의 2배가 필요하다.

표 9-5 이뇨제의 분류

많이 사용되는 이뇨제			
Agent	Trade Name	Clinical Effects	Side Effects
Thiazides			
Chlorothiazide Hydrochlorothiazide	Diuril Hydrodiuril	· 신장의 Na^+, K^+, 염소, 중탄산의 배설증진과 함께 수분 배설	· 저소듐혈증, 저칼륨혈증, 저염소성, 알칼리증 · 전해질 불균형증상과 증후, 현기증
Metolazine	Zarozolyn	· 일차적으로 부종과 고혈압에 사용 · 흔히 장기 복용시 사용 혈액계, 심맥관계의 증상과 증후가 나타날수 있음.	· 위장계, 중추신경계,
Loop Diuretics			
Ethacrynic acid Bumetanide Furosemide Torsemide	Edecin sodium Bumex Lasix Demadex	· 일반적으로 thiazide 이뇨제의 치료에 반응하지 않는 환자에게 사용 · 근위세뇨관에서 Na^+,물의 재흡수를 차단하고, 헨리고리의 상해부와 원위 세뇨관의 시작부위에서 Na^+ 재흡수를 방해 · Na^+, K^+, 염소, 수소이온의 상실을 가져옴 · 정맥주사할 경우 5분 이내에 작용	· 오심, 구토, 설사, 피부발진, 소양증, 흐린 시야, 체위성 저혈압, 청력상실, 현기증 피부발진
Potassium Sparing Diuretics			
Amiloride Spironolactone	Midamor Aldactine	· 원위세뇨관에서 알도스테론의 작용을 억제하고 Na^+과 염소의 재흡수를 감소시킴	· 피부발진, 남성의 유방비대
Triamterene Acetazolamide	Dyrenium Diamox	· 이뇨효과가 서서히 나타남 · 다른 이뇨제가 독성이 있거나 효과가 없을 때 부종과 경화증의 치료에 사용	

또한 심혈관계 효과는 짧아 장기치료에 사용하지 않는다. 요정체, 피부점막 건조, 기관지 분비물의 증가(또는 감소), 동공이완, 급성녹내장이 나타날 수 있고 5mg 이상의 약 용량 주입은 언어장애, 연하곤란, 운동신경증, 섬망, 환각을 일으킨다. 급성 심근경색 동안에 atropine을 주입하면 심실 부정맥, 심실세동에서 초래되는 허혈을 유발한다.

참 · 고 · 문 · 헌

- 박찬웅(1994). 약리학, 고려의학.
- Dasta JF(1994). Drug Prescribing issues in the intensive care unit: finding answers to common questions, Crit. Care med, 22:909-212.
- Ellenbogen KA, Dias VC, Cardelo FP, et al(1995). Safety & efficacy of intravenous diltiazem in atrial fibrillation or atrial flutter.Am J Cardiol, 7545-9.
- Falk RH, Knowlton AA, Bernard SA, Gotlief NE, Battinelli NJ(1987). Digoxin for converting recent-onset atrial fibrillation to sinus rhythm. Ann int Med, 106 : 503-6.
- In Blumer JL, Bond GR, eds(1991). Toxic effects of drugs used in the ICU. critical Care Clinics. Philadelphia : WB Saunders, 555-582.
- Kowey PR, Marinchak RA, Rials SJ, Filart RA(1997). Intravenous amiodarone. Am J Cardiol, 640-704.
- Landers MD, Reiter MJ(1997). General principles of antiarrhythmic therapy for ventricular tachyarrhythmia. Am J cardiol, 80 (suppl 8A);31G-44G.
- Prystowski EN(1996). Proarrhythmia during drug treatment of supraventriculr tachycardia; paradoxical risk of sinus ryythm for sudden death. Am J Cardiol, 78(suppl 8a):35-41.
- Trunet P, Borda IT, Rouget AV, et al(1986). the role of drug-induced illness in admissions to an Intensive Care Med, 12:43-46.
- Zpes DP(1997). Specific arrhythmias: diagnosis & treatment. In: braunwald E,ed. Heart disease. A textbook of cardiovascular medicine.5th ed. Philadelphia:WB Saunders, 640-704.

Chapter 10

관동맥 질환과 간호

학습목표

1_ 급성관동맥증후군의 분류와 진단과정을 안다.

2_ 급성관동맥증후군의 급성기 치료를 설명한다.

3_ 급성관동맥증후군 환자의 급성기 간호에 대해 설명한다.

I. 급성관동맥증후군

1. 급성관동맥증후군의 정의와 분류

1) 정의

급성 관동맥증후군(acute coronary syndrome, ACS)이란 심근으로의 관류가 불충분해서 산소공급이 부족하여 발생한 허혈성 심장질환(ischemic heart disease, IHD)으로서, 병태생리가 같고 질병의 진행정도에 연속성이 있는 질환들인 불안정 협심증(unstable angina, UA), 비ST분절 상승 심근경색(non ST segment elevation MI, NSTEMI)과 ST분절 상승 심근경색(ST segment elevation MI, STEMI)을 통칭하는 용어이다.

2) 병태생리

혈중 콜레스테롤과 중성지방 증가, 고혈압, 흡연 등으로 동맥내벽(endothelium)이 손상되고, 지방이나 콜레스테롤, 칼슘, 섬유소가 이곳에 쌓이면 죽종(atheroma)이 생긴다. 여기에 백혈구와 혈소판이 함께 쌓이고 내막은 점점 두꺼워진다.

죽상경화가 더욱 증가하면서 관동맥 내경이 감소하면, 허혈을 유발하는 안정형 협심증(chronic stable angina)이 생긴다. 급성관동맥증후군은 안정형 협심증과는 달리 경화반이 염증성 분자에 의해 계속 커지고 lipid core 위에 fibrous cap이 형성된다. 염증성 물질이 막을 약화시켜 파열되면 곧 응괴가 형성되고, 관동맥 혈관이 급속히 폐쇄되면서 혈류가 순식간에 감소한다. 급성관동맥증후군은 산소공급이 감소하거나 관동맥의 폐쇄가 있는 상태에서 심근의 산소요구량이 증가하는 경우(빈맥이나 심한 빈혈 등)에 발생한다.

따라서, 주된 발생기전은 죽상경화반의 파열과 혈전형성에 따른 관동맥 폐쇄라고 정리할 수 있으며, 그 외에 혈관경련과 경피적 관동맥 중재술(percutaneous coronary intervention, PCI)후 발생하는 재협착(restenosis), 미세혈전, 염증성 질환 등이 있다.

급성 관동맥증후군을 유발하는 취약성 죽상경화반은 만성 안정형 협심증에 비해 lipid core의 양이 많고, fibrous cap이 얇으며, 염증반응의 정도가 심하다.

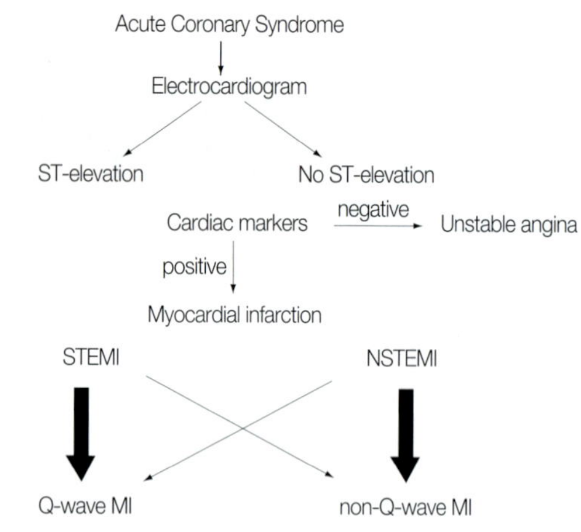

그림 10-1 급성관동맥 증후군 분류

3) 분류

급성관동맥증후군은 혈전형성이나 혈류장애의 정도에 따라 불안정형 협심증(이후 UA), 비ST분절 상승 심근경색증(이후 NSTEMI) 및 ST분절 상승 심근경색증(이후 STEMI)으로 분류할 수 있다.

12 lead ECG상 ST 분절의 상승은 관동맥의 완전폐쇄와 이에 따른 전벽성(transmural) 심근허혈을 진단할 수 있는 유일한 방법이다. 또 ST 분절의 상승과 관계없이 심근괴사의 유무는 혈청 심근표지자(serum biomarker)인 CK-MB, troponin 검사결과를 통해 알 수 있다.

STEMI는 대부분 관동맥 완전폐쇄와 전벽성 심근허혈 및 괴사가 진행하고 있음을 의미한다. 이 중 약 75%는 심근의 전벽성 심근괴사를 의미하는 Q파 경색, 나머지 25%는 비전벽성 심근괴사를 의미하는 비 Q파 경색이다.

UA/NSTEMI는 환자의 병력만으로 구분하기는 매우 어려우며, CK-MB나 troponin와 같은 심근효소 상승 여부로 감별한다. STEMI와 달리 UA/NSTEMI는 비폐쇄성 혈전이나 경련 또는 미세혈관 혈전색전증으로 심근허혈이 유발되기 때문에, 치료 목표는 혈류를 개선하여 허혈 증상을 해소하고 나아가 STEMI로의 진행을 막는 데 있다.

2. 급성관동맥증후군의 진단

심근조직 손상과 합병증을 최소화하기 위해 빠른 시간 안에 진단하는 것이 가장 중요하며, 따라서 응급실에서의 진단이 관건이다. 급성관동맥증후군을 감별진단하기 위해 증상을 포함한 임상병력, 12 lead ECG, 심장표지자, 부하검사 등을 시행한다. 검사를 통해 심근경색 여부를 확인하며 안정 시 허혈을 평가하고, 부하검사를 통해 유의한 관동맥질환에 대한 평가를 한다.

초기 흉통 발생시, 병원 내원 시와 그 후의 흉통의 재발과 임상적인 경과를 비교하여 관찰하기 위

UA	NSTEMI	STEMI
비폐쇄적 혈전	혈전 폐쇄로 인한 조직손상, 심근괴사	혈전완전폐쇄
비특이적 ECG	ST depression	ST분절 상승
심근표지자 정상	T파 역위	새로운 LBBB
	심근표지자 상승	심근표지자 상승
		그 외 심각한 합병증

해 심전도와 심근표지자 검사를 병원도착 직후 시행하고, 이후 4~6시간마다 반복 시행한다. 심전도의 이상이나 검사결과에 이상 소견이 있다면 입원치료가 즉각 필요하며 증상과 검사결과가 이상이 없다면 부하검사를 시행해 볼 수 있다.

1) 증상

급성관동맥증후군의 증상은 경색의 부위, 범위에 따라 매우 다양하다. 가장 흔한 증상은 흉통이다. 흉통양상은 가슴 깊이 발생되는 무거운 압박감, 쥐어짜는 느낌, 조이는 느낌이 대부분이며, 찌르는 느낌이나 타는 느낌을 호소하기도 한다. 협심증과 비슷하지만 그 강도가 심하고 지속적이며, 통증 위치는 흉골 하부나 상복부이며 종종 목이나 어깨, 팔 등으로 방사된다.

이런 통증은 심낭염, 대동맥박리증, 폐색전, 늑연골염, 기타 소화기질환과도 혼동될 수 있으므로 감별진단이 필요하다. 심낭염에 의한 흉통은 날카롭고 늑막성이며 앞으로 기대면 완화된다. 대동맥박리에 의한 통증은 전형적으로 찢어지는 듯한 통증이며 강렬하게 순간적으로 극심한 통증이 있으며 등과 옆구리로 방사된다. 폐색전증일때는 좌심부전이 없어도 호흡곤란이 발생하며, 저산소혈증이나 객혈과 함께 더욱 날카로운 통증이 자주 발생한다.

그 외 다른 증상으로는 간질성 폐부종이 증가하여 호흡곤란이 생기고 자율신경계가 불안정하여 발한이 나타난다. 심장 감각 수용체의 자극으로 위팽만이 생겨 오심 구토로 이어지기도 한다. 실신은 일반적으로는 미주신경자극에 의하거나 빈맥성 혹은 서맥성 부정맥으로 인해 발생하며 허혈이나 심근경색에 뒤이어 발생할 수도 있다.

당뇨환자나 노인에게는 흉통이 없는 무증상 심근경색의 발생빈도도 높은데, 갑작스러운 호흡곤란, 폐부종으로 증상발현이 될 수 있고, 의식소실, 혼동상태, 심한 무력감, 말초 색전증, 혈압저하로 나타날 수도 있다.

2) 신체검진

대부분 불안, 안절부절 등 통증을 감소하려는 행동을 하며 많은 양의 땀을 흘리고 피부는 차갑고 축축하다. 전벽성 경색증 환자의 25%에서는 교감신경항진으로 혈압상승과 빈맥이 있고, 하벽 경색환자의 50%에서는 서맥과 저혈압 등 부교감신경 항진증상이 나타난다. 우심부전이 있을 때는 경정맥의 압력이 증가한다. 좌심부전을 동반한 허혈이 있을 때는 폐포에 물이 차므로 수포음을, 기관지 수축으로 천명음을 청진할 수 있다. 심실부전의 소견으로 S4, S5가 청진되기도 하며 심음의 크기가 감소하고 전층 심근경색의 경우 pericardial friction rub이 있을 수 있다.

3) 검사소견

STEMI는 발생부터 7일 이내의 급성기, 7~28일까지의 치유기, 29일 이후부터의 회복기로 나눌 수 있으므로, 검사결과를 분석할 때 시간경과를 고려해야 한다. 특히 급성기는 처음 수 시간부터 수 일 동안 ECG, 심근 효소치 등이 급격히 변하므로 이러한 변화를 잘 알아두어야 정확한 진단을 내릴 수 있다.

(1) ECG

심전도는 급성관동맥증후군의 진단에 매우 중요한 검사방법이지만 경색 후 시간경과에 따른 변화, 전도장애가 있거나 과거에 심근경색을 앓은 경우, 전해질 이상, 심장 관련 약물을 복용한 경우에는 진단이 어려울 수 있으므로 세심한 병력 청취와 신체검진이 중요하다. 시간 경과에 따라

12 lead ECG를 여러 번 찍는 것이 경색 위치를 진단하는데 중요하고 믿을 수 있는 방법이다.

UA와 NSTEMI 경우 보통 ST 분절하강, T파 역위 소견이 가장 많다. UA는 통증이 지속되는 동안 ST분절의 변화가 일시적으로 생기는 경우가 있지만 NSTEMI의 경우는 더 오랫동안 지속된다.

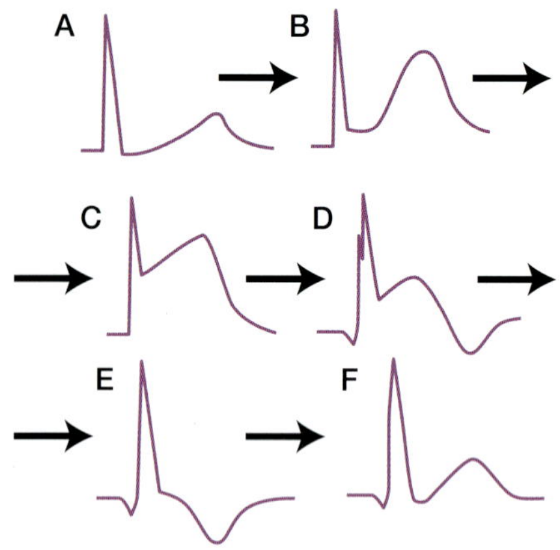

그림 10-2 STEMI의 시간경과에 따른 ST segment의 변화

STEMI의 특징적인 심전도 소견은 시간에 따라 순차적인 변화가 있다. 초급성 상태(통증 발현 후 30분 이내)에서는 T파가 뾰족하다가 시간이 지나면서 ST분절 상승, 그 후 Q파의 발생, T파의 역위가 나타나다가 ST분절의 상승이 소실되는 경과를 보인다.

급성 심근경색 부위의 lead에서는 ST분절이 상승하며 경색부위 반대방향의 lead에서는 reciprocal change로 인해 ST 분절이 하강되는 것이 전형적이며, 심근경색 뿐 아니라 심낭염, 이형성 협심증(variant angina)등에서도 ST분절이 상승하므로 감별진단에 유의해야 한다.

(2) 혈청 심근표지자(serum cardiac marker)

심근 경색으로 심근조직이 괴사하면 세포내의 효소와 단백질이 세포외로 확산되어 혈액으로 흘러들게 되는데 이런 단백질이나 효소들을 심근표지자라 부른다.

유출된 심근표지자 중에서도 cardiac troponin 및 creatine kinase-MB isoenzyme은 심근경색을 진단하고 예후를 예측하는데 유용하다. UA에서는 심근표지자가 상승하지 않지만 STEMI나 NSTEMI의 경우에는 기준치 이상으로 상승한다.

- CK(creatine kinase)

CK는 경색 후 4~8시간에 정상 범위 이상으로 증가하고, 최고 농도는 24시간에 도달하며 48~72시

표 10-1 심전도 유도에 따른 경색부위 예측

경색부위	부위	심전도변화		Reciprocal change
anterior wall	anteroseptal	V_{1-2}	Q파, ST 분절 상승, T파 역위	ST분절 하강 : II, III, aVF
	anterior	V_{3-4}		
	anterolateral	V_{1-2}, I, aVL		
	lateral	V_5, V_6		
	extensive anterior	V_{1-6}		
	high lateral	I, aVL		
inferior wall	II, III, aVF	비정상적 Q, ST분절 상승		ST분절 하강 : I, aVL, V_6
lateral wall	I, aVL, V_5, V_6	비정상적 Q, ST분절 상승, T파 역위		
posterior wall	V_{1-2}	tall R, 큰 상향 T파, ST분절 하강		
Rt. ventricle	V_{1-4R}	ST분절 상승 (inf. & post. wall infarction과 관련)		

간 이내에 정상화된다. 재관류 치료를 받은 환자에게서는 더 빨리 최고 농도에 도달한다. 하지만 근골격계질환, 전기적 심율동전환, 갑상선 기능저하증, 뇌졸중, 당뇨병, 폐색전증, 골격근 외상, 근육주사를 맞은 경우에도 위양성이 나올 수 있다.

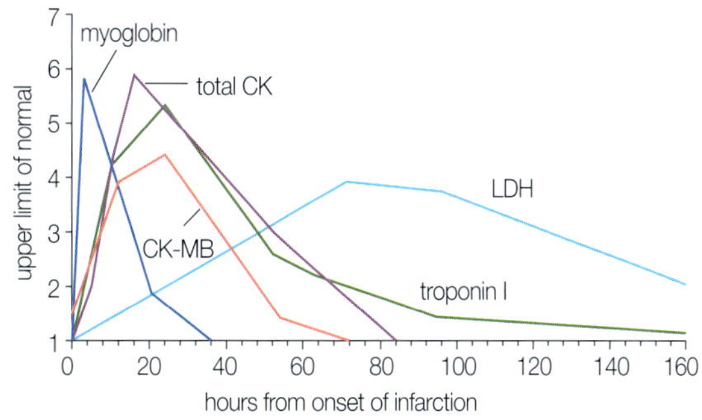

그림 10-3 심근경색 후 시간경과에 따른 혈청 심근표지자의 변화

CK에는 BB, MB, MM 3가지 동종효소가 있으며 MB는 1~3%가 골격근에 존재하는 것을 제외하면 대부분 심근에 존재하므로 진단적 특이도가 높다. 하지만 심장수술, 심근염, 제세동을 한 경우에도 상승할 수 있다.

- Cardiac specific troponin

Troponin은 TnC, TnI, TnT의 세가지 subunit이 있는데, 골격근에 모두 존재 하지만 심근에만 특이적으로 존재하는 TnT, TnI가 기준치 이상으로 상승하면 심근세포의 괴사를 강력히 의미한다. 심근경색 후 3~4시간 후에 상승하기 시작하여 18~36시간 후 최고 농도에 도달하고 10~14일 정도까지 혈청에서 검출된다.

- Myoglobin

손상된 심근으로부터 분리되는 단백질 중 최고 농도에 이르는 시간이 CK보다 1~4시간 가량 빨라서 초기 심근경색을 진단하는데 도움이 되지만 심장에서만 분리되는 것이 아니므로 다른 심근표지자와 함께 사용해야 한다.

- Lactate dehydrogenase(LDH)

심근경색 후 3~5일후 혈청 농도가 절정에 이른다.

(3) 영상진단

- Echocardiography

응급상황에서 간편하게 시행할 수 있으며 임상양상, 심전도, 심근표지자로 심근경색이 확실히 진단되지 않거나 고위험군 선별이 불충분할 때 시행한다.

비정상적인 wall motion을 관찰, 좌심실 구혈율(Ejection fraction)을 측정하고 기능을 평가하여 예후를 예측하고 치료방침을 설정하는데 유용한 정보를 제공한다. 우심실 경색, 심실류, 심낭액 저류, 좌심실내 혈전 유무를 진단할 수 있으며, STEMI의 합병증인 심실중격결손, 승모판폐쇄

	상승까지 시간	지속기간	Specificity	Clinical use	정상수치
CK	4-8hr	48-72hr	low	CK-MB mass : CK activity〉2.5	20-270IU/L
CK-MB	4-8hr	48-72hr	intermediate		0.6-6.3ng/ml
Troponin I/T	3~4hr	10~14day	high	preferable test for MI	0.01-0.06ng/ml
Myoglobin	2-3hr	24hr	low	아주 초기의 MI 진단	0-50ng/ml
LDH	3day	·	low	·	100-225IU/L

부전 등의 합병증을 진단할 수 있다.

- 핵의학과 검사

급성관동맥증후군 발생 즉시 검사를 시행할 수 없다는 점에서 심장초음파보다 덜 유용하지만 thallium이나 technetium을 이용하여 심근관류영상을 얻을 수 있다. 혈류를 따라 정상 심근세포 내에 핵의학 물질이 축적되어 경색부위를 확인할 수 있고, 심장 각 부위의 심근이 얼마나 살아남아 있는지, 어느 정도의 심장 기능이 회복될 것인지를 판정하여 환자의 예후를 예측하는데 도움이 된다.

생존심근(viable myocardium)을 평가하는데 유용하지만, 오래된 심근경색증의 반흔조직에서도 같은 결과가 관찰되므로 감별하는데는 특이하지 못하다.

II. 급성관동맥증후군의 급성기 치료와 간호

1. 급성관동맥증후군의 치료와 간호

무엇보다도 증상발현 후 진단하고 치료를 시작하는 시간이 중요하다. 시간이 지남에 따라 심근괴사와 비가역적인 손상이 증가되므로 최대한 신속하게 진단과 치료를 동시에 해야 한다.

급성관동맥증후군 치료과정의 큰 틀은 비슷하지만 STEMI와 NSTEMI/UA군의 치료에는 큰 차이가 있다. STEMI는 조기 재관류요법(immediate aggressive reperfusion)이 필수이지만, NSTEMI/UA는 질환의 위험도를 다시 분류하고, 고위험군에게 선택적으로 조기 재관류요법을 하며, 항혈전요법이나 항허혈요법을 통해 심근의 산소 공급량과 소모량의 불균형을 줄이는데 초점을 둔다.

1) 초기 치료

허혈이 의심되는 환자가 응급실에 도착하면 10분내에 즉각적인 사정과 응급치료가 동시에 이루어져야 한다. STEMI가 의심된다면 통증조절, 항허혈요법 등의 치료를 함과 동시에 재관류요법의 적응증에 해당되는지 즉각 평가하여 최단시간에 재관류요법을 시행할 수 있도록 준비한다.

ACS의 치료의 기본
UA/NSEMI - N, A, B, H
STEMI - N, A, B, H + Reperfusion
N - NG SL, Nitrate
A - Aspirin (+clopidogrel)
B - β-blocker
H - Heparin

- 환자를 침상에 절대 안정시키고 monitor를 연결한다.
- 계속적인 심전도, 혈압, 산소포화도를 monitoring 한다.
- 산소를 2~4L/min nasal prong을 통해 공급한다. 산소는 ST분절의 상승 정도를 완화하고 허혈성 심근 손상을 줄여주므로 흉통을 호소하는 모든 환자에게 반드시 제공한다.
- 병력과 신체사정을 한다.
- 혈청 심근표지자, 전해질, 혈액응고 검사와 흉부방사선 촬영을 한다. 하지만 이 때문에 STEMI를 위한 재관류치료가 지연되어서는 안된다.
- IV route를 확보한다.
- 어떤 종류의 재관류치료 적응증에 해당하는지 확인하고 금기증이 있는지 확인한다.

초기 검사	응급간호	병력청취, 검진
12 lead ECG	IV 확보	ECG 파악
cardiac marker	cardiac monitoring	합병증 여부 확인
electrolyte, CBC, lipid, Bun/cr, glucose, coagulation test	산소공급	재관류요법을 위한 환자사정
chest X-ray	Aspirin	진단
	Nitrate	

2) 약물치료

(1) Antiplatelet agent

■ Aspirin

모든 급성관동맥증후군 환자에게 유용하므로 초기에 반드시 투여해야 한다. 강력한 prostaglandin 합성억제제이며 혈소판의 cyclooxygenase를 억제시켜 thromboxane A_2의 합성을 감소시키고 혈소판의 활성을 억제한다. 경색 유발 혈관의 개통성을 유지하고 혈전 형성을 예방하여 색전을 예방하는 것이 목적이다.

최근 위출혈 등 출혈성 질환이 없었고 아스피린 알레르기가 없으면 160~325mg을 씹어서 투약하여 흡수가 빨리 되도록 한다. Loading 후 매일 100~200mg을 투약한다.

급성출혈, 혈우병, 중증 고혈압, 활동성 소화성궤양, aspirin 알레르기에서는 금기이다. Ibuprofen등 NSAID는 aspirin의 효과를 억제하므로 함께 사용하면 안된다.

■ Clopidogrel

Adenosine diphospate 수용체를 차단한다. Clopidogrel 300~600mg loading 후 매일 75mg qd로 복용한다. Aspirin 단독으로 사용할 때보다 사망률을 20% 더 감소시키지만 출혈이 발생할 가능성은 더 커진다.

PCI를 시행한 환자는 스텐트 종류에 따라 clopidogrel 사용 기간을 정한다. 약물방출 스텐트(DES)를 시술받은 환자는 출혈 위험이 높지 않으면 clopidogrel 75mg을 최소 12개월 동안 투약한다. 일반 금속 스텐트(BMS)를 시술받은 환자는 최소 1달, 이상적으로 12개월까지 투약하고, 출혈 위험이 높은 경우라도 최소한 2주는 투약해야 한다.

■ Ticlopidine/cilostazole

그 외 경구 항혈소판제로 Ticlopidine(ticlid)이 있으며 clopidogrel과 같은 작용을 한다. 750mg loading 후 250mg bid로 Aspirin과 함께 투약하기도 한다. 하지만 Ticlopidine은 백혈구 감소증 등 치명적인 부작용이 있어 최근에는 clopidogrel로 대신하고 있다. Cilostazole은 200mg loading 한 후 50~100mg bid로 투약한다. 국내 심근경색 레지스트리를 분석한 결과 심근경색 환자에게 약물방출 스텐트를 사용하여 PCI를 한 경우 aspirin, clopidogrel, cilostazole 세 가지 항혈소판제 치료를 한 경우 기존의 두가지 보다 치료성과가 우월한 것으로 보고되었다.

■ Glycoprotein Ⅱb/Ⅲa receptor inhibitor

혈소판 표면의 Ⅱb/Ⅲa에 결합하여 혈소판 응집을 억제한다. 혈전용해술에 병행하여 투여하면 혈전용해제의 작용을 보완하고 혈전용해술 후 재협착률을 줄일 수 있다. PCI 시행하는 경우 전처치로 투여하면 혈전에 의한 합병증을 줄여 사망과 심근경색 재발을 감소시킨다고 확인되었으나 추가적인 연구가 필요하다.

Abciximab(reopro) 0.125mcg/kg/min 18~24시간동안 정맥주입하며, Clotinab은 PCI 시술시작 60~10분 전에 0.25mg/kg IV bolus로 투약 후 0.125mcg/kg/min으로 12시간동안 정맥주입 한다. Tirofiban은 0.4mcg/kg/min으로 30분 동안, 그 후로는 0.1mcg/kg/min으로 정맥주입 한다. Tirofiban은 PCI 전처치로는 추천되지 않는다.

(2) Anticoagulation agent

Aspirin과 항응고제를 병용 투여하면 심근경색 및 사망률을 줄일 수 있다. 가장 많이 사용하는 것은 Unfractionated heparin(UFH)이다. 최근 항혈전 효과가 더 안정적이며, 생체이용율이 양호하고, 피하주사로 투약하므로 aPTT를 감시할 필요가 없는 Low molecular weight heparin(LMWH)을 사용하는 빈도가 증가하고 있다.

UFH은 60U/kg bolus IVS 후 12U/kg/hr로 주입하면서 6시간마다 aPTT 결과에 따라 regimen에 맞게 가감하며, 최대 사용할 수 있는 용량은 4000U bolus, 1000U/hr이다. 48시간 이상 지속적으로 투여하면 헤파린유도 저혈소판증의 위험을 증가시킨다. LMWH 중 enoxaparin은 1mg/kg를 1일 2회, dalteparin은 120U/kg 1일 2회 피하주사한다.

(3) 통증경감, 항허혈 치료 및 기타 치료

- Morphine

Morphine은 혈관이완효과가 있으며, 좌심실의 전부하와 후부하를 감소시키고, 통증으로 인한 심근의 산소 요구도를 감소시킨다.

Nitroglycerin 설하제나 스프레이로 흉통과 불안이 완화되지 않을 때 사용한다. 용량은 2~4mg을 정맥주사로 매 5분에서 10분마다 통증이 완화될 때까지 투여한다. 저혈압을 초래할 수 있으므로 혈압을 자주 관찰하도록 한다. 호흡부전이나 의식저하가 있을 때는 사용할 수 없다.

- Nitrates

Nitrates는 허혈성 통증의 초기 치료제로서 관동맥 혈관을 이완시켜 관동맥의 혈액순환을 증진시키고, 전신 혈관을 이완시켜 심장의 전부하와 후부하를 낮추는 효과가 있다. 허혈성 통증을 호소하면 우선 nitroglycerin 설하정을 5분 간격으로 3회 투여한다. 통증이 지속되거나 초기에 Nitroglycerin의 반응이 좋았던 환자가 다시 흉통이 생기고 허혈 소견이 보인다면 정맥 주사를 통해 5~10mcg/min으로 투약한다.

흉통이 없어지고 수축기 혈압이 100mmHg 미만일 때까지 10mcg/min씩 점적속도를 증가시킨다. 수축기혈압이 90mmHg 이상 또는 원래 혈압보다 30mmHg 이상 떨어지지 않고, 맥박이 50-100회/분으로 유지된다면 지속적으로 투여할 수 있다.

단, 심장 하벽이나 우심실 경색, 저혈압이나 서맥이 있는 환자에게는 투여하지 않는다. 최근에 Viagra 등의 phosphodiesterase 억제제를 복용한 대상자에게는 투여가 금지되는데, 약물에 반응하지 않는 심한 저혈압을 초래할 수 있기 때문이다.

급성기가 지난 후에는 경구용 질산염제제로 대체할 수 있다. Carsodil, isoket retard(isosorbide dinitrate), Ismo(isosorbide mononitrate), elantan(isosorbide-5-mononitrate)는 1일 2~4회 복용하며, 내성이 잘 생기므로 10~12시간의 충분한 휴지기를 갖도록 오후 7시에 마지막으로 투약한다. Nitrate patch도 12시간의 휴지기를 갖도록 한다. 흉통이 있을 때마다 사용할 수 있는 isoket spray도 있다. 구강점막에 30초 간격으로 1~3회 분무하고, 흡입하지 않는다.

■ β-blocker

β-blocker의 가장 큰 효과는 심박수와 혈압, 심장수축력 감소를 통한 심근 산소소모량 감소이다. 혈압저하로 인한 심인성 쇼크의 위험인자가 많지 않은 환자, 고혈압, 심근경색 후 협심증, 불안이 심하고 심실상성 빈맥이나 심실성 빈맥의 병력이 있는 환자에게 사용한다. 주로 metoprolol 50mg q 6hr 48동안 투약한 후 100mg q 12hr으로 변경한다.

Adrenergic β-blocker이므로 천식, 만성폐쇄성 폐질환, 심한 좌심실 기능장애, 수축장애로 인한 울혈성 심부전, 서맥성 부정맥, 저혈압에서는 투약할 수 없지만 천식의 경우에는 심장 선택적인 bisoprolol, metoprolol을 신중하게 투약할 수 있다.

■ Angiotensin converting enzyme inhibitor

심근경색후 심실재형성을 막아 울혈성 심부전 발생과 진행을 줄이고 예후를 호전시킨다. 심근경색 후 24시간 내에 투여하고 전벽 경색이나 폐울혈이 있을 때, 심장 구혈률이 40% 미만이면서 저혈압이 없을 경우에 사용을 권장한다. Capril 12.5~25mg bid, enalapril 5~20mg bid, ramipril 2.5~5mg bid로 투약한다.

Angiotensin receptor blocker도 마찬가지의 효과를 볼 수 있다. Losartan은 50mg qd(최대용량 100mg/day), candesartan 8~16mg qd, telmisartan 40~80mg qd, valsartan 80mg qd(최대용량 320mg/day)로 투약한다. 부작용으로 마른 기침이 있을 수 있고, 신장을 통해 배설되므로 신질환이 있으면 신중하게 투여한다.

■ Statin

HMG-CoA reductase inhibitor로서, 심혈관질환의 원인인 LDL 콜레스테롤 수치를 낮춘다. LDL 콜레스테롤은 100mg/dl 미만, 중성지방인 경우는 non HDL 콜레스테롤 130mg/dl 미만을 목표로 한다. 급성관동맥증후군 환자는 내원 24시간 내에 공복 지질검사를 하여 LDL 콜레스테롤이 100mg/dl 이상인 경우에는 강화된 약제치료를 하고, 70~100 사이일 때는 70mg/dl 이하로 낮추는 것이 합리적이다. 중성지방이 500mg/dl 이상일 때는 fibrate와 niacin을 고려한다.

Atorvastatin, rosuvastatin, lovastatin, simvastatin 등이 있으며 주요 부작용으로는 근육통, 근육병(myopathy), 간 효소치 상승이 있다. 따라서 간질환이 있는 환자에게는 금기이다.

3) 재관류치료(reperfusion therapy)

STEMI로 진단 되었을 경우 심근경색이 발생한 중심 부위는 비가역적으로 손상된 괴사조직이지만 그 부위를 둘러싼 허혈 심근은 빠르게 혈류가 복원된다. 이때 산소요구량을 줄여주면 경색 범위를 최소화시키고 심장 기능을 최대한 보존할 수 있기 때문에 혈전용해술(fibrinolysis)이나 경피적 관동맥 중재술(percutaneous coronary intervention, PCI)에 의한 재관류요법은 환자들의 예후 향상을 위해 신속하게 시행되어야 한다.

재관류치료의 적응증으로는 최소 두 개의 인접한 전흉부 유도(precordial lead)에서 1mm이상 ST분절이 상승했을 때 또는 두 개의 하지유도에서 1mm 이상 ST분절의 상승이 있을 때이다. 응급실 의사는 심전도를 확인하고 재관류 치료의 효과와 위험도를 판단하여 환자에게 적합한 치료방향을 결정한다. 대상자가 혈전용해제 사용기준에 맞는 경우 응급실 도착 후 30분 이내로 혈전용해제를 주입해야 하고, 일차적 경피적 관동맥 중재술(PCI)은 응급실 도착 후 90분 이내에 수행해야 한다.

재관류치료 후 흉통 경감, 재관류 부정맥(reperfusion arrythmia), ST분절 상승의 해소, 심근표지자의 조기 상승 소견이 있으면 재관류가 성공적이라 판단할 수 있지만 이러한 소견이 악화될 때에

적응증	일차적 경피적 관동맥 중재술
〈 3hr from onset	PCI available
PCI not available / delayed	Door to balloon 〈 90min
Door to balloon 〉 90min	(Door to balloon) - (Door to needle) 〈 1hr
(Door to balloon) - (Door to needle) 〉 1hr	Fibrinolysis contraindications
Door to needle goal 〈 30min	Late presentation 〉 3hr
No contraindications	High risk STEMI

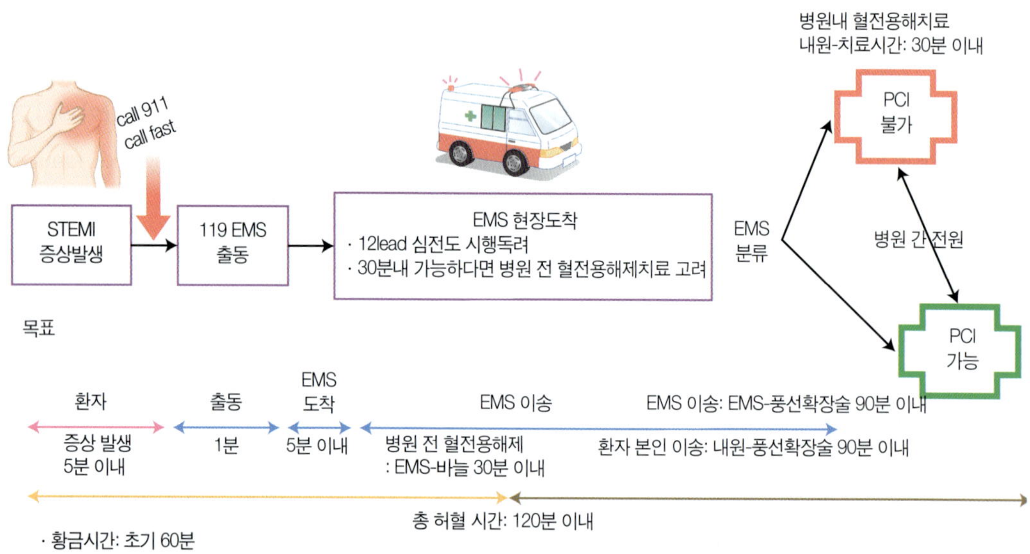

그림 10-4 STEMI 환자에서 전원의 선택과 초기 재관류요법의 목표

는 신속하게 파악하여 다음 치료단계 즉 혈전용해술 후라면 구조적 PCI(rescue PCI)나 응급 관동맥 우회술(emergency CABG)을 계획해야 한다.

(1) 혈전 용해술(fibrinolysis)

흉통 발현 후 3시간 이내(golden time)에 혈전용해제를 투여하면 효과가 극대화되며 적어도 증상 발현 후 6시간 이내에 재관류치료를 시행해야만 예후상 이득을 기대할 수 있다. 그러나 흉통이 지속되면서 새로운 Q파가 없고, ST 분절 상승이 유지되는 상태라면 12~24시간 내에라도 혈전용해술로 이득을 기대할 수 있다.

가장 심각한 합병증은 뇌출혈이며 혈전용해제를 투여받은 환자의 0.5~0.9%에서 발생하고 고령일수록 더 증가한다. 혈전용해술을 시행한 후 90분 뒤에도 흉통과 ST 분절의 상승소견이 지속되어 혈전용해술이 실패한 것으로 판단될 때는 구조적 경피적 관동맥중재술(rescue PCI)을 시행하고, 흉통이 재발하거나 ST 분절의 재상승 소견 및 퇴원전 운동부하 검사상 양성 소견 등 재발성 허혈의 증거가 있으면 선택적 경피적 관동맥중재술(elective PCI)을 시행해야 한다. 약제에 대한 설명, 적응증과 금기증은 다음과 같다.

■ r-tPA(Alteplase)(25mg, 50mg vial)

- **약리**

  혈관내피세포에서 분비되어 생체 내에서 혈전형성을 방지하는 tissue-type plasminogen activator(t-PA)를 상업적으로 생산한 것으로 fibrin과 결합되어 있는 plasminogen에만 선택적으로 작용하여 plasmin으로 활성화시킨다.

- **용량 : 100mg을 90분 동안 IV**

  ① 증상 발현 후 6시간이내 치료를 시작하는 경우
  - 15mg을 IV bolus → 50mg을 30분 동안 IV → 35mg을 60분 동안 IV
  - 체중<65kg인 경우: 15mg을 IV bolus → 0.75mg/kg(최고 50mg)을 30분 동안 IV → 0.5mg/kg(최고 35mg)을 60분 동안 IV

  ② 증상 발현 후 6-12시간 이내 치료를 시작하는 경우
  - 10mg을 IV bolus → 50mg을 1시간 동안 IV → 40mg을 2시간 동안 IV
  - 체중<65kg인 경우: 1.5mg/kg를 초과해서는 안 된다.

■ Tenecteplase(metalyse)(40mg, 50mg vial)

- **약리**

  Recombinant TNK-tissue type plasminogen activator로 fibrin에 특이적으로 반응한다.

적응증

- 2개의 인접한 유도에서 1mm 이상의 ST 분절 상승
- 새롭게 발생한 LBBB
- 허혈 증상 지속
- 증상 발현 후 12시간 미만

금기증

- 이전의 뇌출혈 병력
- 구조적인 뇌혈관기형, 종양, 동맥류
- 3시간 이내 급성 허혈성 뇌졸중을 제외하고 3개월 이내 허혈성 뇌졸중 병력
- 대동맥 박리가 의심될 때
- 월경을 제외하고 현재 체내에 출혈이 있을 때
- 3개월 이내 뇌내, 얼굴에 심각한 외상 병력이 있을 때

상대적 금기증

- 조절이 잘 되지 않는 고혈압 병력
- 조절이 잘 되지 않은 고혈압이 현재 있을 때(수축기 혈압 180torr, 이완기 혈압 110torr 이상)
- 3개월 이전에 허혈성 뇌졸중 병력, 치매, 금기증에 해당되지 않는 병력
- 최근 3주내에 침습적인 수술이나 10분 이상의 심폐소생술을 받은 경우
- 최근 2~4주 사이의 출혈 증상
- 압박할 수 없는 부위의 정맥천자
- 5일 이상 전 streptokinase/anistreplase에 노출된 적이 있던 경우나 이 약제들에 알레르기 반응이 있는 경우
- 임신
- 활동적인 소화성 궤양
- 최근 항응고제를 투여받은 경우(INR 지연, 출혈 위험성 상승)

- **용량**

  0.5mg/kg (max dose : 50mg)를 5~10초간 IV bolus , Dextrose 함유 수액과 배합금기

- Urokinase (20,000IU/ 100,000IU/ 500,000IU vial)

  - **약리**

    Plasminogen을 직접 활성화시켜 plasmin으로 분해하며 전신 섬유소원 분해를 일으킨다.

  - **용량**

    50~100만 단위를 관동맥 내 주입, 또는 30분간 점적 정주한다.

(2) 경피적 관동맥 중재술 (percutaneous coronary intervention, PCI)

- 정의

경피적 관동맥 중재술(PCI)은 관동맥의 협착이 있는 환자에게 심장 카테터를 통해 혈관의 막힌 정도를 직접 관찰하면서 협착부위를 직접 확장해 주는 방법이다. 풍선 확장술(관동맥 혈관 성형술, percutaneous coronary balloon angioplasty)을 비롯해, 죽상반 절제술(atherectomy), 관동맥 내 방사선 치료(intracoronary brachytherapy), stent 삽입 시술 등을 포함하여 관동맥 질환을 치료하기 위한 침습적인 과정을 통칭하는 것이다.

장비 및 숙련된 인력이 갖춰진 병원에서 신속하게 시행된다면 STEMI, 고위험 UA/ NSTEMI 환자에게 있어서 사망률, 심근경색 재발률, 뇌졸중 발생률을 혈전용해술보다 현저히 줄일 수 있다.

(3) 적응증

PCI의 목적은 급성관동맥증후군 환자 중 증상이 있는 환자와 심한 협착이 있음에도 불구하고 증상이 없는 환자에서 심근경색의 위험을 감소시키고 최대한의 의학적 치료로 경감되지 않는 협심증을 완화시키는 것이다.

시술은 적어도 혈관 직경이 70% 이상 협착된 경우 시행하며, 이보다 덜 협착된 병변은 오히려 PCI 시술로 인해 갑작스럽게 혈관이 폐쇄될 위험이 있기 때문에 PCI가 적합하지 않게 여겨지고 있다.

일차적 관동맥 중재시술(primary PCI)이란 급성심근경색 환자에서 혈전용해제를 적용하지 않고 우선적으로 관동맥 중재시술을 통해 관동맥 확장을 시도하는 것이다. 입원기간을 감소시키고 많은 경우에 부가적인 중재가 필요 없다는 장점이 있다. 여러 연구에서 혈전용해요법에 비해 재관류율이 높은 것으로 보고되며, 특히 고위험군에서 생존율의 호전과 심근허혈의 재발을 낮춘다고 보고되고 있다. 또한 혈전용해요법에 비해 좌심실기능이 향상되며, 재관류 손상(reperfusion injury), 심인성 쇼크와 심근파열의 빈도가 적은 장점이 있다.

- 일차적 관동맥 중재시술의 적응증

  - **Class Ⅰ**

    ① ST 분절 상승을 보이거나 새로 발생한 좌각 차단(left bundle branch block)을 보이며, 흉통 발생 12시간 이하인 경우와 흉통 발생 후 12시간이 초과하였더라도 흉통이 지속되는 경우

    ② 급성 ST 분절 상승 / Q파 혹은 새로 발생된 좌각 차단을 보이는 급성 심근경색증 환자 중 심인성 쇼크인 경우에는 75세 미만인 환자에서 흉통 발생 36시간 이내이고, 심인성 쇼크가 발생한 지 18시간 이내인 경우에 해당된다.

  - **Class Ⅱa**

혈전용해제 사용의 부적응 대상인 환자

구조적 관동맥중재시술(Rescue PCI)이란 혈전용해제 투여 후 재관류에 실패하여 2차적인 방법으로 응급 관동맥중재시술을 시행하는 것을 말한다.

- 구조적 관동맥 중재시술의 적응증
  - **Class** Ⅰ
    혈전용해제 사용 후 지속적인 흉통이 있거나, 혈역학적으로 불안정하거나, 증상이 없더라도 전벽 심근경색증에서 혈전용해제 사용 90분 후에도 ST 분절 상승이 70% 이상 호전 소견이 없으면 재개통 실패로 보고 관동맥조영술을 시행하고, TIMI flow가 2 미만인 경우에는 관동맥중재시술을 시행한다.

STEMI 외에도 급성관동맥증후군중 UA/NSTEMI 환자중 위험도 점수모델인 Thrombolysis in Myocardial Infarction(TIMI) 또는 Global Registry of Acute Coronary Events(GRACE) 위험도 점수를 계산하여 고위험군인 환자에게도 PCI를 시행한다.

- 급성관동맥증후군 고위험군
  - 심근표지자 상승
  - 새롭게 발생한 것으로 추정되는 ST depression
  - 치료 중임에도 불구하고 재발하는 허혈증세
  - 심부전을 동반한 허혈
  - 비침습적인 부하검사에서 고위험 결과측정
  - 수축기 좌심실 기능저하
  - 혈역학적 불안정
  - 지속적인 심실빈맥
  - 6개월 이내 PCI를 받은 환자
  - 과거에 관동맥 우회수술을 받았던 환자

(4) 금기증

PCI의 금기증은 거의 없으나 좌주관상동맥(left main coronary artery)에 문제가 있는 환자는 고려의 대상이다. 급성폐색이나 시술동안 심각한 좌심실 기능부전을 초래할 수 있는 좌주관상동맥의 경련이 유발될 수 있기 때문에 이런 환자들은 대부분 응급 관동맥우회술을 고려한다.

관동맥 중 여러 혈관에 질환이 있거나 완전하게 폐색된 혈관이 있는 환자는 시술로 인한 어려움은 있지만 PCI를 할 수 있는 대상자가 될 수 있다.

시술로 인한 합병증이 발생할 가능성이 높은 환자들에게 PCI를 할 때는 대동맥내 풍선 펌프(Intra Aortic Balloon pump, IABP) 등의 경피적 보조장치를 이용할 수 있다.

(5) 시술절차

- 동맥 접근

PCI는 국소마취하여 멸균적으로 시행되며 주로 대퇴동맥이나 요골동맥, 상완동맥을 이용한다.

- **대퇴동맥**

대퇴동맥은 PCI에서 가장 많이 사용되는 동맥이다. 직경이 큰 중재시술 기구를 사용하는 경우, 분지병변의 시술, 쇼크가 있는 경우 등에서는 필수적으로 이용한다. 그러나 파행(claudication)이 있거나, 하지 맥박이 촉지되지 않는 경우, 만성적 하지동맥 부전이 있는 경우, bruits가 들리는 환자에서는 다른 곳을 통해 시술하여 하지동맥 순환을 방해하지 않도록 한다.

- **요골동맥**

요골동맥과 척골동맥이 손에 혈액을 공급하고 있기 때문에, 요골동맥이나 척골동맥 중 어느 하나가 막힌다 해도 혈액순환은 측부를 통해 연결될 수 있다. 척골동맥(ulnar artery)은 척골신경(ulnar nerve)과 가까이 주행하지만, 요골동맥(radial artery)은 요골신경(radial nerve) 및 정중신경(median nerve)과 어느 정도 거리를 두고 있기 때문에 요골동맥을 주로 사용한다. 시술 전에 allen test를 미리 시행하여 측부순환을 평가한다.

① allen test

양손으로 요골동맥과 척골동맥을 누른 상태에서 환자가 주먹을 쥐었다 폈다하면 혈액이 전부 배출되어 손바닥이 하얗게 변하게 되는데 이렇게 된 다음 척골동맥을 서서히 이완시키면 대개 붉은 혈색이 5초 내에 돌아온다(양성=정상반응). 만약 10초 내에도 혈색이 돌아오지 않으면 음성(측부순환 부전)으로 판정한다. 반대로, 척골동맥을 누른 채 요골동맥을 이완시켜 같은 방법을 시행할 경우를 역알렌검사법(reversed Allen' s test)이라 한다.

- **상완동맥**

실제 임상에서는 대퇴동맥이나 요골동맥을 많이 이용한다. Transbrachial puncture를 이용한 중재시술은 하지동맥에 심한 협착이 있어 대퇴동맥을 사용하지 못하거나, 요골동맥을 사용하지 못하는 경우에 한정해 사용한다.

■ 국소마취

1% 리도카인으로 국소마취 한다.

■ 동맥천자(arterial puncture)

18G 천자용 바늘로 동맥의 맥박을 확인하면서 천자한다. 혈류가 확인되면 천자용 바늘중 내관을 제거하고 외관만 남겨둔다. 다른 기구를 삽입하기 위한 피부절개는 바늘을 삽입하기 전에 할 수

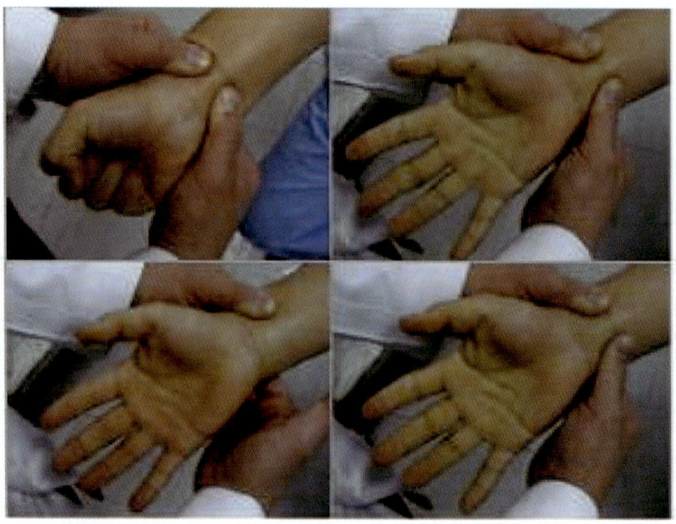

그림 10-5 Allen' s test

도 있고, 또는 바늘이나 guidewire를 통과한 후 그 위에서 살짝 절개할 수 있다.

- Guidewire(유도철선) 삽입

대개 굵기가 0.5mm 이하인 끝이 부드러운 재질로 된 유연하고 가는 금속선(guidewire)을 시술하고자 하는 혈관까지 위치시키고 시술을 위한 유도선으로 사용한다. 대퇴나 요골동맥을 통해 대동맥궁까지 진입한 뒤 좌관상동맥 촬영을 하고 다시 우관상동맥 촬영을 하도록 위치시킨다. 병변의 위치 및 특성에 따라 특별한 J자 모양 혹은 여러 가지 구부러진 모양의 guidewire를 선택한다.

- Sheath 삽입

Sheath는 시술을 위한 여러 catheter를 교환하는 동안 환자에게 불편을 감소시키고 동맥의 손상을 막아준다. 또 계속적으로 동맥 접근을 가능하게 해주고, 심혈관조영술 후 바로 PCI시술을 할 수 있게 해 준다.

- sheath 삽입 후 약물주입

Sheath를 삽입한 후 ACT(activated coagulation time)가 250~350sec가 되도록 헤파린을 정맥주사한다. 헤파린과 glycoprotein IIb/IIIa 억제제를 동시에 사용하는 경우는 출혈 소인이 커지므로 헤파린 용량을 낮추어 ACT를 200sec 정도로 유지한다.

- Guidecatheter 삽입

Guidewire를 따라 Guidecatheter를 삽입한다. 이를 통해 시술 기구들이 이동하므로 일반적인 혈관조영술에서 사용하는 것보다 좀 더 굵은 것으로 사용한다. Guidewire는 제거한다.

- 조영제를 주입하고 관동맥을 촬영하여 협착 부위를 확인하고 시술 방법을 결정한다.

- Guidecatheter를 따라 Guidewire를 삽입한후 stent를 장착한 풍선확장용 catheter를 협착 부위 쪽으로 삽입한다.

스텐트가 없이 풍선확장술만 하기도 하는데 높은 재협착률로 인해 최근에는 약 80%가량에서 스

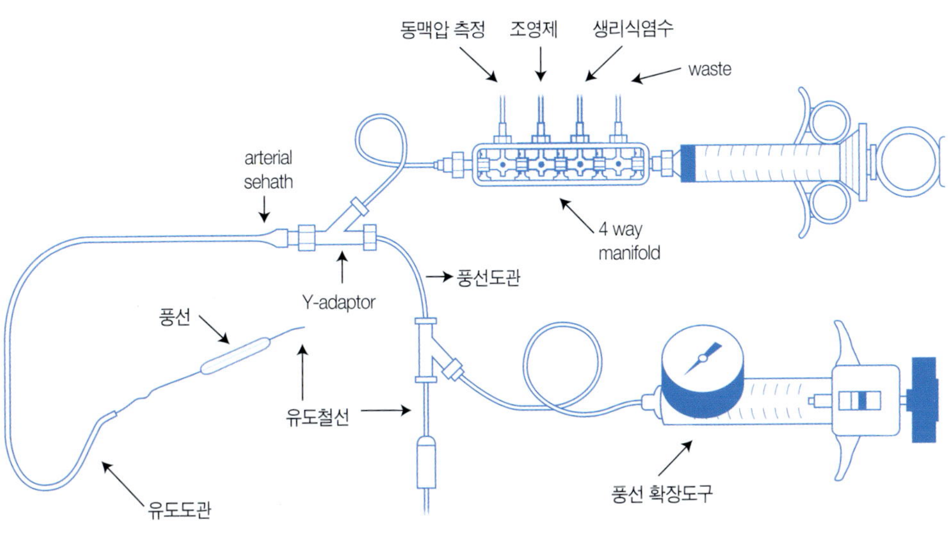

그림 10-6 PCI를 위한 기본장비

텐트를 이용한다. 풍선확장술만 시행하는 것은 2.5mm 이하의 작은 혈관이나 30mm 이상의 긴 병변으로 제한되고 있는 추세이다.

- Guidewire로 병변을 조심스럽게 통과시킨다.

관동맥 연축을 예방하기 위해 병변을 통과하기 직전에 Nitroglycerin 100~200㎍을 관동맥내로 주사한다.

- 풍선과 스텐트를 협착병변으로 진행시키고 일정한 압력을 주어 풍선을 확장한다. 보통 협착을 40~50% 감소시키면 성공적으로 확장되었다고 본다.

- 풍선이 확장되면서 스텐트는 협착된 혈관과 함께 확장되어 고정되고 관동맥내에 남겨진다.

풍선확장만 단독적으로 하는 것보다 재협착이라는 합병증은 줄였지만, 스텐트 재질이 금속합성물이므로 인체에는 혈전을 유발할 수 있는 인공물질이 된다. 주요 합병증은 스텐트내 혈전이며, 시술의 성공여부는 스텐트에 내피세포가 증식해서 관동맥내와 스텐트 내에서 혈류를 부드럽게 하고 동시에 스텐트로 인한 혈전을 조절하는 것이다. 시술 후에 항응고제나 항혈소판제 투약이 중요하다.

재협착률 개선을 위해 약물방출 스텐트가 개발되었는데, 이는 평활근 세포증식과 염증을 억제하는 약물이 코팅되어 방출된다. 종류로는 Cypher(Sirolimus), Taxus(Paclitaxel), Endeavor(Zotarolimus), Xience V(Everolimus), Promus(Everolimus)가 있다.

- 시술 직후 관동맥 촬영결과의 평가

혈관의 개통 및 잔존협착을 평가하기 위해서 관동맥 촬영을 실시한다. 각 촬영마다 잔존협착, 혈전, 혈관박리, 곁가지 혈관의 폐쇄, 원위부 색전증, 혈관의 연축 및 no reflow 현상이 있는지 체계적으로 주의깊게 관찰한다. 임상적으로 환자가 안정되어 있고, 관동맥 촬영상 잔존협착이 30% 이하이고, 정상적인 혈류를 보이며, 심한 혈관박리가 없고, 혈전이 없는 경우에는 유도철선을 포함한 풍선카테터를 제거하고 마지막으로 혈관 촬영을 한다.

결과가 만족스럽지 못한 경우에는 그 문제를 해결하기 위해 스텐트를 비롯한 적절한 기구 및 약물을 사용하게 된다. 혈류의 평가는 아래의 표에 있는 TIMI분류에 의해 이루어지며 Grade 2~3을 목표로 한다.

- Sheath 제거와 지혈

시술 후 ACT가 160sec 이하이면 Sheath를 제거할 수 있다. Sheath를 제거한 후 환자는 18-24시간 동안 침대에서 안정을 취하도록 한다.

(6) 합병증

- 흉통, 심근경색 및 혈관경축

PCI 도중 혈관을 확장하는 동안 혈관이 일시적으로 폐색되어 협심증이 발생할 수 있다. 관동맥내

TIMI(thrombolysis in myocardial infarction) grading system	
Grade 0	complete occlusion, no flow
Grade 1	contrast dye가 막힌 곳을 넘어는 가지만 원위부까지 가지는 못할 때
Grade 2	전체 vessel에 perfusion이 되지만 정상 vessel보다는 혈류속도가 느릴 때
Grade 3	full perfusion + normal flow

로 Nitroglycerin을 투여하거나, guidewire를 병변부위에 두고 풍선확장 카테터를 제거하여 조절할 수 있다. PCI 후 지속적으로 흉통이 있으면서 심박수 및 혈압의 변화, ST분절 상승이 있으면 심근 허혈을 나타내므로 즉각적인 중재가 필요하다. 관동맥 경축이 질산염제제에 의해 조절되지 않는 경우에는 응급으로 외과적 수술이 필요할 수 있다.

■ 확장부위의 긴급폐쇄

급작스런 폐쇄는 관동맥 확장술을 받은 대상자의 약 3%에서 볼 수 있는 심각한 합병증으로, 관동맥 분리나 경축 혹은 혈전형성에 의해 초래될 수 있다. 약 70~80%는 대상자가 아직 심혈관조영실에 있는 동안 발생한다. 즉각 재확장을 하거나 응급 수술, 약물요법 등으로 치료한다.

■ 관동맥 박리

병변부위에 풍선확장 카테터가 팽창될 때 관동맥 내막이 분리되어 박리나 내막 파열이 생길 수 있다. 심각한 허혈이나 경색을 초래하여 응급우회수술이 필요할 수 있다.

■ 재협착

확장부위의 재협착은 혈관성형술 이후 처음 6개월간 주로 발생하며 대부분 3~4개월 후에 발생한다. 풍선확장술후에 혈관의 탄성으로 급성 반동이 생기거나 만성수축성 혈관 재형성이 생겨 재협착이 발생할 수 있는데, 이 문제는 스텐트를 사용하면서 대부분 사라졌다. 그러나 스텐트로 인한 재협착은 내막의 과도한 증식이 주로 문제가 된다. 풍선 및 스텐트 시술로 손상된 혈관 내막에 혈전이 형성되고 염증 세포가 자극받아 전형적인 염증반응이 나타나고 이어서 세포의 과도한 증식이 일어나면서 혈관 내경이 재협착하게 된다. 이를 예방하기 위해서 항응고, 항혈전제와 약물방출스텐트가 도움이 된다.

■ Contrast-induced nephropathy(CIN)

대부분 조영제는 사구체 여과로 배출된다. 당뇨병, 신기능이 저하된 환자나 탈수(dehydration)된 환자에서 CIN이 발생할 위험이 높다. 신장혈관 수축에 의한 허혈성 세뇨관 손상과 조영제의 직접적인 세뇨관 손상에 의해 발생한다고 알려져 있다.

이를 예방하기 위해서 시술 전날 밤부터 volume-overload가 되지 않는 정도의 충분한 0.45% 또는 0.9% 식염수를 정맥주사하고, N-acetylcysteine을 투약한다.

■ 시술부위와 관련된 합병증

- **국소적인 출혈과 혈종**

  천자된 부위에 출혈이 되어 부풀어 오른 덩어리가 만져진다. 출혈로 인해 저혈압, 미주신경성 반응, 빈맥, 신경손상을 유발할 수 있으며, 가성동맥류(pseudo aneurysm)가 합병되기도 한다. 여자, 저체중, 고령, 응급시술, 빈혈, 시술시간, sheath의 크기, 헤파린 용량, 혈전용해제 사용, 다혈관질환의 경우에 발생률이 증가한다.

  천자부위를 직접 손으로 지혈 하거나 기구를 이용하여 지혈한다. 활력징후에 따라 필요하면 수액, 혈액, 아트로핀이나 승압제를 투여한다. 혈압이 높은 경우는 nitrate나 혈관확장제를 사용한다. 지혈이 안되면 수술하는 것이 좋다.

- **복막 후 혈종(retroperitoneal hematoma)**

  대퇴동맥 천자 위치가 높을 경우 복막 후 혈종이 발생할 수 있다. 증상은 갑자기 통증을 호소하며 저혈압을 동반한 복부 팽만이다. 복부나 골반 통증이 있으며 혈색소치가 감소할 때 의심하여야 한다. 전형적인 옆구리나 복부의 변색은 드물다.

진단에는 CT가 가장 도움이 되고, sheath 제거 후 오랫동안 압박하여 누르는 것이 제일 중요하다. 드물게 지속적으로 혈색소치가 감소하고 혈역학적으로 불안정할 수 있는데 이때는 수혈과 수술이 필요할 수 있다.

- **가성동맥류(pseudoaneurysm)**

동맥 혈관중벽이 불완전하게 봉쇄되어 동맥과 연결되어 있는 피막혈종이 생긴 것으로, 가장 흔한 원인은 sheath 제거 후 적절하지 못하게 압박했거나 지혈 장애가 나타났기 때문이다.

전형적인 증상은 수축기 잡음을 동반한 통증, 박동성 있는 종괴, 대퇴신경이나 상완신경마비를 동반할 수 있다. 파열되면 심한 통증과 부종이 갑자기 커지게 된다. 진단은 초음파로 하며 압박이나 수술적 치료가 필요하다.

- **동정맥루**

바늘이 정맥을 통과하여 동맥을 천자했을 때 sheath를 제거하고 나면 샛길이 만들어지는데 이것이 동정맥루이다. 여러 차례 시도하거나 부적절한 위치, 지혈이 충분하지 않을 때 많이 발생한다. 연속적인 잡음이 천자 되었던 부위에서 들리며, 동맥 원위부의 전환 현상, 부종, 정맥확장에 의한 하지의 동통 등이 있으면 동정맥루로 진단할 수 있다. 작은 동정맥루는 대부분 자연적으로 폐쇄되나 크거나 증상이 있는 경우는 수술적 교정이 필요하다.

- **혈전성 폐쇄**

천자부위에 국소적 혈전에 의해 발생한다. 동맥 폐쇄의 증상은 갑작스럽고 점진적인 통증, 저림, 청색증, 창백, 말단부의 맥박소실 및 저온증 등이 있다. 신체검사와 초음파가 진단에 도움이 되며 혈관조영이 확진과 치료를 위해 필요하다. 치료는 즉각적인 헤파린의 사용과 혈전 제거이다.

- **동맥 천공 및 박리**

유도철선이나 카테터 등의 기구를 넣을 때 경미한 혈관 내막 손상부터 혈관천공까지 다양한 합병증이 발생할 수 있다. 천공이 되었다면 조영제로 혈관 밖 유출이 지속되는지 확인하고, 항응고를 정상으로 돌린다. 또 치료적 코일 색전술, 풍선확장이나 스텐트를 넣는다. 대부분의 유도철선에 의한 천공은 예후가 양호하여 자연폐쇄가 잘 이루어진다. 그러나 가성동맥류 등 후기 합병증이 발생할 수 있으므로 경과를 잘 관찰해야 한다.

- **기타 합병증**

서맥, 심실빈맥이나 심실세동, 중추신경계 이상 등이 있을 수 있다.

(7) 간호

■ 시술 전 환자간호

- 기본적인 혈액검사, 흉부 방사선 검사를 하고 특히 심장효소, 혈청 전해질, 응고검사 결과를 확인한다. 혈청 칼륨수치는 반드시 정상범위여야 하는데, 저칼륨혈증은 심근의 민감성과 흥분성을 증가시키기 때문이다. 풍선을 장착하고 팽창시키는 동안 병변부위에 산소가 풍부한 혈액의 흐름이 저하되면 심근이 민감하고 불안정해져서 치명적인 심실부정맥을 유발할 수 있다. 조영제는 신장으로 배설되는데, 신장의 여과기능이 감소되어 있으면 급성 신부전이 생길 수 있기 때문에, 크레아티닌과 BUN 결과를 확인한다.
- 검사 동의서를 받고 시술의 합병증, 효과 등을 자세히 설명한다.

- 피부 준비를 한다. Both inguinal area에 제모 크림을 바르고 15분 후 닦아낸다. 요골동맥으로 천자할 가능성이 있으므로 손목도 확인하여 시술에 방해가 된다면 제모한다. 장신구와 의치를 제거한다.
- 시술 전 투약을 확인한다.
  Metformin은 신독성을 초래할 수 있어 조영제 투여시 금기이기 때문에 이 약을 복용하는 당뇨 환자라면 시술 전에 복용을 중지한다.
  와파린등 항응고제는 시술 수일 전부터 복용을 중단하고 PT 검사결과를 확인한다.
- IV route를 확보한다.
- 8시간 이상 금식을 유지한다.
- 족배동맥과 요골동맥을 촉지한다.
- 조영제 알레르기 병력을 확인하고, 필요시 알레르기 반응을 줄일 수 있는 약물을 투여한다.

■ 시술 중 환자간호

- 시술동안 심전도와 혈역학적 상태를 모니터 하고 의식상태, 흉통, 빈혈 증상 등을 관찰한다.
- 두드러기, 홍조, 오심, 후두 경련 등 조영제 민감성 증상과 징후를 관찰한다.
- 환자의 항응고 상태는 중요한데, 치료적 이하 수준에서는 급성 폐쇄나 혈전 등 심각한 합병증을 초래할 수 있다. 최초의 헤파린 주사후 ACT를 검사하여 250~300초 수준을 유지한다. 갑작스런 폐쇄나 불안정한 병변을 가진 고위험 대상자는 Glycoprotein IIb/IIIa 수용체 억제제나 아스피린과 헤파린을 투여한다.

■ 시술 후 환자간호

- 의식을 사정하고 시술 중 발생할 수 있는 뇌허혈, 뇌출혈 증세가 없는지 확인한다.
- 심근허혈과 관련된 증상과 징후를 모니터 한다. 심전도, 신체 사정, 활력 징후, 심음과 호흡음을 사정한다.
- 말초 피부색, 체온, 맥박 등으로 순환 정도를 평가하고 필요하다면 응고관련검사와 심장효소 검사를 시행한다.
- 요골 동맥을 이용한 경우에 시술 후 바로 sheath를 제거하며 지혈시간은 12시간 가량이다. 대퇴 동맥이나 정맥의 sheath는 ACT가 160초 이하로 떨어진 후 제거한다. 다양한 기계장치와 기구가 sheath 제거 후 지혈을 용이하게 하고 지혈시간을 단축시킨다(closing device 참조).
- 시술부위의 출혈은 큰 혈종이나 말초혈류 저하를 초래할 수 있기 때문에 sheath 제거 후에는 말초순환을 자주 확인한다. 대퇴동맥을 천자한 경우 압박드레싱을 적용하고 모래주머니를 천자부위에 올려둔다. 4~8시간 동안 시술한 쪽 다리를 곧게 펴고 머리쪽의 침대를 45도 이하로 유지하며, 기침이나 재채기 등 복근의 무리한 사용을 피하도록 한다.
- 시술 후 협심증 증상, 허혈성 심전도 변화, 부정맥, 오심, 통증을 사정한다. 흉통을 호소한다면 혈관경련이나 폐쇄의 증상이므로 즉각적인 치료가 필요하다. 증상이 완화되고 심전도 변화가 사라지면 진행성 혈관경련으로 생각할 수 있지만, 흉통과 심전도 변화가 계속되면 재확장술이나 응급 우회로술을 고려해야 한다.
- PCI 후 혈전형성을 방지하기 위해 모든 환자에게 처방대로 Aspirin과 Clopidogrel을 투약한다.

Clopidogrel을 복용하는 환자가 CABG가 계획되면 수술 전 5~7일 동안 투약을 중단한다.

- 오심이 없고 다른 검사의 진행이 계획되어 있지 않다면 식이를 시작할 수 있고 조영제로 인한 신독성을 예방하기 위해 경구 수분 섭취를 격려한다.
- 환자에게 처방된 약물에 대한 작용, 부작용 등에 대해 설명해주고 추후관리에 대해 교육한다. 회복기간 동안 재활과정을 교육하고 스트레스와 체중관리, 금연의 중요성에 대해 교육한다.

(8) Closing Device

지혈기구란 동맥천자 후 지혈을 위해 사용하는 기구를 통칭한다. 혈관 지혈기구가 도입되기 전에는 천자부위를 손으로 압박하고, 침상에서 오랜 시간 절대 안정해야 하는 불편함이 있었다. 또한 오랜 지혈시간 때문에 여러 합병증들도 발생할 수 있는데, 이러한 점들을 개선하고자 여러 가지 기구들이 고안되었다.

- sheath를 제거한 후 일정한 압력으로 시술부위를 압박하는 기구로 compressor와 femostop이 있다.
- 직접 시술 부위 혈관에 기구를 통해 침습적으로 지혈하는 방법으로 Vasoseal, Duett, Boomerang, perclose, starclose, angioseal 등이 있다.

  - **VasoSeal**

    콜라겐(collagen)을 혈관 외에서부터 대퇴동맥 표면까지 방출하여 인체의 자연적인 지혈작용을 도와주는 역할을 한다. 소의 힘줄에서 추출한 제 1형 콜라겐은 동맥 천자부위의 혈소판을 끌어당기고 활성화시켜 동맥 표면에 응혈을 만들어 지혈 시킨다. 이 기기의 특징은 동맥내에 이물질을 남기지 않고, 동맥 천자부위를 크게 할 필요가 없으며, 시술 후 클립이나 봉합을 할 필요가 없다. 또 사용 전에 방사선 투시검사가 필요 없으며, 6주 정도 후면 콜라겐이 완전히 흡수된다.

  - **Duett**

    중재시술 후 sheath를 통해 Duett 풍선카테터를 넣은 뒤 풍선을 팽창하고 sheath를 조심스럽게 빼내면 풍선이 혈관벽에 닿게 된다. 이후 sheath로 전구 혈액응고제(procoagulant)를 주사한다. 주사된 전구 응고물질은 피와 반응하여 혈전을 만든다.

  - **Angio-Seal**

    동맥 천자부위 혈관 안에 생체 흡수성의 anchor와 콜라겐 스폰지를 샌드위치처럼 붙여 기계적인 폐쇄를 시킨다. 콜라겐은 8~12주 사이에 흡수된다.

  - **Perclose**

    비흡수성 polyester 봉합사로 동맥벽을 1~2회 묶는 수술적 폐쇄방법이다. 지혈기전이 혈전 형

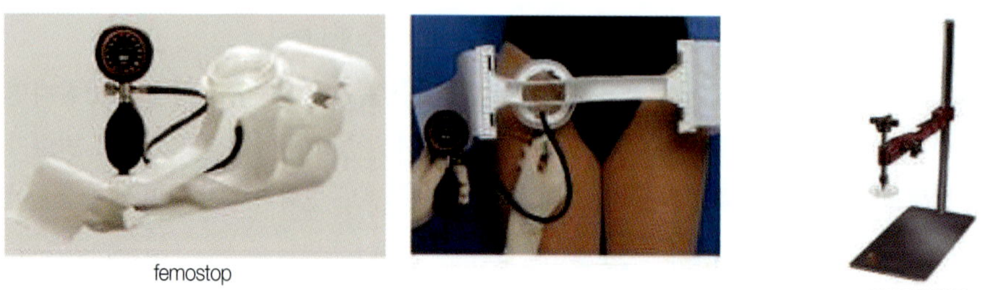

femostop

compressar

그림 10-7 비침습적 혈관 지혈기구

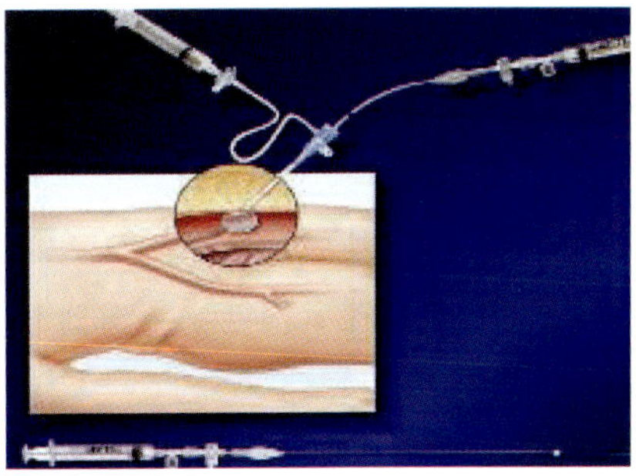

그림 10-8 Duett

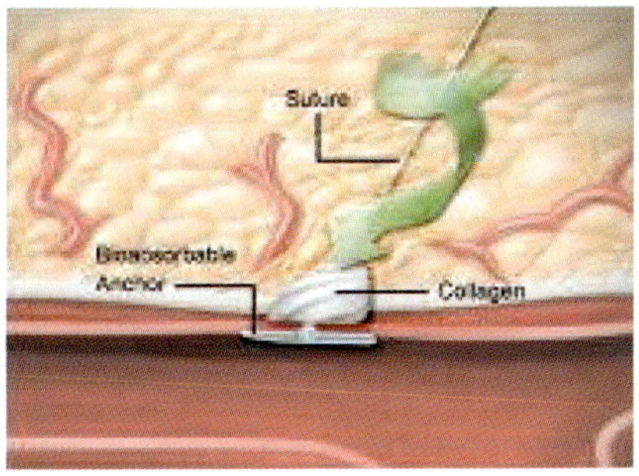

그림 10-9 Angio seal

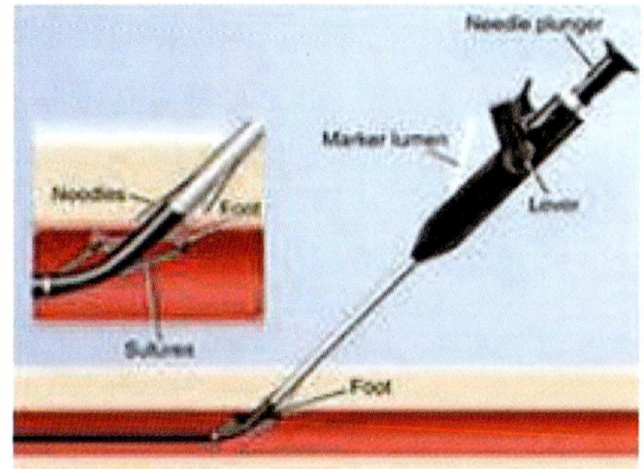

그림 10-10 per close

성에 의한 것이 아니기 때문에 항응고제를 복용하는 환자에서도 사용할 수 있고, 시술 후 guide catheter에 연결해서 쉽게 위치시킬 수 있고, 피하조직의 박리가 필요 없다.

- 혈관을 직접 지혈하지 않고 혈관응고물질인 pad를 적용하여 비침습적으로 지혈하는 방법으로 Chito seal, closur pad, D-star dry, Neptune pad, Syvek NT patch 등이 있다. 항응고제 사용여부와 관계없이 사용할 수 있으며, 여러 크기의 동맥천자에 모두 적용 가능하다.

  Syvek NT patch는 미세 해조류로부터 동정된 부드러운 셀룰로스성 중합체, closur pad는 키토산 추출된 셀룰로스성 중합체, Neptune pad는 calcium alginate fiber pad로 되어 있다.

  지혈을 위해 천자부위 위에 이것을 내고 손으로 압박한다. 압박시 천자된 부위로 스며들어 혈관수축과 혈액응고를 촉진시킨다. 혈압이 높거나 비만한 환자의 경우는 오래 압박하여야 한다.

  이러한 폐쇄기구는 동맥 후벽까지 천자된 경우에는 지혈이 되지 않으므로 사용할 수 없고, 출혈 경향이 있거나 glycoprotein IIb/IIIa 수용체 억제제를 투여한 경우는 혈관 폐쇄기구 사용의 이득과 출혈 위험성을 잘 판단하여 사용하여야 한다. 또, 대퇴동맥 천자부위를 주의깊게 살펴보아 혈관 폐쇄기구 사용에 따른 합병증 발생을 최소화하여야 한다. 각각 지혈기구에 따른 주의사항을 환자와 보호자에게 교육한다.

2. 급성관동맥증후군의 합병증 치료와 간호

심근의 허혈과 괴사된 심근에 의한 합병증, 기계적인 손상, 전기적 이상, 혈전용해제에 의한 합병증 등이 발생할 수 있다. 수많은 합병증에 대해 인지하고 환자에게 증상이 있을 경우 조기에 발견하고 신속하게 치료해야 한다. 급성기에는 허혈과 괴사로 인한 합병증이 발생하며, 수일이 지난 후에는 조직의 염증반응 및 회복과정과 관련된 합병증이 발생한다.

1) 재발성 허혈(recurrent ischemia)

심근경색 후 20~30%의 환자에게서 입원 중에도 흉통과 허혈성 증세가 재발할 수 있다. 이것은 재관류가 부적절하게 되었음을 의미하며 즉시 관동맥중재술이나 응급 관동맥 우회수술로 이어져야 한다.

2) 심실부전(ventricular failure)

급성 심근경색 후에는 괴사된 심근 부위로 좌심실의 remo

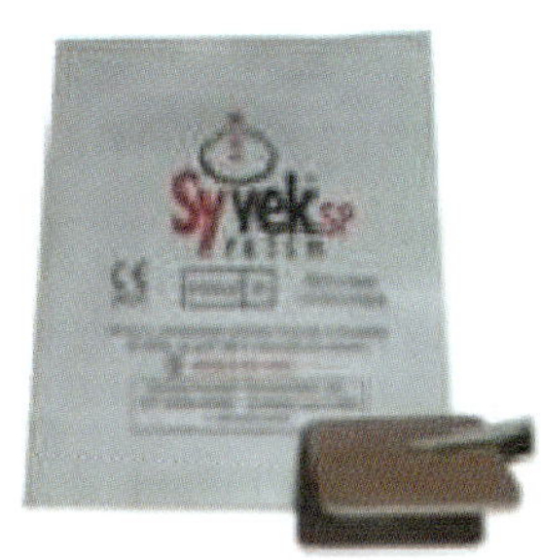

그림 10-11 지혈 패드

deling이 진행되면서 경색부위와 정상부위 모두 형태, 부피, 벽의 두께가 변하면서 심실은 점점 더 확장되고 심부전 증상이 나타나게 된다. 경색 범위가 클수록 좌심실 부전 정도 및 사망률이 증가하며 청진상 폐의 수포음, S3, S4 gallop, 흉부방사선 검사상 폐부종이 보인다.

심부전의 치료는 Swan-Ganz catheter를 삽입하여 좌심실 이완기말압과 폐동맥압의 상승이 있는지 측정하고, cardiac index를 보면서 수액, 이뇨제, 혈관확장제로 조심스럽게 조절한다. 필요에 따라 이뇨제, ACE 억제제 및 혈관확장제를 사용하여 좌심실 부전을 완화시킨다. 대개 좌심실 구혈률(ejection fraction)이 40% 이하이면 ACE억제제를 투약한다. 일반적인 심부전 환자와 치료는 비슷하지만 digitalis는 사용하지 않는다.

우심실 부전의 증상으로는 심한 저혈압, 경정맥의 확장, Kussmaul' s sign, 간비대를 보이며 심장초음파를 통해 진단할 수 있다. 수액을 충분이 공급하여 우심실 전부하를 높이고 좌심실 기능을 개선하여 폐동맥압을 낮춘다.

3) 심인성 쇼크(cardiogenic shock)

심한 좌심실 부전으로 발생하며, 좌심실이 40%이상 경색되면 더 이상 펌프로서의 역할이 힘들어 지기 때문에 전신적인 쇼크가 발생하기 쉽다. 심한 저혈압과 빠르고 약한 맥박, 맥압 감소, 흡기 시 crackle, 경정맥 확장, 흉통, 차고 축축한 피부, 핍뇨, 의식수준저하 등이 있고, CI 2.5L/min/m^2 미만이며 좌심실이완기말압이 18mmHg를 초과할 때 심인성 쇼크로 진단할 수 있다.

체액부족에 의한 쇼크와 달리 저혈압 교정이 어렵다. 심근의 작업량을 줄이고, 산소공급을 늘려 조직관류를 개선하고, 살아있는 심근을 최대한 보존시켜야 한다. Dopamin, Dobutamine 등의 승압제를 사용하고, 필요하다면 대동맥내 풍선펌프(Intra aortic balloon pump)의 도움을 받고 이뇨제, 수액을 적절히 사용한다.

4) 심실벽의 파열(wall rupture)

심근괴사로 인한 구조적인 합병증이며, 급성 심근경색 발병 1주일 이내 발생하며, 고령일수록 발생 빈도는 증가한다. 심전도는 정상이나 갑자기 맥박, 혈압, 의식소실이 나타나며 혈액이 심낭강으로 유출되어 cardiac tamponade 상태가 되므로 급사를 초래한다. 심낭천자나 응급 수술이 필요하다.

5) 심실 중격 결손(ventricular septal defect)

심실 중격 괴사로 발생하고 수일 내에 양측 심실부전으로 진행한다. 범수축기 잡음이 청진되고 심장초음파상 좌-우 단락이 있다. 응급심도자술이나 수술적 교정이 필요하다. 수액공급, 승압제 치료, 심장 후부하 감소를 위한 혈관확장제도 필요하다.

6) 승모판막 역류(mitral regurgitation)

급성 심근경색 후 좌심실이 확장되고 그 형태가 변형되어 유두근(papillary muscle)의 수축이 비정상적이거나 유두근의 경색과 파열로 발생한다. 범수축기 잡음과 좌심실 기능저하가 발생한다. 혈관확장제를 사용하여 전신 혈관저항을 줄이고 궁극적으로는 수술적인 치료가 필요하다.

7) 부정맥(arrythmia)

심근경색에 의해 발생되는 부정맥은 전도체계가 허혈로 직접적인 손상을 받았거나, 허혈조직에서 전도속도가 느려지며, 치료약물에 의한 부정맥 유발, 세포막 투과성 변화에 의한 전해질과 산염기 불균형, 자율신경계 이상으로 인해 발생한다.

동방결절은 우관상 동맥과 좌회선 동맥에 의해 혈액을 공급받기 때문에 이들 동맥에 심근경색이 발생한 경우 동방결절의 전도장애가 발생한다. 방실결절은 우관상동맥에 의해 혈액을 공급받기 때문에 우관상동맥에 심근경색이 발생한 경우 일시적으로 방실차단이 발생한다. 히스속은 좌측 전하행지 동맥에 의해 혈류공급이 되므로 전벽심실경색 환자는 심실전도결손 가능성이 높다.

(1) 심실조기수축(ventricular premature beat, VPB)

대부분의 환자에게서 나타나지만 예후에 영향이 없으므로 항부정맥제는 투여되지 않으나 β-blocker는 VPB와 심실세동을 예방하므로 금기가 없는 경우 투약한다. 저칼륨, 저마그네슘 혈증이 있다면 교정한다.

(2) 심실빈맥, 심실세동(ventricular tachycardia, ventricular fibrillation)

초기 24시간 내에 발생하는 경우가 많고, 제세동을 하여 동율동으로 돌아오면 예후에 크게 영향을 미치지 않는다. 그러나 48시간 이후에 발생하면 사망률이 증가하므로 electrophysiology study 후 이식형 심제세동기(implantable cardiovertor defibrillator, ICD)를 고려한다.

혈역학적으로 불안정한 심실빈맥이나 심실세동 환자는 즉각 제세동하고, 혈역학적으로 안정되어 있나면 lidocainc, procainamide, amiodarone 등의 항부정맥제를 투약하고 빈맥이 소실되지 않으면 제세동을 한다.

(3) 다형성 심실빈맥(torsade de points)

저칼륨혈증이나 저마그네슘혈증, 디곡신 등에 의해 발생했을 가능성도 있기 때문에 혈액검사를 실시하고 즉각 불균형이 있는 부분을 교정한다.

(4) 가속성 심실 고유율동(accelerated idioventricular rhythm, AIVR)

혈전용해술을 시행하면서 관동맥의 막혔던 부위로 재관류가 되면서 발생한다. 환자의 예후에 크게 영향을 주지 않는다.

(5) 심실상성 빈맥(supraventricular Tachycardia)

동성빈맥(sinus tachycardia), 심방세동(atrial fibrillation), 심방조동(atrial flutter)이 이 부분에 속하며 심부전 소견이 없다면 β-blocker, verapamil, diltiazem이 심박동수 조절에 도움이 된다. 혈역학적으로 불안정해지고 빈맥이 2시간 이상 지속된다면 cardioversion을 고려한다.

(6) 동성서맥(sinus bradycardia)

심박동수 50~60회 미만이면서 혈역학적으로 불안정하고 증상이 있다면 atropine으로 치료하거나 인공심박동기를 고려한다.

(7) 방실차단(atrioventricular block), 심실내 전도이상(intraventricular conduction disturbance)

완전 방실차단(complete AV block)이 하벽부 심근경색에 동반되었다면 일시적인 부교감 신경 항진에 의한 것이 대부분이지만, 전벽부 심근경색과 함께 발생한 것이라면 광범위한 심근괴사에 의한 것이기 때문에 예후가 좋지 못하다. 저혈압이나 심부전이 동반되었으면 atropine을 투여하고, 효과가 없다면 일시적 인공심박동기를 삽입한다.

8) 심막염(pericarditis)

전층 심근경색이 있을 때 주로 나타나며, 발열과 함께 청진시 심낭 마찰음이 있다. Pericardial pain을 흉통으로 오해하여 재발성 허혈과 혼돈하기 쉬운데, 심막염의 특징적인 흉통 소견은 승모근쪽으로 향하는 방사통이다. 심막염이 있는 환자에게 항응고요법을 하면 심낭압전이 발생할 수 있다. 고용량 aspirin, indomethacin, corticosteroid 등의 항염제로 치료한다.

9) 혈전색전증(thromboembolism)

경색 후 전신적인 염증 반응에 의한 합병증으로, 부동, 정맥혈 정체, 심박출량 저하로 인해 심부정맥혈전증을 유발시킨다. 폐색전증은 주로 다리정맥의 혈전에 의한 경우가 많고, 전신동맥의 색전은 좌심실 벽의 혈전에 의한 경우가 많다. 초음파상 혈전이 확인되었고 항응고요법의 금기가 아니면 와파린과 함께 heparin 또는 저분자량 heparin으로 치료한다.

10) 좌심실 동맥류(left ventricular aneurysm)

좌심실 일부가 동맥류성 확장을 일으켜 풍선이나 파리처럼 늘어난 상태를 심실류라 한다. 증상으로는 좌심실의 수축기 및 확장기 운동장애로 심박출량이 감소하게 되고, 심실 확장과 함께 심실벽의 긴장도를 증가시켜 심실확장이 더 증가되어 좌심실 기능저하와 심부전이 발생한다. 혈전형성과 좌심실류로 인한 좌심실의 형태변화는 혈류를 국소적으로 정체시켜 심장벽 혈전증(mural thrombus)이 발생한다. 심실류로 인한 반흔 조직과 그 주위 정상 심근과의 경계 부위는 정상적인 전기생리학적 전도로에 변화를 일으켜 심실성 빈맥을 일으킬 수 있다.

가성 동맥류는 심장 파열이 국소적으로 발생한 것으로, 좌심실과 연결되어 있어 종종 파열될 가능성이 있기 때문에 수술로 제거해야 한다.

참 · 고 · 문 · 헌

- 중환자전문간호교육과정협의회(2007). 순환,호흡기계 중환자간호. 군자출판사
- 연세대학교의과대학 의학을 쉽게 푸는 모임엮음(2008). 쉽게 풀어쓴 심장학. 예당출판사
- 대한내과학회(2006). 해리슨 내과학.
- 프리미어 의학연구회(2006). 프리미어 내과. 고려의학
- 대한순환기학회(2004) 심장학 교과서.
- 개원의, 전공의를 위한 최신 순환기학 강좌(2010) p89~133
- The 3rd cardiovascular technologist & nurse encore symposium (2009) p17~56
- http://www.merck.com/mmpe/sec07/ch073/ch073c.html

Chapter 11

호흡기계 감시

학습목표

1_ 동맥혈 가스분석을 판독할 수 있다.

2_ 맥박산소측정법(pulse oximetry)의 원리 및 사용시 주의사항을 설명한다.

3_ 호기말 이산화탄소 분압 측정법(capnography)의 원리 및 적응증을 설명한다.

4_ 호기말 이산화탄소 분압 측정 결과를 해석한다.

I. 동맥혈 가스분석

혈액 가스분석 결과를 통해서 얻을 수 있는 중요한 정보로는

- 폐와 조직의 산소화 능력 및 상태
- 폐의 환기 능력 및 상태
- 산-염기 상태
- 필요한 보조적 진단 방법 및 앞으로의 치료방향 제시 등이다.

혈액가스 분석을 위한 혈액 종류로는 동맥혈, 말초 정맥혈, 혼합 정맥혈(mixed venous blood)이 있다. 동맥혈 가스분석(arterial blood gas analysis, ABGA)에서 얻어지는 산소와 이산화탄소 분압은 폐의 가스교환 능력을 반영하는 것으로 동맥혈 산소분압(partial pressure of arterial oxygen, PaO_2)과 동맥혈 산소포화도(arterial oxygen saturation, SaO_2)는 산소화 상태를 나타내고, 이산화탄소 분압(partial pressure of carbon dioxide, $PaCO_2$)은 폐포 환기의 척도로 이용되며, pH와 함께 산-염기 평형의 평가에 이용된다.

말초 정맥혈의 산소농도는 혈액 채취 부위에 따라 차이가 많아 전반적인 혈액의 산소화 정도를 나타내기에는 부적합 하나 pH와 유산염(lactate) 농도의 측정에는 이용될 수 있다.

혼합 정맥혈은 Swan-Ganz catheter를 이용하여 폐동맥에서 얻는 정맥혈을 말하며, 혼합 정맥혈 산소분압(partial pressure of venous oxygen, PvO_2)과 산소포화도(venous oxygen saturation, SvO_2)는 산소 운반 능력과 말초조직의 산소 이용에 대한 지표로 이용된다.

1. 동맥혈 가스분석의 판독

1) 동맥혈 및 정맥혈 가스분석의 정상 범위

동맥혈 및 정맥혈 가스분석의 정상 범위는 **표 11-1**과 같다.

2) 동맥혈 pH의 평가

정상 혈액 중에 있는 산(H^+)은 40nmol/L이고 이때 pH는 7.40이다. pH의 정상 범위는 7.35~7.45이며, pH가 7.34 이하이면 산증, pH가 7.46 이상이면 알칼리증이라고 한다. pH가 0.1 변함에 따라 혈액중의 H^+ 농도는 직상 혹은 직하 수치의 약 20% 정도가 변하게 된다.

예를 들어 pH가 7.4에서 7.5로 변하면 H^+ 농도는 40nmol에서 30nmol/L로 된다.

pH 0.1 변화=H^+ 농도 20% 변화

예) pH	H^+ 농도(nmol/L)
7.0	100
7.1	80
7.2	64
7.3	50
7.4	40
7.5	30
7.6	24
7.7	20

pH와 H^+의 관계는 동맥혈의 $PaCO_2$와 HCO_3^-의 농도를 측정하여 다음의 Henderson equation으로 H^+의 농도를 구한 뒤 위의 표에서 대략적인 pH를 짐작하게 된다. 동맥혈 가스분석 결과에 의심이 생길 때는 pH와 H^+의 관계를 살펴봄으로써 정확도를 검정할 수 있다.

$$H^+ = \frac{24 \times PaCO_2}{HCO_3^-}$$

$$H_2O + CO_2 \rightleftarrows H_2CO_3 \rightleftarrows HCO_3^- + H^+$$

$PaCO_2$와 pH는 직접적인 관계를 가진다. CO_2가 물에 녹으면 탄산을 형성하고 탄산은 해리되어 HCO_3^-와 H^+를 만든다.

CO_2의 상대적인 농도에 따라 위의 등식은 좌우로 이동한다. $PaCO_2$가 증가하면 오른쪽으로 이동하여 더 많은 H^+를 생산하여 pH를 떨어뜨리게 되며, 반대로 $PaCO_2$가 감소하면 등식은 왼쪽으로 이동하게 되어 H^+의 생산이 감소되어 pH는 증가한다.

표 11-1 동맥혈 및 정맥혈 가스분석의 정상 범위

	동맥혈	혼합 정맥혈
pH	7.35~7.45	7.34~7.36
PCO_2	35~45mmHg	44~46mmHg
HCO_3^-	22~26mEq/L	24~30mEq/L
PO_2	80~100mmHg	38~42mmHg
SO_2	95%	70%

$PaCO_2$가 증가하거나 혹은 감소하게 된 경우에는 신장에서 HCO_3^-의 재흡수와 배출 및 생성을 조절하여 $PaCO_2$와 HCO_3^-의 비율과 pH를 정상 범위 내로 유지하려는 보상작용이 일어난다. 급성 변화인 경우에는 $PaCO_2$ 10mmHg 변화에 pH는 0.08 증감하는 것으로 나타나나 만성인 경우에는 $PaCO_2$ 10mmHg 변화에 pH는 0.03 증감하는 것으로 나타난다.

3) 산증과 알칼리증

pH의 변화는 HCO_3^-/CO_2의 정상 비율 20:1이 변할 때 일어난다. 이 비율의 변동이 일차적으로 HCO_3^-의 증가나 감소에 의하여 일어나게 되는 것을 대사성 알칼리증(metabolic alkalosis) 혹은 대사성 산증(metabolic acidosis)이라고 하고, pH의 이상이 일차적으로 $PaCO_2$의 증가나 감소에 의하여 야기된 경우를 호흡성 산증(respiratory acidosis) 혹은 호흡성 알칼리증(respiratory alkalosis)이라고 한다.

4) 보상성 변화

산-염기의 이상으로 pH의 변화가 발생하게 되면 우리 몸은 폐와 신장을 통하여 CO_2와 HCO_3^-를 조절하여 안정된 범위로 복원하는 작용을 하는데 이것을 보상(compensation) 작용 이라고 한다. 일차적 호흡성 장애에서 pH가 정상 범위로 복원이 되었으나 원인이 되는 호흡기 문제가 남아있는 경우에는 만성이라는 용어를 사용한다.

pH의 변동이 일차적으로 HCO_3^-가 감소되어 일어난 경우에는 폐환기를 증가시켜 $PaCO_2$를 저하시킴으로써 HCO_3^-와 CO_2의 비율 및 pH를 정상 범위 내로 호전시킨다. 반대로 HCO_3^-가 증가된 경우에는 폐환기를 저하시켜 $PaCO_2$를 증가시키는 보상을 한다. 호흡문제로 $PaCO_2$가 증가하거나 혹은 감소하게 된 경우에는 신장에서 HCO_3^-의 재흡수와 배출 및 생성을 조절하여 $PaCO_2$와 HCO_3^-의 비율과 pH를 정상 범위 내로 안정시키려는 보상이 일어난다(표 11-2).

보상에 대한 일반적인 법칙은 다음과 같다.

- 일차적 변화(증가 혹은 감소)와 같은 방향으로 일어난다.
- 일차적 변화를 초과하여 보상하는 일은 없다.
- 호흡성 보상은 즉각 일어나나 대사성 보상에는 시간이 걸린다.

5) 일차적인 산-염기 이상 시 pH, HCO_3^- 및 $PaCO_2$ 관계에 의한 가스분석

ABGA를 잘 판독하기 위해서는 몇 가지 주의할 점이 있다.

첫째, 분석 결과의 내용이 환자의 임상 상태와 맞는 소견인지 확인하고, 의심이 간다면 재검사를 하여야 한다.

둘째, 차례를 정하여 순서대로 판독하는 것을 습관화 한다.

표 11-2 보상성 변화

불균형	pH	1차 변화	보상성 변화
호흡성 산증	〈 7.35	$PaCO_2$ ↑	HCO_3^- ↑
대사성 산증	〈 7.35	HCO_3^- ↓	$PaCO_2$ ↓
호흡성 알칼리증	〉 7.45	$PaCO_2$ ↓	HCO_3^- ↓
대사성 알칼리증	〉 7.45	HCO_3^- ↑	$PaCO_2$ ↑

1단계: pH를 보고 산증과 알칼리증을 구별한다.

pH 〈 7.40 = 산증, pH 〉 7.40 = 알칼리증

2단계: $PaCO_2$와 pH 간의 관계를 살펴본다.

3단계: pH, HCO_3^- 그리고 $PaCO_2$ 간의 관계를 살펴보고, 보상정도를 본다.

4단계: PaO_2를 보고 저 산소혈증의 유무와 원인을 규명한다.

셋째, 순환계의 기능을 함께 고려한다.

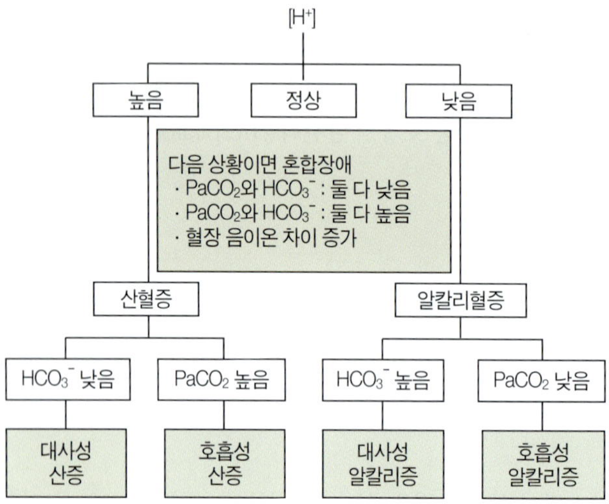

6) 음이온 차이(anion gap, AG)를 이용한 감별진단

AG란 우리 몸의 측정되지 않은 양이온과 음이온의 차이를 말한다. AG=Na^+ - Cl^- - HCO_3^-로 나타내어지는데 우리 몸은 양이온과 음이온이 일정하게 균형을 이루고 있기 때문에 실제로는 AG이 존재하지 않으므로 AG의 변화가 있을 때는 대사성 산증의 원인을 규명할 수 있다.

AG의 정상 범위는 12±4mEq/L이다. AG가 증가하는 원인으로는 체내에 많은 양의 젖산(lactic acid)이 생성되는 경우와 체외로부터 음이온을 섭취하게 되는 경우이며, 이 중 가장 많은 경우는 대사 이상에 의해 젖산이 증가된 경우이다. 정상보다 5~10mEq/L 이상 초과하면 대사성 산증이 있음을 시사하고, 순수한 대사성 산증에서는 감소된 HCO_3^-양과 증가된 AG의 양은 같다. 호흡성 산증이 동반되어 있는 경우는 HCO_3^- 감소량보다 AG 증가량이 더 크며, 혼합형 호흡성 알칼리증인 경우는 HCO_3^-감소량이 AG 증가량보다 더 크다.

7) 염기 과잉

혈액 중에 정상 pH를 유지하기 위해 필요한 염기의 양을 완충 염기(buffer base, BB)라고 한다. 혈액 중에 산이 증가하면 BB가 결합하여 중화하므로 산만큼 염기도 감소하게 된다. 이 때 환자의 실제 염기의 양이 정상 BB보다 적은 경우를 염기 결핍(base deficit) 또는 역염기과잉(negative base excess)이라고 하고, 반대의 경우를 염기 과잉(base excess, BE)이라고 한다. 정상에서 BE는 0±2.5이다. pH가 정상이 아니더라도 BE가 5mEq/L 범위이면 비교적 안정된 대사성 산-염기 상태이고, BE가 10mEq/L 보다 크면 현저한 대사성 산-염기 이상이 있는 것이다. BE는 대사성 산증과 알칼리증의 치료에 도움을 주는데 공식은 다음과 같다.

대사성 산증 치료에 필요한 염기의 양 = 체중(kg)×0.3×BE(-)

대사성 알칼리증 치료에 필요한 산의 양 = 체중(kg)×0.3×BE(+)

8) 혼합형 산-염기 이상의 판독

산-염기 이상의 원인이 한 가지 이상일 경우 혼합성 산-염기 이상이라고 한다. 이 경우에는 동맥혈 가스분석 이외에 환자의 병력, 혈액과 소변의 전해질 및 AG 등을 종합적으로 검토하여야 한다.

1단계: 환자의 병력에서 정보를 얻는다.

2단계: 전해질 분석 결과를 본다. 산증인 경우는 고칼륨혈증, 알칼리증 경우에는 저칼륨혈증, 만성 호흡성 산증과 대사성 알칼리증 일 때는 염소 이온(Cl^-)이 감소되어 있음을 볼 수 있다.

3단계: 대사성 산증이 동반된 경우 AG를 계산해본다.

4단계: 산-염기 이상의 일차적인 원인을 분간하기 어려울 때는 대사성 이상과 호흡성 이상이 같은 형태일 가능성이 높다.

9) PaO_2의 평가

(1) PaO_2 평가 시 고려할 점

- 저산소혈증(hypoxemia) 상태인가?
- FiO_2와 PaO_2의 관계는 정상인가?
- $A\text{-}aDO_2$는 얼마나 증가되어 있는가?
- SaO_2는 충분한 Hgb O_2를 얻기에 적절한가?
- 동맥혈의 산소함량(CaO_2)과 산소운반은 정상인가?

(2) 정상 PaO_2

대기를 호흡하는 정상 젊은 사람의 동맥혈 산소분압은 폐포의 산소분압과 큰 차이가 없이 약 100mmHg이다. PaO_2는 고도, 연령, 흡입산소농도(fraction of inspired oxygen, FiO_2)에 따라 변화될 수 있으므로 ABGA를 판독할 때는 이 점을 고려하여야 한다.

■ 고도의 변화와 PaO_2

고도가 상승하면 대기압이 하강하게 되고 따라서 산소분압도 감소하며 동맥혈 산소분압도 비례하여 저하된다. 고도에 따른 대기압과 흡기압 및 폐포 산소분압은 표 11-3과 같다.

■ 연령과 PaO_2

일반적으로 연령에 따른 대략적 PaO_2의 계산은 다음과 같다.

PaO_2=105-(나이/2)

표 11-3 고도에 따른 대기압과 흡기압 및 폐포 산소분압

고도 (feet)	대기압 (mmHg)	흡기압 (Pb-47a)	동맥혈 산소분압 [0.21x(Pb-47)y]	폐포 산소분압 (PAO_2)
Sea level	760	713	150	100
1,000	734	687	144	94
3,500	666	619	129	79
5,000	630	583	122	72
7,000	585	538	112	62
10,000	523	476	100	50

Pb-47은 대기압 중에서 수중기압을 뺀 것이다.

■ FiO_2와 PaO_2

특정 FiO_2에서 예견되는 PaO_2를 대략적으로 계산할 때는 FiO_2(%)에 5를 곱하던가 혹은 FiO_2(소수)에 500을 곱하여 얻는 공식을 이용한다.

$PaO_2=FiO_2 \times 500= FiO_2(\%) \times 5$

(3) 저산소혈증

FiO_2 0.21일 때 저산소혈증은 다음과 같이 분류한다.

- 경증 저산소혈증 PaO_2=80mmHg
- 중등도 저산소혈증 PaO_2=60mmHg
- 중증 저산소혈증 PaO_2=40mmHg

저산소혈증으로 진단되면 PaO_2와 FiO_2의 상관관계를 검토하고, 산소교환에 이상이 있다고 생각되면 폐포 산소분압(PAO_2)과 PaO_2간의 차이($A\text{-}aDO_2$)를 계산하여 그 정도가 얼마나 심한지 평가한다.

(4) 저산소혈증의 원인과 $A\text{-}aDO_2$를 이용한 감별진단

저환기로 인한 저산소혈증에서는 $PaCO_2$가 증가하고, $A\text{-}aDO_2$의 증가는 없으며, 저 농도의 산소 흡입으로 PaO_2가 쉽게 개선된다.

$A\text{-}aDO_2$가 증가된 저산소혈증은 환기/관류 부적합(V/Q mismatch)과 단락(shunt)이 가장 흔한 원인이다. 이때 FiO_2를 약간 증가시켰음에도 PaO_2가 상승하면 V/Q mismatch의 가능성이 높고, 고농도의 산소 증가에도 불응하는 경우에는 단락의 가능성이 높다. 단락이 있는 경우에는 FiO_2를 증가시킴에 따라 $A\text{-}aDO_2$는 점점 더 증가하게 된다.

2. 동맥혈 가스분석 사례

(1) 평소 건강하였던 50세 여자 환자가 구토를 주호소로 응급실에 내원하였다. 이 환자의 검사소견은 다음과 같다.

Na: 145 mmol, K: 3.8 mmol, Cl: 115 mmol

pH: 6.97, $PaCO_2$: 40 mmHg, HCO_3^-: 9 mmol

- 위 환자의 산-염기 상태의 진단은?
- 위 환자에서 pH는?
- 위 환자에서 음이온 차이는?

이 환자의 산-염기 상태는 pH 감소(산증), $PaCO_2$ 정상(보상작용 없음), HCO_3^- 감소(대사성 산증)로 보상작용이 일어나지 않은 대사성 산증(비보상 대사성 산증, uncompensated metabolic acidosis)이며, H^+는 $H^+ =(24 \times PaCO_2)/HCO_3^-$를 이용하여 계산하면 106.7nmol/L이다. 또한 AG는 $AG = Na^+ - CL^- - HCO_3^-$의 식에 의해 21이 된다.

(2) 7.30-54-55-25, FiO_2 21%, BE = +1 일 때 판독하시오.

이 경우 pH 감소(산증), $PaCO_2$ 증가(호흡성 산증), HCO_3^- 정상(보상작용), PaO_2 감소(저산소혈증) 상태이므로, 판독 결과는 대기 중 산소농도로 호흡하는 상태에서 저산소혈증을 동반한 보상작용이 일어나지 않은 호흡성 산증(비보상 호흡성 산증, uncompensated respiratory acidosis with hypoxemia)이다.

II. 산소포화도 측정

동맥혈 산소포화도는 맥박산소측정법을 이용하여 간접적으로 측정한다.

1. 맥박산소측정

1) 원리

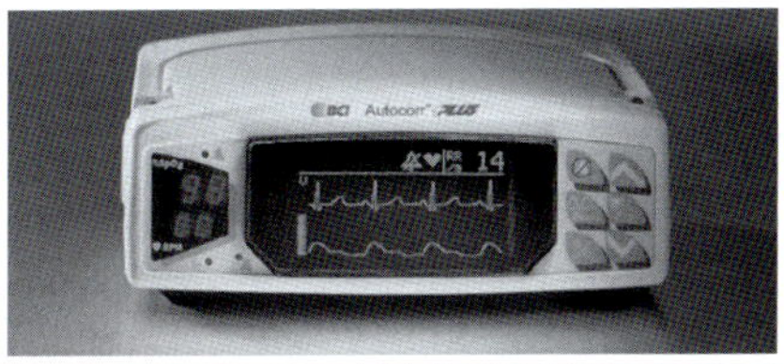

그림 11-1 맥박산소측정기

맥박산소측정법은 살아있는 조직을 통과한 빛의 맥박성 변화만을 감지하여 측정하며, 660nm와 940nm 사이의 광선을 투과하여 산화혈색소와 환원혈색소 간의 흡광도 차이로 포화도를 측정한다(**그림 11-1**). 따라서 정맥혈, 피부 색소, 조직과 뼈에 의한 빛의 흡수는 포함되지 않으므로 기존의 비맥박성 전도 산소계측기의 단점이 보완되었다. 혈색소의 산소포화도는 측정하는 방법 및 부위에 따라 표기를 달리하는데 맥박산소측정법을 이용하는 경우, 비침습적 방법으로 간편하고도 연속적으로 동맥혈의 산소포화도를 측정함으로써 SaO_2를 추정할 수 있으며, SpO_2로 표기한다. 적응증은 다음과 같다.

- 비침습적 방법으로 SaO_2를 추정하고자 할 때
- 치료적 중재나 진단적 시술 시(예: 기관지내시경 등) 산소포화도 저하가 우려되는 경우
- 인공호흡기 치료를 받고 있는 경우

산소포화도 측정을 위한 센서(sensor)에는 손가락, 발가락, 귀, 코 및 발에 적용하는 것이 있다(**그림 11-2**). 센서 선택 시 체중에 따라 크기를 정하고 사용 기간, 환자의 활동 정도, 감염 여부 등에 따라 일회용(adhesive) 혹은 재사용이 가능한(reusable) 센서를 선택한다. 피부 손상을 막기 위해 adhesive sensor는 8시간마다, reusable sensor는 4시간마다 센서 위치를 바꾸어 준다. 또한 동맥관,

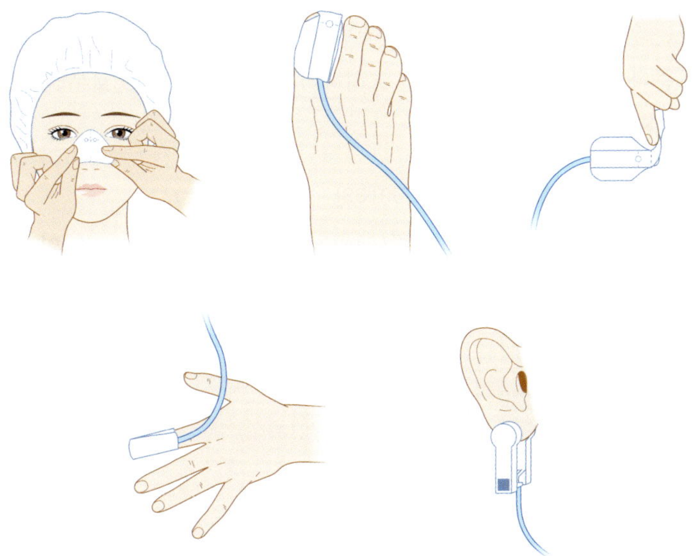

그림 11-2 센서(oxisensor)의 유형

혈압계 커프가 있는 팔, 주사 부위 등은 결과에 영향을 줄 수 있으므로 이 부위에 센서를 적용하지 않도록 한다.

2) 사용 시 주의사항

대부분의 맥박산소측정기는 산소포화도뿐만 아니라 맥박의 크기 및 혈량 파형(signal)까지도 나타낸다. 저관류 상태이거나 센서의 위치가 부적절할 때는 파형이 정상보다 작게 나오게 되며, 환자가 많이 움직이거나 지나치게 많은 빛에 노출되면 파형의 이상이 초래된다. 그러므로 환자에게 맞는 적절한 센서를 선택하고 빛을 차단하며 환자의 움직임을 줄이고 환자의 관류를 좋게 하여 정확한 결과를 얻도록 한다(**그림 11-3, 11-4**).

측정 결과에 영향을 미치는 요인들은 다음과 같다.

(1) 정확도

맥박산소측정법으로 측정된 맥박수와 심박수 간에 차이가 있을 경우 SpO_2 측정값을 SaO_2와 비교하여 확인할 필요가 있다. 대부분 SpO_2가 80~100% 범위 내에서는 SaO_2와 비교할 때 ±4~5% 차이가 있으나 산소포화도가 80%이하로 떨어진 경우에는 pulse oximetry의 신뢰도가 현저히 떨어지는 단점이 있다. 맥박산소포화도 측정의 정확성은 산소해리곡선과 관련이 있다. 예를 들면 SpO_2 95%(±4%)일 때 실제 PaO_2는 60mmHg(91% 포화)부터 160mmHg(99% 포화)까지 현저한 차이를 나타낼 수 있으므로 주의를 요한다.

(2) SpO_2 대 PaO_2

만약 SpO_2가 90% 이상이면 PaO_2가 SpO_2 보다 폐상태를 평가하는데 더 민감한 지표가 된다. 왜냐하면 산소해리곡선에서 보여지듯이 SpO_2는 고산소혈증을 잘 반영하지 못하기 때문이며, 대신 산소포화도의 감소(desaturation)를 나타내는 지표로는 매우 유용하다. 또한 **그림 11-5**에서 보듯이 커브가 위쪽으로 가면 수평에 가까워지는데 이는 PaO_2의 변화가 많아도 SpO_2 값은 거의 변동이 없음을 의미하며, 반대로 아래쪽의 급경사는 PaO_2의 작은 감소에도 많은 양의 산소가 헤모글로빈과 떨어져 조직쪽으로 가게 된다는 것을 의미한다. 즉, pH 감소, 체온 증가, PCO_2 증가, 2,3 DPG 수치 증가는 커브를 오른쪽으로 이동시켜 헤모글로빈과 산소가 쉽게 해리되게 한다. 반대의 경우 커브는 왼쪽으로 이동하며, 헤모글로빈과 산소의 결합력을 증가시켜 조직으로 가는 산소량에 변화를 준다. 그러므로 환자 상태를 고려하지 않고 단순히 SpO_2로부터 PaO_2를 정확히 추정해 낼 수는 없다.

(3) 불포화 헤모글로빈혈증(dehemoglobinemias)

맥박산소측정은 일산화탄소헤모글로빈(carboxyhemoglobin, COHb)이나 메트헤모글로빈(methemoglobin, MetHb)의 농도가 2% 이하라는 가정 하에서 이용된다. 일산화탄소혈증일 경우

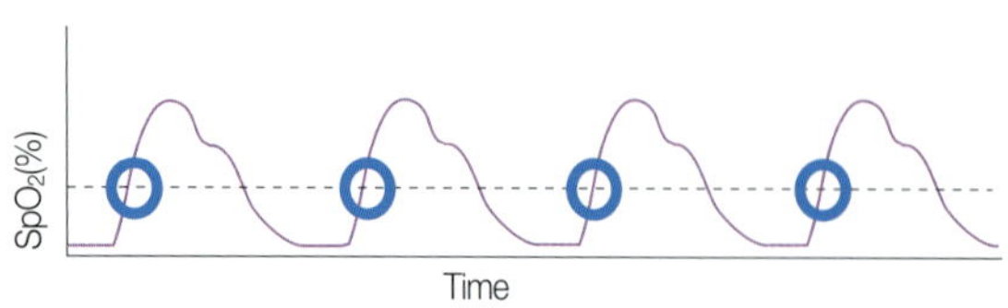

그림 11-3 정상 맥박산소포화도 파형

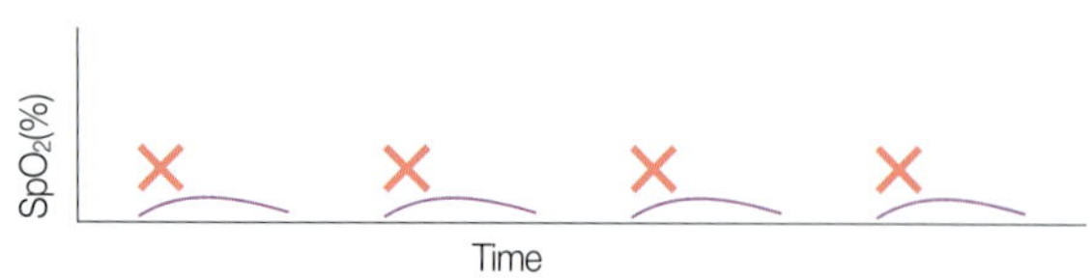

그림 11-4 파형이 작게 나오는 경우

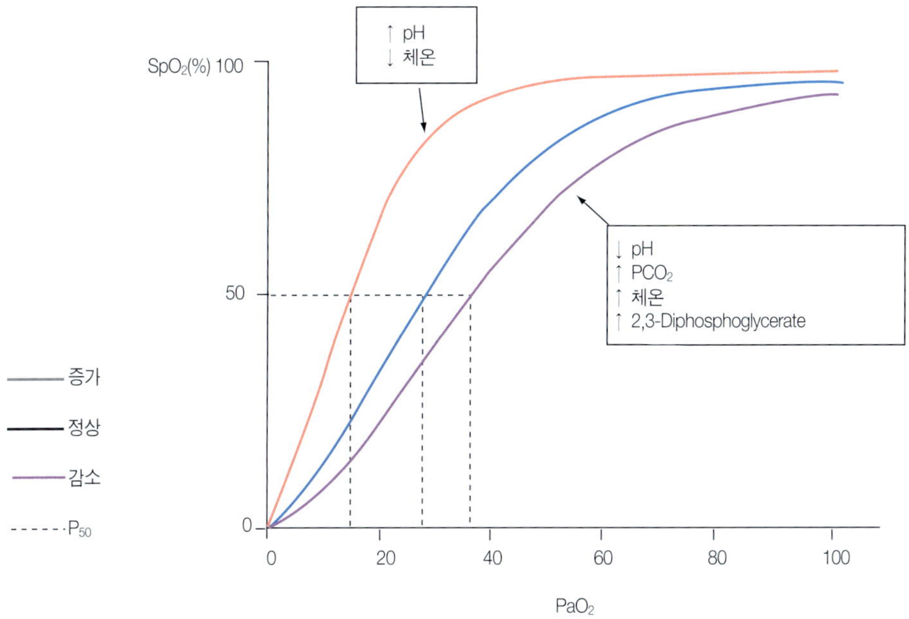

그림 11-5 산소해리곡선

실제값보다 높게, 메트헤모글로빈혈증의 경우 실제값보다 낮게 측정될 수 있으므로 주의를 요한다.

(4) 색소침착

피부의 색소침착은 큰 영향을 미치지는 않으나 아주 검게 색소가 침착되면 SpO_2가 약간 낮게 나올 수 있다. 빌리루빈이나 태아성 헤모글로빈은 정확도에 큰 영향을 미치지 않는다.

(5) 빈혈

매우 심한 빈혈(Hb < 8g/dl)이 있으면 측정 오차가 증가할 수 있다. 헤마토크릿이 40%에서 10% 이하로 감소할 경우, 측정 오차는 0.4%에서 5.4%까지 증가할 수 있다.

(6) 관류

말초혈액순환이 좋지 않은 상태이고 혈관 수축제나 이완제를 사용하는 경우에는 센서를 적용하는 부위의 혈류뿐 아니라 산소포화도 계산에 이용되는 맥박의 형태 및 강도에 영향을 미쳐 측정치의 정확도를 떨어뜨릴 수 있다. 그러나 기계의 종류에 따라 심한 저혈압이나 관류 상태가 저하된 경우에도 산소포화도 측정이 가능하다.

(7) 움직임, 빛

환자의 심한 움직임으로 인해 센서가 정확하게 적용되지 않았거나 주위의 강한 빛 등에 의해 신뢰도가 떨어질 수 있으므로 주의를 요한다.

(8) 기타

현재 이용되고 있는 맥박산소측정법은 혈중 산소 감소에 대한 반응시간이 매우 다양하여 환자의 상태가 악화되고 혈중 산소가 감소하더라도 즉시 나타나지 않을 수 있다. 따라서 산소포화도는 항상 환자 상태와 연관시켜 판단해야 하며, 필요시 혈액가스분석을 통해 산소포화도를 확인해야 한다.

III. 호기말 이산화탄소 분압 측정

호기말 이산화탄소 분압(end-tidal CO_2, $ETCO_2$) 이란 호기말의 이산화탄소 농도($PETCO_2$)를 말하며, 이것을 측정하기 위한 비침습적 방법 중의 하나로 호기말 이산화탄소 분압 측정법(capnography)을 이용한다.

1. 호기말 이산화탄소 분압 측정

1) 원리

호기말 이산화탄소 분압 측정법은 호흡 시 기도 내의 CO_2를 측정하여 파형과 PCO_2 수치로 나타냄으로써 폐포 내 이산화탄소 분압을 간접적으로 측정할 수 있다. 또한 인공호흡기를 하고 있는 경우에 적절한 환기상태를 사정할 수 있으며, 호기말 이산화탄소 분압 측정법에서 보이는 여러 파형을 통해 호흡기 질환을 진단할 수 있다.

호기말 이산화탄소 분압 측정기는 호기말 이산화탄소 측정기라고도 하며, 적외선을 흡수함으로써 호기 시에 배출되는 CO_2를 측정하는데 mainstream과 sidestream 방법이 있다(**그림 11-6, 11-7**). Mainstream 방식은 환자의 기도 입구에 센서를 부착하여 호기말 이산화탄소를 측정하는 방법이며, sidestream은 검체 채취용 관을 통해 환자의 호흡을 채취하여 모니터 내의 센서에서 측정하는 방법이다.

2) 적응증

(1) 급성 기도폐쇄나 무호흡의 위험이 있을 때

기관내삽관을 하지 않았으나 비강 캐뉼라로 CO_2 감시가 필요한 경우도 포함

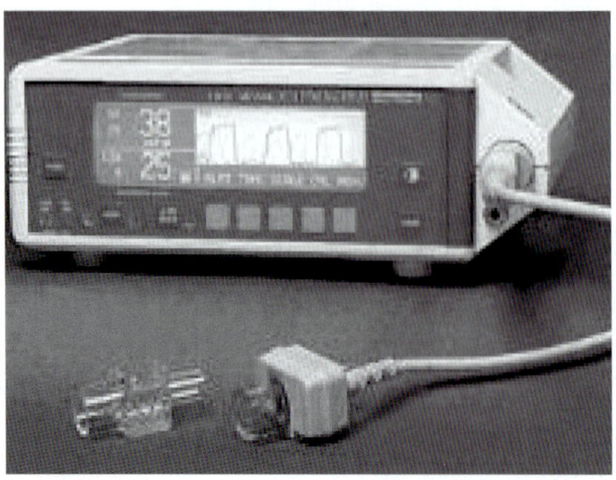

그림 11-6 호기말 이산화탄소 분압 측정기

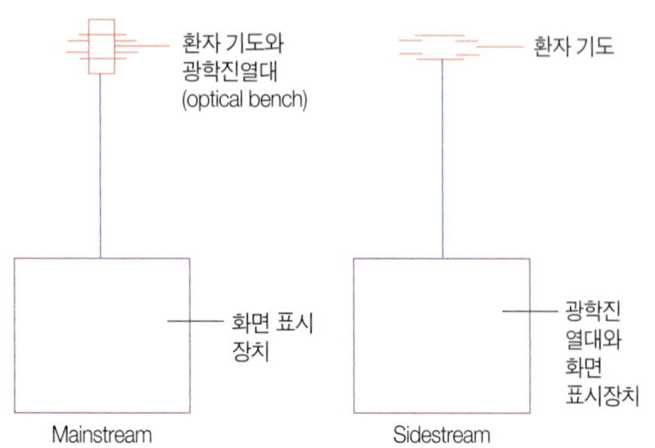

그림 11-7 mainstream과 sidestream 방법

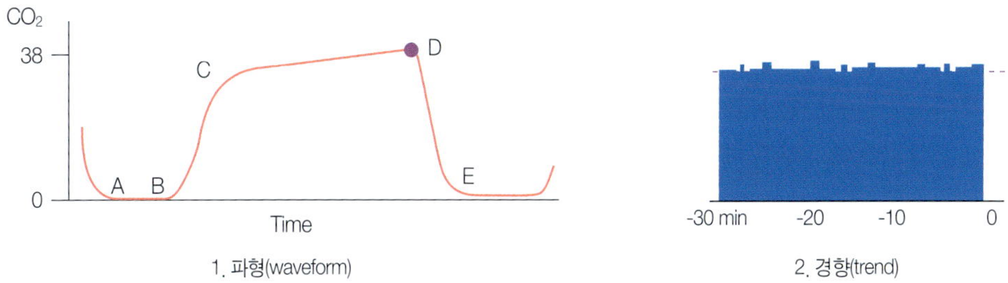

그림 11-8 정상 호기말 이산화탄소 분압 측정 그래프

A. 호기 시작　　**B.** 사강내 공기+폐포내 공기
C. 폐포내 가스의 plateau　　**D.** plateau의 말, 호기말 이산화탄소 농도 반영
E. 흡기

A 단계는 호기의 초기 단계로서 탄산가스가 거의 없는 해부학적 사강(dead space) 내의 가스가 배출되는 지점으로 PCO_2의 값은 0이다.
A-B 단계는 중간 기도부에서 가스가 빠르게 배출되는 시기로, 폐포로부터 배출되는 가스와 해부학적 사강내의 가스가 혼합되어 배출되는 단계이다.
C-D 단계는 폐포내의 가스가 천천히 배출되는 시기로, 그래프가 거의 수평을 유지하므로 alveolar plateau라고 부르며 대부분의 호기 시기를 말한다.
D 단계는 호기의 끝이며, 이 지점이 바로 $PETCO_2$로, 폐포 내의 이산화탄소 농도를 반영한다.
D-E 단계는 환자가 공기를 빠르게 흡입하는 시기로, PCO_2의 값은 0이다.

(2) 사강환기(dead space ventilation)의 위험이 있을 때

폐의 저관류 상태, 공기색전증(air embolism), 폐색전증(pulmonary thromboembolism), 심장정지(cardiac arrest), 호기말양압호흡 감시가 필요한 경우

(3) alveolar emptying이 불완전할 때

3) 호기말 이산화탄소 분압 측정 그래프의 이해

호기말 이산화탄소 분압 측정 그래프를 효과적으로 사용하기 위해서는 정상적인 CO_2 파형과 $PETCO_2$와 $PaCO_2$ 관계를 이해하여야 한다.

(1) 정상 호기말 이산화탄소 분압 측정 그래프

$PETCO_2$는 심폐 항상성(cardiopulmonary homeostasis)을 나타내거나 특별한 문제 혹은 비정상적인 문제를 알아내는데 완전한 지표는 되지 못하나 참고가 될 수는 있다. $PETCO_2$를 측정함으로써 $PaCO_2$ 값을 추정할 수 있으며, $PETCO_2$ 값이 $PaCO_2$ 보다 약 2~5cmH_2O 낮은 것이 정상이다. 정상적인 CO_2 파형은 **그림 11-8**과 같다.

$PETCO_2$는 다음과 같은 요인에 의해 영향을 받게 된다.

- 불완전한 alveolar emptying

$PETCO_2$ 값이 $PaCO_2$ 보다 5 이상 낮으면 폐포 사강(alveolar dead space)이 증가하여 alveolar emptying이 제대로 안된 것을 의미한다. 예를 들어 만성폐쇄성폐질환, 상기도 폐색, 천식, 부분적 기관내관의 막힘 등이 있으면 호기 시 폐포 내 CO_2가 다 빠져 나오기 전에 새로운 흡기가 시작되기 때문에 $PETCO_2$ 값은 낮게 나타나게 된다.

- 환기-관류 불균형

이상적인 호흡계 상태에서는 환기-관류비율(V/Q ratio)이 1.0이지만 실제적으로는 1.0과 같지 않

은데 그 이유는 정상 생리적 상태에서도 폐의 부위에 따라 V/Q ratio가 높은 곳과 낮은 곳이 있기 때문이다. 정상 V/Q 상태라면 $PACO_2$와 $PaCO_2$는 거의 같으며(a-$ADCO_2$가 5mmHg 이하), alveolar emptying이 제한 없이 된다면 $PETCO_2$와 $PaCO_2$도 거의 같다. 그러나 환자 상태에 따라 다양한 변수들이 작용하기 때문에 $PETCO_2$로 부터 $PACO_2$를 정확히 유추해 내기는 어렵다.

- 높은 V/Q 상태: 많은 폐포혈관들이 기능을 못하거나 관류상태가 좋지 않으면 혈관에서 폐로의 CO_2 이동이 잘 안되어 사강 환기가 증가되므로 호기말 이산화탄소 분압 측정 그래프상에서는 $PETCO_2$가 $PaCO_2$ 보다 낮게 된다(예: 폐색전증).
- 낮은 V/Q 상태: 관류가 환기보다 많아 저산소혈증을 일으키는 원인이 되고 $PETCO_2$가 높게 되어 a-$ADCO_2$가 5mmHg보다 낮게 된다.

(2) 비정상적인 호기말 이산화탄소 분압 측정 그래프

■ 정상 모양 또는 과다환기 시

분당환기량이 많을 때, 체온이 낮을 때, 대사성 산증이 있을 때

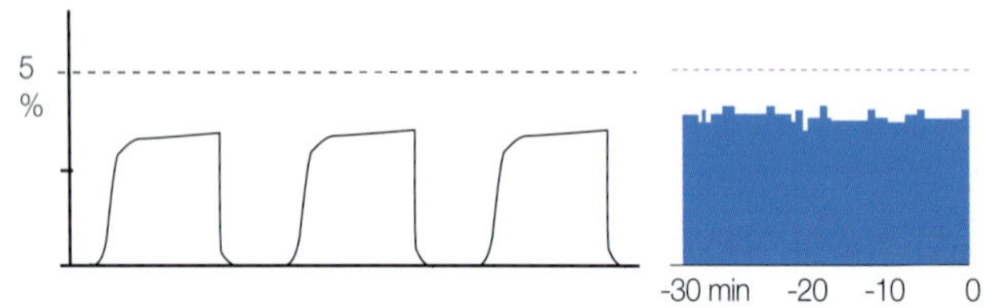

■ 갑자기 파형이 없어진 경우

기도가 완전히 막혔을 때, 인공호흡기의 연결이 분리되었을 때, 기관내관이 식도로 삽입되었을 때

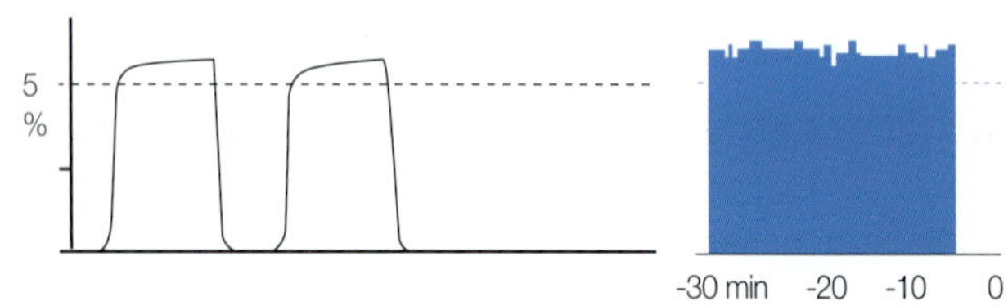

■ 갑자기 파형이 정상 이하로 낮아지는 경우

부분적인 기도폐쇄, 기관내관이 새거나 위치가 변경되었을 때

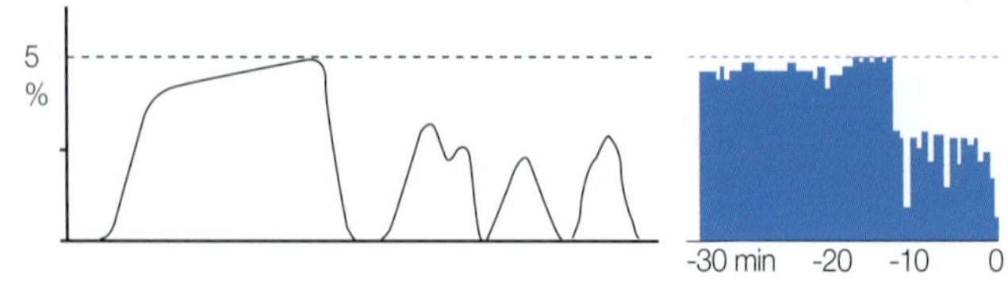

■ 갑자기 파형이 낮아지면서 파형의 모양은 유지될 때

인공호흡기가 잘 작동되지 않거나 폐의 관류가 잘 이루어지지 않을 때, 심장정지 시

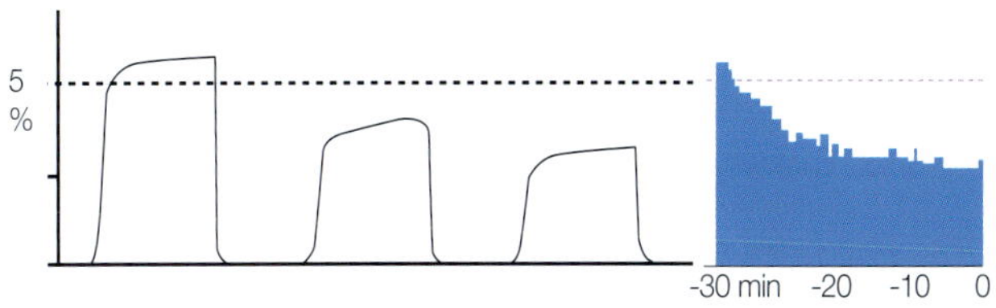

■ 파형이 점진적으로 높아질 때

대사 증가, 체온 증가, 패혈증, 과소환기 시

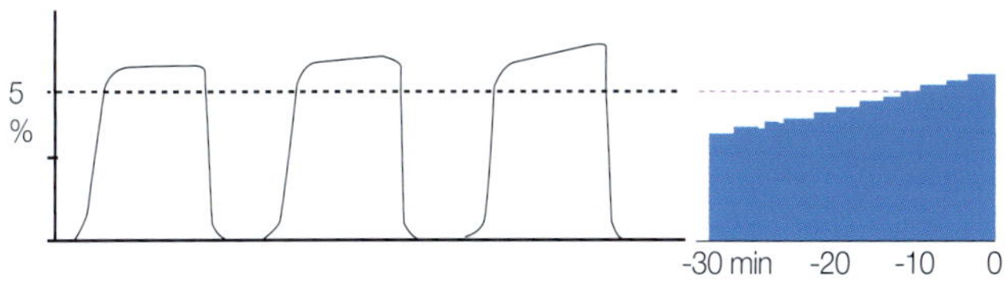

■ 호기시 위쪽으로 나타나는 파형(expiratory upstroke)이 길어지고 호기 plateau가 기울어질 때

기관내관이 꺾이거나 꼬였을 때

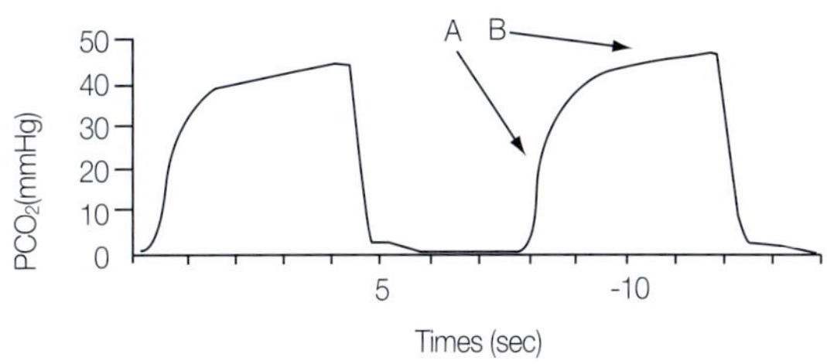

연장된 호기 파형(A)과 경사진 호기 plateau(B)

■ 재호흡(rebreathing)시

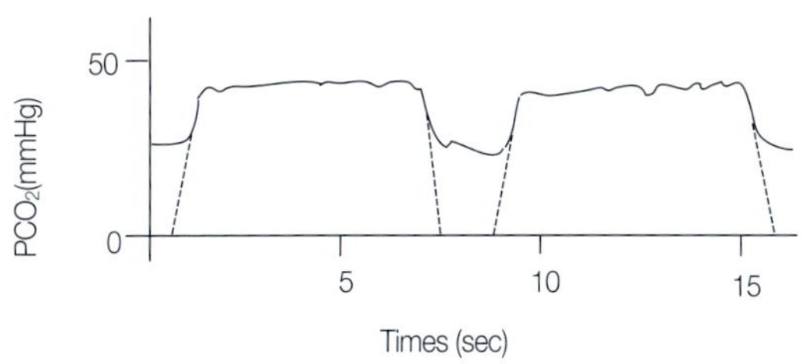

■ 만성폐쇄성폐질환이 있을 때

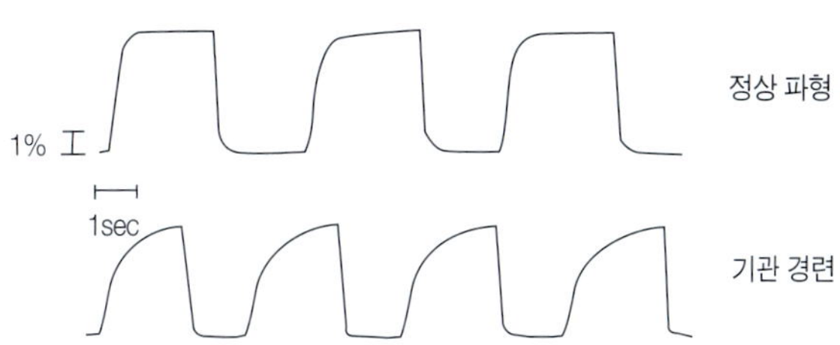

참 · 고 · 문 · 헌

- 권광보(2002). 수술전후 심폐관리. 대구 : 샘커뮤니케이션즈
- 김동수(1995). 호흡관리의 실제(pp 155-197). 서울 : 군자출판사
- AACN. (2010) AACN procedure manual for critical care (6th ed.). Philadelphia: Saunders.
- George GB, John EH, Jeffrey JW(1997). Respiratory care. 4th Dd. Lippincott.
- Martin, L. (1999). All you really need to know to interpret arterial blood gases (2nd ed.). Philadelphia: Lippincott.
- Parrillo, J. E. (1997). Current therapy in critical care medicine (3rd ed.). Stanford: Mosby.
- Shapiro, B. A., Peruzzi, W. T., & Templin, R. (1994). Clinical application of blood gases (5th ed.). St. Louis: Mosby.

Chapter 12

기도유지 및 관리

학습목표

1_ 상 · 하부기도의 해부생리를 설명한다.
2_ 상 · 하기도를 관리하는 방법을 서술한다.
3_ 인공기도의 종류를 열거한다.
4_ 기도내 삽관의 적응증을 설명한다.
5_ 기관내관 관리방법을 기술한다.
6_ 기관절개관의 적응증을 설명한다.
7_ 기관절개관의 관리방법을 서술한다.
8_ 흡인(suction)의 적응증 및 금기증을 설명한다.
9_ 올바른 흡인기술 및 흡인시 주의사항을 설명한다.
10_ 흉부 물리요법의 목적 및 적응증을 설명한다.

I. 인공기도

1. 구인두 인공기도

구인두 인공기도(oropharyngeal airway)는 단단한 플라스틱으로 기도모양으로 구부러지게 만든 제품이다.

입을 통하여 혀 위로 삽입되며 그 끝이 환자의 인두에 위치한다. 구강 인공기도의 몸체(body curvature)는 혀를 고정하여 기도폐쇄의 주요 부위인 인후의 후벽에서 앞쪽으로 위치하게 한다.

구인두 인공기도는 flange, body, tip, channel의 4부분으로 구성되어 있다(그림 12-1). 플랜지(Flange)는 입밖에서 입술부위에 놓이게 된다. 체부(body)는 혀 위에 놓여 있으며 tip은 구강기도의 가장 끝 부분으로 혀의 가장 안쪽에 있게 된다. 내경(channel)은 suction tip이 들어갈 수 있는 통로가 된다.

구인두 인공기도의 크기는 성인용, 소아용, 유아용에 따라 다양하게 만들어져 있으며 환자의 나이와 신체 사이즈에 따라 선택한다(표 12-1). 구인두 인공기도의 크기를 선택하는 방법은 flange를 환자의 입술에 위치했을 때 tip이 환자 턱의 각진 부위에 놓이는지를 보고 선택할 수 있다(그림 12-2). 인공기도가 너무 작으면 기도폐쇄를 유발할 수 있고 너무 크면 혀로 인하여 구강인두를 막을 수 있다.

구인두 인공기도는 무의식환자에서 많이 사용되는데 이는 의식이 있는 환자나 반의식(semiconscious) 환자에서는 구토를 야기시킬 수 있기 때문이다.

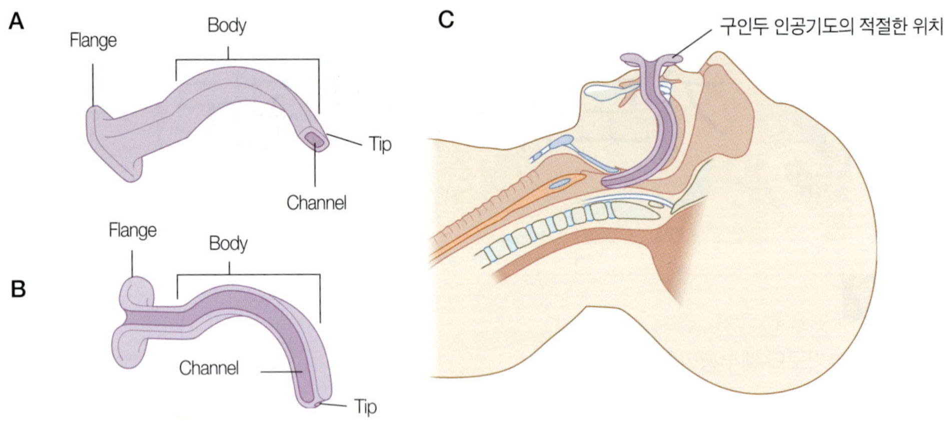

그림 12-1 구인두 인공기도(oropharyngeal airway)의 종류 및 삽입모양

A. Guedel airway, B. Berman airway, C. 구인두 인공기도의 바른 위치

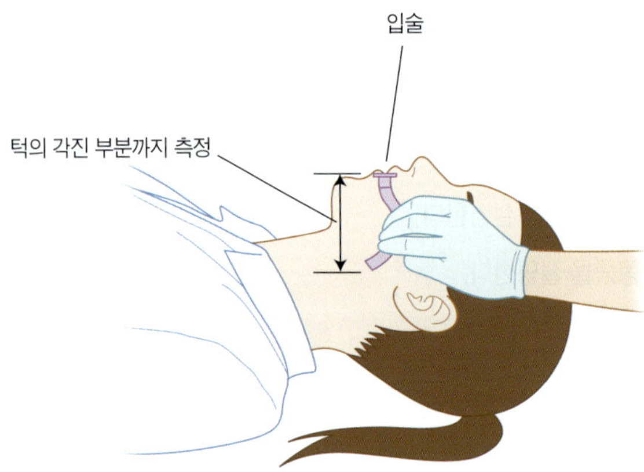

그림 12-2 구인두 인공기도(oropharyngeal airway)의 종류 및 삽입모양

표 12-1 구인두 인공기도의 크기 선택

환자	구인두인공기도의 크기	구인두인공기도의 지름(mm)
미숙아	000	
신생아	00	
유아	0	
1-3세	1	
3-8세	2	
9-18세, 큰 소아, 작은 성인	3	80
보통 성인	4	90
큰 성인	5	100

1) 구인두 인공기도의 삽입 목적

구인두 인공기도의 삽입 목적은

- 기도폐쇄를 완화시킨다.
  기도폐쇄는 하인두 이완(hypopharyngeal relaxation; 특히 무의식 환자에게서), 이물질 흡인(aspiration), 상기도나 하기도의 손상, 후두경련(laryngeal spasm) 등에 기인한다.
- 짧은 기간 동안 기도유지 수단이 된다.
- 기관 및 기관지의 가래배출을 용이하게 한다.
- 인공호흡을 용이하게 한다.
- 혀 및 구강내 튜브의 깨무는 것을 방지한다.
- 구강의 연조직과 혀의 손상을 방지한다.

그러므로 구인두 인공기도는 인후부위의 흡인을 용이하게 하며 환자가 혀를 깨물거나 이를 가는 것을 예방할 뿐만 아니라 기도내 튜브나 위장관 튜브를 깨무는 것을 방지(bite block)하여 폐쇄를 막고 인공환기를 가능하도록 한다.

2) 구인두 인공기도 삽입시의 주의점

부드럽게 삽입하여 치아(teeth) 및 입천장의 손상을 초래하지 않도록 조심해야 한다(**그림 12-3**). 궤양(pressure sore)과 입술 갈라짐(cracked lips), 위염(stomatitis)이 발생되기 쉬우므로 구강간호 및 튜브간호를 철저히 하도록 한다.

발작(seizure)이 진행되고 있을 때에 삽입을 시도해서는 안되며, 경련 전에 전조증상(aura)이 있을 때에는 예방적으로 삽입할 수 있다.

2. 비인두 인공기도

비인두 인공기도(nasopharyngeal airway)는 유연한 고무로 되어 있다. 코로 삽입하여 코의 후부(posterior nose), 구인두 벽(oropharyngeal wall)을 거쳐 혀의 기저부(base of tongue)로 삽입된다(**그림 12-4**).

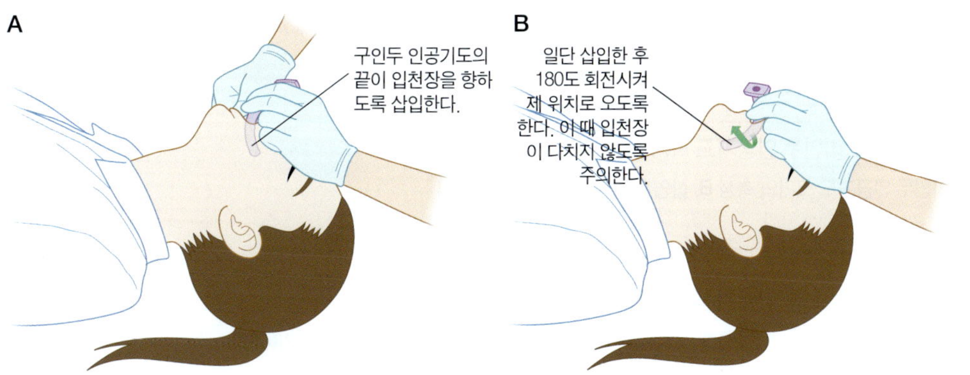

그림 12-3 구인두 인공기도의 삽입

A. 구부러진 끝을 위로 하여 진행시킨다. B. 인공기도를 180도 회전시킨다.

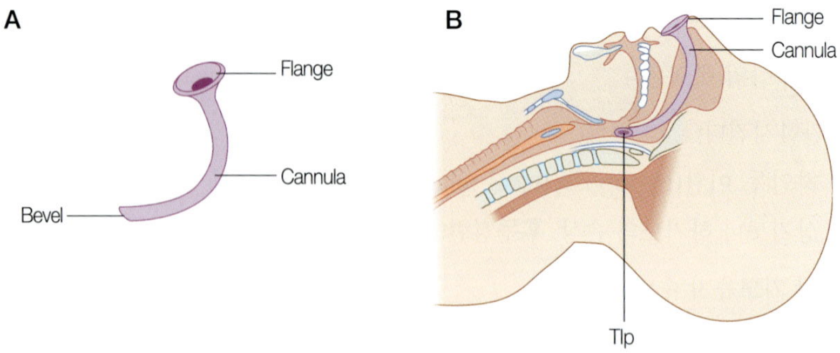

그림 12-4 비인두 인공기도
A. 비인두 인공기도의 구성 B. 바른 위치

비인두 인공기도는 flange, cannula, bevel의 세부분으로 되어 있다(그림 12-4). Flange는 끝이 트럼펫처럼 생겨 기도로 미끄러져 들어가는 것을 방지한다. Cannula의 빈 속을 통해 인두이하로의 공기흐름이 가능하다. Bevel(tip)은 인공기도의 끝으로 혀의 바닥 뒤쪽에 위치하게 된다.

비인두 인공기도의 외경은 환자의 콧구멍 크기보다 작아야 한다. 길이는 콧구멍과 한쪽 귓바퀴 끝까지의 거리에 1inch(2.5cm)를 더하여 결정한다(그림 12-5). 크기가 부적당 하면 기도저항이 증가하거나, 공기흐름이 제한되고(크기가 너무 작을 때), 인공기도가 꼬이거나 점막의 손상, 구역질, 구토, 위장 팽만(크기가 너무 클 때)이 올 수 있다(표 12-2).

비인두 인공기도의 장점은 의식이 있거나 어린이 환자에게도 좀 더 편안하다는 점과 인공기도를 장기간 안전하게 고정시킬 수 있으며 구토반사(gag reflex)의 자극이 덜하며 흡인으로 인한 점막손상을 최소화할 수 있다는 것이다.

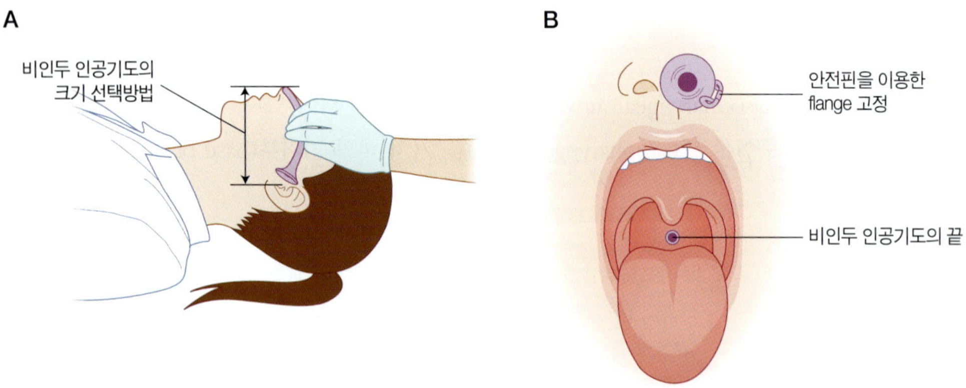

그림 12-5 비인두 인공기도 크기 및 위치
A. 비인두 인공기도 크기의 측정 B. 삽입후 비인두 인공기도의 위치

표 12-2 비인두 인공기도의 크기 선택

몸무게	크기(mm)
〈100Lbs	5~6(small)
101~150Lbs	7~8(medium)
〉150Lbs	9~10(large)

1) 비인두 인공기도의 삽입 목적

- 인후이하의 기도 개통성을 유지한다.
- 장기간 기도를 유지하는 수단이 된다.
- 기관 및 기관지내의 분비물 제거가 용이하다.
- 반복된 흡입과 관련된 조직의 손상을 막는다.
- 기도폐쇄를 완화시킨다. 특히 하악부위 손상으로 인한 턱 고정(jaw immobility), 연조직 폐쇄(jaw wiring, trismus) 동통, 부종, jaw spasm, 측두하악관절 골절(temporomandible joint fracture), 관절골절(zygomatic fracture)과 같은 기계적 손상에서 효과적이다.
- 기관지경의 통로로 편리하게 사용될 수 있다.
- 비강점막의 소혈관 출혈을 압박(선택적으로 사용)할 수 있다.

그 외에도 비인두 인공기도는 마취 후 회복시 기관분비물 제거를 용이하게 해주며, 반혼수(semicomatose)환자에게 주로 쓰인다. 의식이 명료한 환자에게 비인두 인공기도를 삽입하면 구역질이나 구토를 유발할 수 있다.

2) 비인두 인공기도 삽입의 금기사항

- Warfarin 또는 heparin을 투여한 과거력이 있는 환자
- 코피가 날 경향이 있는 환자
- 비강로(nasal passage)에 폐쇄가 있는 환자
- 두개골 기저부 골절이나 두개관 개통이 의심되는 안면 혹은 두부 손상환자

3. 전문기도(Advanced Airway)

전문기도(Advanced Airway)확보는 Laryx를 포함하여 그 이하의 기도가 확보되는 것을 말한다. 종류로는 후두마스크기도기(Laryngeal Mask Airway), 식도기관 콤비튜브(Esophageal-Tracheal Combitube), 윤상갑상막절개술(Crico thyrotomy), 기관내삽관(Intubation)을 말한다.

1) 후두마스크 기도기 (Laryngeal Mask Airway)

구강경유기관삽관(orotracheal intubation)의 대체 수단으로서 삽입하기가 비교적 쉽다. 기관삽관의 어려움이 예상되는 경우 LMA를 사용할수도 있다 (그림 12-6)

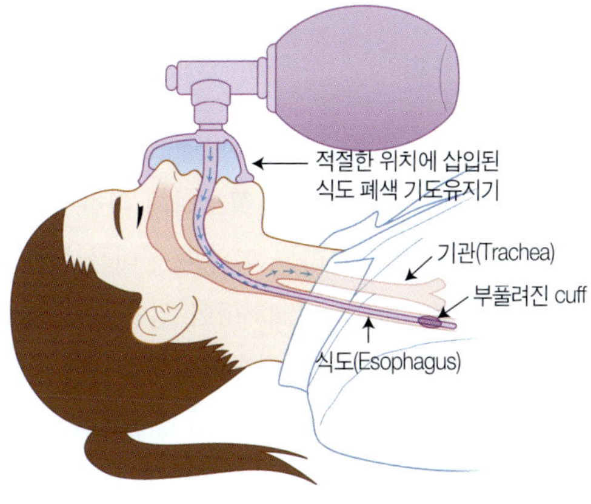

그림 12-6 식도폐색 기도유지기

적절히 식도폐색 기도유지기가 삽입되면 식도는 폐색되고 마스크를 통해 공기를 기관으로 넣을 수 있다.

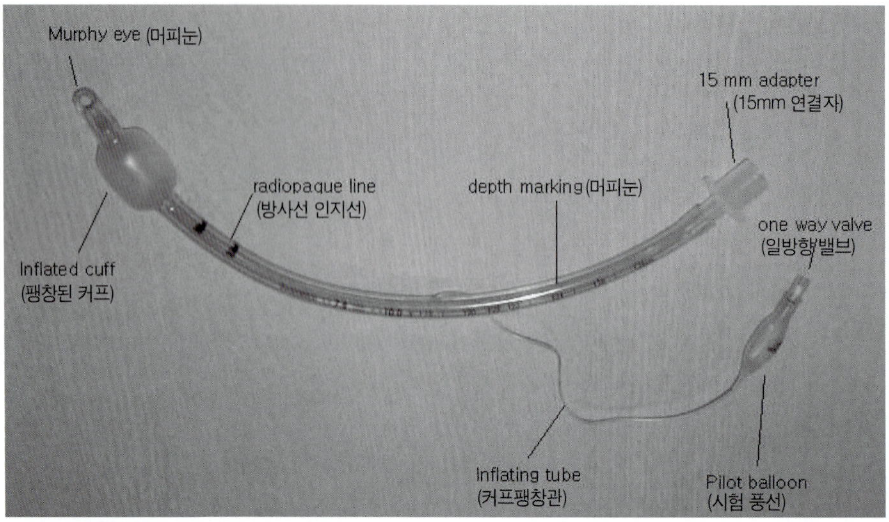

그림 12-7 기관내관의 각 부분 명칭

2) 식도-기관 콤비튜브(Esophageal-Tracheal Combitube)

구강경유기관삽관(orotracheal intubation)의 대체 수단으로 사용 가능하다(그림 12-7).

3) 윤상갑상연골절개술(Cricothyroto my)

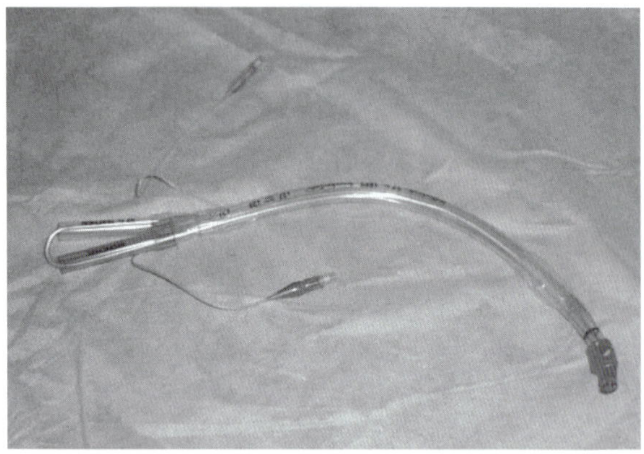

그림 12-8 Double-lumen 기관내관

후두마스크(Laryngeal Mask Air way), 식도기관 콤비튜브(Esopha geal - Tracheal Combitube)의 사용이 모두 실패했을 때 갑상윤상연골절개술(Cricothyrotomy)을 고려하여야 하며 Cricothyrotomy kit를 활용할 수 있다(그림 12-8).

4. 기관내 삽관

기관내 삽관(endotracheal intubation)은 호흡부전 상태 또는 그로 인한 문제가 있을 때 고려되어진다. 기관내 삽관은 기도를 확보하기 위한 보다 적극적인 방법으로 후유증 없이 3주까지 유지될 수 있다. 기관내 삽관이라는 어원은 성대를 통해 직접 보면서 튜브를 위치시키는 기술이라는 뜻에서 비롯되었다. 삽관(intubation)이 입을 통해서 이루어지면 구강경유 기관삽관(orotracheal intubation), 코를 통해 이루어지면 비강경유 기관삽관(nasotracheal intubation)이라고 한다. 구강경유 기관 삽관과 비강경유 기관 삽관의 장점과 단점을 대비하여 표 12-4에 요약해 놓았다. 가장 널리 쓰이는 기관내관은 부드러운 플라스틱(PVC; polyvinyl chloride) 혹은 실리콘 고무로 만들어졌으며, 1회용으로 사용하고, 튜브의 재질은 유연성을 위한 가소재를 포함하고, 열에 대한 안정성을 지니며 계속적인 산소의 투여에도 변형이 되지 않는 항산화제(antioxidants)가 첨가되어 있다.

1) 기관내 삽관의 목적 및 적응증

(1) 기관내 삽관의 목적

- 기도의 개방성을 유지한다.
- 흡인(aspiration)을 방지한다.
- 분비물 제거를 용이하게 한다.
- 양압적 인공호흡을 시작할 수 있다.
- 산소화(oxygenation)와 환기(ventilation)가 용이하다.
- 응급투약의 경로(route)가 된다(naloxone, epinephrine, lidocaine, atropine).

(2) 기관내 삽관의 적응증

- 부종, 외상, 종양, 출혈로 인한 이차적인 상기도 폐쇄
- 무호흡
- 분비물 제거가 비효율적인 경우
- 흡인의 위험이 높은 경우
- 호흡 부전(respiratory distress)

2) 기도삽관 전 준비

(1) 기관내관의 구조 및 기능

튜브의 각 부분의 명칭은 그림 12-7에 나타나 있다. 입 또는 코에 위치하는 부분이 튜브의 상부(proximal end)이며 표준형 15mm 연결자(adaptor)가 있는데 이것은 기관내관과 인공호흡백(resuscitation bag) 또는 인공호흡기, 호흡 보조기구가 연결되는 부위이다. 몸체는 길고, 속이 비어 있고, 굽어져 있으며 가스의 유통이 가능하다. 길이는 보통 cm으로 표시되어 있어 튜브의 위치를 확인, 유지하는데 도움이 된다. 몸체에는 보통 방사선 인지선(radiopaque line)이 하부 끝(distal tip)까지 있어 가슴 사진 상 튜브의 위치를 확인하는 데 도움을 준다. bevel은 하부 끝의 개구이며 튜브삽입을 용이하게 해준다. Bevel의 각도는 구강경유 기관은 45도, 비강경유 기관은 30도로 되어 있다. 튜브의 하부 끝에는 팽창 가능한 풍선으로 되어 있는 커프가 있으며 이 커프가 팽창되면 기관 벽에 압력이 가해져 폐로부터의 공기누출과 위액이 폐로 흡인되는 것을 방지한다.

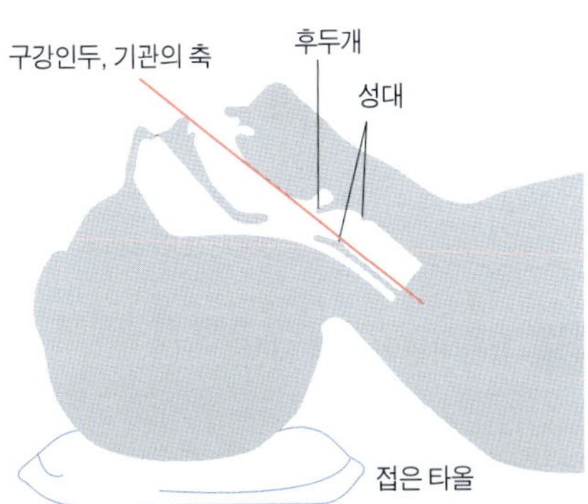

그림 12-9 snifting 자세(배출자세). 기관내관 삽관 전에 구강, 인두, 기관의 축을 정렬해준다.

시험풍선(pilot ballon)은 커프 안에 공기의 정도를 알려주며 커프 부풀림 체계(cuff-inflation system)의 이상 여부를 확인하는데 유용하다. 일방향 밸브(one-way valve)가 있는 커프에 주사기

로 공기를 주입하여 부풀린다.

8세미만의 소아에게는 커프가 없는 기관내관이 권유되며 환상 연골의 환형 협로(circular narrowing)가 기능적인 커프로 작용한다.

(2) 기관내관의 종류 및 선택

기관내관의 크기는 내경을 기준으로 하는데, 신생아용 2.0mm에서 큰 성인을 위한 9.0mm까지이며 환자의 체중에 따라 결정한다. 보통 성인 여자의 경우는 7.0~8.0mm를, 보통 성인 남자의 경우는 7.5~9.0mm를 사용한다(**표 12-3** 참조).

임상적으로 보다 큰 사이즈를 사용하는 경우는 기도저항을 최소화하고 흡인(suction)을 돕기 위해서이다.

기관내관의 한 종류인 double-lumen 기관내관(**그림 12-8**)은 건강한 한쪽 폐의 환기에 손상을 줄 수 있는 심한 공기의 누출(leakage)이 있거나 한쪽 폐에 출혈이 있는 환자에서 사용될 수 있다.

기관내관은 또한 lidocaine, epinephrine, atropine, naloxone 등 응급투약의 경로가 될 수도 있다. 기관내 삽관은 비강(nasal)이나 구강(oral)을 통해 이루어진다. 환자의 상태뿐 아니라 시행자의 기술에 따라서 경로를 결정(**표 12-4**)한다. 비강 삽관(nasal intubation)은 안면골절 또는 두개기저부의 골절이 의심되는 외상환자에서는 보통 금기이다.

(3) 후두경

후두경날(laryngoscope blade)는 직선(straight)과 곡선(curved)의 두 가지 타입이 있다(**그림 12-11**).

직선형 날개는 끝(tip)이 후두개(epiglottis)의 밑으로 뻗칠 수 있도록 되어 성문(glottic opening)를 들어올려 노출시키도록 고안됐다. 이는 뚱뚱한 환자나 목이 짧은 환자에게 적절한데, 그 이유는 뚱뚱한 환자나 목이 짧은 환자의 기관(trachea)은 보다 앞쪽에 위치하기 때문이다. 곡선형 날개 사용 시는 끝(tip)을 후두개의 앞쪽 공간(후두개와 혀 기저부 사이의 공간) 안으로 넣어

표 12-3 기관내관의 선택 지침

나이	튜브의 내경(mm)
미숙아	2.5*
신생아	3.0*
6개월	3.5*
18개월	4.0*
3세	4.5*
5세	5.0*
6세	5.5*
8세	6.0*
12세	6.5
16세(작은 성인)	7.0
작은 성인	7.5~8.0
보통 성인	8.0~8.5
큰 성인	8.5~9.0
매우 큰 성인	10.0~11.5

* 커프가 없는 기관내관이 권유된다.

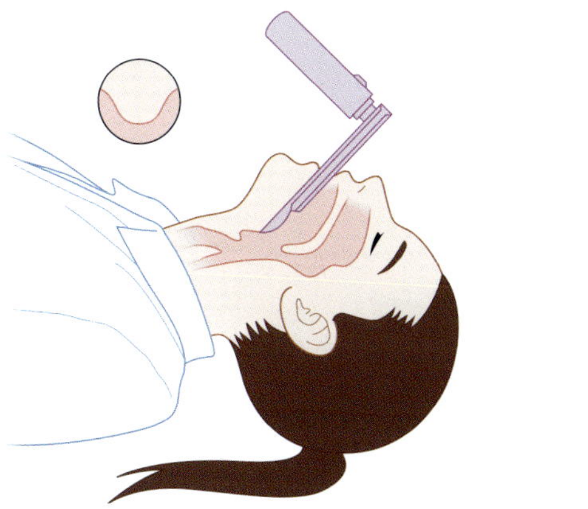

그림 12-10 후두개 관찰

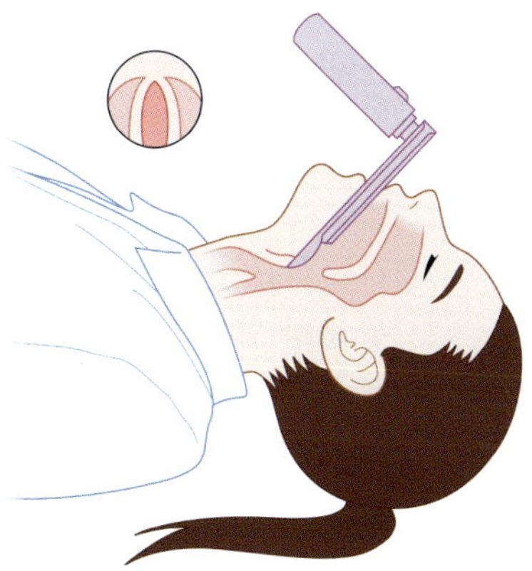

그림 12-11 성대관찰

후두개를 올리면 성대가 보인다.

표 12-4 구강경유 기관 삽관 및 비강경유 기관 삽관의 장점과 단점

	구강경유 기관삽관(Oral Intubation)	비강경유 기관삽관(Nasal Intubation)
장점	· 쉽고 빠르게 수행할 수 있으며 환자를 진정시킬 필요가 적다. · 비강경유 기관삽관(nasal Intubation)과 관련된 비강 또는 비강주변의 합병증을 피할 수 있다. · 구경이 큰 튜브를 사용할 수 있고 이는 공기를 순탄하게 흐르게 하고 기도저항을 줄이며 VA를 증가시킨다. · 구경이 큰 튜브는 분비물을 쉽게 제거할 수 있도록 하며 fiberoptic 기관지경을 통과시킬 수 있다. · 대개 구강경유 튜브(oral tube)는 비강경유 튜브(nasal tube)보다 짧으므로 기관흡입 보다 길게 시행할 수 있다. · 비강경유 튜브보다 덜 꼬인다.	· 일단 삽입되고 나면 불편감과 불안이 덜하다. · 구인두위생을 시행하기 용이하고 구강 합병증의 발생이 적고 gag reflex 자극도 적다. · 튜브가 안정하게 고정되므로 환자가 움직일 수 있는 범위가 크고 불의의 발관의 위험이 적다. · 입술을 사용할 수 있으므로 분비물이나 소량의 용액을 삼킬 수 있고 의사소통이 가능하다. · 구강튜브보다 구경이 작기 때문에 후두손상이 적고 목구멍(throat)안에 곧게 위치하고 구개수 중앙에 위치하므로 구개수 후벽에 압력을 덜 가하여 궤양의 발생이 적다.
단점	· 목을 움직일 수 없는 환자에게는 시행할 수 없다. · 불안정하고 불편하다. 환자를 보다 세심하게 관찰하고 불의의 발관(extubation)을 방지하는 간호중재가 필요하다. · 구강으로 구인두 청결(oropharyngeal hygiene)을 시행하는데 한계가 있다. · 의사소통과 연하능력이 상실된다. 환자는 구역반사(gag reflex)를 더 자극 받는다. · 타액분비가 증가될 수 있어 고정 테이프가 헐거워지기 쉽고 cuff위로 분비물이 축적된다.	· 구강경유삽관보다 성공하기 어렵다. · 삽입중에 비출혈이 유발될 수 있고 수일내에 화농성 비분비물 또는 부비동염이 생길 수 있다. · 비강을 통과하려면 구경이 작은 튜브가 필요하다. 비강은 후두보다 구경이 작고 이로 인하여 기도저항의 증가, VA의 감소를 가져오고 분비물이 굳어 축적되는 경향이 있으며 꼬이기 쉽다. · 튜브의 길이가 길기 때문에 기도흡인시 제한을 갖게 되고 이로 인해 기도저항이 증가한다.

성문(glottic opening)을 노출시킨다.

3) 삽관전 고려사항

기관 삽관 역시 다양한 합병증을 유발할 수 있으므로 신속하고 효과적인 삽관이 강조되고 있다. 그 방법 중 하나로 RSI(빠른 연속 기관 삽관, Rapid Sequence Intubation)가 사용되기도 한다. RSI란 삽관 과정 중에 백 마스크 환기를 할 필요가 없도록 강력한 진정제와 속효성 신경근 차단제를 투여하

여 빠른 기관 삽관을 하여 합병증을 줄이는 방법이다.

4) 삽관 절차

기관 삽관이 어렵다고 예상되는 경우 윤상 갑상 연골 절개술 등 지원 체계에 대한 준비가 선행되어야 하므로 위험한 정도를 평가하는 Mallampati score를(그림 12-12) 적용하여 사전에 준비한다.

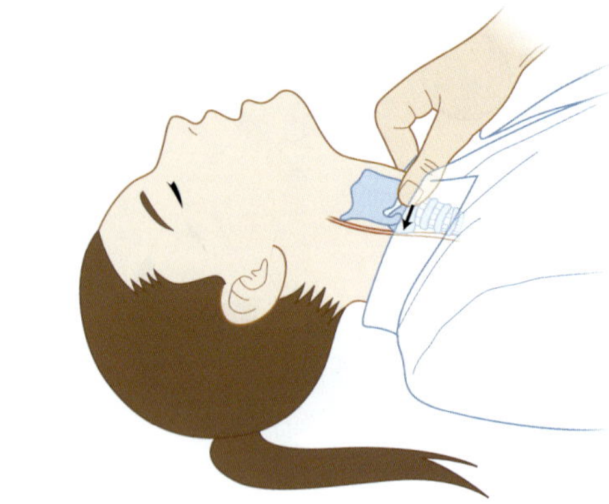

그림 12-12 윤상 압박

윤상 위를 세게 누름으로써 성대(vocal cords)를 아래로 밀어 시야를 보다 좋게 하고 식도를 척추쪽으로 폐쇄 시킴.

- 적절한 크기의 튜브를 선택한다. 커프가 새는지 확인한다(주사기로 공기를 넣었다가 빼본 뒤 주사기를 그대로 연결시켜둔다). 커프선을 잠글 수 있는 클램프(clamp)를 준비한다(그림 12-19). 튜브 끝에 수용성 젤리를 바른다. 경우에 따라 튜브의 곡선을 유지할 수 있는 탐침(stylet)을 삽입하여 사용할 수도 있다. 이런 경우는 탐침을 빨리 빼낼 수 있도록 매끄럽게 해줘야 하며 시술자가 만지는 부분은 끝을 하키막대처럼 부드럽게 구부려 놓는다. 탐침은 튜브보다 적어도 1/2inch(1.5cm)정도 짧아야 한다. 그렇지 않고 탐침이 튜브보다 길게 나와 있으면 기관내에 삽입할 때 성대 및 주위 조직을 손상시킬 수 있다.
- 후두경의 날(blade)를 선택한다. 곡선형과 직선형 모두를 준비해야 하지만 대개 곡선형을 사용한다. 후두경을 조립하여 불빛을 점검한다. 불빛은 지속적으로 밝아야 한다.
- 흡입기구 점검 - 쉽게 사용할 수 있는 장소에 흡인기구를 준비한다.
- 삽입 후 사용할 바이트 블럭(bite block)이나 구인두 기도유지기를 준비해 놓는다. 이런 기구는 환자가 튜브를 깨물지 못하게 해주고 적절한 길이로 반창고를 준비한다.
- 기관 삽관 전에 대개 약물을 사용하게 되므로 약물주입을 위한 경로와 약을 확인한다. 삽관과 관련되어 발생하는 부작용을 완화시키기 위해 약물을 투여하게 되며 주로 Lidocaine, Opioid, Atropine, 근이완제(Defasciculation drug, vecuronium, rocuronium) 등이 사용된다. 빠른 의식 소실을 위해 충분한 양의 속효성 유도 약제를 주입하는 것으로 Succinylcholine 1.5~2mg/kg가 정맥 투여될 수 있다.
- 기도내 이물질을 제거할 수 있는 magill 겸자를 준비해 놓는다. 기관내 삽관 물품을 준비하는 동안 보조자는 100% 산소로 환자를 과호흡시킨다. 적절한 크기의 마스크를 선택하여 충분히 환자 안면에 밀착 시킨 후 100% 산소로 적어도 8회 이상 환기 시키는 것으로 이 방법은 산소가 폐와 신체 조직 안으로 저장되어 몇 분간의 무호흡에도 동맥 산소 탈포화가 일어나지 않도록 도와준다. 또한 보조자는 시술 전에 의치 등 구강내 이물질을 제거시켜야 한다.
- 환자의 자세를 잡아준다. 기도를 개방시킨다. 만일 침대 등 높은 곳에 환자가 누운 경우 베개 등으로 환자 머리에 댄다(그림 12-9). 이 자세는 구강축-인두축-후두축(Oral axis, pharyngeal axis, laryngeal axis)이 일치하여 성대(vocal cord)가 잘 보이도록 환자의 경추(cervical spine)는 굴절시키고 atlanto-occipital joint는 신전 시키는 자세이다. 바닥에 누운 경우는 처치자가 무릎을 꿇고

환자 머리를 처치자 무릎 사이에 끼면 시술이 용이해진다. 척수손상이 우려되는 환자는 삽관동안 머리와 경추가 직선으로 유지되도록 고정해야 한다.

- 왼쪽에 후두경을 쥔다. 후두경의 날개를 환자 구강 오른쪽으로 삽입한 뒤 후두경 날개로 혀를 왼쪽으로 부드럽게 민다.
- 곡선형 날개이면 후두개의 앞쪽 공간(vallecula: 후두개와 설근 사이의 공간)까지, 직선형 날개이면 후두개 앞까지 삽입시킨다(**그림 12-10**). 후두개를 45도 각도로 부드럽게 밀어 올리는데 이때 윗니를 받침점으로 이용해서는 안 된다. 삽관술이 부적절할 때는 치아, 입과 코의 연조직, 성대, 인두의 뒤쪽에 손상을 줄 수 있다.
- 성대가 보일 때까지 삽입한다(**그림 12-11**). 도중에 시야를 흐리게 하는 분비물이 있으면 흡입해 낸다.
- 윤상 압박(cricoid pressure; Sellick maneuver)을 가함으로써 기도흡인과 위팽창의 가능성을 줄일 수 있다. 이것은 cricoid ring 위를 손가락으로 세게 누름으로써 성대(vocal cords)를 아래로 밀어 시야를 보다 좋게 하기 위함이다. 일단 누르기 시작하면 삽관이 될 때까지 윤상 압박은 유지 되어야 한다(**그림 12-12**).
- 성대를 직접 보면서 오른손에 들고 있던 튜브를 환자 구강 내 오른쪽을 통과하여 성대를 통과시켜 성대 아래로 삽입한다. 이때 반드시 튜브가 성대를 통과해야 하며 그렇지 않으면 기도 이외의 부위로 들어가기 쉬우므로 반드시 성대를 통과하는지 육안으로 관찰해야 한다.
- cuff부분이 성대 아래 3cm(약 1inch)까지 내려갔을 때 왼손으로 튜브를 단단히 잡고 고정시킨 후 오른손으로 탐침(stylet)을 제거한다.
- 튜브위치를 확인한다. 기관삽관을 확인하기 위해 청진뿐만 아니라 호기말 이산화탄소($ETCO_2$, end-tidal carbon dioxide)감지기나 식도감지기구(Esophageal detector device)를 사용한다. 호기말 이산화탄소 감지기는 이산화탄소가 있으면 색깔이 변하는 비독성의 화학적 감지기로 기관내관이 성공적으로 기관으로 삽입되었음을 알려준다(**그림 12-13**). 튜브를 고정시킨 채 오른손으로 Bag Valve Mask를 튜브에 연결한다(대개 8L/분 속도의 산소를 공급한다). Bag Valve Mask로 호흡시키면서 환자 가슴이 호흡 시마다 부풀어 오르는지 확인한다. 동시에 보조자는 환자 가슴을

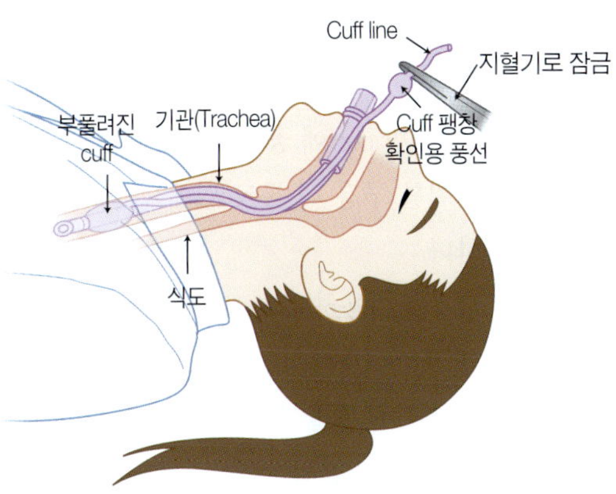

그림 12-13 올바로 위치한 기관내 삽관

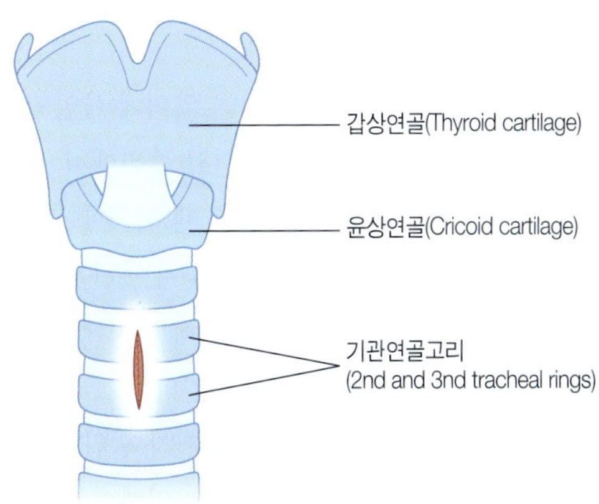

그림 12-14 기관절개술 시술 중의 수직 기관절개 (vertical tracheal incision)

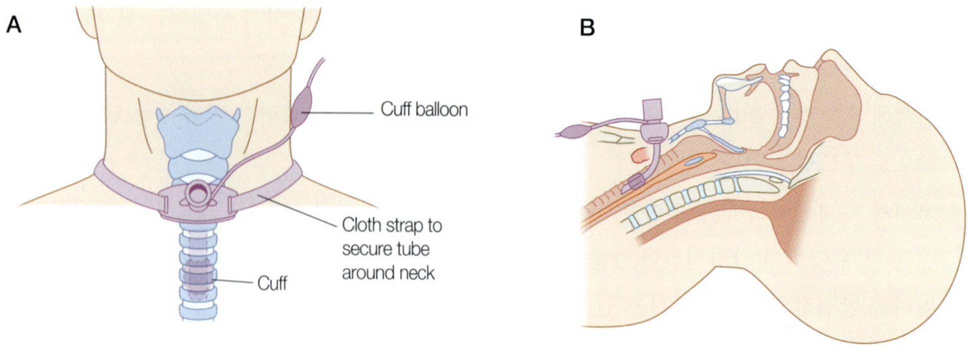

그림 12-15 기관절개관 삽입후의 전면, 측면

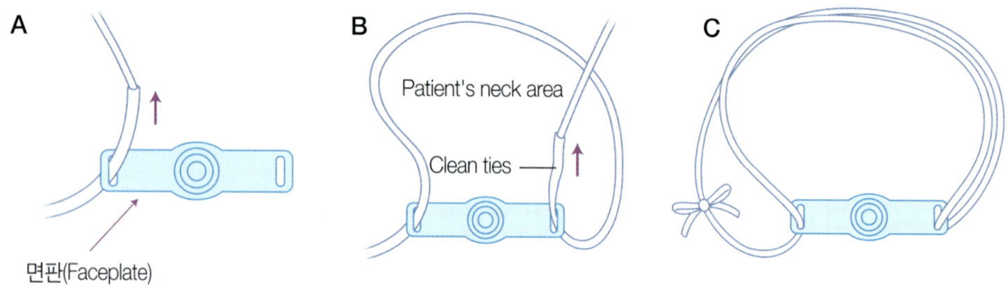

그림 12-16 기관절개술 twill tape 끼우기

청진하여 양쪽 호흡음이 똑같이 들리는지 확인한다. 호흡음이 한쪽에서만 들리거나(대개 오른편에서만 들림), 한쪽이 더 크게 들리면 튜브가 너무 깊이 삽입되어 한쪽 기관지로 내려갔다고 생각할 수 있다. 이때는 Bag Valve Mask로 인공호흡 시키면서 천천히 튜브를 빼되, 보조자가 양쪽 호흡음을 청진하여 똑같이 들릴 때 멈춘다. 기관삽입을 확인하는 5point부위는 그림과 같다(**그림 12-17**).

- 식도 삽관이 의심되는 상황은 가슴의 움직임이 없거나 약할 때, 청색증, 산소화 수치가 올라가지 않을 때, 복부 팽만이 증가하는 경우, 기관내에 튜브의 움직임을 촉지할 수 없을 때. 기관내관에 응축된 수증기가 없는 경우이다.

식도삽입시 즉시 튜브를 제거한다. 다시 삽관을 시도하기 전에 3분간 100% 산소로 인공호흡시킨다.

올바른 위치에 삽입되면 보조자는 cuff를 팽창시킨다. 이 동안에도 인공호흡을 계속한다. Cuff 팽창은 튜브 주위에서 공기 새는 소리가 중단되는 시점까지만 cuff에 공기를 넣는다(**그림 11-18**).

튜브를 제 위치에 고정시키는 동안 구인두 기도유지기를 구강 내 튜브 옆에 삽입하여 환자가 튜브를 깨물지 못하게 한다. 이 때도 인공호흡을 계속한다.

튜브를 제 위치에 고정시키기 위해 반창고나 고정장치를 이용하여 튜브와 구인두 기도유지기를 고정시킨다.

튜브에 환자의 입 위치를 표시하여 후에 튜브 위치가 변화된 것을 쉽게 발견할 수 있게 한다.

분비물로 인하여 환자의 호흡이 방해되면 기관내 흡입을 시도한다.

튜브를 고정시키고 cuff를 팽창시킨 뒤 필요시 위장 감압을 위해 위관을 삽입하기도 한다.

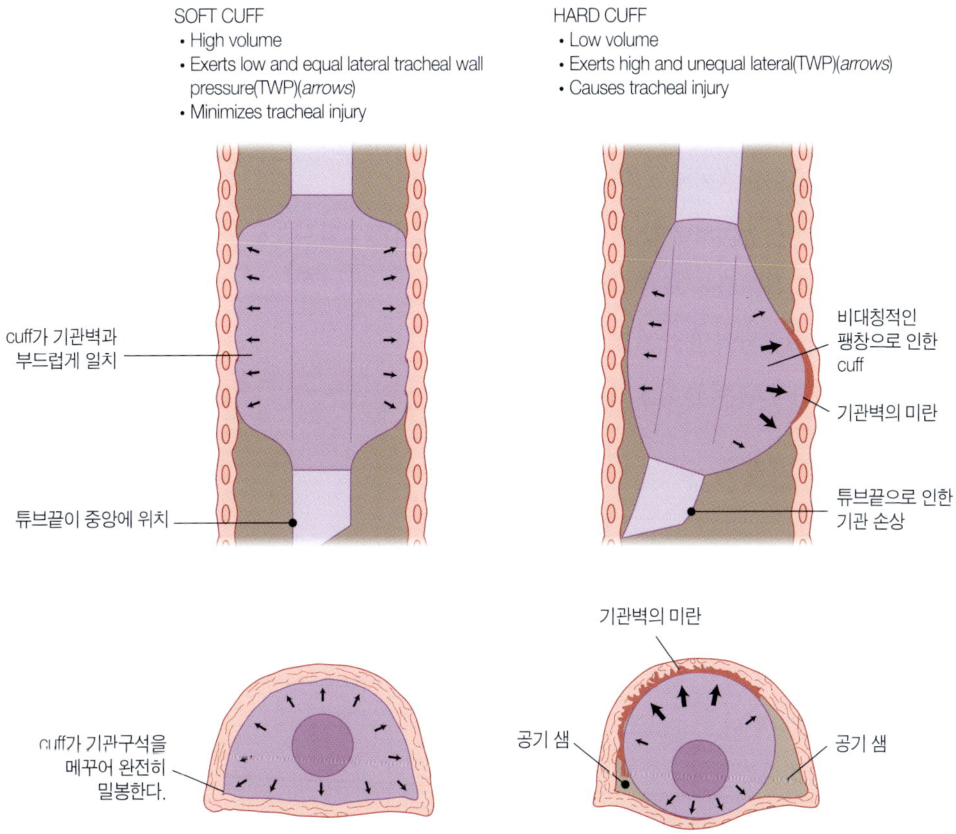

그림 12-17 D-shaped 기관의 단면, 기관벽에 작용하는 soft and hard cuff inflation의 효과

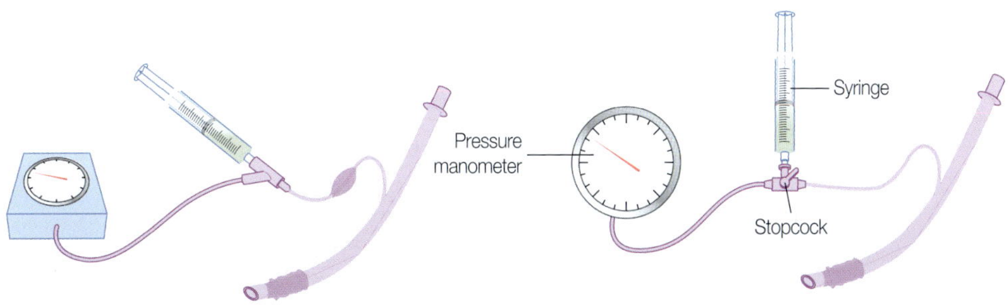

그림 12-18 Homemade 압력계로 cuff압력을 측정하는 방법

5) 발관(Extubation)

발관은 환자 스스로 숨을 쉴 수 있거나 스스로 가래를 배출할 수 있을 때 기관튜브를 제거하는 것을 말한다.

발관(extubation)은 보통 인공호흡기로부터 이탈한지 24시간 이내에 이뤄지며 분비물을 스스로 배출할 수 있을 뿐만 아니라 편하게 스스로 호흡하고 적절한 환기와 산소화를 유지할 때 가능하다.

대부분의 발관은 계획에 의해서 이루어진다. 이러한 계획은 환자를 준비시키고 재 삽관이나 저산소증의 후유증 발생을 줄인다. 예기치 않은 발관은 환자의 회복을 지연시킬 수 있다. 한 연구에서는 계획되지 않은 발관의 60%가 삽관을 시행한지 7일 이내에 일어났고 그 중 반 이상이 낮에 일어났으며, 그 원인으로는 부적절한 sedation, 비효율적인 환자 억제 및 기관튜브의 고정, 기관내관 cuff

의 팽창미비, 부적절한 튜브 고정이었고 이러한 원인들은 간호행위에 의해 중재될 수 있는 것이라고 하였다.

(1) 발관의 적응증

- 인공기도가 필요했던 기저 상황이 호전되었을 때
- 인공기도를 계속 유지해야 할 새로운 이유가 없으면서 혈역학적으로 안정될 때
- 환자가 스스로 분비물을 제거할 수 있을 때
- 기도 문제가 해결되어 흡인 가능성이 적을 때
- 인공환기 지지가 더 이상 필요치 않을 때

6) 기관삽관 환자의 간호

(1) 목적 및 간호지침

■ 목적

- 기관내관과 cuff로 인한 구강, 구인두와 기관점막의 손상을 방지한다.
- 구강위생을 제공한다.
- 환기를 증진시킨다.
- 적절한 cuff 간호로 폐의 흡인(aspiration)을 방지한다.
- 예기치 않은 발관을 예방하고 기계환기를 위한 기도 확보 및 분비물을 제거한다.
- 치료와 관련해서 발생할 수 있는 감염을 예방한다.

■ 간호지침

- 대상자의 기본적인 호흡기계 상태를 사정한다.
- 대상자의 기본적인 활력징후를 안다.
- 대상자의 기본적인 혈역학적 상태를 안다.
- 대상자의 과거력을 안다.
- 대상자가 받은 최근의 치료상황을 파악한다.
- 대상자의 치료 목표를 안다.
- 체계적인 호흡기계 사정을 정기적으로 시행한다.
- 사정된 결과를 통해 적절한 중재방안을 결정한다.
- 기도유지에 쓰이는 기구에 익숙해지도록 한다.

세부적인 간호사항은 다음과 같다.

- 호흡기계의 해부 및 생리를 이해한다.
- 삽관 전에는 산소마스크를 얼굴에 밀착시킴과 동시에 Bag-valve-mask device를 이용해서 100% 산소로 미리 3~5분간 산소화한다.
- 삽관동안에는 산소포화도 모니터(pulse oxymetry)를 사용하여 수치변화를 주시한다.

- 삽관 시도는 15~30초 내로 시행한다. 15~20초를 초과하면 후두경을 잠시 빼고 다시 시도하기 전에 적어도 몇 분간은 100% 산소를 연결하여 인공호흡시켜야 한다. 이를 위하여 튜브 삽입동안 처치자가 자신의 호흡을 잠시 중단하여 기준으로 삼으면 도움이 된다. 즉 처치자 자신이 산소부족 및 이산화탄소 축적으로 불편해지면 환자도 같은 상태임을 알 수 있으므로 이때는 기관내 삽관을 중지하고 일단 다시 산소를 공급하도록 한다.
- 기관내 삽관시 기관내관이 식도로 잘못 들어갈 수 있으며, 때로는 기관지 분기점에서 오른쪽 기관지로 들어갈 수 있다. 이런 위험은 능숙한 삽입기술 및 삽입 후 양쪽 폐의 호흡음이 균등히 들리는지 점검함으로써 최소화 시킬 수 있다. 그 외의 기관내 삽관 시의 부작용으로 치아, 입술, 구강, 인두 및 후두의 손상, 기관지 경련, 혈액이나 토물의 기도내 유입 등이 있을 수 있다. 심정지 상황에서 가장 흔한 실수 중 하나는 이미 저산소증이 있는 환자에게 기관내 삽관을 시도하면서 너무 많은 시간을 허비하는 일이다. 이때도 다른 방법(예: 구강 대 구강 호흡법, Bag Valve Mask, 산소마스크 등)으로 적절히 산소공급을 해준 다음 기관내 삽관을 실시해야 한다. 기관내삽관 중의 15~20초간의 무호흡을 견딜 수 있을 정도로 충분한 산소를 공급해준 뒤 실시해야 한다. 한편 처치자는 이때 삽관 절차에 필요한 기구들을 점검해야 한다.
- 기관내관의 입과 코에 대해 압력을 일정하게 유지하여야 피부의 손상을 막을 수 있다.

불안해하거나 협조가 안 되는 환자에서 튜브의 테이프를 다시 고정하거나 위치를 재조정할 때는 튜브가 빠지는 사고를 예방하기 위해 2명이 함께 시행해야 한다.

5. 기관절개술

기관절개술이란 2~4번째 기관연골고리(tracheal ring)을 통해 윤상연골 아래쪽을 절개하는 것을 말하며(그림 12-14), 기관절개관이란 절개에 의한 스토마(stoma) 또는 개구(opening)를 말한다.

1) 기관절개술(tracheostomy)의 목적

- 기도의 개통성을 유지한다.
- 튜브가 후두 내에 위치함으로써 생길 수 있는 후두 손상을 방지한다.
- 환자의 안위를 증진시킨다.
- 환자가 말을 할 수 있도록 한다.
- 간호의 편의성을 제공한다(예: 흡입, 구강위생).
- 환자의 운동성을 증진시킨다.
- 구강영양 섭취를 편리하게 한다.
- 중환자실에서 병실로 전동하기 편하다.

기관내관과 비교할 때 기관절개관은 부수적인 이익이 있으며 이는 아래와 같다.

- 후두내에 튜브가 위치함으로부터 오는 후두손상의 예방
- 환자안위의 증진
- 호흡부담(work of breathing)의 감소
- 자발적 발성기전(speech mechanism)의 제공

- 환자 활동영역의 증가

2) 기관절개술(tracheostomy)의 적응증

기관절개는 다양한 이유로 응급으로 또는 선택적으로 시행될 수 있다(표 12-5). 선택 시행의 경우 대개 멸균상태의 수술실에서 시행된다. 응급을 시행하는 기관절개는 침상에서 무균적으로 시행해야 하며 부종(swelling), 손상(injury) 및 기타 상기도 폐쇄로 기관내관을 삽관하지 못할 때 시행한다.

피부절개를 통한 기관절개도 침상에서 시행되며 이는 기관내로 바늘을 통과시켜 J-tipped 안내침(guidewire)을 위치시키고 점차적으로 기관을 확장시켜 기관절개관를 넣는 것이다.

응급 기관절개의 절차는 기관에 따라 다양하다. 간호사가 침상에서 주역할을 담당하지만 기관에 따라 외과 의사가 참여해야 하는 경우도 있다.

장기적으로 인공호흡을 해야 하는 환자에서의 기관절개는 환자의 상태와 의사 및 간호사의 선택에 달려있다. 기관절개술을 빨리 또는 늦게 시행한 경우의 튜브의 삽입기간과 병원감염 등의 합병증을 비교하는 연구들이 있다.

3) 기관절개관의 구성 및 종류

기관절개 튜브는 여러 부분으로 구성되어 있으며 다양한 종류(표 12-6)가 있다.

기관절개관은 지름크기가 같은 기관내관보다 길이가 짧다. 비록 기관내관과 구경이 비슷해도 기관절개관은 더 짧고 공기의 흐름을 최대화시키기 위하여 그 끝 부위가 4각형(squared-off)으로 되어 있다.

표 12-5 기관절개술 적응증의 이론적 근거

응급 상기도 폐쇄의 우회	장기적 인공기도 필요성
기도 문제 예방	해부학적 사강의 감소
폐흡인의 예방	정체된 기관 및 기관지의 분비물
만성 상기도 폐쇄	

표 12-6 기관절개관 튜브의 유형 및 설명

유형	설명
Shiley, Portex, National	안쪽 캐뉼라, 밀폐기(obturator), soft cuff의 3부분으로 구성된 플라스틱 튜브로 몇몇 Portex제품은 안쪽 캐뉼라가 없는 것도 있음
Lanz	압력조절밸브가 있는 플라스틱 튜브로 soft cuff와 외부 풍선(external balloon)이 있음
Fenestrated	장기간의 기도관리를 해왔거나 인공호흡기 이탈중인 환자에게 유용하며 바깥 캐뉼라에 잘라놓은 opening이 있음
Kamen-Wilkinson	안쪽 캐뉼라가 없고 foam으로 채워져 있어 부풀림을 위해 소량의 공기만 있으면 됨
Jackson	금속 튜브이며 안쪽 캐뉼라와 obturator가 있음. cuff가 없으며 장기간의 사용을 위해 고안되었음.
Kistner	기관절개관 단추(botton)로 명명되기도 하며 바깥 캐뉼라에 공기가 들어가게 하는 일방향 밸브가 부착되어 있어 흡기 시에는 공기가 들어가고 호기 시에는 폐쇄됨. 이 튜브를 삽입 시에는 기침과 말을 할 수 있음
Pitt Trach Speaking tube	공기/산소 환기가 지속적으로 유지되면 말과 거친 속삭임이 가능함

인공호흡기를 쓰기 위해서는 Cuff가 꼭 필요하다. Cuff는 풍선으로 되어 있고 이것을 팽창시켜 튜브주위를 봉쇄하게 된다. 이 Cuff는 공기를 채운 주사기를 부풀림 밸브(inflation valve)에 끼우고 공기를 주입하여 팽창시킨다. 공기를 일방향성 밸브(one-way inflation value)로 주입하면 시험풍선이 팽창하여 cuff안에 공기가 차 있음과 공기량의 정도를 알려준다.

커프가 있는 튜브는 인공호흡이 요구되는 경우나 흡인이 문제가 되는 환자에서 유용하다. 커프는 구강 또는 위액의 흡인을 막거나 제한해 준다. 커프가 없는 튜브는 주로 어린이에서 사용하며 후두절개(laryngectomy)를 한 어른 환자나 기관절개관의 제거(decannulation)시에 사용한다.

캐뉼라에 붙어 있는 목 부위의 flange는 기관 안에 튜브를 장착시키는 것을 도우며 튜브의 안전한 고정을 위해 목둘레로 돌릴 고정끈을 맬수 있는 작은 구멍을 가지고 있다. 몇몇 기관절개관 튜브는 안정장착을 위해서 바깥 쪽 캐뉼라 안으로 삽입하는 안쪽 캐뉼라가 있다. 기도유지의 다른 보완없이 세척을 위해서 안쪽 캐뉼라를 제거할 수도 있다.

작은 구멍이 있는(fenestrated) 기관절개관 튜브는 바깥 쪽 캐뉼라 후벽부의 커브에 구멍이 하나 있다. 구멍이 난 기관절개관 튜브(fenestration) 상기도와 기관절개술의 개구(opening)를 통한 공기의 흐름이 가능하기 때문에 cuff 쭈그러짐(deflation), 안쪽 캐뉼라의 제거, 바깥 쪽 캐뉼라의 폐쇄을 이용하여 발성(speech)을 가능하게 한다.

4) 기관절개관 삽관 및 제거 절차

(1)기관절개관 삽관절차

기관절개관의 삽관 절차는 다음과 같다.

- 환자를 과산소화(hyperoxygenation)을 시킨다.
- 기관내 흡인을 하고 구강-인두 흡인을 한다.
- 활력징후를 측정한다(혈압, 맥박, 호흡수)
- 정맥주사 경로를 확보하고 개방성을 유지한다.
- 진정제 또는 마취제를 지시에 따라 투약한다.
- 소독용액으로 하악에서 쇄골까지 5분간 소독 및 건조시켜 시술부위를 준비한다.
- 소독가운, 마스크, 모자와 장갑을 착용한다.
- 삽입에 앞서 기관절개관 cuff를 점검한다.
- 기관절개술(**그림 12-15**)이 끝나면 기관절개관 tie를 고정(**그림 12-16**)하고 멸균드레싱을 한다.
- 기관절개관 튜브에 swivel adapter를 부착한다.
- 산소공급장치를 대주거나 인공호흡기를 연결한다.
- 환자의 활력징후와 호흡기계

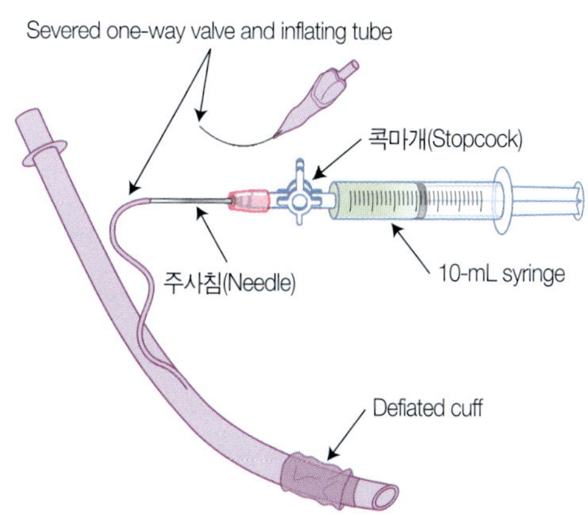

그림 12-19 cuff inflation을 위한 준비

상태를 재사정한다.

- Obturator와 적절한 크기의 기관절개관 튜브를 침상 옆에 보관한다.
- Cuff 압력을 측정한다(그림 12-18).

삽입동안에는 obturator는 안쪽 캐뉼라에 위치하며 매끄러운 면이 바깥쪽 캐뉼라로 부터 나와 있어서 기관의 손상을 최소화한다. 일단 기관절개관이 삽입되면 obturator는 제거하고 안쪽 캐뉼라로 바꾼다. Obturator는 플라스틱 백 안에 놓아 튜브가 응급으로 다시 삽입되는 경우를 대비해 침상에 둔다.

(2) 기관절개관 제거

기관절개관 제거(decannulation)는 환자 스스로 숨을 쉬거나 스스로 가래를 배출할 수 있을 때 기관절개관을 제거하는 것을 말한다.

대부분의 기관절개관 제거는 계획에 의해 이루어진다. 이러한 계획은 환자를 준비시키고 재삽관이나 저산소증과 같은 후유증의 발생을 줄인다. 예기치 않은 기관절개관 제거는 환자의 회복을 지연시키므로 유의하여야 하고 그 원인으로는 부적절한 진정, 비효율적인 환자 억제 및 기관절개관의 고정, 기관절개관 cuff의 팽창미비, 부적절한 튜브 고정이며 이러한 원인들은 간호 중재로 예방할 수 있다.

발관은 보통 인공호흡기로부터 이탈한지 24시간 이내에 이뤄지며, 기관절개관 제거는 이 보다 훨씬 뒤에 이루어진다. 기관절개관은 튜브직경을 점차 줄이는 방법, 작은 구멍이 있는 기관절개관(fenestration)을 사용하는 방법, 기관절개관을 막는(capping) 방법 등을 복합적으로 사용하면서 점차적으로 제거한다. 기관절개관은 분비물을 배출할 수 있을 뿐만 아니라 환자가 편하게 호흡하고 적절한 환기와 산소화를 유지할 때 가능하다.

■ 기관절개관 제거의 적응증

- 인공기도가 필요했던 기저 상황이 호전되거나 바뀌었을 때
- 인공기도를 계속 유지해야 할 새로운 이유가 없으면서 혈역학적으로 안정될 때
- 환자가 스스로 분비물을 제거할 수 있을 때
- 기도 문제가 해결되어 최소한의 흡인 가능성만 있을 때
- 인공환기 지지가 더 이상 필요치 않을 때

5) 기관절개관 환자의 간호

(1) 기관절개관 관리

신체에서는 기관절개관을 이물질로 여기므로 분비물 생성을 증가시키는 반응을 보인다. 게다가 섬모운동이 손상되어 점막섬모(mucociliary escalator)의 전진운동이 제한된다. 기관절개관은 방어적, 가습의 기전을 가진 상기도를 통과하지 않았기 때문에 환자들은 감염의 위험이 증가한다. 부적절한 기관절개관 관리와 장기간의 튜브 삽입은 60~100% 기관지 감염(균집화)을 초래한다. 상기도에 의한 가습기능의 차단으로 분비물이 짙어져서 기도폐쇄의 위험을 증가시킬 수 있다.

기관절개는 보다 안전한 기도 확보방법이어서 환자의 전반적인 상태가 호전될 때에 중환자실로부터 퇴실하는 것을 용이하게 해준다. 또한 흡입이나 구강간호 등의 환자간호 및 경장영양을 충족시키기가 보다 간편해진다.

48시간이 경과 될 때까지는 스토마에서부터 기관절개의 길(track)이 완전히 형성되지 않는다. 만약 기관절개관이 빠진다면 기관절개의 길이 막혀서 환자의 호흡을 위태롭게 할 수 있다.

기관절개술 시행 후 처음 며칠 간은 소량의 출혈이 있을 수 있다. 선혈의 출혈이나 지속적인 배액(oozing)시는 의사나 전문간호사의 주의를 받아야 한다. 이 첫 기간동안은 침대 머리를 30도 올려 구인두와 비강인두 배액을 도와야 한다.

기관절개 tie의 교환이나 특히 불안정한 환자의 간호 시는 다른 사람의 도움을 받아서 기관절개관이 빠지는 위험을 최소화해야 한다.

기관절개관의 교환시 간호는 다음의 과정에 따라 시행한다.

- 손을 씻는다.
- 환자를 과산소화(hyperoxygenation) 시킨다.
- 기도와 인두를 흡인하고 드레싱을 제거한다.
- 멸균용액 용기를 준비하고 용기의 안쪽을 닿지 않도록 주의한다. 100ml 가량의 생리식염수나 증류수를 채운다.
- 장갑을 낀다.
- 산소공급장치를 떼어내고 캐뉼라를 제거한다. 스토마 부위를 소독한다.
- 새 캐뉼라를 끼우고 고정한다.
- 필요하면 산소 또는 인공호흡기의 산소공급을 다시 제공한다.
- 새로운 고정을 하기 위해 환자 목둘레를 두 번 돌릴 길이로 twill tape을 자른다.
- Neck plate가 안정적으로 고정되도록 도와 준다.
- 기존의 twill tape을 잘라서 제거한다.
- 끈의 한쪽 끝을 삽입하여 faceplate를 통과시키고 테이프를 반 정도까지 잡아당긴 후 남은 한쪽의 구멍에 삽입하여 목 주위로 두 줄의 tie가 되도록 잡아 당겨 목의 옆쪽으로 이중 사각 매듭법(double square knot)으로 매듭짓는다(**그림 12-16** 참조).
- Faceplate 밑에 깨끗한 기관절개 드레싱을 한다.
- 장갑을 벗어서 정해진 장소에 버린다.
- 환자의 호흡기계 상태를 재 사정한다.
- 사용한 기구를 정해진 장소에 버린다.
- 손을 씻는다.

(2) 기관절개관 커프 관리(tracheal tube cuff care)

기관절개관 커프는 기관절개관의 끝 부분에 위치한 팽창 가능한 풍선이다.

■ 목적

cuff를 팽창시켜 기관지벽에 압력을 가하여 공기누출과 폐로부터의 압력손실을 막는다. 적절한 cuff 관리는 폐포 분비물이 흡인되는 것을 방지, 기관절개관의 발관 준비, 예기치 않은 발관 위험 감소, 환기를 위한 기도의 개방성 유지, 분비물 제거와 감염의 위험을 감소시킬 수 있다.
구체적인 목적은 다음의 3가지로 요약할 수 있다.

- 기관튜브를 고정한다.

- 분비물이 흡인되는 것을 방지한다.
- 기관튜브 밖의 기도 밀폐를 적절히 유지한다.

■ 기관절개관 커프 관리

기관절개관 커프의 관리는 다음의 사항에 중점을 두어 관리한다.

- 기도나 기관튜브의 공기 누출이 있는지 사정한다.
- 안전한 수준으로 cuff 내 압력을 유지한다.
- 폐포 분비물의 흡인을 예방한다.
- 기관절개관의 발관을 준비한다.
- 부주의로 인한 발관의 위험을 줄인다.
- 인공호흡기 적용과 분비물 제거를 위한 통로를 제공한다.
- 병원감염의 위험을 줄인다.
- 적절한 환기 용적을 유지한다.

다양한 종류의 cuff 가 있지만 가장 바람직한 cuff는 기관지 벽에 최소의 압력을 가하면서 기관튜브 밖의 기도 밀폐 효과를 최대로 얻을 수 있는 것이다. 최근에 가장 널리 사용되고 있는 cuff는 고용적 저압력(high-volume, low pressure; soft cuff) cuff이다. 이 cuff는 비교적 많은 팽창용적을 가지면서 밀폐를 위해서 낮은 압력을 요한다(25mmHg or 34mmH_2O 이하).

H-V(high-volume), L-P(low pressure) cuff는 기관지 벽과의 접촉면이 크므로 압력이 분산되게 된다. 기존의 cuff(L-V, H-P)는 효과적인 기관튜브 밖의 기도밀폐를 위해서 40mmHg(54.4 cmH_2O)이상의 압력이 필요하여 바람직하지 않다.

압력(pressure)과 용적(volume)의 양은 밀폐효과가 크면서 크기와 디자인, 커프 모양, 인공환기 방식, 동맥혈 분압에 따른 점막의 손상을 예방하는 정도로 정한다.

다양한 기구로 커프의 압력을 측정(**그림 12-18**)할 수 있으며 침상의 sphygmomanometer, 특수 aneroid cuff manometer, electronic cuff pressure devices등이다. 이상적으로는 대부분의 튜브가 14~20mmHg(19~27cmH_2O)의 압력에서 밀폐되어야 한다. 대개 이 범위에서 점막의 허혈과 흡인을 방지할 수 있다. 이때 기관의 모세혈관의 압력은 20~30mmHg 사이가 되며, 기관의 혈류는 22mmHg에서는 제한이 있고 37mmHg에서는 완전 폐쇄가 온다.

Minimum leak volume(MLV)과 minimum occlusion volume(MOV)의 두가지 기법으로 커프 안에 공기를 부풀리고 감시하는데 적용한다.

- MLV는 샘(leak)이 없을 때까지의 튜브 커프로의 공기 주입을 말하며, 그때 샘(leak)이 최대 흡기 압력(peak inflation pressure)에서 관찰될 때까지 소량의 공기를 아주 천천히 빼낸다.
- MOV는 양압호흡(positive pressure breathing)이 멈춘 동안 커프 주변으로 빠져나오는 공기흐름(airflow)을 들을 때까지 튜브 커프로의 공기 주입을 말한다.

  각 기법은 명확한 이점이 있으며 MLV는 점막손상을 감소시키고 인두 안쪽으로 분비물이 이동하도록 돕는다. MOV는 흡인(aspiration)의 가능성이 낮고 잦은 체위변경으로 튜브 움직임의 위험이 높은 환자에서 가장 효과적이다.

  비록 고용적 저압력(H-V, L-P) 커프의 사용 후에도 드물기는 하지만 기관절개 튜브의 팽창으로 인한 기관 협착(tracheal stenosis), 괴사, 기도-식도 누공과 기관연하(tracheomalacia)가 유발되기도 한다. 이러한 합병증은 점막손상의 가능성이 높은 환자(영양실조, 탈수, 감염, 전이성 암, 저혈압 상태, 저산소증)와 스테로이드를 투여 받는 환자에서 더 잘 나타날 수 있다.

규칙적인 cuff deflation은 불필요하나 cuff leak과 상기도 분비물이 깨끗한 지를 평가하는 것과 기관삽관, 심폐소생술, 수술 후에 목소리를 내 보도록 하는 것과 커프 안의 공기의 양(*ml*)을 재평가하는 것이 필요할 수도 있다.

비효과적 환자 억제, 부적절한 튜브고정, 부적절한 진정제 투여(sedation), 부적절한 튜브 크기와 길이, 커프의 부적절한 지지 및 팽창 부족, 장기간의 삽관 등은 비의도적인 발관으로 환자가 위험한 상태에 빠질 수 있으므로 기관절개관 및 기관절개관 커프의 관리가 더욱 필요하다.

II. 기도 흡인간호

흡인(suctioning)이란 흡인 카테터를 사용하여 구강과 목의 이물을 제거하는 것을 말한다. 이때 육안으로 보이는 곳만 흡인하며 인후 등 보이지 않는 곳에 억지로 카테터를 삽입하면 안된다. 흡인 전에는 카테터를 멸균 증류수나 멸균 생리식염수에 세척하고 환자에게는 산소를 제공해야 한다.

흡인의 방법은 여러 가지가 있으나 흡인 시에 공통적으로 요구되는 기술적인 고려사항은 다음과 같다.

- 적절한 크기와 길이의 카테터를 선택하여 저산소증과 점막손상을 줄이고 효과적인 분비물 배출을 돕는다.
- 정기적으로 시행하기 보다는 필요시 흡인한다. 불필요하고 반복되는 흡인은 폐내압을 대기압 이하로 떨어뜨리고 무기폐의 위험을 높이며 기도손상의 원인이 된다.
- 흡인의 시행시간은 15초를 초과하지 않으며, 매 흡인에 앞서 산소화를 시키는 것이 좋은데 이는 흡인이 환자의 분비물뿐 아니라 산소까지 제거하므로 흡인으로 인한 심각한 저산소증을 줄이기 위함이다.
- 흡인사이에 2~3분의 휴식을 가져서 산소가 기도를 통해 공급될 시간을 주고 환자의 안위를 돕는다.
- 흡인 카테터를 빼내는 동안에는 간헐적인 음압을 가하며 카테터가 삽입되는 중에 음압을 가하면 불안, 점막손상, 저산소증을 유발할 가능성이 높고 계속적으로 음압을 주면 점막이 손상될 가능성이 아주 높다.
- 카테터는 서서히 돌려가면서 빼내어 카테터 입구로 점막이 함입되는 것을 막는다.

1. 구비강 인두 흡인

구비강 인두 흡인(oronasopharyngeal suctioning)은 스스로 분비물을 상부기도(pharynx, nasal cavity, larynx)로 이동시킬 수 없는 환자 및 기관내 삽관을 하지 않은 상태에서의 기도흡인을 말하며 흡인 카테터를 입이나 코로 넣어 구강과 목의 이물을 제거하는 것을 말한다. 인두의 흡인(suction)은 기관내관 또는 기관절개관의 cuff deflation시 하부기도로 분비물이 흡인(aspiration)되는 것을 방지하기 위해서도 시행된다. 저산소증이나 점막 손상 등의 합병증[무기폐, 분비물 정체, 점막출혈이나 침식증(erosion)]을 최소화하기 위하여 올바른 흡인방법을 강조하는 것이 중요하다.

1) 목적

- 과도한 구강 및 비강의 분비물을 제거한다.
- 구강 및 비강의 분비물, 혈액, 위액이 폐로 흡인되는 것을 방지한다.
- 기침반사를 자극한다.

2) 구비강 흡인방법

기도흡인을 실시할 때 반드시 멸균법칙을 지켜서 하기도에 세균이 침입하지 않도록 주의해야 한다. 흡인은 환자의 분비물뿐 아니라 산소까지 제거하므로 항상 흡인 전에는 충분한 산소를 제공해야 되며 1회에 15초 이상 흡인시키면 안 된다. 모든 흡인과정에서 심부정맥이 나타날 수 있으므로 심전도를 관찰할 필요가 있다.

① 손을 깨끗이 씻고 준비물품을 확인한 뒤 환자에게 목적과 방법을 설명하고 협조를 구한다. 흡인은 호흡곤란을 완화시키며 통증은 없으나 기침, 연하, 재채기 등이 일어날 수 있음을 알려 준다.

② 의식이 있는 환자는 반좌위에서 구강 인두 흡인 시에는 목을 옆으로 돌리고, 비강 인두흡인에서는 목을 과신전시킨다.

③ 무의식 환자는 개구기나 설압자를 넣은 뒤 머리를 옆으로 돌려 뒤로 젖히거나 측위에서 간호사와 얼굴을 마주 보도록 한다.

④ 베개 위나 환자 턱 밑에 타올을 놓는다.

⑤ 흡인기의 전원을 연결하고 스위치를 킨 후 정상기능을 점검하고 적당한 압력(표 12-7)으로 조절기를 돌려 조절한다.

⑥ 소독된 컵에 소독수나 생리식염수를 붓는다.

⑦ 멸균된 장갑을 끼고 선택한 카테터(표 12-8)를 흡인기에 연결한다.

⑧ 삽입할 길이를 정한 후 카테터 끝을 멸균된 물이나 생리식염수에 담근다.

표 12-7 흡인기의 음압조절

연령	벽 부착형 흡인기(mmHg)	이동식 흡인기(cm H_2O)
1세 미만 유아	60~80	7.5~12.5
1~8세 소아	80~120	12.5~25
성인	120~150	25~37.5
75세 이상	80~120	12.5~25

표 12-8 흡인 카테터의 크기선택

연령	카테터의 크기
10세 미만	10Fr
성인	14Fr
75세 이상	10Fr

⑨ 연결관의 구멍을 엄지로 막고 카테터의 통기여부와 흡인기능을 확인한다.

⑩ 비인두 흡인 시에는 엄지손가락을 출구에서 떼고 부드럽게 카테터를 한쪽 콧구멍으로 삽입한다. 삽입 시 비강 바닥을 따라 진입시키며 만일 한쪽의 비강이 막혔으면 반대쪽으로 다시 시도한다. 저항감이 느껴질 때 억지로 무리하게 밀어 넣지 않는다.

⑪ 구강 인두 흡인 시에는 구강내 한쪽으로 카테터를 삽입한다.

⑫ 카테터의 구멍을 엄지로 막고 흡인기능을 확인한 후 부드럽게 회전시키며 5~10초간 흡인한 뒤 손가락을 구멍에서 떼고 카테터를 제거한다. 구강 인두 흡인 시에는 구강과 혀 밑에 고인 분비물도 흡인시킨다. 삽입에서 제거까지의 총 흡인시간은 15초 이상을 초과하지 않도록 한다.

⑬ 카테터에 진한 분비물이 묻었으면 멸균 거즈로 닦고 증류수를 통과시킨다. 기도가 깨끗해질 때까지 ⑦~⑨의 과정을 반복한다. 이때 총 흡입시간이 5분 이상 계속되어서는 안 된다.

⑭ 흡인하는 사이에 자발호흡이 없는 경우, 산소와 연결된 백튜브환기(Bag-tube ventilation) 를 제공한다.

⑮ 흡인 후 카테터를 제거하기 전 카테터에 물이나 생리식염수를 통과시킨다.

⑯ 끝나면 환자를 도와 입과 코 주위를 닦아주며 흡인기 스위치를 끄고 카테터, 장갑, 물 등은 버리며 다음 흡인을 위해 흡인기구를 정돈한다. 카테터는 매번 교환하며 흡인병은 일정량이 차면 교환한다.

⑰ 환자의 호흡상태 및 분비물의 양, 색깔, 냄새 양상 등을 관찰 기록한다.

2. 기관-기관지 흡인

기관-기관지흡인(tracheobronchial suctioning)은 하부기도에서 분비물 소리가 들리거나 흉부에 잡음(crackle)이나 천명음(wheezing)이 있을 때 시행될 수 있다. 또한 기도내 삽관이나 기도내 흡인과 같이 보다 적극적이고 침습적인 시술이 행해지기에 앞서 기관-기관지의 분비물을 제거하기 위해 blind tracheal suction이 시행될 수 있다. 하부기도의 분비물을 이동시키기 위해 몸을 돌리거나 기침을 하거나 심호흡하는 방법이 이용될 수 있다.

흡인은 기도 내 표피에 손상을 줄 수 있다. 손상의 정도는 음압을 계속적으로 가했는지 또는 간헐적으로 가했는지에 따라 영향을 받는다. 한 연구에서는 계속적으로 음압을 가하면 출혈이나 부종, 궤양을 일으키며, 간헐적으로 음압을 가하면 중등도의 점막손상, 최소한의 부종을 일으키며 궤양은 발생하지 않는다고 보고하였다.

이 두 가지 방법이 모두 손상을 유발하기 때문에 정기적인 흡인(1회/1~2시간)을 시행해서는 안 된다. 흡인 카테터가 통과하는 횟수를 최소화하고 매 흡입 시마다 그 필요성이 신중하게 평가되어야 한다. 한편 기관-기관지 흡인은 불안을 유발하고 치명적인 부정맥, 저산소증, 박테리아 균집화(bacterial colonization)를 일으킬 수 있다.

1) 목적

- 분비물을 제거하여 하부기도의 개통성을 유지한다.
- 깊은 기침반사를 자극한다.
- 가래의 표본을 얻는다.

- 혈액이나 위액이 폐로 흡인되는 것을 방지한다.

2) 기관-기관지흡인방법

기관-기관지흡인은 대부분 구강비강 인두흡인방법과 유사하나 좀더 세심한 주의를 기울여야 하는 면이 있다.

- 손을 씻는다. 이는 미생물의 전파를 감소시키기 위함이다.
- 흡인장치를 작동시키고 적절한 음압으로 흡인 조절기를 맞춘다. 이는 과도한 음압은 카테터 tip 주위에 미세한 무기폐(microaterectasis)를 유발시키기 때문이다.
- 적절한 크기와 모양의 카테터를 선택해야 한다. 이는 적절한 크기일 때 카테터의 삽입이 쉽고 카테터가 너무 굵을 때는 무기폐와 저산소증이 발생하기 쉬우며 너무 가늘면 기도저항이 증가하기 때문이다. 부드러운 카테터(soft tip)는 점막의 손상을 줄여 줄 수 있으며 왼쪽 기관지는 기관의 끝에서 40~60도 각도를 이루고 있으므로 각진 카테터(angled catheter)라야 왼쪽 기관지를 통과할 확률이 높다.

표 12-9 일반적으로 권유되는 카테터의 크기

연령	카테터의 크기
신생아/유아	
18개월	6~8Fr
소아	10~12Fr
성인	12~16Fr
75세 이상	10~14Fr

- 흡인장치를 준비해 둔다.
- 카테터를 오염되지 않게 준비한다.
- 카테터를 통과시킬 용액(멸균생리식염수)을 준비한다.
- 환자를 과호흡 및 과산소화 시킨다.
- 소독장갑을 낀다.
- 카테터의 멸균상태를 유지하면서 흡인기의 연결튜브와 흡인 카테터를 연결한다.
- 멸균용액을 소량 흡인시켜 흡인장비의 기능을 확인한다.
- 카테터는 멸균상태를 유지하면서 수용성 윤활제 혹은 생리식염수를 카테터 끝의 6~8cm 가량까지 묻힌다.
- 코로 카테터를 넣고 중앙의 아래쪽으로 진행시키면서 인두로 카테터를 삽입한다. 입안에서 카테터가 말리지 않도록 한다. 이때 힘주어 밀어 넣지 않는다. 카테터가 비강인두 뒤로 넘어갈 때 환자에게 혀를 내밀라고 하여 카테터의 위치를 확인할 수 있다. 기관점막의 손상이 유발될 수 있으므로 카테터를 삽입하는 중에는 음압을 가하지 않는다.
- 카테터를 기관-기관지 가지(tracheobronchial tree)로 진행시킨다. 흡기시 성문(glottis)가 열리게 된다. 숨을 들이쉴 때마다 2.5~5cm 정도씩 카테터를 아래로 진행시킨다. 기침을 하면 카테터를

표 12-10 삽입길이의 지침

대상	삽입 길이
유아	8~14cm
소아	14~20cm
성인	20~24cm

재빨리 기도로 밀어 넣는다. 환자가 기침을 하거나 구역반사(gag-reflex)가 자극되면 환자를 안심시킨다. 카테터의 공기통로(air vent)를 통해 호흡음을 들어 보아 기도로 들어간 것을 확인 후(특히 기침반사가 없을 때)에 음압을 가한다. 카테터를 왼쪽 기관지로 삽입하려면 환자의 머리를 오른쪽으로 돌리며 카테터를 오른쪽 기관지로 삽입하려면 환자의 머리를 왼쪽으로 돌린다.

- 소독장갑을 낀 손으로 공기통로(air vent)를 간헐적으로 막으면서 카테터를 부드럽고 연결된 동작으로 엄지와 검지를 돌려가면서 빼낸다. 기관점막의 손상을 최소화하기 위하여 음압은 한번에 5초 이상 주지 않으며 총시간이 15초를 초과하지 않도록 한다.
- 환자가 휴식을 취하도록 한다. 매 흡인사이에 과산소화를 해준다. PaO_2가 정상으로 회복되려면 1~5분이 필요하다. 가능하면 카테터를 구개수(glottis) 부근에 둔 상태로 휴식을 취하게 한다. 이는 상부기도로 다시 삽입할 필요가 없고 점막 손상을 줄일 수 있기 때문이다. 그러나 환자가 저산소증을 참을 수 없는 불편함을 경험할 수 있는데 이때는 카테터를 안전히 빼내는 것이 좋다.
- 흡인 카테터의 통과사이에는 2~3분씩의 간격을 두면서 반복한다.
- 흡인 중에는 환자 심전도와 맥박을 관찰한다. 기도경련과 저산소증은 부정맥을 유발할 수 있다.
- 기관-기관지 가지의 분비물이 제거되면 구강비강인두의 흡인을 시행하여 상부기도의 분비물 제거한다. 이것은 멸균부위로부터 비멸균 부위로 흡인이 시행됨을 말한다.
- 소독장갑을 벗고 사용한 카테터를 처리한다.
- 환자의 자세를 바로 잡으며 안위를 증진시킨다.
- 환자의 호흡상태를 재 사정한다. 인공기도나 응급처치가 필요한지 알 수 있다.
- 흡인용기와 연결튜브를 24시간마다 갈고 새로 준비한다. 미생물의 균집화를 감소시켜 이로 인한 폐감염을 방지한다.

3. 기관 내 흡인

기관내 흡인(endotracheal or trachostomy tube suctioning)은 기관내관 혹은 기관절개관을 통하여 기도내나 기관지의 주가지에 흡인 카테터를 넣어 축적된 분비물을 뽑아내는 것이다.

기관내관이나 기관절개관은 환자의 기도를 유지하고 기계적 환기를 가능하게 해 준다. 그러나 기관내관과 같은 인공기도는 환자가 기침하는 능력을 감소시켜 효과적인 기침을 방해하며, 하기도에 분비물을 증가시키고 정체된 분비물로 인하여 기도폐쇄, 무기폐, 기관지염, 기관지폐렴 등이 발생할 가능성을 높인다. 이러한 이유로 흡인(suction)을 통한 폐 분비물의 주기적인 제거가 필요하며 부작용을 최소화하면서 효율성을 높일 수 있는 흡인의 원칙을 습득하여야 한다.

흡인의 원칙은 전신적인 수분공급과 들이마시는 공기의 습화, 체위배액, 멸균법, 멸균 생리수로 인공기도를 세척(lavaging)하는 것, 흡인술, 흡인 전후의 산소 투여 및 과환기를 포함한다.

전신적인 수분공급과 들이마시는 공기의 가습은 인공기도의 세척(lavaging)과 함께 분비물을 묽게 만드므로써 흡인이나 배출을 용이하게 한다. 체위배액은 분비물을 흡인 카테터가 닿을 수 있는 곳까지 이동시키며 체위배액과 흉부타진은 분비물이 많은 질환(낭포성 섬유증, 기관지염 등)에서 작은 기도에서 큰 기도로 분비물의 이동을 촉진시키므로 흡인 전후로 함께 시행할 수 있다.

멸균법은 감염의 발생율을 감소시킨다. 응급간호 상황에서도 흡인(suction)은 병원감염인 폐렴을 예방하기 위해서 무균술이 지켜져야 한다. 하부기도의 흡인은 안전하고 효율적으로 이루어져야 하며 그 빈도는 환자의 임상적 상태에 따라 결정하며 정기적인 계획에 의해서는 안 된다. 백튜브환기(Bag-tube ventilation)나 인공호흡기를 이용한 흡인 전후의 산소 투여와 과환기는 심각한 동맥혈 산소분압의 감소없이 안전한 흡인을 수행할 수 있도록 해준다.

1) 목적

- 기도를 유지한다.
- 분비물을 감소시킴으로써 호흡노력(work of breathing)을 감소시킨다.
- 기침반사를 자극한다.
- 혈액 혹은 위액(gastric fluid)의 폐흡인(pulmonary aspiration)을 방지한다.
- 감염과 무기폐를 방지한다.

2) 적응증

- 인공기도내의 분비물이 있을 때
- 위액 또는 상기도 분비물의 흡인이 우려될 때
- 기관이나 기관지위에서 우발성 호흡음(adventitious breathing sounds)이 청진될 때
- 환자가 인공환기 중에 peak airway pressure가 상승할 때
- 호흡수의 증가나 기침이 지속될 때
- PaO_2(arterial blood oxygen), SaO_2(arterial blood oxygen saturation), SpO_2(arterial saturation levels via pulse oximetry)의 점진적 또는 갑작스럽게 감소할 때
- 갑작스런 호흡곤란(respiratory distress)으로 기도의 개방성이 의심될 때 시행하며 기도흡인은 정기적인 계획으로 이루어져서는 안되며 환자의 임상상태에 따라 시행한다.

3) 흡인 방법

(1) 개방형 흡인방법

개방형 흡인방법(open-suction technique)에서는 기관내관 또는 기관절개관을 인공호흡기 튜브나 산소공급기로 부터 분리시킨(disconnection) 후에 일회용 흡인 카테터를 기관내관 또는 기관절개관의 끝으로 넣어 흡인하는 방법이다.

(2) 폐쇄형 흡인방법

폐쇄형 흡인방법(closed-suction technique)에서는 멸균 비닐주머니(sleeve)속에 있는 흡인 카테터를 기관내관 또는 기관절개관의 끝에 연결되는 특수 구멍(diaphragm)을 통해 집어 넣어 분비물을 흡인해 내는 방법이다(그림 12-20).

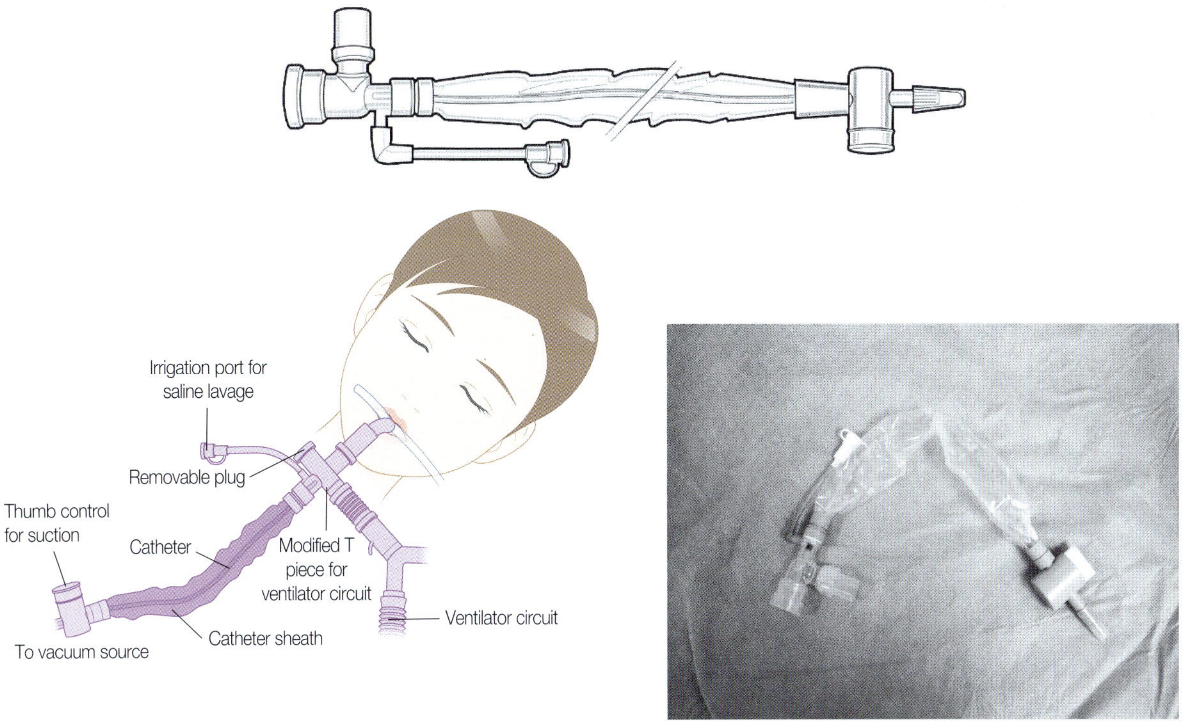

그림 12-20 폐쇄형 흡인방법(closed-suction technique)

폐쇄형 흡인방법은 동맥혈 산소 분압의 감소나 저혈압, 서맥을 방지하기 위하여 고안되었으며 오염의 위험을 감소시키고, 병원감염이나 캔디다형의 감염 발생을 저하시킨다. 이 방법에서 흡인 카테터는 음압이 차단된 상태로 인공기도에 닿게 된다. 카테터 tip부분을 막음으로써 흡인동안 PEEP(positive end expiratory pressure: 호기말양압)을 유지한다. 이 방법이 적절히 이용될 때 기도내 혹은 기관절개를 통한 흡인이 가스교환의 증진과 호흡부전의 감소, 편안함의 증가, 불안감소 등의 효과를 볼 수 있다.

폐쇄형 흡인방법은 흡인중에도 산소화와 인공환기를 계속 유지할 수 있어서 고농도의 흡입산소나 PEEP를 요하는 기계적 호흡을 받는 환자의 경우에 유용하다.

개방형 흡인방법(open-suction technique)으로 흡인시 심폐기의 불안정이 우려되는 경우인 10cmH_2O 이상의 PEEP이나 80%이상의 산소농도로 흡입하고 있는 환자, 육안 상 붉은 분비물이 있거나 급성 폐결핵이 의심되는 경우는 폐쇄형 흡인방법을 고려하는 것이 좋다.

기관내 흡인방법은 대체로 구비강 인두흡인방법 및 기관-기관지 흡인방법과 원칙은 대부분 유사하나 좀더 세심한 주의를 기울여야 하는 면이 있다. 특히, 흡인 카테터 삽입을 위하여 환자에게 연결된 산소공급장치나 가습장치를 떼어 낼 때에는 두 사람이 함께 시행하여 비계획적 발관(extubation) 사고를 줄여야 한다.

또한 인공기도를 가지고 있는 환자는 산소공급장치나 습윤장치를 이용하여 산소 또는 가습의 도움을 받고 있는 상태이므로 흡인 시 발생할수 있는 가장 큰 합병증은 저산소혈증, 저산소증이다. 이를 최소화하기 위해 흡인 전 100% 산소로 30초 정도 환기 시키는 것이 권장되며 또한 1회 흡인 시간도 10초 이상을 초과하면 안된다

흡인 중에는 수시로 환자의 심폐기능 상태를 감시하여 저산소증, 부정맥, 청색증, 불안, 기관지 경련, 의식수준 변화의 증상을 관찰하는 것도 중요하다.

4. 합병증

인공기도를 이용한 흡인시에는 다음과 같은 합병증이 생길 수 있다.

- 호흡마비
- 심장마비
- 심 부정맥
- 고혈압 또는 저혈압
- SvO_2(mixed venous oxygen saturation, 혼합정맥산소포화도)의 감소
- 두개내압(intracranial pressure, ICP)의 상승
- 폐출혈

흡인 동안 조직이 카테터 끝의 구멍으로 끌려 들어와 기관의 점막손상(상피세포의 탈락, 울혈, 섬모의 상실, 부종)이 일어날 수 있다. 또한 이러한 손상 부위는 감염과 출혈의 위험을 높인다.

전신적인 수분공급과 흡입공기의 가습은 분비물을 묽게 하여 흡인을 쉽게 해 줄 수 있으나 생리식염수의 일회 점적(5~10ml)은 분비물을 묽게 하지 못하고 동맥혈 산소분압만 감소시킬 수도 있다.

흡인 카테터를 선택할 때에는 기관내관 또는 기관절개관 내경의 1/2 보다 크지 않아야 하는데 성인의 경우 14~16Fr 크기의 카테터가 적절하다.

가장 중요한 것은 흡인의 방법별 특성을 충분히 인지하여 부작용을 최소화하면서 효율성을 높일 수 있는 흡인의 원칙을 습득하여 올바른 방법의 흡인술을 행하는 것이 중요하다.

III. 흉부물리요법

흉부물리요법은 크게 치료목적의 운동요법과 기도청결법(분비물 제거)으로 나눌 수 있다. 기도청결법은 기관 및 기관지 분지계로부터 분비물의 배출을 촉진하는 방법으로 다음과 같은 항목들이 포함된다.

- 체위 배액법
- 흉부타법(타진)
- 흉곽 진동마사지
- 흉곽 흔들기(shaking)
- 심호흡, 기침연습 및 자극
- 기도흡인
- 산소요법, 기관지 확장제 투여, 가습(humidification)

1. 흉부물리요법의 목적

흉부물리요법의 목적은 기도의 청결, 환기개선 그리고 운동에 대한 내성을 증대시키고 호흡운동에 대한 부담을 감소시킴으로써 궁극적으로는 폐합병증을 예방하거나 또는 완화시키는 데에 있다. 구

체적인 목표는 다음과 같다.

- 기관지분비물의 축적을 방지한다.
- 분비물의 이동과 배출을 촉진한다.
- 호흡양상을 개선하기 위해서 근육이완을 촉진한다.
- 심폐기관의 운동에 대한 내성을 증대시킨다.

2. 흉부물리요법의 적응증

흉부물리요법의 적응증은 예방목적인 경우와 치료목적인 경우로 구분할 수 있다.

예방목적의 물리요법은 장기간 흡연을 하고 있거나 또는 수술 전에 시행한 폐기능검사 결과가 비정상적인 환자로 폐합병증의 발생빈도가 높은 복부 및 흉부수술을 시행하는 경우에 보다 효과적이다. 이외에 물리요법의 적응증은 다음과 같다.

1) 예방목적

- 고위험도 수술환자
- 수술 후 기도분비물을 스스로 제거할 수 없는 환자
- 효과적으로 기침을 할 수 없는 신경성 환자
- 인공호흡기를 사용하고 있는 환자로서 분비물이 축적되는 경향이 있는 환자
- 일차적으로 기관지 확장증과 같은 폐질환이 있어서 기관지위생을 개선할 필요가 있는 환자

2) 치료목적

- 분비물에 의해서 무기폐가 발생한 환자
- 분비물이 축적되어 있는 환자
- 일차적 또는 이차적 폐기능 장애로 호흡양상이 비정상적인 환자
- 만성 폐쇄성 폐질환이 있으며 이 질환으로 인해 운동에 대한 내성이 감소되어 있는 환자
- 골격근의 이상으로 기침을 효과적으로 할 수 없는 환자

3. 흉부물리요법의 방법

비효율적인 기도청결로 인한 호흡기관내의 분비물의 축적은 부적절한 가스 교환에 기여하는 공통된 요인이다. 부동, 불충분한 수액공급(hydration), 심폐기의 기저질환 등은 위중한 환자에게 가스 교환의 위험도를 증가시킨다. 이러한 경우에 흉부물리요법은 환자가 분비물을 이동시킬 수 있게 지지하고 분비물의 제거를 돕는다. 흉부물리요법의 방법인 체위배액법, 흉부타법, 흉곽진동마사지, 호흡연습, 간헐적 양압 호흡 그리고 유발성 폐활량 측정 등에 의해서 나타나는 생리적 효과를 요약하면 다음과 같다.

1) 체위배액

기관지 분비물을 배액시키기 위한 체위배액은 중력(gravity effect)에 의해서 점액의 이동을 촉진한

다고 알려져 있다. 체위 배액은 작은 말초 폐 분절에서 더 큰 분절 또는 중심기도로 중력 배액에 유용한 환자의 자세에 의해 시행되고 이 분비물들은 기침을 하여 뱉어내거나 흡인하여 제거할 수 있다.

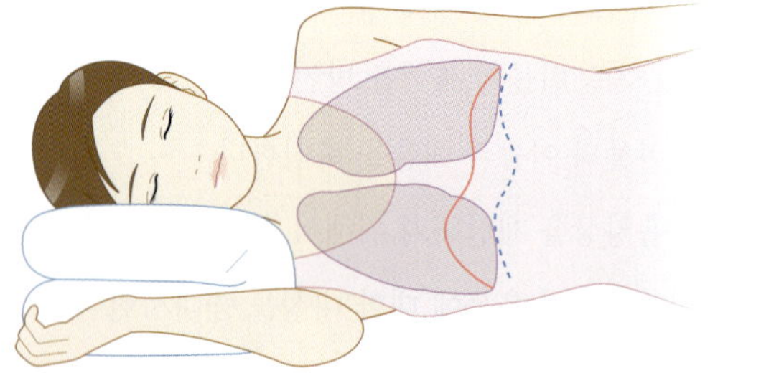

그림 12-21 체위변동에 의한 기관 기관지 분비물의 배액

체위배액법은 적절한 체위변동과 중력효과로 기관-기관지 분지계로 부터 분비물의 배출을 촉진하기 위해서 흔히 시행하는데 특히 신경근육의 쇠약으로 기침을 효과적으로 수행할 수 없는 환자에게 효과적이다.

또한 체위변경은 횡격막의 운동에도 영향을 미치는데 그림 12-21에서 보는 바와 같이 바로 누운 자세(supine position)에서 옆으로 누운 자세(lateral position)로 체위를 변경시키면 아래쪽의 횡격막 dorm이 위쪽의 횡격막에 비해서 좀 더 위로 올라가게 되므로 초기에는 아래쪽 폐(dependent lung)의 공기유통이 개선되나 점차 흉벽에 대한 침대의 압력 때문에 아래쪽 흉곽(dependent thorax)의 운동이 제약을 받게 된다.

신체 전반적인 수분균형과 기관지 확장제의 사용은 분비물을 묽게 하여 이동을 쉽게 한다.

체위 배액법은 분비물이 많고 축적된 환자, 폐농양, 무기폐 그리고 신경근육의 쇠약으로 기침을 효과적으로 수행할 수 없는 환자에게 효과적이며 또한 인공호흡기를 사용하고 있거나 또는 복부 및 흉부수술을 시행한 고위험도 환자에서 폐합병증을 예방할 목적으로 시행한다.

체위배액의 효과를 높이기 위해서는 분비물이 축적된 분절(segment)의 위치를 확인하여 그림 12-22와 같이 적절한 체위를 취하는 것이 중요하며 이때 환자가 이러한 체위에 적어도 5~10분간 견딜 수 있는지 확인하여야 한다. 치료가 끝난 뒤에는 분비물의 양, 호흡운동에 대한 부담감의 정도, 호흡음(breathing sound)의 개선 또는 기침을 효과적으로 수행할 수 있는 능력 등을 기록으로 남겨둔다.

체위배액의 목적은 다음과 같다.

- 기침을 하여 뱉어내거나 흡인할 수 있는 큰 기도로 분비물을 이동시켜 환자기도를 유지한다.
- 폐포의 표면을 증가시켜 호흡가스교환을 증가시킨다.
- 호흡기 감염의 빈도를 감소시킨다.

2) 흉부타진, 진동, 흉곽 흔들기

체위 변경과 함께 시행되는 흉부 타진과 진동은 작은 말초 기도에서 큰 중심기도로 분비물의 이동을 돕는데 이용된다. 이 분비물은 기침과 흡인에 의해 제거될 수 있다.

흉부 타진과 진동은 적절하게 실시하였을 때 체위배액의 효과를 증가시킬 수 있다.

흉부타진은 분비물이 많이 축적되어 있는 분절을 표적으로 해서 가슴 또는 등 부위를 그림 12-23과 같이 컵모양의 손으로 폐의 침범된 영역위의 흉부벽을 가볍게 두드리는 것을 포함한다. 컵모양의 공기 트랩은 외상없이 흉부벽 폐분절에 압력을 가한다. 이 압력은 기관-기관지분지계로부터 점액을 이탈시키며 분비물을 이동시키는데 물리적인 보조로 쓰인다.

흉부타법을 시행할 때 환자는 얇은 가운이나 홑이불을 걸치는 것이 좋으며 보통 5분 정도 시행하나 분비물이 많거나 또는 점도가 높으면 그 이상 시행할 수 있다.

흉부진동마사지는 주로 호기시에 시행하며 이탈된 점액(mucus)이 상기도로 이동하는 것을 촉진

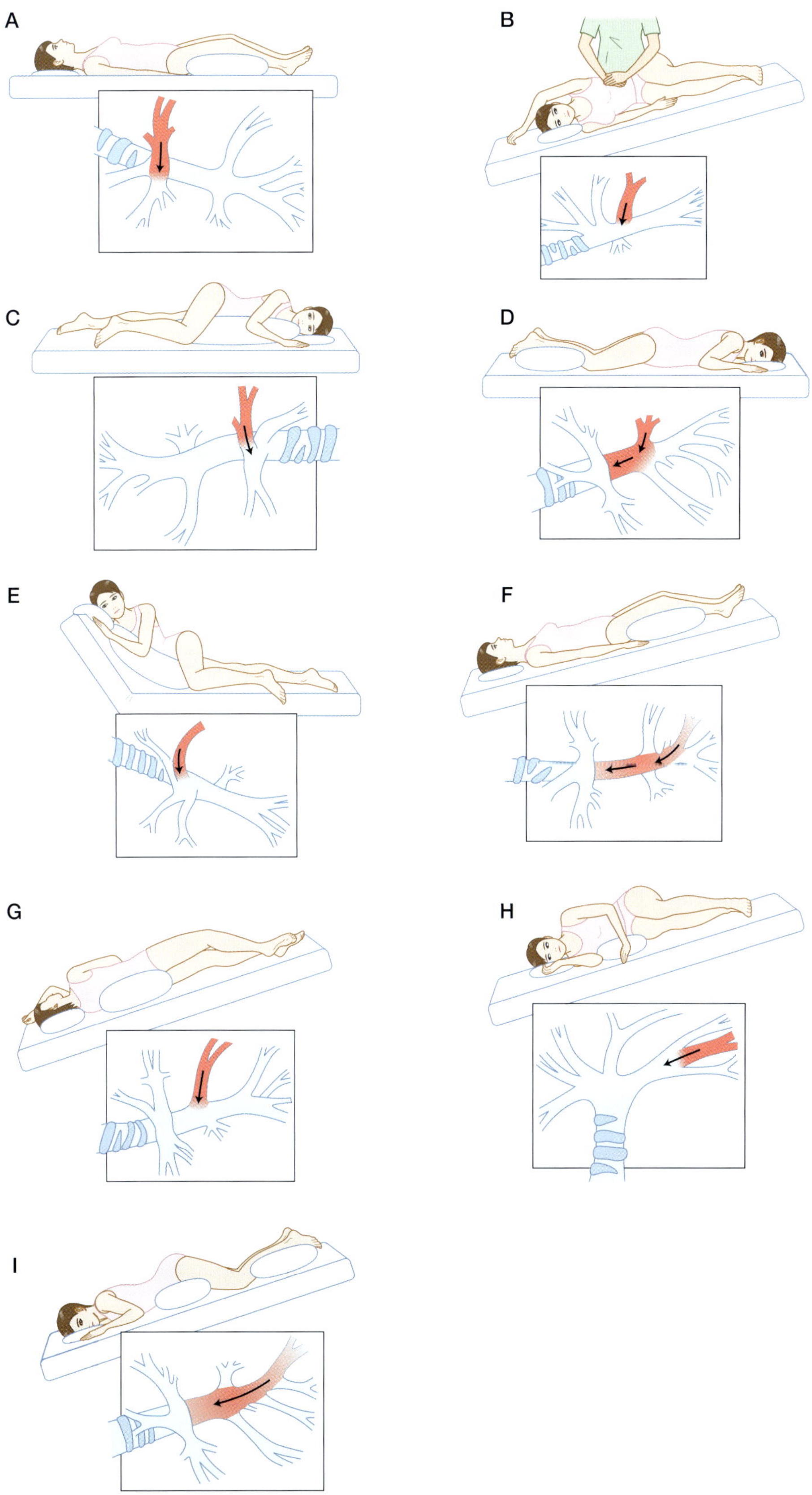

그림 12-22 완전한 체위배액을 위한 자세

A. 상엽, 전분절 **B.** 상엽, 후분절, 우후 기관 **C.** 상엽, 후두부, 좌우기관 **D.** 우중간엽 **E.** 좌소설 **F.** 좌엽, 첨분절
G. 하엽, 전기저분절 **H.** 하엽, 측기저분절 **I.** 하엽, 후기저기관

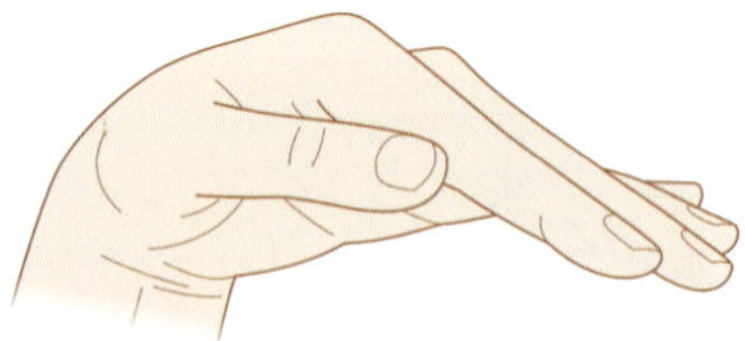

그림 12-23 흉부 타진을 위한 컵모양의 손

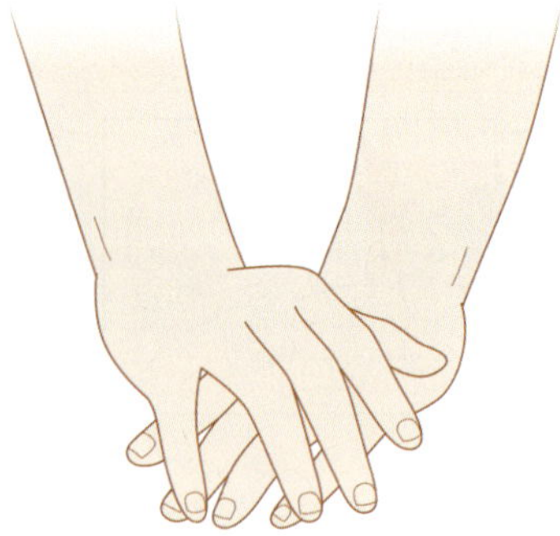

그림 12-24 흉부 진동을 위한 손의 자세

하는 것으로 알려져 있다. 진동은 그림 12-24와 같이 한 손위에 다른 손을 놓아 두 손을 이용해서 한다. 손은 침범받은 폐분절 위의 흉부벽 위에 놓인다. 그리고 흔드는 동작을 이용한다. 이것은 공기 움직임의 속도를 증진시키고 분비물을 묽게 한다.

진동마사지는 체위배액법과 흉부타법을 시행한 뒤에 실시하는 것이 효과적이며 환자로 하여금 공기를 깊게 들이 마시게 하고 만일 이것이 쉽지 않을 경우에는 ambu마스크 또는 인공호흡기로 폐를 크게 팽창시킨 뒤 공기가 배출되는 동안에 손을 포개거나 또는 나란히 펴서 흉벽에 압력을 가하면서 흔들어 주는데 보통 한번 심호흡할 때마다 한번씩 해서 5~10회 정도 시행한다.

흉곽 흔들기는 진동마사지보다 좀 더 과감하게 흉곽을 압박하는 방법으로 분비물의 점성(viscosity)이 높은 환자에서 기관지벽의 점성을 이탈시키기 위해서 보다 강한 힘이 필요한 경우에 시행한다.

타법과 진동마사지의 강도 및 속도에 관해서는 특별히 정해진 규정이 없으며 체위배액법, 타법 그리고 진동마사지를 혼합하여 시행하는 것이 분비물의 제거에 보다 효과적이라는 것이 일반적인 견해이다.

흉부타진과 진동은 심장수술과 관련되지 않은 분절 무기폐, 기관지 확장증, 낭포성의 섬유증, 남아 있는 분비물과 같이 객담의 양이 많은 경우 적응이 된다(일반적으로 30ml/일 이상).

심장수술과 관련된 무기폐인 경우에는 유용성에 대해 논쟁이 있다.

흉부타진과 진동의 금기증에는 머리 하강 자세가 급성 심근 경색증, 증가된 뇌내압, 눈수술, 또는 위 역류와 같이 환자상태에 좋지 않은 효과를 미치는 경우가 포함된다. 덧붙여서 출혈, 기관지폐 누공, 급성 흉부외상, 폐농양 또는 주요혈관의 외과적 문합술 등 내, 외과적으로 해로운 영향이 있는 경우 치료를 보류하는 것이 타당하다.

흉곽타진 및 진동의 목적은 다음과 같다.

- 고인 분비물을 묽게 하는 것을 증진시킨다.
- 분비물의 이동을 증가시킨다.
- 무기폐를 감소시킨다.

3) 호흡연습

반복해서 시행하는 호흡운동은 호흡수를 감소시키고 일회 환기량을 증가시키며 또한 양측 늑골을 팽창시키는 효과를 가지고 있기 때문에 많은 수술환자에서 무기폐를 예방한다고 알려져 있다.

호흡연습(breathing exercise)에는 횡격막 호흡(diaphragmatic breathing), 분절성 호흡(segmental breathing), 입술 오므려 숨쉬기(pursed lip breathing) 등의 방법이 있다.

4) 기침

기침의 효과는 수술에 따른 흡기량의 감소, 체위, 신경근육의 쇠약 그리고 통증에 의해서 감소될 수 있으며 기타 기도저항의 증가 등에 의해서도 억제될 수 있는데, 수술 후에 수술부위의 통증이 심하거나 불안한 상태에서는 기침을 하기가 어려우므로 수술 전부터 기침의 중요성을 인식시키고 스스로 반복하도록 하는 것이 중요하다.

5) 간헐적 양압 호흡

IPPB(intrermittent positive pressure breathing)는 짧은 시간 동안에 간헐적으로 폐를 팽창시켜서 호흡량을 흉곽이 대기압에서부터 더 많은 폐량을 갖도록 하는 환기방식의 일종이며 폐포의 허탈을 방지하고 기도내 분비물의 배출을 촉진하며 기침을 유발하는 등 여러 가지 목적을 위해서 시행하는 흉부물리요법으로서 이 방법은 자연호흡을 하고 있는 환자는 간헐적 양압호흡기의 도움으로 많은 양의 공기를 흡입하게 된다.

IPPB를 시행하면 평균 기도내압이 상승하고 호흡운동에 대한 부담이 감소하며 일회 환기량이 증가하는 효과 외에 흡기:호기율을 조정할 수 있는 이점을 얻을 수 있다.

6) 유발성 폐활량측정

유발성 폐활량측정(incentive spirometry)은 자연호흡을 하고 있는 환자에서 일회 환기량을 증가시키고 아울러 무기폐를 예방하기 위해서 개발된 일종의 폐활량 측정법이며 흉곽 절개술 또는 상복부 수술을 시행한 환자에서 폐합병증을 예방하기 위해서 사용한다.

유발성 폐활량측정은 환자로 하여금 흡기하도록 유도함으로써 흡기량을 알 수 있는 용량 지시형(volume-oriented)과 흡기에 의해서 원통형 속에 들어있는 가벼운 플라스틱 공을 띄우도록 유도하는 유속지시형(flow-oriented)의 두 형태로 크게 분류할 수 있다.

(1) 용량 지시형(volume-oriented) 폐활량 측정

그림 12-25에서 보는 바와 같이 환자가 mouthpiece를 입에 물고 흡기하면 실제로 흡기량이 눈금에 표시되므로 환자 자신이 자기의 폐활량을 알 수 있으며 또한 환자로 하여금 정해진 용량을 흡기한 뒤에 흡기말 휴지기(end-inspiratory pause)를 수초간 유지하도록 하면 폐의 팽창과 함께 가스가 폐의 전구역으로 광범위하게 퍼지도록 촉진하는 효과를 얻

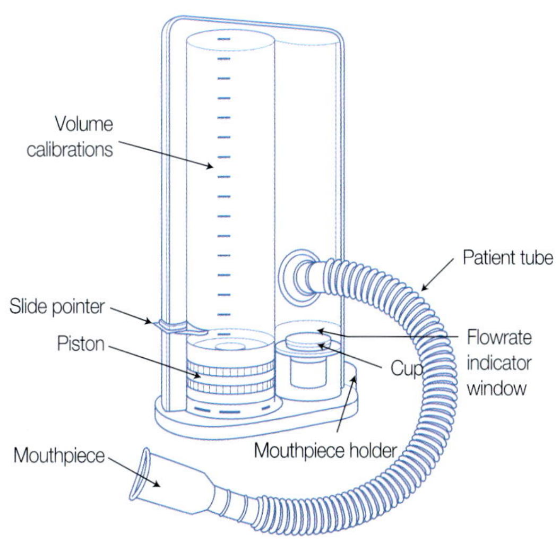

그림 12-25 용량지시형 유발성 폐활량측정기 (Vildyne volumetric deep-breathing exerciser)

을 수 있다.

이런 동작을 반복해서 연습하여 지정해 놓은 용량을 환자가 충분히 흡기할 수 있으면 용량을 좀 더 증가시켜 같은 방법으로 반복해서 연습하도록 한다.

(2) 유속지시형(flow-oriented) 폐활량 측정

그림 12-26에서 보는바와 같이 유속지시형 폐활량 측정기구는 환자가 mouthpiece를 사용하여 최대로 흡기하면 플라스틱 원통 속에 들어 있는 플라스틱 공이 원통 속의 음압에 의해서 위로 부상하도록 만들어져 있는데 이때 최대로 흡기한 후에 흡기말 휴지기를 유지하여 가능한한 오랫동안 이 공이 떠있도록 유도한다.

이렇게 함으로써 폐가 팽창되고 허탈된 기도가 개방되어 가스가 폐의 전 구역으로 확산되는 효과를 얻을 수 있다. 유속지시형 폐활량 측정은 흡기량을 알 수 없는 단점이 있다.

4. 흉부물리요법의 효과평가

흉부물리요법을 시행한 후 그 결과를 평가하여 흉부물리요법의 예방 및 치료효과, 적합성 및 효율성, 개선할 점 또는 문제점 등을 파악함으로써 치료방향을 결정할 수 있는데 물리요법의 효과를 객관적으로 평가할 때는 다음의 다섯가지 사항이 고려되어야 한다.

- 객담(sputum)
- 청진상의 호흡음
- 호흡운동에 대한 부담
- 동맥혈액 가스분석
- 폐기능 검사

5. 흉부물리요법시의 유의사항

흉부물리요법이 모든 환자들에게 적용이 되고 또한 부담감이나 위험성이 있기 때문에 다음과 같이 내과적으로 불안정한 환자들에게 시행할 경우에는 특히 주의하여야 한다.

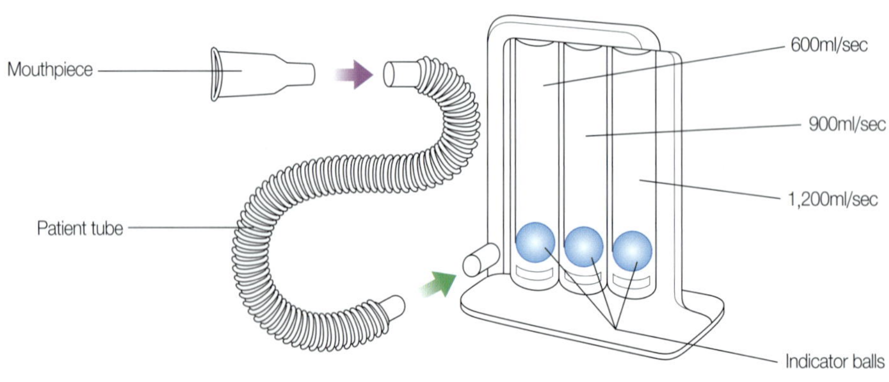

그림 12-26 유속지시형 유발성 폐활량측정기(Triflo II incentive breathing exerciser)

흡기 유속이 600ml/sec정도 되면 chamber의 공이 맨 위쪽으로 올라갈 수 있고 흡기 유속이 900ml/sec정도되면 첫 번째와 두 번째 chamber의 공이 맨 위쪽으로 올라갈 수 있다.

- 치료가 되지 않은 긴장성 기흉(tension pneumothorax)이 있는 환자는 절대적인 금기이나 흉관(chest tube)을 삽입할 경우에는 폐기능이 보다 빨리 회복될 수 있도록 돕는 방향으로 물리요법을 시작한다.
- 혈액의 응고기전에 이상이 있는 경우나 특히 혈소판이 30,000/mm^{3}인 경우에는 타법 등을 피하고 체위배액법과 호흡운동을 선택하는 것이 좋다.
- 천식 또는 간질지속상태에 있는 경우에는 자극이 오히려 환자의 불안정한 상태를 더욱 악화시킬 수 있으므로 피하여야 한다.
- 두개강내 수술환자에서는 집도의사의 동의를 얻어 환자의 체위를 변경시켜야 한다.
- 골다공증(osteoporosis), 장기간 스테로이드를 투여한 환자 그리고 종양이 늑골로 전이된 환자에서는 과격한 타법으로 골절이 올 수 있으므로 주의하여야 한다.
- 식도 문합술(esophageal anastomosis)을 시행한 환자에서는 두부하강(head down)체위시에 문합술 부위로 위 내용물이 역류되지 않도록 주의한다.
- 최근에 급성 심근경색증이나 뇌혈관질환이 있었던 환자에서는 체위를 취하기 전에 혈압 및 심전도 등이 안정되도록 한다.
- 최근에 늑골골절이 있었던 환자에서는 유연한 진동마사지와 함께 체위배액법을 시행하는 것이 좋다.

참·고·문·헌

- 김동수(1995). 호흡관리의 실제, 군자출판사
- 서울대학교병원 간호부(2002). 호흡기계 환자간호, 보수교육 교재
- 서울특별시간호사회(2001). 호흡기계 환자간호, 보수교육 교재
- 이은옥 외(1990). 응급처치의 원리와 실제, 수문사.
- 임상간호사회 중환자간호분야회(1995). 중환자간호매뉴얼 I
- 임상간호사회 중환자간호분야회(2000). 호흡기계 중환자 간호관리, 보수교육 교재
- Debra J. Lynn-McHale, Karen K. Carlson(2001). AACN Procedure Manual for critical care, 4th edition, Saunders
- M.L. Morrison(1979). Respiratory Intensive care Nursing, 2nd ed. Boston, Little, Brown and Co.
- Paul L. Marino. The ICU Book, 2nd edition, Lippincott Williams & Wilkins.
- Virtual MD(2002). 산소요법, 서울대학교병원 호흡기내과

Chapter 13 산소요법과 분무요법

학습목표

1_ 산소요법의 목적 및 적응증을 열거한다.

2_ 산소 공급방법을 설명한다.

3_ 산소요법을 시범보인다.

4_ 산소요법과 관련된 위험성 및 주의사항을 열거한다.

5_ 분무요법의 목적 및 적응증을 열거한다.

6_ 분무요법의 각종 방법을 설명하고 시범보인다.

7_ 분무요법과 관련된 위험성 및 주의사항을 설명한다.

I. 산소요법

세포는 산소가 적절하게 공급되지 않으면 세포 파괴가 일어나 점차 죽음에 이르게 된다. 산소 공급의 영향을 가장 많이 받는 기관은 뇌, 부신, 심장, 신장, 간 등이다.

산소요법의 목적은 조직 저산소증(tissue hypoxia)의 교정과 예방에 있다. 저산소증에서 산소를 투여하는 근거는 저산소혈증을 치료하지 않았을 경우 조직 저산소증(tissue hypoxia)이 생기고, 주요 장기의 비가역적인 손상을 가져와 사망에 이르기 때문이다.

세포의 미토콘드리아는 PaO_2가 18mmHg 정도로 유지되어야 ATP를 생성하여 여러 세포에서 생화학적인 기능을 수행하게 되는데, 산소 공급이 적절하지 못한 경우 에너지 생성을 위해 혐기성 대사(anaerobic metabolism)로 바뀌고 이 상태가 지속되면 젖산(lactic acid) 생성이 증가되고 산증이 진행하여 세포 대사의 이상이 생기며 세포의 죽음(cell death)에 이르게 된다.

정상 성인에서 안정 시 산소를 분당 250ml 소모하며, 보유량이 약 1.5L 정도이므로 산소공급이 중단되고 6분 정도 지나면 보유량이 모두 소모된다.

산소요법의 목적은 저산소혈증의 치료, 호흡노력의 감소, 심장 부담의 경감 등으로 요약된다.

다른 약과 마찬가지로 산소요법도 적용해야 될 경우와 적용해서는 안 되는 경우, 부작용, 적용 시의 특별한 주의점이 있다.

1. 산소화 과정 및 저산소혈증

1) 산소화 과정

생체내에서 이루어지고 있는 산소화 과정(oxygenation)은 외호흡(external respiration), 산소운반(oxygen transport), 내호흡(internal respiration)의 세단계로 나누어 설명할 수 있다.

(1) 외호흡

대기중의 산소를 호흡운동에 의해서 폐포 및 혈액내로 운반하는 과정을 외호흡이라고 한다. 산소화가 안된 혈액이 산소화되는 과정에 중요한 역할을 미치는 인자는 폐포의 산소분압(P_AO_2)이므로 P_AO_2를 정상수준으로 유지하기 위해서는 흡입공기의 산소농도(FiO_2), 폐포의 가스교환, 혼합정맥혈(mixed venous blood)의 산소함량 그리고 환기분포 등을 고려하여야 한다.

■ 흡입공기의 산소농도

정상인이 흡입하는 공기중의 산소농도는 약 21%(FiO_2 0.21)이고 산소분압은 약 160mmHg이나 폐포에서의 산소농도는 약 14%이고 산소분압은 약 105mmHg로 현저하게 감소하는데 이것은 폐포내의 산소가 질소(N_2)와 수증기(water vapor) 그리고 탄산가스 등에 의해서 희석되고 또한 매 호흡시마다 폐포의 가스교환이 완전하게 이루어지지 않기 때문이다.

■ 폐포의 가스교환

폐포내로 운반되는 가스의 양이 많을수록 단위 시간당 폐포에 도달하는 산소량도 많아지므로 P_AO_2를 결정하는 주요인자는 폐포의 가스 교환량이 된다.

폐를 관류하는 혈액의 양은 분당 약 5L 정도가 되고 이중에서 약 70~100ml가 통과시간(transit time)동안에 가스교환을 하게 되는데 산소 및 탄산가스가 분압의 차이에 의해 폐포와 모세혈관 사이를 서로 이동하는 현상을 확산(diffusion)이라고 한다. 투과성 막(permeable membrane)을 통한 가스확산은 가스분압의 차이, 막의 투과성 정도, 혈액성분과의 반응속도, 접촉하는 면적 및 폐모세혈관의 혈액량 등에 의해서 영향을 받게 된다.

즉 정상인의 폐포 내 산소분압이 100mmHg이고 혼합정맥혈액인 폐동맥혈액의 산소분압이 40mmHg이면 60mmHg의 압력차이로 산소는 폐포에서 모세혈관으로 확산하며, 그 결과 정맥혈액이었던 폐동맥혈액은 폐포의 산소분압과 거의 비슷한 상태로 동맥혈액화되어 폐정맥을 통해서 좌심방으로 돌아온다.

■ 혼합정맥혈의 산소함량

조직이 산소를 많이 섭취하면 정맥혈액의 산소함량은 감소하고 또한 정맥혈액의 산소함량이 감소하면 동맥혈액의 산소분압을 유지하기 위해서 더 많은 산소가 폐포에서 혈액으로 확산되므로 P_AO_2는 감소하게 된다.

■ 환기분포

한쪽 폐포(**그림 13-1**의 B)의 환기와 관류가 정상적이면 폐포 및 폐모세혈관의 산소분압(PO_2)는 정상수준으로 유지된다. 그러나 관류량은 정상이나 세기관지가 좁아져 환기가 충분하게 이루어지지 않으면(**그림 13-1**의 A) 폐포 및 폐모세혈관의 산소분압이 감소하고 혈색소의 산소포화도도 감소하게 된다.

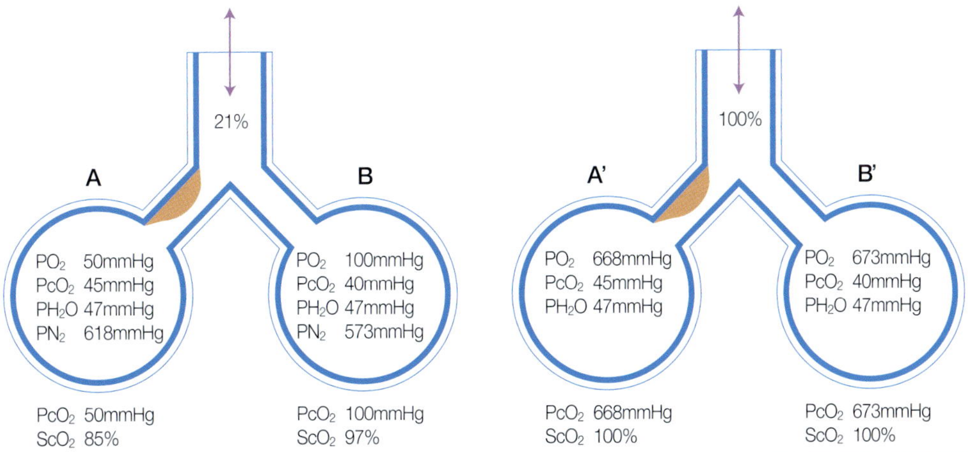

그림 13-1 션트효과에 의한 저산소혈증시 고농도산소요법의 효과

A, A′. 관류량은 정상이나 환기량이 감소된 폐, **B, B′.** 관류량과 환기량이 정상인 폐. 100% 산소를 15분 이상 투여하면 수분이 내에 탈질소현상이 일어나고 질소가 차지하고 있던 공간을 산소가 채우므로 A′ 부위의 폐포내 산소분압은 50mmHg에서 668mmHg로 그리고 B′부위의 폐포내 산소분압은 100mmHg에서 673mmHg로 각각 증가하여 결국 션트효과에 의한 저산소혈증이 개선된다.

PH_2O; 수증기압, PN_2; 질소분압, PcO_2; 폐모세혈관혈액의 산소분압, ScO_2; 폐모세혈관혈액의 산소포화도

(2) 산소의 운반

산소운반은 가스의 확산에 의해서 폐포로 부터 모세혈관내로 이동한 산소가 좌심장으로부터 혈액순환을 따라서 호기성 대사과정이 이루어지는 세포의 사립체로 이동하는 과정으로 이 과정은 산소함량, 심박출량, 혈색소 농도 그리고 혈색소와 산소의 친화성(affinity)등에 의해서 영향을 받는다.

혈색소는 산소 및 탄산가스와 가역적(reversible)으로 결합하기 때문에 폐에서 세포로 그리고 반대로 세포에서 폐로 각각 산소로 탄산가스를 효과적으로 운반하여 세포의 산소소모량을 보충해 주고 한편으로는 세포의 대사산물인 탄산가스를 체외로 배출하는 중요한 임무를 맡고 있다.

산소와 탄산가스가 단위 시간당 조직으로 운반되는 양은 각 가스의 혈액내 함량과 심박출량에 의해서 크게 좌우된다.

■ 산소함량

조직이 실제로 이용할 수 있는 혈액 내 전체 산소의 양을 산소함량이라고 하며 이것은 혈장에서 용해되어 물리적 용액(physical solution)으로 존재하는 산소의 양과 혈색소와 결합되어 있는 산소의 양을 합한 것이다. 폐포에서 모세혈관으로 확산된 산소는 혈장에서 물리적 용액으로 용해되어 운반되거나 혈색소와 가역적으로 결합하는 두 가지 방법에 의해서 조직으로 운반되고 있다.

즉 대기는 흡입하고 있는 사람의 혈장 100ml에는 0.27ml의 산소가 용해되어 있고 100% 산소 흡입 시에는 6배나 많은 산소가 용해되어 있으며 3기압에서는 대기에서의 산소함량보다 무려 20배나 많은 산소가 용해되어 있다.

• 혈색소와 산소의 친화성

혈색소는 산소와 친화성이 강하므로 산소와 가역적으로 결합하여 말초조직으로 산소를 운반한다. 혈색소가 산소로 충분히 포화되었을 때(혈색소의 산소포화도, SaO_2, 100%) 혈색소와 최대로 결합할 수 있는 산소의 양을 산소 용적(oxygen capacity)이라고 하는데 혈색소 1g의 산소

용적은 1.34ml이므로 혈색소와 결합하여 존재하는 산소의 양은 다음과 같이 산출할 수 있다.

혈색소와 결합한 산소의 양(vol %) = 혈색소(g/dl) ×1.34 ×산소포화도(SaO_2)

- **혈색소의 산소해리**

정상상태에서 혈색소는 산소에 대한 친화성이 크기 때문에 폐포 모세혈액 간의 가스교환에 의하여 거의 완전히 산소로 포화된 상태로 조직으로 운반되며 산소분압이 낮은 말초조직에서 산소를 해리한다.

즉 $Hb+O_2 \leftrightarrow HbO_2$ 의 반응은 산소분압의 크기에 의하여 그 방향이 결정된다.

■ 산소운반량(oxygen transport), 산소허용량(oxygen flux)

혈장에 용해되어 있는 산소와 혈색소와 결합한 산소는 좌심실에서 심장의 박출에 의해서 말초조직으로 운반하는데 분당 조직으로 운반되는 산소의 양을 산소소모량 또는 산소허용량이라고 하며 산소의 함량과 심박출량을 알면 분당 조직으로 운반되는 산소의 양을 산출할 수 있다.

산소 운반량(ml/분) = 산소함량 × 심박출량

정상성인에서는 1분 동안에 약 1,000ml의 산소가 좌심실에서 말초조직으로 운반되고 있으며 그중 일부가 대사과정에 이용되고 나머지는 산소소모량이 증가하는 경우(운동, 스트레스, 발열)에 대비하여 예비 잔류량으로 남아 있는다. 즉 정상 성인이 안정을 취하고 있을 때의 산소운반량이 1,000ml이고 분당 산소소모량이 250ml라고 하면 이때의 산소소모율은 25%가 되고 나머지 75%는 예비 잔류량이 된다.

산소 소모율(%) = 분당 산소 소모량 ÷ 산소 운반량

혈액이 산소를 운반하는 능력에 영향을 미치는 또 다른 인자로서 혈색소 농도를 고려해볼 수 있다. 즉 혈색소 농도가 30~33% 정도로 유지될 때 혈액의 산소운반능력은 최대가 되나 만일 혈색소 농도가 높아지면 혈액의 점도가 높아져서 오히려 산소운반능력이 떨어지고 반대로 혈색소 농도가 30% 이하로 낮아지면 혈액의 산소함량이 낮아져 산소운반능력이 역시 떨어진다.

(3) 내호흡

분압차이에 의해서 모세혈관내의 산소가 사립체내로 확산하고 이어서 사립체가 산소를 섭취하여 호기성 대사기능을 수행하는 과정을 내호흡이라고 한다.

2) 저산소혈증

저산소혈증은 일반적으로 대기를 흡입하는 환자에게 동맥혈액의 산소분압이 60mmHg 이하로 낮아진 상태를 말하며 그 원인은 저환기, 환기-관류 불균형 그리고 션트 등 세가지로 크게 요약할 수 있다(**표 13-1**).

저산소혈증이 저환기 또는 환기-관류 불균형에 의해서 초래된 경우에는 고농도 산소를 투여하면 폐포내의 질소가 산소에 의해서 밀려나가고 그 대신 산소로 대체되므로 폐포내의 산소분압이 증가

표 13-1 저산소혈증의 원인

폐포-동맥혈액간 산소분압차가 정상인 경우	폐포-동맥혈액간 산소분압차가 증가된 경우
저농도산소 흡입	션트의 증가
저환기(대기중에서)	환기-관류 불균형
	폐확산능의 감소

하고 그 결과로 저산소혈증이 개선된다.

그러나 저산소혈증이 션트에 의해서 발생한 경우에는 고농도 산소를 투여하여도 폐모세혈관내의 혈액과 허탈된 폐포간에 가스교환이 이루어지지 않기 때문에 폐포내의 산소분압이 증가하지 않으며 결과적으로 저산소혈증이 쉽게 개선되지 않는다.

그러므로 션트의 증가에 의해서 저산소혈증이 발생한 경우에는 산소요법과 함께 션트를 감소시킬 수 있는 방법이 병행되어야 한다.

(1) 순수션트와 션트효과

저산소혈증은 순수한 션트(true shunt) 또는 션트효과(shunt effect; 폐포의 산소분압이 이상적인 폐포산소분압보다 낮은 경우)에 의해서 동맥혈액의 산소분압이 정상범위 이하로 감소한 경우를 일컫는데 저산소혈증이 순수한 션트에 의해서 발생한 경우에는 고농도 산소요법에 잘 반응하지 않는 반면에 션트효과에 의해서 발생한 경우에는 고농도 산소요법에 잘 반응하는 차이점이 있다.

■ 순수션트

순수한 션트가 있을 경우에는 일부 소량의 정맥혈이 폐포에서 가스교환을 하지 않고 곧바로 좌심실로 유입되므로 흡입가스의 산소농도를 높여서 폐포의 산소분압을 높일지라도 저산소혈증이 크게 개선되지 않는다. 순수션트에 의한 저산소혈증시 이에 대한 기본적인 대상기전은 심박출량을 증가시켜 말초조직으로 산소의 운반량을 증가시키는 것이다.

■ 션트효과

그림 13-1은 션트효과에 의해서 저산소혈증이 발생하였을 경우에 10% 산소흡입이 어떤 영향을 미치는가를 보여주고 있는데 대기중에서(산소농도 21%) 션트효과를 나타내고 있는 A 부위와 정상적인 B 부위의 폐포내 질소분압(PN_2)은 각각 618mmHg와 573mmHg이나 100% 산소를 투여하면 수분이내에 탈질소현상(denitrogenation)이 일어나고 질소가 차지하고 있던 공간을 산소가 채우므로 A^1 부위의 폐포내 산소분압은 50mmHg에서 668mmHg로 그리고 B^1부위의 폐포내 산소분압은 100mmHg에서 673mmHg로 각각 증가하여 결국 션트효과에 의한 저산소혈증이 개선된다.

이처럼 션트효과에 의한 저산소혈증은 흡입가스의 산소농도를 높여주면 개선되나 션트효과에 의해서 발생하는 만성 폐쇄성폐질환 환자의 저산소혈증은 흡입가스의 산소농도를 높여준다고 해서 개선되는 것은 아니며 또한 지나치게 산소농도에 집착하면 오히려 고농도 산소의 공급으로 조직의 손상을 초래할 수도 있으므로 어느 정도는 산소요법에 반응을 보이지 않는 저산소혈증 상태를 인정하는 것도 생각해볼 수 있다.

■ 션트율에 따른 흡입가스의 산소농도와 PaO_2와의 관계

그림 13-2은 순수한 션트가 각각 0%, 15% 그리고 30%일 때 흡입가스의 산소농도와 PaO_2와의 이론적 관계를 나타낸 것으로서 순수 션트율이 30%에 이르게 되면 대기를 흡입하는 환자의 PaO_2는 45mmHg정도 밖에 되지 않으며 또한 이런 상태에서는 흡입산소의 농도를 100%로 증가시켜도 PaO_2가 100mmHg를 넘지 못한다는 것을 알 수 있다.

■ 간편하게 션트율을 알아내는 방법

표 13-2는 흡입가스의 산소농도에 따라서 PaO_2가 변하는 정도를 관찰하여 션트율을 신속하고 간편하게 추정할 수 있도록 만들어진 것으로서 저신소혈증의 원인을 판별하고 산소요법의 효과를

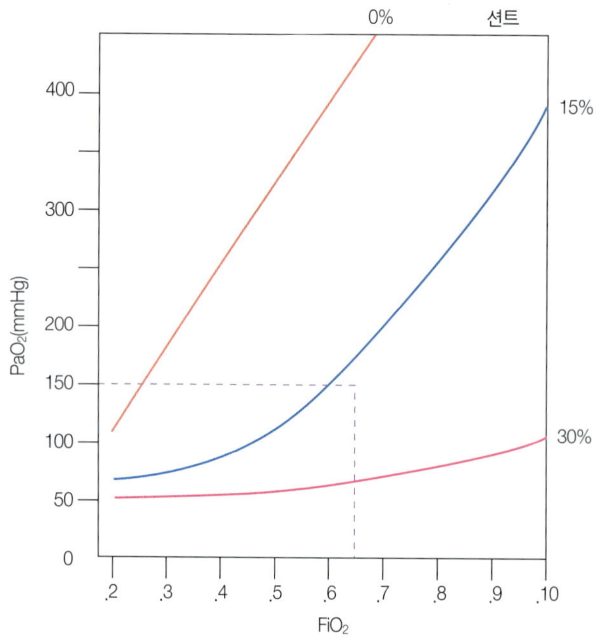

그림 13-2 션트율에 따른 FiO_2와 PaO_2의 관계

순수 션트율이 30%에 이르게 되면 대기를 흡입하는 환자의 PaO_2는 45mmHg 정도 밖에 되지 않으며 또한 이런 상태에서는 FiO_2를 100%로 증가시켜도 PaO_2가 100mmHg를 넘지 못하는데 이것은 션트율이 높을수록 산소요법에 잘 반응하지 않는다는 것을 의미한다.

표 13-2 FiO_2의 증가에 따른 PaO_2의 변화로서 예상 션트율을 알 수 있는 지표

FiO_2	PaO_2(mmHg)						
0.21	95	80	65	60	55	50	42
0.35	150	110	85	65	57	52	45
0.40	185	180	90	70	65	60	47
0.60	315	235	160	105	75	65	52
0.80	460	360	265	180	110	70	55
1.00	573	475	400	290	170	100	60
Virtual shunt(%)	5	10	15	20	28	30	50

* 혈색소〉10g/이, $PaCO_2$ 25-40mmHg, C(a-v) DO_2 5 vol %이라고 가정할 때

평가하는 수단으로도 이용할 수 있다.

이 표에 의하면 대기를 흡입하고 있는 환자의 PaO_2가 60mmHg일 경우에 예상되는 션트율은 대략 20% 내외이며 만일 100% 산소흡입 시에 PaO_2가 100mmHg이면 예상 션트율은 대략 30% 정도 될 것이라고 추정할 수 있다.

(2) 저산소혈증환자의 산소요법

■ 불응성 저산소혈증과 반응성 저산소혈증

저산소혈증이 순수한 션트에 의해서 초래된 경우에는 고농도 산소요법에 잘 반응하지 않는 반면에 션트효과에 의해서 초래된 경우에는 고농도 산소요법에 잘 반응하는 차이점이 있기 때문에 순수션트가 증가한 경우에 주로 나타나는 저산소혈증을 불응성 저산소혈증(refractory hypoxemia)

이라고 하고 션트효과가 증가한 경우에 주로 나타나는 저산소혈증을 반응성 저산소혈증(responsive hypoxemia)이라고도 부른다.

- Oxygen challenge test

이론적으로 흡입가스의 산소농도를 20% 높여주면 PaO_2가 어떻게 변하는지를 평가하는 방법을 'Oxygen challenge test' 라고 하며 이 방법을 이용하여 저산소혈증이 순수한 션트에 의해서 초래된 것인지 또는 션트효과에 의해서 초래된 것인지 감별할 수가 있다.

그림 13-3은 흡입가스의 산소농도를 증가시켰을 때 션트율에 따른 'Oxygen challenge' 의 반응을 나타낸 것으로서 션트율이 15%일 경우에 흡입산소의 농도를 30%에서 50%로 20% 증가시키면 PaO_2는 10mmHg 이상 상승하나 션트율이 30%일 경우에는 같은 수준으로 흡입산소의 농도를 증가시켜도 PaO_2는 10mmHg 이상 상승하지 않는다.

이와 같이 흡입산소의 농도를 20% 증가시켜도 PaO_2가 10mmHg 이상 상승하지 않는 경우의 저산소혈증을 불응성 저산소혈증이라고 하고 10mmHg이상 상승하는 경우를 반응성 저산소혈증이라고 한다.

- 불응성 저산소혈증의 치료방침

불응성 저산소혈증은 흡입가스의 산소농도를 높여 주어도 만족스러운 효과가 나타나지 않기 때문에 일반적인 산소요법보다는 집중적이면서도 적극적인 치료방법을 강구하여야 한다. 특히 션트율이 30% 또는 그 이상일 경우에는 생명을 위협하는 저산소혈증이 발생할 수 있으므로 흉부물리요법, 주기적인 체위변경, 기관내삽관, 양압환기 또는 호기말양압(PEEP)과 병행해서 산소요법을 시행한다.

- 흡입산소의 농도선택

산소를 투여할 때 흡입산소의 농도를 선택하는 범위는 일반적으로 50% 이하로 한정되어 있는데

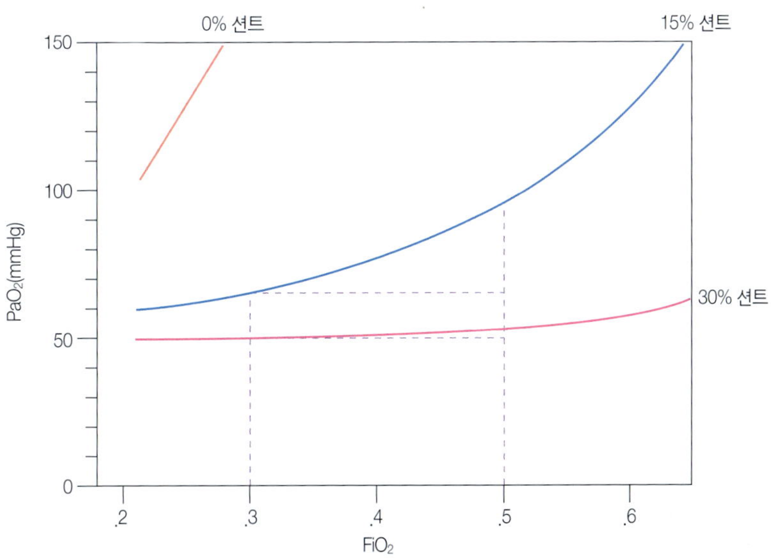

그림 13-3 션트율에 따른 oxygen challenge의 반응

션트율이 15%일 경우에 FiO_2를 0.3(30%)에서 0.5(50%)로 0.2(20%) 증가시키면 PaO_2는 10mmHg 이상 증가하나 션트율이 30%일 경우에는 같은 수준으로 FiO_2를 증가시켜도 PaO_2가 10mmHg 이상 상승하지 않는데 이와 같이 FiO_2를 0.2 증가시켜도 PaO_2가 10mmHg 이상 상승하지 않는 경우의 저산소혈증을 불응성 저산소혈증이라고 한다.

그 이유는 션트율이 높은 경우에는 흡입산소의 농도를 50% 또는 그 이상으로 높여도 PaO_2가 60mmHg 이상 상승하지 않는 불응성 저산소혈증이 숨어 있기 때문이며 또한 50~100%의 고농도 산소흡입이 환자에게 이롭지 못한 것은 탈질소 무기폐(denitrogenation absorption atelectasis)와 산소독성(oxygen toxicity)의 위험성이 있기 때문이다.

일반적으로 산소요법시에 흡입산소의 농도를 결정하는 기준은 허용 PaO_2 60~100mmHg를 유지할 수 있는 범위 내에서 가장 낮은 농도를 선택하고 50% 이상의 산소농도를 48시간 이상 유지하지 않으며 또한 100% 산소는 12시간 이상 투여하지 않는 것이다.

2. 조직 저산소증의 평가

조직 저산소증(tissue hypoxia)을 직접 측정할 수 있는 방법은 없다. 여러 가지 임상적 특징과 검사결과로 판단해야 한다. 임상적으로 저산소증 시는 의식수준의 변화, 호흡곤란, 빈호흡, 호흡억제(respiratory distress), 부정맥, 심계항진(palpitation) 등의 증상을 보이나, 비특이적이며 사람에 따라 그 정도가 다양하게 나타난다.

체내의 산소농도는 여러 가지 방법으로 측정할 수 있다. 흔히 쓸 수 있는 방법으로 동맥혈가스분석(ABGA), 폐동맥 관을 통한 정맥혈 검사, 맥박산소측정(pulse oxymetry) 등이 있다.

1) 동맥혈가스분석(ABGA): 동맥혈 산소분압(PaO_2)

실제 임상에서는 PaO_2와 SaO_2로 저산소증을 판단하게 된다. 급성 환자에서 PaO_2가 50mmHg 이하인 경우 조직 저산소증으로 판단하는데, 만성 환자에서는 보상을 하고 있기 때문에 PaO_2로만 판단할 수는 없다.

2) 폐동맥 관을 통한 정맥혈 검사: 혼합 정맥혈 산소분압

혼합 정맥혈 산소분압(mixed venous O_2)은 평균 조직 산소분압을 반영하므로 PvO_2가 30mmHg 이하인 경우 조직저산소증 상태로 볼 수 있다. 측정은 폐동맥내 카테터를 삽입(pulmonary artery catheterization)해야 하므로 중환자실에서만 측정이 가능하고, 패혈증(sepsis)이나 폐경화증의 경우, 동맥혈의 말초에서 션트가 일어나는 경우는 저산소증을 반영하지 못할 수도 있다.

3) 맥박산소측정(pulse oximetry)

Pulse oximetry는 65~90% 수준에서는 믿을 만하며 더 낮은 수준에서는 과대 평가하는 경향이 있다. 특히 pulse oximetry는 일산화탄소 중독(CO poisoning)이나 methemoglobinemia에서 산소량을 과대 평가하는 경향이 있다. 적절한 산소 공급으로 PaO_2는 60mmHg 이상, SaO_2는 90% 이상 유지해야 하며, 검사 수치뿐만 아니고 환자의 전반적인 임상적 특징과 같이 평가해야한다.

3. 산소요법의 적응증

산소요법의 첫 번째 적응증은 PaO_2의 감소나 호흡곤란, 빠른 호흡, 심한 창백함이나 청색증, 지남력 상실, 안절부절, 판단력의 상실, 서맥을 동반한 저혈압과 같은 저산소증 등이다. 임상에서 산소요법을 시행할 수 있는 경우는 호흡성 심장마비, 마취 시의 급성 호흡부전, 울혈성 심부전, 급성 심근경색증, shock, 심장마비, 유독가스 중독 등이 있다.

산소요법을 절대 적용해서는 안될 경우는 없으나 고농도의 산소를 투여할 경우 미숙아, COPD환자, 노인의 경우에는 특히 주의해야 한다. 건강한 사람에 있어서 호흡은 혈중 CO_2 농도의 증가에 자극을 받아서 이루어지는데 혈중 CO_2 농도가 증가하면 뇌의 호흡중추를 자극하여 호흡을 더 빠르고 깊게 하여 CO_2가 배출되도록 한다. 그러나 COPD 환자의 경우 높은 CO_2농도에 적응이 되어 있어 혈중 산소농도가 낮아지면 호흡을 유발하게 된다. 그러므로 고농도의 산소를 투여할 경우 호흡을 자극하는 작용이 줄어들게 된다.

미숙아의 경우 산소농도를 잘 조절하지 못하여 PaO_2가 쉽게 100 이상으로 올라가며 이것은 망막동맥에 손상을 가져오고 수정체 섬유증식증(retrolental fibroplasia)의 원인이 된다.

PaO_2가 145~155mmHg 정도로 최소 4~5시간 지속되면 망막동맥이 손상을 입어 실명을 가져오게 된다.

노인은 폐에서 CO_2를 배출하는 능력이 저하되어 체내에 CO_2가 쌓이게 된다. 이때 고농도의 산소를 투여하게 되면 체내 산소농도가 올라가고 호흡중추를 자극하여 호흡수가 줄어든다. 이것은 다시 CO_2 농도를 올려 CO_2 중독을 일으키고 심한 경우 사망할 수도 있다.

1) 단기 산소요법

(1) 적응증

ACCP(American College of Chest Physicians)와 NHLBI(National Heart, Lung and Blood Institute)에서 제시하는 적응증은 다음과 같다.

- 급성 저산소혈증 ($PaO_2 < 60$mmHg, $SaO_2 < 90\%$)
- 심폐정지(cardiac and respiratory arrest)
- 저혈압(SBP < 100mmHg)
- 심박출량 저하(low cardiac output)
- 대사성 산증(bicarbonate < 18 mmol/L)
- 호흡곤란(RR < 24/min)

(2) 효과

산소를 투여함으로써 폐포에서의 산소분압이 높아지고, 폐포의 산소압을 유지시키기 위해 필요한 호흡 일이 줄어들며, 동맥혈 산소분압을 유지시키기 위하여 필요한 심근 부담이 감소한다.

산소를 투여하게 되는 가장 흔한 병태 생리적 원인은 환기-관류(ventilation-perfusion)의 불균형(mismatch)이다. 산소를 투여한 후의 반응은 환기-관류 불균형 정도에 따라 다르다. 저산소증의 기전이 션트인 경우는 산소요법에 잘 반응을 하지 않을 것이다. 이 경우는 ARDS(acute respiratory distress syndrome), 무기폐(atelectasis), 폐렴(pneumonia) 등 션트를 일으키는 질환을 생각해 보아야 한다.

(3) 목표

적정한 산소의 양은 PaO_2, SaO_2를 반복적으로 측정하여 결정한다. 목표 수치는 PaO_2 60mmHg이지만 심한 빈혈이 있는 경우 산소 전달 능력이 떨어지므로 60mmHg 이상으로 유지시켜야 하며, 급성 협심증(acute angina pectoris)과 같이 혈류가 제한되는 상태에서도 60mmHg 이상으로 유지시켜야 한다. 그 이유는 산소 공급량을 결정하는 공식은 다음과 같기 때문이다.

DO_2 (산소운반량; oxygen delivery, ml/min)

= CO(심박출량, L/min) × CaO_2(동맥혈 산소함량, ml/dl) × 10

CaO_2 (동맥혈 산소함량)

= (Hb × 1.34 × SaO_2) + (PaO_2 × 0.0031)

Hb = g/dl

1.34 = 37℃에서의 혈색소의 산소운반량, ml/g

SaO_2 = 혈색소의 산소포화도, %

0.0031 = 산소의 용해계수

2) 장기 산소요법

장기 산소요법을 받고 있는 환자들 중에는 만성 폐쇄성 폐질환(COPD) 환자들이 가장 많다. 1980년대에 발표된 만성 폐쇄성 폐질환(COPD) 환자를 대상으로 한 연구에 의하면 산소를 주지 않은 군에 비해서 하루 15시간 이상 산소를 준 군에서 사망률의 감소를 보였고 혈역학적(hemodynamic), 혈액학적(hematologic) 개선과 운동량(exercise capacity), 폐 기전(lung mechanics)의 개선을 보였다. 그 효과는 산소를 지속적으로 공급한 경우에서 가장 좋았다.

(1) 적응증과 목표

COPD 환자의 산소요법의 지침은 다음과 같다.

- 안정시 PaO_2 〈 55mmHg 혹은 SaO_2 〈 88%
- 안정시 PaO_2 55~60mmHg 혹은 SaO_2 89% (폐고혈압, 말초부종, 다혈구증 시)

목표는 PaO_2 60mmHg, SaO_2 90% 이상이다. 다른 만성 저산소증 환자에서는 연구 결과가 거의 없지만 억제성 폐질환이나 심장질환 환자에서도 같은 기준을 적용해서 치료하고 있다.

(2) 만성 폐쇄성 폐질환과 산소요법

COPD 환자에서는 일상 생활 중에서도 산소포화도가 떨어지는 경우가 있다. 적응증에는 들지 않지만 낮은 수준의 운동에서 SaO_2가 88% 이하로 떨어질 때에도 이동용 산소(ambulatory oxygen)로 산소공급하도록 권장하고 있으나, 이에 대한 무작위의 실험연구가 없고 운동 시에는 공기흐름의 제한 이외에 순환의 제한요인도 있어 예측이 어렵다.

일부 연구에서 운동시의 산소가 운동에 대한 내구력을 증가시키고, 삶의 질을 개선시킨다는 보고들이 있다. 수면 시 일부 COPD 환자에서 산소포화도가 감소한다고 알려지고 있으며, 이것이 corpulmonale 발생에 기여하는 것으로 알려지고 있다. 수면 중에는 특히 REM 수면 중에 과소환기(hypoventilation)를 하고, 또한 근육 긴장성(muscle tone)이 감소하면서 기능적 잔류량(FRC)이 감소하고 환기-관류 불균형(ventilation-perfusion mismatch)이 증가한다.

PaO_2 55mmHg 이하 또는 SaO_2 88% 이하로 떨어지면서 폐고혈압(pulmonary hypertension), 주간 불면증(daytime somnolence), 부정맥(cardiac arrhythmia)이 있는 경우 수면 시 산소요법이 권장되나, 수면 중 산소포화도 저하와 예후와의 관계, 수면 중 산소 투여의 효과에 대해서는 정립되어 있지 않다. 산소를 투여하면서 PaO_2가 증가할 수 있으나, 대개는 심하지 않고 진행하지는 않는다.

4. 산소투여방법

산소는 비강 캐뉼라(nasal cannula), 비강 카테터(nasal catheter), 안면 마스크(face mask), 재호흡 마스크(rebreathing mask) 등의 저유량법과 벤츄리 마스크(venturi mask) 등의 고유량법 등 여러 가지 방법으로 공급될 수 있다.

산소투여의 부작용을 방지하기 위해 적정 흡입산소농도 조절은 PaO_2 70~100mmHg를 기준으로 한다. PaO_2 60mmHg에서는 산소포화도는 90%이상을 유지할 수 있다. 만성 폐질환을 가진 환자는 이차적인 저산소증으로 인해 유도되는 호흡기전(hypoxic drive)의 상실로 인한 호흡부전을 방지하도록 주의 깊게 산소를 제공해야 한다.

산소를 공급하려면 흡입산소의 농도를 결정해야 하며 이때 기준이 되는 것은 FiO_2이며 보통 산소 %에 5를 곱하면 대략의 PaO_2를 예측할 수 있다. 예를들어, FiO_2가 0.3일 때 예상되는 PaO_2는 $30 \times 5 = 150$mmHg이다.

1) 저유량법

환자에게 공급되는 산소의 유속이 환자의 최고 흡기 유속보다 낮으면 실내공기와 혼합된 산소를 흡입하게 되므로 결국 희석된 산소가 환자에게 제공된다. 이러한 산소공급법을 저유량법이라고 한다. 흡인산소농도(FiO_2)는 산소 저장소의 크기, 저장소를 채우는 산소의 유속, 환자의 환기량에 따라 결정된다.

저유량법은 의식이 있고 기도유지(airway protection)가 가능한 환자에서 사용 가능하다. FiO_2 수준을 정확하게 유지하기 힘들다는 단점이 있다.

(1) 비강 캐뉼라

비강 캐뉼라(nasal cannula, 그림 13-4)는 코를 통해 낮은 농도의 산소를 공급할 때 사용하며 적용하기 쉽고 장기 혹은 단기간 모두 사용할 수 있고, FiO_2 0.24~0.50(O_2 1~6L/min)까지의 산소를 공급할 수 있다. 산소의 농도는 산소 공급 속도를 1L/min 늘릴 때마다 4%씩 증가된다(표 13-3).

장점은 비용이 저렴하여 경제적이고 사용이 간편하고 환자가 잘 견디며 만성 저산소증 환자들은 식사 중에도 사용할 수 있다는 것이 있다.

단점은 정확한 FiO_2의 주입이 어렵고 비인두에 상처를 주어 협착이 올 수 있다는 것이다. 6L/min 이상의 유속(flow)에서는 FiO_2의 상승은 거의 없고 점막의 건조만 생길 수 있으므로 피한다(표 13-4).

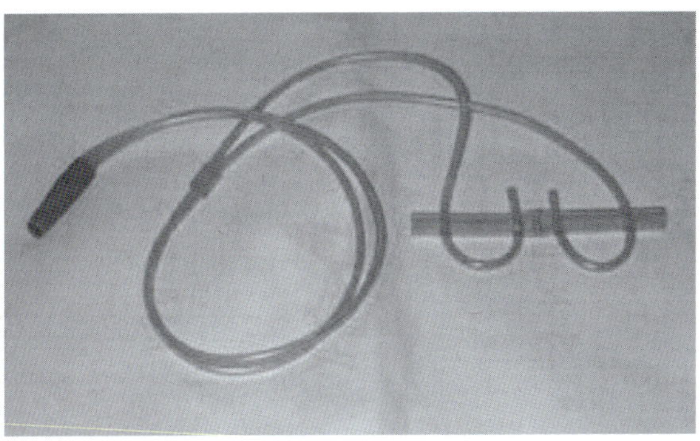

그림 13-4 비강 캐뉼라

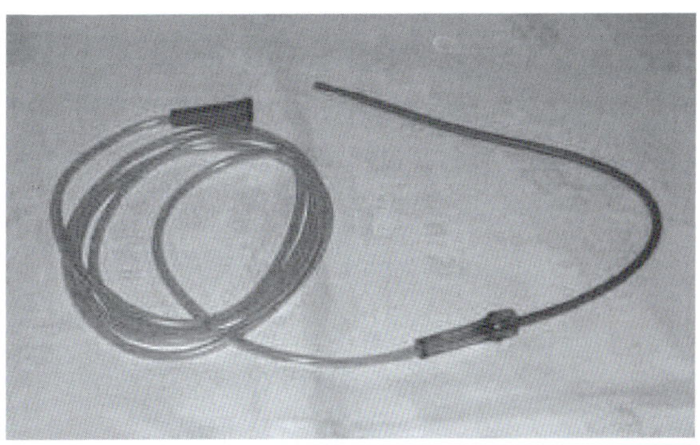

그림 13-5 비강 카테터(nasal catheter)

표 13-3 비강 캐뉼라(nasal cannula), O_2 flow/FiO_2

O_2 flow(L/min)	FiO_2(%)
1	24
2	28
3	32
4	36
5	40
6	44

표 13-4 기관내(transtracheal)

O_2 flow(L/min)	FiO_2(%)
0.5~4	24~40

(2) 비강 카테터

간편하고 호흡저항이 적은 비강카테터(nasal catheter, **그림 13-5**)를 이용한 산소공급은 No. 6~8의 카테터(nelaton catheter) 끝에 몇 개의 구멍을 뚫어 윤활제를 바른 후 코를 통해 구개수(uvulla) 가지에 삽입한다. 산소공급속도가 6L/min인 경우 산소농도는 대략 45%가 되나 그 이상의 유량에서는 불쾌감이 초래되므로 의식이 있는 환자에게는 적합하지 않다.

1회 환기량이 300~700ml, 호흡수가 분당 25회 이하인 환자에게 효과적이다.

(3) 안면 산소 마스크

환자에게 산소를 공급하는 방법은 환자의 상태에 따라 결정하며, 가장 흔히 사용하는 비강 캐뉼라(nasal cannula)는 저농도의 산소를 공급할 때 사용하며, 산소 마스크는 비강 캐뉼라보다 비교적 높은 농도의 산소를 공급하기 위하여 사용하며 산소 마스크의 종류에는 단순 산소 마스크(simple face mask), 부분 재호흡 마스크(partial rebreathing mask), 비재호흡 마스크(nonrebreathing mask) 등이 있다(**그림 13-6**).

마스크 사용 중 가장 낮은 농도의 산소공급은 단순산소마스크로 공급하고 가장 높은 농도의 산소공급은 비재호흡 마스크를 사용한다.

비재호흡 마스크를 사용해도 PaO_2가 올라가지 않으면 기도삽관을 하고 인공 호흡기를 사용해야 한다.

마스크는 입과 코를 덮어 적용하며 환자얼굴에 압박이 가해져 상처를 입을 수 있으므로 간헐적으로 짧은 시간동안 제거해 주어야 한다.

마스크는 유속(flow rate) 5~6 L/min 이상을 유지시켜주어야 한다. 그렇지 않으면 마스크 내에 CO_2가 빠져나가지 않고 축적된다. 비강 캐뉼라에 비해 높은 흡입산소농도(FiO_2)를 유지 할 수 있지만 단점으로 음식 섭취나 객담 배출이 어렵고 수면 시 벗겨지기 쉬우며 흡인(aspiration)의 위험이 높다는 점이다. 또한 호흡 부담(work of breathing)을 증가시키기 때문에 장기간 사용할 수 없다.

산소마스크에 저장 백(reservoir bag)을 달면 더 높은 FiO_2를 유지할 수 있으며, 더 높은 산소공급을 위해서는 보통 부분 재호흡 마스크나 비재호흡 마스크를 사용하며 비재호흡 마스크는 일방향 밸브(one-way valve)를 가지고 있어서 저장 백으로 공급되는 산소만 채워질 뿐 호기가 섞이지 않아서 더 높은 FiO_2를 얻게 되나 얼굴에 꼭 맞게 고정(tight-fitting)해야 한다는 단점이 있다.

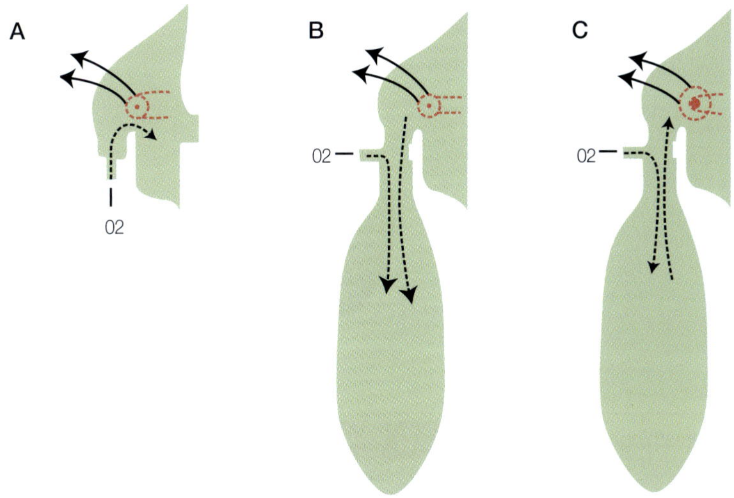

그림 13-6 산소마스크의 종류

A. 단순마스크 (simple face masks) B. 부분재호흡마스크 (partial rebreathing masks)
C. 비재호흡마스크 (nonrebreathing masks)

- 단순마스크

단순마스크는 코와 인후부를 통해 낮은 유속의 산소를 공급하며 저장 백은 없다(**그림 13-7**). 이 마스크에는 작은 구멍이 여러 개 뚫어져 있어 공기(room air)와 섞임으로써 산소농도가 낮아진다.

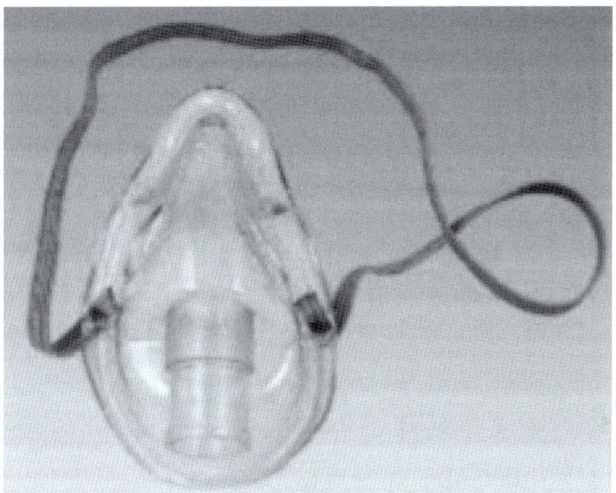

그림 13-7 단순마스크(simple face masks)

단순마스크는 환자 흡기의 유속, 마스크가 얼굴에 잘 맞는 지와 산소공급 속도에 따라 흡입 산소 농도가 달라진다.

단순마스크 사용 시에는 FiO_2 40~60%, 5~8L/min 정도의 산소를 공급할 수 있으며 최소 5L/min 이상 공급해야 마스크 내의 CO_2를 배출할 수 있다. 산소공급속도가 느리면 CO_2가 정체된다.

정확한 FiO_2를 알 수는 없으나 대략 **표 13-5**와 같다.

표 13-5 산소마스크(Oxygen mask), O_2 flow/FiO_2

O_2 flow(L/min)	FiO_2(%)
6	0.35
7	0.40
8	0.45
9	0.50
10	0.60

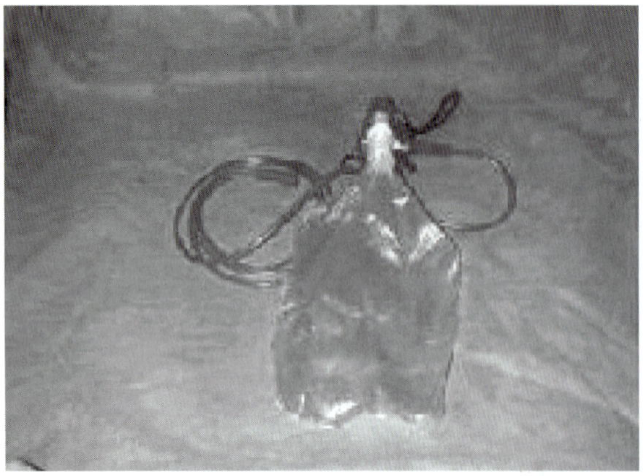

그림 13-8 부분재호흡마스크(partial rebreathing masks)

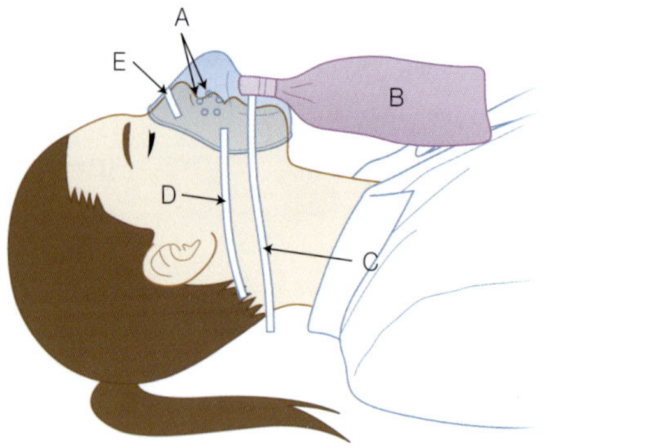

그림 13-9 부분재호흡마스크(partial rebreathing mask)

A. 호기 구멍(exhalation port) B. 저장백(reservoir bag)
C. 산소 라인(O_2 line) D. 고정하는 줄 E. 코 위에 고정하는 금속

표 13-6 부분재호흡마스크(partial rebreathing mask) 사용시의 산소공급 속도와 농도

O_2 flow(L/min)	FiO_2(%)
5-6	40
6-7	50
7-8	60

■ 부분 재호흡 마스크

부분재호흡마스크는 저장백이 달려 있는 단순 마스크이고(그림 13-8, 13-9), 40~60% 정도의 산소를 공급할 때 사용한다. 500ml ~1000ml의 저장백은 35~60%(6~10L/min) 농도의 산소를 공급할 수 있다(표 13-6). 저장백은 환자가 숨을 내쉴 때 해부학적인 사강 내에 있던 산소가 많이 포함된 공기를 보유할 수 있어 환자가 숨을 들이 쉴 때 이 공기가 들어감으로 해서 높은 농도의 산소를 제공한다(그림 13-10).

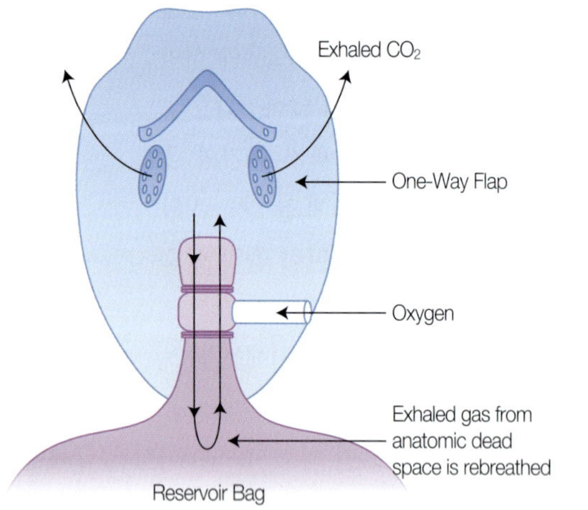

그림 13-10 부분재호흡마스크 (partial rebreathing mask)

호기의 처음 100~150ml는 재흡입을 위해 저장백에 채워진다.

환자가 내쉬는 숨의 1/3정도는 이 백(bag)에 다시 들어가고 2/3는 마스크에 난 구멍을 통해 밖으로 배출된다.

유량을 10L/min 이상으로 하여 저장백에 산소를 충분히 채우면 흡기는 저장백의 공기로, 호기는 백으로 가지 못하고 마스크 옆의 구멍으로 빠져나가게 된다. 이 방법으로 0.6~0.7(산소유량 6~8L/min)의 FiO_2를 유지할 수 있다.

■ 비재호흡 마스크

비재호흡 마스크에는 백에서 마스크 쪽으로만 통할 수 있는 일방향 밸브가 저장백과 마스크 사이에 1개 있고, 마스크 양쪽 옆에 밖으로만 배출될 수 있도록 2개의 밸브가 있다. 이 밸브는 마스크 밖의 공기가 마스크 내로 유입될 수 없도록 하여, 저장백과 마스크로부터 공기가 섞이지 않은 산소를 마시고 내쉴 때는 밖으로만 배출된다(그림 13-11). 비재호흡 마스크는 6~15L/min의 산소를 공급하며 급성 환자에게 단기간 사용한다(표 13-7).

흡기 시 공기를 저장백으로부터 공급받고, 호기 공기는 백에 들어가지 못하게 하며, 다른 두 밸브는 호기 구멍(port)에 있어 이 구멍를 통해 외부 공기를 들이마시지 않게 하여 순수한 산소만을 들이마실 수 있다(그림 13-12).

산소 유속은 환자의 흡기 유속에 달려 있으며, 백(bag)은 항상 부풀려져 있어야 한다. 폐부종 환자나 연기 흡입(smoke inhalation) 환자들에게는 100% 산소를 투여할 수 있다. 또한 하루 4시간 이상씩 6L/min 이상의 산소가 필요한 경우는 분무요법의 대상이 된다. 인공기관을 가지고 있는 사람들뿐만 아니라 기침이나 물리요법으로 가래를 뱉어내지 못하는 사람들에게도 분무요법이 이용된다.

(4) T자관(T-piece)

T자 모양의 산소투여 기구(그림 13-13)로서 인공호흡기로부터 이탈(weaning)한 환자나 기관내관(E-tube)이나 기관절개관을 유지한 상태에서 산소 공급 및 가습을 위해서 이용된다.

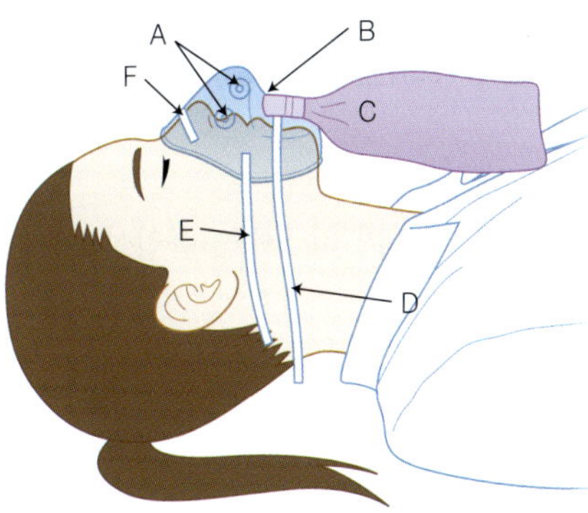

그림 13-11 비재호흡 마스크(nonrebreathing mask)

A. 밖으로 배출되기만 하는 밸브 B. 저장백에서 마스크쪽으로만 열리는 밸브 C. 저장백 D. 산소 라인(O2 line) E. 고정하는 줄 F. 코 위에 고정하는 금속

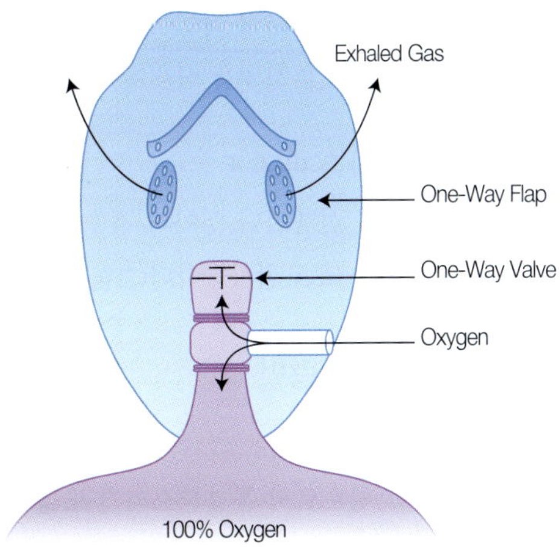

그림 13-12 비재호흡 마스크(nonrebreathing masks)

일방향 밸브는 저장백으로 호기 가스가 채워지는 것을 막는다.

표 13-7 저장백을 가진 마스크(mask with reservoir bag)

O_2 flow(L/min)	FiO_2(%)
6	60
7	70
8	80
9	90
10	〉99

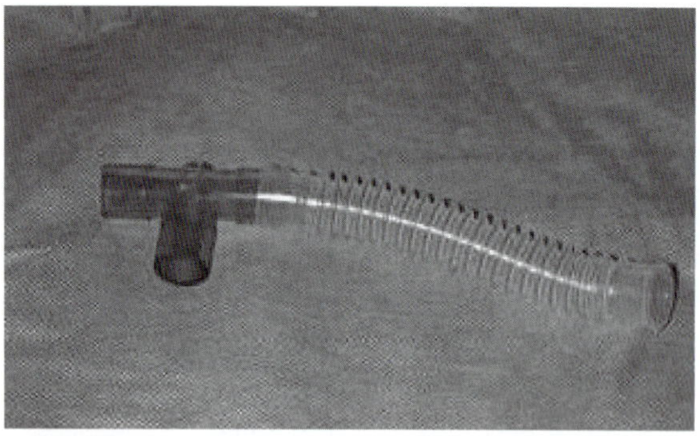

그림 13-13 T자관(T-piece)

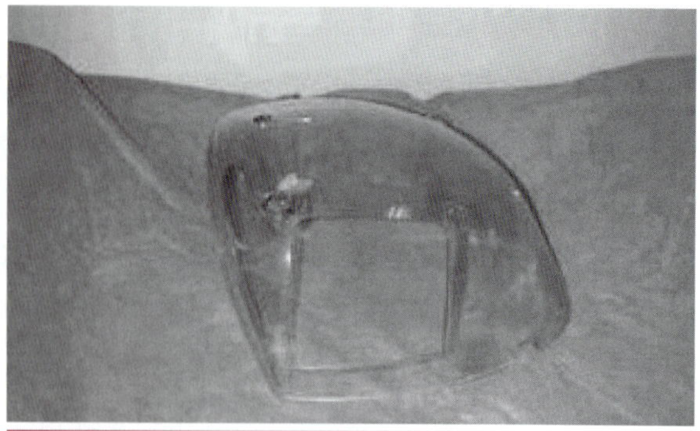

그림 13-14 산소후드

산소농도를 비교적 정확하게 조절할 수 있으나 인공기도인 기관내관을 통한 산소공급방법이기 때문에 흡입공기는 여과, 가온, 가습 등의 상기도 방어기능이 차단되어 있으므로 이를 고려해야 한다.

(5) 산소후드

유아나 소아 또는 성인에서 얼굴이나 상체부위에 화상 또는 외상 등이 있을 경우에는 얼굴부위에 산소후드(그림 13-14)를 덮어 산소를 공급할 수 있다.

(6) 산소텐트

유아나 소아의 경우에 산소마스크나 비강 캐뉼라 등으로 산소공급이 어려울 때에 이용하는데 산소분석기를 이용하여 필요한 농도에 맞게 산소유량을 조절한다(그림 13-15).

(7) Incubator

신생아나 영아의 경우에 사용하며 온도 및 습도 조절이 가능하며 최근에는 흡인산소농도(FiO_2)도 조절가능하다(그림 13-16).

2) 고유량법

고유량법은 공급하는 산소의 유속을 환자의 최고 흡기 유속과 같거나 또는 더 높게 조절해 주는 방법으로서 흡입산소의 농도를 비교적 정확하게 조절할 수 있고 또한 환자의 호흡양상이 불규칙한 경우에도 비교적 일정하게 농도를 유지할 수 있기 때문에 중환자의 산소요법 시 많이 이용된다.

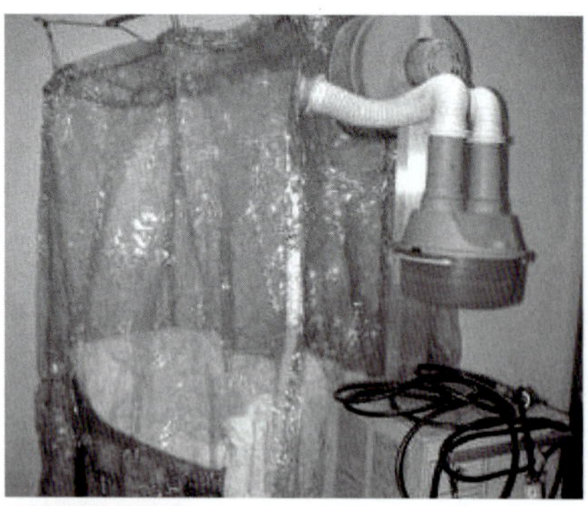

그림 13-15 산소텐트

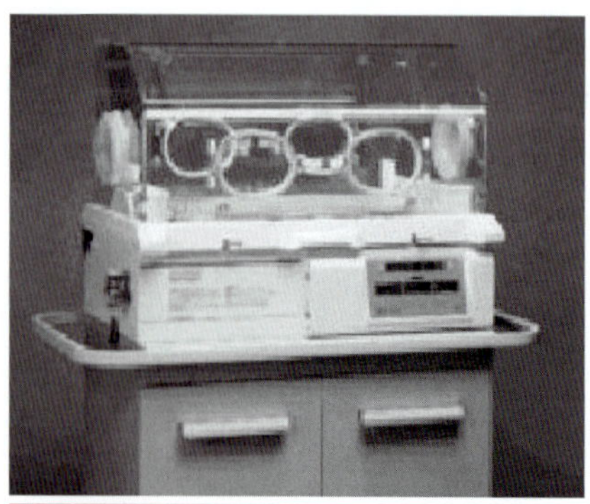

그림 13-16 Incubator

(1) 벤츄리 마스크

벤츄리 마스크(venturi mask)는 Bernoulli원리를 이용한 대표적인 고유량법으로 이 마스크에는 산소분출기(injector)가 부착되어 있어서 산소가 좁은 구멍을 통과하여 빠른 속도로 분출기를 통과할 때 발생하는 음압에 의해서 실내공기가 일정한 비율로 빨려 들어가 산소와 실내공기가 혼합되어 환자에게 제공된다(그림 13-17).

이러한 특성이 있어 벤츄리 마스크는 만성 폐질환 환자에게 저농도의 산소를 지속적으로 제공할 수 있다. 만성 폐질환 환자에서는 호흡의 기전중 환자의 저산소증에 의해 유도되는 호흡(hypoxic drive)을 유지하면서 폐포 저환기를 방지하도록 주의깊게 조절할 수 있다.

단점은 환자의 경우에 따라 고유량으로 숨이 찬 것처럼 느껴 견디지 못하거나, 충분한 가습이 동반되지 않으면 고유량으로 점막이 건조해 지기 쉽다. 흡입되는 산소의 농도는 산소분출기의 구멍크기에 따라 다르나 보통 24~30%의 산소농도(표 13-8)를 얻을 수 있다.

- **Bernoulli 원리:** 그림 13-18에서 보는 바와 같이 관(tube)을 통과하는 유체의 속도가 가장 빠른

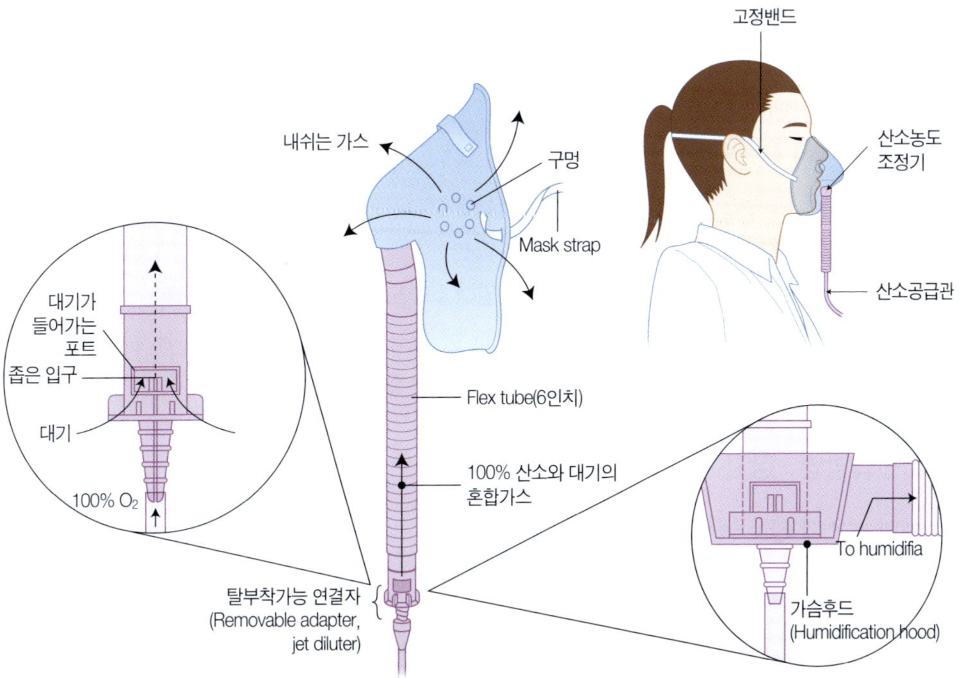

그림 13-17 벤츄리 마스크(venturi mask)

화살표는 호흡시의 공기의 이동을 나타낸다. 가습 후드는 공기 보유 구멍(air entrainment port)를 보호하고 가습도 하는 효과가 있다.

표 13-8 벤츄리 마스크에 의한 혼합공기의 양과 흡입산소의 농도

FiO_2(%)	산소유량(L/분)	혼합공기의 양(L/분)	비율	총유량(L/분)
24	2~4	50~100	1:2.5	52~104
28	4~6	40~60	1:10	44~66
31	6~8	42~56	1:7	48~64
35	8	40	1:5	48
40	8~12	24~36	1:3	32~48

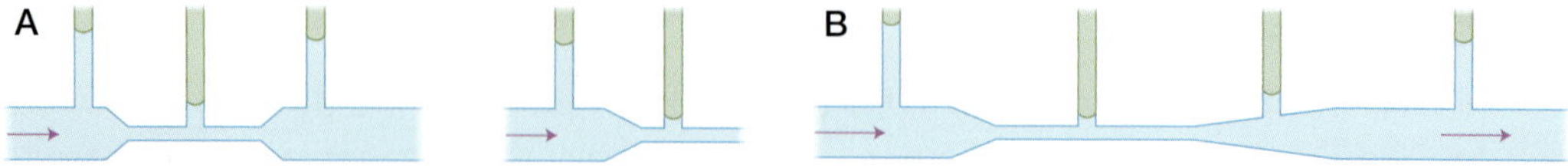

그림 13-18 벤츄리 마스크의 원리

A. Bernoulli 법칙(관을 통과하는 유체의 속도가 가장 빠른 부위가 측압은 가장 낮다) B. 벤츄리 마스크의 원리(유체가 가장 빨리 흐르는 관의 좁아진 곳에 옆 구멍(side-hole)을 만들면 이곳의 압력이 가장 낮기 때문에 공기가 이곳을 통하여 흡입되어 산소와 혼합되므로 결과적으로 환자는 혼합가스를 흡입하게 된다).

부위가 측압(lateral pressure)은 가장 낮다는 원리이며 이 원리를 이용하여 산소가 통과하는 관의 좁아진 부위에 side-hole을 만들면 이 부위의 압력이 가장 낮기 때문에 공기가 이곳을 통하여 흡입되어 산소와 혼합되므로 결과적으로 환자는 혼합가스를 흡입하게 되는데 이것이 venturi mask의 원리이다.

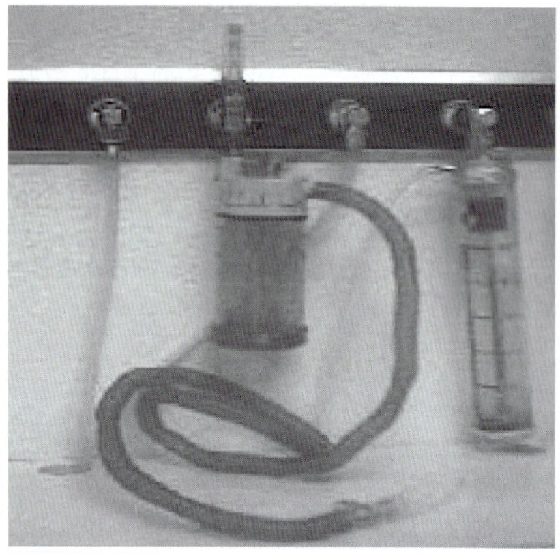

그림 13-19 Jet Nebulizer(reusable)

(2) 제트 분무기

제트 분무기(Jet nebulizer, 그림 13-19)는 튜브로 끌어 올린 용액을 가스의 힘을 이용하여 부수는 장치로서 작은 입자(droplet)는 에어로졸로 남아 있고 커다란 입자는 걸러져서 남아있는 용액으로 다시 들어간다. 제트 분무기는 흡입산소농도(FiO_2) 조절이 가능하다.

기관절개관(T-tube)나 tracheostomy collar 등 인공기도를 가지고 있는 환자들에게 사용되며, 고유량이 공급되며 예측이 가능한 FiO_2를 제공할 수 있다(그림 13-20).

3) 산소전달방법 - 장기 사용 기구

(1) 고압 산소와 산소 농축기

- 고압 산소

값이 저렴하나 산소 저장량이 작기 때문에 자주 교체해야 하는 단점이 있고, 폭발의 위험성이 있

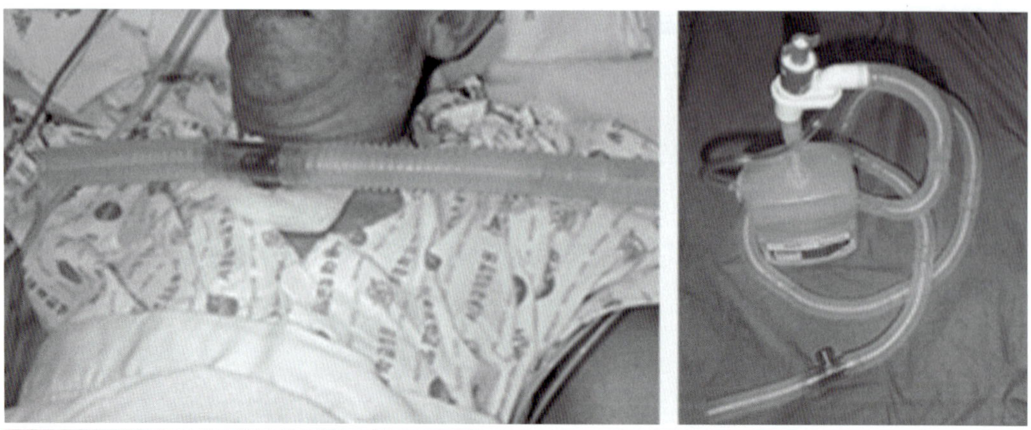

그림 13-20 Jet Nebulizer(일회용)

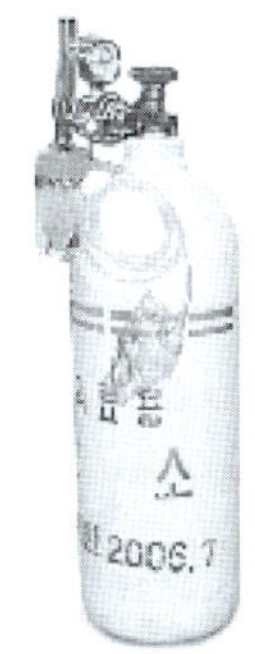

그림 13-21 고압 산소

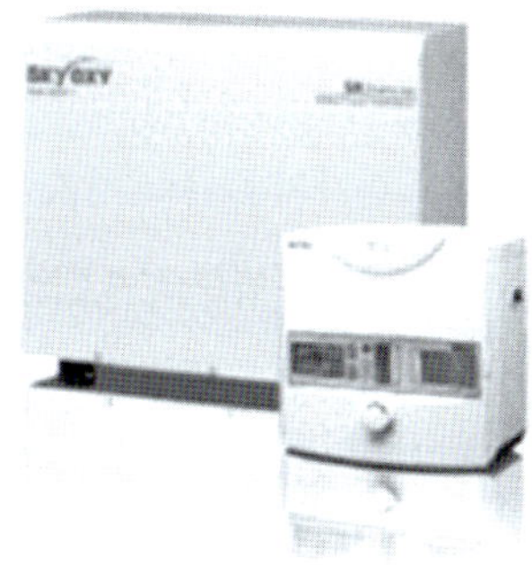

그림 13-22 산소 농축기

고 무게가 무거워 움직이는 데에 제한이 된다. 간헐적인 산소 사용이 필요할 경우 적응증이 된다 (그림 13-21).

- 산소 농축기

대기중의 공기에서 이산화탄소와 질소를 흡착하여 산소를 분리하여 환자에게 공급하는 전기장치로 안정된 산소공급을 요구하는 환자들에게 적합하며, 유지비가 저렴하다. 그러나, 무게가 무겁기 때문에 환자가 이동하기 불편하다는 단점이 있다. 전기공급이 필요하기 때문에 단전에 대비하여 예비용 산소공급장치가 필요하다(그림 13-22).

그림 13-23과 같이 산소발생기도 있다.

(2) 액체 산소

1L의 액체 산소가 860L의 산소 가스를 제공할 수 있고 압축 가스보다 4배나 길게 사용할 수 있다. 부피가 작아서 휴대하기에 가장 편하며, 산소를 재충전시키기가 편하기 때문에 활동을 원하는 환자들에게 적합하다. 그러나, 비용이 많이 드는 단점이 있고 압력 완화 환기 구멍을 통해 산소가 낭비 될 수 있다(그림 13-24).

5. 산소투여 환자의 간호지침

산소투여 환자의 간호지침은 다음과 같다.

- 환자의 기본적인 호흡상태를 안다.

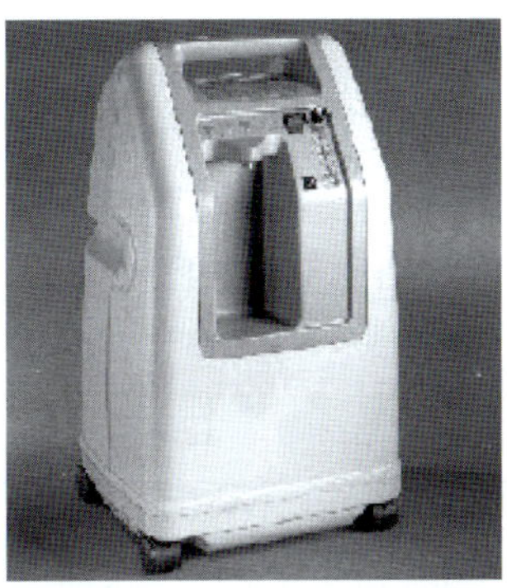

그림 13-23 산소발생기

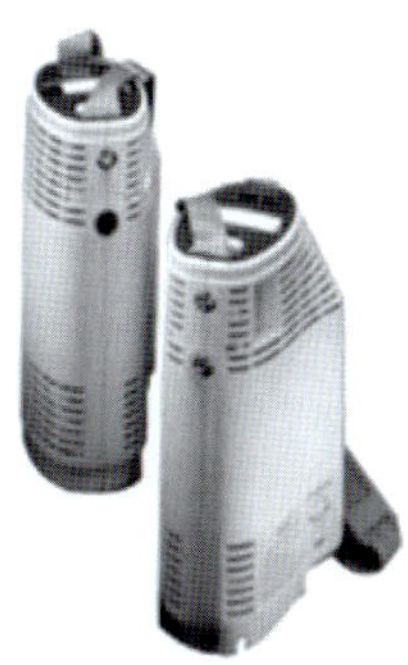

그림 13-24 액체 산소

- 환자의 기본적인 활력징후를 안다.
- 환자의 과거력을 안다.
- 환자의 현재의 치료 계획을 안다.
- 환자상태를 전체적으로 파악한다.
- 사정한 자료로부터 적절한 산소투여방법을 결정한다.
- 산소요법을 실시한다.

6. 산소요법의 합병증

오래 전부터 순수한 고농도 산소를 장시간 흡입하게 되면 폐 등에 부작용이 생길 수 있다는 사실이 알려져 있었다. 산소분압은 포유동물의 생명현상에 필수적이지만 만일 그 범위를 벗어나면 조직에 손상을 입힐 수도 있으므로 고농도 산소흡입이 인체의 장기들에 어떤 부작용을 일으키는지를 충분히 이해하고 산소요법에 임해야 한다.

1) 산소독성(oxygen toxicity)

산소는 세포의 호기성대사에 의해서 환원되어 결국에는 수분으로 전환되는데 그 과정은 **그림 12-25**와 같다.

제 1단계 : superoxide분자(O_2^-)생성

제 2단계 : 과산화수소(H_2O_2)생성

제 3단계 : hydroxyl이온(OH^-)생성

제 4단계 : 수분생성

이 과정에서 생성되는 superoxide분자 및 hydroxyl이온과 같은 자유기(free radicals)는 반응성이 큰 분자들로서 세포막과 사립체를 파괴할 뿐만 아니라 세포의 원형질과 핵효소를 불활성화시키는 독작용을 가지고 있다.

그러나 다행스럽게도 포유동물의 세포에는 superoxide dismutase와 같은 항산화효소

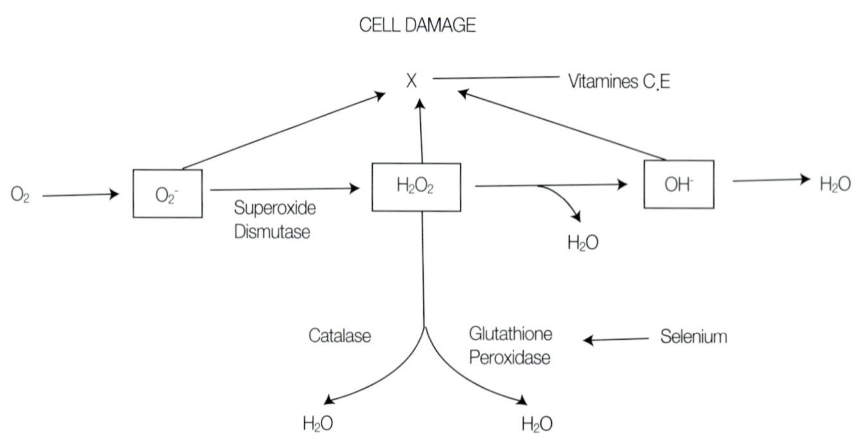

그림 13-25 산소가 대사과정을 통해서 물로 전환되는 과정

Superoxide분자 및 hydroxyl이온과 같은 자유기는 반응성이 크기 때문에 세포막과 사립체를 파괴할 뿐만 아니라 세포의 원형질과 핵효소를 불활성화시키는 독작용을 가지고 있다.

(antioxidants)가 존재하고 있으며 이 효소가 산소의 환원작용을 촉진하고 또한 superoxide와 H_2O_2의 반감기(half life)를 단축시키기 때문에 독성가스가 큰 문제는 되지 않는다고 한다.

정상적인 폐를 가진 환자에게 고농도 산소를 투여하더라도 P_AO_2가 350mmHg(FiO_2〈0.6)이하일 경우에는 폐실질에 뚜렷한 비정상적 소견이 나타나지 않으나 이전에 이미 폐실질이 손상을 받았거나 또는 스트레스를 받은 경우에는 P_AO_2가 250mmHg (FiO_2〉0.5)이상이 되어도 뚜렷한 비정상적 소견이 나타난다.

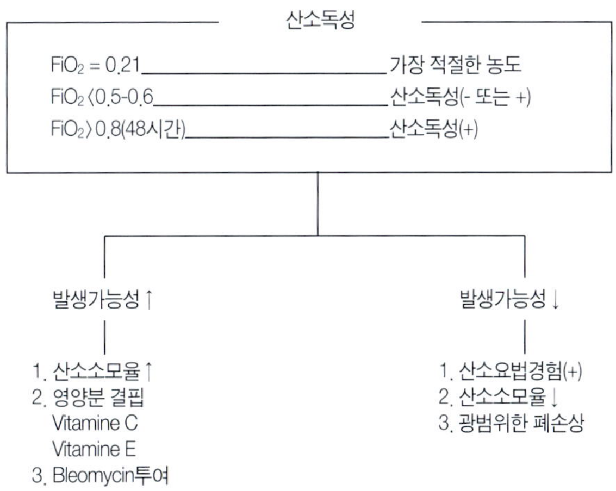

그림 13-26 산소독성을 예방하는 일반적인 지침

쥐에게 100% 산소를 흡입시킨 뒤에 폐조직을 절제하여 전자현미경으로 관찰한 결과 모세혈관의 내피세포에 투과성이 증가하고 간질에 액체가 축적되는 병적 소견이 가장 먼저 나타나며 그 후에 폐포의 상피세포가 광범위하게 소실되는 소견을 보여주었고 결국에는 간질에 액체가 축적된 결과로 폐포 · 모세혈관막이 두꺼워져 가스의 확산장애가 일어났다고 한다. 산소독성을 예방하는 일반적인 지침은 그림 13-26과 같다.

2) 각 조직의 산소독성반응

산소독성의 발생은 산소를 투여한 시간과 양에 비례한다. 폐에 일어나는 병태생리 변화는 그 징후가 나타나는데 24~48시간이 걸린다. 건강한 성인을 대상으로 한 실험에서 산소에 노출되어 시간이 지날수록 기침, 흉부 불편감을 호소하고 폐용적(lung volume)의 감소, 가스교환의 이상이 생긴다. 100% 산소로 60시간이 지나면 호흡부전이 생긴다.

산소요법의 부작용으로는 호흡저하, 무기폐, 후수정체 섬유증식증(retrolental fibroplasia), 점막(mucous membrane)의 파괴, 섬모운동(mucociliary movement)의 저하 등이 있다.

산소노출에 대한 연구는 동물 실험과 건강한 성인을 대상으로 했기 때문에 안전선을 정하는데 어려움이 있다. 심폐소생술이나 위급환자에서는 100% O_2를 투여한다. FiO_2 1.0에서 24시간까지는 의미 있는 폐손상을 일으키지는 않는 것으로 보이며 그동안 폐의 가스교환, 산소공급, 조직의 대사요구량을 개선시키기 위한 노력을 하여야 한다.

정상 성인에서 50% 이상의 산소를 40시간 이상 투여하였을 때 산소독성이 나타나는 것으로 보인다. FiO_2 0.5 이하에서는 다른 요인만 없으면, 수주간 산소를 투여해도 대개는 안전하다. FiO_2 0.5에서 1.0 에서는 24시간 이내까지는 의미 있는 손상이 없을 것으로 보이나 확실한 범위는 밝혀져 있지 않다.

(1) 폐의 산성독성

연구결과에 의하면 100% 순수한 산소일지라도 대기압의 1/3로 낮추어 흡입시키면 폐에 손상이 오지 않는다고 한다. 즉 흡입가스의 산소분압이 238mmHg일 경우에는 폐의 병변이 있더라도 해가 되지 않는다고 한다. 그러나 100% 산소를 1기압의 조건 하에서 흡입시키면 10시간 이내에 폐활량이 감소하며 감소된 폐활량은 산소흡입을 중단하더라도 수일이 지나야 정상으로 회복된다.

산소요법시에 흡입산소의 농도를 결정하는 기준은 PaO_2를 60~100mmHg 범위내에서 유지할 수 있는 농도 중에서 가장 낮은 쪽을 선택하고 50% 이상의 산소농도는 48시간 이상 그리고 100% 산소는 12시간 이상 유지하지 않는 것이 관례로 되어 있다. 그림 13-27는 흡입산소의 농도 및 노출기간 그리고 폐의 산소독성간의 관계를 나타낸 것으로써 50% 이하의 산소는 수 주간 투여하여도 비교적 독성을 적게 일으키나 100% 산소를 24시간 이상 투여할 경우에는 산소독성이 나타날 가능성이 매우 높다는 사실을 알 수 있다. 고농도 산소를 투여하였을 때 호흡기계에 나타나는 여러 가지 생리적 변화와 부작용은 다음과 같다.

■ 저산소성 환기자극(hypoxic ventilatory drive)의 감소

정상인이 저산소증 상태에 이르게 되면 일부 말초화학수용체를 통해서 호흡이 촉진되나 만성 기관지염이나 기관지 천식으로 상당한 기간 동안 저산소혈증이 있었던 환자는 호흡이 주로 저산소성 말초화학수용체의 자극에 의해서 이루어지고 있기 때문에 만일 고농도 산소를 갑자기 투여하게 되면 이러한 자극이 소실되어 호흡이 억제되며 심할 경우에는 호흡정지가 올 수도 있다.

따라서 이런 환자에게 산소요법을 시작할 경우에는 낮은 농도로부터 시작해서 단계적으로 높여가고 또한 수시로 혈액가스분석을 시행하여 적절한 산소분압을 유지할 수 있는 농도를 선택하는 것이 바람직하다.

■ 중추신경계 및 호흡기계의 영향

산소독성의 임상증상은 산소의 압력과 노출시간에 따라서 급성형과 만성형으로 구분할 수 있다.

- **급성형 산소독성**

  급성형 산소독성은 노출시간보다는 산소압력의 영향이 크다. 입술의 떨림, 사지의 저림, 시각 및 청각의 이상 그리고 심하면 간질성 대발작을 일으킨다.

- **만성형 산소독성**

  만성형 산소독성은 노출시간의 영향이 크며 대체적으로 100% 산소를 12시간 이상 투여한 경우에 나타날 수 있고 주 증상은 흉골하 불쾌감(substenal distress)이다. 그 외에 기도의 자극,

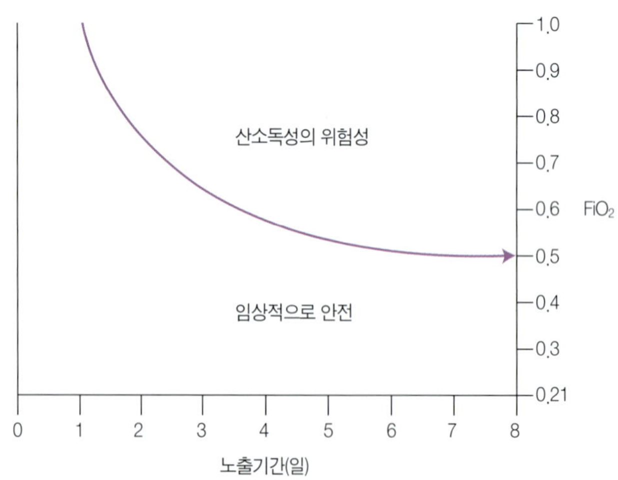

그림 13-27 흡입산소의 농도와 노출기간 및 폐의 산소독성간의 관계

흡입산소의 농도가 50% 이하일 경우에는 수주간 투여하여도 비교적 독성이 적게 나타나 만일 100% 산소를 24시간 이상 투여하면 산소독성이 나타날 가능성이 매우 높아진다.

기침, 호흡곤란 등이 나타나고 점막세포의 운동 및 폐대식세포(macrophage)의 식작용(phagocytosis)이 억제되며 때로는 폐출혈이나 폐부종으로 사망하는 경우도 있다.

■ 폐실질(parenchyme)의 산소독성

고농도 산소를 장기간 투여하면 임상적으로나 병리학적으로 성인성 호흡곤란 증후군과 비슷한 증상이 나타나는데 이 증상은 고체온 또는 패혈증과 같은 과대사성(hypermetabolic)상태, 코티코스테로이드(corticosteroids), 인슐린 및 카테콜라민(catecholamine)의 투여 등에 의해서 더욱 악화될 수 있다. 산소독성으로 사망한 환자의 폐를 살펴보면 모세혈관의 내피(endothelium)는 투과성이 증대되어 있으며 그 결과로 간질에 체액이 축적되어 있고 또한 폐포와 모세혈관간에 가스의 확산장애가 나타난다고 한다. 폐포 표면 활성물질(surfactant)의 생성이 억제되고 활성도도 억제된다.

■ 흡수성 무기폐(absorption atelectasis)

100% 산소를 공급하면 폐포와 동맥혈액의 질소분압이 급속도로 감소하기 시작하여 각각 2분과 5분 내외에 질소가 거의 완전히 배출되며 다른 조직에 확산되어 있는 질소도 15분 이내에 체외로 배출된다. 대기가스 중 75% 이상을 차지하고 있는 질소는 혈액/가스 분배계수(partition coefficient) 가 0.01로 매우 낮아서 폐포로부터 모세혈관내로 확산하기가 어렵기 때문에 거의 대부분이 폐포내에 남아 있으며 그 영향으로 폐포가 팽창되어 허탈(collapse)되지 않으나 만일 혈류는 잘 유지되나 환기가 제대로 이루어지지 않는 폐포부위에 질소가 섞여있지 않은 고농도 산소가 유입되면 폐포내 산소의 대부분이 곧바로 모세혈관내로 흡수되어 폐포가 허탈상태에 빠지게 되고 결국에는 무기폐가 발생하게 된다.

고농도 산소를 장기간 투여하면 폐에 손상이 온다는 것은 의심할 여지가 없으나 안전하게 투여할 수 있는 산소농도가 얼마인지는 아직 확실하게 밝혀지지 않았으며 이것은 기존의 폐병변, 산소를 흡입한 기간 그리고 개인의 상태에 따라서 달라질 것이다.

저산소증에 의한 조직의 손상은 산소독성의 위험성보다 더 크므로 산소독성의 위험성을 두려워하여 환자를 저산소증에 이르게 해서는 안 된다.

＊ 분배계수(partition coefficient)

가스의 용해도(solubility)를 나타내거나 또는 비교하는 지표로서 혈액/가스(폐포) 또는 조직/혈액 분배계수 등으로 표시하는데 가스는 분압의 차이에 의해서 혈액과 폐포 또는 조직과 혈액간의 두 상(phase)사이에서 평형(equilibrium)을 이루려는 성질이 있기 때문에 일단 평형에 도달하면 두 상간의 가스분압은 서로 같아진다. 그러나 가스가 두 상간에 평형을 이루었을 때 분압이 서로 같을 지라도 농도는 서로 같지 않다. 예를 들면 A가스의 혈액/가스 분배계수가 2라고 하는 것은 A가스가 혈액과 폐포 두 상간에 평형을 이루었을 때 두 상간에 분압은 서로 같지만 농도는 폐포보다 혈액쪽에서 두배 더 높다는 것을 의미한다(그림 13-28).

(2) 순환계의 산성독성

건강한 사람에게 고농도 산소를 흡입시키면 심박동수와 심박출량이 약간 감소하고 말초혈관의 저항과 혈압이 상승하는 것을 볼 수 있다. 고농도 산소투여가 혈압의 상승과 심박동수의 감소를 초래하는 점은 말초혈관수축제를 투여하였을 때 나타나는 효과와 비슷한데 이것은 화학수용체에 대한 직접적인 작용이라기보다는 압수용체(baroreceptor)의 자극에 의한 반사작용이라는 점을 암시하고 있다.

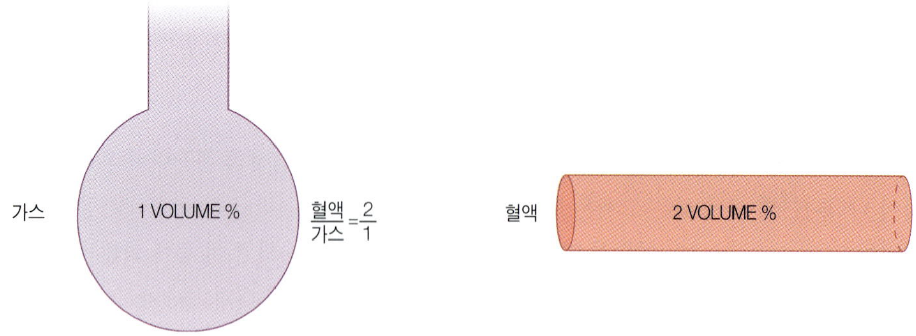

그림 13-28 혈액/가스 분배계수

혈액/가스 분배계수가 2인 마취제는 마취가스가 혈액과 폐포 두 상간에 평형을 이루었을 때 분압은 서로 동일하거나 혈액의 마취제 농도가 폐포의 마취제 농도보다 2배 더 높다.

(3) 후수정체 섬유증식증(retrorental fibroplasia)

미숙아가 고농도 산소에 노출되면 망막혈관의 증식, 안구내출혈, 망막부종 및 박리, 후수정체의 섬유막형성 등이 발생할 수 있다. 동맥혈액의 산소분압이 100mmHg 이상을 넘지 않도록 산소농도를 조절하는 것이 무엇보다도 중요하다.

(4) 화재와 폭발의 위험성

산소가 폭발성 및 인화성이 강한 물질은 아니지만 조연성이 강한 물질이므로 산소의 농도가 높아지면 화재와 폭발의 위험성이 증가한다. 따라서 산소를 많이 사용하는 수술실이나 중환자실 등에서는 환기를 자주 해주고 점화성이 있는 전기기구들을 사용할 때에는 유의하여야 하며 실내의 습도가 항상 50% 이상 유지되도록 세심한 배려가 있어야 한다.

3) 치료

일단 독성의 초기발견이 중요하므로 체액 및 전해질 상태를 평가하고 동맥혈 가스를 측정하고 산소농도의 변화에 따른 흡기 산소 농도의 분석 및 기록을 한다.

산소독성에는 특별한 치료가 없으므로 독성을 나타내지 않는 FiO_2 수준으로 산소를 투여하면서 조직 산소화를 유지시켜야한다. 아직은 임상에서 조직 산소화를 직접 측정할 수 없으므로 동맥혈산소분압(PaO_2)나 산소포화도를 감시하면서 치료한다.

중환자실에서는 폐동맥에서 혼합정맥혈 산소분압으로 조직 산소화를 추정할 수 있다.

저산소증은 확실하게 조직손상을 가져오는 것이 알려져 있으므로 산소독성에 대한 고려보다는 저산소증의 교정이 더 우선되어야 한다.

II. 분무요법

호흡시 흡입되는 흡입가스는 일반적으로 상기도를 지나면서 100% 가습 및 가온(37°C)된다. 그러나 입으로 숨을 쉬어 흡입가스가 가온가습이 잘 안되거나 기관지 삽관이나 기관절개술시는 흡입가스가 상기도를 지나지 않고 인공기도를 통해 흡입되므로 심한 합병증을 일으킬 수 있다.

가습이 잘 안 되는 경우에는 기도점막의 섬모운동 저하, 점액의 이동장애, 점막상피의 염증 및 괴사, 분비물의 점도 증가 및 축적, 세균집착, 무기폐, 폐렴 등의 합병증이 생길 수 있다. 그러므로 이러한 합병증을 예방하기 위해서 수분을 액체에서 가스로 전환(수증기를 형성)하여 공급해 주는 가습기나 수분을 작은 방울(droplet) 형태로 공급해 주는 분무기를 사용할 수 있다.

가습기에는 단순가습기와 가온가습기가 있으며, 단순가습기는 가온이 되지 않으므로 비강 캐뉼라(nasal cannula)나 마스크 처럼 상기도를 이용한 호흡을 하는 경우에 사용한다. 가온 가습기는 가온 가습이 잘 되므로 기관지 삽관이나 기관절개술시 처럼 상기도를 거치지 않고 호흡하는 경우에 사용할 수 있다.

분무기는 차폐장치에 의해 고형이나 액체입자의 현탁액인 연무를 생성하는 기구로써 미세한 연무 안개의 모양으로 흐트러져 뿌려지는 입자들은 아주 작아서 중력에 의하여 가라 앉지 않으며 폐의 말초부위로 흡입되고 기도의 점막에 침전되게 된다. 또한 분무기는 기도를 축축하게 하는데 사용되고 연무화된 약물을 기도로 전달하기도 한다.

분무기에는 가습의 효율성을 높이기 위한 Jet-nebulizer와 약제의 흡입을 위한 치료적인 목적으로 사용할 수 있는 small hand-held nebulizer 및 초음파 분무기(ultra sonics) 등이 있다.

약제의 흡입을 위한 치료적인 목적의 분무요법(aerosol therapy)은 흡입기를 이용하며 이는 기관지 위생을 돕고 기관지 평활근을 이완시키고 기도의 분비물을 감소시키고 조절하며 기도점막 부종을 완화시키는 기관지 작용 약물(bronchoactive drug)을 투여하고 기도를 습윤화 하기 위함이다.

1. 분무의 원리

분무란 수분을 aerosol상태로 흡인시키는 것을 말하며 aerosol이란 빠른 속도의 가스의 흐름속에 미립자를 띄우는 것이다. 에어로졸 발생기(Aerosol generator)는 다양한 크기의 정제되지 않은 미립자를 생성한다. Nebulizer는 선택된 크기의 aerosol을 생성하기 위해 조정장치를 사용하여 정제한다.

Aerosol을 생성하는 방법에 따라 Jet nebulizers와 Ultrasonic nebulizers가 있으며 Jet nebulizers는 Bernoulli의 원리에 의하며, 좁은 통로를 통해 가스를 통과시키면 밀도는 증가하고 측부 압력은 감소한다. 이때 한쪽 끝이 90도 직각의 가는 관으로 액체에 담겨져 있다면 액체로부터 공기로의 압력경사가 생긴다. 이러한 결과로 인한 액체의 유입은 거친 분무를 만들어내고, 이는 단단한 표면이나 조정장치로 전달되어 입자가 큰 미립자를 감소시킬 수 있다.

Ultrasonic nebulizers는 초음파를 이용하는데 초음파는 변환기(piezoelectric transducer)를 통해 액체에 전달된다. 액체는 빠른 부피 변화에 의해 비교적 일정한 미립자 연무(particulate spary)로 변화한 외부의 공기는 액체표면을 통과하여 고밀도의 안정된 aerosol로 방출된다.

2. 분무기의 종류와 특성

수분을 작은 방울(droplet) 형태로 공급해 주며 분무기(nebulizer)에는 Jet nebulizer와 초음파 분무기 등이 있다. 분무기는 차고 건조한 가스를 가습시키며, 약제를 폐 내로 흡인시킨다.

1) 분무기

정량식 분무기에 비해 고농도의 많은 용량의 약물을 폐에 직접 투여하며 기도를 습윤화하기 위해 사용한다. 분무기에 조절판을 추가하여 입자의 크기를 작고 균등하게 만드는 장치이다.

(1) 장점

- 환자 스스로 들여 마시고 내쉬는 호흡을 이용하여 적용할 수 있다.
- 간편하고 일회용이다.
- 허약한 노인, 의식이 없는 환자, 인공호흡기를 하고 있는 환자에게 좋은 방법이다.

(2) 단점

- 약물의 적용시간이 오래 걸린다.
- 환자가 의식이 명료하고 협조적이어야 한다.
- 환자의 호흡양상이 적절하지 않다면 약의 분무는 고르게 되지 않는다.
- 심한 천식의 발작 시에는 평소보다 더 많은 양의 약물흡입이 필요하다.

(3) 종류

■ 저장고의 양에 따라

- small volume nebulizer(6ml)
- large volume nebulizer(500ml 혹은 그이상)

■ 힘의 근원에 따라

- gas powered(pneumatic)
- electrical

■ aerosol 생성 방법에 따라

- mechanical(jet)
- ultrasonic(Devibiss-pulmosonic, Omron-microair, Rhon poulenicm rorer-fisoneb)

■ 환자의 호흡튜브의 위치에 따라

- midstream
- sidestream
- slipstream 등이 있다.

(4) 방법

- 손을 씻는다.
- 사용 목적과 방법을 설명하고 협조를 구한다.
- 분무기를 준비한다.
- 처방된 약물을 넣어주고(mini nebulizer의 경우 용액이 3~5cc가 되도록 생리식염수를 추가한다) medical gas를 5~8l/min까지 올려준다.
- 분무가 되는지 확인한 후 환자의 입에 물려준다(호흡곤란이 심하여 비강 산소요법을 받고 있는 환자는 별도의 산소유량기(wall O_2 flowmeter)를 준비하여 nebulizer 요법 시에도 산소를 중단하지 않아야 한다).
- 20~30분이 지난 후 분무가 끝났는지 확인하고 입안을 물로 헹구게 한다.
- 약물에 따라서 부작용을 관찰하고 기록한다.
- 투여가 끝나면 nebulizer를 분리하여 온수로 헹군 후 종이타월 위에 건조시킨다.

(5) 간호

- 환자에게 느리고 깊게 숨쉬는 방법을 교육한다.
- 허약하거나 노인환자는 감독하는 시간이 필요하다. 필요하면 분무기 잡는 것을 도와준다.
- 치료동안 투약 컵을 위로 똑바로 유지하도록 교육한다.
- 튜브의 연결이 확실하게 되도록 유지하고 분무가 잘 되는지 확인한다.
- 치료 전에 기도경련이 있던 환자가 치료 후에는 개선이 되었는지, 부작용은 없었는지 관찰 후 결과를 보고한다.
- 분무기와 용액들은 멸균해야 되고 연결관 등은 적어도 24시간마다 소독하고 교환한다.
- 분무요법(aerosol therapy) 후에는 체위 배액법, 두드리기 등의 객담을 제거하는 물리요법과 기침을 실시하고 구강위생을 철저히 지키도록 한다.
- 안개요법(mist tent therapy)을 실시할 때 높은 수분을 함유한 공기는 기관지 경련을 일으키므로 숨이 찬 느낌을 갖게 된다. 이 느낌을 완화하기 위해서는 환자가 수분을 가진 분비물을 뱉어내는지 또는 기관지 확장제를 투여하여야 한다.

2) Jet Nebulizer

Jet Nebulizer는 튜브로 끌어 올린 용액을 가스의 힘을 이용하여 흐트러뜨리는 장치로서 작은 droplet은 aerosol로 남아 있고 커다란 입자는 걸러져서 남아있는 용액으로 다시 들어간다(그림 13-29). Jet nebulizer는 공기보유 네블라이저(pneumatic reservior nebulizer)로도 불리며 이는 실온형 및 가온형의 두 가지 형태로 사용가능하며 장기 치료환자에 효과적이다. 실온형은 40%정도의 가습을 제공하며 가온형은 100%까지 가습이 가능하며 상기도를 우회(bypass)하는 경우는 가온형을 사용하는 것이 좋다.

산소와 분무요법을 함께 할 수 있으며 산소요법시 Jet nebulizer는 흡입산소농도(FiO_2) 조절이 가능하다. 산소는 좁은 개구부를 통해 나오며, 산소 유량계의 FiO_2에 따라 대기(room air)가 섞이며, 40, 60, 70 혹은 100%로 고정이 된다. 100%에서는 대기가 거의 섞이지 않게 된다. 또한 흡입산소 농도의 선택이 가능하여 고농도 산소요법시 부작용을 예방할 수도 있다.

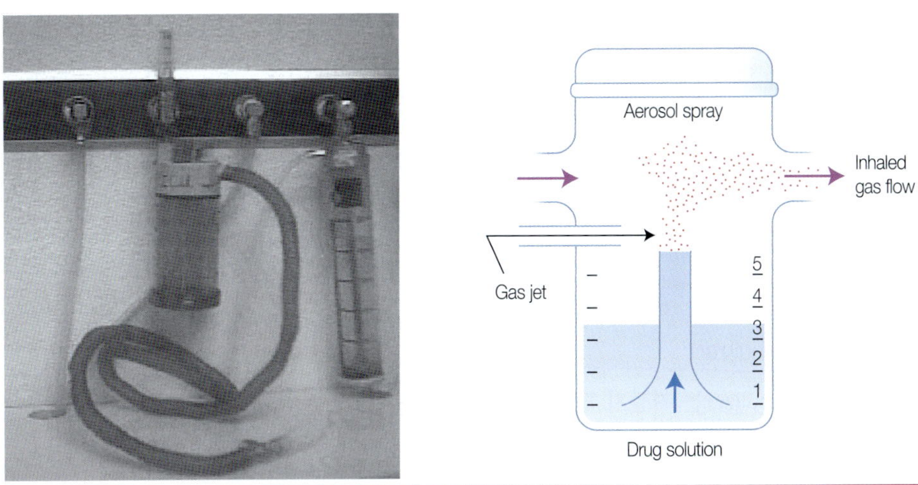

그림 13-29 Jet nebulizer

합병증으로는 저유속(1~5L/min)에서 과열이 초래될 수 있으며, 과열로 인하여 흡입가스의 온도가 높아질 위험이 있다.

일회용 분무기가 아닌 경우에는 박테리아가 형성될 수 있으며 튜브에 수분이 모일 수 있으므로 자주 버려주어야 한다.

물의 높이를 유지하지 않으면 더운 공기 때문에 점막이 건조해 지고 자극을 받을 수 있으므로 물의 높이를 4시간마다 점검하는 것이 좋다.

가온형(heated aerosol)은 후두부종이 있는 경우에는 상기도 부종을 초래할 수 있으며, 이런 경우에는 실온형(cool aerosol)으로 대치하는 것이 좋다.

영아는 습기로 쉽게 수분과잉상태가 될 수 있으므로 매일 체중을 재고 수분과잉증상을 확인하는 것이 중요하다.

3) 초음파 분무기

초음파 분무기(ultra sonics, **그림 13-30**)는 음파를 액체면에 집중시켜 분무를 발생하며 진동빈도에 따라 입자의 크기를 결정한다.

고밀도의 매우 작은 입자를 발생하므로 폐포까지 도달할 수 있으며 분무되는 입자의 90%가 하기도까지 제공되는 장점이 있어 100% 가습을 제공한다. 초음파 분무기는 분당 1~6ml까지 분무하며 입자의 크기는 0.2~10microns이다.

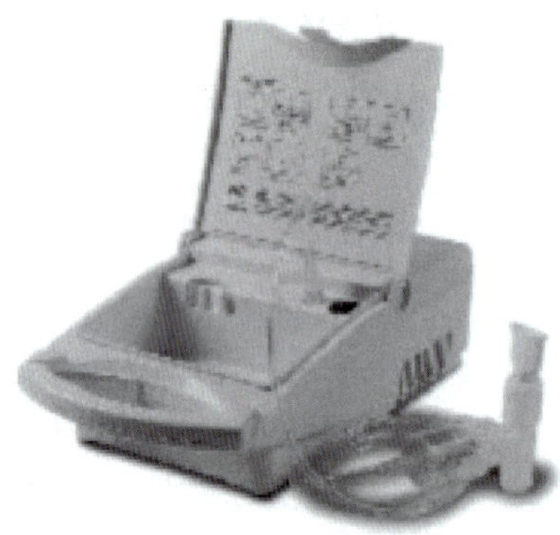
그림 13-30 초음파 분무기

초음파형 분무기는 기체 1L당 55ml의 수분량을 만들 수 있으므로 가온이 불필요하다. 초음파로 산출되는 분무는 찬 안개인데 고습도 치료텐트(mist tent)에 사용되고 안개분무기는 산소마스크나 안면 텐트에 부착시킨다.

안개요법을 실시할 때 높은 수분을 함유한 공기는 특히 천식환자에서 기관지경련이 초래될 수 있으므로 치료받는 동안과 치료 후에 환자를 주의 깊게 관찰하여야 한다. 또한 기관지 경련으로 인해 숨이 찬 느낌을 갖게 되는 데 이 느낌을 완화시키기 위해서 수분을 가진 분비물을 뱉어내도록 하든지 또는 기관지 확장제를 투여하여야 한다.

분비물이 많아지고 엷어지므로 환자가 분비물을 잘 배출할 수 있도록 도와주어야 한다.

수분흡수가 증가되어 수분과잉상태(체중 증가, 폐부종으로 인한 수포음, 심장부담의 증가, 전해질 불균형)에 빠질 수 있으므로 주의 깊게 관찰한다.

4) 흡입기

(1) Small hand-held nebulizer

Small hand-held nebulizer는 기관지 확장제 분무에 효과적이며 한번의 분무는 정해진 양만큼만 나오게 된다.

환자가 과도하게 사용할 수 있으므로 처방된 양이 초과되지 않도록 확인한다.

nebulizer사용법을 환자에게 잘 교육하는 것이 중요하다.

＊ 분무흡입기를 사용하는 방법

- 먼저 흡입기의 뚜껑을 열고 엄지와 집게 손가락으로 용기를 잡고 잘 흔들어 금속용기 속의 약물이 잘 섞이도록 한다.
- 엄지와 집게손가락으로 잡은 상태에서 입에 흡입기를 대고 흡입구의 주위를 입술로 문다.
- 천천히 그리고 완전히 숨을 내쉰 뒤 혀를 아래쪽에 붙인다.
- 숨을 깊이 들이마심과 동시에 용기를 눌러 약물이 나오도록 한다. 이때 만일 숨을 들이마심과 동시에 용기를 누르지 않으면 분무된 약이 폐속까지 도달하지 않기 때문에 충분한 약효가 나타나지 않게 된다.
- 가능한 한 숨을 계속해서 최대로 들이마셔서 분무된 약이 폐속까지 충분히 도달하도록 한다.
- 들이마신 상태에서 10초 동안 숨을 멈춘 뒤 흡입기를 입에서 떼어내고 천천히 숨을 내쉰다.
- 하루에 흡입하는 횟수 및 기타 자세한 사항은 각 약제의 사용법을 참조하고 그에 따른다(두 번째 시도는 적어도 3~5분 후 다시 반복한다).
- 사용 후에는 감염을 예방하기 위하여 nebulizer에 mouthpiece와 cap을 씌워 놓는다.
- 효율적으로 약제를 흡입하기 위하여 스페이서와 같은 보조용기를 사용할 수 있다.
- 흡입제의 남은 양을 확인하는 방법을 익혀 남은 양을 확인한다.

약제흡인을 위한 분무요법의 특성으로는 투여하는 약물이 대상 기관인 폐에 직접 직용히머 흡인을 통한 투여경로로 통증이 없는 장점이 있다. 또한 경구투여에 비하여 적은 용량으로 전신적 치료효과를 나타내며 작동 발현시간이 신속하여 신속한 치료효과를 나타낸다. 진전(tremor)이나 빈맥과 같은 부작용을 최소화 할 수 있다.

(2) 정량식 흡입기(metered dose inhaler, MDI)

MDI는 한번 누를 때마다 일회 용량만 분무되는 흡입기로 약 액을 조그만 쇠통에 압축가스와 함께 넣고 밀봉한 것으로 사용자가 개폐기를 누를 때마다 일정한 용량이 분무 되도록 고안 된 것이다.

구성(**그림 13-31**)은 약물을 담고 있는 약통(canister), 약물 분사장치인 actuator, 액체 약물로 구성되며 약통은 약물, 추진제(chlorofluorocarbon), 윤활제(기침과 폐환기 기능저하가 유발됨)로 되어 있다.

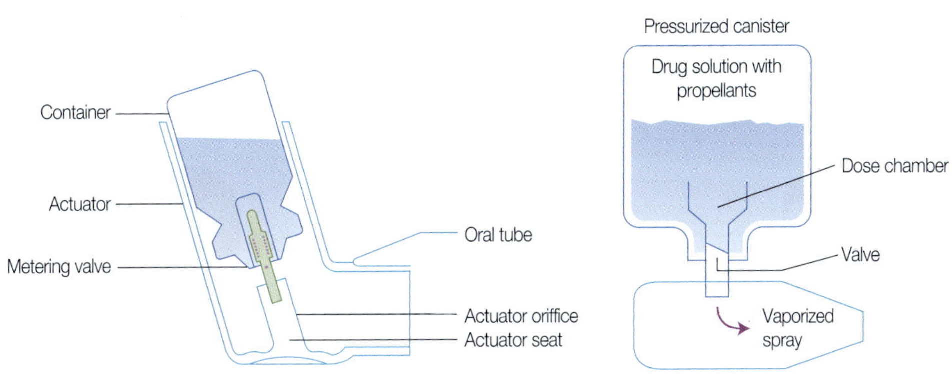

그림 13-31 MDI의 구성

분사와 동시에 흡입하여야 하며, 흡입은 깊게 오랫동안 흡입하여야 한다.

일정한 용량으로 약물을 투여하여 신속한 치료효과를 내고 기도를 습윤화하며 휴대가 간편하여 약물투여를 용이하게 한다.

추진제가 폭발적으로 증발하면서 약물을 미립자로 부수어 빠른 속도로 밖으로 나오며 약물의 속도가 빠르므로 약물의 80% 가량이 구강과 인후부에 침착된다.

하부기도의 침착 정도는 aerosol의 크기, 흡입기류 속도, 호흡수, 호흡량, 숨 참는 시간 및 기도 직경에 따라 다르다.

MDI의 큰 단점은 흡입방법을 반복 교육해도 일부 환자들이 흡입기 작동시간과 흡입시간을 일치시키지 못하는 것이다.

* **MDI 사용방법**

- 흡입기 뚜껑을 열고, 똑바로 세워서, 4~5회 정도 위아래로 세게 흔든다.
- 천천히 숨을 내쉰다.
- 그림 13-32 (A) Open mouth technique: 입으로부터 손가락 2~3개정도(약 4cm)앞에 두고 흡입기를 세운다. (B) Closed mouth technique: 흡입기를 이와 입술로 문다. (C) Spacer: 흡입 보조기를 이와 입술로 꼭 문다. 1회에 모두 마시기 어려운 경우 5회 정도 일반호흡으로 마신다.
- 용기를 눌러 약물을 분사하는 동시에, 숨을 입으로 약 3~5초간 천천히, 깊게 들이 마신다.
- 가능한 숨을 오랫동안(약 5~10초간) 멈춘다.
- 천천히 코로 숨을 내쉰다.
- 1회 이상일 경우 1분 이상 기다렸다가 반복한다.
- 소염제는 구강인두의 칸디다증의 위험을 최소화하기 위해 반드시 입을 헹군다.

(3) 건조분말 흡입기(dry powder inhaler, DPI)

숨을 힘껏 들이쉴 때 분말(약성분 + 부형제) 에어로졸을 만들어 흡입한다.

■ 특징

특징으로는 Chlorofluorocarbon 같은 가스를 이용한 추진제를 사용하지 않는다는 것이다. 따라서 분사와 동시에 흡입하지 않아도 되지만 흡입 시 빠르고 세게 들이마셔야 한다. 숨을 힘껏 들여 마실 때만 약물이 흡입되어 약물의 낭비를 줄이고 하부기도 깊숙히 약물을 투여할 수 있다.

Diskhaler(becodisk puff)는 흡입속도가 느려도 작동한다.

■ 단점

- 심한 천식 발작 시 힘껏 흡입하지 못하면 폐 내로 흡입되는 약물이 거의 없다.

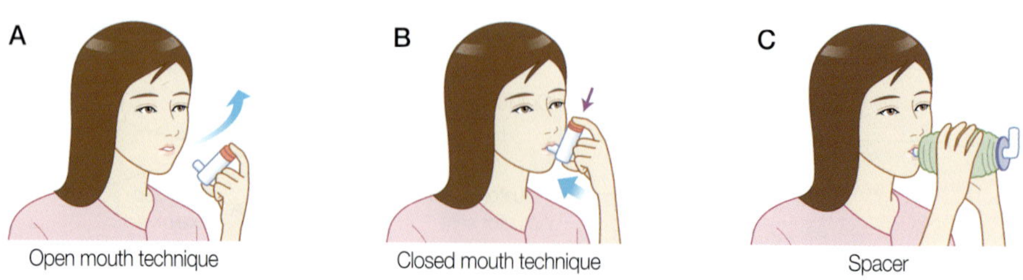

그림 13-32 분무흡입기를 사용하는 방법

- 단위 용량 당 MDI 보다 비싸며, 같은 효과를 얻기 위해서는 용량을 배가시켜야 하므로 비용이 더 든다.
- 흡입하기 전에 약물을 불어버리면 약물이 날아가 버릴 수도 있다.
- 습도가 높은 환경에서는 작동하지 않을 수도 있다.
- 보조 부착용기를 사용할 수 없어서 부작용을 줄일 수 없다.

■ Pulmicort turbuhaler 사용방법(그림 13-33)

약 분말을 담은 용기에서 일정량을 정량으로 흡입하는 형태로 부형제를 함유하지 않고 약 성분만을 함유하고 있다.

- 뚜껑을 돌려서 연다.
- 흡입기를 똑바로 세운 상태에서 아래 쪽 손잡이를 오른쪽으로 끝까지 돌린다.
- 손잡이를 다시 왼쪽으로 돌리면 딸깍 소리가 나면서 1회 흡입 용량이 준비된다.
- 숨을 천천히 내쉰다. 이 때 흡입구에 대고 숨을 내쉬지 않도록 한다.
- 흡입기를 이와 입술로 물고 숨을 가능한 빨리, 힘껏 깊게 들이 마신다.
- 가능한 숨을 오랫동안(약 5~10초) 멈춘다.
- 천천히 코로 숨을 내쉰다.
- (1회 이상일 경우) 1분 이상 기다렸다가 다시 반복한다.
- 뚜껑을 돌려서 닫는다.
- 소염제는 사용 후 반드시 입을 헹구어 낸다.

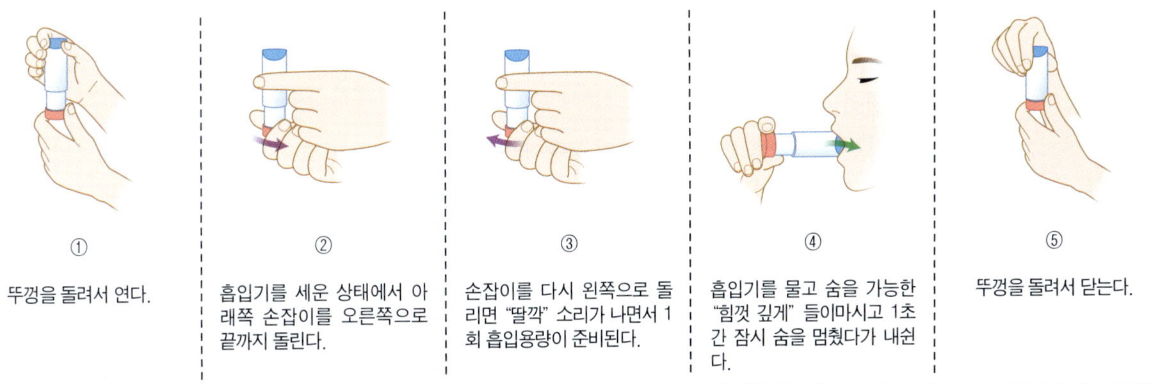

그림 13-33 터부핼러 사용방법

■ Azamacort puff 사용방법(그림 13-34)

사용 전 준비단계만 MDI와 다르며 사용하는 단계는 MDI 방법과 일치한다.

＊ 사용 전 준비단계

- 흡입제의 화살표를 일치시켜 놓는다.
- 흡입제를 완전히 당겨서 약물이 방출되는 밸브가 보이도록 한다.
- 흡입제를 L자 모양으로 구부린다.
- 흡입제 위 부분 기둥의 튀어나온 부위가 아랫부분의 홈에 끼이도록 고정시킨다.
- 흡입구의 뚜껑을 뺀다.

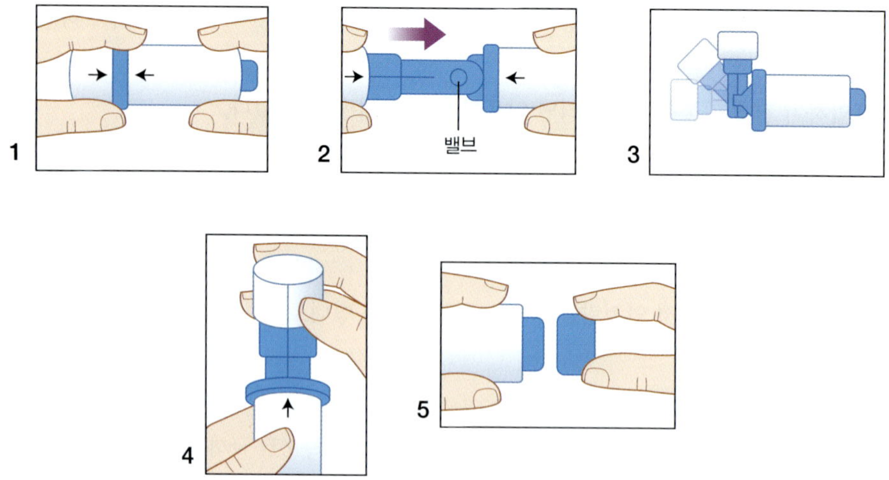

그림 13-34 puff 사용방법

- Diskus 사용방법(그림 13-35)

약 분말을 담은 blister를 테이프식으로 말아 놓고 하나씩 돌려가며 흡입하는 형태로 60회 사용할 수 있다. 각 blister에는 약물과 lactose가 들어 있다.

- 손잡이를 이용하여 딱 소리가 날 때까지 몸체를 회전시키면 흡입구와 작동레버가 나온다.
- 작동레버를 오른쪽으로 끝까지 돌리면 포낭 속의 분말이 흡입구 부분에 위치하게 된다.
- 숨을 천천히 내쉰다. 이 때 흡입구에 대고 숨을 내쉬지 않도록 한다.
- 흡입구를 이와 입술로 물고, 숨을 가능한 빨리, 깊게 들이마신다.
- 가능한 숨을 오랫동안(약 5~10초간) 멈춘다.
- 천천히 코로 숨을 내쉰다.
- 처방된 용량만큼 흡입이 끝나면 작동레버를 원위치로 옮기고 흡입구 부분이 오염되지 않도록 손잡이를 다시 돌려놓은 후 보관한다.
- 약물 흡입 후 입안을 물로 헹구어 낸다.

3. 호흡요법 약제의 종류 및 특성

1) 점액희석 및 용해제

객담은 mucopolysaccharide를 포함하여 mucoprotein, 전해질, 수분, 세포의 파편 및 기도의 분비물 등으로 이루어져 있는데 특히 기도의 분비물은 여러 가지 자극에 대한 반응으로서 술잔세포(goblet

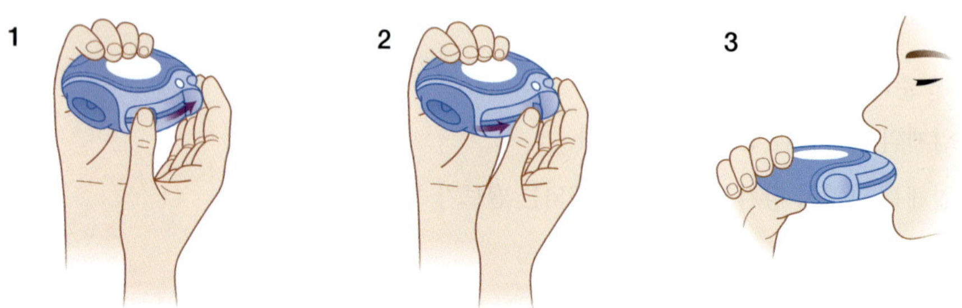

그림 13-35 Diskus 사용방법

cell)에서 예민하게 분비되고 있는 점액성 물질과 미주신경의 지배를 받고 있는 기관지선(bronchial glands)으로부터 분비되는 수액성 물질로 구성되어 있다. 기관지천식이나 낭성 섬유증(cystic fibrosis)환자에서는 기도가 점액플러그(mucus plugs)에 의해서 흔히 폐쇄된다는 사실이 널리 알려져 있으나 중환자실에서 흔히 보는 끈끈한 분비물은 감염에 의한 경우가 가장 많다.

(1) 점액희석제

점액은 90% 이상이 수분으로 구성되어 있어서 심한 탈수증 또는 기관내 튜브나 기관 절개관을 통해서 건조한 공기를 장기간 흡입하게 되면 점액의 점도가 높아져 기관지벽에서 쉽게 떨어지지 않으므로 점액의 점도를 낮추기 위해서 0.9% 생리식염수 2~3ml를 기관내로 주입한다.

0.45% 식염수는 초음파 분무흡입 시에 적절하며 고장성 식염수(1.8~15% Nacl)는 삼투압 효과로 점막의 모세혈관으로부터 수분을 기도 내로 끌어내어 점액을 묽게 하고 또한 mucoprotein-DNA복합체에 작용하여 점도를 낮추는 효과가 있으므로 하루에 10ml 이내로 단기간 사용하면 효과적이다.

(2) 점액용해제

점액용해제는 점액 중에 긴 고리(chain)로 연결되어 있는 mucoprotein을 짧게 잘라서 쉽게 이동할 수 있도록 하고 또한 점도를 낮추는 성질을 가지고 있는 약제들이다.

- 중탄산나트륨(sodium bicarbonate)

점액의 pH를 높여서 접착력과 점도를 낮추는 작용이 있으며 또한 점액의 이동과 accetylcysteine의 점액용해능력을 상승시키는 작용도 함께 가지고 있다.

중탄산나트륨 2~3ml를 직접 기도 내로 주입하거나 또는 2.7~5% 농도로 분무흡입하는데 특히 고농도의 중탄산나트륨을 주입하게 되면 기침이나 기관지 경련이 일어날 수 있으므로 주의하고 아울러서 pH가 낮은 기관지확장제(산성 용액)를 중탄산 나트륨과 함께 사용할 경우에는 이 약제가 중탄산나트륨의 높은 pH에 중화되므로 유의한다.

- Acetylcysteine(Mucomyst, Nucomyt)

점액중의 이황결합(disulfide bonds)을 파괴하여 점도를 낮추는 작용이 있으며 10% 용액 1~3ml를 1일 3~4 단독 또는 다른 약제와 혼합하여 기관지내로 직접 주입하거나 분무흡입하는데 최대 용량은 1회 10% 용액 10ml이다.

미세한 분무입자로 흡입하면 폐포의 표면활성물질에 손상을 줄 수 있으며 또한 구토감과 작열감, 발진, 발열, 기관지 협착 및 경련 등의 부작용도 발생할 수 있다.

2) 진해거담제

기침은 기도의 분비물을 제거하려는 일종의 기도 보호반사이기 때문에 분비물이 축적되어 있는 경우에 기침반사를 억제하는 것은 오히려 해로울 수도 있으나 기침이 너무 심하여 환자가 무척 괴로워하거나 기관지경검사 또는 다른 기도조작을 할 경우에는 적절한 약제를 사용하여 기침반사를 억제하거나 또는 완화시켜주는 것이 좋다. 기침을 억제하고 기도분비물의 배출을 촉진시킬 목적으로 투여하는 약제에는 다음과 같은 것들이 있다.

(1) Accetylcysteine(Mucomyst, Nucomyt)

- 점액희석 및 용해제(상단 참조)

(2) Lidocaine

말초작용성 진해제로서 1% lidocaine 1~2ml/kg를 정맥으로 주사하거나 또는 1~2% lidocaine 2~4ml를 기도내로 점적주입할 수 있는데 특히 lidocaine은 기관내 튜브나 기관절개관을 삽입하고 있는 환자에서 기관분비물을 흡인할 때 자극에 의해서 발생하는 기침을 억제할 목적으로도 사용하고 있다.

3) 기관지 확장제

기관지를 확장시킬 목적으로 사용하는 약제에는 교감신경성 및 부교감 신경성 기관지 확장제 그리고 기타 기관지 확장제 등이 있다.

기도의 평활근에 존재하는 여러 수용체의 종류와 그 수용체가 자극되었을 때의 생리적 반응 및 이 반응에 관여하는 cyclic nucleotides와 같은 교감신경성 약제는 adenylate cyclase의 작용을 활성화하여 c-AMP의 농도를 증가시키고 그 영향으로 기관지 평활근을 이완시키는데 반해서 부교감신경성 약제는 guanylate cyclase의 작용을 활성화하여 c-GMP의 농도를 증가시키므로써 반대로 기관지 평활근을 수축시키는 점이 서로 다르다.

(1) 교감신경성 기관지확장제

가장 많이 사용하는 기관지 확장제이며 이 약제는 adenylate cyclase를 활성화하여 c-AMP를 증가시키는데 c-AMP가 기관지 평활근을 이완시키는 작용이 있기 때문에 결과적으로 기관지 확장 효과가 나타난다.

이 약제는 분무형태로 흡입하거나 경구로 투여하는 방법 또는 두 가지 방법으로 동시에 투여할 수도 있다.

- Epinephrine

Epinephrine은 강력하게 교감신경계를 자극하는 약제로서 α 및 β-수용체를 모두 자극하며 경구로 투여하면 거의 대부분이 위에서 불활성화되므로 효과가 없어진다. 따라서 이 약제를 기관지확장 또는 기관지의 부종 및 충혈을 제거할 목적으로 사용할 경우에는 분무흡입이나 피하로 투여하는 것이 효과적이다.

분무로 투여할 경우에는 1:1,000 용액 0.25~0.5ml를 생리 식염수 3~5ml에 희석하여 1~2분 간격으로 1~2회 흡입시키며 흡입 후 입안을 물로 씻어내면 건조감을 예방할 수 있다.

분무로 투여할 경우에 호흡기로 실제 전달되는 약제의 양이 어느 정도 되는지에 대해서는 아직 확실하게 알려져 있지 않으나 대체로 10~15% 정도 될 것으로 추정하고 있으며 이 정도의 소량으로도 β_1-수용체가 자극되어 부정맥, 심계항진, 심박동수의 증가 등 심혈관계의 부작용이 나타날 수 있으므로 특히 노약자나 심혈관계에 질환이 있는 환자에게는 주의하여 사용하고 가능하면 다른 약제로 바꾸어 사용하는 것이 안전하다. 피하나 근육으로 주사할 경우에는 혈관수축으로 인한 괴사를 방지하기 위하여 1:1,000이하의 농도로 투여하여야 한다.

- Racemic epinephrine

Epinephrine의 두 이성체(isomer)를 혼합한 약물로서 epinephrine보다 강도가 낮아서 부작용이 비교적 적은 편이며 기관지 확장과 α-수용체를 자극하는 효과로 혈관이 수축되므로 충혈이 감소하고 기도의 부종이 개선된다. Croup초기, 기관 내 삽관에 의한 부종, 기도기관지염 등에 효과적이며 2.25% 용액 0.25~0.5ml를 생리식염수 3~5ml에 희석하여 분무한다. 이 약제는 오직 분무흡입으로만 사용하여야 하며 일단 개봉하여 사용한 것은 냉장고에 보관하여야 한다.

- Isoproterenol(Isuprel)

α-수용체를 자극하는 작용이 없는 강력한 β-수용체 자극제로서 분무형 기관지 확장제로 널리 사용되고 있다. β-수용체를 자극하는 작용이 있기 때문에 부정맥이 발생할 수 있으며 말초혈관을 확장하므로 말초의 저항과 혈압이 감소한다. 또한 심박동수가 증가하고 심근수축력의 증대에 의해서 심박출량이 증가한다.

- Albuterol(Salbutamol, Ventolin)

β-수용체를 자극하는 효과가 미약한 반면에 β-수용체에는 선택적으로 작용하는데 isoproterenol 보다 기관지 확장효과가 우세하고 부작용이 적으며 대사가 느리기 때문에 작용시간이 길다. 경구투여가 가능하며(1일 6~16mg, 3~4회 분복) 기관지경련이나 급성 천식 시에는 분무형태로 투여하는데 적정량은 200 μg/kg이다. 식욕부진, 구역 및 구토, 설사, 두통, 빈맥, 심계항진 등의 부작용이 나타날 수 있으며 특히 갑상선기능 항진증, 심질환 및 말초혈관장애, 고혈압 그리고 당뇨병 환자 등에게서는 신중히 투여하여야 한다.

- Metaproterenol(Alupent)

β_1 및 β_2-수용체를 자극하는 효과가 비슷한 isoproterenol의 유도체로서 isoproterenol과 비슷한 약리 작용을 가지고 있으며, 작용시간이 긴 반면에 강도는 약한 편이다.

피하, 정맥, 근육(1일 1앰플을 1회 주사) 및 경구투여가 가능하며(1일 30~80mg을 3~4회 분복) 분무흡입 시에는 5% 용액 0.2~0.3ml를 3ml 생리식염수에 희석하여 3~4시간마다 2~3회 흡입한다. 혈압의 변동, 안면홍조, 창백, 심계항진, 떨림(tremor), 불면, 구역, 구토 및 발진 등이 부작용으로 나타날 수 있다.

- Terbutaline(Bricanyl)

Isoproterenol의 유도체로서 β_1-수용체보다는 β_2-수용체를 자극하는 효과가 우세하며 선택성, 지속성 기관지 확장작용(**그림 13-36**) 외에 섬모의 운동을 촉진하고 비만세포(mast cell)로부터 화학적 매개체의 유리를 차단하는 작용도 가지고 있다.

경구나 피하로 투여할 수 있고 분무 흡입 시에는 0.1% 용액 1~2ml를 2ml 생리식염수에 희석하여 흡입하며 포도당이나 식염수 500ml당 3~5앰플(1ml 앰플 중 terbutaline 0.5ml 함유)을 희석하여 8~10시간 동안에 분당 10~20방울의 속도로 점적 주입하기도 한다.

그림 13-36은 급성 천식발작 환자에서 terbutaline을 경구, 피하 그리고 분무형태로 각각 투여한 다음 FEV1(forced expiratory volume for 1sec)의 변화로써 기관지 확장 효과를 비교한 것인데 이 결과에 의하면 분무형태로 투여하는 방법이 적은 양으로도 뚜렷하게 기관지확장 효과를 나타낸다는 것을 알 수 있다.

심계항진, 빈맥, 혈압의 변동, 흉부의 압박감. 손가락의 떨림, 두통, 구역, 구토, 발진 등이 부작용으로 나타날 수 있으며 갑상선 기능 항진증, 고혈압, 심질한, 당뇨병 그리고 간질발작 환자 등에게는 신중하게 투여하여야 한다.

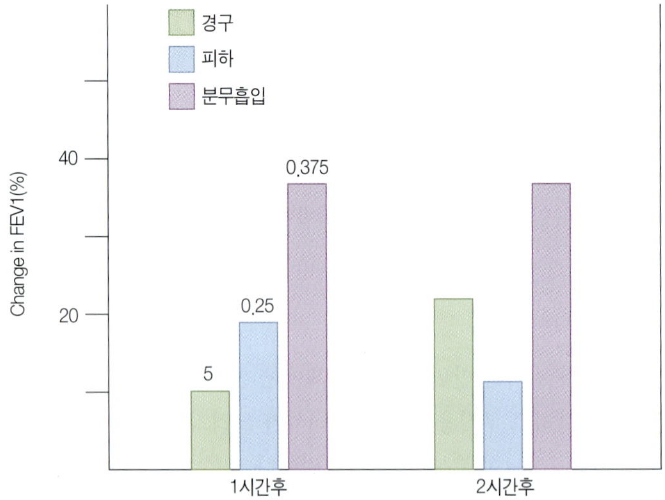

그림 13-36 급성 천식발작 환자에서 terbutaline의 투여방법에 따른 기관지확장효과 비교

Terbutaline을 경구, 피하, 그리고 분무형태로 각각 투여한 다음 FEV1의 변화로써 기관지확장효과를 비교할 때 분무형태로 투여하는 방법은 적은 양으로도 뚜렷하게 기관지확장효과를 나타낸다는 것을 알 수 있다. 왼쪽 막대그래프의 위에 쓰인 숫자는 각각의 투여경로에 따른 용량을 가리킴

- Fenoterol(Berotec)

β_2-수용체에 선택적으로 작용하며 기관지 확장작용 외에 항알레르기 작용도 가지고 있다. 경구 또는 분무투여가 가능하며 작용시간도 8시간 정도로 길다. 기관지 경련의 급성 발작을 예방할 목적으로 성인은 1정량식(metered-dose)분무용량을 1일 3회, 6세 이상 소아는 1일 2회 분무 흡입하며 기관지경련의 급성 발작 시에는 1정량식 분무용량을 흡입한다.

심계항진, 말초혈관확장, 두통, 구역, 떨림, 불면증, 발한, 불안감 등이 부작용으로 나타날 수 있으며 임신한 당뇨병 환자는 혈당이 상승하면 유산할 우려가 있으므로 인슐린의 투여량을 증가시켜야 한다.

지금까지 열거한 여러 교감신경성 기관지확장제의 투여방법을 정리하면 **표 13-9**에서 보는 바와 같다.

(2) 부교감신경성 기관지확장제

주로 직경이 큰 기관지평활근에서 acetylcholine의 부교감신경성 흥분작용을 차단하여 기관지를 확장시키는데 특히 만성 기관지염이나 폐기종 환자에서 그 효과가 탁월하다.

표 13-9 교감신경성 기관지확장제의 투여방식

약제	β_2-선택성	분무흡입기*	분무용액#	비경구	경구
Epinephrine	-	+	+	+	-
Ephedrine	-	-	-	-	+
Isoproterenol	-	+	+	+	-
Albuterol	++	+	+	+	+
Metaproterenol	+	+	+	-	+
Terbutaline	++	-	+	+	+
Fenoterol	++	-	+	-	+

* Metered-dose inhaler　# Aerosol solution

■ Atropine

Atropine을 분무로 투여할 경우에는 0.2% 농도의 atropine을 동량의 물과 혼합하여 사용하며 (0.025~0.05mg/kg) 분무 atropine은 기관지 확장작용이 있고 작용시간도 isoproterenol보다 길지만 기도점막을 건조하게 만드는 효과가 있어서 점막의 섬모운동이 억제되므로 섬모운동을 자극하는 β-수용체 자극제와 함께 사용하는 것이 좋다.

정맥으로 투여할 경우에는 빈맥, 요정체, 장운동의 감소, 불투명 시야(blurred vision) 그리고 기도의 건조 등이 나타나나 호흡기도에 직접 사용할 경우에는 이런 부작용이 나타나지 않는다.

■ Ipratropium bromide

Atropine과 비슷하게 빈맥, 기관지 분비물의 감소, 그리고 acetycholine의 muscarinic 효과를 차단하여 장시간 기관지를 확장하는 작용을 가지고 있으나 atropine과는 달리 중추신경계를 자극하는 증상이 없고 점막의 섬모운동을 억제하지 않는 장점을 가지고 있다.

만성 폐쇄성 폐질환 환자에게는 유효하나 천식환자에게는 큰 효과가 없으며 분무형태로 하루에 4회 흡입하는데 1회에 두 번 흡입한다(18μg/1회 흡입). 항콜린성 기관지확장제인 atropine과 ipratropium의 용량, 작용발현 및 작용시간을 각각 비교하면 **표 13-10**과 같다.

(3) 기타 기관지확장성 약제

■ Steroid제제

스테로이드제제 중에서 dexamethasone, triamcinolone, prednisolone 그리고 beclomethasone 등은 특별히 분무형태로 투여할 수 있는데 스테로이드제제를 분무흡입으로 투여할 경우에는 환자의 부주의로 자칫 과용량이 될 수 있으므로 사용하기 전에 충분하게 설명해 주어야 한다.

■ Intal(sodium cromoglycate)

천식발작을 예방하거나 또는 발작의 정도 및 횟수를 약화시키는 효과가 있으나 일단 경련이 발생한 다음에는 투여해도 큰 효과를 기대할 수 없다. 이 약제는 주로 분말형태로 사용하는데 하루에 3~4캡슐(1캡슐 20mg)을 흡입기(inhaler)를 통하여 1일 4회 흡입한다. 인후두 자극감, 과민증, 구역 등의 부작용이 나타날 수 있다.

■ Prostaglandins(PG)

PG E를 정맥으로 투여하면 폐동맥압이 감소하고 심박출량과 심박동수가 증가할 수 있으며 PG E를 분무흡입하면 histamine, acetylcholine, serotonin, bradykinine 또는 과민반응에 의해서 발생하는 기관지수축을 억제할 수 있다.

PG E의 기관지확장 능력은 isoproterenol의 기관지확장 능력보다 5배나 더 강력하며 분무흡입할 경우에 isoproterenol은 심박동수를 7% 증가시키는 반면에 PG E는 단지 2% 증가시키고 또한 폐에서 대사되므로 기관지천식의 치료제로서 추천되고 있다.

표 13-10 항콜린성 기관지확장제의 비교

약제	분무흡입량	효과발현	최대효과	작용지속
Atropine	0.025-0.075mg/kg	5~30분	30~170분	3~5시간
Ipratropium	0.02-0.03mg/kg	3~30분	90~120분	3~6시간

표 13-11 정량식 흡입기(MDI)를 사용하는 기관지 확장 흡인제

분류	상품명(약명)	성분 함량	작용	용법 및 용량	주의사항
교감신경 자극제	Berotec-puff : fenoterol HBr	15ml (300dose)	· 기관지 확장제 · 기관지 경련의 해소 · 작용발현 시간은 빠르고 지속시간은 8시간 이상 · 기관지 천식, 기관지 염증에 효과	· 1번 분무 시 0.2mg 분무 · 1회에 1~2번씩 1일 3회 분무	· 금기 :갑상선 중독증 대동맥 협착 환자 · 부작용 :한 빈맥, 두통, 불면
	Ventolin puff : Salbutamol sulfate	20mg (200dose)	· 심장에 대한 자극이나 혈압에 미치는 영향이 적으며 평활근에만 작용하여 기관지 확장에 효과적 · peak time은 투여 후 1시간 1시간30분 후 1회 분무시 약효는 최소 4시간 까지 지속됨 · 기관지 천식, 만성 기관지염에 효과	· 1번 분무 시 0.1mg 분무	· 금기 :교감신경 흥분성 아민류에 과민증이 있는 환자, 비후성 심근병증 환자 · 부작용 :수면장애, 심계항진
	Serevent puff : Salmeterol	25㎍ (120dose)	· 다른 puff보다 오랜 시간 지속 되며 기관지 확장 효과도 좋고 12시간 효과 지속 · 흡입 후 10-20분 후 효과가 나타남 · 야간천식, 운동유발 천식, 만성기관지염에 효과	· 1회 분무 시 25㎍ 분무 · 1회 2번씩 1일 2회 분무	· 금기 :급성질환의 목적으로 사용하면 안됨 · 부작용 :흡입직후 천명증가를 수반한 역리성 기관지 경련, 진전, 두통, 서맥, 중증 저칼륨혈증
부교감신경 억제제	Atrovent puff : Ipratropium bromide	15mg (300dose)	· β_2 stimulants에 반응하지 않거나 내성이 있는 환자에게 유용 · 2차적 기관지 확장제 · 기관지 천식, 폐기종, COPD에서 가장 우수한 기관지 확장제	· 1번 분무 시 20㎍ 분무	· 산동작용이 있으므로 눈을 향해 분무하지 않음 · 금기 :녹내장, 전립성 비대증 환자
스테로이드제	Pulmicort-puff : Budesonide	400mg (100dose)	· 기관지 천식 치료제 · 천식증상의 완화보다 천식의 발작 예방	· 1번 분무 시 budesonide 200㎍ 분무 · 1회 2번씩 1일 2회	· 기관지 협착 (교감신경자극제의 병용 투여로 예방이 가능) · 캔디다증 예방을 위해 사용후 입안을 물이나 mycostatin으로 함수
	Becotide :Beclomethasone dipropionate	10mg (200dose)	· 기관지 확장 작용은 약하나 가장 강력한 천식 치료제 · 기관지 확장제로는 효과가 약하며 증상이 악화되는 천식치료에 효과적	· 1번 분무 시 50㎍ 분무 · 1회 2번씩 1일 3-4회	· 사용 후 물이나 mycostatin으로 함수 · 캔디다증 악화, 구역, 설사, 식욕 부진

표 13-12 건조분말 흡입기(DPI)사용하는 기관지 확장제로 쓰이는 흡입제

분류	상품명(약명)	성분 함량	작용	용법 및 용량	주의사항
스테로이드제	Azmacort :Triamcinolone Acetonide	60mg (240dose)	· 기관지 천식 치료 · 용기에 spacer가 부착되어 있어 구강 감염의 부작용을 최소화 · 부신기능저하가 거의 안 나타남 · corticosteroids의 장기치료를 요하는 기관지 천식 · 전신성 corticosteroid 의존하는 천식	· 1번 분무 시 100㎍ 분무 · 1회에 2번 1일 3~4회 분무	· 투여중지 : 급발작성 천식, 기관지 확장제나 기타 비스테로이드제로 치료 가능한 기관지 천식 환자 · 부작용 : 구강 캔디다증, 목이 쉼, 인후건조, 기침
	Becodisk	BDIS-A 200㎍ (112dose)	· 폐에 항염증 효과 · 경구용 스테로드제제에 비해 전신 작용을 적게 나타냄 · 기관지 확장제 단독으로 잘 치료되지 않는 천식	· 1번 분무 시 400㎍ 분무 · 1회 2번 1일 2회	· 활동성, 잠재성 폐결핵 환자에게 신중투여 · 구강, 캔디다증, 쉰 목소리, 인후 자극
	Pulmicort turbuhaler	20mg (100㎍/1dose)	· 일반 에어로졸 흡입제에 비해 약물의 폐분포가 약 2배가 높고 치료효과도 높음 · 기관지 천식에 유효	· 1회 분무 시 200㎍ 분무 · 1회 2번 1일 2회	· 폐결핵, 진균 및 바이러스에 의한 기도 감염 환자에 주의 · 인후의 경미한 자극, 기침, 목이 쉼

참·고·문·헌

- 김동수(1995). 호흡관리의 실제, 군자출판사
- 서울대학교병원 간호부(2002). 호흡기계 환자간호, 보수교육 교재
- 서울대학교병원 호흡기내과(2002). 산소요법, Virtual MD
- 서울특별시 간호사회(2001). 호흡기계 환자간호, 보수교육교재
- 임상간호사회 중환자간호분야회(1995). 중환자간호매뉴얼 I
- 임상간호사회 중환자간호분야회(1998). 호흡기계 중환자간호, 보수교육교재
- 임상간호사회 중환자간호분야회(2000). 호흡기계 중환자간호, 보수교육교재
- Braun HA, et al. (1980). Introduction to respiratory phygiology 2nd ed, Boston: Little, Braun and Company.
- Debra J. Lynn -McHale, Karen K. Carlson(2001). AACN Procedure Manual for critical care, 4th edition, Saunders
- Luce JM, et al. (1984). Intensive respiratory care, Philadelphia: WB Saunders Co.
- Paul L. Marino(1991). The ICU Book, 2nd edition, Lippincott Williams & Wilkins.
- Shapiro BA, et al.(1991). Clinical application of respiratory care. 4th ed, Chicago: Year Book Medical Publishers.

Chapter 14 흉관 관리

학습목표

1_ 흉관 삽입의 원리 및 관련 간호를 설명한다.

2_ 밀봉흉곽배액의 원리 및 관련 간호를 설명한다.

3_ 흉관 제거 관련 간호를 설명한다.

I. 흉관 삽입

1. 원리

정상 상태에서 흉막강 내는 폐쇄된 공간이며 정상 호흡기전은 음압의 원리를 이용한다. 흉막강 내의 압력은 외부 공기의 압력보다 낮아서 흡기 동안 공기를 폐 내로 움직이게 하는데, 흉벽이 개방되면 음압이 소실되어 폐가 허탈되고, 공기, 체액 또는 다른 물질이 흉막강 내에 고이게 되면 심폐기능의 장애 및 폐의 허탈을 초래한다. 그러므로 흉막강 내의 물질을 제거하고 흉막강 내 음압을 유지시키는 것이 필요하다. 이를 위해 흉막강 내로 흉관을 삽입하여 흉막강 또는 종격동으로부터 축적된 물질을 제거한다.

2. 적응증

- 기흉(pneumothorax, 흉막강 내에 공기가 고이는 것)
- 혈흉(hemothorax, 흉막강 내에 혈액이 고이는 것)
- 혈액기흉(hemopneumothorax, 흉막강 내에 공기와 혈액이 고이는 것)
- 긴장기흉(tension pneumothorax)
- 개흉술(thoracostomy, 예: 심장수술, 폐 절제술)
- 농흉(pyothorax or empyema, 흉막강 내에 농이 고이는 것)

- 유미흉[chylothorax, 흉막강 내에 흉관으로부터의 유미(chyle)가 고이는 것]
- 담흉(cholothorax, 흉막강 내에 담즙이 섞인 체액이 고이는 것)
- 수흉(hydrothorax, 흉막강 내에 비 화농성 장액이 고이는 것)
- 흉막삼출(pleural effusion)

3. 절차

환자를 앉아 있게 하거나 또는 흉관 삽입이 필요한 부위를 위로 하여 누운 자세를 취하게 한다. 흉관 삽입 부위의 피부를 소독하고, 국소마취제를 이용하여 마취를 한다. 피부를 약간 절개한 후 흉관을 흉막강 내로 삽입하는데 공기를 제거하기 위한 경우는 오른쪽 또는 왼쪽 2번째 늑간을 통해 전방으로 삽입하고, 액체나 혈액을 제거하기 위한 경우는 오른쪽 또는 왼쪽 5번째 또는 6번째 늑간을 통해 후방으로 삽입한다. 흉관은 흉벽에 봉합하여 고정시키고, 삽입 부위는 폐쇄 드레싱(occlusive dressing)을 한다.

흉관은 삽입되는 동안 잠겨진 상태이어야 하며, 흉막강 내에 들어간 후 배액체계에 연결되면 잠금 상태를 풀어 배액이 되도록 한다.

4. 환자간호

1) 환자 사정

- 과거 병력 또는 상해 여부
- 심폐기능 상태
- 흉부 방사선, 동맥혈가스검사와 같은 진단적 검사

2) 환자 준비

- 환자가 시술에 대한 사전 교육을 이해하고 있는지 확인한다.
- 시술 동의서를 받는다.
- 삽입 부위를 결정한다.
- 환자가 적절한 자세를 취하도록 돕는다
  [기흉: 옆으로 누운 자세/혈흉: 세미파울러 자세(semi-Fowler' s position)].
- 필요시 처방된 진통제 또는 진정제를 투여한다.

3) 시술 후

- 매 2시간마다 또는 필요시 폐기능 및 활력징후를 사정한다.
- 매 2시간마다 배액을 확인하고, 양과 색깔을 기록한다.
- 삽입 부위의 통증이나 흉부 불편감 등을 사정한다.
- 밀봉배액병의 물이 위 아래로 이동하는지 확인하고, 연결 부위를 점검한다.
- 드레싱 교환 시 또는 매일 삽입 부위와 주위의 피부 상태를 사정하여 피하조직의 공기 축적 여부와 감염이나 염증 증상을 사정한다.

II. 밀봉흉곽배액

1. 원리

밀봉흉곽배액은 water seal을 이용하여 흉막강 내로 공기가 유입되는 것을 막고, 흉막강으로부터 공기나 체액을 제거하며, 흉막강 내의 음압을 유지하고, 허탈된 폐의 재확장을 증진시킨다. 흉관은 병에 부착되어 있으며, 물은 마개(seal)로 작용하여 공기와 체액이 흉부로부터 배액이 되나 공기가 물에 잠긴 관의 끝으로 다시 들어갈 수 없게 한다.

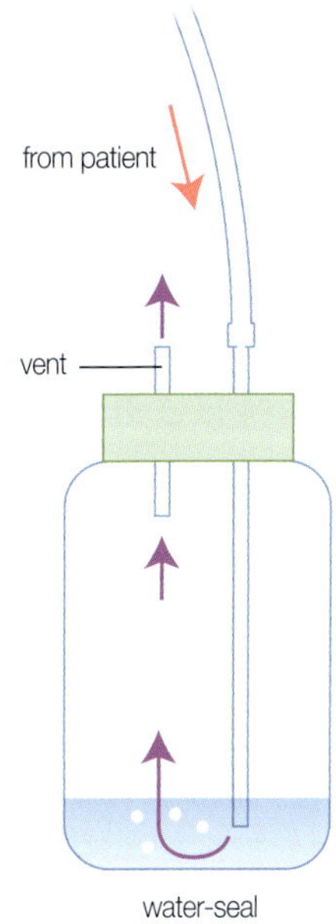

그림 14-1 Single-bottle system

2. 종류

1) 병 1개로 된 밀봉배액 체계 (single-bottle system)

병 1개를 이용한 배액체계로 환자의 흉부로부터 나온 배액관의 끝은 물에 잠기어 흉막강으로부터 공기와 체액을 배액시키고, 공기가 흉부내로 다시 유입되지 못하게 한다. 기능적으로 배액은 중력, 호흡기전 또는 흡인에 의해 이루어진다(그림 14-1).

2) 병 2개로 된 밀봉배액 체계(double-bottle system)

(1) 배액병과 밀봉병으로 구성된 밀봉배액체계

- 병 2개를 이용한 배액체계로 밀봉병(water-seal)과 배액병(drainage collection)으로 구성된다(그림 14-2).

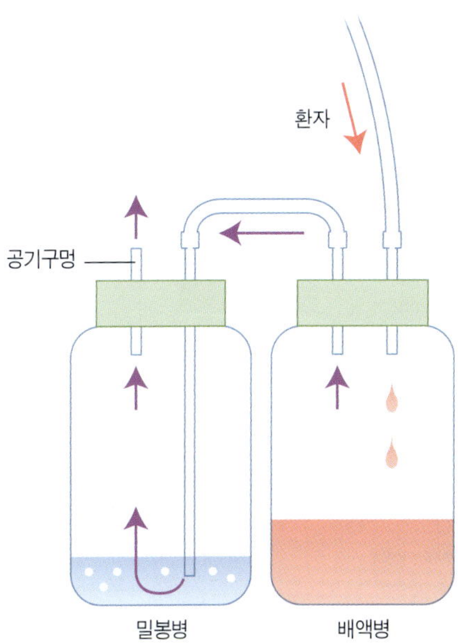

그림 14-2 Double-bottle system

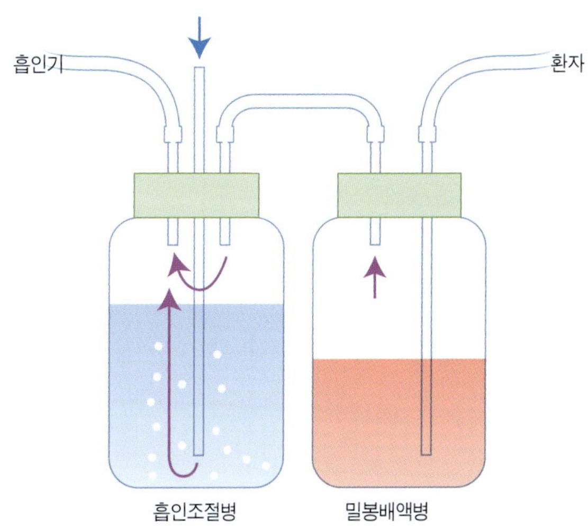

그림 14-3 흡인기가 연결된 Double-bottle system

- 배액의 원리는 single-bottle system과 비슷하며, 이 체계는 배액량에 영향을 받지 않는다.

(2) 밀봉배액병과 흡인조절병으로 구성된 밀봉배액체계

- 병 2개를 이용한 배액체계로 밀봉배액병과 흡인조절병으로 구성된다(그림 14-3).
- 흡인조절병에는 3개의 관이 있다.
  - 밀봉배액병과 연결된 짧은 관
  - 흡인기에 연결된 짧은 관
  - 수면 밑에 있는 긴 관은 외부의 대기에 열려있다. 이 관은 흡인량을 조절하며, 흡인량은 수면 밑에 있는 관의 길이에 따라 결정된다(보통 깊이는 20cm).
- 효과적인 배액은 중력 또는 배액 체계의 공기구멍에 연결된 흡인량에 달려 있다.
- 흡인량은 벽에 부착된 조절기로 조절할 수 있다.

3) 병 3개로 된 밀봉배액체계(triple-bottle system)

- Double-bottle system과 비슷하나 흡인량을 조절할 수 있는 세번째 병이 추가된다(그림 14-4).
- 배액은 중력과 흡인량에 좌우된다. 이 경우 흡인량은 흡인조절병에 의해 조절되며 흡인기는 전체적 밀봉배액의 음압을 유지한다.
- 흡인조절병에는 3개의 관이 있다.
  ① 밀봉병과 연결된 짧은 관
  ② 흡인기에 연결된 짧은 관
  ③ 수면 밑에 있는 긴 관은 병 외부의 대기에 열려 있다. 이 관은 흡인량을 조절하며, 흡인량은 수면 밑에 있는 관의 길이에 따라 결정된다(보통 깊이는 20cm).
  ④ Pleur-Evac의 경우 3개의 병이 1개의 unit 안에 들어 있다.

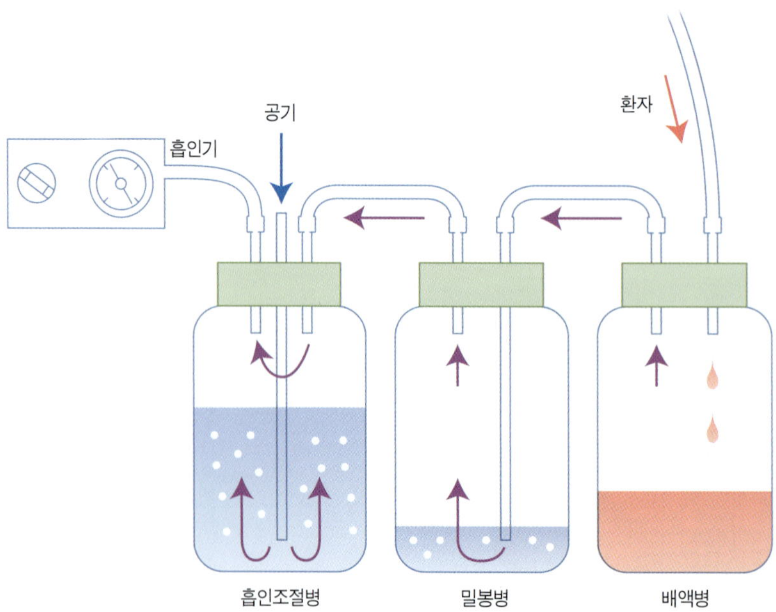

그림 14-4 Triple-bottle system

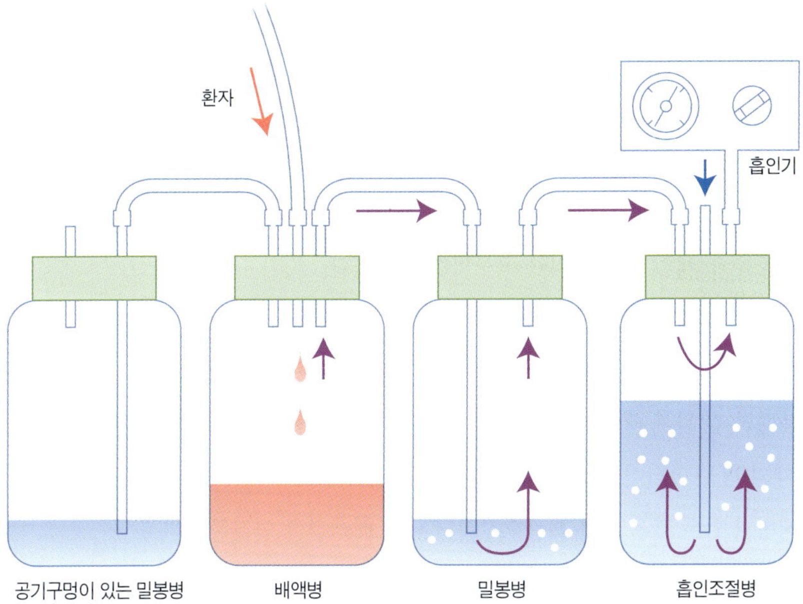

그림 14-5 Four-bottle system

4) 병 4개로 된 밀봉배액 체계(four-bottle system)

공기구멍이 있는 밀봉병(vented water seal)과 배액병, 흡인조절병 및 또 다른 밀봉병으로 구성된 배액체계이다(**그림 14-5**).

3. 절차

1) Single-bottle system

- 손을 씻고 개인보호 장비를 착용한다.
- 멸균된 준비물품을 연다.
- 밀봉배액병에 긴 관의 끝이 약 2cm 정도 물에 잠기도록 하기 위해 멸균증류수 또는 생리식염수를 채운다.
- 병을 두 개의 구멍을 가진 고무마개로 막는다.
- 마개의 한쪽 구멍에 짧은 관을 삽입하고 대기에 열어둔다.
- 마개의 다른 구멍에 긴 관을 삽입하여 물표면 밑으로 2cm(1inch) 정도 잠기도록 한다.
- 바닥이나 받침대에 배액병을 고정시킨다.
- 밀봉배액병의 긴 관에 흉관에서 나온 배액관을 연결시킨다.
- 밀봉배액체계의 모든 연결 부위에 테이프를 붙인다.

2) Double-bottle system

(1) 배액병과 밀봉병으로 구성된 밀봉배액체계

- 손을 씻고 개인 보호장비를 착용한다.

- 멸균된 준비물품을 연다.
- 한 병(배액병)을 두 개의 구멍를 가진 고무마개로 막는다.
- 고무마개 안으로 짧은 관 두개를 삽입한다.
- 다른 병(밀봉병)에 긴 관의 끝이 약 2cm 정도 물에 잠길 정도로 멸균증류수 또는 생리식염수를 채운다.
- 밀봉병을 두 개의 구멍이 있는 고무마개로 막는다.
- 마개의 한 구멍에 짧은 관을 삽입한다.
- 마개의 다른 구멍에 긴 관을 삽입하여 물 표면 밑으로 2cm(1inch) 정도 잠기도록 한다.
- 밀봉병의 긴 관과 배액병의 짧은 관 중 한 개를 멸균연결관으로 연결한다.
- 두 개의 병을 바닥이나 받침대에 고정 시킨다.
- 배액병의 남은 짧은 관과 흉관으로부터 나온 배액관을 연결한다.
- 밀봉병의 짧은 관은 공기구멍(vent)으로 대기 중에 열어두거나 또는 흡인기와 연결하여 지시된 수준으로 흡인을 조절한다(보통 20cmH_2O 흡인 수준).
- 밀봉배액체계의 모든 연결 부위에 테이프를 붙인다.

(2) 밀봉배액병과 흡인조절병으로 구성된 밀봉배액체계

- 손을 씻고 개인보호 장비를 착용한다.
- 멸균된 준비물품을 연다.
- 밀봉배액병에 긴 관의 끝이 약 2cm 정도 물에 잠길 정도로 멸균증류수 또는 생리식염수를 채운다.
- 한 병(밀봉배액병)을 두 개의 구멍을 가진 고무마개로 막는다.
- 마개의 한 구멍에 짧은 관을 삽입한다.
- 마개의 다른 구멍에 긴 관을 삽입하여 물 표면 밑으로 2cm(1inch) 정도 잠기도록 한다.
- 다른 병(흡인조절병)에 멸균증류수나 생리식염수를 지시된 양만큼 채운다(보통 20cmH_2O 흡인 수준).
- 흡인조절병을 세 개의 구멍이 있는 고무마개로 막는다.
- 마개의 중간 구멍을 통해 긴 관을 삽입한다(한쪽 끝은 용액에 잠기게 하고, 다른 한쪽 끝은 대기에 열어둔다).
- 마개의 나머지 두 구멍에 각각 짧은 관을 삽입한다.
- 밀봉배액병의 짧은 관과 흡인조절병의 짧은 관중 한 개를 멸균연결관으로 연결한다.
- 흡인조절병의 남은 짧은 관과 흡인기를 긴 연결관(6피트)으로 연결한다.
- 병들을 바닥이나 받침대에 고정한다.
- 밀봉배액병의 긴 관에 흉관으로부터 나온 배액관을 연결한다.
- 흡인기를 켜고 흡인조절병에서 약간의 공기방울이 지속적으로 생기도록 흡인압을 조절한다. 밀봉배액체계의 모든 연결 부위에 테이프를 붙인다.

3) Triple-bottle system

- 손을 씻고 개인 보호장비를 착용한다.
- 멸균된 준비물품을 연다.
- 한 병(배액병)을 두 개의 구멍을 가진 고무마개로 막는다.
- 고무마개 안으로 짧은 관 두개를 삽입한다.
- 다른 병(밀봉병)에는 긴 관의 끝이 약 2cm 정도 물에 잠길 정도로 멸균증류수 또는 생리식염수를 채운다.
- 밀봉병을 두 개의 구멍이 있는 고무마개로 막는다.
- 마개의 한 구멍에 짧은 관을 삽입한다.
- 마개의 다른 구멍에 긴 관을 삽입하여 물표면 밑으로 2cm(1inch) 정도 잠기도록 한다.
- 나머지 병(흡인조절병)에 멸균증류수나 생리식염수를 지시된 양만큼 더 채운다(보통 20cmH_2O 흡인 수준).
- 흡인조절병을 세 개의 구멍이 있는 고무마개로 막는다.
- 마개의 중간 구멍을 통해 긴 관을 삽입한다. 한쪽 끝은 용액에 잠기게 하고, 다른 한쪽 끝은 대기에 열어둔다.
- 마개의 나머시 두 구멍에 각각 짧은 관을 삽입한다.
- 배액병의 짧은 관 중 한 개와 밀봉병의 긴 관을 멸균연결관으로 연결한다.
- 밀봉병의 짧은 관과 흡인조절병의 짧은 관 중 한 개를 멸균연결관을 이용하여 연결한다.
- 흡인조절병의 남은 짧은 관과 흡인기를 긴 연결관(6피트)으로 연결한다.
- 병들을 바닥이나 받침대에 고정한다.
- 배액병의 남은 짧은 관에 흉관으로부터 나온 배액관을 연결한다.
- 흡인기를 켜고 흡인조절 병에서 약간의 공기방울이 지속적으로 생기도록 흡인압을 조절한다.
- 밀봉배액체계의 모든 연결 부위에 테이프를 붙인다.

4) Four-bottle system

- 손을 씻고 개인보호 장비를 착용한다.
- 멸균된 준비물품을 연다.
- 첫번째 병(공기구멍이 있는 밀봉병)에 긴 관의 끝이 약 2cm 정도 물에 잠길 정도로 멸균증류수 또는 생리식염수를 채운다.
- 밀봉병을 두 개의 구멍이 있는 고무마개로 막는다.
- 마개의 한 구멍에 긴 관을 삽입하여 물표면 밑으로 2cm(1inch) 정도 잠기도록 한다.
- 마개의 다른 구멍에 짧은 관을 삽입하고 대기 중에 열어둔다.
- 두번째 병(배액병)을 구멍이 세 개 있는 고무마개로 막는다.
- 고무마개 내로 짧은 관 세 개를 삽입한다.
- 세번째 병(밀봉병)에 긴 관의 끝이 약 2cm 정도 물에 잠길 정도로 멸균증류수 또는 생리식염수를

채운다.

- 밀봉병을 두 개의 구멍이 있는 고무마개로 막는다.
- 고무마개의 한 구멍에 짧은 관을 삽입한다.
- 마개의 다른 구멍에 긴 관을 삽입하여 물표면 밑으로 2cm(1inch) 정도 잠기도록 한다.
- 네번째 병(흡인조절병)에 멸균증류수나 생리식염수를 지시된 양만큼 채운다(보통 20cmH_2O 흡인 수준).
- 흡인조절병을 세 개의 구멍이 있는 고무마개로 막는다.
- 마개의 중간 구멍을 통해 긴 관을 삽입한다. 한쪽 끝은 용액에 잠기게 하고, 다른 한쪽 끝은 대기에 열어둔다.
- 마개의 나머지 두 구멍에 각각 짧은 관을 삽입한다.
- 공기구멍이 있는 밀봉병의 긴 관과 배액병의 짧은 관 중 한 개, 다른 밀봉병의 긴 관과 배액병의 남은 짧은 관을 각각 멸균연결관을 이용하여 연결한다.
- 밀봉병의 짧은 관과 흡인조절병의 짧은 관 중 한 개를 멸균연결관을 이용하여 연결한다.
- 흡인조절병의 남은 짧은 관과 흡인기를 긴 연결관(6피트)으로 연결한다.
- 병들을 바닥이나 받침대에 고정한다.
- 배액병의 중간 짧은 관에 흉관으로부터 나온 배액관을 연결한다.
- 흡인기를 켜고 흡인조절 병에서 약간의 공기방울이 지속적으로 생기도록 흡인압을 조절한다.
- 밀봉배액체계의 모든 연결 부위에 테이프를 붙인다.

4. 환자간호

- 매 2시간마다 또는 필요시 심폐기능과 활력징후를 사정한다.
- 매 2~4 시간마다 관의 개방성을 점검한다.
- 배액의 종류와 양을 관찰한다.
- 매 시간마다 또는 근무교대 시 배액병의 바깥 부분에 배액량을 표시하고 기록한다.
- 관이 꼬이거나 고리가 만들어지지 않도록 하며, 환자의 움직임을 방해하지 않도록 길이가 충분해야 한다.
- 덩어리나 관을 막는 기타 배액이 있을 때는 배액관을 배액병 쪽으로 짜준다.
- 필요시 증발로 인해 소실된 생리식염수 또는 멸균증류수를 지시된 양만큼 보충해준다.
- 호흡과 더불어 밀봉병 또는 밀봉병의 긴 관의 용액이 위 아래로 이동하는지 사정한다.
- 배액체계에 공기가 새는지를 사정한다.
  ① 밀봉병 내 지속적으로 거품이 발생하는 경우
  ② 공기가 새는 부위를 사정하기 위해서는 가슴 쪽부터 배액체계까지 간헐적으로 흉관 또는 배액관을 묶었다가 풀기를 반복하면서 공기방울이 멈출 때까지 점검해나간다.
- 환자의 통증을 사정하고 적절히 중재한다.
- 드레싱 교환 시 또는 매일 삽입 부위와 주위의 피부상태를 사정하여 피하조직의 공기 축적 여부

와 감염 또는 염증 여부를 확인한다. 드레싱은 분비물로 더럽혀졌거나, 매 2일 또는 3일마다 혹은 의사의 지시가 있을 때 교환한다.

- 환자교육

① 환자에게 밀봉배액체계의 원리 및 절차에 대해 설명한다.

② 절차 수행 후 환자에게 세미파울러 자세를 취하게 한다. 이 자세는 배액 및 호흡을 용이하게 한다.

③ 배액을 향상시키고 분비물의 축적 및 폐의 재팽창을 방해하는 흉막강 내의 압력 상승을 방지하기 위해 매 2시간 마다 체위를 변경하도록 격려한다.

④ 자주 심호흡과 기침을 하도록 한다. 이 때 통증을 감소시키기 위해 흉관 삽입 부위에 압력을 가하여 지지한다. 심호흡과 기침은 흉막내 압력을 증가시켜 배액을 촉진하고 기관 내의 분비물을 제거하여 폐의 재팽창을 돕는다.

⑤ 어깨의 강직을 예방하고 시술 후 통증과 불편감을 감소시키기 위해 환부쪽의 팔과 어깨의 관절범위 운동을 격려한다.

⑥ 배액체계는 가슴 아래로 유지하도록 하며, 중력을 이용한 배액을 용이하게 하고 배액의 역류를 막아 잠재적 흉막 내 감염을 방지한다.

⑦ 통증 완화를 위해 처방된 진통제를 사용할 수 있음을 알려준다.

III. 흉관 제거

흉관 제거는 환자의 폐가 재확장되고 배액이 중단되었을 때 시행한다. 일반적으로 흉관을 제거하기 전 일정 기간동안 흡인기를 이용한 배액을 중단하고 중력에 의한 배액을 시키도록 한다. 흉관 제거 시 봉합을 제거하고 환자에게 심호흡을 시킨 후 내쉬게 한 다음 잠시 숨을 참고 있으라고 지시하거나(valsalva maneuver) 또는 인공호흡기를 적용하고 있는 경우는 기계를 잠시 중단한 상태에서 빨리 흉관을 제거하고, 환자가 최대한 숨을 들이마시는 동안 4×4 거즈패드로 삽입 부위에 약한 압력을 가한다. 일반적으로 흉관 제거 전에 통증 조절을 위해 진통제를 투여하기도 한다. 제거 부위의 드레싱은 바세린 거즈로 흉막 삽입 부위를 덮고, 소독된 거즈로 종격동 삽입 부위를 덮은 뒤 테이프로 고정한다. 흉관의 모든 부분이 제거되었는지 확인하고 흉부 방사선 사진을 촬영하여 기흉 또는 액체의 재축적이 있는지를 확인하며, 흉관이 삽입되었던 부위에서 배액이 계속 있는지 관찰하고 반드시 환자의 호흡곤란 증상 유무를 사정한다.

참·고·문·헌

- 김금순(2003). 통합적 기본 간호학. 한우리
- AACN (2010). AACN procedure manual for critical care(6th ed.). Saunders.
- Lewis, S., Heitkemper, M., & Dirksen, S. (2010). Medical-surgical nursing: Assessment and management of clinical problems(8th ed.). St. Louis: Mosby.
- Sigma Theta Tau Lambda Alpha Chapter-At-Large.(2009). 최신 임상간호 매뉴얼(제 8판). 현문사
- Smeltzer, S., & Bare, B. (2009). Textbook of medical-surgical nursing(12th ed.). Philadelphia: Lippincott.

Chapter 15

기계환기

학습목표

1_ 기계환기의 목적 및 원리를 설명한다.

2_ 기계환기 양식을 설명한다.

3_ 기계환기의 시작과 유지에 대해 설명한다.

4_ 기계환기가 인체에 미치는 영향에 대해 설명한다.

5_ 기계환기로부터의 이탈에 대해 설명한다.

폐의 주요 기능은 적절한 가스 교환을 유지하는 것이다. 만약 심각한 폐 기능 장애가 발생하면 생명을 유지하기 위해 기계환기가 필요하게 된다. 기계환기는 인공적으로 폐 기능을 제공하는 것으로, 일반적으로 환기 장애(hypercapnic respiratory failure) 또는 비효율적인 가스교환(hypoxic respiratory failure)으로 인한 급성 호흡부전이 있을 때 적용하게 되며, 호흡곤란의 완화, 호흡일(work of breathing)의 감소, 폐의 가스교환 증진, 호흡근의 피로 감소, 폐의 치유 및 합병증 예방 등을 목적으로 시행된다. 일반적으로 기계환기의 적용 기준은 **표 15-1**과 같다.

표 15-1 기계환기 적용 기준

	측정요소	기계 환기 지표
호흡능력	호흡수(회/분)	>35
	폐활량(ml/kg)	<15
	최대흡기압(cmH_2O)	<-25
산소화능력	$AaDO_2$(mmHg)	>450
	PaO_2(mmHg)	<70 ($FiO_2>0.6$인 상태)
환기능력	$PaCO_2$(mmHg)	>50
	사강률(VD/VT ratio)	>0.6

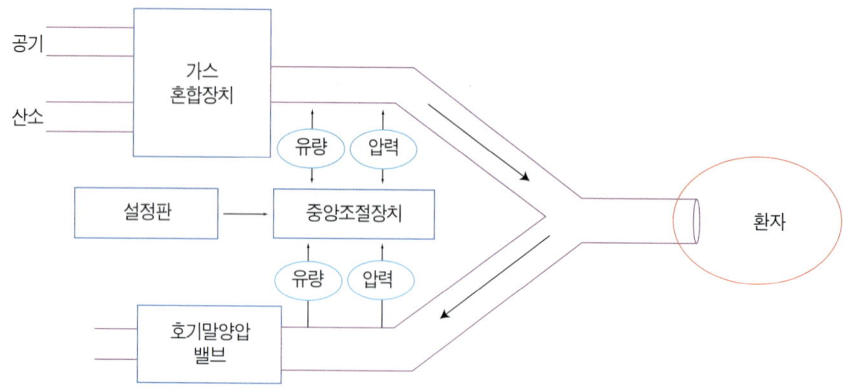

그림 15-1 인공호흡기의 기본 구조

I. 기계환기의 원리

폐에서의 환기는 대기 중의 공기가 폐포로 들어오고 나가는 과정을 통해 이루어지는데, 대기로부터 폐포로 공기가 이동하려면 대기압과 폐포압 간의 차이가 있어야 한다. 즉, 정상적인 자발호흡의 경우 흡기 시에는 호흡근의 수축으로 흉막강내압(intrapleural pressure)이 낮아짐에 따라 폐포압이 대기압보다 낮아지면서 압력차가 발생하여 대기 중의 공기가 폐포로 이동하고, 호기 시에는 확장된 폐포가 원래 위치로 돌아가려는 힘에 의해 폐포압이 대기압보다 높아져 폐포에서 대기로 공기가 이동하게 된다. 그러나 기계환기의 경우는 흡기 동안 대기압보다 높은 압력(양압)을 이용하여 강제적으로 외부의 공기를 폐로 밀어 넣기 때문에 흡기 동안 양압이 지속된다.

기계환기는 다양한 환기 양식과 여러 변수들을 설정할 수 있는 장치가 부착되어 있는 인공호흡기를 통해 이루어진다. 인공호흡기는 환자에게 혼합 공기를 전달하는 공기흐름 체계와 컴퓨터 연산장치를 이용한 전자제어장치 체계를 갖추고 있으며, 기본 구조는 그림 15-1과 같다.

인공호흡기는 크게 양압 인공호흡기와 음압 인공호흡기로 분류되며, 초기에는 철폐(iron lung, 그림 15-2) 같은 음압 인공호흡기가 널리 사용되기도 했으나 현재 임상실무에서 일반적으로 성인에게 적용되는 인공호흡기는 양압을 사용한다. 음압 인공호흡기의 경우, 현재에도 가끔씩 사용되고

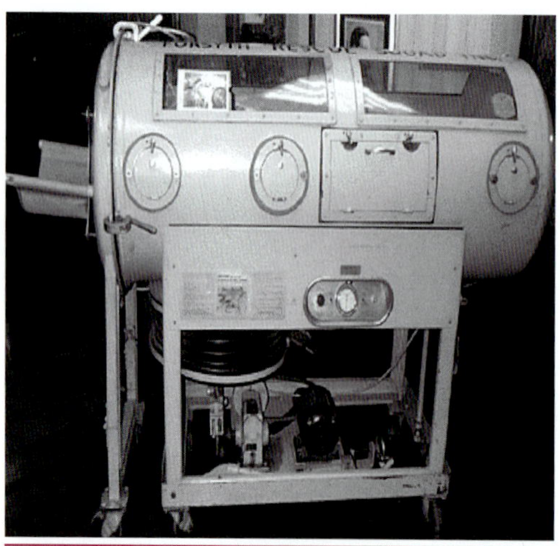

그림 15-2 철폐(iron lung)

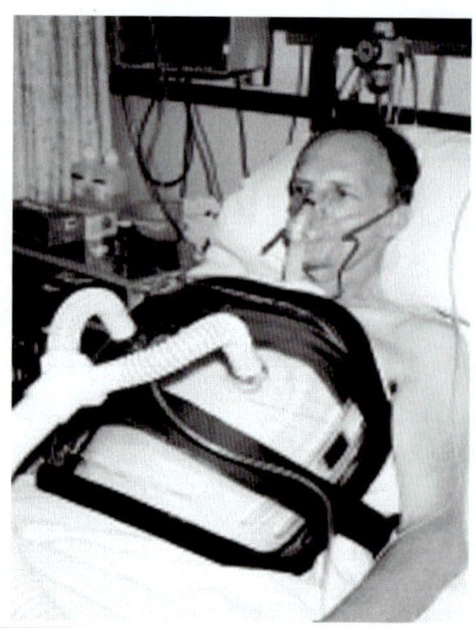

그림 15-3 음압 인공호흡기(chest cuirass)

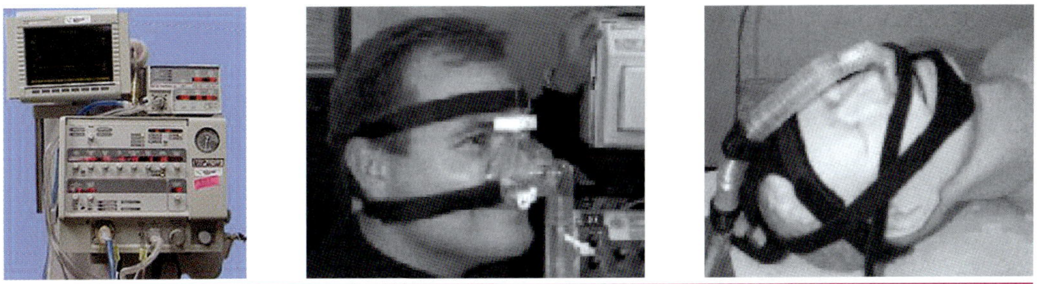

그림 15-4 양압 인공호흡기와 비침습적 양압 인공호흡기

있으나 체위 변경 및 움직임을 제한하고 크거나 작은 몸에는 적용하기 어려우며, 양압 인공호흡기처럼 설정을 변경할 수 없기 때문에 사용이 제한적이다(그림 15-3). 양압 인공호흡기는 20세기 후반부터 임상에서 사용되고 있으며, 대부분의 경우 기관내삽관이나 기관절개관이 필요하나 이런 절차가 필요 없는 비침습적 양압 인공호흡기도 있다(그림 15-4).

정상적으로 자발호흡을 하는 환자의 흉막강내압은 호기시에는 -5cmH$_2$O, 흡기시에는 -10cmH$_2$O가 되어 대기와 폐포 사이에 압력차가 발생하게 되어 대기 중의 공기가 폐포로 이동한다. 그러나 양압환기시에는 흡기말에 흉강내압이 양압으로 상승하기 때문에 심장으로 돌아오는 정맥혈류가 억제되어 심박출량이 줄어든다. 기계환기의 원리는 운동법칙에 의하며, 폐를 확장하는데 필요한 압력은 저항, 유순도, 폐활량 및 유량에 의해 결정된다.

II. 기계환기 양식

1. 환기 양식의 변수

환기 양식(mode)은 인공호흡기가 어떻게 작동하는지를 설명하는 것으로 모든 인공호흡기에 적용할 수 있다. 환기 양식을 결정하는 변수로는 조절(제어) 변수(control variable), 구간 변수(phase variable), 조건 변수(conditional variable) 등이 있다. 조절 변수는 환자의 폐 유순도나 기도 저항에 무관하게 인공호흡기가 분당호흡량(minute volume)을 전달하기 위해 흡기 시 달성하는 목표를 말하며, 압력(pressure), 용적(volume), 유량(flow), 시간(time)이 조절 변수에 해당된다.

한편, 환기 주기는 호기에서 흡기로의 전환(유발, trigger), 흡기 구간(제한, limit), 흡기에서 호기로의 전환(주기, cycle) 및 호기의 4구간으로 되어 있다. 구간 변수는 환기 주기의 각 구간을 시작, 유지, 종료시키는 변수를 말하며, 흡기를 시작하는 유발(trigger), 흡기를 지속하는 제한(limit), 흡기에서 호기로 변하는 주기(cycle) 변수 등이 있다.

2. 환기 양식의 분류

1) 조절 변수에 의한 분류한 환기 양식

조절 변수에 따라 환기 양식은 용적조절환기(volume controlled ventilation, VCV)와 압력조절환기(pressure controlled ventilation, PCV)로 구분된다.

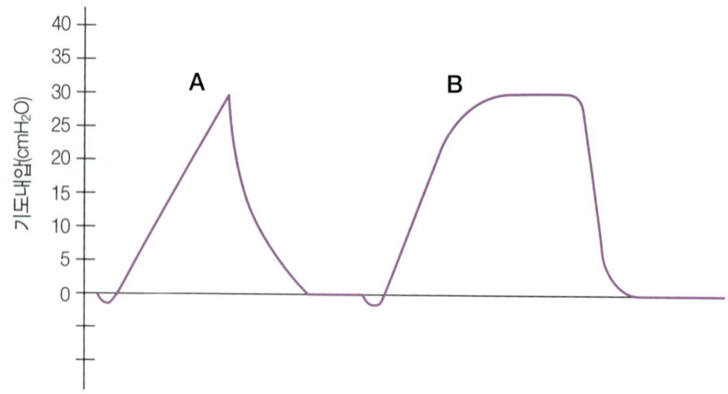

그림 15-5 VCV와 PCV의 압력변화곡선

A. 용적조절환기(VCV)의 압력변화곡선
B. 압력조절환기(PCV)의 압력변화곡선

(1) 용적조절환기

흡기의 목표가 일회호흡량(tidal volume, V_T)인 환기 양식으로 목표 V_T을 설정하여 정해진 시간 동안 일정한 유량으로 전달하며 설정된 용적에 도달하면 호기로 전환된다(**그림 15-5**). 일정한 V_T이 유지되지만 기도 압력이 과도하게 증가되어 압력손상(barotrauma)이 발생할 수 있다.

(2) 압력조절환기

흡기의 목표가 기도내압인 환기 양식으로 목표 기도내압을 설정하여 정해진 흡기 시간에 도달할 때까지 기도내압이 일정하게 유지되며 설정된 압력에 도달하면 호기로 전환된다(**그림 15-5**). V_T는 일정하지 않으나 압력손상을 예방할 수 있어 급성호흡곤란증후군을 비롯한 폐손상 환자에게 유리하다.

2) 구간 변수에 의해 분류한 환기 양식

환자의 흡기 노력이 없을 때는 주로 설정된 시간에 의한 인공호흡기의 유발에 의해(ventilator trigger) 호흡이 시작되고(time-cycled triggering), 환자의 흡기 노력이 있을 때는(patient trigger) 압력(pressure-triggering) 혹은 유량(flow-triggering)에 의해 유발이 일어난다(**그림 15-6, 15-7**). 제한

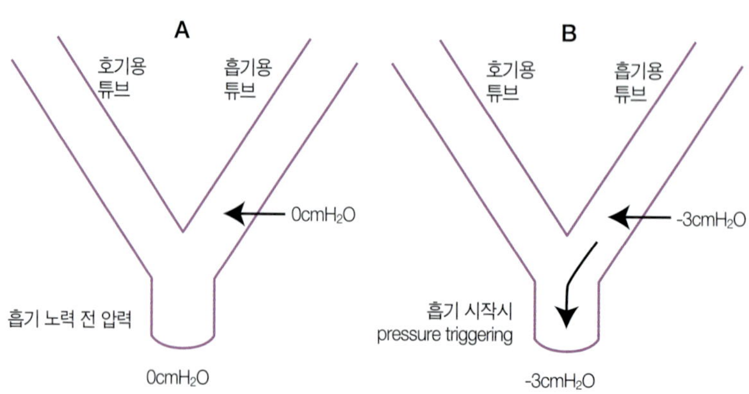

그림 15-6 Pressure triggering 기전

A. 인공호흡기 회로에 압력 저하가 없기 때문에 기계호흡이 시작되지 않는다.
B. 흡기 시작시 기도압과 인공호흡기 회로내압이 -3cmH₂O로 설정된 유발압력 수치가 충분히 만족되므로 기계호흡이 시작된다.

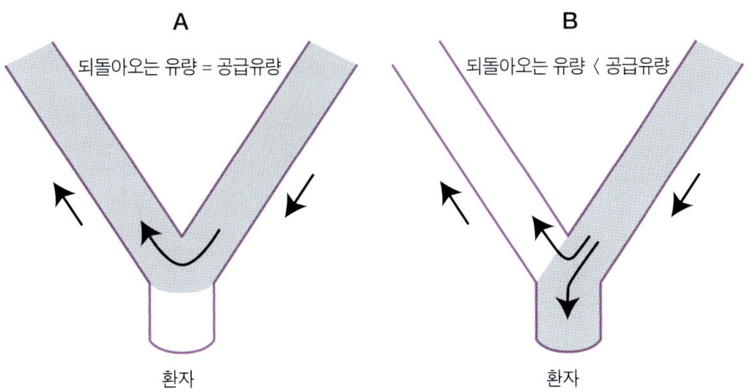

그림 15-7 Flow triggering 기전

A. 흡식노력이 시작되기 전에는 공급유량과 되돌아오는 유량이 같다.
B. 흡식이 시작되면 환자에게 일부의 유량이 공급되기 때문에 되돌아오는 유량의 양이 떨어진다. 즉 공급된 유량만큼 되돌아오지 않을 때를 환자의 흡기 노력으로 인식하고 flow trigger가 시작된다.

변수는 인공호흡기가 흡기 동안 설정된 수준을 계속 유지하되 그 이상을 초과하지 말아야 할 압력(pressure limit), 용적(volume limit) 또는 유량(flow limit) 등이며, 주기 변수는 흡기를 종료하는 압력(pressure-cycled), 용적(volume-cycled), 유량(flow-cycled) 또는 시간(time-cycled)이다.

구간 변수에 따라 환기 양식은 기계적 조절환기(controlled mandatory ventilation, CMV), 기계적 보조조절환기(assisted/controlled mandatory ventilation, ACMV), 간헐강제환기/동시간헐강제환기(intermittent mandatory ventilation/synchronized intermittent mandatory ventilation, IMV/SIMV), 자발호흡(spontaneous ventilation)으로 구분된다. CMV, ACMV 및 IMV/SIMV는 모두 VCV와 PCV에서 가능하다.

(1) 기계적 조절환기

CMV는 모든 호흡이 인공호흡기에 의해 유발, 주기되는 환기 양식으로 인공호흡기가 환자의 호흡을 완전히 통제한다(그림 15-8). 즉 환자의 호흡 능력과 관계없이 인공호흡기에 설정된 V_T과 호흡수만큼 호흡이 이루어지므로 환자의 호흡과 싸움(fighting)이 있을 수 있다. 이런 경우 호흡근을 일시적으로 마비시키는 약물을 쓰거나 보조환기 양식의 전환을 고려할 수 있다.

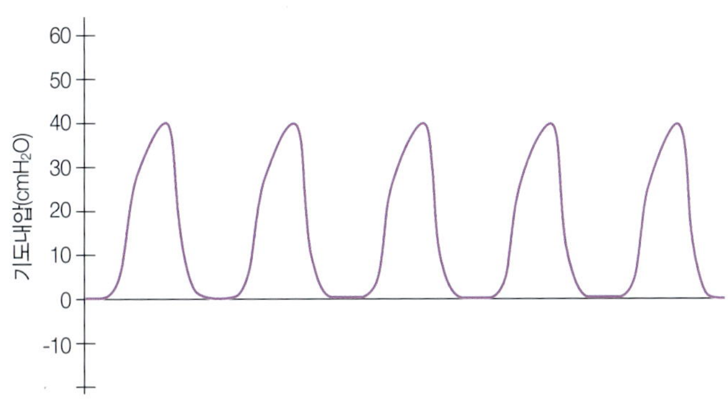

그림 15-8 용적조절환기(VCV)의 압력변화곡선

기계환기 사이의 시간 간격이 동일하다.

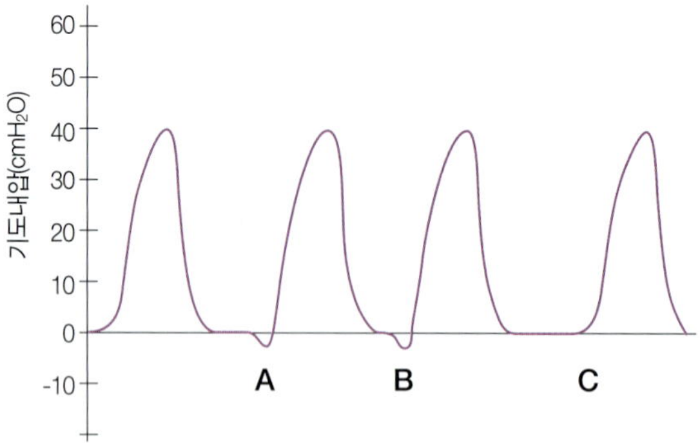

그림 15-9 보조/조절 환기(ACMV)의 압력변화곡선

A. 보조호흡으로 흡식시 음압이 걸린다.
B. A보다 빠르게 호흡된 보조호흡
C. 조절호흡

(2) 기계적 보조조절환기

ACMV는 일정 기간 내에 환자가 유발하지 않으면 인공호흡기가 유발하거나(time-cycled triggering; controlled mode) 환자의 흡기 노력이 있을 때는 설정된 인공호흡기의 흡기 민감도(inspiratory sensitivity)에 따라 환자에 의한 유발(patient triggering; assisted mode)이 가능한 환기 양식으로 모든 호흡이 설정된 조절 변수에 따라 제공되므로 각 호흡의 양은 동일하다(**그림 15-9**). 환자가 자신의 호흡 근육을 이용할 수 있는 반면 호흡수가 빠르면 호흡성 알칼리증과 자가호기말 양압(auto-PEEP)이 발생할 수 있다.

(3) 간헐강제환기/동시간헐강제환기

IMV는 인공호흡기에 의한 일정수의 강제 호흡이 제공되는 이외에 환자의 자발호흡이 허용되는 양식으로 기계환기를 시행하고 있는 환자에게서 인공호흡기에 대한 의존도를 낮추어 기계환기로부터의 이탈을 목적으로 사용된다(**그림 15-10**). SIMV도 IMV와 비슷하게 환자의 자발호흡을 허용하나 IMV가 환자의 자발호흡과는 무관하게 환기를 시도하는 대 비해서 SIMV는 환자의 자발호흡에 맞추어 기계환기가 시도된다. IMV나 SIMV는 평균 기도내압을 낮추고 호흡근의 훈련이 가능하여 기계환기로부터의 이탈을 촉진하나 호흡일이 증가하므로 호흡근이 피로하고 자발호흡이 적은 환자에게서 이산화탄소 증가와 호흡성 산증을 초래할 수 있다(**그림 15-11**).

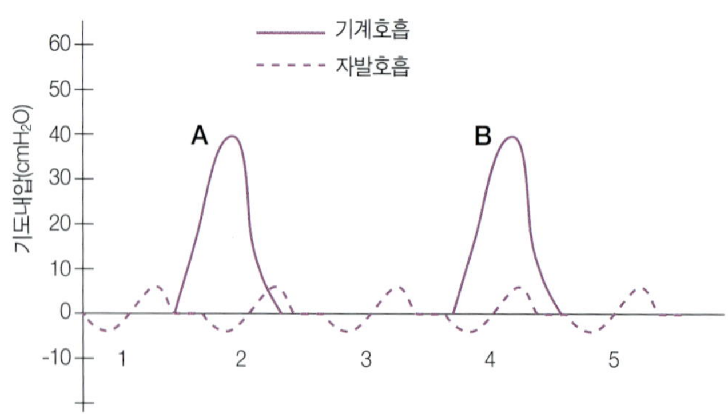

그림 15-10 간헐강제환기(IMV)의 압력변화곡선

A. 환자의 예상된 자발호흡(2)보다 기계호흡이 먼저 시작된다.
B. 환자의 자발호흡이(4) 시작된 직후에 기계호흡이 바로 연이어 시작된다.

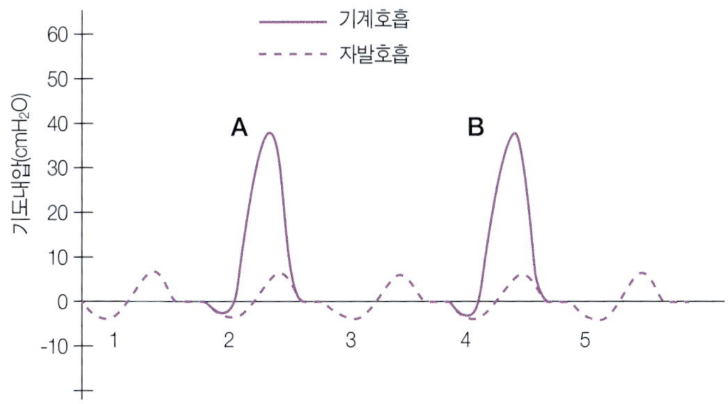

그림 15-11 동시간헐강제환기(SIMV)의 압력변화곡선

A, B. 기계호흡으로 자발적인 흡기 노력기간 동안에 일어난다.

(4) 자발호흡

모든 호흡이 환자에 의해 유발, 주기되는 환기 양식이다.

3) 압력보조환기

압력보조환기(pressure support ventilation, PSV)는 호흡수가 설정되지 않고, 모든 호흡이 환자에 의해 유발되는 환기 양식으로 환자가 흡기 노력을 시작하면 미리 설정된 흡기압을 보조 받는다(**그림 15-12**). 그러므로 호흡중추가 불안정하거나 깊은 진정상태에 있는 환자에게는 적용하지 말아야 한다. PSV는 SIMV와 지속기도양압(continuous positive airway pressure, CPAP) 적용 시 흡기압을 보조할 때 사용되며, 호흡일을 감소시키고 기계환기로부터의 이탈을 돕는다. PSV는 호흡근의 위축을 초래하거나 장기간 기계환기에 의존하게 하고, 너무 낮은 PSV는 호흡일을 증가시키므로 적정한 PSV를 설정하는 것이 중요하다.

4) 호기말양압/지속기도양압

호기말양압(positive end expiratory pressure, PEEP)은 호기 말에 설정한 기도내 양압을 유지시키는 양식으로 허탈된 폐포를 재팽창시키고 폐포를 열린 상태로 유지시키며, 기능적 잔기량(functional

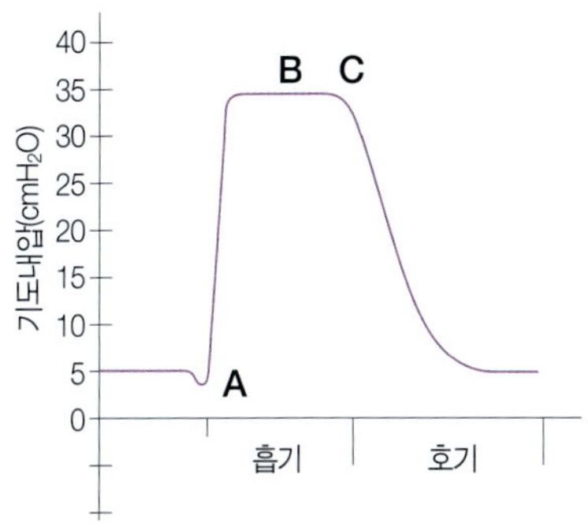

그림 15-12 압력보조환기(PSV)

A. 흡기노력

B. 30cmH_2O의 압력지지. PEEP 5, 최고 기도압 35

C. 흡기유량이 25%로 떨어질때 호기가 시작된다.

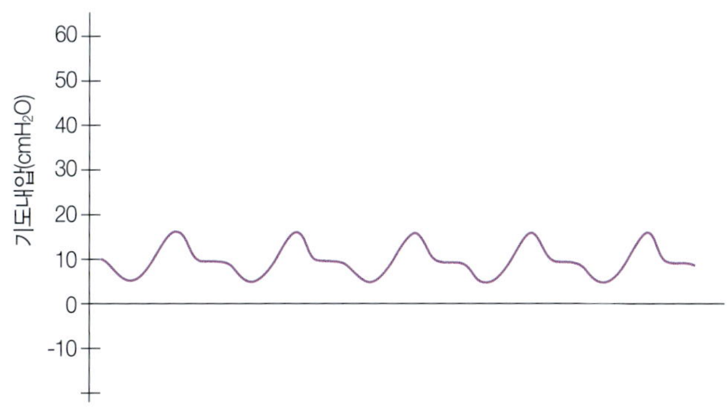

그림 15-13 지속기도양압(CPAP) 10cmH_2O

지속적인 양압환기법을 적용하면 설정한 양압수치 이하로 호기말 압력이 내려가지 않는 상태에서 자발호흡이 이루어진다.

residual volume)을 증가시키고 폐 유순도를 개선하여 단락(intrapulmoanary shunt)을 감소시키고 산소화를 개선한다. CPAP은 자발호흡 시 PEEP를 지속적으로 적용하는 양식으로 자발호흡을 하는 환자의 전 호흡주기에 걸쳐 양압을 유지함으로써 산소화 개선을 돕는다. CPAP 적용 시 환자는 자신의 흡기 노력으로 호흡수와 V_T을 조절하며, 기관내삽관 여부에 관계없이 적용이 가능하다. 즉, 산소화 유지를 위해 양압은 필요하지만 기계환기는 필요하지 않는 경우에 사용된다(그림 15-13). 어느 환기 양식에서나 적용이 가능하다.

5) 자발호흡을 허용하는 환기 양식

환자에게 편안함을 주면서 폐 손상을 최소화 할 수 있는 환기 양식에 대한 관심이 높아지고 있다. 이중 한 방법이 자발호흡을 유지하면서 기계환기를 하는 양식들로 진정제 사용을 줄이고 기도압을 낮추면서 산소화를 향상 시킬 수 있는 이점이 있다.

(1) 이상기도양압

이상기도양압(biphasic positive airway pressure, BIPAP)은 PCV 환기 양식에 흡기압과 호기압을 적용하면서 두 개의 CPAP 수준에서 환자가 항상 자발호흡을 할 수 있게 허용하는 시간-주기 환기 양식이다(그림 15-14). 만약 환자의 자발호흡 노력이 없으면 BIPAP은 PCV와 동일해진다. 흡기와 호기가 환자의 노력과 일부 조화를 이루어 환자의 노력에 따라 흡기와 호기 기간이 25%까지 변할 수 있다. 비슷한 환기 양식인 이층기도양압(bilevel positive airway pressure, BiPAP)은 흡기와 호기에 독자적 기도양압(positive airway pressure, PAP)을 적용한다. 이 양식은 흡기시양압(inspiratory PAP, IPAP)으로 저산소증과 고탄산혈증을 개선하고, 호기시양압(expiratory PAP, EPAP)으로 폐의 기능적 잔기량을 증가시켜 산소화를 개선한다. BiPAP은 주로 가정용 인공호흡기에서 많이 이용되고 있다(그림 15-15).

(2) 기도압해제환기(airway pressure release ventilation, APRV)

두 수준의 CPAP을 적용하여 자발호흡을 살리면서 높은 CPAP에서는 폐의 복원을 향상시키고 일시적으로 낮은 CPAP으로 폐포환기를 보완하는 환기 양식이다. 높은 CPAP의 적용 기간이 낮은 CPAP의 적용 기간보다 길어 만일 환자의 자발호흡이 없다면 흡기와 호기 시간 비가 역전된 PCV 환기 양식이 적용된다. 가스교환 장애가 있는 환자에게서 환기/관류비를 개선시킬 수 있다(그림 15-16).

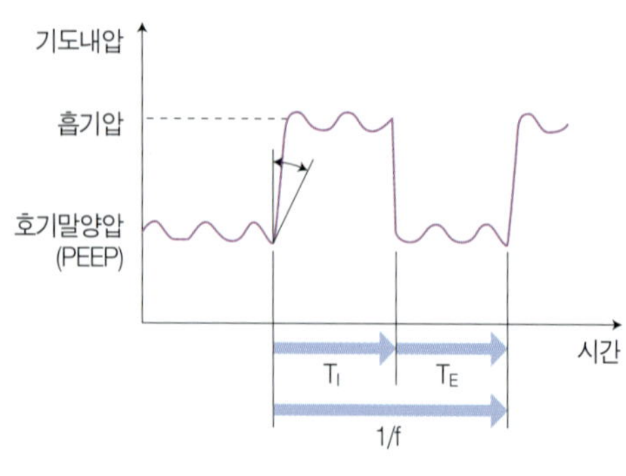

그림 15-14 이상기도양압(BIPAP)
환자의 노력에 따라 흡기와 호기 기간이 25%까지 변할 수 있다.

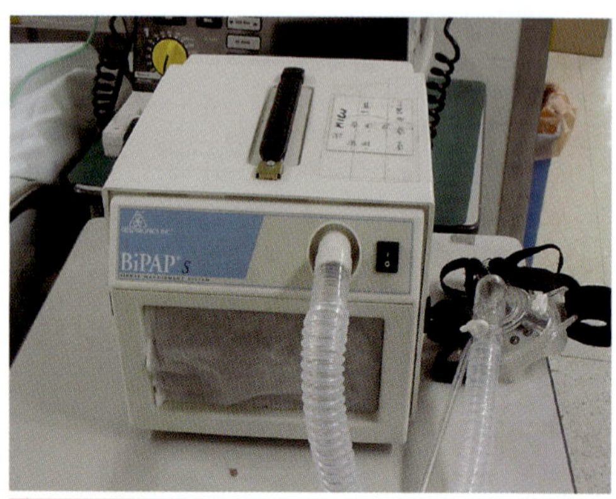

그림 15-15 이층기도양압(Bilevel) 인공호흡기

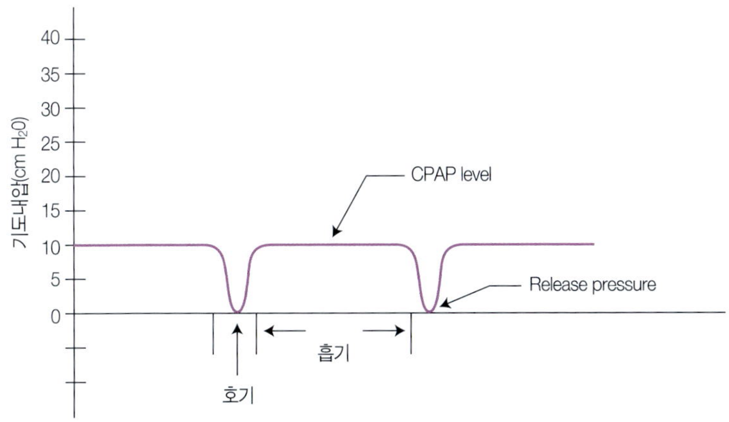

그림 15-16 기도압해제환기(APRV)

CPAP의 두 수준을 시간 간격과 함께 설정한다. 이는 자발호흡이 두 수준에서 발생하도록 한다.

(3) 비율보조환기V(proportional assist ventilation, PAV)

환자의 호흡 노력에 비례하여 압력을 제공하는 환기 양식으로 환자의 흡기 압력이 클수록 인공호흡기가 생성하는 압력도 커져 설정한 목표 압력이나 용적 없이도 인공호흡기는 환자의 모든 호흡 노력을 증폭시켜준다.

6) 고빈도환기

고빈도환기(high frequency ventilation, HFV)는 간헐적 양압환기에 의한 혈역학적 변화와 압력손상에 대한 부작용을 줄이기 위한 환기 양식으로 분당 환기횟수를 60회(1Hz)보다 많거나 정상 환기횟수의 4배보다 많게 하여 환기를 보조한다(**그림 15-17**). HFV는 고빈도양압환기(high-frequency positive pressure ventilation, HFPPV), 고빈도제트환기(high-frequency jet ventilation, HFJV), 고빈도진동환기(high-frequency oscillatory ventilation, HFO)의 세 가지로 분류된다.

HFPPV는 고빈도환기 중 가장 낮은 환기횟수(2~4Hz)로 일반적인 인공호흡기를 통해 제공이 가능하며, HFJV는 높은 압력의 가스(50psi)가 순간적으로 환자의 기도 내로 주입되면서 다른 기체를 빨아들이는 양식으로 환기횟수는 낮거나 중간 횟수이고(2~8Hz), 가스 공급을 유지하기 위해 제트환기기와 일반적인 인공호흡기가 모두 필요할 수 있다(**그림 15-18**). HFOV는 인공호흡기(진동기)가 막이나 피스톤의 움직임으로 기도로 주입되는 가스를 진동시켜 환기가 이루어지게 하는 양식으로 보통 신생아는 10~15Hz, 성인은 3~8Hz를 적용한다(**그림 15-19**).

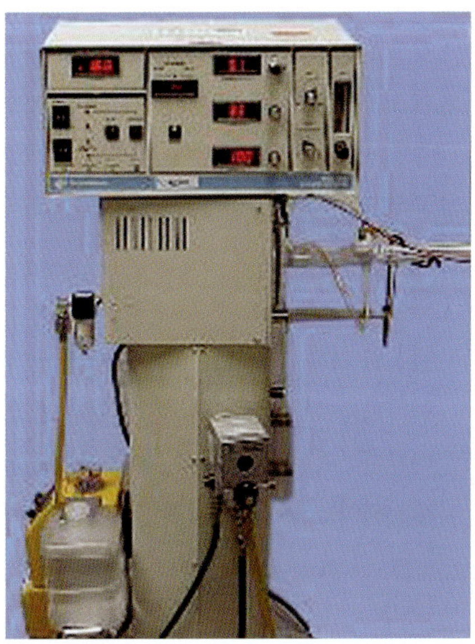

그림 15-17 고빈도인공호흡기

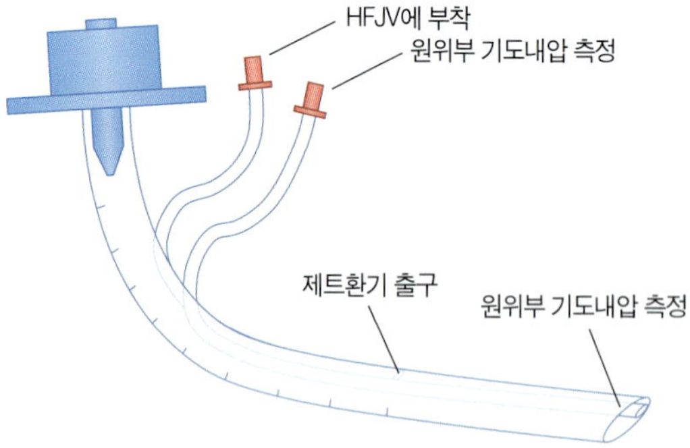

그림 15-18 고빈도제트환기

고빈도제트환기는 특수하게 고안된 기관내관을 통하여 가스의 고압력 진동을 공급한다.

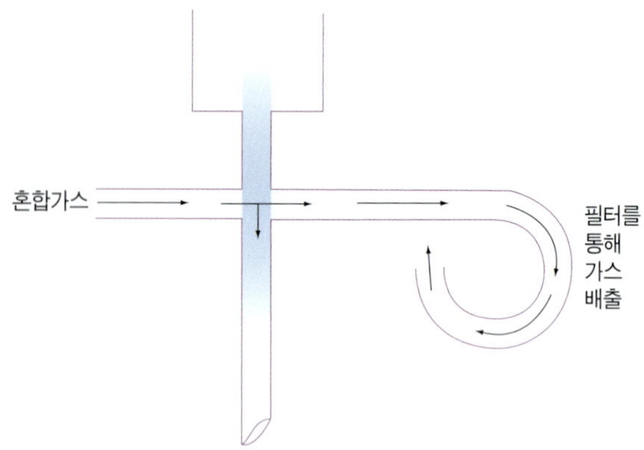

그림 15-19 고빈도진동환기장치

고빈도진동환기장치는 기관내관에 연결하며 기관내관과 수직으로 가스가 지나간다.

III. 기계환기의 시작과 유지

1. 인공호흡기 설정

환자에게 기계환기가 필요한 경우 우선 비침습적 환기 방법을 고려하고 이 방법이 적당하지 않으면 기관내삽관을 시행한 후 기계환기를 선택한다. 기계환기를 시작하려면 인공호흡기에 환기 양식, V_T, 호흡수, 흡입산소농도(fraction of inspired O_2, FiO_2), 흡기 유량, 흡기 대 호기 비율(I:E ratio) 그리고 PEEP 등을 초기 설정한다.

1) 환기 양식

환자의 자발호흡 여부 및 활력징후 등을 고려하고, VCV 또는 PCV 중에서 익숙한 양식을 선택한다.

2) V_T (또는 압력)

정상 자발호흡의 경우 V_T는 5~8ml/kg 정도이며 기계환기 시는 폐포 허탈을 막기 위하여 정상인의 V_T의 2배인 10~15ml/kg를 주도록 하였으나 1990년대 초부터 적절한 PEEP을 적용하지 않고 V_T를 많이 주면 폐혈관의 투과성이 증가하여 폐포 손상을 초래한다는 이론이 대두되면서 주로 6~8ml/kg이 권고되고 있다. 그러나 호흡회로에서 V_T의 일부(3~4ml/kg/cmH_2O)가 소실되는 것을 고려해야 한다.

3) 호흡수

성인의 경우 분당 12~14회로 맞추어 적용 후 동맥혈 가스분석 결과를 참조로 V_T 또는 호흡수를 조절한다. IMV의 경우, 처음에는 환자의 호흡수에 가깝게 설정하고 환자의 상태를 보면서 서서히 줄여나간다. ACMV에서는 환자의 자발호흡수보다 2~4회 정도 적게 설정한다. 호흡수는 가능한 최소로 설정해야 auto-PEEP이 발생되는 것을 최소화할 수 있다.

4) FiO_2

일반적으로 동맥혈 산소분압〉60mmHg 또는 산소포화도〉90%를 유지시키는 최소 FiO_2를 설정하는 것이 목표이다. 처음에는 FiO_2를 0.8(80%) 또는 그 이상으로 시작하고, 그 다음 동맥혈가스분석 결과에 따라서 0.1~0.2 씩 감소시킨다. 산소독성이 발생하지 않는 수준으로 FiO_2를 감소시키기 힘들면 PEEP을 고려한다.

5) PEEP

일반적으로 낮은 수준의 PEEP(2~5cmH_2O)을 적용하며, 3~5cmH_2O씩 증가시킨다. PEEP의 적정 수준에 대해서는 논란이 있으나 대개 5~10mH_2O이며, 가장 낮은 FiO_2에서 산소 공급을 최대로 하면서 적정한 PEEP을 정하게 된다. 단지 동맥혈 산소분압만 평가하여 적정 PEEP을 정하지 않도록 한다. 또한 PEEP을 낮출 때는 갑자기 PEEP을 낮추면 저산소혈증이 발생할 수 있으므로 동맥혈 산소분압을 측정하면서 5cmH_2O 미만으로 PEEP을 낮춘다. 만약 동맥혈 산소분압이 20% 이상 낮아지면 이전 상태로 PEEP을 유지하고, 20% 미만으로 낮아지면 PEEP을 낮출 수 있다.

6) I: E ratio

I: E ratio는 호흡주기에서 흡기와 호기에 각각 소요되는 시간의 비율로서 흡기 시간, 유량 및 호흡수에 의해서 결정된다. 정상적으로는 호기 시간이 흡기 시간보다 길므로 일반적으로 바람직한 비율은 흡기: 호기=1:2이며, 기계환기 동안 흡기 시간은 1~2초가 적당하다. 그러나 급성 호흡곤란증후군 환자에게는 역비율(inverse I: E ratio)을 적용하여 산소화를 개선시키고 최고 기도압을 감소시키기도 한다.

7) 흡기 유량

흡기 유량(inspiratory flow rate)은 흡기 시 V_T를 폐로 전달하는 데 요구되는 공기의 속도로서 V_T, I: E ratio 및 호흡수에 따라 결정된다. 대부분의 경우 흡기 유량이 60L/min이면 적절하게 가스교환이 이루어지며, 흡기 유량이 적으면 환자의 호흡일이 증가한다.

8) 유량 형태

인공호흡기는 일반적으로 세 가지의 유량 형태(inspiratory flow pattern)로 가스를 기도 내로 공급하고 있으며, 이 형태들은 가스교환에 큰 영향을 미치지 않는다고 한다. V_T가 전달될 때까지 일정한 유량이 지속되는 일정유량형태(square(constant) pattern), 유량이 처음에는 빠르다가 폐포압이 증가함에 따라 느려지는 감속유량형태(decelerating(ramp) pattern), 자발호흡에서 보여지는 중간 유량이

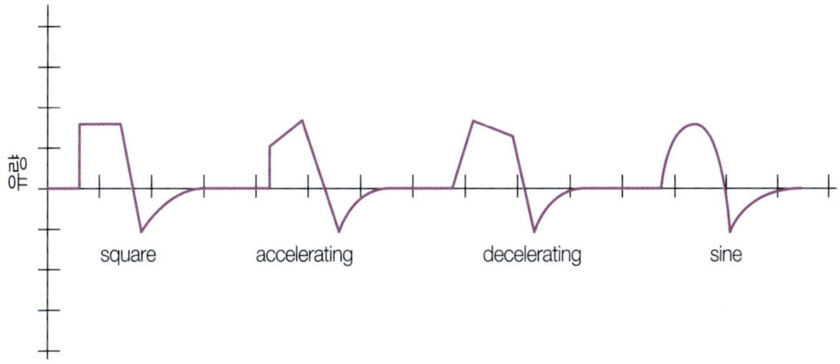

그림 15-20 유량 형태

가장 빠른 동모양유량형태(sinusoidal pattern)가 있다(그림 15-20).

9) 고평부압

고평부압(inspiratory pause=plateau pressure, Pplat)은 양압환기에서 소기도와 폐포에 걸리는 압력을 말하며, 폐쇄된 호기밸브가 열리고 폐가 수축을 시작하기 전까지 일정하게 유지된다. 폐포의 과다한 팽창은 인공호흡기로 인한 폐 손상의 원인이 되기 때문에 고평부압을 조절하는 것은 중요하다. 고평부압은 보통 0.3초(0.5~1초)로 설정한다.

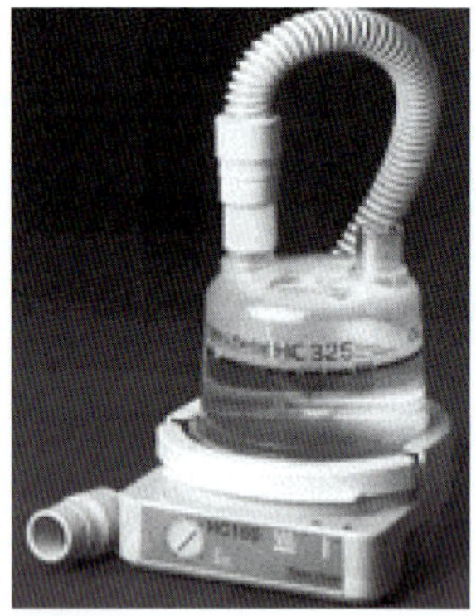

그림 15-21 가습장치

인공호흡기에 사용되는 가습 장치에 증류수를 부어 기도내의 적절히 습기와 온도를 유지한다.

10) 민감도

인공호흡기의 민감도(sensitivity)는 환자의 자발호흡을 감지하는 능력으로 절대치가 작을수록 예민하며 값을 높게 설정하면 환자가 호흡을 시작하는데 힘이 더 들게 되므로 보통 -2cmH_2O정도로 설정한다.

11) 온도와 습도

인공호흡기는 상기도를 지나치므로 전달되는 공기가 따뜻해지거나 가습되지 못하기 때문에 온도 조절이 되는 가습 방식을 회로에 포함시켜 인공호흡기에 의해 전달되는 모든 가스가 충분히 가온 가습되도록 해야 한다. 가스의 온도는 체온 수준인 35~37℃로 유지해 주며, 습도가 낮으면 기도 분비물이 마르고 너무 습도가 지나치면 회로의 저항이 증가하여 환자의 자발호흡을 방해하므로 적절한 습도를 유지시킨다(그림 15-21). 한편, 가습으로 인해 인공호흡기 회로에 물이 응축될 수 있으며, 이로 인해 회로가 오염되거나 저항 증가(PEEP 발생) 또는 환자가 흡인할 우려가 있으므로 응축된 물은 자주 외부로 비워주어야 한다.

12) 경보장치 설정

인공호흡기의 경보장치는 항상 켜져 있어야 하고 작동해야 한다. High pressure limit에 대한 경보장치 설정이 가장 중요하며, 기도 분비물의 증가, 기관지경련, 기도 폐쇄, 기계환기와의 부조화 등이 있어 V_T가 모두 전달되기 전 기도 압력에 다다르면 경보음이 울린다. Low pressure limit 설정 시에는 공기가 새거나 인공호흡기 회로가 분리된 경우에, low exhaled tidal volume 설정 시에는 자발호흡이 있는 환기 양식에서 호기 시 V_T가 불규칙하거나 인공호흡기 회로가 분리되거나 인공기도의 커프가 새는 경우에 경보음이 울린다. 경보음이 울리면 어떤 경고인지를 확인한 후 바로 교정한다.

2. 인공호흡기 파형

기계환기 시 인공호흡기에 표시되는 파형을 관찰하여 환자의 다양한 요구에 대한 정보 즉 환자의 폐 상태의 변화, auto-PEEP의 유무, 환자와 인공호흡기간의 조화 정도 등에 대해 알 수 있다. 인공호흡기의 기본 파형에는 스칼라(수량정보, Scalars) 와 루프(곡선, Loop)의 형태가 있다.

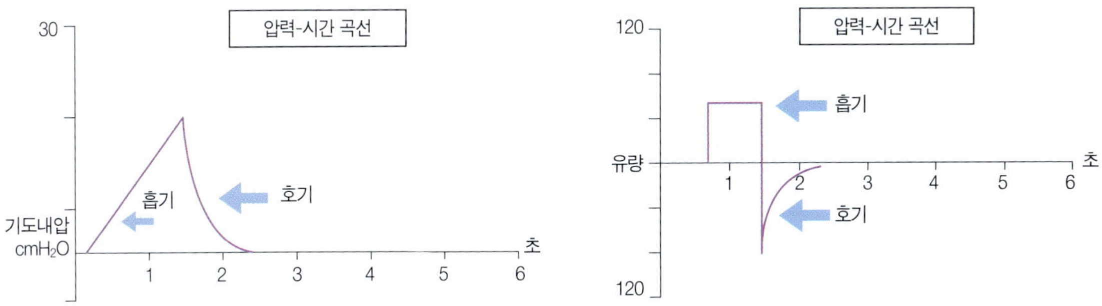

그림 15-22 시간의 변화에 따른 유량, 압력곡선

1) 스칼라

스칼라는 기도압의 파형을 관찰함으로써 얻을 수 있는 압력, 유량, 용적에 대한 정보를 말한다. 그래프의 가로축이 시간이며, 세로축은 유량, 압력, 용적을 나타낸다(**그림 15-22**).

2) 루프

루프는 압력-용적(pressure-volume loop) 및 와 유량-용적 곡선(flow-volume loop)로 표시되는 압력, 유량 및 용적에 대한 정보를 말한다. 압력-용적 곡선은 압력(가로축)의 용적(세로축)에 대한 관계를 나타내고, 유량-용적 곡선은 용적(가로축)에 대한 유량(세로축)의 관계를 나타낸다(**그림 15-23**).

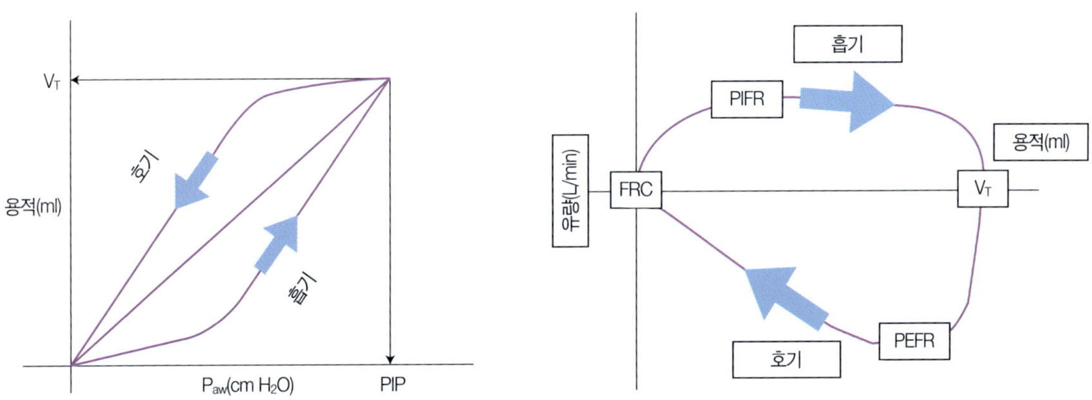

그림 15-23 압력-용적, 유량-용적 변화곡선

FRC; functional residual capacity, PIFR; peak inspiratory flow rate, PEFR; peak expiratory flow rate, V_T; tidal volume

3. 기계환기 중 감시

1) 환기 및 호흡역학에 대한 감시

(1) 호흡양상

양쪽 폐가 잘 팽창되는지, 호흡이 규칙적이며 호흡음은 정상인지 등을 관찰한다.

(2) 호흡수와 V_T

호흡수와 V_T를 평가하는 것은 특히 기계환기 이탈 시 유용하다. 분당 호흡수의 증가는 호흡부전의 초기 신호일 수 있으므로 관찰이 필요하고, PCV나 PSV에서는 기도저항이나 폐 유순도의 변화에 따라 V_T가 변하므로 V_T에 대한 감시가 중요하다. 전통적으로는 환자에게서 인공호흡기를 떼고 호흡계(respirometer)를 이용하여 호흡수를 세고 분당호흡량을 측정하나 흔하게는 인공호흡기를 떼지 않고도 호흡수와 V_T를 측정한다. 분당 호흡량은 V_T에 호흡수를 곱한 것으로 V_T 또는 호흡수가 변하면 분당 호흡량이 변하게 된다.

(3) 최대흡기압

최대흡기압(maximal inspiratory pressure, MIP)는 환자가 최대한 숨을 내쉰 후 막힌 기도를 통해 최대한 숨을 들이 마실 때의 압력을 말한다. MIP는 기계환기 이탈 시 이용되며, -30cmH_2O 이상이면 성공적으로 이탈할 수 있는 가능성이 높다.

(4) 최고기도압

최고기도압(peak inspiratory airway pressure, Ppeak)은 흡기가 끝나는 시점의 기도압으로서 폐 손상을 방지하기 위해 보통 35cmH_2O를 초과하지 않도록 한다.

(5) 고평부압

고평부압(Pplat)은 Ppeak에서 기도 저항에 의해 유발되는 기도압을 뺀 값으로 흡기가 끝나는 시점에 3~5초간 인공호흡기를 막고 측정한다. 폐 손상은 일차적으로 Pplat와 관련이 있기 때문에 Pplat는 30cmH_2O를 초과하지 않도록 한다.

(6) 평균기도압

평균기도압(mean airway pressure, MAP)은 환자의 자발호흡이 없는 상태에서 인공호흡기에 의한 흡기와 호기 동안 전체 호흡기계 압력의 평균으로 평균폐포압과 비슷하다.

(7) 유순도

유순도(compliance, C)는 단위 압력당 용적의 변화를 표시한 것이며, 정적 유순도(static compliance)는 V_T를 Pplat에서 PEEP을 뺀 값으로 나눈 값으로($C=V_T/(Pplat-PEEP)$), 정상적으로는 60~100mL/cmH_2O이고, 동적 유순도(dynamic compliance)는 V_T를 Ppeak에서 PEEP을 뺀 값으로 나눈 값($C=V_T/Ppeak-PEEP$)이다.

(8) auto-PEEP

auto-PEEP의 유무는 호기 시 유량이 기저치에 도달하기 전에 흡기가 시작되는 양상의 인공호흡기 파형을 보이므로 알 수 있으나 다음 호흡을 시작하기 직전에 인공호흡기의 호기 회로를 막고 압력을 측정하여 파악하기도 한다. 이 auto-PEEP은 폐포의 과팽창, 혈역학적 불안정, 인공호흡기의 흡기 유발을 어렵게 하므로 중요하다.

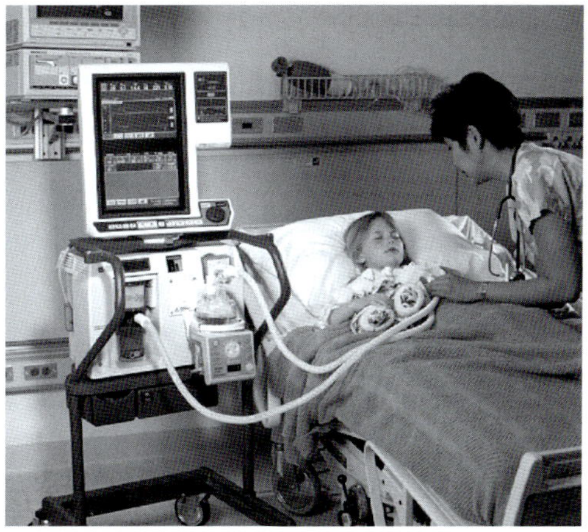

그림 15-24 인공호흡기 적용 환자의 심리적 간호
인공호흡기를 적용한 환자는 기관내삽관으로 인한 불편감, 의사소통의 어려움, 사회적 격리로 인한 불안감, 죽음에 대한 공포를 느낄 수 있으므로 정서적 지지와 심리사회적 간호가 필요하다.

(9) 압력-용적 곡선 및 유량-용적 곡선

인공호흡기에 표시되는 여러 형태의 곡선을 통해 폐 유순도나 기도저항의 변화 등을 감시할 수 있다.

2) 산소화에 대한 감시

기계환기 동안 일상적으로 동맥혈 가스분석, 맥박산소포화도 측정 및 호기말 이산화탄소분압 측정(11장)을 통해 산소화에 대한 감시를 시행한다.

3) 혈역학적 감시

기계환기와 혈역학의 상호작용 때문에 기계환기 동안 혈역학적 감시가 필요하다. 동맥관(arterial line)나 폐동맥관(pulmonary artery catheter)을 삽입하여 동맥혈압, 중심정맥압, 폐동맥압, 폐모세혈관쐐기압 및 심박출량 등을 감시한다.

4) 환자-인공호흡기의 조화

기계환기 동안 환자와 인공호흡기 간의 조화(synchrony)를 잘 유지하는 것은 매우 중요하다. 환자와 인공호흡기 간의 싸움은 환자의 호흡 노력과 인공호흡기의 조화가 이루어지지 않아 발생하므로 그 원인을 찾아 교정하여야 하는데, 우선 환자와 인공호흡기를 분리하여 그 원인이 환자 상태에 의한 것인지 또는 인공호흡기의 설정 상태나 기계적 결함인지를 구별한다. 만약 인공호흡기의 설정을 변경해도 환자-인공호흡기의 부조화가 교정되지 않으면 환자에게 안정제나 근이완제를 사용한다(그림 15-24).

IV. 기계환기가 인체에 미치는 영향

1. 폐에 미치는 영향

양압환기는 기흉(pneumothorax), 폐기종(subcutaneous emphysema)과 같은 압력손상, 무기폐, 급성 폐손상, 폐렴과 같은 감염, 저환기 또는 과환기 및 산소독성을 발생시킬 수 있다. 또한 양압환기는 동맥혈 산소분압과 이산화탄소분압을 개선하지만 어떤 경우에는 단락과 사강을 증가시킨다.

2. 심장에 미치는 영향

양압환기는 심박출량을 감소시켜 혈압 저하와 저산소증을 유발한다. 이는 양압환기 동안 흉곽내압의 상승으로 인한 우심실의 전부하 감소, 폐혈관 저항의 증가로 인한 우심실의 후부하 증가, 좌심실의 전부하 감소 및 후부하 감소 등과 같은 여러 가지 기전에 의해 발생한다. 그러나 심부전이 있는 경우에는 양압환기 시 좌심실 후부하의 감소로 인해 환자의 심박출량이 오히려 증가될 수도 있다. 가능한 낮은 MAP를 적용함으로써 심장에 미치는 영향을 줄일 수 있으며, 높은 MAP가 필요한 경우에는 심박출량과 혈압을 유지하기 위해 용적부하와 혈관수축제의 투여가 필요하다.

3. 신장에 미치는 영향

기계환기 동안 심박출량의 감소로 인해 신장으로의 혈류가 감소되고 신장내 혈류가 재분포되는 것과 항이뇨호르몬의 증가와 심방나트륨이뇨펩티드(atrial natriuretic peptide)의 감소로 인해 소변량과 나트륨의 배출이 감소한다. 한편, 기계환기 동안 종종 수액의 과부하가 발생할 수 있는데 이는 소변량의 감소와 더불어 흡입 공기의 가습으로 인해 호흡기계를 통한 불감성 수분상실(insensible water loss)이 없기 때문이다.

4. 위장관에 미치는 영향

기계환기를 적용한 환자에서 위장관 이상은 흔하게 볼 수 있다. 기계환기 동안 인공기도의 커프 주위로 공기가 새거나 공기를 삼킴으로써 심한 위장관 확장이 발생할 수 있으며, 위장관을 삽입하여 이를 해결한다. 또한 다른 동맥과는 달리 위동맥은 혈류를 자율적으로 조절하는 능력이 없어 위 혈류는 혈량에 의해 결정되는데, 위 정맥압의 증가는 혈류를 감소시킬 수 있다. 따라서 양압환기는 동맥압을 감소시키고 정맥압을 증가시키므로 위 혈류를 감소시켜 위 점막의 허혈을 초래하고 심하게는 위장관 출혈을 야기할 수 있다. 그리고 기계환기 중에는 스트레스 궤양의 빈도가 증가될 수 있으므로 반드시 이에 대한 예방이 이루어져야 한다. 위의 산도를 유지하는 것은 인공호흡기 관련 폐렴을 예방하는데 도움이 된다.

5. 영양에 미치는 영향

기계환기 시 영양 공급이 부적절하면 호흡근의 이화대사에 의해 호흡근의 피로가 발생하고, 영양 공급이 과하면 대사량이 많아 호흡요구량이 증가되어 호흡근의 피로가 초래됨으로써 폐 기능이 저하될 수 있다. 영양 공급이 부족하면 가능한 빨리 적절한 영양 공급이 필요한데, 탄수화물은 대사 시 CO_2가 생성되어 호흡요구량을 증가시키므로 지나친 탄수화물 공급은 피하고 지방을 보충하도록 한다.

6. 신경계에 미치는 영향

양압환기는 심박출량과 평균 동맥압을 감소시키므로 뇌관류압의 감소 및 두개내압 상승을 초래할 수 있다. 과다 환기는 뇌혈류 및 두개내압을 감소시키고 호흡성 알칼리증을 유도하며, 이와 반대로 고탄산혈증은 뇌혈류 및 두개내압을 증가시킨다. 저산소증이 있으면 정신 운동 기능이 감소된다. MAP가 높으면 동맥압의 감소로 인해 뇌관류장애가 초래되어 두개내압이 증가되므로 MAP와 PEEP은 가능한 낮게 유지하는 것이 좋다.

7. 간에 미치는 영향

양압환기에 의해 횡격막이 복강 쪽으로 밀려 내려가 복압이 증가되며, 이로 인해 직접 간 표면에 압력이 가해지거나 간문맥압이 증가될 수 있다.

V. 기계환기로부터의 이탈

기계환기로부터의 이탈(weaning)이란 기계환기 후 호흡일을 인공호흡기로부터 점차적으로 환자에게 이전시키는 과정이다. 즉, 환자로부터 인공호흡기를 제거하고 자발호흡을 회복시키는 것을 말한다. 기계환기의 중단을 고려하기 전 환자의 생리적 회복이 기본적인 수준에 도달해야 한다.

1. 이탈의 기준 지표

1) 환기 지표

$PaCO_2$〈50mmHg(정상 pH)
폐활량〉10~15ml/kg
자발 V_T 〉5~8ml/kg
자발호흡수(f) 〈30회/분
분당환기량(minute ventilation) 〈10L/min

2) 산소화 지표

PaO_2〉60mmHg(FiO_2 0.4 이하, PEEP 비적용)
PaO_2〉100mmHg(FiO_2 0.4 이하, PEEP 적용)
SaO_2〉90%(FiO_2 0.4 이하)
$P(A-a)O_2$〈350mmHg(FiO_2 1.0)

3) 폐기능 상태

최대흡기압〈-20~30cmH_2O(20초 이내)
V_T 대 사강환기량의 비율〈60%

4) 혼합이탈지표

호흡급박지수(rapid-shallow breath index, f/V_T)〈105
* 호흡급박지수는 1분간의 자발호흡수를 V_T(L)로 나눈 것
단순이탈지표(simplified weaning index, SWI)〉9
* SWI=f(Ppeak-PEEP)/MIPx$PaCO_2$/40

2. 이탈 방법

일반적으로 기계환기 이탈을 위한 방법으로는 자발적인 호흡 시도(T-piece, CPAP), PSV, SIMV 등이 있으며, 이 방법들을 단독 혹은 병합하여 시행할 수 있다. 이탈 과정 중에는 환자를 지속적으로 감시하며, 필요시 언제든지 기계환기를 재적용한다. 기계환기 이탈의 성공 여부는 환자의 태도 및 노력에 의해 크게 영향을 받으므로 환자를 적극적으로 격려해 주는 것이 필요하다.

참 · 고 · 문 · 헌

- 김동수(1997). 임상호흡생리학 입문. 서울: 고려의학.
- 남용택(1996). 최신 중환자 의학. 서울: 아카데미아.
- 대한결핵 및 호흡기학회(2004). 호흡기학. 서울: 군자출판사.
- 대한중환자의학회(2010). 중환자의학(제 2판). 서울: 군자출판사.
- 병원중환자간호사회(2008). 중환자간호 매뉴얼(제 2판). 서울: 군자출판사.
- 염호기, 이성순, 이혁표, 진재용, 최수전(2005). 기계환기의 기초. 서울: 군자출판사.
- 중환자전문간호교육과정협의회(2007). 순환호흡기계 중환자간호. 서울: 군자출판사.
- Pilbeam, S. & Cairo, J. (2006). Mechanical ventilation: Physiological and clinical applications (4th ed.). St. Louis: Mosby.
- Urden, L., Stacy, K., & Lough, M. (2010). Critical care nursing: Diagnosis and management (6th ed.). St. Louis: Mosby.
- Wilkins, R., Stoller, J., & Kacmarek, R. (2009). Egan' s fundamentals of respiratory care (9th ed.). St. Louis: Mosby.

Chapter 16

환기보조요법

학습목표

1_ 복위 환기에 대해 설명한다.

2_ 폐포 복원에 대해 설명한다.

3_ 산화질소 치료에 대해 설명한다.

Ⅰ. 복위 환기

복위 환기(prone position ventilation)는 20여 년 전부터 급성호흡곤란증후군(acute respiratory distress syndrome, ARDS) 치료의 보조적 요법으로 시도되었으며 앙와위에 비해 폐산소화와 심박출량 향상에 효과가 있는 것으로 알려져 있다. ARDS이나 급성 폐손상(acute lung injury, ALI)에서 폐포 복원(alveolar recruitment)과 산화질소(nitric oxide, NO) 흡입 등과 함께 폐산소화의 호전을 위하여 자주 시행되고 있는 복위 환기는 경제적이고 부작용이 없어 적용이 증가하고 있는 추세이다.

1. 복위 환기의 원리

중력에 의하여 폐의 체위 의존적 부분(dependent portion)에 환기가 잘 되지 않아 관류 및 환기의 부적합이 있는 경우에 사용되며, 주로 ARDS에서 산소화 향상을 위한 주요 전략이다(**그림 16-1**).

ARDS에서 폐산소화의 지표를 호전시킴으로써 흡입산소농도(fraction of inspired oxygen, FiO_2)와 호기말양압(positive end expiratory pressure, PEEP)을 감소시킬 수 있고, 일부 환자에게서 평균동맥압을 상승시킴으로써 양압환기

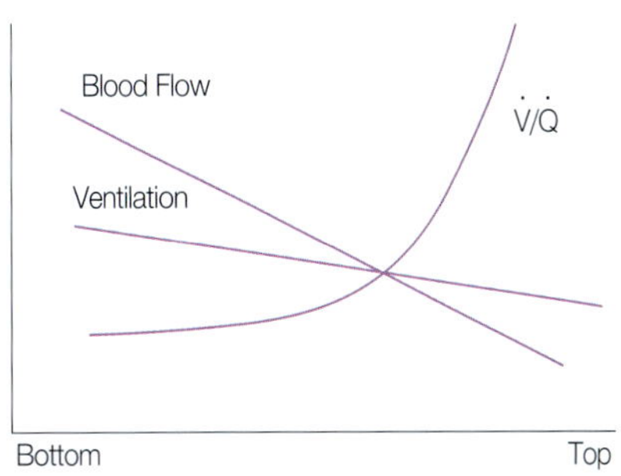

그림 16-1 폐부위에 따른 환기/관류 부적합 [ventilation/perfusion(V/Q) mismatching]

시 혈역학적 상태를 안정시킬 수 있는 보조적인 치료법이다.

1) 폐 환기/관류의 부적합 및 배측 폐의 국소적 환기 개선

폐조직은 주로 신체의 앞부분보다는 뒷부분을 차지하기 때문에 앙와위에서의 배측 폐의 환기는 감소되어 있다. 신체 뒷부분에 주로 위치한 배측 폐는 복위로 변경하면서 앞부분으로 이동하게 되고 심장의 무게로 인한 영향도 덜 받게 되어 확장할 수 있는 폐의 영역이 앙와위에서 보다 상대적으로 증가하게 된다. 이때, 폐관류는 중력에 의한 영향이 적기 때문에 폐의 허탈에 의한 단락(shunt)이 감소하게 되어 폐산소화를 증가시킨다.

흉부방사선 소견 상 ARDS는 균질하게 폐의 음영이 증가하는 것을 특징으로 하지만, 전산화단층촬영에서는 폐 침윤이 매우 불균질한 것으로 알려져 있다. 특히 발병 3일까지 진행되는 삼출성 시기에서는 앙와위에서 배측 폐가 복측 폐(ventral lung) 보다 이환 정도가 심하며 인공호흡기 적용 시 호기말양압의 사용에도 불구하고 폐포 복원이 어렵다. 이는 조직 삼출물과 염증 산물에 의한 높은 가중 조직압과 정상 폐에 비해 과장된 중력성 늑막압 경사에 의해 배측 폐의 폐포를 열리게 하기 위한 개방압력이 높아져 있기 때문이다. 복위는 수직늑막압 경사가 작아 중력에 의존하였던 배측 폐의 폐포 개방압이 감소하게 되어 폐포 복원이 용이하게 된다. 이에 따라 PaO_2와 P/F ratio가 증가되며(**그림 16-2**), 적정 PEEP과 FiO_2 수준이 감소하고 기도압도 감소하게 된다. 그 결과 앙와위로 다시 돌렸을 때 높은 산소농도를 얻고 적정 PEEP 수준을 감소시킬 수 있으므로 산소독성과 양압환기로 인한 합병증을 줄일 수 있다.

2) 횡격막 운동으로 국소적 환기 개선

복위에서 전흉벽은 경직되어 횡격막의 많은 부분이 흉곽 모양대로 변하면서 체위에 의존적인 폐 부위의 환기가 용이하게 산소화가 증가한다(**그림 16-3**).

3) 흉골의 심장 지지로 왼쪽 폐의 환기 개선

복위 시 심장은 흉골에 가깝게 있어 바로 지지되기 때문에 앙와위에서 심장의 중력 하에 있던 왼쪽 폐의 영역이 환기에 기여하게 되면서 폐 환기/관류 부적합 정도가 감소하여 폐 산소화를 증가시킨다.

4) 체위배액으로 환기 개선

복위 시 자연스럽게 체위배액이 이루어져 기도 청결로 인한 환기 개선을 기대할 수 있다. 특히 양쪽

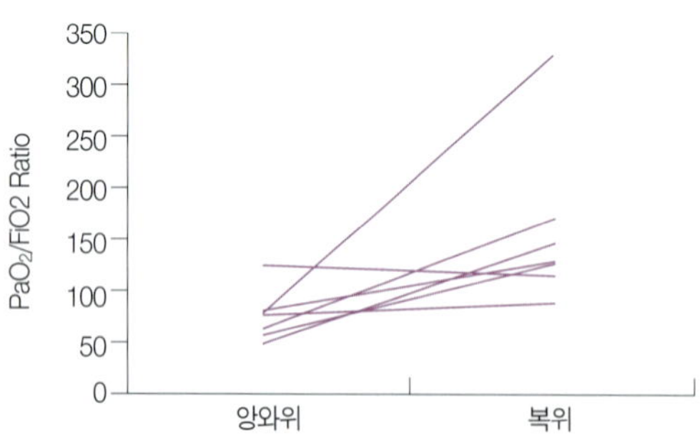

그림 16-2 심한 ARDS 환자에서 복위 직전과 6시간 복위를 취한 뒤의 PaO_2/FiO_2의 결과 비교

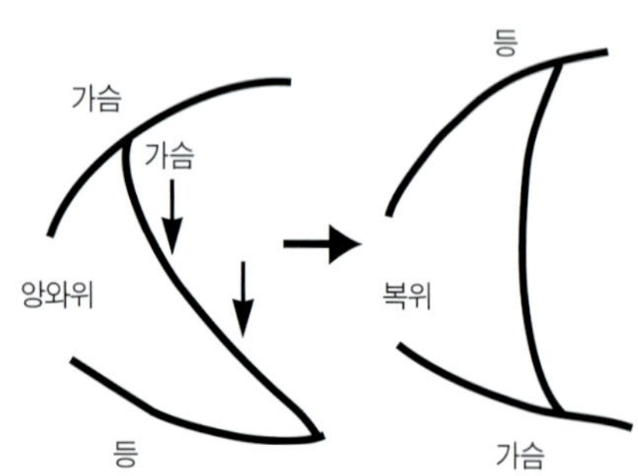

그림 16-3 복위에서의 횡격막의 국소적 이동

하엽의 위구역(superior segment)의 체위배액이 이루어져 대부분의 환자에게서 환기가 개선되었다는 보고가 있다.

5) 혈역학적 상태 호전

앙와위에서 호기말양압을 적용하면 심장으로 돌아오는 정맥혈류의 감소와 심와(cardiac fossa) 압력에 의한 심실충만 장애 및 심방과 심실의 구조적 변형을 야기함으로써 심박출량을 감소시켜 저혈압이 발생할 수 있다. 복위는 심와에 대한 압력과 심방과 심실의 변형을 완화시켜 평균 동맥압과 심박출량을 증가시킨다.

6) 원활한 림프 흐름으로 부종 감소

사람을 제외한 동물들이 휴식할 때는 복위를 취하는데 아마 복위에서 폐의 림프 흐름을 증가시켜 배액이 잘 되어 폐부종이 완화됨으로써 환기가 개선된다는 가정을 할 수 있다.

2. 복위 환기의 적응증

ARDS나 ALI 환자 중 폐포 복원과 NO 가스 흡입을 시행한 후에도 폐 산소화가 개선되지 않아 FiO_2를 0.6 이상 유지해야 하는 경우에는 보조적인 요법으로 복위 환기를 실행할 수 있다. 복위로의 체위 변경 후에도 2시간 동안 산소화가 개선되지 않으면 다시 앙와위나 측위를 취하게 한다. 복위 환기는 생명을 위협할 만한 문제가 없는지 확인한 후 시행되어야 하므로 다음과 같은 경우에는 실시하지 않는다.

- 기도분비물이나 다른 물질로 질식될 수 있는 상황
- 혈역학적으로 불안정하여 심폐소생술이나 기타 응급 대처가 필요한 경우
- 환자의 순응도가 낮아 중요한 삽입기구들이 제거될 위험이 있는 경우
- 얼굴과 복측의 체표면에 개방성 상처가 있어 상처가 파열되거나 감염 위험이 있는 경우
- 골반 골절 및 척추 이상이 있는 경우
- 심한 기관지흉막루(bronchopleural fistula) 등과 같은 공기누출(air leak)이 심한 경우
- 심한 두개내압 상승, 심한 비만, 복수 등 복부 내압이 현저하게 증가된 경우
- 심한 비만이 있는 경우
- 복수가 있는 경우

3. 복위 환기의 부작용

복위 시행 시 발생할 수 있는 문제점은 다음과 같다.

- 부정맥, 저혈압, 저산소화 등으로 환자 상태가 일시적으로 불안정할 수 있고, 기관내관 및 정맥관 등이 제거될 수 있으며, 각종 감시장치 등이 지속적으로 이루어지지 않을 수 있다. 따라서 체위 변경 전에 충분한 기도내 흡인과 변경 전, 중, 후에 100% 산소 공급으로 저산소증을 예방해야 한다.
- 체위 변경 후에는 일회호흡량과 산소화의 변화로 용적손상(volutrauma)과 산소독성의 합병증이 올 수 있다.

- 복위 시 코, 얼굴, 귀, 어깨, 가슴 등 압력으로 인한 조직손상과 말초신경의 손상으로 인한 마비와 눈에 가해진 압력으로 저혈압 환자에게서 망막 허혈이 올 수 있다.
- 복위로 인해 환자가 불안하거나 당황해 할 수 있어 정서적 지지와 안정제의 요구가 증가하거나 간호 제공과 환자의 처치에 제한이 있다.

4. 복위 환기의 절차 및 환자 간호

복위로의 변경이 결정되면 어느 방향으로 시도할 것인지, 그리고 환자에게 변경 중이나 후에 일어날 수 있는 부작용에 대하여 충분히 논의한 후 필요한 인력과 물품 및 체위 변경 절차를 결정해야 한다.

- 환자의 순응도를 사정하여 충분히 환자를 안정시키고 협조하도록 설명한다.
- 심전도, 산소포화도, 혈압을 지속적으로 감시하며, 공기침대 등을 사용하여 피부손상을 최소화한다.
- 카테터종류는 적당한 길이로 견고하게 고정시키고 변경할 방향으로 미리 돌려놓는다.
- 환자의 체중과 사용 중인 장비 등을 고려하여 최소한 4~5명의 충분한 인력을 확보한다.
- 체위 변경 전 활력징후, 호흡음을 사정하고, 과다 분비물로 질식하지 않도록 충분히 흡인한다.
- 회음부 부위와 머리 주변에 패드를 대어주며, 환자 밑에 시트를 깔아 이동을 용이하게 한다.
- 체위 변경을 하는 전 과정 동안 100% 산소 공급으로 저산소증을 예방한다.
- 앙와위에서 체위 변경할 반대편 침대 가장자리로 환자를 옮긴다.
- 회전시키는 쪽의 팔을 몸에 가깝게 한 후 구령에 맞추어 각종 삽입된 기구와 감시장치를 지지하고, 환자의 고개는 옆으로 돌리면서 복위로 변경한다.
- 카테터, 튜브, 관 등이 제거되지 않도록 담당자를 정하여 지지하게 하며, 기관내삽관이 된 경우 환자의 머리는 1~2명이 안전하게 이동시키도록 한다.
- 환자의 팔과 다리, 고개를 편안한 자세로 안전하고 신속하게 취해준 후 환자상태를 사정한다.
- 베개를 환자의 골반, 엉덩이, 어깨, 머리에 대어 직접적으로 압력을 받지 않도록 하고, 특히 눈이 압박 받지 않도록 한다.
- 활력징후, 일회호흡량과 산소화의 변화를 자주 관찰하여 인공호흡기의 설정을 조정한다.

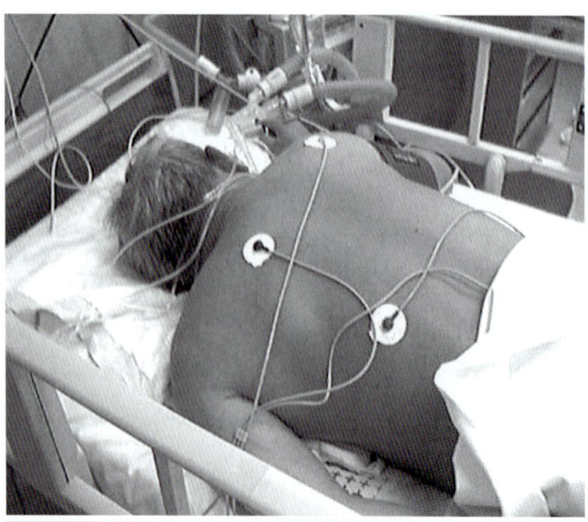

그림 16-4 복위의 적용

- 체위 변경 후 심각한 활력징후의 변화가 있으면 신속히 다시 앙와위 자세로 변경한다.
- 2시간이 지나도 산소화나 혈역학적 상태의 호전이 없으면 앙와위로 변경한다.
- 자주 흡인하며, 특히 기도유지에 관심을 기울인다.
- 환자가 불편하거나 통증이 있는지 사정하여 미리 해결하도록 한다.
- 하루 1~2회 정도 앙와위를 취하게 하여 피부나 각종 카테터 삽입 상태를 사정한다.
- 복위 시에도 2시간마다 측위로 변경한다(그림 16-4).

II. 폐포 복원

ALI나 ARDS인 경우 폐내 단락과 환기/관류의 부적합으로 치명적인 저산소증 초래, 호흡일의 증가와 폐 유순도 감소로 환자는 고탄산혈증(hypercapnia)과 호흡성 산증(respiratory acidosis)을 동반한 호흡부전을 초래하게 된다. ALI나 ARDS의 치료는 인공호흡기 적용 시 전통적으로 10~15ml/Kg의 일회호흡량을 적용하였으나 그 결과 기도내압이 상승하고, 비교적 덜 손상 받은 폐조직은 과팽창되어 폐혈관 투과성 증가, 급성 염증, 폐포 출혈, 폐내 단락(intrapulmonary shunt) 및 전반적인 폐의 침윤 증가 등 많은 부작용이 보고되었다.

폐포복원술(alveolar recruitment maneuver)은 인공호흡기로 인한 폐손상(ventilator-induced lung injury, VILI)을 줄이고 폐포를 복원하는 것을 목적으로 새롭게 적용된 최신 방법이다. ALI 환자에게 인공호흡기 적용 시 VILI가 초래됨을 발견함으로써 폐포복원술은 폐보호전략(lung-protective strategy)으로 시도되었으며, 많은 연구에서 폐포복원술을 통해 ALI 환자의 사망률을 개선한 결과가 보고되고 있다. 또한 폐포복원술 적용 시 생리적 효과에 대한 여러 변수들에서 호전된 결과가 나타났다(P/F ratio〉300, PaO_2 증가, FiO_2 감소, SaO_2 증가). 폐보호전략이란 높은 PEEP, 소량의 일회호흡량, 고탄산혈증의 허용 등으로 폐포의 용량손상을 줄이며, 폐포를 개방시키고 이를 개방된 상태로 유지하는 폐 복원을 시도하는 것이다.

1. 폐포 복원의 원리

1) ALI 또는 ARDS에서의 폐조직의 변화

ALI나 ARDS의 경우 염증으로 손상되어 복원이 불가능한 폐조직과 염증성 삼출물이 있기는 하지만 비교적 복원이 가능한 폐조직 그리고 정상적으로 잘 기능하는 폐조직이 함께 존재하고 있다. 즉 건강한 폐포와 허탈된 폐포가 함께 존재하며, 건강한 폐포가 확장할 때 일정한 수준으로 함께 팽창하려는 상호의존적인 힘에 의해 허탈된 폐포에는 주변의 폐포에 비해 약 5배 정도 높은 압력을 받게 된다. 따라서 허탈된 폐포를 개방하는데는 정상 폐포에 비해 더 큰 압력이 필요하게 되며, 빨리 복원되지 않으면 완전히 허탈된다.

2) 전통적인 인공호흡기 사용에 따른 손상

전통적인 치료법에서는 저산소증을 위해 높은 FiO_2를 적용할 때 야기되는 산소독성을 피하기 위해 PEEP과 10~15ml/kg의 많은 일회호흡량을 적용하였다. 그러나 ALI에서는 이미 폐포의 상태가 각각 달라 높은 기도내 압력에 의해 손상된 폐포는 팽창할 수 있지만 건강한 폐포는 오히려 과팽창되어 폐손상을 받게 되는 것이 알려졌으며, 또 반복되는 폐포의 개방과 폐쇄로 인해 발생되는 전단력(shearing force)에 의해 폐포 손상이 더욱 가중되어 건강한 폐포까지 손상이 진행됨으로써 폐의 상태는 더욱 악화된다.

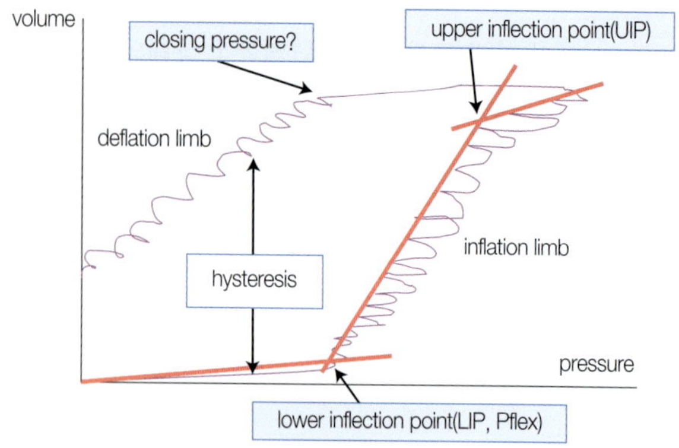

그림 16-5 흡기 및 호기시 압력변화에 따른 폐용적 변화

3) 폐의 압력-용적 곡선

폐포에 소량씩 압력을 가하면서 폐용적을 측정하면 초기에는 압력의 상승에도 불구하고 폐용적이 거의 증가하지 않는다. 그러나 한 순간에 폐포가 개방되면서 폐 유순도가 갑자기 증가하게 되며(lower inflection point, Pflex), 압력이 상승함에 따라 폐용적이 증가하다가 갑자기 폐 유순도가 감소된다. 이 지점을 upper inflection point(UPI)라고 하며, 이는 이미 폐용적이 충분히 늘어나 압력의 증가에도 크게 용적의 변화가 없음을 의미한다. UIP 이후로 압력을 계속 가하는 것은 폐포의 과팽창을 일으키게 된다.

폐용적이 충분히 커진 상태에서 압력을 감소시키면 폐용적도 감소하게 되나 흡기 시의 동일한 압력보다 폐용적이 높게 유지된다. 이런 현상을 히스테리시스(이력현상, hysteresis)라고 하는데, 이에 따라 최소의 PEEP과 높은 일회호흡량을 적용하는 전통적인 방법보다 높은 압력을 가하여 폐포를 열리게 한 후 산소농도를 유지하는 적정 PEEP과 적은 일회호흡량을 적용하는 것이 폐포 복원에 더 유리하게 된다(그림 16-5, 16-6).

2. 폐포 복원의 적응증

폐포 복원은 ALI나 ARDS로 인해 산소화와 환기가 잘 되지 않아 환기/관류 부적합이 있는 경우 적

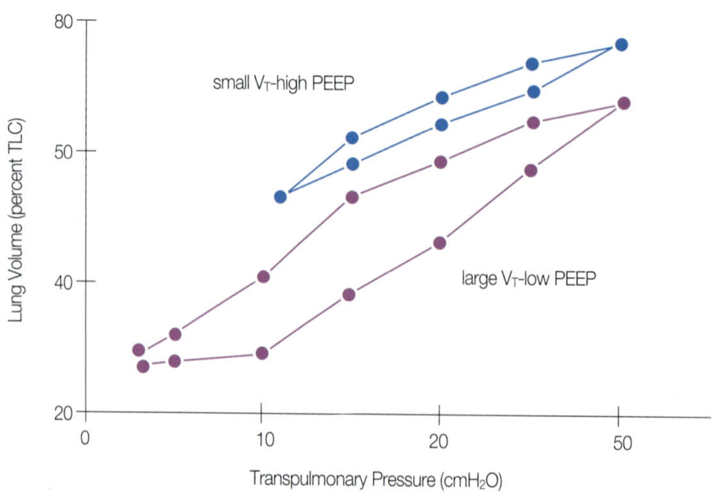

그림 16-6 large VT-low PEEP, small VT-high PEEP의 호흡곡선

용되며, PEEP 10cmH_2O, FiO_2 0.6이상에서 산소포화도가 적절히 유지되지 않을 경우 산소화의 개선과 항생제나 다른 치료를 통해 기저질환이 개선되는 동안 폐 보호를 위해 사용한다. 폐포 복원은 폐 자체보다는 흉벽이 경직되어 있는 폐외적 원인으로 인한 ARDS에서 더 쉽게 이루어지는 반면, 폐내적 원인으로 생긴 ARDS에서는 폐조직 자체가 강직되어 폐포의 복원이 제대로 이루어지지 않으므로 환자의 기저질환에 따라 폐포 복원 정도가 영향을 받는다. 폐낭종(cyst)이나 폐물집(bullae), 공기누출 등의 질환이 있는 환자는 높은 압력으로 인해 부작용이 증가하게 되므로 폐포복원술의 적용이 어렵다.

3. 폐포 복원의 절차

1) 폐포의 개방

폐포 복원을 위해서는 첫째, 허탈된 폐포와 말단 기도가 열리기 위해 우선 액체 등에 의해 형성된 막을 말단 기도로 밀어 보내야 하거나 허탈된 기도를 가진 폐 실질의 견고함을 극복하는데 어느 정도 시간이 필요하고, 둘째, 폐포면에 작용하는 장력을 이기기 위하여 개방된 폐포에서 표면활성제(surfactant) 단층을 구조화하는데 높은 기도압력과 시간이 필요하다. 일반적으로 폐포복원술은 35~45cmH_2O의 흡기말 고평부압(plateau pressure)을 1분 이내로 적용하거나 1분에 1~2회 한숨(sigh)의 흡기말 고평부압이 35~45cmH_2O이 되도록 한다.

2) 적정 PEEP의 설정

초기 PEEP을 20cmH_2O로 설정하고 이 상태에서 맥박산소포화도(SpO_2)가 90~95%정도 유지되는 선까지 FiO_2를 감소시킨다. 그 다음 산소포화도를 확인하면서 PEEP을 2cmH_2O씩 내려서 산소포화도가 저하되는 PEEP을 찾는데, 이때 찾은 PEEP이 폐허탈을 방지할 수 있는 적정 PEEP이라고 할 수 있다. 산소포화도 저하(desaturation)의 기준은 동맥혈가스검사에서 PaO_2가 이전에 비해 10% 이상 감소된 것을 의미한다.

이 과정에서 폐포는 적정 PEEP보다 한 단계 낮은 압력에 노출되어 이미 허탈 되었기 때문에 한 번 더 폐포복원술을 시행한 후 적정 PEEP 수준으로 조정한다.

적정 PEEP은 반드시 높은 수준에서 내려가면서 찾아야 하며, 적정 수준보다 낮은 수준에서 올라가면서 값을 찾지 않도록 한다.

3) 고탄산혈증의 허용과 FiO_2 및 PaO_2의 유지

폐포 복원을 위해 고탄산혈증은 어느 정도 허용해야 한다. pH 7.0까지 허용한 경우도 있으나 일반적으로는 pH 7.2까지 허용하며, pH가 낮아졌다고 탄산수소나트륨을 공급할 필요는 없다. pH 교정을 위해 $PaCO_2$를 조정할 경우 세포 보상작용을 감안하여 $PaCO_2$를 시간당 10mmHg 속도로 점진적으로 올라가게 해야 한다.

고탄산혈증을 허용할 수 없는 경우는 두개내압 상승, 급성 심근허혈, 저혈압 또는 심한 카테콜라민 의존성 좌심실 부전, 급성 우심부전을 동반한 폐동맥 고혈압, 심한 대사성 산증이 있을 경우이다.

FiO_2는 폐포 복원을 유지하면서 적정 PEEP을 찾기 전에 감소시켜야 하는데 산소포화도가 저하되는 것을 보상하기 위해 다시 FiO_2를 증가시키지 말아야 한다. 일반적으로 FiO_2는 폐포복원술을 시행한 후 PEEP 20cmH_2O인 상태에서 0.45 이하까지 내리게 된다.

또한 적절한 수준의 PaO_2를 유지해야 한다. FiO_2 0.6 이상에서 장시간 노출되면 폐 손상을 가져오게 되므로 PaO_2 60mmHg 이상 유지할 정도의 산소를 공급한다. 그러나 저산소증이 개선되지 않을 경우 산소독성보다 저산소증이 더 위험하므로 이럴 경우에는 FiO_2를 증가시킨다.

4) 폐포복원술의 적용

- 고탄산혈증으로 인해 호흡 증가가 초래되므로 환자를 적절히 안정시켜야 한다. 안정제와 근육이완제를 사용하여 기계와 동조할 수 있고 호흡근을 쉬게 하여 산소 소모를 줄이고 이산화탄소의 생성을 감소시킨다.
- 폐포복원술은 복위에서나 자발호흡에서 시행되기도 한다. 복위에서는 폐의 배측에 가해지는 심장의 무게를 덜어 폐포의 환기를 더욱 효과적으로 할 수 있고, 자발호흡 시에는 균등하게 횡격막을 움직이게 함으로써 폐포의 확장이 쉽게 될 수 있다.
- 질환 초기와 치료 중 폐가 허탈될 때마다 실시한다. 폐포가 허탈되면 동맥혈 내 혈색소의 산소포화도 저하가 빠르게 진행되므로 SpO_2가 5분 이상 감소하였을 때도 폐포복원을 다시 실시한다. 산소포화도 저하 등의 문제가 없다면 하루 2회 정도 폐포복원술을 실시한다.

4. 폐포 복원의 부작용

폐포 복원 시 합병증으로는 흉곽내압의 증가로 인해 심박출량 감소와 저혈압이 생길 수 있으나 실제 연구에서 보면 저혈압이 흔하지는 않으며, 저혈압은 부족한 수액 공급이나 혈관확장제등에 의해 발생하는 것으로 보고되었다.

5. 환자 간호

- 산소화와 양압환기시의 저심박출량 증상과 징후를 평가할 수 있는 감시체계를 갖춘다. 침습적 동맥압(arterial blood pressure), SpO_2, 심전도 등을 지속적으로 감시하며, 주기적으로 동맥혈가스 검사를 확인하여 저산소화 및 산소독성을 예방한다.
- 환자의 의식 상태 및 안정 상태를 사정하고, 인공호흡기와 동조할 수 있도록 안정화시킨다. 높은 PEEP를 이용한 기계환기로 인해 환자가 불편하고 불안해 할 수 있으므로 현재의 상태를 잘 설명해 주고, 인공호흡기에 맞추어 호흡할 것을 권한다. 환자의 통증이나 불편감을 완화시킨다.
- 폐 허탈 상태를 최소화하기 위하여 폐포복원술 시행 전에 인공호흡기를 폐쇄시스템으로 만들고 인공호흡기의 회로가 환자와 분리되지 않도록 주의한다. 특히 기도흡인 시 반드시 폐쇄흡인을 하여야 하며, 폐쇄흡인을 하더라도 폐 허탈이 발생되므로 필요시에만 흡인한다.
- 하루 2회 정도 폐포복원술을 적용하며, 인공호흡기가 개방되면 다시 폐포복원술이 이루어지도록 주치의와 협조한다.
- Ambu bagging이 필요한 경우 반드시 PEEP 밸브를 사용하여 설정된 PEEP 수준을 유지한다.
- 폐 모세혈관의 투과성이 증가되었기 때문에 수액 공급 시 주의를 요한다. 수액을 과다 공급하면 폐부종, 단락이나 탄성도의 이상을 가져오고, 수액이 부족한 경우에는 폐의 관류 및 전신순환 장애를 초래한다.
- 최소한 2시간 마다 체위 변경을 하며, 체위배액 등 적절한 흉부물리요법과 적정한 가습을 유지하여 기도 분비물의 배출을 용이하게 한다.

III. 산화질소 치료

산화질소(nitric oxide, NO)는 질소와 산소원자로 구성된 분자로 대기 중에 존재하며, 인체에서 효소작용에 의해 만들어져 인체나 동물의 세포에서 발견되는 친숙한 가스이다. 대기 중에는 10~100ppm이 존재하며 흡연 시에는 400~1000ppm으로 증가한다. 1987년 NO 가스는 혈관내막과 활성화된 대식세포(macrophage) 및 그 외의 세포에서의 대사과정에서 발견되어 학계의 관심을 끌게 되었으며, Palmer 등과 Ignarro 등에 의해 내피 유래 이완인자(endothelium derived relaxing factor)임이 확인되었다. 1989년 이후에는 인체에 직접 흡입(inhaled NO)을 시도하였고, 1999년 미국식품의약청(FDA)에서 34주 이상의 미숙아에서 폐고혈압을 동반한 저산소성 호흡부전의 치료제로서 흡입 NO를 인정하였으며, 그 외에도 급성호흡곤란증후군 등 많은 질환에서 사용되고 있다.

1. NO 치료의 원리

흡입 NO는 흡입되는 공기에 소량의 NO 가스를 주입하는 것으로, 환기가 되는 폐포를 통해 그 폐포에 인접한 폐혈관의 평활근을 선택적으로 이완시키며 다시 혈관으로 확산해 들어가 혈색소와 빠르게 반응한다. 혈색소는 NO를 불활성화시켜서 전신 혈관의 이완을 막음으로써 전신효과가 없이 선택적인 폐혈관 이완이 가능하게 된다(**그림 16-7**). 혈관 이완으로 인해 환기가 되는 폐포 쪽으로 혈류가 증가하면 단락이 감소하고 환기-관류의 비가 호전된다. 그러므로 저산소혈증이 있는 환자에게서 흡입 NO는 환기-관류의 비 개선과 폐 혈류의 증가 등 두 가지 기전으로 인해 산소화를 개선시킨다.

체내에서 형성된 NO도 폐혈관 긴장도를 조절하는데 중요한 역할을 한다. 체내에서 형성된 NO의 호기량은 10ppm 정도이다. 흡입 NO의 농도가 60~250ppm이면 급성호흡곤란증후군에서의 산소화를 개선시킬 수 있으며, 이런 저농도에서는 폐동맥압의 감소가 최소 범위에서 일어난다.

여러 연구에서 산소화를 개선시키면서 폐동맥압을 감소시키는 흡입 NO의 농도는 10ppm 수준

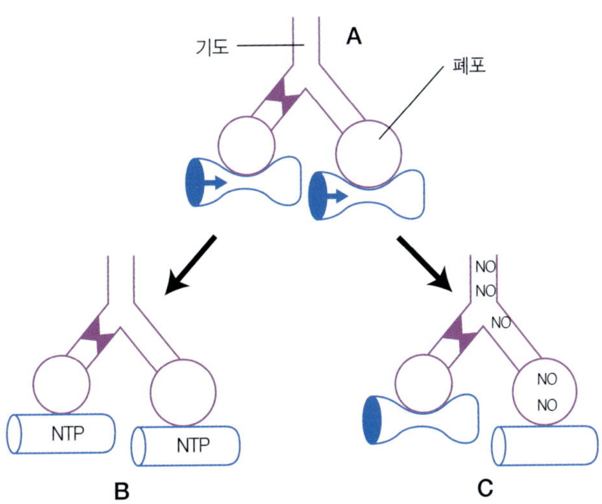

그림 16-7 폐포허탈에 따른 폐혈관의 변화

A. 정상 및 수축된 폐포의 혈관수축
B. NTP(nitroprusside)의 비선택적 폐혈관이완
C. INO의 선택적 혈관이완

이며, 2~20ppm에서 효과가 있다는 연구가 많지만 일부 논문에서는 80ppm까지도 효과가 있었다고 보고된다.

흡입 NO는 48시간 이내에 배설되며, 대부분은 신장을 통해 암모니아로 배설되고 소량은 구강 내 세균에 의해 질소로 변형되어 침샘을 통해 배출되거나 장을 통하여 대변으로 배설된다.

2. NO 치료의 적응증

FDA에서 공식적으로 인정한 NO 사용의 적응증은 34주 이상 신생아의 폐고혈압이다. 그러나 공식적으로 인정되지는 않았으나 임상에서는 여러 가지 상황에서 그 효과를 인정받고 있다. NO는 폐동맥 고혈압과 관련된 급성 폐질환과 급성호흡곤란증후군, 어린이와 성인의 급성호흡부전에 치료적으로 사용되며, 급성 폐손상 환자에서도 시도되고 있다. 또 미숙아와 신생아의 일시적 폐동맥 고혈압, 심장이나 폐이식 후 폐동맥 고혈압, 심장수술 후, 폐동맥 색전증, 겸상적혈구 빈혈(sickle cell anemia), 폐 절제술 후 폐부종, 기관지 천식 그리고 일차성 폐동맥 고혈압에도 치료적으로 사용되고 있다. 또한 패혈증과 같은 심각한 감염이 있을 경우에도 쇼크로 진행되는 것을 차단하는 역할을 하는 것으로 알려져 있다.

3. NO 치료의 절차

NO 농도는 환기 양식과 유량 형태, 분당호흡량이나 FiO_2에 의해 달라지는데, 환기 양식 중 특히 간헐필수환기(intermittent mandatory ventilation), 압력보조환기(pressure support ventilation)에서 매 호흡마다 호흡량이 달라지므로 문제가 된다. 용적조절환기에서는 일정한 농도를 유지할 수 있으나 압력조절환기나 용적조절환기에서도 유량 형태가 감속형일 경우 일정한 농도를 유지하기 어렵다. 따라서 NO 공급장치는 인공호흡기의 종류와 양식, 유량의 변화에 관계없이 미리 설정한 농도를 공급할 수 있어야 하므로 NO 가스실린더와 정확한 주입농도를 측정할 수 있는 NO/NO_2 감시장치, 가온 및 가습이 되는 공급회로장치를 필요로 한다.

한편, NO 공급을 위해 만들어진 인공호흡기에는 I-NO vent delivery system, Servo 300 등이 있다.

1) NO와 NO_2 관리

(1) NO의 생산과 저장

NO를 공급할 수 있는 실린더에 99% 순수한 NO를 저장하기 위해서 NO/N_2나 NO/헬륨 혼합가스를 사용하며, 헬륨은 가격이 비싸므로 N_2를 주로 사용한다. 실린더 내의 이산화질소(nitrogen dioxide, NO_2) 농도는 NO 농도의 2% 미만이어야 한다. 실린더는 알루미늄 합금으로 만들어지며, 수분이 함유될 경우 질산이 만들어 질 수 있으므로 가스 주입 전에 가열하여 건조시키고 실온에서 보관한다(**표 16-1**). 이 실린더는 2년 이상 안전하다.

(2) NO_2의 생성과 제거

NO 공급 장치에서 가장 중요하게 고려할 점은 NO와 O_2의 반응에 의해 공급 과정에서 생성되는 NO_2이다. NO_2의 안전기준은 5ppm이지만 2ppm이하에서도 기도의 과민반응이나 폐조직 손상이 보고되어 있다. 따라서 NO 공급 장치의 NO_2 허용 기준은 가능한 한 낮게 1ppm 미만으로 유지해야 한다. NO_2를 낮추기 위해서는 가능한 낮은 NO 농도를 사용하는 것이 필요하며, 또 NO를

표 16-1 NO 실린더를 보관하는 장소의 기준

NO 실린더를 보관하는 장소의 기준
NO 농도 25ppm 이상, 산소농도 18% 이하가 되지 않도록 환기가 잘 되어야 한다.
안정성이 확보된 실린더를 사용한다.
120℉ 이하의 온도가 유지되어야 한다.
보관 장소는 외부인 출입 제한표시가 되어야 한다.
실린더 이동 시 특별히 설계된 안전한 카트를 사용한다.
실린더는 방어용 캡이 없이는 이동하지 않는다.
사용 전과 후 실린더는 분리 보관한다.

인공호흡기 전 단계에서 공급하는 것도 좋은 방법이 될 수 있다. 또한 NO_2를 제거하는 방법으로 흡수제를 사용할 수 있는데, 인공호흡기의 호식 튜브에 이산화탄소 흡수제를 사용하여 NO_2를 흡수하도록 한다.

2) NO의 전달

(1) 성인 인공호흡기 사용 시

- **흡기 회로를 통한 지속적 주입:** NO 농도는 주입 용량과 분당호흡량에 의해 결정된다. 인공호흡기내에 일정한 공기 흐름이 있는 경우에 사용해야 하며, 이는 계속적으로 NO를 주입하는 경우 공기 흐름이 없는 호기 중에는 NO로 찰 수 있어서 다음 흡기 시 과량의 NO가 들어가게 되기 때문이다.
- **흡기 회로를 통해 흡기 시에만 주입:** NO는 일정한 속도로 흡기 시에만 주입할 수 있다. 그러나 주입 시 용적조절양식에서는 일정한 압력이 유지되나 압력조절양식에서는 일정한 농도를 유지하기 어렵고 또 일회호흡량을 증가시키거나 FiO_2를 저하시킬 수 있다. 흡기 시 주입의 가장 큰 장점은 NO와 O_2의 접촉 시간을 최소화하여 NO_2 생성을 최소화하는 것이다.
- **Y관을 통한 지속적 주입:** NO_2 생성을 최소화하기 위해 흡기 회로의 Y관에 직접 주입하는 것은 NO/NO_2 정체시간을 줄일 수 있으며, 호기 중에 흡기 회로에 NO가 축적되는 것을 막을 수 있다. 그러나 호기 회로에 계속 NO가 흘러나와 정확한 NO 용량의 계산이 어렵다.
- **Y관을 통해 흡기 시에만 주입:** 흡기 시 Y관에 NO를 주입하는 것으로 흡기 유량과 분당호흡량이 일정하면 잘 유지될 수 있다. 그러나 압력조절양식이나 동시간헐필수환기 양식에서는 흡기 유량과 분당호흡량이 일정하지 않아 NO 농도가 달라지게 된다. 그 외 흡기 회로를 통해 흡기 시에만 주입할 경우와 동일한 문제점이 있다.

(2) 소아 인공호흡기 사용 시

지속적으로 공기 흐름이 있는 소아용 인공호흡기 중 고빈도진동환기에서는 흡기 회로를 통해 지속적 주입 방식을 사용한다. NO

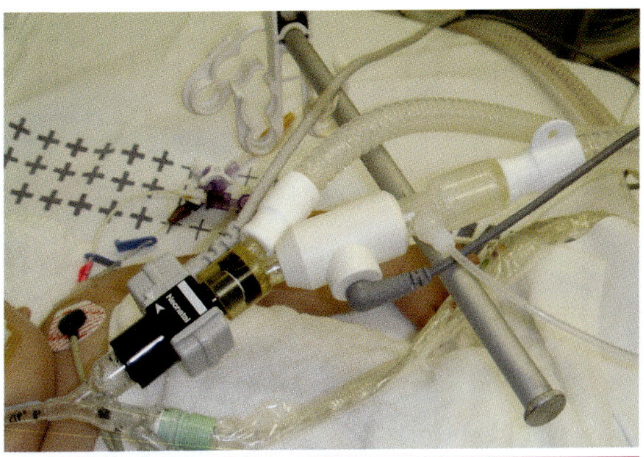

그림 16-8 NO의 전달

는 가습기 이전에 주입되어 혼합이 잘 되도록 하며, NO 감시는 Y관 근처에서 한다. NO_2의 생성은 회로가 비교적 짧으므로 최소화된다. 가스 혼합이 주입 부분으로부터 12인치(30cm) 떨어진 지점에서 완전히 이루어지므로 최소한 12인치 이후의 지점에서 감시해야 한다. 고빈도제트환기의 경우 공기 축적이 일어날 수 있고, NO/O_2 접촉 시간이 길어져 NO_2의 생성이 증가할 수 있으므로 고빈도제트환기를 통해 공급하는 것은 부적절하다(그림 16-8).

3) NO의 적용 방법

(1) NO 가스 라인을 수세(flushing)하여 공급 라인에 남아 있는 NO_2를 제거한다.

- NO 실린더를 열었다가 잠근 후 흡인체계(suction system)에 연결관을 연결하여 NO 공급 라인을 flushing한다. 이런 과정을 3회 반복한다.

(2) NO 공급장치를 점검한다.

- NO 농도를 확인한다. 인공호흡기를 끈 상태에서 용적조절환기 양식으로 돌린 후 NO 농도를 확인한다(1000ppm).
- NO/NO_2 감시장치의 초기화를 제로로 한다(zeroing). NO/NO_2 감시장치에 있는 zero button을 0쪽으로 돌린다(약 6분간 소요되며, zeroing이 완료되면 깜박거림이 멎음).
- NO/NO_2 감시장치를 확인한다.
- 인공호흡기를 다음 설정으로 변경시킨다: 용적조절환기 양식, 기계적 조절환기수(CMV) 20회/분, 흡기 시간(inspiratory time) 25%, 휴지 시간(pause time) 10%, 분당환기량 7.5l/min, FiO_2 21%
- NO 조절기를 10ppm으로 맞춘다.
- NO/NO_2 감시장치를 확인한다(NO: 10±2ppm, NO_2: 0.5ppm 미만).

4) NO 적용 시 점검사항

- **zeroing:** NO/NO_2 감시장치는 사용하는 동안 24시간마다 위의 과정으로 zeroing한 후 중환자실 기록지에 기록한다.
- 사용 중 NO/NO_2농도가 맞지 않으면 line flushing을 시행한다.
- NO/NO_2 감시장치에 연결된 물받이가 차면 새것으로 교환한다.
- 라인 보정(line calibration)을 한 달에 한번 의공학과나 업체에 의뢰한다.

5) NO 실린더 교환

- 인공호흡기에 연결된 NO 실린더의 압력 조절기가 0.6 미만으로 저하되면 NO 감시장치에서 경보가 울리며, 이때 NO 실린더를 교환한다.
- NO 실린더의 개폐 밸브를 닫는다.
- 라인을 flushing한다.
- 실린더의 잠금 밸브 옆의 연결 부분을 푼다.
- 새로운 실린더를 NO 조절기에 연결한다.

- 실린더 교환 후 flushing과 zeroing을 시행한다.

4. NO 치료의 부작용

1) 무반응

일부 환자는 NO 가스를 주입하여도 동맥혈 산소분압과 폐동맥 저항의 개선과 같은 반응을 보이지 않는다. 급성호흡곤란증후군 환자의 약 40%에서 PaO_2/FiO_2의 개선을 보이지 않으며, 20%는 폐혈관저항이 개선되지 않는다. 신생아의 경우도 비슷한 결과를 보이거나 오히려 악화되는 경우도 보고되고 있다. 여러 연구에서 저산소증의 원인이 단락으로 인한 것이 아니라 환기-관류 부적합에 의한 경우는 NO 치료가 금기일 수 있음이 제시되었다.

2) 혈소판 억제

NO 투여로 출혈시간이 지연될 수 있으며, 혈소판의 응집에 영향을 주기도 한다. 이는 NO 가스의 용량과 관계없이 나타날 수 있으므로 NO 치료를 검토할 때 환자의 응고장애 여부를 고려해야 한다.

3) 좌심실충만압 상승

좌심실 기능장애가 있는 환자에게는 40~80ppm의 고농도 NO가 폐혈관저항을 낮추고 폐모세혈관압을 상승시켜 폐부종을 악화시킨다고 보고되었다. 이는 용량과 관련이 있는 것으로 보이며, 심한 좌심실부전 환자(폐동맥쐐기압〉25mmHg)에게 NO 치료 검토 시 주의해야 한다.

4) 반동성 저산소증과 폐고혈압

NO를 투여하던 환자는 외적인 투여에 의존하게 되어 수일이 지나면 내인적인 생성은 억제된다. NO의 갑작스런 중지는 반동성 반응을 일으켜 폐고혈압과 저산소증을 유발할 수 있다. 따라서 NO가 장착된 인공호흡기나 소생백을 사용하여 언제나 NO의 응급 투여가 가능해야 한다.

5) 독성반응

(1) 메트헤모글로빈혈증

NO는 혈색소와 반응하여 메트헤모글로빈(methemoglobin)을 형성한다. 메트헤모글로빈은 적혈구 내의 메트헤모글로빈 환원효소에 의해 정상 헤모글로빈으로 전환되어 정상 수치를 유지하게

표 16-2 혈중 메트헤모글로빈 수준에 따른 증상

메트헤모글로빈 수준(%)	증상
0-2	정상
2-15	임상적으로 특이 증상이 없으나 채혈 시 어둡고 초콜릿색의 혈액을 볼 수 있음
15-20	증상 없는 청색증을 볼 수 있음
20-45	현기증, 두통, 피로, 호흡곤란, 기절, 혼수
45-55	감각장애
55-70	의식소실, 경련, 부정맥, 불안정한 혈역학 상태
70%	용혈성 빈혈을 보이면서 사망에 이르기도 함

된다. 그러나 고농도의 NO에 노출된 경우(20ppm 이상) 메트헤모글로빈의 생성이 비정상적으로 될 수 있으며, 보통 고농도(80ppm)의 NO 치료를 받는 환자에게서 메트헤모글로빈 혈증이 보고된다. 또한 선천적으로 메트헤모글로빈 환원효소가 부족한 신생아는 메트헤모글로빈 혈증이 발생하기 쉽다. 메트헤모글로빈의 정상 수준은 2% 이하이나 5% 이하에서는 치료할 필요는 없다. 메트헤모글로빈혈증의 일차적 증상은 저산소증으로 인해 발생하는 청색증이며, 혈중 메트헤모글로빈 수준에 따른 증상은 표 16-2와 같다.

(2) 직접 독성

NO는 화학적 반응을 쉽게 하여 다른 부산물을 만들며 이는 세포를 손상시키거나 유전적 변화를 일으킬 수 있다. 산소와 결합하여 NO_2를 형성한 후 물과 결합하여 질소와 질산으로 분해되어 폐조직을 손상시켜 부종을 일으키거나 기도내압의 증가를 초래하며, 고농도의 NO는 직접적으로 폐에 작용하여 독성을 나타낼 수 있다. 미국 직업 및 건강안전관리국(OSHA)에 의하면 NO에 대한 작업장의 노출 제한을 8시간 평균 농도 25ppm으로 하고 있다. 1000ppm이상의 NO 농도는 혈색소의 기능을 차단한다.

(3) NO_2 생성

NO_2는 NO와 O_2가 결합하여 순간적으로 생성되며, NO가 NO_2로 전환되는 비율은 산소 농도와 NO 농도, NO와 산소가 만나는 시간에 의해 결정된다. 흡입 NO_2의 50~60%는 폐 조직에 축적되어 물과 결합하여 폐 독성을 일으키는 질산을 형성한다. 25ppm의 NO_2에 노출된 경우 폐조직의 세포적 변형을 초래하며, 동물실험에서는 5000ppm에 노출된 경우에 폐부종, 출혈과 사망이 발생하였다.

산업안전보건법에 의하면 산업장에서 NO의 8시간 가중평균 노출 허용농도는 25ppm이며, NO_2의 8시간 가중평균 노출 허용농도는 3ppm, NO_2의 단기 노출 허용농도는 5ppm이다. 그러나 2ppm 이하에서도 기도의 과민반응과 폐조직손상이 발견되므로 주의가 필요하다.

(4) peroxynitrate($ONOO^-$) 생성

NO_2와 O_2^-의 결합으로 peroxynitrite($ONOO^-$)가 생성될 수 있으며 이는 폐조직에 손상을 준다.

(5) 표면활성제 손상

고농도의 NO에 노출될 경우 폐의 표면활성제에 손상을 줄 수 있다.

5. 환자 간호

- 흡입 NO의 농도를 확인한다. 인공호흡기를 통해 NO 치료를 하는 경우, 장비 내부용량이 고용량인 경우가 저용량보다 NO와 O_2의 접촉시간을 증가시켜 NO_2의 발생 위험이 높다. NO가 10ppm이면 동맥혈 산소분압을 개선하는데 충분하며, 메트헤모글로빈과 NO_2의 독성은 20ppm 정도에서는 거의 생기지 않고, 40ppm 이상에서 유의하게 나타난다.
- NO 적용에 따른 지침 및 의사의 처방을 확인한다.
- 환자 상태를 매 1~2시간 마다 재평가하고 다음 사항을 정확히 기록한다:

  NO 농도

  FiO_2, 산소포화도

심박동과 심전도 리듬
폐동맥압, 동맥혈 산소포화도
혼합정맥혈 산소포화도
환자 반응
심박출량 및 심장지수, 전신 및 폐혈관저항
폐동맥쐐기압, 동맥혈 산소분압

- 8~12시간, 24시간마다 또는 지침에 따라 메트헤모글로빈을 검사한다.
- 필요에 따라 기관 흡인을 하며, 과산소화(hyperoxygenation)를 할 때는 인공호흡기를 연결한 채로 시행한다. 수동으로 산소를 공급하기 위해 인공호흡기를 분리할 경우 갑작스럽게 NO의 공급이 중단됨으로 인해 저산소증에 빠질 수 있어 응급상황이나 심정지가 초래될 수 있다.
- 적절하게 NO의 회수체계를 구축하여 인공호흡기 회로에 남아있는 가스를 회수한다. 가스 회수 회로의 저장 백에 공기가 지나치게 팽창하거나 수축하지 않도록 조절한다.
- NO는 환자와 직원에게 모두 해로울 수 있으므로 가스를 사용하는 환자와 함께 직원의 안전에 주의해야 한다. NO를 공급하는 장비와 인공호흡기의 설치에 익숙한 전문가가 필요하며, NO의 조절기, 연결 부위, 조절밸브, 가스 차단장치의 사용에 익숙해야 한다.

참 · 고 · 문 · 헌

- 김혜영(1998). Nitric oxide의 생리적 작용. 대한중환자의학회지, 13(2), 139-146.
- 대한결핵 및 호흡기학회(2004). 호흡기학. 서울: 군자출판사.
- 대한중환자의학회(2010). 중환자의학(제 2판). 서울: 군자출판사.
- 박원순(1999). 1998년 노벨의학상: 일산화질소. 대한의사협회지, 42(1), 75-80.
- 임채만, 고윤석, 정복현, 이상도, 김우성 등 (1997). 급성호흡부전증후군에서 prone position의 호흡 및 혈류역학적 효과. 결핵 및 호흡기 질환, 44(5), 1105-1113.
- 임채만, 진재용, 고윤석, 심태선, 이상도, 김우성 등(1998). 잡종견 급성폐손상 모델에서 prone position 시행 시 PEEP 수준에 따른 호흡 및 혈류역학적 효과. 결핵 및 호흡기 질환, 45(1), 140-152.
- 황희정, 박혜자(2000). 인공호흡기를 부착한 급성 호흡부전 환자에서 폐병변 부위에 따른 체위적용이 동맥혈가스분압 및 폐포동맥간 산소분압차에 미치는 영향. 성인간호학회지, 12(2), 234-244.
- Amato, M. B., Barbas, C. S., Medeiros, D. M., Magaldi, R. B., Schettino, G. P., Lorenzi-Fiho, G., et al. (1998). Effect of a protective-ventilation strategy on mortality in the acute respiratory distress syndrome. New England Journal of Medicine, 338(6), 337-354.
- Breiburg, A. N., Aitken, L., Reaby, L., Clancy, R. L., & Pierce, J. D. (2000). Efficacy and safety of prone positioning for patients with acute respiratory distress syndrome. Journal of Advanced Nursing, 3(4), 922-929.
- Brower, R. G., Ware, L. B., Berthiaume, Y., & Matthay, M. A. (2001). Treatment of ARDS. Chest, 120(4), 1347-1367.
- Hirvela, E. R. (2000). Advances in the management of acute respiratory distress syndrome: protective ventilation. Archives of Surgery, 135(2), 126-135.
- Kalweit, S. (1997). Inhaled nitric oxide in the ICU. Critical Care Nurse, 17(4), 26-32.
- Kinsella, J. P., & Abman, S. H. (2000). Clinical approach to inhaled nitric oxide therapy in the newborn with hypoxemia. Pediatrics, 136(6), 717-726.
- No authors. (2000). Ventilation with lower tidal volumes as compared with traditional tidal volumes for acute lung injury and the acute respiratory distress syndrome: The Acute Respiratory Distress Syndrome Network. New England Journal of Medicine, 342, 1301-1308.
- Offner, P. J., Haenel, J. B., Moore, E. E., Biffl, W. L., Franciose, R. J., & Burch, J. M. (2000). Complications of prone ventilation in patients with multisystem trauma with fulminant acute respiratory distress synsdrome. The Journal of Trauma, 48(2), 224-228.
- Rimensberger, P. C., Pristine, G., Mullen, B. M., Cox, P. N., & Slutsky, A. S. (1999). Lung recruitment during small tidal volume ventilation allows minimal positive end-expiratory pressure without augmenting lung injury. Critical Care Medicine, 27(9), 1940-1945.
- Rimensberger, P. C., Cox, P. N., Frndova, H., & Bryan, A. C. (1999). The open lung during small tidalvolume ventilation: Concepts of recruitment and "optimal" positive end-expiratory pressure. Critical Care Medicine, 27(9),1946-1952.
- Stott, S. (2000). Recent advances in intensive care. British Medical Journal, 320(7231), 358-361.
- Suh, G. Y., Kwon, O. J., Yoon, J. W., Park, S. J., Ham, H. S., Kang, S. J., et al. (2003). A practical protocol for titrating "optimal" PEEP in acute lung injury: recruitment maneuver and PEEP decrement. Journal of Korean Medical Science, 18(3), 349-354.

Chapter 17 호흡기계 약물

학습목표

1_ 점액활성제(mucokinetics)의 대표적인 약물분류와 기전을 설명한다.

2_ 진해제(antitussives) 의 대표적인 약물분류와 기전을 설명한다.

3_ 기관지 확장제(bronchodilator)의 대표적인 약물분류와 기전을 설명한다.

4_ 기관지 확장제의 임상적 적용과 부작용을 열거한다.

5_ 기관지 천식 치료제(anti-asthmatic drugs)의 대표적인 약물분류와 기전을 설명한다.

6_ 기관지 천식 치료제의 임상적 적용과 부작용을 열거한다.

I. 점액활성제

폐의 중요한 방어기전중 하나가 mucociliary escalator이다. 이것은 점막상피의 섬모조직과 goblet 세포와 점막하 점액선(submucosal gland)에서 분비되는 점액으로 구성되어있다. 점액은 일종의 당단백으로 독특한 구조를 가진 gel로서 적정한 점성을 유지하여 섬모조직의 운반작용에 의해 배출이 용이하다.

기관지염, 천식, 폐기종, 흡연 등의 폐질환에서는 mucociliary escalator기능이 저하되어 당단백인 점액의 점성이 증가되므로 기관지 분비물을 효과적으로 배출하기 어렵게 된다. 이렇게 되면 기관지 분비물에 의해 기관지들이 막히고 감염이 있을 경우 배농이 되지 않는다.

전통적으로 호흡기질환을 치료하기 위해 기관지분비물의 점성을 묽게 하여 객담의 배출을 용이하게 하고 객담의 생성을 줄이며 객담의 배출을 자극시켜 기관지 분비물을 완전 배출시키려고 시도해 왔다. 기관지 객담 및 점액을 조절하는 약물은 크게 두 가지이며 객담을 묽게 하는 점액용해제(mucolytics)와 가래 배출을 촉진시키는 거담제(expectorant)이다.

1. 점액용해제

기관지 점액의 점성을 감소시키는 약물로, 작용기전에 의해 세 가지로 구분한다.

첫째는 단백을 분해시키는 것으로, 점액은 일종의 단백이므로 과거에는 췌장효소를 직접 기관지내로 투여하여 사용하였다. 하지만 점액에 국한되지 않고 기관지내 모든 단백을 파괴시키므로 현재에는 사용하지 않는다.

다음은 pH를 조절하는 방법으로 점액 주변의 pH를 증가시키면 점액의 당질결합이 느슨해져 점성이 감소된다. 이런 목적으로 2% bicarbonate 용액을 기관지내로 투여한다.

나머지 방법은 점액의 disulfide 결합을 파괴시켜 점액의 점성을 낮추는 것이다. 이런 목적으로 기관지내로 직접 투여하는 acetylcystein은 점액 당단백의 disulfide 결합에 sulfa hydril(SH)기를 서로 교환시킴으로써 점액의 결합을 파괴하여 점액의 점성을 낮춘다.

이런 약물들에 의해 점액의 점성이 감소되는 것이 모두 좋은 것은 아니다. 만약 너무 점액이 묽어지면 원위기관지로 흡입되어 기관지 폐쇄가 더욱 악화될 수도 있다. 따라서 가장 좋은 상태는 환자 본인이 기침을 하여 객담이 잘 배출될 정도로 점성상태가 조절되는 것인데 아직 약물로는 불가능하다. 객담의 점성을 유지하는데 가장 좋은 방법으로 추천되는 것은 충분히 수분을 섭취하는 것이다.

1) Acetylcystein(mucomyst)

Acetylcystein은 점액의 disulfide 결합을 파괴시켜 점성을 낮추는 것으로 효과는 즉시 나타난다. 그리고 세포 찌꺼기와 DNA가 있는 농성 분비물에도 점액용해가 일어나므로 미국내에서 유일하게 공인되어 있는 점액용해제이다.

투여방법은 분무 흡입투여와 직접 기관지내 투여가 있다. 심각한 부작용은 기관지 수축으로, 천식 등 과민성 기관지 질환이 있는 경우와 고농도의 acetylcystein 용액 투여시 더 잘 발생한다. 이것을 예방하기 위해서는 기관지 확장제(β교감신경항진제)와 섞어서 투여하거나 전처치로 기관지 확장제를 투여한 후 acetylcystein을 투여하는 것이다. 또한 이 약물은 고약한 냄새가 나서 오심, 구토를 유발하기도 한다.

2) Carboxymethyl cystein(rhinathiol)

경구로 투여하는 점액 용해제로 영국에서 개발되어 승인되었다. 역시 sulfa hydri1(SH)기를 갖고 있어 점액의 disulfide결합을 파괴하여 객담용해작용을 나타내며, 점막단백 합성에 필요한 cysteine으로 점막을 보호한다. 부작용 으로는 위장장애, 피부발적, 두통이 있다. 그러나 이 결과는 동물실험에서 나온 것이고, 사람에 대한 효과는 의문시된다.

3) Sodium bicarbonate

pH를 올려 점액의 점성을 낮추는 효과가 있다. 투여량은 2%용액 2~5ml를 분무호흡 또는 직접 기관지내로 투여한다. 이 정도의 투여량으로는 혈중 pH 변화는 없으나 과량 투여하여 기관지 pH가 8.0 이상이 되면 기관지 자극이 올 수 있다.

4) Propylene glycol

일종의 알코올로서 점액 속 물분자의 수소이온 결합을 파괴시켜 점액의 점성을 감소시키는 효과가 있다.

5) Ambroxol HCl(mucopect)

Bromhexine의 활성대사산물로, 표면활성물질(surfactant)의 생성을 촉진시켜 기관지분비물의 용해작용과 점액분비 촉진작용을 한다. Bromhexine에서는 나타나지 않는 부작용으로 백혈구 증가를 동반하는 화농성 비염이 있을 수 있다. 임신초기 3개월까지는 사용하지 않아야 하며 피부 발진이 있을 수 있다.

2. 거담제

거담제는 기관지 분비액을 증가시켜 객담배출을 촉진하는 것이다. 이것은 위장미주반사(vagal gastric reflex)를 이용하거나 혹은 직접 기관지로 약물을 투어하여 기관지를 자극시켜서 점액선의 기관지 분비물 분비를 촉진시킨다.

1) 위미주신경반사 자극

객담배출을 위해 가장 흔히 사용되는 방법으로 위장미주반사를 자극하는 방법이 있으며 이에 사용되는 약물에는 ammonium chloride, potassium iodide, bromhexine(bisolvon) 등이 있다.

(1) Ammonium chloride(NH_4CL)

위에 대한 자극작용으로 반사적인 기관지분비를 촉진시킨다.

(2) Potassium Iodide(KI 요오드염)

호흡기 분비물의 점도를 감소시켜 하부 기관지에서 인두로 자극성 물질이 쉽게 제거되도록 한다. 이는 미주신경을 통해 반사적으로 분비를 촉진시키기 때문이며 포화용액을 1일 3회 경구 투여한다.

(3) Bromhexine(bisolvon)

기도점막에서 장액성 기관지 분비물을 증가시켜 분비물의 점도를 저하시키고 객담배출을 용이하게 하므로 객담 배출이 곤란할 때 쓴다. 혈청 내 아미노기전의 효소치와 객담량이 증가한다.

2) 국소자극제(topical stimulant)

분무흡입에 사용되는 박하향이 나는 더운 수증기나 증류수, 생리식염수, 고장성 식염수들로 이런 용액의 분무흡입은 점액에 수분을 공급하여 객담의 양을 늘리고 기관지를 직접 자극하여 기침을 유발하므로 객담배출을 용이하게 해준다.

3. 진해제(Antitussives)

기침(cough)은 일종의 보호기전으로 이를 통해 이물, 자극물질, 분비물을 기도에서 배출시키는데 도움이 된다 하지만 기침이 지속적으로 유발되면 에너지 소모가 많고, 불면, 호흡장애 및 순환장애 등의 심한 불편감을 호소하기 때문에 진해제를 이용하여 이를 진정시킬 필요가 있다. 만성 기관지염이나 염증이 있는 기관지확장증과 관련된 기침에는 객담의 농도를 진하게 하여 저류되기 쉬워 오히려 위험하다.

기침을 완화시키는데 사용하는 약물은 진해제(Antitussives)라 한다. 이 약물은 뇌의 기침중추에 작용하거나, 호흡기계에 있는 신장(stretch) 수용체를 마비시켜, 혹은 후두 자극 부위의 통증을 덜어줌으로써 국소적으로 작용한다.

진해제의 주작용은 마약 성분의 유무에 따라 다르다, 마약성 진해제(narcotic antitussives)는 뇌의 연수 부위의 기침중추에 직접 작용함으로써 기침반사를 억제한다. 비마약성 진해제(nonopioid antitussives)는 기도, 폐, 흉막의 신장 수용체를 마비시키거나 그 활성을 감소시킴으로써 기침반사를 줄일 수 있다.

즉, 진해제는 과도하거나, 객담이 없는 기침(nonproductive cough)의 증상을 완화시키는데 이용되고 있다.

1) 마약성 진해제

(1) Codeine phosphate(codeine)

Codeine은 methyl morphine으로 진통작용은 morphine보다 약하지만, 진해작용은 비교적 강하여 진해제로 많이 쓰인다. 마약성 진해제이며 경구투여 시 morphine보다 흡수가 잘 되어 효과적이다.

과량 시 호흡억제의 부작용에 주의해야 한다.

(2) Hydrocodone(dihydrocodeindone)

Codeine과 유사한 아편계 마약성 약물로 완화된 통증에 진통제로 경구투여한다.

2) 비마약성 진해제

(1) Benproperine(cofrel)

Piperidine 유도체로 폐와 근막에 있는 수용체로부터 구심성 지각신경 충격을 차단하여 말초적인 효과를 나타내며 또한 기침중추를 직접 억제하는 작용도 있다. 임신 중의 안정성은 확립되지 않았기 때문에 조심해야 하고, 정제가 잘 삼켜지지 않았을 때 구강점막에 대해 마취효과를 나타낼 수 있으므로 깨뜨리지 말고 삼키도록 한다.

(2) Dextromethorphan hydrochloride(romilar)

Codeine과 비슷하며 진통작용과 탐닉성은 없고 연수의 기침중추에 작용하여 진해작용을 나타낸다. 감기(상기도염), 급만성 기관지염, 폐결핵, 기관지 확장증, 기침(폐렴)이 적응증에 해당된다.

(3) Noscapine

아편 alkaloid에 속하나 morphine과는 화학구조가 크게 다르며 진통작용은 없다. 의존성이 없어 마약에 속하지 않으며, codeine과 같은 강한 진해작용이 있고, 부작용은 codeine보다 약하다.

(4) Benzonatate(tessalon)

아편 alkaloid인 morphine, codeine, drotebanol, noscapine, dextromethorphane 등은 모두 중추억제약물이며, benzonatate는 폐의 신장수용기를 차단하여 기침반사를 중단시킨다. 즉, 기침반사 중추에 선택적으로 작용하여 반응을 나타낸다.

II. 기관지 확장제

1. 교감신경성 기관지 확장제

인체의 기도에는 α_1, α_2, β_1, β_2 수용체가 있는데 β_1 수용체는 소기도의 평활근과 점막하 분비선에 존재하고, β_2수용체는 기도 평활근, 기도상피세포, 혈관내피 세포, 혈관 평활근에 존재 한다.

기도 폐쇄의 치료에는 β_2수용체의 자극이 가장 효과적인데, 최근 선택성 β_2 교감신경 항진제(β_2-adrenergic agonist)가 기관지 확장제로 많이 개발되어 경구, 피하주사 및 MDI(metered-dose inhalation)방법으로 흔히 사용되고 있다.

선택적 β_2 교감신경 항진제가 임상적으로 기도폐쇄에 효과를 나타내는 기전으로는 기도 평활근의 긴장도를 감소시키고, mucocilliary clearance를 증가시키며, 혈관의 투과성을 감소시키는 작용을 들 수 있으며, theophylline 제제와 동시에 사용하면 피로한 횡격막(fatigued diaphragm)의 수축력을 증가시킨다는 보고도 있다.

1) 비선택적 교감신경 항진제

비선택적 β교감신경항진제에는 epinephrine, ephedrin, isoproterenol 등이 있으나 선택성 약물에 비해 심장자극에 따른 빈맥, 부정맥 등의 부작용 출현빈도가 높다. 따라서 이들 약물의 사용은 타 약물에 내약성을 보이는 환자에게만 사용하는 것이 좋다.

Epinephrine은 1:1000용액 0.4cc를 피하주사하기나 microaerosol로 흡입시(320mcg/puff) 매우 효과적이고 빠르게 작용하는 기관지 확장제이다. 흡입 후 15분이면 최대의 기관지 확장효과를 볼 수 있으며 60~90분까지 지속된다. Epinephrine은 α, β receptor 모두를 자극하므로 빈맥이나 부정맥을 유발할 수 있고 협심증을 악화시킬 수 있다.

Ephedrine은 천식치료제 중에서 가장 오래된 역사를 가지고 있다. Epinephrine과 비교했을 때 작용기간이 길고 경구투여가 가능하나 효능은 낮으며 떨림(tremor) 등의 중추신경계 부작용이 흔하게 나타난다.

Isoproterenol은 β_1, β_2 수용체를 자극함으로써 강력한 기관지 확장 작용이 있으나 또한 강력하게 심장자극과 혈관을 확장시킨다. 1:100혹은 1:200 수용액을 분무용으로 흡입한다. 작용시간이 1~2시간 정도로 짧아 너무 자주 사용하는 경우에는 부정맥같은 위험한 부작용을 일으킬 수 있다. 저산소증이 심한 천식 발작시에 폐혈관 확장작용에 의해 환기 관류 비율이 감소하여 저산소증이 더욱 악화될 수 있다. 최근 선택적인 β 교감신경항진제의 등장으로 거의 사용되지 않는다.

2) 선택적 β_2 교감신경항진제

최근에는 선택적 β_2 교감신경 항진제가 기관지 확장제로 많이 사용되고 있으며 경구용 제제와 흡입용으로 개발되었고, 그 작용시간과 최대효과 발현시간은 **표 17-1**과 같다. 이 약물은 작용시간이 길고 확실한 β_2 선택성이 있다.

Albuterol, metaproterenol, terbutaline, bitolterol은 MDI로 시판되며 2.5~5mg의 albuterol과 15mg의 metaproterenol은 1~2.5ml의 생리식염수로 희석하여 분무기로 투여한다. 흡입제로 투여하면 이들 약물은 isoproterenol 투여와 유사한 기관지 확장을 일으킨다.

Albuterol, metaproterenol, terbutaline은 경구용 제제로도 시판된다. 한 알씩 하루에 2~3회 투여하는 것이 보통이다. 주로 나타나는 부작용인 골격계 근육진전, 신경과민, 쇠약감은 치료시작 처음

표 17-1 교감신경성 기관지 확장제의 약동학

경구제제	작용발현시간(분)	작용지속시간(시간)	수용체 선택성		
			β_2	β_1	α
Albuterol(Salbutamol)	〈30	4~8	+++	+	-
Ephedrine	15~60	3~5	+	+	+
Fenoterol		4~6	+++	+	-
Hexoprenaline		2~3	++	+	-
Metaproterenol	30	2~4	++	+	-
Procarterol	〈60	〉8	+++	+	-
Terbutaline	30	4~8	+++	+	-
흡입제	**작용발현시간**	**최대효과발현시간**	**작용지속시간**		
Fenoterol	2분		6~8시간		
Hexoprenaline	15초		1.5시간		
Salbutamol	5분	0.5~2시간	3~4시간		
Terbutalin	5분		0.5~1시간		
Salmeterol	10~20분	2~4시간	12시간		

2주간 반알로 투여를 시작하면 증상을 감소시킬 수 있다. Metaproterenol은 isoproterenol 유도체이나 심장 부작용은 적으며 작용시간이 비교적 길고 경구투여가 가능하다.

Turbutaline은 metaproterenol과 작용이 비슷하다. 그러나 β_2 선택성이 더 강하고 작용시간도 더 길다. 경구투여, 분무제 흡입이 가능하며 급성 천식 발작시 흡입요법이 불가능한 경우 피하주사로 투여할 수 있으나 빈맥 등 심장 부작용이 나타날 수 있다.

Salbutamol은 β_2 선택성이 terbutaline과 비슷하다. 따라서 천식 발작의 치료에 효과적이지만, 심장, 혈관계에 대한 작용은 미약하며, 작용지속 시간이 비교적 짧다. 경구투여시 2~4mg을 6~8시간마다 복용하고 분무제 흡입도 가능하다. 고혈압, 심질환, 갑상선 기능항 진증, 당뇨병, 임신 초기인 경우에는 신중히 투여하며 epinephrine 제제와의 병용은 삼간다.

Fenoterol HBr(berotec)은 β_2 수용체를 선택적으로 자극하는 아드레날린 효현제로 기관지 평활근 이완작용은 우수하지만 심장과 혈관계에 대한 작용은 미약하다. 흡입제제는 경구보다 작용이 빠르고 지속적이다. 고혈압, 심질환, 갑상선 기능 항진증, 당뇨, 임신 초기에는 신중히 투여하며 빈맥이 나타나면 투여를 중단해야 한다.

Clenbuterol HCI(copan) 역시 β_2 수용체를 선택적으로 자극하는 아드레날린 효현제로 기관지 평활근이완작용이 강하며 작용지속 시간이 길다. 그러나 중증 천식환자와 장기 간 corticoid 투여환자에게는 사망위험이 증가한다.

Salmeterol과 formoterol은 최근에 개발된 교감신경 항진제들로 작용시간이 길어 12시간 이상 기관지 확장 효과를 나타낸다. 이 약물의 장점은 야간 천식발작의 치료에 효과적이고, 1번 흡입하면 운동유발성 기관지 수축을 12시간까지 억제 할 수 있으며, 스테로이드를 흡입하던 환자에서 스테로이드의 용량을 증가시키지 않고도 천식 증상의 호전과 최대 호기유속의 호전을 가져올 수 있다는 것이다.

3) 부작용

(1) 경구용 제제

Ephedrine, metaproterenol, terbutaline, albuterol 등으로 휴대하기 간편하지만, 천식발작시에는

증상이 완화될 때까지 작용 발현기간이 길다.

경구용 제제 사용시 부작용은 진전, 불안, 심장빈맥, 현기증, 오심 등으로 용량 의존적으로 나타나며 저칼륨혈증과 약제내성이 생길수도 있다.

(2) 흡입성 기관지확장제

경구용 확장제보다 작용발현시간이 빠르고 작용기간이 길며, 부작용이 적고 기관지를 확장시키는 효능이 좋다. 흡입성 제제로는 metaproterenol, albuterol, isoetharine, isoproterenol, fenoterol, hexoprenaline, terbutaline 등이 있다.

흡입용 제제는 경구용보다 부작용의 발현 빈도가 낮으나 1일 12회 이상 과량사용시 나타날 수 있다. 그러나 β_2 선택성 교감신경 항진제는 전신 부작용을 피할 수 있는 용량으로 투여하면 안전하고 효과적이다.

2. 메틸잔틴 제제

기관지 확장제로 베타 교감신경항진제와 더불어 흔히 사용되는 메틸잔틴계 약물은 xanthine 유도체인 theophylline과 ethylenediamine 염인 aminophylline이 가장 널리 사용된다. Aminophylline은 강한 수용성을 가지고 있으나 위장관의 흡수와 생체 이용도에는 두 약물간의 차이가 없다. 주작용은 기관지 확장이고 그 외 호흡근육의 강화, 호흡의 촉진, 호흡곤란 감소, 이뇨작용, 강심작용, 그리고 대뇌 흥분작용이 있나.

1) 작용기전

현재까지 여러 작용기전이 제시되고 있으나 정확한 기전은 확실치 않다. 과거에는 phosphodiesterase 억제에 의한 c-AMP 증가로 평활근 확장작용이 나타난다고 생각하였으나 이것은 동물실험에서 고농도 투여시 나타나는 현상이며 사람의 경우 실제 혈중농도에서는 phosphodiesterase의 억제가 일어나지 않는다고 알려졌다. 그리고 adenosine 수용체를 억제함으로써 기관지 확장 및 histamin 유리를 억제한다는 기전도 논의되나 완전히 정립되어 있지 않다. 기관지 확장효과 이외에 저용량으로 항염증효과가 있다는 보고가 있고 장기간 사용 시에도 내성이 생기지 않으며 흡입스테로이드를 사용하는 환자에서 야간에 천식증상이 발작하는 경우에 효과적이다.

(1) Xanthine 계 약물 상호작용

- Barbiturates, carbamazepine, phenyoin, rifampin 등 간 대사를 유도하는 약물과 병용시 clearance가 증가되므로 용량조절이 필요하다.
- Cimetidine, ciprofloxacin, erythromycin 고용량의 allopurinol(1일 600mg), B-차단제와 같은 약물은 간대사를 낮추어 theophylline의 약물효과를 증진시킬 수 있다.
- Ephedrine 및 기타 교감신경흥분제와 병용 시 상승효과와 함께 독작용을 유발할 수 있다. caffeine 섭취 시 독성이 증가될 수 있다.
- 음식물과의 상호작용: 저단백 고 탄수화물 식이는 xanthine의 대사를 저해하고 혈중약물 농도를 높이며, 반대의 경우 고단백 저탄수화물 식이인 경우에는 혈중 농도의 감소를 가져온다. 또한 charcoal broiled food는 xanthine의 간 대사를 촉진하고 clearance를 증가시켜 약물 효과를 감소시킨다.

2) 임상적용

Theophylline은 안전역이 좁고 역동학적 특성이 개인차가 심하며 약물상호작용 등으로 임상사용 시 상당한 주의가 요구되어 왔으나 theophylline 혈장농도 측정과 서방형 제제의 개발로 인해 보다 효율적인 theophylline 요법이 가능하게 되었다.

기관지 확장효과와 부작용은 혈중 농도에 비례해서 나타나며 혈중농도는 간에서의 대사 속도에 의해 좌우된다. 따라서 혈장농도와 약리효과의 상관성을 이해하는 것이 중요하다.

투여방법은 경구투여와 정주가 있다. 경구투여로 24시간 동안 일정한 혈중농도를 유지하기 위해서는 서방형 이전제품인 aminophylline의 경우는 6시간마다 투여가 필요하며, 서방형 theophylline 제제는 혈중농도의 반감기가 길어서 하루에 2번 정도로 가능하다. 경구투여 시 약물의 흡수는 거의 완전하나 서방형 제품의 흡수속도는 제품마다 달라 trough 혈중농도를 측정하여 확인해 볼 필요가 있으며 독성이 의심되는 경우에는 peak 예상시간에 혈중농도를 측정하여 확인해야 한다. 농도측정을 위한 적절한 시간은 서방형은 48시간 동안 일정하게 약을 복용한 경우 약 복용 후 4시간이다.

주사투여는 빠른 시간 내에 치료 혈중 농도에 도달하고자 할 때 사용한다. 초기 부하 용량은 지난 24시간동안 전혀 투여하지 않았다면 건강한 환자의 경우 6~9mg/kg이며, 중추신경계의 부작용과 부정맥 방지를 위해 20~30분에 걸쳐 천천히 투여한다. 그러나 이미 약물을 복용한 경우에는 50%만 투여한다. 유지용량은 환자의 상태, 나이, 질병의 유무 및 흡연유무에 따라 다르다. 또 theophyilline은 간에서 대사되기 때문에 울혈성 심부전, 폐성심, 간질환시는 용량을 감소시켜야 하며 나이가 많은 경우에도 감소시켜야 한다. 흡연자의 경우는 theophylline의 요구량이 많은데 이는 흡연이 간의 약물 대사효소를 유도하기 때문이다(표 17-2). 장기간 경구 투여시 효과적인 혈중 농도는 5~15mcg/ml이며 마크롤라이드계 항생제나 H_2 길항제와 동시 투여시에는 간에서의 대사 속도가 감소하므로 감량이 필요하다.

Aminophylline은 xantine alkaloid로서 직접호흡기의 평활근을 이완시키고 중추신경계를 흥분시키며 신장에 직접 작용하여 이뇨작용을 일으킨다. 경구로 잘 흡수되며 음식물에 의해 흡수가 지연될 수는 있다. 간에서 1-dimethyluric acid, 1-methyluric acid, 3-methylxanthine으로 대사되며 신장으로 배설된다. 부작용은 구토, 식욕부진, 오심, 설사, 두통, 불면, 단백뇨, (과량투여)경련, 섬망, 혼수, (급속투여)열감, 부정맥, 과호흡 등 대부분 혈중농도의 상승에 의한 것으로 알려져 있으므로 투여시 혈중농도의 모니터를 적절히 하고 개개인에 적합한 투여계획을 설정한다.

Acepifylline은 기관지 평활근의 불활성화를 촉매하는 phosphodiesterase를 억제하여 cyclic AMP를 증가시켜 기관지 확장작용을 한다. 부작용은 aminophylline, pheophylline보다 적다.

표 17-2 성인환자에서의 aminophylline 정주용량 : theophylline을 복용하지 않은 경우

환자	부하용량	첫 12시간동안의 유지량	12시간이후 유지량
건강흡연자	6mg/kg	1.0mg/kg/hr	0.8mg/kg/hr
건강비흡연자	6mg/kg	0.7mg/kg/hr	0.5mg/kg/hr
노인 혹은 폐성심 환자	6mg/kg	0.6mg/kg/hr	0.3mg/kg/hr
심부전 혹은 간질환 환자	6mg/kg	0.5mg/kg/hr	0.1~0.2mg/kg/hr

* theophylline의 반감기는 나이 흡연, 질병상태에 따라 달라짐

소아		성인		
1-9세	10-16세	비흡연자	흡연자	심질환 간부전
2~10hr(평균 4hr)	4~16hr	4~16hr(평균 8hr)	4.4hr	20~30hr

3) 부작용

독성을 유발하는 혈중농도는 개개인의 차이가 심하고 치료농도인 5~15mcg/ml와 중복되는 경우도 있다. 대개 증상은 오심, 구토, 식욕감퇴, 설사, 두통, 불안정, 근육연축, 간질발작, 빈맥, 부정맥 등이다. 심한 중독증상으로는 빈맥, 부정맥, 경련, 혼수 등이 있으며 사망할 수도 있다(표 17-3, 17-4).

심한 중독 시 치료는 charcoal hemoperfusion이나 30~60g의 활성 숯을 경구로 투여할 수 있다. 혈액투석은 theophylline 혈중농도를 낮추지 못한다.

3. 항콜린제

부교감신경 억제제가 기관지 확장을 일으킬 수 있는 이유는 부교감신경이 기관지 평활근의 수축상태를 유지시키는 역할을 하는데, 천식이나 만성폐쇄성폐질환 등 폐쇄성 기도질환에서는 부교감신경이 비정상적으로 활성화되어 있기 때문이다.

Atropine 및 그 유도체인 항콜린제(anticholinergic agents)들은 오랫동안 기관지 확장제로 쓰여져 왔다. 그러나 atropine은 흡입시 전신에 흡수되어 구내건조, 빈맥, 소변저류 등의 전신적인 부작용을 나타내므로, 전신적으로 흡수되지 않는 atropine의 quartenary isopropyl derivative 인 ipratropium bromide가 널리 사용되고 있다.

임상적인 적응증은 천식과 만성폐쇄성폐질환으로, 항콜린제제는 교감신경 항진제에 비해 기관지 확장 효과가 느리게 나타나고 약하지만 만성폐쇄성폐질환에서는 강력하므로 후자에서 사용이 권장된다. 천식발작의 경우에는 β교감신경 항진제와 스테로이드 치료에 반응하지 않는 심한 천식발작의 경우에 시도해 볼 수 있으며 β_2교감신경 차단제에 의해 천식이 악화된 경우에 유용하다.

Ipratropium bromide(atrovent aerosol) 흡입시 작용 발현시간은 5~10분이고 최대효과 발현시간은 1~2시간이며 작용기간은 6~8시간으로 길다. 항 콜린제 흡입시 녹내장이 있는 환자는 눈에 닿지 않도록 주의하여야 한다.

전신흡수가 거의 되지 않으므로 전신 부작용은 드물게 나타나나 전신 흡수 시에는 흐린 시야, 동공확대, 소변저류, 심계항진, 저혈압, 신경과민, 구강건조 등이 나타날 수 있다.

표 17-3 theophylline의 부작용

	부작용
소화기계	오심, 구토, 설사
중추신경계	두통, 진전, 초초, 불면증, 근육연축, 간질발작
심혈관계	심계항진, 빈맥, 심실성 부정맥, 저혈압
호흡기계	빈호흡
기타	고혈당, SIADH

표 17-4 theophylline 혈중농도에 따른 부작용

혈중농도	부작용
15~25ug/ml	흔한 부작용: 오심, 구토, 식욕부진, 빈맥 드문 부작용: 설사, 진전, 초조
25~50ug/ml	빈맥, 부정맥
〉40ug/ml	경련

III. 기관지 천식 치료제

천식은 천만명의 한자(미국인구의 4~5%)에게 영향을 미치는 질환이며, 매년 2백만명이 응급실을 방문하고, 5십 만명이 입원하며, 그리고 5천명의 사망자를 나타낸다. 기관지 천식은 기도의 질환이므로, 천식 치료를 위하여 약제를 투여할 때 경구나 주사 투여보다 치료 약제를 흡입하는 것이 일반적으로 더 효과적이라고 생각되고 있다.

20여년 전까지만 해도 기관지 천식의 치료 약제로는 기관지 확장제와 경구 부신피질 호르몬제만이 사용되었으나, 그 후 기관지 천식의 병태생리에서 가장 중요한 이상이 기도의 염증이라는 사실이 알려짐에 따라서 기관지 천식의 치료시 기도의 염증을 치료하기 위한 약제들의 개발이 이루어졌으며, 치료 효과를 높이고 전신적인 부작용을 줄이기 위하여 보다 선택적인 흡입 약제들이 개발되어 널리 사용되게 되었다.

기관지 천식의 치료 약제는 작용기전별로 β교감신경 항진제, 잔틴계(xanthine derivatives theophylline 등), 항콜린제 등의 기관지 확장제와 코르티코스테로이드(corticosteroid), sodium cromoglycate, nedocromil sodium 등의 항염증제제들이 있으며, 이들 중 theophylline이외의 약제들이 흡입제의 형태로 기관지 천식의 치료에 사용된다.

1. β_2 교감신경 항진제

급성 천식 발작시에는 작용 시간이 짧은 β_2 교감신경 항진제의 흡입요법이 가장 효과적인 치료로 인정되고 있는데 보통 흡입 후 수분 내에 기관지 확장 효과가 나타나고, 정맥 투여한 aminophylline에 비하여 훨씬 강력한 기관지 확장효과를 나타낸다.

급성 천식 발작시에 교감신경 항진제의 투여 방법으로 피하나 정맥 주사가 흡입요법보다 더 효과적이라는 증거는 없다. 따라서 환자가 의식이 있고 약제를 흡입할 수 있는 상태라면 흡입요법을 우선 시도하도록 권장된다.

약제의 투여 방법으로는 nebulizer를 이용하거나 MDI 혹은 dry powder inhaler(DPI)를 이용할 수 있는데, DPI의 경우에는 환자가 60L/min이상의 빠른 속도로 흡입할 수 있어야 효과적으로 약제가 들어가게 되므로 충분한 inspiratory force로 흡입하기가 어려운 천식 발작시에는 DPI 보다는 nebulizer나 MDI를 이용하는 편이 흡입하기 용이하다.

운동 유발성 기관지연축(exercise induced bronchospasm, EIB) 은 매우 흔하여 기관지 천식 환자의 80%에서 나타날 수 있는데, 그 발생기전은 밝혀지지 않았으나 β_2 교감신경 항진제를 운동 전에 흡입하면 운동 유발성 기관지 수축을 효과적으로 억제할 수 있다. 작용 시간이 짧은 salbutamol은 3~4시간 동안 억제 효과를 나타내며 salmeterol과 formoterol은 12시간 이상의 억제효과를 가진다.

2. 메틸잔틴 제제

흡입 스테로이드를 사용해도 야간에 천식 증상이 발생하는 경우나 중등증 이상의 천식 환자에게 효과적이다.

3. 항콜린제

항콜린제제는 교감신경 항진제에 비해 기관지 확장 효과가 약하고, 느리게 나타나므로 천식발작의

1차적인 치료제는 아니지만 β_2 교감신경항진제와 스테로이드 치료에 반응하지 않는 심한 천식발작의 경우에 시도해 볼 수 있으며 β교감신경 차단제에 의한 천식발작시에 유용하다.

4. 부신피질 호르몬 제제

스테로이드는 현재 가장 효과적인 천식 치료약제이며, 흡입 스테로이드는 만성 천식의 1차적인 치료약제로 권장되고 있다.

흡입 스테로이드는 처음에는 경구 스테로이드를 사용하던 천식 환자들에서 경구 스테로이드의 용량을 감량하기 위한 방법으로 사용되기 시작하였다. 그러나 여러 지침들에 의해 흡입 스테로이드의 사용이 권장되고 있음에도 불구하고 장기간의 스테로이드 사용으로 초래될 수 있는 부작용에 대한 우려로 인해 사용을 꺼리는 경우가 많다.

흡입 스테로이드는 천식환자들의 기관지 점막에 호산구의 침윤을 수반한 만성적인 염증이 존재한다는 사실이 알려지기 이전부터 사용되었으나, 처음에는 만족할 만한 효과를 얻을 수 없었는데 이는 기도점막의 수용체에 선택적으로 결합하지 못하고 단시간 내에 흡수되어 버리는 hydrocortisone을 흡입 요법에 사용하였기 때문이었다.

그 후 beclomethasone dipropionate와 같은 국소 항염증작용이 강하면서 전신적인 흡수가 안되는 제제가 개발되었고, 현재는 흡입 스테로이드가 천식치료에 효과적인 약제라는 데 에는 이론의 여지가 없다.

흡입 스테로이드는 기관지 천식환자들에서 기도의 염증세포 수를 감소시키고 염증세포들의 활성화를 억제하며, 또한 알레르기원 기관지 유발시험 시에 후기 반응 및 이에 수반되는 비특이적인 기도과민성의 증가를 억제하고 장기간 투여시에는 조기 반응도 억제할 수 있다고 알려져 있다.

흡입 스테로이드의 1회 투여는 methacholine이나 histamine에 의한 기관지 수축을 억제하지 못하지만 장기간 투여하면, methacholine 및 histamine에 의한 기관지 수축을 억제하며, 이러한 비 특이적인 기도과민성의 감소는 수 주간에 거쳐 일어나지만 어떤 경우에는 최대 효과를 나타내는데 3개월 이상이 걸리는 경우도 있다.

1) 임상적용

스테로이드는 천식상태가 지속되거나 호흡부전증의 상태가 심한 천식발작의 경우에 사용하거나 급, 만성 천식환자에서 theophylline제제나 β교감신경항진제의 투여에 반응하지 않는 경우 사용한다.

천식발작의 경우 prednisolone 30~60mg을 경구투여하거나 methyprednisolone 1mg/kg를 6시간마다 투여한다. 1일 용량은 기도폐쇄가 호전된 후 서서히 감량한다. 대부분의 환자에서 전신적인 스테로이드 투여는 1주일이나 10일 이내에 중지할 수 있으나 일부 환자에서는 적은 용량으로 감량하면 증상이 악화되기도 한다. 스테로이드의 효과는 일변동이 있으므로 보통 내인성 부신피질 자극 호르몬의 분비가 최고치에 도달한 후인 이른 아침에 투여한다. 그러나 야간천식 예방을 위해서는 경구 또는 흡입 스테로이드를 오후 늦게 투여하는 것이 효과적이다.

Methyprednisolone(Solu-Medrol)는 prednisolone보다 항염작용이 강하며 중증쇼크, 중증독성 감염, 궤양성 대장염에서도 사용된다. 쿠싱 증후군, 위궤양, 다행증, 불면증, 안압상승, 골다공증 부종, hypokalemia, 면역억제 등과 같은 부작용이 유발될 수 있다.

Solu-Cortef/Hydrocortisone 다핵 백혈구와 섬유아세포의 이동을 억제하고, 증가된 모세혈관 투과도와 리소좀의 안정성을 역전시킴으로써 염증을 감소시키는 작용을 하며, 부신기능부전의 보상작용, 항 shock작용, 항 알레르기 작용, 항체생산의 억제효과가 있다. 장기투여 후 갑자기 투여를 중지하지 않도록 해야 하며, 투여 중 감염을 국소화 시키는 능력과 저항력이 저하될 수 있음에 주의한다.

흡입 요법은 전신적인 스테로이드의 부작용을 감소시키는 가장 효과적인 방법이다. Beclomethasone, triamcinolone, fluticasone, budesonide 같은 지용성 스테로이드는 전신흡수를 최소한으로 하며 기도에 스테로이드를 투여할 수 있도록 한 것이다(표 17-5).

Belclomethasone(Beclovent, Vanceril)의 경우 최근 개발된 부작용이 적은 corticosteroid로 다른 천식치료약으로 효과가 없고 증상이 악화된 중증천식에 사용한다. 1일 4puff씩 2회 적용시 prednisolone 10~15mg과 동등한 효능을 나타내나 전신작용이 매우 적다.

Flunisolide(Aerobid)은 beclomethasone보다 작용시간이 길며 asrosol의 형태의 흡입제이다. 1일 1mg을 2회 분무한다.

Pulmicort는 Corticosteroid 항염스테로이드제제(기관지 확장제)의 일종이며 과민반응 결과 나오는 히스타민의 유리를 감소시키며, 염증반응을 감소시키는 작용을 한다. 분무직후 간혹 재채기가 유발 될 수 있다.

임상에서 경구투여를 흡입 스테로이드로 전환시 주의할 점은 부신기능 부전증으로 빠지지 않도록 경구투여를 서서히 감량하는 것이다. 흡입 스테로이드를 투여해도 장기간 경구 투여가 지속되는 경우 흡입스테로이드를 계속 늘려 고용량을 사용할 수도 있다. 이러한 고용량의 스테로이드 흡입이 부신억제를 초래할 수도 있지만 장기간 사용으로 인한 전신 부작용은 경구투여로 인한 부작용에 비하면 경미하다.

흡입 스테로이드는 장기간 사용시 경증 천식환자에서 효과적으로 증상을 감소시키고 폐기능을 개선시키며 중증 천식환자의 경우 경구스테로이드 제제 투여를 줄이거나 중지할 수 있다. 이러한 작용은 보통 2~4주후에 나타나며 용량과 투여기간에 의존한다.

2) 국소 부작용

(1) 구인두의 칸디다증(oropharyngeal candiasis)

흡입제 사용후 반드시 입을 헹구어 내도록 한다.

(2) 발성장애(dysphonia)

3) 전신적인 부작용

- 시상하부-뇌하수체- 부신체계(Hypothalamic-pituitary-adrenal axis) 억제

표 17-5 국내에서 시판중인 흡입 부신 피질 스테로이드제제

성분	제형	용량	1일 최대량
beclomethasone dipropionate	MDI becotide R	50mcg/puff	up to 2000mcg/day (use lowest effective dose)
	DPI becodisk R	100 or 200mcg/puff	
budesonide	MDI pulmicort R	200mcg/puff	maximum dose: ? (use lowest effective dose)
	DPI pulmicort turbuhalerR	200mcg/puff	
ttriamcinolone acetonide	MDI azmacort R	100mcg/puff	up to 3200mcg/day
fluticasone propionate	MDI flixotide R	50mcg/puff	up to 2000mcg/day
	DPI flixotide diskus R	250mcg/puff	

- 골다공증
- 성장에 영향을 줌
- 백내장
- 당 및 지질대사에 영향을 줌

5. Disodium cromoglycate

어른보다는 어린이 천식에 더욱 효과적이며, 기관지확장 작용이나 항염증작용은 없으나 비만세포(mast cell)로부터 화학매체의 유리를 방지하는 예방적 작용이 있다. 따라서 disodium cromoglycate(cromolyn)는 천식환자가 항원이나 운동에 노출되기 전에 미리 투여하여야 효과적이다. 화분 천식환자에서는 화분이 날리기 시작하기 2주 전부터 미리 투여하여야 효과적이고, 운동 유발성 천식에서는 운동 시작 전에, 직업성 천식환자는 작업장에 들어가기 전에 미리 투여한다. 또한 disodium cromoglycate(intal, clesin)는 비만세포로부터 히스타민의 유리를 억제하는 기능으로, 기관지수축, 천식증상 발현을 저지하는 알레르기성 기관지천식 예방약제이다. 알레르기성 비염, 안과질환에 사용된다. 아스피린 유발성 천식환자에서도 유효하며 스테로이드 의존성 천식환자에서 스테로이드의 투여용량을 줄이는 효과가 있다. 흡입제제, 비강제제, 점안액이 있으며 1일 4회, 1회에 2번 10mg 분무한다.

6. Nedocromil sodium

Nedocromil sodium은 흡입 스테로이드 및 disodium cromoglycate와 더불어 기관지 천식의 흡입 치료제 중 유지요법에 이용하는 약제로 현재까지 특별한 부작용은 보고되지 않았다.

소아 천식이나 경증 내지 중등도의 천식을 가진 성인환자 에서 사용을 고려할 수 있으며, 효과가 있는 환자들에서는 흡입 스테로이드의 유지 용량을 줄임으로써 장기간 고용량의 흡입 스테로이드의 사용에서 야기되는 부작용을 줄일 수 있다.

7. 기타 약제

1) 경구용 항알레르기 약제

(1) Ketotifen

장기간 투여시 천식의 중증도를 완화시킨다.

(2) Tranilast, repirinast, tanazolast, pemilorast, ozagrel, azelastine

효과가 아직 널리 인정되지는 않았다.

2) 항류코트리엔제(Antileukotriene drugs) 및 트롬복산 합성억제제

Leukotriene B_4(LTB_4)와 cysteinyl leukotrienes, LTC_4, LTD_4및 LTE_4가 arachidonic acid대사의 5-lipoxygenase경로의 산물이다. 5-lipoxygenase는 비만세포, 호염구, 호산구및 호중구와 같은 골수양 세포에서 발견된다. cysteinyl leukotriene은 세기관지 평활근을 수축 시키고, 내피 투과성을 증가시키고, 점액분비를 촉진시킨다. 최근 류코트리엔 합성 억제제인 zileuton과 류코트리엔 수용체 길항제인 pranlukast, zafirlukast, montelukast 등이 개발되었다. 이들 약물은 즉각적인 기관지 확장이 필요한 상태에서는 효과가 없다. 중증 천식 환자에서의 효과는 아직 확실하지 않으며 경증, 중등증 천식 환자의 경우 류코트리엔 조절제의 사용으로 폐기능이 호전되며 증상 발생 횟수와 속효성 β_2 교감신경 항진제의 사용 빈도를 줄일 수 있다.

그밖에 트롬복산 합성억제제는 경증 및 중등증 천식 환자에서 증상의 호전과 타약제의 사용을 줄일 수 있다.

8. 천식의 중증도에 따른 약물요법

처음 치료를 시작할 때에는 임상적으로 판단되는 중증도에 따르며 천식 증상이 빨리 조절되도록 처음에는 높은 단계에서 시작해서 증상이 잘 조절되면 단계를 내린다(**표 17-6**).

잘 치료가 되지 않으면 치료단계를 올릴 수 있지만 그전에 환자가 약을 제대로 사용하는지, 주위 환경을 잘 관리하는지를 확인해야 한다. 3~6개월동안 치료가 잘되면 치료단계를 내릴 수도 있다.

표 17-6 천식의 중증도에 따른 약물

분류	기관지 수축빈도	최고유량 혹은 폐활량결과	장기 사용 약제	증상을 빨리 완화시키는 약제
mild intermittent	2주 2회 이하	거의 정상	매일 약복용 불필요	단시간 작용성 β_2 작동제
Mild persistent	1주에 2회 이상	거의 정상	저용량 스테로이드 흡입제	단시간 작용성 β_2 작동제
Moderate persistent	매일	정상의 60~80%	낮은 혹은 중간정도의 스테로이드 흡입제와 장시간 작용성	단시간 작용성 β_2 작동제
Severe persistent	지속적	정상의 60%이하	고용량의 스테로이드 흡입제와 장시간 작용성	단시간 작용성 β_2 작동제

참 · 고 · 문 · 헌

- 대한알레르기학회(1996). 알레르기, 대한알레르기학회
- 서울대학교(1997). 호흡기학, 서울대학교 출판부
- 한용철(1998). 임상호흡기학, 일조각
- 범진필(2001). 임상약리학개정판. 청구문화사
- Bertram G. Katzung(1998). Basic & clinical pharmachology 7th Ed, Appleton & Lange
- Mckenry Salerno(2001). Mosby's pharmacology in nursing, Mosby
- Weiss EB, Stein M(Eds)(1993). Bronchial asthma:mechanisms and therapeutics.3rd Ed. Little & Brown Co., Boston

Chapter 18

신경계사정

학습목표

1_ 신경계사정의 목적을 알고 사정방법을 설명한다.
2_ 정상 대뇌기능을 알고, 기능이상의 검사결과를 이해하고 설명한다.
3_ 의식수준사정을 이해하고 시행한다.
4_ 운동능력검사 방법을 이해하고 시행한다.
5_ 감각능력 방법을 이해하고 시행한다.
6_ 소뇌 및 조정기능검사를 이해하고 시행한다.
7_ 12쌍 뇌신경의 각각의 기능과 뇌신경과 관련된 뇌반사들을 열거한다.
8_ 반사활동검사를 이해하고 시행한다.
9_ 혼수환자에 대한 제반 신경학적 검사 및 이상소견을 이해하고 시행한다.

I. 신경계사정의 목적 및 방법

신경계사정의 목적은 진단과 환자분류, 비교 및 검토를 위해 기초자료 수집, 치료에 대한 의사결정, 결과예측 그리고 기능회복이나 재활의 잠재적 가능성을 평가하기 위함이다. 신경계사정에는 병력, 정신상태, 운동기능, 감각기능, 뇌간기능(뇌신경과 활력징후 포함), 소뇌기능 그리고 반사활동 사정이 포함된다. 신경계사정을 위한 기구에는 펜라이트, 안전핀, 음차, 시험관, 검안경(ophthalmoscope), 청진기, 냄새나는 물질, 이경(otoscope), 시력표, 면솜 그리고 반사햄머 등이 포함된다.

1. 병력사정

주호소부터 의료기관에 도착하기까지의 과정을 논리적이고 체계적으로 그러나 간결하게 기술한다. 병력사정에 포함되는 내용으로는 발병시기, 기간, 특성, 동반증상, 주호소를 완화 또는 악화시키는 요인 및 지금까지 시도한 치료 등이다.

2. 정신상태검사

정신상태검사는 고위뇌피질중추의 사고와 추론과정을 사정하는 것으로 의식수준, 지남력, 말과 언어, 기억력, 일반지식, 계산력, 추상력 그리고 판단력 등이 포함된다.

1) 의식수준사정

의식이란, 외부에서 들어오는 정보를 해석하여 사고하고 반응하며 기억할 수 있는 능력이다. 혼수는 반대로 환자가 외부에서 들어오는 자극에 대해 자신과 환경에 대한 반응이 없는 상태이다. 의식은 피질기능의 민감한 지표이며, 신경계질환이나 손상이 있을 때 쉽게 파괴된다. 무의식을 초래하는 신경계의 구조나 대사질환은 **표 18-1**을 참조한다.

의식의 2가지 주요 요소로 각성(arousal)과 인식(awareness)이 있다. 각성은 주로 뇌간의 기능으로 단지 깨어있는 것을 의미하는 반면 인식은 인지, 집중, 기억, 판단을 포함한 대뇌반구에 의해 조절되는 대뇌 정신기능의 합을 의미한다. 의식중추인 망상활성계는 각성을 포함해서 중추신경계 활동을 조정하는 신체의 일부이다. 해부학적으로 망상활성계는 광범위한 체계로 하부뇌간(연수)에서

표 18-1 무의식이 초래되는 상황에 대한 감별적 특성

기전	증상
천막상부의 압박이나 간뇌나 뇌간의 이동	보통 초기증상으로 국소대뇌기능장애가 나타난다. 신체기능장애 증상이 머리에서 신체하부쪽으로 진행된다. 주어진 시점에서 기능장애 증상이 병소의 해부학적 위치를 나타낸다(예: 간뇌, 중뇌, 연수). 운동기능장애는 신체한쪽에만 비대칭적으로 나타난다.
혼수를 유발하는 천막하종괴로 인한 파괴	뇌간기능장애로 이어지거나 갑작스럽게 혼수로 빠진다. 뇌간기능장애가 선행되거나 혼수가 동반되고 안구전정장애가 비대칭적으로 나타난다. 뇌신경마비와 비정상적인 호흡양상을 보인다.
대사성혼수(metabolic coma)	운동징후보다 먼저 혼돈과 혼미가 나타난다. 동공반응은 정상이다. 진전, 경련발작, 자세고정불능증, 간대성 근경련이 흔히 동반된다. 자주 과다환기나 과소환기로 산-염기불균형이 나타난다.
정신과적 무반응(psychiatric unresponsiveness)	눈을 꼭 감고 있다. 동공반응이 있거나 산대되어 있다(모양근마비현상). 눈머리반사(안구두정반사)는 예측하기 어려우나 안구전정반사는 나타난다(안구진탕이 있음). 운동능력은 일관성이 없거나 정상이다. 과다환기 혹은 정상호흡을 나타낸다. 병리적 반사는 나타나지 않는다. 뇌파는 정상이다.

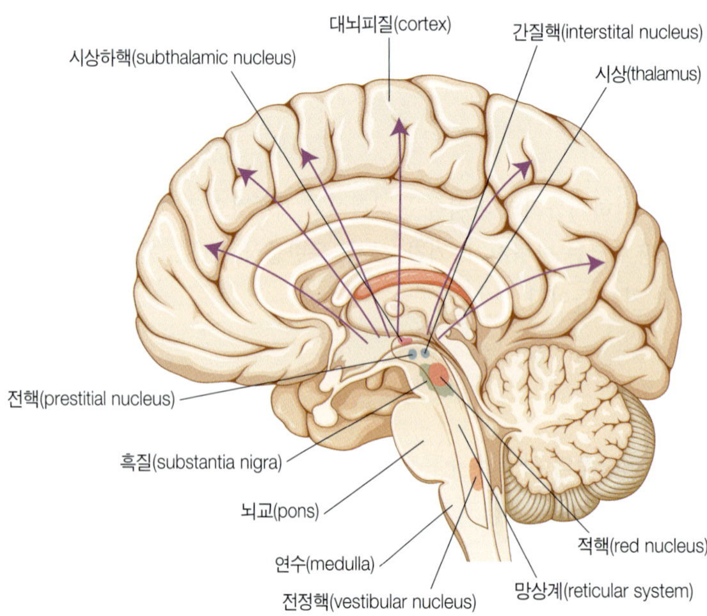

그림 18-1 망상활성계(reticular activating system)

표 18-2 의식수준을 설명하는 용어

용어	설명
각성(alert)	최소한의 외부자극에 대하여 즉각적인 반응을 보인다.
혼란(confused)	사람에 대한 지남력은 있으나, 장소와 시간에 대해서는 혼동되어 있다. 의사결정이나 판단력에 장애가 있고 집중시간이 감소한다.
섬망(delirium)	지남력이 없고 현실성이 떨어지며 종종 환시나 환청을 경험한다.
기면(lethargic)	졸리거나 자는 상태이므로 깨우기 위해서는 보통 이상의 자극을 필요로 한다.
둔감(obtunded)	외부자극에 대하여 무관심하여 최소한의 반응을 보인다. 질문에 대해서도 최소한으로 대답한다.
혼미(stuporous)	강하고 지속적인 자극에만 깨어나며 자극을 피하거나 제거하려는 운동반응을 보인다.
혼수(comatose)	강한 자극에도 자발적인 반응이 전혀 없다.

시작하여 뇌교, 중뇌, 시상을 거쳐 대뇌피질까지 퍼져 있다. 망상활성계는 대뇌피질을 활동적인 상태로 유지하여 감정, 감각, 운동으로부터의 자극을 받게 되는 것이다(그림 18-1). 의식수준을 설명하는 용어에 관한 설명은 표 18-2를 참조한다.

(1) 글래스고혼수척도

글래스고혼수척도(Glasgow coma scale, GCS)는 원래 외상성 신경계손상환자 사정 시, 공통된 의사소통을 위해 개발되었는데 현재는 수정되어 대부분의 신경학적 사정의 기본사항이 되고 있다(표 18-3). GCS를 사용할 때, 꼭 기억해야 할 중요한 사항이 몇 가지 있다. 이 도구는 중추의 변화를 평가하는 민감한 도구가 아니므로 의식수준사정척도는 GCS 뿐이라고 생각하거나 GCS가 완전한 척도라는 생각은 버려야 한다. GCS는 "최상의" 운동기능을 평가하는 척도이기 때문에 잠재적인 실어증은 중요하게 여기지 않는다. 또한 편측화는 한 쪽의 운동반응이 감소하거나 동공반응의 변화로 나타나며, 이 또한 신경악화(neurologic deterioration)를 나타내지만, GCS는 편측화에 대한 적절한 지표는 아니다. 예를 들어, GCS로 측정했을 때 10점(개안반응 2점, 언어반응 3점, 운동반응 5점)인 환자가 있다. 이 환자는 최근의 검사에서 양 쪽에서 통증반응을 국소적으로 보

표 18-3 글래스고혼수척도

항목	반응	점수
개안반응(best eye response)	자발적으로 눈을 뜬다(spontaneous).	4
C: 부종으로 눈이 감긴 경우	부를 때 눈을 뜬다(to speech).	3
	통증자극에 눈을 뜬다(to pain).	2
	어떠한 자극에도 눈을 뜨지 않는다(none).	1
언어반응(best verbal response)	지남력이 있다(oriented).	5
E: 기관내삽관	말이 혼동되어 있다(confused conversation).	4
T: 기관절개관	언어에 대해 부적절한 반응을 한다(inappriate word).	3
	이해할 수 없는 소리를 낸다(incomprehensible).	2
	전혀 언어반응이 없다(none).	1
운동반응(best motor response)	지시에 따라 움직인다(obey command).	6
	통증부위를 지적한다(localizes to pain).	5
	통증자극을 적극적으로 피하려는 반응을 한다(withdrawal to pain).	4
	이상굴곡반응을 보인다(abnormal flexion, 제피질경직자세).	3
	이상신전반응을 보인다(abnormal extension, 제뇌경직자세).	2
	어떠한 유해자극에도 반응이 없다(none).	1

이다가, 현재는 우측에서 통증에 국소적으로 반응하지만, 왼쪽에서는 비정상굴곡(abnormal flexion, 제피질자세)을 보일 수도 있다. 그리고 동공검사에서 오른쪽 동공이 왼쪽보다 2mm 정도 크고 동공반응도 느려질 수 있다. GCS는 단지 최상의 운동반응만 기록하기 때문에 환자가 마지막 검사에서 10점을 받았지만, 이 환자의 우측 대뇌의 병소가 커지면서 건강상태가 악화되었다는 사실이 말해주듯이 GCS 점수만으로는 절대로 이런 변화를 알아차릴 수는 없다.

GCS를 척수손상환자의 평가에 사용하는 것도 적절하지 않다. 뇌손상없이 C5~C6 완전 손상을 입은 환자는 GCS에서 15점 만점을 받을 수 있다. 혼수 정도에 따라 GCS의 운동반응 점수를 측정하는 것으로 환자가 언어적 명령에 따라 정확하게 수행하면 운동반응에서 6점을 받는다. 이 척수환자가 손가락이나 발가락을 움직이지는 못하더라도 혀를 내밀거나 눈썹을 올리는 등의 행동은 할 수 있다. 어떨 때는 검사자가 해로운 자극에 반응이 없을 때[이완상태(flaccid)], 운동영역을 1점(반응 없음)으로 보고 GCS는 총 9점이다. 이는 의식수준의 의미 있는 변화를 나타내지 않는다. GCS는 사지의 기능을 평가하는 도구가 아니라 의식수준을 사정하는 도구라는 것을 명심해야 한다.

2) 지남력

시간, 장소, 사람에 대한 지남력을 평가한다. 시간에 대한 지남력이 가장 먼저 상실되고, 경증 기질적 뇌증후군(mild organic brain syndrome)에서도 손상된다. 또한 시간에 대한 지남력은 입원환자 특히 중환자실 환자에서 흔히 상실될 수 있다. 이런 경우의 지남력 상실은 뇌기능 문제라기보다는 수면박탈이나 과도한 감각자극으로 인해 생긴다고 볼 수 있다. 장소에 대한 지남력 상실은 중등도의 대뇌기능장애로 발생하며, 사람에 대한 지남력 상실은 둔감이나 섬망 또는 치매와 같은 중증 대뇌기능장애시 발생한다.

3) 말과 언어

의사소통은 고위피질기능 중의 하나로 듣기, 읽기, 말하기, 쓰기의 4가지 주요요소로 이루어진다. 이 주요요소들은 의식적 경험과 통합되어 중심언어과정을 이룬다. 복잡한 언어과정장애로 의사소통이 불가능한 것을 실어증(**표 18-4**)이라 하고, 의사소통에 어려움이 있는 것은 부전실어증이라고 한다.

언어중추는 우성대뇌반구(dominant hemisphere)에 위치하는데, 오른손잡이의 99%와 왼손잡이의 60~70%는 좌측 대뇌반구에 있다. 특히 전두엽, 측두엽, 두정엽 연결부위에서 이러한 기능을 담당하고 있고 심부 영역들 사이를 연결하는 망이 있다(**그림 18-2**). 여러 종류의 실어증이 있지만 정보를

표 18-4 실어증의 분류

실어증	말	반복	이해	명칭	읽기	쓰기
표현성(브로카, Broca)	손상	손상	정상	손상 가능성	손상 가능성	손상
수용성(베르니케, Wernicke)	정상	손상	손상	손상	손상	손상
전도성(conduction)	정상	손상	정상	손상 가능성	정상	손상
연결피질운동(transcortical motor)	손상	정상	정상	손상 가능성	손상 가능성	손상
연결피질감각(transcortical sensory)	정상	정상	손상	손상	손상	손상
연결피질혼합(transcortical mixed)	손상	정상	손상	손상	손상	손상
명칭성(anomic)	정상	정상	손상 가능성	손상 가능성	손상	손상 가능성
전실어증(global)	손상	손상	손상	손상	손상	손상

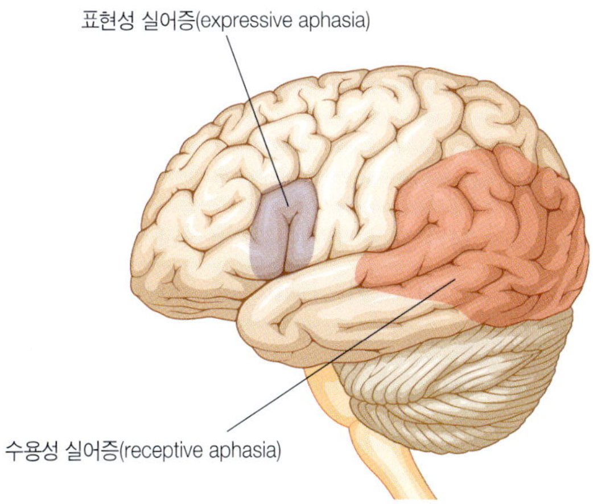

그림 18-2 언어중추의 구조

받아서 통합시키지 못하는 수용성 실어증과 정보를 말하지 못하기 때문에 나타나는 표현성 실어증이 있다.

- **수용성 실어증:** 베르니케실어증 또는 유창성 실어증이라고 하며, 두정엽이나 후방 측두엽의 손상으로 발생한다. 수용성 실어증은 글을 읽거나 말을 들어서 이해하는 능력이 손상되는 것이다. 또한 유창하게 말을 할 수는 있지만, 의미전달이 되지 않는다. 실제 단어의 발음 자체는 틀리지 않으나, 단어들을 연결하면 명확한 문장이 아니어서 중심생각을 전달하지 못한다.
- **표현성 실어증:** 브로카실어증 또는 비유창성 실어증이라고 하며, 우성 전두엽의 후하방(inferior and posterior of the dominant front lobe) 손상 시 발생한다. 표현성 실어증인 사람은 언어를 생성하고 생각을 표현하는데 어려움을 겪지만 이해하고 개념화하는 능력은 비교적 보존된다. 말하는 양상은 느리고 발음이 엉성하며 말하는 것을 힘들어 한다. 또한 말하는 것과 호흡조절이 방해되어(실행증, dyspraxia) 말의 리듬이 변한다. 보통 글 쓰는 것도 힘들어 한다. 이 형태의 실어증은 운동영역 인접한 부위의 손상으로 인해 전형적으로 우측 편마비를 보이는 경우가 많다. 환자는 이러한 결핍 현상을 민감하게 인식하기 때문에 좌절, 화냄, 우울함을 자주 나타낸다.
- **전도성 실어증:** 브로카영역과 베르니케영역 사이에 병소가 있다. 말은 유창하게 하지만 반복하거나 글을 쓰는데 이상이 나타난다.
- **전 실어증:** 전두엽, 측두엽, 두정엽을 포함하여 넓은 영역에 병소가 있다. 전 실어증에서는 언어 기능이 모두 손상된다.
- **명칭 실어증:** 표현성이나 수용성 실어증으로 물건의 이름을 부르는 것을 어려워한다. 명칭 실어증의 병소는 주로 뇌의 후방에 있으나 국소적이지는 않다.

(1) 언어기능 평가

신경계사정에서 언어기능을 완벽하게 평가하려면 기본적으로 환자가 말을 이해하고 의사소통할 수 있는지에 대해 측정한다. 더 나아가 이러한 측정은 간호활동을 위한 계획, 중재, 평가에서도 적용된다. 표현성 실어증은 보통 편마비가 있고 말하려고 애쓰므로 쉽게 발견할 수 있다. 그러나 수용성 실어증은 병소가 운동로와 감각로와의 거리가 먼 측두엽이나 두정엽에 있기 때문에 운동이나 감각소실이 확연하게 나타나지 않아 발견이 쉽지 않다. 초기에는 이러한 증상을 혼란(confusion)으로 오인하는 경우가 많다. 언어기능은 의식저하나 청력 또는 시력의 소실, 선택된 언어에 익숙하지 않을 때도 나타난다.

언어평가는 환자의 기억의 적절성, 의식수준, 병력을 설명하는 능력, 명령에 따라 할 수 있는지를 평가할 때 사정하기도 한다. 의사소통 평가 내용에는 어휘력(vocabulary), 문법(grammer), 자발성(spontaneity), 흐름(flow), 구문론(syntax), 단어 선택(word choice), 속도(speed), 내용(content)이 포함된다.

실어증의 유무를 알고자 할 때에는 유창함(fluency: 말을 쉽게 많이 할 수 있는 능력), 명칭(naming: 물건의 이름을 알아맞힐 수 있는 능력), 이해(comprehension: 단순하고 복잡한 명령을 알아듣는 능력), 반복(repetition: 들은 문장을 반복하는 능력), 읽기(reading: 문장을 읽고 이해하는 능력), 쓰기(writing: 쓰고 구술하는 능력)를 사정해야 한다.

4) 기억력

기억은 변연계, 측두엽, 전 전두영역 그리고 피질연합영역이 관여하는 복합적이고도 통합적인 기능이다. 기억은 일차적인 인지과정으로서 학습과 밀접한 관계가 있으며 정보를 부호화하고, 저장하고, 다시 꺼낼 수 있는 것으로써 즉각기억, 최근기억, 장기기억으로 평가한다.

(1) 즉각기억

즉각기억(immediate memory)은 몇 자리 숫자(예: 7-3-6-4-9)를 말해주고, 반복하도록 함으로써 사정할 수 있으며, 지적인 기능 뿐 아니라 집중기간도 볼 수 있다. 즉각기억은 또한 문장을 반복하도록 하거나 3가지 명령을 주고(예: 일어나서 이마에 손을 대고, 왼쪽으로 돌아요) 차례로 수행하도록 하여 평가하기도 한다. 피질의 일차감각수용영역이 손상되었을 때 나타나며 집중장애, 주의산만, 자극에 초점을 맞추지 못하는 증상들을 보일 수 있다.

(2) 최근기억

최근기억(recent memory)은 '아침으로 무엇을 먹었는가? 또는 최근 며칠 무슨 일이 있었는가?'를 물어봄으로써 평가할 수 있다. 또한 최근 질병과정을 말해보도록 할 수도 있다. 최근기억의 손상은 보통 측두엽 양 중간부분의 기능장애로 올 수 있으며, 수용성 언어장애 환자는 이 과제를 수행하는데 어려움이 있을 것이다.

(3) 장기기억

장기기억(remote memory)은 자녀나 형제관계, 양친의 나이, 고등학교 졸업년도를 질문함으로써 평가할 수 있다. 과거 기억의 손상은 뇌 전반에 걸친 중증 기능장애로 인해 발생한다.

5) 일반 지식

일반 지식은 지적 수준, 사회 문화적 배경, 관심거리를 고려하여 측정해야 한다. 한번 축적된 지식은 뇌 실질이 심각하게 손실되거나 기능에 심각한 손상이 있을 때가 아니면 없어지지 않는다.

6) 계산력

계산력은 환자의 지적 수준과 교육배경을 고려하여 측정한다. 일반적으로 100에서 7을 연속으로 빼도록 하여 측정한다. 광범위한 뇌질병이 있거나 모이랑(angular gyrus) 부위에 있는 우성대뇌반구의 국소병변이 있으면 계산능력은 떨어진다.

7) 추상력과 판단력

추상력과 판단력은 미래를 계획하거나 상황을 설명하기 위해 경험을 이끌어 낼 수 있는 능력이다. 추상력은 속담이나 격언(예: 구르는 돌에 이끼가 생기지 않는다)의 의미를 질문하거나 공통점에 관해 묻는다(예: 사과와 귤의 공통점은 무엇입니까?). 판단력은 환자에게 불확실한 상황을 제시하고, 그에 대한 적절한 대처법을 질문한다(예: 낯선 도시에서 길을 잃으면 어떻게 하시겠습니까?). 추상력과 판단력은 기질적 뇌질환, 정신지체, 정신분열증 등에서 흔히 나타난다. 뇌기능 손상환자는 추상적 수준의 과제를 수행하기가 어렵다.

3. 운동능력검사

운동기능의 성공적인 수행은 근육의 상호작용, 신경과 근육의 접합부위, 말초신경, 중추신경로(추체로와 추체외로), 소뇌, 전두엽의 운동피질이 통합되어 작용하기 때문에 어떠한 부분이 최종적으로 운동반응에 영향을 미치는지를 이해해야만 한다. 그리고 검사 전에 오른손잡이인지 왼손잡이인지도 파악해야 한다.

1) 운동계

운동계(motor system)는 추체로와 추체외로가 조절하는 상위운동신경원과 하위운동신경원 그리고 소뇌가 조절한다. 운동능력의 평가에는 불수의적 움직임, 근육의 강도, 근육의 부피, 근긴장도가 포함된다.

(1) 상위운동신경원

상위운동신경원(upper motor neuron, UMN)은 척수 전각세포 핵들과 뇌간의 뇌신경핵이 연결된 하행로로 이루어져 있다. 상위운동신경원에 병변이 있으면 근위축은 최소화되지만, 근긴장도와 근육 신장반사가 증가하고 쇠약함의 정도가 달라진다. 반사 작용 후 저항이 커지는 접는 칼현상(clasp-knife phenomenon)도 보인다. 상위운동신경원은 추체로와 추체외로라는 두 가지의 체계로 구성되어 있다.

추체로(pyramidal system)는 운동피질에서 나온 중추신경섬유로 연수에서 교차하여 척수의 외측 피질척수로(lateral corticospinal)를 따라 내려간다. 이들 섬유들은 하위운동신경원의 작용을 촉진시킨다. 추체로에 병변이 있으면 근위축은 거의 없이 허약감이 나타나고 과다반사(hyperreflexia), 근긴장도, 강직(spasticity), 경직도(rigidity) 등이 증가한다. 추체외로(extra-pyramidal system)는 피질척수로를 제외한 운동에 관여하는 모든 섬유들로 기저핵(basal ganglia), 뇌간핵, 소뇌도 포함된다. 소뇌를 제외한 추체외로의 섬유들은 억제성이다. 추체외로의 병변은 진전, 무도병, 무정위운동(athetosis), 강직, 특별한 마비가 없는데도 경직 증상을 일으킨다.

상위운동신경원인 추체로와 추체외로가 함께 작용하여 하위운동신경원의 항진과 억제를 조절하여 균형을 유지한다. **표 18-5**는 각각의 체계에서 임상적으로 나타나는 증상을 정리한 것이다. 임상에서는 추체외로 병변에서 추체로와의 구분이 어려울 때도 있다.

표 18-5 추체로와 추체외로의 운동증상

	추체로 운동증상	추체외로 운동증상
편측 운동	수의근의 마비	수의근이 약간 마비되거나 정상
심부건반사	항진	정상이거나 경미하게 항진
불수의적 운동	없음	진전, 무도병, 무정위운동, 긴장이상(dystonia)
근긴장도	근육의 전체적인 강직(예: 접는 칼현상), 팔을 굽힐 때와 다리를 펼 때 과도 강직	경축 또는 간헐적 경축[톱니바퀴경축(cogwheel rigidity)]

표 18-6 상위운동신경원 증후군과 하위운동신경원 증후군의 비교

	상위운동신경원 증후군	하위운동신경원 증후군
손상근육의 분포	근육집단손상: 움직임이 가능하면 작용제, 길항제, 상승제, 고정제들이 적절하게 작용한다.	개별 근육들이 손상
	연합운동 존재: 마비된 부위를 움직이려고 하면 여러 가지 연관된 움직임이 나타난다. 정상 사지를 움직이면 마비부위의 모방 운동이 나타난다.	개별 근육들이 손상
근육강도	과다근육긴장, 특히 강직	과다근육긴장, 이완
심부건반사	신전 발바닥 반사가 나타나는 과다반사가 있다.	과소반사, 이상 반사가 없다.
근위축	경미하거나 근육을 사용하지 않아 생긴다.	현저한 위축이 나타난다.
근섬유다발수축	없다.	있다.

(2) 하위운동신경원

하위운동신경원(lower motor neuron, LMN)은 운동 축삭(motor axon)과 근신경 접합부위, 근육이 있는 전각세포나 뇌신경 핵들로 한정된다. 근신장반사는 하위운동신경원에 의해 조절된다. 하위운동신경원에 병소가 있으면 허약감, 위축, 섬유속성 연축(fasciculation)을 일으킨다. **표 18-6**에 상위운동신경원과 하위운동신경원 증후군을 참조한다.

(3) 편향징후

모든 운동과 감각검사는 필수적으로 몸 양쪽에서 일어난 반응을 비교해야 한다. 편향징후(lateralization signs)는 신경계검사에서 몸의 한 쪽이 다르게 나타난다. 운동반응 한 쪽만 악화되거나 동공반사가 변하기도 한다. 편향징후는 뇌의 병소가 한쪽에만 국소화되도록 한다. 예를 들어, 지난번 검사에서 환자에게 통증자극을 주면 양팔 모두 위축양상을 보였는데, 현재 검사에서 우측 팔만 위축되고 왼쪽은 비정상적인 굴곡을 보인다. 이러한 왼쪽 편의 반응 변화는 우측 두개 내의 병소가 커지고 있음을 암시한다(**그림 18-3**).

편향징후가 발생하면 응급상황을 나타낸다. 구상뇌탈출(uncal herniation)이나 중앙탈출(central herniation)의 전구증상으로 운동반응 한 쪽만 악화되거나 동공반사가 변화한다. 이는 긴급하게 의사에게 알려야 하며, 즉각적인 중재가 필요하다.

(4) 불수의적 움직임

운동장애는 이해하기 복잡하다. 어떤 움직임이 일어나든 근육의 수축 상태에 변화가 일어나야 하고, 근육수축을 조절하는 중추신경계가 방해를 받으면 불수의적인 움직임이 나타난다. 신경계 검사를 하거나 환자를 관찰할 때, 불수의적 움직임이나 비정상적 움직임을 보이면 기록해야 한다. 운동항진과 운동장애의 종류에 대한 내용은 **표 18-7**을 참조한다.

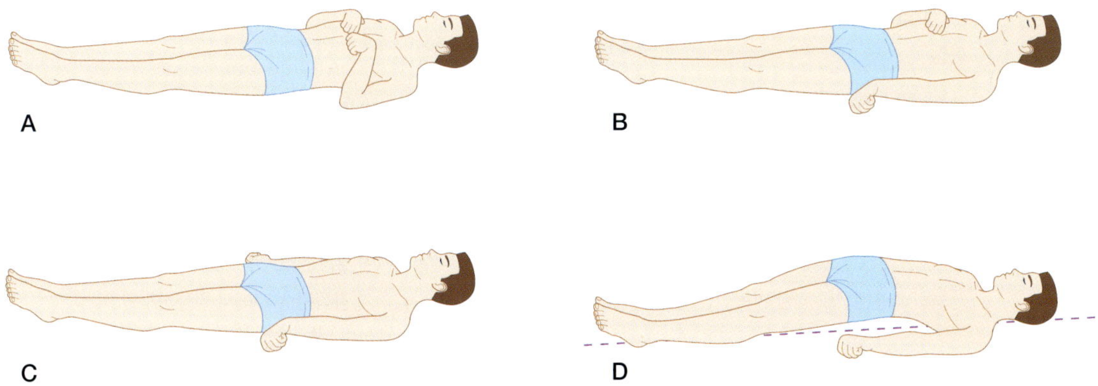

그림 18-3 제피질경직과 제뇌경직반응

A. 제피질경직: 상지는 내전되면서 팔, 팔목 그리고 손가락은 굴곡이 일어나고, 하지는 굴곡과 내회전 또는 족저굴곡이 나타남
B. 제뇌경직: 모든 사지에서 경직 신전이 있고, 위팔은 과다 회내가 일어나고 발목은 족저굴곡이 일어남
C. 우측 신체는 제피질경직이 일어나고 좌측 신체는 제뇌경직이 일어남
D. Opisthotonic 자세

(5) 비정상운동 반응

무의식환자에게 해로운 자극이 가해졌을 때, 비정상운동으로 이상굴곡과 신전이 나타날 수 있다(그림 18-3).

- **이상굴곡:** 제피질경직(decorticate rigidity)으로도 알려져 있으며, 통증자극을 가하면 팔과 손목, 손가락은 굴곡하고 상지는 내전한다. 또한 하지에는 신전, 내회전, 족저굴곡을 보인다. 이상굴곡은 피질척수로나 내피막이 손상되면 발생한다.
- **이상신전:** 제뇌경직(decerebrate rigidity)이라고도 하며 통증자극이 주어졌을 때, 이를 악물게 되고 팔은 신전, 외전, 과다회내를 보인다. 다리는 족저굴곡을 보이면서 뻣뻣하게 뻗는다. 이상신전은 중뇌나 뇌간의 교상부와 같은 심부 대뇌반구의 손상으로 발생한다.

이상굴곡과 이상신전에서 하지는 비슷하게 보이기 때문에 상지 모양을 보고 이상운동을 판단한다. 환자의 한쪽은 이상굴곡을 다른 쪽은 이상신전을 보일 수도 있다. 연구에 따르면 이상굴곡이 이상신전보다는 예후가 더 좋은 편이다.

(6) 운동기능 사정

■ 근육검사(근육의 강도, 부피, 긴장도)

- **근육의 강도(musle strength):** 환자가 검사자의 힘에 대항하여 여러 가지 과제를 수행할 수 있는지를 보고 상지와 하지의 강도를 측정할 수 있다. 강도는 측정기준을 사용하여 등급으로 나누었고 표 18-8에 정리하였다. 실제적으로 어떠한 측정기준을 사용하는 것은 중요하지 않고 건강관리자(간호사, 물리치료사, 의사, 작업치료사)가 동일한 종류를 측정기준을 사용하는 것이 가장 중요하다. 이를 통해 의사소통도 원활하게 되고 환자 상태가 변하는 것을 놓치지 않게 된다.
- **근육의 용적:** 근육의 용적(muscle bulk)은 강도에 맞춰서 측정해야 한다. 양측의 크기와 모양이 비슷한가를 보고 근육의 무게를 비교한다. 근 위축이 얼마나 분포되었는지를 보고 위축이 생긴 이유를 알 수 있다.

표 18-7 근육의 불수의적 움직임

종류	특징	이유
근섬유다발수축(fasciculations)	운동단위 전체의 무작위 흥분으로 인해 초래되는 근육이 꿈틀거리는 것 같은 빠른 수축으로 보통 몇 개의 근육군을 동시에 침범하며 손과 발, 혀나 몸 전체를 침범할 수도 있다.	대부분의 경우에는 전각세포나 운동신경축삭돌기의 손상시 발생한다. 비록 찾은 근섬유다발수축이 전각세포질환(예: 근위축성축삭경화증)에서 발생한다고 하더라도 간헐적인 근섬유다발수축은 일반적으로 운동 후의 단순한 근육피로에서도 발견되며, 임상적인 의의가 없는 것이 보통이다.
간대(clonus)	근육의 과흥분으로 인한 반복적인 신장 반사	보통 심하게 강직된 사지에서 발생하지만 어느 근육에서도 나타날 수 있다.
간대성근경련증(myoclonus)	사지를 내동댕이치는 쇼크성 수축으로 언제든지 발생할 수 있지만 보통 갑작스러운 놀람에 의해 시작된다. 수면동안에 나타나지 않는다.	불안정한 신경계와 신경세포의 자발성 전기방전과 관련이 있으며 대사성 또는 유전적인 신경계 질환에서 흔히 발생한다. 간대성근경련증과 관련있는 구조는 대뇌피질, 소뇌, 망상활성계, 척추이다.
무도병(chorea)	휴식 중에도 나타나는 짧고, 불규칙적이며 대칭적인 움직임으로 운동에 의해 더 강해진다. 신체의 여러 부위에서 한 근육에서 다른 근육으로 이어지는 경향이 있다.	기저핵의 시냅스 안에 도파민의 과도한 농축이나 과민성과 관련되어 있다.
발리즘(ballism)	무도병의 큰 형태로 계속적이고 불규칙적으로 근육 수축을 한다. 사지를 격렬하게 급히 움직이는 복합적인 움직임이다. 이 움직임은 신체적 활동이나 흥분에 의해 심해지나 휴식을 취하면 감소된다. 발리즘은 보통 신체의 한쪽에서 보이므로 편측발리즘이라고도 불린다. 도파민 농도의 감소는 발리즘을 없애거나 감소시킨다.	시상하부에 위치한 운동신경 핵의 손상으로 인한다.
무도무정위 운동증(athetosis)	무도병보다 더 느리고 꿈틀거리는 움직임으로 손가락, 손목의 굴곡과 신전, 팔의 외전과 내전을 보이는 것이 특징이다.	유아기에 기저핵의 손상을 받으면 발생한다. 정확한 병태생리적 기전은 밝혀지지 않았다.
무정위운동증(choreathetosis)	무도병과 무정위운동증이 함께 나타난다.	정확한 병태생리적 기전은 밝혀지지 않았다.
틱(tics)	빠르고 때로는 계속되는 운동으로 연속적인 패턴으로 움직인다. 움직임은 단순할 수도 있고 복합적일 수도 있다.	과도한 도파민 분비와 관련되나, 구조적인 변화는 관찰되지 않는다.
경련(spasm)	강력한 근육 수축이다.	국소적인 근육이나 뇌세포손상으로 시작된다.
딸국질(hiccup)	횡격막의 반복되는 불수의적 경련과 갑작스런 성문의 닫힘으로 인하여 공기유입이 차단되어 특징적인 소리를 내는 것이다.	위나 횡격막의 감각신경이 자극되거나 연수(myelencephalon)에 압력을 주는 손상에 의해 발생한다.

표 18-8 근력 등급

등급	근육의 강도
0/5	완전마비, 움직임이 전혀 없다.
1/5	약간의 근육수축이 있는 정도이다.
2/5	중력이 제거된 상태에서 관절범위운동이 가능하다.
3/5	중력에 대항해서 팔, 다리를 들어 올릴 수는 있으나, 저항을 가했을 때 움직일 수 없다.
4/5	중력과 함께 약간의 저항에 대하여 관절범위운동이 가능하다.
5/5	정상 근력

표 18-9 근긴장의 이상

장애	특성	원인
긴장저하(hypotonia)	수동운동에 대해 저항이 거의 없거나 전혀 없다.	신경세포의 흥분성 감소로 근방추의 활동이 감소되어 발생한다.
근육이완(flaccidity)	수동운동에 저항없이 빠르게 움직여진다. 위축된 근육이나 마비와 관련 있다.	근긴장은 필요한 신경자극이 상실되었을 때 발생한다.
과다근육긴장(hypertonia)	수동운동에 대한 근육저항이 증가되어 있다. 마비와 관련 있을 수도 있으며, 근육비대를 동반할 수도 있다.	하위운동단위 반사가 지속되나 상위 중추의 손상으로 조절하지 못해서 나타나는 증상이다.
강직(spasticity)	과다근육긴장의 종류로, 긴장도가 갑자기 감소할때까지 점진적으로 근긴장이 증가하여 저항이 커진다. Clasp-knife(접는칼) 현상이 나타남	정확한 기전은 밝혀지지 않았으나 추체로의 하부 억제성이 없어져 α운동신경원의 흥분이 증가되어 나타난다.
경직(rigidity)	과다긴장의 한 형태로, 강직된 사지의 수동운동에 대한 근육의 저항이 있다. 굴곡이나 신전이 양쪽에서 동일한 양상으로 나타난다. Cogwheel(톱니바퀴) 현상과 같은 연속적인 짧은 경련으로 인해 동일한 양상의 저항이 없어질 수 있다.	근육의 계속적이고도 불수의적인 수축으로 인해 발생한다.

- **근긴장:** 근긴장(muscle tone)도 운동검사 중에 평가할 수 있다. 이완된 사지를 이용하여 검사자가 수동관절범위 운동을 수행하여 평가한다. 검사자는 수동 움직임 중에 저항력의 정도와 양을 측정한다(예: 강직, 경직 또는 그 반대로 근육이완)(표 18-9).
- **통증 자극:** 환자가 간단한 명령을 이해하고 따라할 수 없으면, 해로운 자극을 주어서 운동 반응을 검사해야 한다.

통증자극은 크게 중추자극(central stimulation)과 말초자극(peripheral stimulation)의 두 가지 방식이 있다. 중추자극은 몸통 부위와 몸의 중심 부위를 자극을 주어 몸 전체에 반응이 나타나는 것으로써 고통이 주어지기 시작할 때 사용해야 한다. 말초자극은 사지에 자극이 주어져 말단부위로 이동하게 된다. 대뇌반구 상태와 척수손상 사이를 구별할 때 중요하게 사용된다.

■ 중추자극

- **승모근 꼬집기:** 승모근을 꼬집은 후, 몸 전체가 자극에 반응하는 것을 관찰할 수 있다. 몸집이 큰 사람이나 비만인 사람에게는 적용하기 어렵다.
- **흉골 문지르기:** 흉골 부위를 평가자의 손가락을 이용하여 문지르듯 강한 압력을 준다. 반복하여 사용하면 흉골 부위에 타박상을 입거나 피부가 벗겨질 수도 있다. 환자에게 덜 해로운 자극으로 쉽게 각성시키고자 할 때는 흉골 부위를 부드럽게 두드려주는 것도 좋은 방법이다.
- **안와위 누르기:** 환자의 안와위 부분에 엄지 손가락을 놓고 단단하게 압력을 준다. 머리에 상처가 있거나 전두개두술(frontal craniotomy)이나 얼굴성형술을 한 사람에게는 잠재적인 골절이나 불안정한 두개골 때문에 사용하면 안된다.
- **유두나 고환 꼬집기:** 오랫동안 사용되어 온 방법이지만, 해로운 자극을 주는 방법으로 교과서에서 설명된 적은 없었으나 임상에서는 관찰되기도 한다. 이런 종류의 자극은 명확한 이유로 불필요하다.

■ 말초자극

- **손톱밑 누르기:** 펜과 같은 물건을 이용하여 손톱밑을 10~30초 가량 단단히 눌러준다. 각 말단사지에 압력을 가해보면 사지의 기능을 평가해 볼수 있다. 손톱밑의 압력을 제거하려는 아무런 반응이 없다면 다른 방법들도 시행해 보아야 한다.
- **팔과 다리의 내측 꼬집기:** 팔과 다리 내측의 민감한 작은 부위의 조직을 단단하게 꼬집는다. 또한 각각의 사지에 적용하여 독립적으로 평가한다. 환자에게 타박상을 입힐 수 있다는 단점이 있으나 사지가 가장 민감하게 반응을 보이므로 사용하는 방법이다.

4. 감각능력검사

감각능력검사에는 대뇌피질의 감각영역을 포함하여 말초신경, 상완신경총, 요천수신경총, 신경근, 척수, 뇌간 등 모든 신경계의 병변이 감각이상의 원인이 될 수 있음을 기억해야 한다.

감각능력검사는 주관적인 검사로 환자가 의식이 있고 협조적이어야 하며, 다양한 자극들에 대해 신뢰할 수 있는 주관적 느낌을 줄 수 있어야 가능하다. 일반적으로 감각증상이 감각징후보다 선행하므로 감각기능장애를 초래하는 질병의 초기단계에서는 감각기능검사를 통해 질병을 발견하기가 어려울 수 있다.

감각능력검사에서는 반드시 대칭성을 확인해야 한다. 흔히 범하기 쉬운 실수는 근위부에서 원위부 쪽으로만 단계적으로 검사하거나 또는 특정 신경이나 신경세포의 분포에 따라서만 검사하는 것이다.

1) 기본전달방식

(1) 표면감각

표면감각(superficial sensation)은 통증, 온도 그리고 국소화하기 어려운 촉각을 의미한다. 이 전달방식은 크기가 작고 수초가 없는 섬유들이 척수의 외측척수시상로(lateral spinothalamic tract)를 따라 반대편으로 교차해서 올라가 결국 뇌간의 망상체와 시상에서 정보를 처리하게 하는 방법이다.

통각은 핀을 이용하여 평가한다. 문제가 이는 부분에서는 핀으로 인한 “따끔” 한 느낌이 감소하거나 사라지거나 또는 증가할 수 있다. 온도각은 차가운 음차를 이용하거나 또는 찬물과 더운물이 들어있는 튜브를 이용하여 평가한다.

(2) 심부감각

심부감각은 미세 촉각, 진동각, 위치각을 말한다. 이 감각들은 척수의 후부를 따라 같은 쪽으로 상행하는 크고 수초화된 후삭(posterior funiculus)에 의해 전달된다. 전달된 정보는 연수에서 교차하여 시상을 통하여 피질의 주 감각영역에서 처리된다.

진동각은 음차(128Hz)를 이용하여 평가한다. 음차를 진동시켜 환자의 말단부 관절에 올려놓은 후 언제 진동이 사라지는지 묻는다. 이 때 검사자의 손가락을 환자의 관절 아래에 둔다. 흔히 사용하는 관절은 엄지발가락 또는 검지발가락의 원위지절관절이다. 검진자는 진동을 느끼는데 환자가 진동이 없다고 하면 진동각이 소실되었다고 할 수 있다. 원위부 진동각 소실을 발견하는 것과 같은 방법으로 근위부 쪽에서 반복한다.

위치각은 환자에게 눈을 감도록 한 뒤, 검사자가 지절간관절을 약간씩 움직여 어느 쪽으로 움직이는지 판단하도록 한다. 이 때 검사자가 환자 관절의 측면을 잡고 움직여야 압박으로 인한 방향정보를 주지 않게 된다.

2) 피질-감각전달방식

보다 복잡한 형태의 감각들은 중요한 피질처리 과정이 요구된다. 피질-감각전달(corticosensory modalities)은 일반적으로 입체감각인지, 이점식별, 피부그림감각, 그리고 이중동시자극으로 평가할 수 있다.

(1) 입체감각인지

입체감각인지(stereognosis)은 눈을 감고 접촉만으로 물건을 구별할 수 있는 능력으로, 이를 평가하기 위해서는 안전핀이나 동전과 같이 익숙한 물건을 환자의 손에 올려놓고 맞추게 한다(그림 18-4A).

(2) 이점식별

이점식별(two point discirmination)은 가까이 있는 2 개의 지점을 구분하는 능력으로 클립을 구부려 두 개의 끝을 만든 다음 눈을 감은 환자의 검지에 대어 평가한다. 이 때 양 끝의 간격을 점점 좁혀서 환자가 언제까지 두 개의 끝으로 느끼는지 확인한다. 정상인의 경우 검지의 끝에서 2mm의 간격까지 구분할 수 있다(그림 18-4B).

(3) 피부그림감각

피부그림감각(graphesthesia)은 눈을 감은 상태에서 손바닥에 숫자를 쓰거나 그림을 그리면 알아맞히는 능력이다(그림 18-4C).

(4) 이중동시자극

이중동시자극(double simultaneous stimulation)은 정상인은 몸의 좌우 다른 부위에 동시에 적용되는 두 개의 자극의 위치를 알아차릴 수 있다. 그러나 두정엽 병변이 있으면 소거(extinction)라는 현상을 보이는데, 이는 병변의 반대편 몸에 가해지는 동시자극을 알아차리지 못하는 것이다. 넓은 의미에서 보면 이중동시자극에 대한 소멸현상은 감각무시라고 알려진 실인증의 한 형태라고 할 수 있다. 소멸현상을 검사하기 위해 환자의 좌측과 우측 몸에 동시에 촉각자극을 주면서 환자로 하여금 그 부분을 손으로 짚어보게 한다. 이 때 환자는 눈을 감고 있어야 한다.

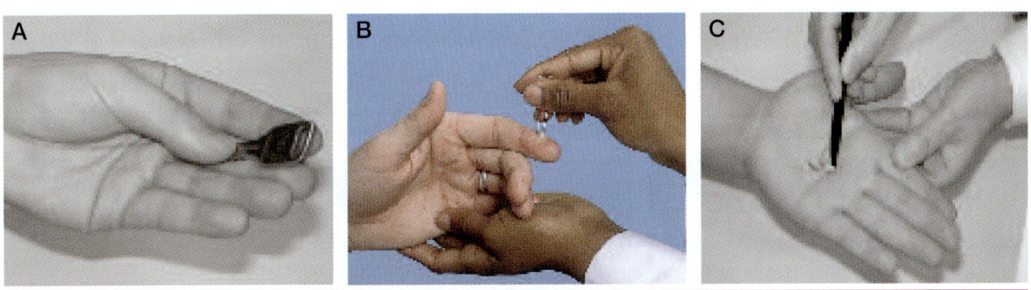

그림 18-4 A. 입체감각인지 B. 이점식별 C. 피부그림감각

5. 소뇌 및 조정기능검사

조정(coordination)은 운동, 감각 그리고 소뇌기능의 통합이다. 일반적으로 평가하지만, 검사결과를 해석할 때에는 운동, 감각 그리고 전정계와 같은 다른 계통의 역할도 고려해야 한다. 조정은 체간의 안정성과 사지의 조정능력으로 평가한다.

1) 체간의 안전성

체간의 안정성은 환자가 앉아 있을 때 혹은 눈을 뜨고 양발을 붙이고 서 있을 때의 균형을 관찰함으로써 평가할 수 있다. 체간운동실조증이 있으면 소뇌부의 병변을 의심할 수 있다. 균형유지는 고유감각(proprioception), 전정기관 그리고 시각이 요구되는데, 이 셋 중 둘만 있어도 균형을 유지할 수 있다. 롬버그검사(Romberg test) 시 눈을 감으면 균형유지에 필요한 시각적 신호를 차단할 수 있다. 만일 눈을 감은 상태에서도 균형을 유지할 수 있다면, 전정기관과 고유감각계통이 잘 보존되어 있다고 가정할 수 있다. 반대로 어느 한 쪽으로 비틀거린다면, 고유감각이나 전정기관에 문제가 있음을 알 수 있다.

롬버그검사는 환자가 눈을 뜬 상태에서 발을 붙이고 잘 서 있을 수 있는 능력이 있을 경우에만 수행할 수 있다. 만일 서 있지 못한다면, 소뇌의 병변을 의심해 볼 수 있고 이런 상황에서는 롬버그검사를 시도하지 말아야 한다. 이 검사를 시행할 때 검사자는 환자가 넘어질 경우를 대비하여 환자 가까이 서 있어야 한다.

2) 조정능력

(1) 손가락코검사(finger-nose test)

환자에게 검지로 자신의 코와 검진자의 손가락을 번갈아가며 만지도록 지시한다. 속도, 정확성, 그리고 진전 유·무를 관찰한다(**그림 18-5**).

(2) 발꿈치무릎정강이검사(heel-to-shin test)

한 쪽 발의 뒷꿈치를 이용하여 다른 쪽 정강이를 미끌어져 내려오게 한다. 역시 속도, 정확성, 그리고 진전 유무를 관찰한다.

(3) 빠른엇갈림검사

빠른엇갈림(rapid altenative movement, RAM)검사는 환자에게 손등과 손바닥을 이용해 교대로 대퇴부를 두드리라고 지시한다. 또는 각 손가락들을 교대로 엄지에 대보도록 한다. 좌우 교대로 실시한 후 비교한다. 이 검사 결과 이상이 발견되면 운동실조증 또는 측정장애(dysmetria)라고 명명하고 소뇌반구의 병변을 의심할 수 있다. 고유수용감각에 이상을 초래하는 상위운동신경원 병

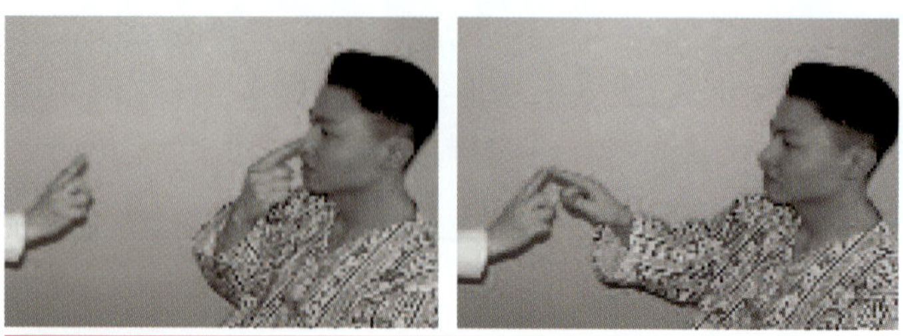

그림 18-5 손가락코검사

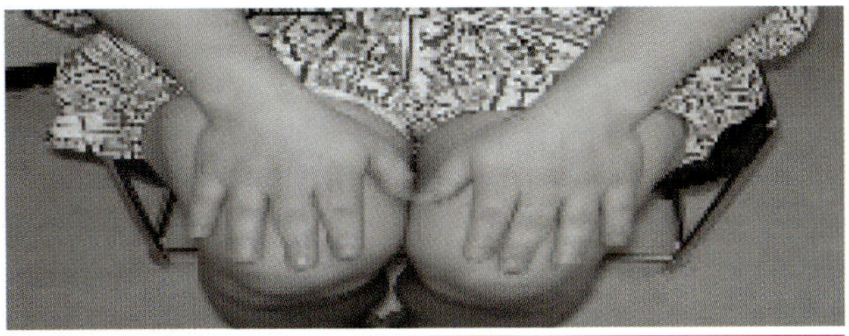

그림 18-6 빠른엇갈림검사

변이나 감각 병변 역시 운동실조증과 측정장애를 야기한다(그림 18-6).

6. 뇌신경검사

1) 제 I 뇌신경: 후각신경

후각신경(olfactory nerve)은 냄새를 전달하는 순수한 특수감각 신경으로 비강의 상비갑개와 비중격 상부의 점막에 분포하고 있는 후각세포(olfactory cell)에서 시작한다. 후각은 시상을 거치지 않는 예외적인 감각이며, 뇌의 아래쪽에 위치한 후각신경은 두개기저부에 있어 두개외상 등에 의해 쉽게 손상 받을 수 있다. 검사방법은 비강점막의 감각수용 부위에 냄새는 있으나 자극이 없는 물질(예: 커피, 레몬, 기름 등)을 이용하여 파악한다.

2) 제 II 뇌신경: 시신경

시신경은 시각을 전달하는 순수한 특수감각신경으로 망막의 광수용기(photoreceptors)를 거쳐 안구 후방의 시신경원반으로 모여 시신경을 이루고, 시신경관을 지나 두개강으로 들어간다. 두개강 내에 들어온 좌우의 시신경은 접형골체 상부에서 X자형의 시교차(optic chiasm)를 이룬 다음, 다시 좌우의 시각로(optic tract)를 형성하여 간뇌의 외측슬상체(lateral geniculate body)에 연결된다. 외측슬상체부터는 시방사(optic radiation)가 되어 후두엽의 시각피질에 전달된다. 따라서 시신경은 두개내 병변을 직접적으로 반영한다는 점에서 신경질환의 평가 및 진단에 매우 중요하다. 시신경검사에는 크게 시력검사, 시야검사, 안저검사, 동공검사가 있다.

(1) 시력검사

시력검사(visual acuity test)는 Snellen시력표에 기준하여 실시하게 되며, 시력에 심각한 정도의 손상이 있는 경우에는 손가락 수세기, 수동운동 그리고 빛 감지여부 등을 질문하여 기록한다. 환자의 지적 수준과 교육수준을 고려하여 표준화된 시력표를 선택하도록 한다. 표준화된 시력표가 없으면 다양한 글자크기의 신문을 읽게 하거나 손가락 수세기를 이용하여 검사할 수도 있다. 교정렌즈를 사용하고 있다면, 검사동안에도 착용하도록 한다. 시력이 정상이라면, 중심시각(central vision)도 정상이다.

(2) 시야검사

시야검사(visual field test)는 주변시(peripheral vision)를 평가한다. 시야는 한 점을 주시했을 때 움직이지 않고 볼 수 있는 범위를 의미한다. 정확하게 시야를 검사하려면 신경안과의가 해야 하지만, 육안적으로 시야검사는 기본 검사의 일부로 할 수 있다. 육안적 시야검사(gross visual field test)를 할 때, 검사자는 환자 앞에 서 있는다. 환자에게 한쪽 눈은 감고, 검사자의 이마나 코에 초점을 맞추라고 부탁한다. 검사자는 연필을 잡고 환자의 시야 밖에서 천천히 시야 안쪽으로 연필을 움직인다. 이 때 환자에게 연필이 보이면 알려달라고 한다. 이와 같은 방법으로 사방(위, 아래, 코, 측두엽 방향)에서 검사하고, 다른 쪽 눈도 같은 방식으로 검사를 진행한다.

정상시야는 시신경, 시교차, 시각로, 시방사를 지나 망막에서 후두엽의 시각 피질로의 손상 정도에 따라 달라진다(그림 18-7). 이 시각로의 여러 부분들을 방해하는 병소가 있으면, 시야의 특정부분에 결손이 생기기 때문에 결손된 시야의 특성으로 병소 부위가 어디인지를 알 수 있다. 시교차 부분에 병소가 있으면 보통 양쪽 눈의 측두엽(temporal, 바깥쪽) 결손이 생기고, 시교차 뒤쪽에 병소가 있으면 양쪽의 동측(homonymous)결손이 생긴다.

가장 흔한 시야결손은 (1) 시교차로 들어가기 전의 눈이나 망막, 시신경유두(optic disc), 신경로가 손상되어 한쪽 눈만 시력상실; (2) 양쪽의 측두쪽 시각(temporal vision; 바깥쪽 시각)이 영향을 미치는 시교차에 있는 병소에 의한 양귀쪽반맹(bitemporal hemianopsia); (3) 시교차에서 후두엽으로 가는 시신경 손상에 의한 동측반맹(homonynmous hemianopsia)이 있다. 시신경이 후두엽에 이르면 분리되어 방사된다. 이것은 아래쪽이나 위쪽 동측사분맹(quadrant homonymous hemianopsia)을 일으킨다. 전반적인 시야의 이상 유무를 평가하는 대면검사법(confrontation method)과 Goldmann perimeter를 이용하여 실시하는 시야측정법이 있다.

(3) 안저검사

안저검사(funduscopy)는 검사자의 눈에 조절된 검안경을 이용하여 피검자의 동공에 접근하여 안저를 관찰한다. 이때 대뇌병변을 판정하는데 오류를 일으킬 수 있으므로 안저검사를 실시하기 전 가능한 산동제를 사용하지 않는 것이 원칙이다.

(4) 동공검사

동공반응을 관장하는 신경은 시신경(제II뇌신경)과 동안신경(제III뇌신경)이다. 동공검사는 중

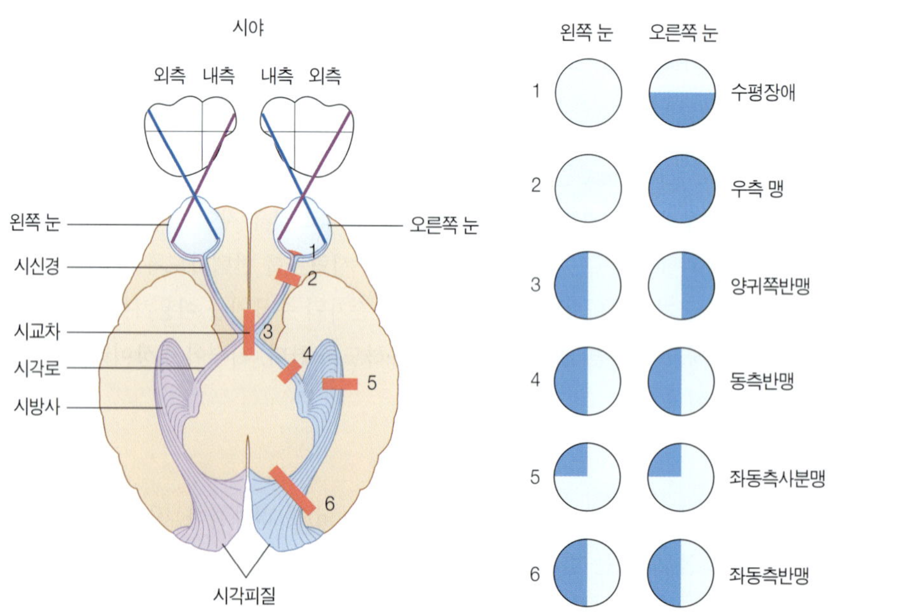

그림 18-7 시로와 시야장애

추신경계의 정상 혹은 비정상 상태를 파악하는 중요한 부분이다. 일반적으로 (1) 동공크기, (2) 동공모양, (3) 대광반사를 사정한다.

■ 동공크기

동공크기는 mm로 표현하며 정상적으로는 좌우가 동일하다. 대개 크기가 2~6mm이며, 평균 3.5mm 정도이다. 동공크기를 기록할 때는 mm(그림 18-8)와 서술적 용어(descriptive term)로 기록한다.

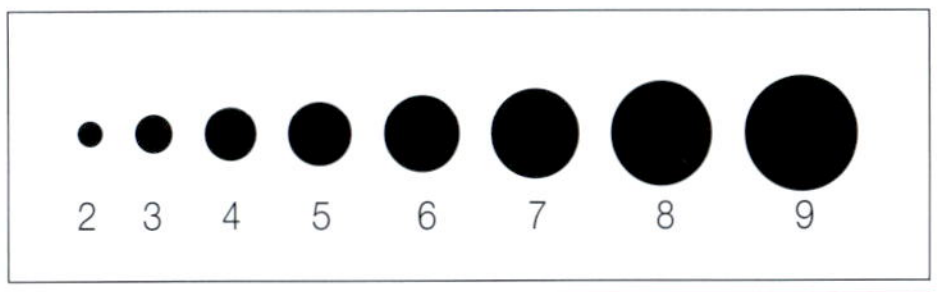

그림 18-8 mm로 표시한 동공크기

동공의 크기를 나타내는 서술적 용어는 다음과 같다.

- Pinpoint pupil: 뇌교 병변 또는 마약 과용에서 나타나며, 핀처럼 작아서 잘 보이지 않는 축소된 동공이다.
- Small pupil: 축동제 점안, 마약 과용, 양측성 간뇌병소, 대사성혼수, 뇌교출혈에서 보여지며 평균치보다는 작고 pinpoint 보다는 크다.
- Midposition: 정상 위치이며 중뇌 손상에서 나타나며, 대광반사가 소실된다. 동공크기는 홍채 직경의 절반 정도의 크기이다.
- Large pupil: 어두운 곳에서는 정상 반응이며 약물과용, 산동제 점안, 안구손상시 나타나며 동공크기는 평균보다 크지만 홍채는 보인다.
- Dilated pupil: 비정상이며 뇌허혈 말기나 사망시 보인다. 홍채는 얇은 띠로 보이거나 동공만 크게 보인다.

■ 동공모양

정상적으로 동공모양은 둥글며, 동공의 외형 윤곽을 봄으로써 사정한다(그림 18-9).

- 원형(round pupil): 정상으로 둥근 모양이다.
- 난형(ovoid pupil): 대부분 두개내압 상승에서 나타나며, 둥근 모양과 완전히 확장된 모양의 중간단계로 타원형이다. 초기 천막헤르니아(transtentorial herniation) 징후이기도 하다.
- 열쇠구멍 모양(keyhole pupil): 백내장 수술시 홍채적출술(iridectomy)을 받은 경우에 나타나며, 동공이 열쇠구멍 모양이다.
- 불규칙한 모양(irregular pupil): 외상성 안구손상환자에게서 보이며 들쭉날쭉한 톱니 모양의 동공이다.

■ 대광반사

직접대광반사(direct light reflex)는 한쪽 동공에 불을 비추면 빛에 대한 동공의 반응으로 동공은 빠르게 수축하게 되고 빛을 치우면 동공은 곧 원래대로 돌아온다. 공감대광반사(consensual light

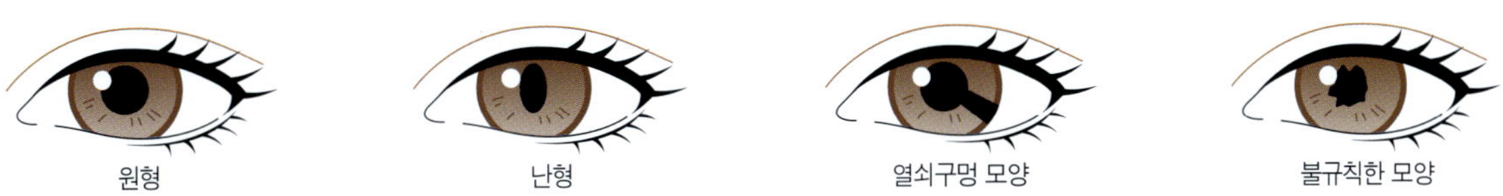

그림 18-9 동공모양

reflex)는 빛을 한 동공에 비추게 되면, 빛을 비추지 않은 반대쪽 동공도 수축하고 빛을 제거하면 동공은 곧 원래대로 돌아온다.

- 즉각적인 반응(brisk, prompt pupil): 정상반응으로 'P' 라고 기록한다.
- 느린 반응(sluggish pupil): 동안신경이 약간 눌릴 때 나타나며, 뇌부종이나 transtentorial herniation의 경우 나타나는 반응으로 'S' 라고 기록한다.
- 무반응(nonreactive) 혹은 고정된 동공(fixed pupil): 동안신경이 심하게 눌렸을 때, transtentorial herniation, 심한 뇌허혈, 사망 직전에 나타나며 'F' 라고 기록한다.
- 부종으로 닫혀진 동공(swollen closed pupil): 한쪽 또는 양쪽이 심한 안검부종으로 눈이 감겨 있어 대광반사를 사정할 수 없을 경우이며, 'C' 라고 기록한다.
- 동공동요(Hippus phenomenon): 동공에 빛을 비추면 산동과 축동이 모두 보이는 상태로 동안신경 장애나 초기 transtentorial herniation의 경우 나타나며, 'H' 라고 기록한다.
- 동안신경 압박: 한쪽 동공이 다른 쪽보다 크며 대광반사가 없어진다. 확대된 동공 또는 고정된 동공과 같은 쪽에 발생한 혈종, 종양, 뇌부종 등의 병소로 인해 동안신경이 눌려 발생되는 현상이다.
- 양측성 간뇌손상: 동공은 작지만 양쪽 크기는 같다. 빛에 즉각적으로 수축하고 빛을 제거하면 이완되는 반응을 보인다. 시상하부에서 시작하는 교감신경계 장애로 인해 나타나므로 이러한 동공반응은 간뇌의 시상과 시상하부 양쪽 손상을 의미한다. 대사성혼수의 경우에도 양측성 간뇌손상으로 나타나는 빛에 반응하는 작은 동공크기를 보인다.
- Honer's syndrome: 한쪽의 대광반사가 다른 쪽보다 작고 동측 안검하수(ptosis)가 나타나며, 동측 땀분비가 결여된다(anhidrosis). 시상하부의 손상, 측부연수, ventrolateral spinal cord, 경동맥 병소로 인한 일측성 교감신경 지배장애가 동공에 나타난 것이다.
- Midbrain damage: 양쪽 눈이 가운데에 고정되어 있고 빛 반응이 없다. 교감신경과 부교감 신경장애를 의미하며, 이것은 종종 중뇌경색, transtentorial herniation와 관련이 있다.
- Pontine damage: 동공이 매우 작은 핀크기 반응 또는 무반응을 보이며, 연수출혈의 경우에 발생 가능하다. 양측성 핀크기동공은 마약 남용의 경우에 볼 수 있다.
- Dilated unreactive pupil은 산동상태로 빛에 반응이 없는 경우이다. 심한 저산소증, 허혈의 말기, 사망시 나타나고 atropine계 약물이 산동을 초래하기도 한다.

Cilliospinal reflex가 정상인 경우 일시적인 양측성 산동이 있을 수 있다. Cilliospinal reflex라 함은 경부의 피부를 꼬집어 교감신경계의 이상유무를 검사하는 것으로 동공이 산대되면 목에서부터 중뇌까지 교감신경로가 정상인 것을 입증하는 것이다.

■ 동공반응

동공반응(pupil reacticvity)은 빛에 대한 동공의 반응을 보고 동공을 사정한다(**그림 18-10**). 동공반응은 양눈을 각각 시행한다. 직접적으로 동공반응을 평가하는 방법으로 눈의 외측 안각에서 동공으로 좁은 빔(narrow-beamed)으로 빛을 비추는 방법이 있다. 직접적으로 빛이 동공으로 들어가게 되면 빛의 눈부심으로 평가자에 의해 적절한 시각화가 방해받을 수도 있다. 동공반응은 즉각적인(brisk), 느린(sluggish), 무반응(nonactive)과 같은 용어를 사용하여 평가해야 한다. 노인의 경우, 동공이 작고 반응이 느린 편이다. 공감동공반응(consensual pupillary response)은 빛을

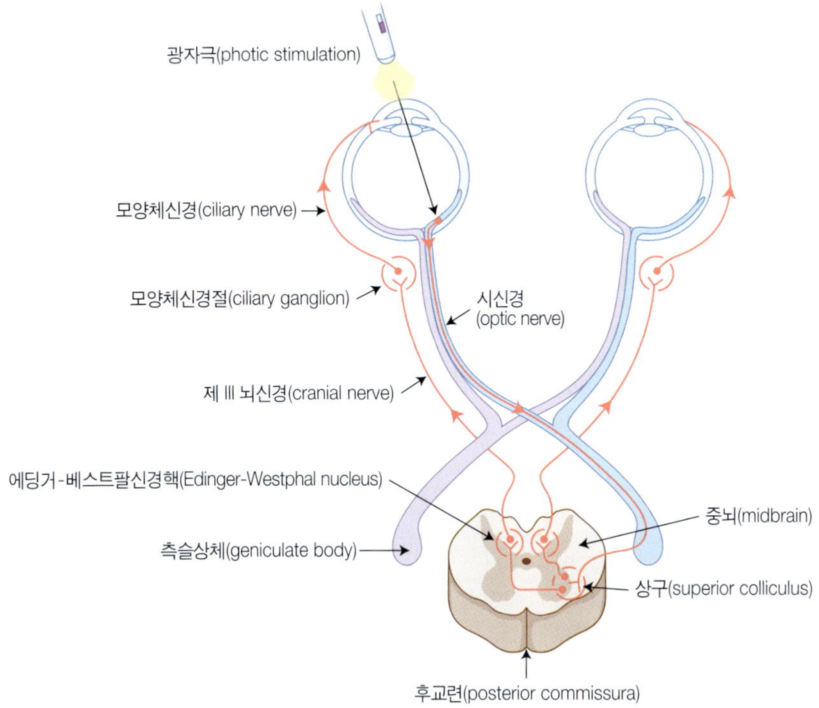

그림 18-10 빛에 대한 동공반응과정

비춘 반대쪽의 눈이 반응하여 수축하는 것이다. 이와 같은 현상 때문에 한 쪽 눈을 검사하고 수 초가 지나 반대쪽 눈을 검사해야만 반대쪽 눈이 잠깐 수축할 수 있다. 보이지 않은 쪽의 눈에 빛을 비추면 반응이 나타나지 않으며 공감반응(consensual response)이 나타나지 않는다. 반대로 보이는 쪽에 빛을 비추면 보이는 눈과 반대쪽의 보이지 않는 눈 모두 수축한다. 조절(accommodation)은 가까이 있는 물체를 볼 때 동공이 수축하는 것이다. 환자의 얼굴 앞 30~60cm(1~2ft) 정도 떨어진 거리에서 물체를 들고 환자에게 그 물체에다 초점을 맞추게 한 다음, 그 물체를 얼굴 앞으로 움직여서 검사할 수 있다. 물체가 코에서 10~15cm(4~6in) 떨어진 거리에 오게 되면 두 눈은 가운데로 모이고 눈동자는 수축한다. **표 18-10**은 비정상적인 동공반응에 대해 설명하고 있다.

3) 제III 뇌신경: 동안신경, 제IV 뇌신경: 활차신경, 제VI 뇌신경: 외전신경

동안신경(oculomotor nerve)은 안구운동과 상안검을 들어올리는 역할을 하는 운동신경섬유와 동공을 수축하고 눈의 초점조절에 관여하는 부교감신경섬유들로 구성된 운동신경이다. 활차신경(trochlear nerve)은 뇌신경 중 가장 가늘고 유일하게 뇌간의 후면에서 나오는 신경으로 안구의 운동에 관여하는 순수한 운동신경으로 안구의 근육 중 상사근에 분포한다. 외전신경(abducens nerve)은 동안신경 및 활차신경과 함께 안구의 운동에 관여하는 순수한 운동신경이다. 뇌교 후방의 외전신경핵에서 시작하고, 뇌교의 하부에서 나와 상안와열을 통하여 안와에 들어가 안구의 근육 중 외측직근에 분포한다.

눈의 움직임은 동안신경(제III 뇌신경), 활차신경(제IV 뇌신경), 외전신경(제VI 뇌신경)의 상호작용에 의해 조절된다. 양측의 대뇌피질과 뇌간에서 기능들을 통합하기 때문에 동시에 양쪽 눈이 같은 방향으로 움직일 수 있다(conjugate eye movement). 대뇌피질에 있는 전두와 후두의 주시중추(gaze center)는 수의적 눈 움직임을 조절한다. 전두엽 주시중추에서 빠른 수의적 눈 움직임을 조절

표 18-10 비정상적인 동공반응

동공상태	특징	원인
흑암시동공 (amaurotic pupil): 실명 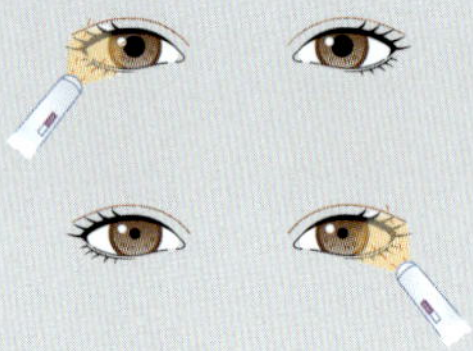	• 양 동공크기가 같다. • 실명한 눈의 대광반사는 없고 교감대광반사는 있다. • 정상쪽 눈의 대광반사와 교감대광반사가 있다. • 양눈 모두 수렴에는 반응한다.	• 한쪽 눈의 실명은 시교차에 이르기 전에 망막이나 시신경의 외상이나 질병으로 인한다.
동공동요(hippus) 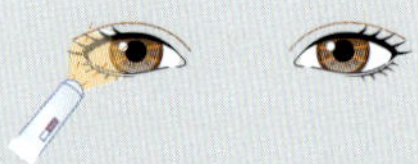	• 동공에 빛을 주었을 때 처음에는 수축하나 이후에는 산동과 축동이 교대로 일어난다.	• 동공을 확장해서 볼때는 정상 • 중뇌손상, 바비튜레이트 중독 • 동안신경을 압박하는 뇌탈출 조기증상
마르쿠스-건동공 (Marcus Gunn pupil) 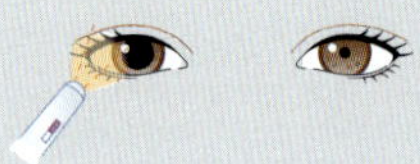	• 동공 크기는 동일하다. 손상 눈에 직접대광반사는 느리고 공감대광반사는 없다. • 정상 눈에 빛을 비추었을때 손상 눈은 수축하나 손상 눈에 빛을 비추었을 때는 산동한다.	• 시교차 앞부분의 손상 • 손상받은 쪽 동공장애 • 시신경위축이나 망막손상
호너증후군 (Horner' s syndrome) 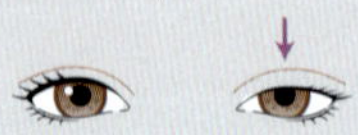	• 한쪽 동공크기가 작다(비대칭성 동공크기). • 동측에 안검하수가 있다. • 동측의 신체에서 땀 분비가 없다.	• 외상, 추간판압박 또는 혈관손상으로 인한 C_8-T_3의 전각손상 • 시상하부손상
동공긴장증(Adie' s pupil) 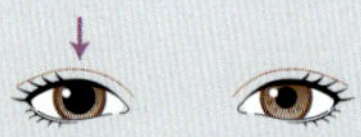	• 80%에서 동공크기가 다르다. • 손상받은 쪽 동공이 정상 쪽 동공보다 크다. • 동공은 어두운 곳에서는 느리고 산동하며, 밝은 곳에서는 느리게 축동한다. • 여성에서 더 흔하다	• 후근신경절의 부교감신경섬유의 소실 • 바이러스 감염 후 • 콜린성 약물에 대하여 과민반응
Argill-Robertson 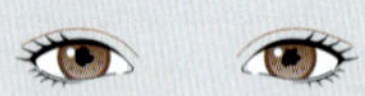	• 작고 불규칙적이며 양측 동공크기가 다르다. • 대광반사나 모양체척수반사(ciliospinal reflex)가 없다. 수렴에는 반응한다. • 어두운 곳에서도 최소로 산동한다.	• 척수매독(tabes dorsalis) • 바이러스성 뇌염 • 척수공동증(syringomyelia)
축동(miosis) 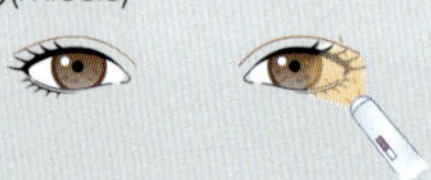	• 빛에 반응하지 않고, 핀 크기의 동공으로 확대경으로 관찰할 수 있다	• 교감신경이나 부교감신경의 손상 • 뇌교출혈, 마약과용, 대사성 뇌장애
산동(mydriasis) 동안신경압박 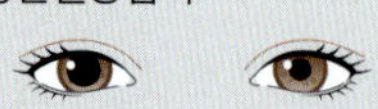	• 편측동공이 산대되고 대광반사가 없다. • 시야장애가 있다.	• 구(uncal) 탈출에 의한 뇌천막이나 후교통동맥의 동맥류로 인한 동안신경압박
약물 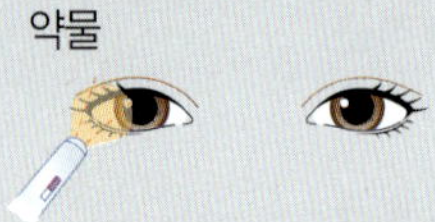	• 암페타민, 글루타미드, 바비튜레이드 과용량, 산동제와 모양근마비제 투여로 인한 양쪽 산동	• 교감신경흥분제나 부교감신경차단제재로 인한 산동
무산소나 사망 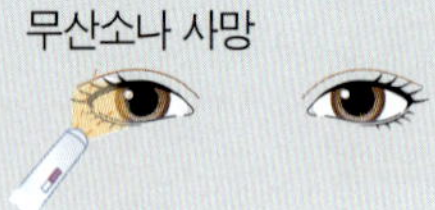	• 산동되고 눈 가운데에서 고정됨	• 뇌천막탈출, 무산소증, 사망시

하고, 후두엽 주시중추는 따라서 느린 움직임(slow-tracking)을 조절한다. 뇌간에서는 내측세로다발(medial longitudinal fasciculus)의 핵사이 통로를 통해 불수의적 눈 움직임이 조절된다. 내측세로다발은 전정과 망막의 형태(formation)에 따라 눈 움직임을 조정하는데, 이는 머리를 움직이거나 자세를 바꾸면 이에 따라 눈 움직임을 조절하도록 한다.

- 사정방법
  - **외안근 운동:** 의식이 있는 환자에게 손가락을 따라 움직일 수 있는 범위 안에서 눈을 움직이도록 하여 눈과 관계된 3개의 뇌신경의 기능과 피질 안에 주시중추(gaze center)와 간뇌의 내측세로다발 사이의 신경자극 전달을 평가할 수 있다. 눈이 6방향으로 모두 움직일 수 있으면, 외안근 움직임(EOM)은 손상되지 않은 것이다. 3개의 뇌신경 중 어느 하나라도 손상을 입게 되면 근육이 경한 마비나 완전 마비로 되어 비동향 안구주시(dysconjugate gaze)가 나타난다. 동안신경이 손상되면 내측에서 위로, 외측에서 아래로 움직이지 못하고 안검하수와 동공이 확대된다. 활차신경의 손상은 흔하지 않지만 손상되면 아래쪽으로 주시하지 못한다. 그리고 외전신경의 손상이 있으면 바깥쪽을 보지 못한다. 이런 신경손상은 한쪽만 나타날 수도 있고 양쪽에 생길 수도 있다. 신체검사에서 눈이 확실하게 비정상적으로 움직이거나 움직임이 없더라도 먼저 복시(diplopia)가 나타난다. 예를 들어, 우측 6번 신경마비가 있을 경우, 우측을 주시하면 왼쪽 눈은 동안신경에 의해 내측으로 움직이고, 오른쪽 눈은 외전신경의 기능부전으로 가운데에서 움직이지 않으면 이로 인해 복시가 나타난다. 외전신경은 눈에서 시작하여 뇌간 안의 뇌

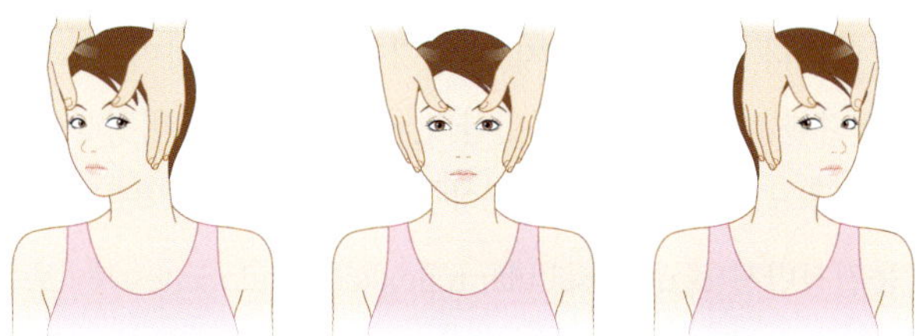

A. 정상반응: 머리를 돌리면 머리의 방향과는 반대쪽으로 양쪽 눈이 동시에 움직인다.

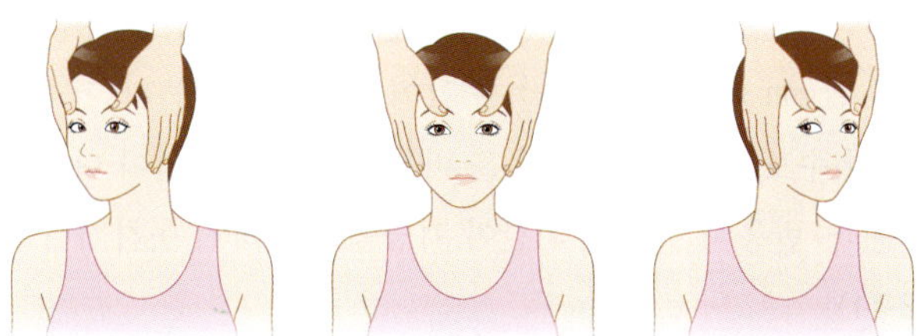

B. 비정상반응: 머리를 돌릴 때 양쪽 눈이 서로 다른 방향으로 움직인다.

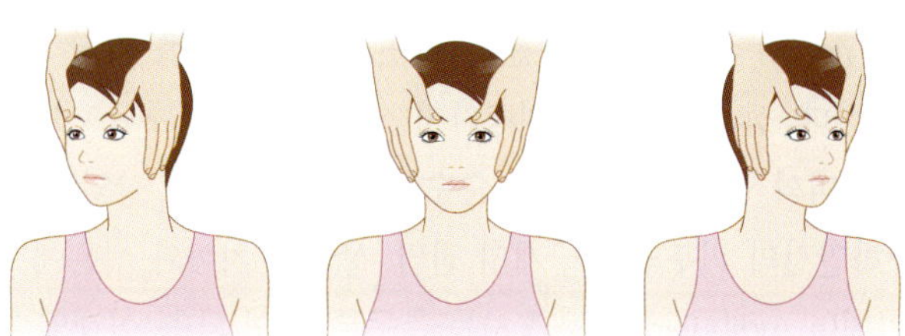

C. 무반응: 머리를 움직여도 눈이 따라 움직이지 않는다.

그림 18-11 눈머리반사 반응

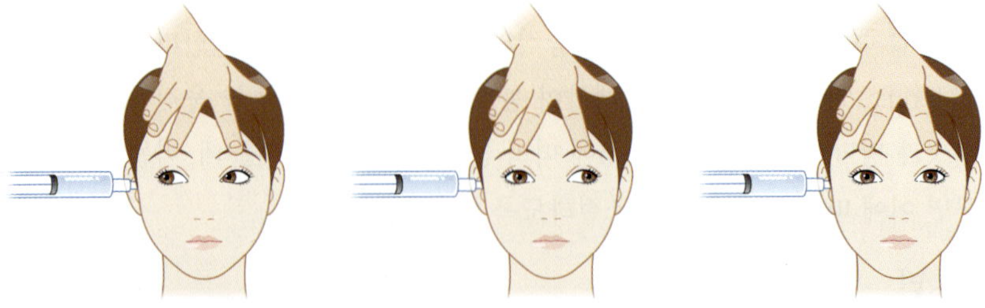

그림 18-12 눈전정반사

A. 정상반응: 찬물을 귀에 주입하면 주입한 쪽으로 안구의 움직임이 발생한다.
B. 비정상반응: 반대쪽 또는 비대칭성 움직임이 발생한다.
C. 무반응: 아무런 반응이 나타나지 않는다.

교까지 연결된 통로가 가장 길기 때문에 동안신경이나 활차신경보다 쉽게 손상된다.

- **눈머리반사**: 무의식환자의 경우, 눈 움직임과 내측세로다발의 신경분포를 인형눈반사(doll's eye reflex)로 검사한다. 의식이 있는 환자는 피질기능이 눈의 움직임을 조절하기 때문에 이 과정은 생기지 않는다. 눈머리반사는 다른 평가들과 함께 일상적으로 측정할 수 없다. 외상으로 인한 무의식환자라면, 이 검사를 수행하기 전에 대뇌 손상이 있는지를 확인해야 한다.

  눈머리반사(oculocephalic reflex: doll's eye)를 측정하기 위해서는 눈꺼풀을 올려 눈을 뜨도록 한후, 머리를 힘차게 반대편으로 돌리고 관찰한다. 눈머리반사가 있으면 눈은 머리가 돌아가는 반대방향으로 돌아가서 인형눈반사 현상이 생긴다. 눈머리반사에 이상이 있으면 인형눈이 나타나지 않는다. 눈이 움직이지 않고 가운데를 유지하며, 머리의 움직임을 따를 때 반응이 없는 것은 심각한 뇌간 손상을 의미한다. 눈머리반사의 비정상은 눈이 배회하거나 반대방향으로 움직이는 것으로 약간의 뇌간 손상을 의미한다(그림 18-11).

- **눈전정반사**: 눈전정반사(oculovestibular reflex: cold caloric test)는 보통 의사들이 임상에서 마지막으로 뇌간기능을 평가하고자 할 때 사용한다. 먼저 고막이 정상인지를 확인하고, 40℃의 20~50ml의 얼음물을 외이도에 주입한다. 정상적인 눈의 반응은 자극받은 귀 쪽으로 빗나가는 것처럼 빠르게 안구진탕을 보이는 것이다(그림 18-12). 혼수상태에서는 제피질(decorticate)자세나 제뇌(decerebrate)자세가 나타날 수 있어 사용하지 않는다. 또한 극심한 고통으로 구토와 현기증을 유발할 수도 있다. 이상 반응은 비동향 안구 움직임이 나타나고, 이는 뇌간에 병소가 있음을 말해 준다. 반응이 없으면 뇌간이 기능을 수행하지 못하거나 아주 조금 남아있음을 의미한다(표 18-11).

4) 제V 뇌신경: 삼차신경

삼차신경(trigeminal nerve)의 감각신경부분은 안면의 일반감각을 담당하며, 운동신경부분은 저작근의 움직임을 담당한다. 삼차신경의 안신경가지(ophthalamic nerve, V1)는 안구, 누선, 결막, 비강의 점막, 전두부 및 두피의 일부에 분포하는 순수한 감각신경이며, 상악신경가지(maxillary nerve, V2)는 뺨과 윗입술, 하안검의 피부와 연구개의 점막, 상악의 치아와 치은에 분포하는 순수한 감각신경이고, 하악신경가지(mandibular nerve, V3)는 측두부, 뺨의 외측, 아랫입술 및 턱의 피부와 구강점막, 하악의 치아와 치은, 혀 등에 분포하는 감각신경섬유와 저작근 등을 지배하는 운동신경섬유로 구성되어 있다.

표 18-11 눈운동 움직임의 변화

	휴식시와 평소의 눈 움직임	반사적 눈 움직임
완전히 깨어있음 (full consciousness)	휴식시 눈 정지 상태(피질 주시중추; cortical gaze center가 평소에는 눈이 두리번거리지 않도록 함)	머리를 돌릴 때 눈이 움직임 눈머리반사가 생기지 않음(전두의 주시중추는 바로 앞만 보도록 고정하는 뇌간반응을 차단함) 눈전정반사검사(oculovestibular: caloric)에서 안구진탕
피질 손상시나 원심성 신경로 손상시	눈이 배회하는 상태(피질 주시중추가 뇌간을 억제하지 않음)	주시 상태가 머리의 위치와 관계없어 바로 앞을 향하게 된다, 인형눈반사 현상이 나타남(정상 눈머리반사는 전두엽 주시중추에 의해 억제되지 않음) 더운물로 자극을 주었을 때 안구진탕이 나타나지 않음(정상적으로 차가운 물로 자극하면 자극받은 귀 반대방향으로 눈이 움직임; 따뜻한 물로 자극시에는 자극받은 쪽으로 눈이 움직임) 피질 주시중추의 기능 저하시, 눈(가끔 머리 전체)은 손상받은 반구 쪽으로 보는 것처럼 보인다. 피질 주시중추의 신경원이 흥분하는데 손상을 받으면 눈(가끔 머리 전체)은 손상받은 반구의 반대로 움직인다.
중뇌 기능부전	눈이 앞쪽을 향하고 있으며, 움직이지 않음(안구회전은 뇌간기능이 정상이어야 함)	눈머리반사는 일관되지 않고 비정상이다. 벨 현상 상실 (자극시 눈이 위쪽으로 편위됨) (중뇌에서 뇌교에 이르는 통로가 정상 눈 움직임을 조절)
뇌교 기능부전	일시적인 깜박임이 없음	

■ 평가방법

- 감각기능으로 통각, 온도각, 가벼운 촉각 등을 안면전체에 검사하며 감각손상이 있는 부위 및 정도를 도식화한다. 검사 할 때 양쪽을 비교하며 검사한다.
- 각막반사(corneal reflex)로 삼차신경기능 측정 방법 중 가장 예민한 검사법으로 뇌신경 V와 VII를 동시에 평가할 수 있다. 검사방법은 약간 축축한 멸균솜으로 가볍게 각막을 자극시킨다. 한쪽 각막을 자극할 때 양쪽 눈을 깜빡이는 반응을 빠르게 보여야 정상이다. 동측 뇌신경 VII 마비가 있어 깜박임이 나타나지 않는다면, 반대측의 눈 깜박임을 보고 각막 반사의 감각영역(뇌신경 V)은 정상이라는 것을 알 수 있다.
- 운동기능(motor function)을 검사하기 전에 측두근(temporalis muscle)이 위축되어 있는지를 확인하고, 환자에게 어금니를 꽉 깨물게 하여 측두근 및 교근(massetar muscle)의 수축정도를 촉지한다. 또한 피검사자의 턱에 압력을 가해 턱을 움직이게 하거나 입을 벌려보도록 지시하는데 만약 근육이 약해져 있다면 힘에 밀려 턱이 약해진 쪽으로 밀려 가게 된다.
- 하악반사(jaw jerk)검사는 피검자의 하악을 약간 이완시킨 다음 검사자의 검지를 피검자의 턱에 가볍게 대고 반사햄머로 가볍게 친다. 약간 수축 또는 무반응이면 정상이다.

삼차신경과 관련된 흔한 질병으로 삼차신경통(trigeminal neuralgia)이 있다. 삼차신경통은 영향받은 부분에 욱신거리고 찌르는 듯, 전기가 통하는 듯한 통증을 동반한다. 통증은 보통 한쪽부분에서 뇌신경의 한 분지를 따라 방사된다. 상악신경과 하악신경이 흔히 영향을 받는다. 중두개와 소뇌교각(cerebellopontine angle)에 종양이 있으면 삼차신경의 한 개 이상의 영역이 영향을 받는다. 이와 같은 병소로 인해 흔히 운동기능보다는 감각기능의 손상이 생긴다.

5) 제VII 뇌신경: 안면신경

안면신경(facial nerve)은 얼굴의 표정근을 지배하는 운동신경섬유와 혀에서부터 미각을 전달하는 특수감각신경섬유, 악하선과 설하선 및 누선에 분포하는 부교감신경섬유들로 구성되어 있다. 안면

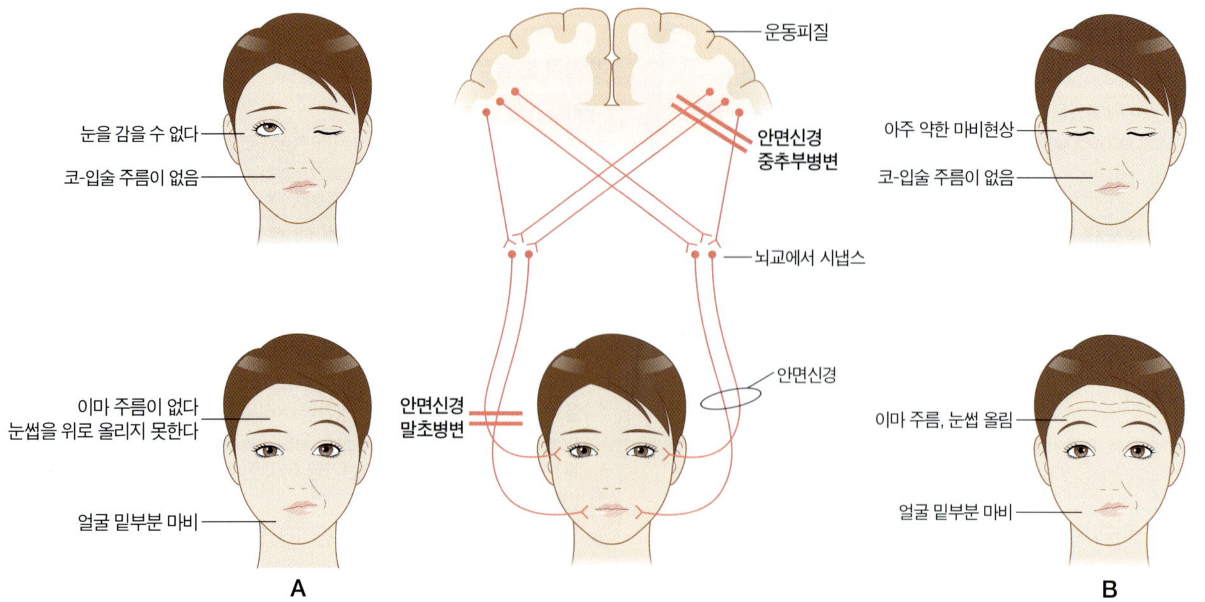

그림 18-13 A. 말초형 안면신경마비 B. 중추형 안면신경마비

근육의 약화는 상위운동신경원 또는 하위운동신경원의 병변이 발생하면 같은 쪽의 얼굴 반쪽에 마비가 오며 안면신경의 가장 흔한 장애로 벨마비(Bell's palsy)라고 한다.

상위운동신경원 즉 피질의 운동영역의 병변도 안면근육의 약화를 초래한다. 이 경우 마비가 병변의 반대편 얼굴의 아래쪽 절반에 발생한다. 이러한 형태의 마비는 위쪽 얼굴이 좌우피질의 신경지배를 동시에 받으므로 한 쪽 상위운동신경원의 병변이 있더라도 영향을 받지 않기 때문에 발생한다(그림 18-13).

■ 평가방법

- 운동기능을 검사하기 전에 환자가 웃을 때 눈을 제대로 깜빡이는지, 입이 한쪽으로 비뚤어지지 않았는지, 얼굴전체 모습을 자세히 관찰하고 위를 쳐다보며 이마에 주름을 짓게 만들거나 뺨을 꼭 누르면서 입술을 내밀게 하는 등의 운동기능 검사를 실시한다.
- 미각기능은 환자에게 약간 입을 벌린 상태에서 혀를 내밀게 한 다음 한쪽 혀에 설탕, 소금 등의 물질을 대어 미각기능을 검사한다.

6) 제VIII 뇌신경: 청각전정신경

청각전정신경(vestibulocochlear nerve)은 청각과 평형감각을 전달하는 순수한 특수감각신경이며, 청각을 담당하는 청각신경(cochlear nerve)과 평형감각을 담당하는 전정신경(vestibular nerve)등 서로 다른 두 개의 뇌신경이 함께 구성되어 있다.

■ 평가방법

- 청각기능: 시계바늘 소리 또는 손가락 문지르는 소리를 환자의 귀 근처에서 들려줌으로써 대략적인 청각기능을 검사할 수 있다. 이 경우 검사자의 청력이 정상이어야 한다.

청력상실은 전도성과 감각신경성으로 구분할 수 있다. 전도성 청력상실은 외이나 중이의 구조에 병변이 있어서 공기전도(air conduction: AC)를 골전도(bone conduction: BC)로 전환하지 못하는

표 18-12 공기전도(AC)와 골전도(BC)

검사	정상	전도성 장애	감각신경성 장애
린네	AC>BC	BC>AC	AC>BC
웨버	양귀에 동일	손상쪽이 잘 들림	정상쪽이 잘 들림

상태이다. 이 형태의 손상에서는 골전도가 공기전도보다 크게 인지된다.

감각신경성 청력상실은 내이(와우기관) 또는 제 8뇌신경에 병변이 있는 경우 발생한다. 이 형태의 청력장애에서는 공기전도와 골전도가 모두 감소한다. 감각신경성 청력상실을 좀 더 세분하면 와우성과 역와우성 청력상실로 나눌 수 있다. 와우성 청각장애는 메니에르병, 직업성 난청, 이독성물질 그리고 매독처럼 미로를 파괴하는 병변에 의해 발생한다. 역와우성 청각장애는 보통 제8번 뇌신경암으로 인해 발생한다.

웨버검사와 린네검사를 통해 전도성 청력상실과 감각신경성 청력상실을 구별할 수 있다. 린네검사(Rinne test)는 음차(512Hz)를 진동시켜 유양돌기에 소리가 더 이상 들리지 않을 때까지 댄 다음 음차의 끝을 환자의 외이 근처에 두어 소리가 다시 들리는 지 평가하는 것이다. 공기전도가 골전도보다 좋기 때문에 정성인의 경우 소리가 들려야 한다. 두 번째 위치에서 소리가 더 이상 들리지 않는다면 전도성 청력상실을 의심할 수 있다. 웨버검사(Weber test)는 진동하는 음차(512Hz)를 정수리에 댄 다음 환자에게 소리가 어느 쪽에서 들리는지 묻는 검사이다. 소리는 정상적으로 양쪽 귀에서 동일하게 들려야 한다. 어느 한쪽의 귀에만 잘 들리는 것은 비정상으로 전도성 장애가 있는 경우 "나쁜" 쪽 귀에서, 감각신경성 장애가 있는 경우 "좋은" 쪽 귀에서 소리가 더 잘 들린다. 웨버검사와 와 린네검사의 공기전도와 골전도의 비교는 **표 18-12**를 참조한다.

(1) 전정기능

제VIII 뇌신경의 일부를 평가하기 위해 휴식 중에 물론 미로자극에 후에 안구진탕을 관찰한다. 미로를 자극하기 위해 Nylen-BaranY(Dix-Hallpick) 체위를 이용한다. 즉 앉아 있는 환자를 빠른 속도로 눕히는데, 이 때 머리를 검진테이블 밖으로 빼어 45도 옆으로 돌린다. 이 자세를 1분 동안 유지하면서 안구진탕을 관찰한다. 이 후 다른 쪽으로 고개를 돌리면서 같은 검사를 반복한다. 검사 중 환자가 현훈을 호소하거나 안구진탕이 발생하면 전정기능에 이상이 있는 것이다. 온수눈떨림검사도(caloric test) 미로를 자극하여 전정기능을 평가할 수 있다.

안구진탕과 현훈은 전정기관을 침범하는 말초병변 혹은 뇌간의 전정핵을 침범하는 중추의 병변으로 인해 발생한다. 말초와 중추의 원인으로 발생하는 안구진탕은 서로 다른 특징들을 가지

표 18-13 Nylen-Barany 검사결과로 본 중추성 병변과 말초성 병변의 차이

	말초성	중추성
안구진탕 시작되기 전까지의 잠재기	2~20초	없음
안구진탕 지속시간	<1분	>1분
피로도	있음	없음
안구진탕의 방향	일방향	다양함
현훈의 강도	강함	약함
현훈을 초래하는 머리의 자세	일정한 자세	하나 이상의 자세
열량검사	전정마비	과다반응, 고정장애 억제

고 있으며, 이 차이는 전정계통의 병변을 국소화하고자 할 때 유용하다. 중추성 병변과 말초성 병변의 차이는 표 18-13을 참조한다.

7) 제IX 뇌신경: 설인신경, 제X 뇌신경: 미주신경

(1) 설인신경

설인신경(glossopharyngeal nerve)은 혀와 인두에 분포하여 감각과 운동을 담당하는 혼합신경으로 운동신경섬유들은 인두의 경돌인두근을 지배하고, 일반감각신경섬유들은 인두와 구협의 점막, 구개편도 및 혀 후방에 분포하며, 내장감각섬유들은 경동맥동의 압력감수기로부터의 자극을 뇌로 전달한다. 또한 이하선의 침 분비에 관여하는 부교감신경섬유와 혀 후방 1/3에서 미각을 전달하는 특수감각신경섬유를 포함하고 있다. Lingual branches는 혀의 후방 1/3에 분포하여 일반감각과 미각을 전달하며, pharyngeal branches는 인두의 근육과 점막에 분포한다. 또한 경동맥동가지(branch of carotid sinus)는 내경동맥 기시부의 경동맥동에 분포하고, 연수의 고핵(nucleus solitarius)에 연결되어 혈압과 심장박출을 조절한다.

(2) 미주신경(vagus nerve)

뇌신경 중 가장 길고, 복잡하게 분포하는 신경으로 경부, 흉부 및 복부의 내장에 분포하여 그들의 운동과 분비를 조절하는 부교감신경섬유와 내장감각신경섬유 및 인두와 후두에 분포하는 운동신경섬유, 일부 미각을 담당하는 특수감각신경섬유를 포함하고 있는 혼합신경이다. 일부 신경섬유는 화학수용체(chemoreceptor)인 경동맥체(carotid body)에 분포하여 혈액의 산소농도를 감지하는 기능을 한다.

제 IX, X뇌신경은 주기능이 서로 다르나 일반적으로 신경학적 진찰시 기능을 동시에 검사하는 것이 편리하다. 기능 검사방법으로는 피검자의 목소리를 들어보고 성대(vocal cord)의 마비유무를 확인하고, 연하장애가 없는지, 삼킨 음식물이 코로 나오는지를 관찰한다. 또한 입을 벌린 상태에서 "아" 소리를 내게 하여 구개수(uvula)가 어느 한쪽으로 치우치는지를 관찰한다. 구토반사(gag reflex)는 피검자의 혀를 설압자로 살짝 누르고 인두 혹은 편도부위를 가볍게 자극해 좌우 예민도 및 구개수축 정도를 비교 관찰한다. 일반적인 혀의 감각은 설인신경에 의해 감지되나 미각의 경우 혀의 앞쪽 2/3부위는 제 VII뇌신경에 의해, 뒤쪽 1/3 부위는 설인신경에 의해 감지된다.

8) 제 XI 뇌신경: 부신경

부신경(accessory nerve)은 순수한 운동신경으로 연수에서 시작하는 신경섬유들과 척수에서 시작하는 신경섬유들이 합쳐져 형성된다. 경정맥공을 통하여 두개강을 빠져나온 부신경은 흉쇄유돌근의 하부와 후경삼각근을 지나 승모근의 하부를 지나가며, 흉쇄유돌근과 승모근에 분포한다.

왼쪽 흉쇄유돌근은 얼굴을 오른쪽으로 돌리게 하는 기능을 하고 승모근 검사는 피검자의 어깨위에서 힘주어 누를 때 어느 정도 버티는지를 보고 비교 판단한다.

9) 제 XII 뇌신경: 설하신경

설하신경(hypoglossal nerve)은 혀의 운동에 관계되는 근들의 움직임을 담당하는 순수운동신경이다. 검사방법은 입을 벌려 혀를 먼저 관찰한 다음 혀의 위축현상, 주름정도, 근의 연축 여부를 확인한다. 혀를 앞으로 내밀게 했을 때 혀가 어느 한 쪽으로 치우치는 경우 치우친 쪽의 설하신경이 이상임을 알 수 있다.

7. 반사활동검사

반사활동검사(reflex test)는 신경계를 검진하는 가장 객관적인 방법이라고 할 수 있다. 반사는 깨어 있는 환자는 물론 무의식환자를 평가하는 데 큰 도움을 준다. 반사는 정상반사와 병리적반사로 구분된다. 정상반사에는 심부건반사(근신장반사)와 표재성반사가 포함되고 병리적 반사에는 파악반사, 흡인반사와 같은 전두엽방출징후(frontal releas signs)외에도 바빈스키반사가 포함된다.

근신장(muscle-stretch) 반사(심부건반사)는 반사궁의 영향 받는다. 근신장반사는 LMN을 조정할 때 UMN의 억제성 자극와 흥분성 자극의 조화를 의미한다. LMN에 어떠한 병소가 있으면 근신장 반사가 줄어들거나 없게 된다. **표 18-14**는 근신장반사와 영향받은 근육집단, 그리고 예상되는 반응을 정리한 것이다.

표재성 반사(superficial reflexes)는 각막, 피부, 점막을 자극했을 때 운동 반응이 나타나는 반사이다. 표재성 반사는 상위운동신경원 기능부전이 없으면서 하위운동신경원 기능부전이 있는 환자에게서 나타난다. 병리적 반사(pathologic reflexes)는 신경계가 방해받아 정상적으로 기능하지 못할 때 나타난다. 병리적 반사는 상위운동신경원에 병소가 있거나 뇌의 운동 영역이나 피질척수로(corticospinal tracts)에 병변이 있을 때 나타난다.

대표적으로 바빈스키반사(**그림 18-5**)가 있다. 가장 중 중요한 반사로 발꿈치에서 시작하여 엄지발가락 쪽으로 발바닥의 외측을 끝이 뭉툭한 물건으로 자극하여 평가한다. 정상반응은 엄지발가락이 굴곡하는 것이고 비정상 혹은 양성반응의 경우 발가락이 발등 쪽으로 올라간다. 양성반응의 경우 때에 따라 나머지 발가락들이 바깥쪽으로 펼쳐지기도 한다. 유아일 경우, 내략적으로 만 2세까지는 바빈스키반응이 양성으로 나타나는 것은 정상이다. 이것은 굴곡 반사(flexion reflex)라고 불리는 방어적인 반사 중 하나이다. 피질 기능이 완전히 발달하면 이 반사가 방해받게 되는데, 피질에 문제가 생기면 억제성 자극이 없어져 이 반응이 다시 나타난다.

1) 심부건반사

심부건반사는 단 시냅스성 척수반사로서 반사망치로 근육과 연결된 건부위를 타격할 때 연결된 근육이 수축하는 것으로 평가한다. 건을 타격하면 근방추가 늘어나게 되고, 이 구심성 정보는 척수가 후근을 따라 후각에 전달된 후 결국 척수 복측의 전각에서 시냅스를 전달한다. 이 반사의 원심로는 전각세포에서 시작되어 전근을 빠져나와 α신경원을 통해 결국 동일한 근육에 시냅스하게 된다(**그림 18-14**).

표 18-14 근신장반사와 영향받은 척수 및 근육집단

근육	영향받은 신경근	말초신경
상지		
상완요골근	C5-6	근육피부(musculocutaneous)
이두근	C5-6	요골
삼두근	C7-8	요골
하지		
무릎(사두근)	L3-4	대퇴
내측슬와(medial hamstring)	L5	좌골
외측슬와(lateral hamstring)	S1	좌골
발목(achilles)	S1-2	비골

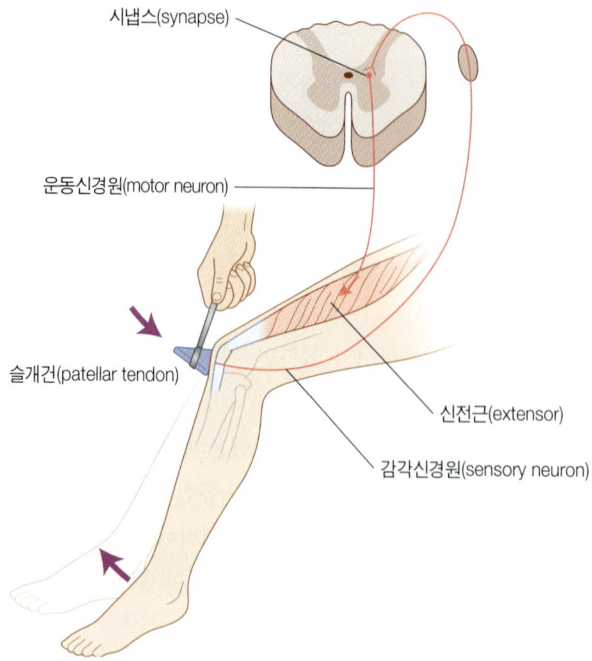

그림 18-14 심부건반사

일반적인 신경학적 검진에서 사용되는 5개의 심부건반사 부위는 그림 18-15, 표 18-14와 같다. 심부건반사는 표 18-15와 같이 0~5점 척도로 평가한다.

2) 표재 반사

표재 반사(superficial reflex)는 다시냅스성 통각반사(nociceptive reflex)로서 피부를 자극하면 인접 근육들이 수축하는 것이다. 흔히 관찰할 수 있는 표재성 반사는 다음과 같다.

(1) 표재복벽반사

끝이 뭉툭한 물건을 이용하여 배꼽에서 네 방향으로 복부의 피부를 가볍게 그은 다음 배꼽이 어느 쪽으로 치우치는지 관찰한다. 상복부는 T6-9이 지배하고 하복부는 T10-12의 지배를 받는다. 표재복벽반사가 감소하거나 사라지면 해당 신경근 또는 상위운동신경원의 병변을 의심할 수도 있지만 비만, 과거의 임신이나 수술도 복부반사를 사라지게 한 원인이 될 수 있다.

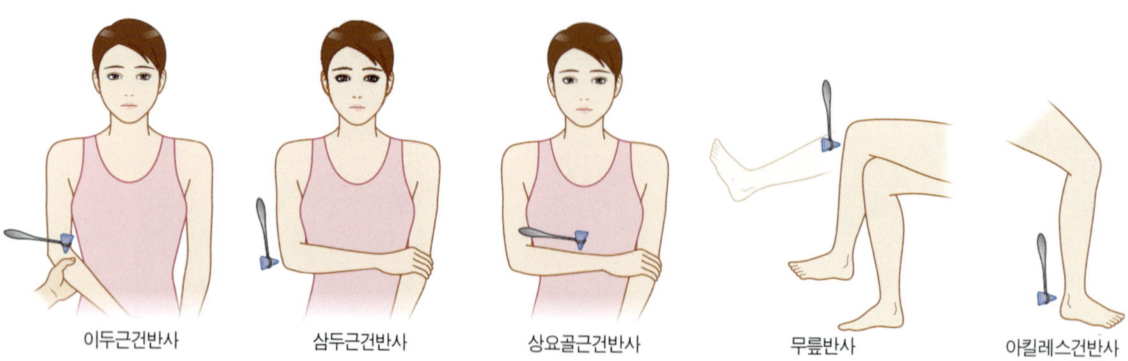

그림 18-15 근신장반사의 검사 부위

표 18-15 심부건반사의 평가

점수	특징
0	반응이 없다
1	감소된 반응
2	정상
3	증가된 반응 + 관절전체로 퍼짐
4	증가된 반응 + 간대(clonus)

(2) 항문반사

항문 주변의 피부를 자극한 후 외항문괄약근이 자극한 방향으로 수축하는지 관찰한다. 이 반사 보이면 S3~5신경근이 정상이다.

(3) 거고근반사

남성 환자의 대퇴안쪽 피부를 자극하면 같은 쪽의 고환이 올라가는 반사로 L1-2 신경근의 기능을 알 수 있다.

(4) 구해면체반사

음경의 귀두를 누르면 외항문괄약근이 수축하는 반사로 S3-4신경근의 기능과 관련이 있다.

3) 바빈스키반사

바빈스키반사는 신경계에서 가장 중요한 반사로서 발꿈치에서 시작하여 엄지발가락 쪽으로 발바닥의 외측을 끝이 뭉툭한 물건으로 자극하여 평가한다. 정상반응은 엄지발가락이 굴곡하는 것이고 비정상 혹은 양성반응의 경우 발가락의 발등 쪽으로 올라가는 경우에 따라 나머지 발가락들이 바깥쪽으로 펼쳐지기도 한다. 바빈스키반응의 양성은 상위운동신경원의 병소를 시사한다(그림 18-16)

간대(clonus)는 갑작스런 근육의 수동적 신장에 의해 불수의적 근수축이 규칙적인 반복되는 것으로 반사항진을 시사한다. 반사가 항진된 환자의 발을 갑자기 배굴곡시키면 발목에 간대가 발생한다. 무릎의 간대는 무릎을 약간 굴곡시킨 상태에서 슬개골을 아래쪽으로 빠르게 밀면 발생할 수 있다.

4) 전두엽방출징후

전두엽방출징후(frontal release signs)는 영아기에는 존재하지만 중추신경계가 성숙함에 따라 사라

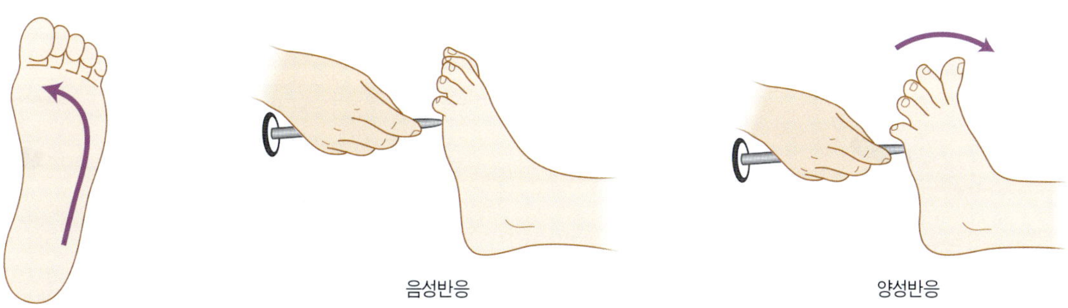

그림 18-16 바빈스키반사

지는 반사들로서 나이가 많이 들거나 알츠하이머병, 파킨슨병 또는 양측반구 뇌졸중과 같이 피질 전반 혹은 좌우 대뇌반구의 기능부전이 있으면 다시 출현한다. 일반적으로 검사하는 4가지 전두엽방출징후들은 다음과 같다(그림 18-17).

(1) 입내밀기반사(snout reflex)

환자의 입술 위에 손가락 또는 설압자를 얹어 놓고 햄머로 툭 칠때 환자의 입술이 앞으로 내밀어지는지 관찰한다.

(2) 움켜잡기반사(grasp reflex)

검진자의 손가락으로 환자의 손바닥 피부를 자극한 후, 환자가 검진자의 손가락을 쥐는지 관찰한다.

(3) 미간반사(glabellar reflex)

양 눈썹 사이 이마를 반복해서 톡톡 칠 때마다 지속적으로 눈을 깜박거리는지 관찰한다. 정상인의 경우 눈을 한번이나 두 번 깜짝인다.

(4) 손바닥-턱반사(palm-chin reflex)

손바닥을 자극하거나 간지런 자극을 주면 같은 쪽 턱근육(mentalis muscle)이 수축하여 주름이 지는지 관찰한다.

8. 활력징후

1) 호흡

호흡수와 호흡양상은 신경학적 기능장애를 나타내는 중요한 지표라고 할 수 있다. 따라서 혼미 또는 혼수환자, 경추손상환자는 흔히 호흡기보조를 필요로 하지만, 모든 환자가 기도삽관이 필요한 것은 아니다. 그러므로 과도환기후-무호흡(posthyperventilation apnea), 체인-스토크호흡, 무기문식(apneustic)호흡, 실조성호흡 등과 같은 비정상적 호흡을 신속히 구분하는 것이 중요하다.

과도환기후-무호흡은 양쪽 대뇌반구에 병소가 있는 환자에게서 보여지며, 깊은 호흡으로 인해 보통 안정상태 보다 $PaCO_2$를 낮게 만드는 호흡이다.

체인-스토크호흡을 가진 환자는 주의 깊은 모니터가 필요하다. 체인-스토크호흡은 증가된 과도환기 후 과소환기(hypoventilation), 그리고 무호흡이 발생되는 것이 특징적이다. ABGA는 pH 상승,

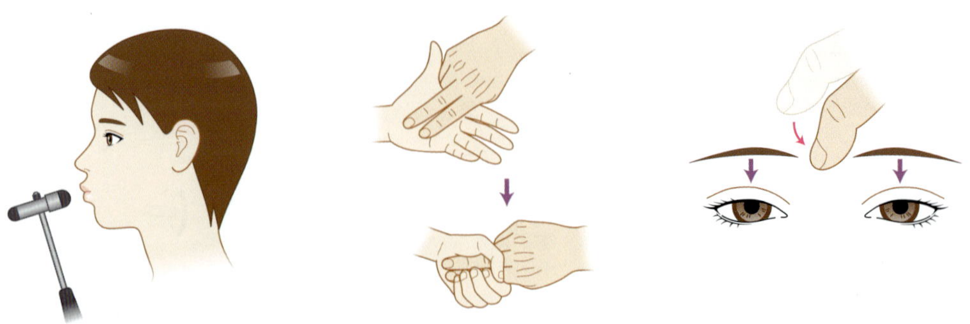

그림 18-17 전두엽 방출징후

$PaCO_2$ 감소로 나타난다. 이 호흡양상은 대뇌 병소에 기인된 깊은 양측성 대뇌 혹은 간뇌부전으로 야기되며 대사장애, 양측성 대뇌경색, 고혈압성 뇌기능 부전에서도 보여진다. 체인-스토크호흡은 정상인의 수면 중에 나타나기도 하며, 두개내 질병을 가진 환자에게는 심각한 신경학적인 순환기계 비정상을 나타낸다. 비정상적으로 CO_2 자극에 대한 호흡기계 반응을 나타낸다. 따라서 과도호흡과 무호흡을 야기시킨다. 양측 대뇌, 소뇌, 간뇌에 병소가 있고 이러한 호흡양상은 천막뇌탈출에서 보여지는 징후이다. 의식수준, 동공, 근육 긴장도, 심전도가 주기적으로 변하게 된다.

무기문식 혹은 지속성흡식호흡은 최대 흡기 후 2~3초간 호흡성 정지가 나타나는 것이 특징이고, 지속적인 흡기말 정지와 호기말 정지가 교대로 나타나는 호흡이다. 정상적 흡기차단 기능부전과 연수의 중앙에 위치한 호기중추(pneumatic center)의 기능부전으로 야기되며, 기저동맥(basilar artery) 차단으로 인한 뇌교경색을 가진 환자에게 흔하게 나타난다. 실조성호흡은 완전히 불규칙한 호흡으로 깊고 얕은 호흡이 나타나며, 불규칙하게 무호흡이 나타나는 것이 특징적이다(**표 18-16**, **그림 18-18**).

2) 맥박

동성빈맥은 통증, 열, 저혈압이 없는 초기 출혈성쇼크와 같은 상태에서 교감신경계 자극으로 인해 나타난다. 수축기압 상승, 의식상태 저하와 관련한 서맥은 심각하게 상승된 두개내압을 반영한다(Cushing reflex). 반대로 외상환자에게서 서맥과 저혈압이 있는 경우는 경추, 상부흉수손상 가능성을 빨리 인식해야 한다. 이러한 심혈관계반응은 교감신경통로 차단 때문이며 비록 현저한 실혈이 있더라도 다량의 혈관확장제(volume expander)보다는 atropine 또는 α-agonist로 치료해야 한다. 척수손상환자에게는 심박수와 혈압을 주의 깊게 모니터해야 한다. 지주막하출혈, 뇌동맥류파열, 심각한 뇌손상 환자에게서처럼 뇌척수액이 혈액에 유입된 경우는 부정맥의 빈도도 증가한다.

3) 혈압

지속적인 혈압모니터는 두개내압상승이나 뇌간압박의 초기지표로 활용된다. 뇌손상환자에게 나타나는 저혈압과 서맥은 두개내압상승과 종괴병소 확장과 같은 정도로 주의를 기울여야 한다. 두개내압이 상승할 때 보상작용으로 평균동맥압이 상승하고 서맥이 나타나게 되는데, 1902년 Cushing은 두개내압이 수축기압보다 높아질 때 이러한 반응이 나타남을 보고한 바 있다. 수축기압이 상승되고 맥압이 넓어지고 서맥이 나타나는데, 이러한 반응은 뇌간허혈에 의한 것이며, 이러한 혈관운동반응

표 18-16 비정상 호흡의 특징

호흡	특징	신경해부학적 병변
체인-스토크호흡 (Cheyne-Stokes respiration)	호흡수와 호흡 깊이가 리듬 있게 빨라졌다가 느려졌다 한다. 중간에 짧은 무호흡도 보인다.	양측 대뇌, 소뇌, 간뇌
중추신경성과호흡 (central neurogenic hyperpnea)	무호흡 없이 매우 깊고 빠른 호흡이 이어진다.	중뇌하부 뇌교상부
지속성흡식호흡 (apneustic breathing)	흡기는 길어지고 휴지기간이 있고 호기가 일어난다.	뇌교중간부-하부
군집호흡 (cluster breathing)	불규칙적이고 빠른 호흡이 계속되다가 긴 무호흡이 이어진다.	뇌교하부, 연수상부
실조성호흡 (ataxic breathing)	불규칙한 무호흡기간과 함께 깊고 얕은 호흡이 불규칙하게 나타난다.	연수의 손상시 나타난다.
쿠스마울 호흡 (Kussmaul breathing)	깊으면서 규칙적인 호흡이 이어진다.	대사성 산증

(vasomotor response)을 Cushing reflex라고 부른다.

서서히 증가되는 두개내압 상승 환자는 고혈압과 서맥이 모두 나타나기도 하지만 종종 심박수 변화없이 혈압이 상승하기도 한다. 때로는 고혈압 없이 서맥이 나타나기도 한다. 깊은 혼수상태의 환자에게서는 이러한 신경학적 변화보다 임상적 증상이 앞서 나타나기도 한다. 수축기압이 60mmHg 이상일 경우 대뇌 자동조절기능은 적당한 뇌혈류를 유지할 수 있으나 그 이하의 경우 대뇌 허혈로 혈압감소와 함께 대뇌 혈류량이 감소된다.

4) 체온

심부체온(core body temperature)이 32.2℃ 이상인 환자는 혼수 혹은 혼미를 야기할 다른 이유가 없는 한 의식이 있게 마련이다. 심부온도가 32.2℃ 이하의 환자는 혼수 또는 뇌사(brain death) 상태를 의미한다. 42℃ 이상의 심부온도는 혼수를 초래하고 세포대사를 높인다. 다른 신경계결함과 동반된 약간의 체온상승은 의식상태를 심각하게 변화시킨다. 고체온은 뇌하수체 기능부전 또는 감염과 관련이 있다. 감염없이 발생되는 열 즉, 전형적으로 오르락 내리락하는 체온상승은 central fever라고 종종 진단된다. 이러한 열은 40℃ 정도로 높고, 여러 날 지속되며 심한 변화를 나타낸다. 이러한 경우에는 심각한 뇌하수체 손상이 있음을 의미한다.

열은 뇌혈류(cerebral blood flow, CBF)와 두개내압(intracranial pressure, ICP)을 상승시키고, CO_2 생성과 $PaCO_2$를 증가시킴으로써 두개내 고혈압을 야기시킨다. 고체온은 심각한 소뇌실행증(cere-bellar ataxia), 치매(dementia), 반신불수(hemiparesis)를 유발시키므로 이러한 영구적인 신경계결함을 예방하기 위해서는 심부온도를 38℃ 이하로 유지해야 하는데 이때 찬 담요(cooling blan-ket)와 해열제가 사용되기도 한다. 신경계환자에게 사용되는 고용량의 스테로이드제는 감염 증상을 가리는 경향이 있는데 필요하다면 주기적으로 소변과 객담에서 미생물검사를 한다.

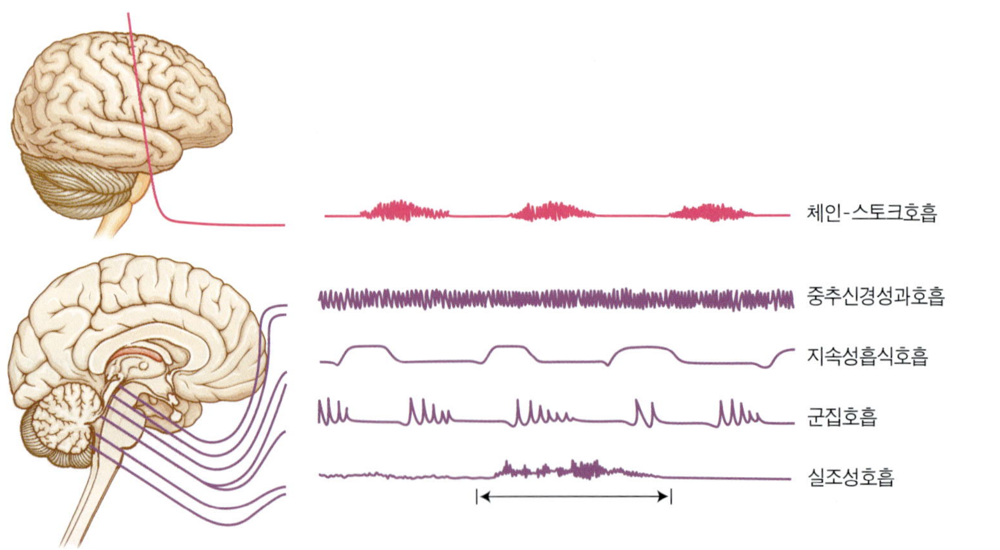

그림 18-18 중추신경계 기능장애에 따른 비정상 호흡양상

참 · 고 · 문 · 헌

- 김금순 외 4인(1996). 신경계간호학, 서울대학교 출판부
- 김금순 외(2003). 통합적 기본간호학, 한우리
- 김상협 외 서울대학교 의과대학편자(1995). 신경학, 서울대학교 출판부
- 임광세 외(1990). 대한신경외과학회, 신경외과학
- 임상간호사회 중환자간호분야회(2003). 중환자간호매뉴얼, 군자출판사
- AACN(2003). AACN procedure manual for critical care 4th ed, Saunders
- Andrews, B.T.(1993). Neurosurgical Intensive Care, McGRAW-Hill
- Andrews BT(2003). Intensive care in Neurosurgery, Thieme medical publishers
- Baker, E(1992). Neuroscience Nursing, mosby
- Brunner LS, Suddarth DS(1980). Text book of Medicalsurgical Nursing 5th ed. Lippincott
- Chipps, Cliania, Campbell(1992). Neurologic Disorder
- Chulay, M(1996). Handbook of Critical Care Nursing, AACN
- Dark, Sidney(1934). Newman 36. Duckworth
- Fisher, J, Mathieson C(2001). History of the Gasgow coma Scale & Clinical use, Critical Care Nursing Quartery, Feb
- Greenberg, M.S.(2000). Handbook of Nerosurgery, Thieme(5th ed), P616-777
- Joanne, V.H.(1986). The Clinical Practice of Neurological & Neurosurgical Nursing(2nd ed.), Philadelphia, Lippincott
- Kenneth, W.L., Ian, BB.(1997). Neurology and Neurosurgery illustrated.(3rd ed.). London : Harcourt Brace and Company Ltd.
- Paul, L.M.(1990). The ICU Book(2nd ed). Maryland : Williams & Wilkins.
- Snyder, M.(1983). A Guide to Neurological Nursing and Neurosurgical Nursing, A Wiley Medical Publication

Chapter 19

두개내압 상승 환자의 간호

학습목표

1_ 두개내압의 생리적 변화와 병리적 변화를 설명한다.

2_ 두개강의 구조, 뇌혈류, 뇌용적 - 두개내압관계, 두개내압의 전달, 두개내압 자동조절기능, 뇌탈출 과정을 설명한다.

3_ 두개내압 측정방법과 각 파형에 대한 특징 및 의미를 설명한다.

4_ 수두증에서 두개내압을 감소시키기 위한 응급처치 방법을 설명한다.

I. 두개내압

1. 두개내압의 생리적 기전

뇌용적은 뇌조직 87%, 뇌척수액 9%, 혈액 4%로 구성되어있으며 3가지 구성물의 역동적인 평형상태로 유지된다. Monro-Kellie의 가설에 의하면 두개강내의 뇌실질, 혈액, 뇌척수액 중 하나의 용적이 변하면 그 나머지 것들은 그에 반비례하는 변화로 보상작용을 하게 되는데, 한계에 이르게 되면 두개내압(intracranial pressure, ICP)이 증가한다고 하였다(**그림 19-1**). 두개내압은 뇌척수액(cerebrospinal fluid, CSF)에 의한 압력이며, 앙와위에서 몬로공(foramen of Monro)의 정상 뇌척수액압은 0~15mmHg이다. 두개내압이 20mmHg를 넘는 상태로 5분 이상 지속되면 두개내압 상승이라 말한다.

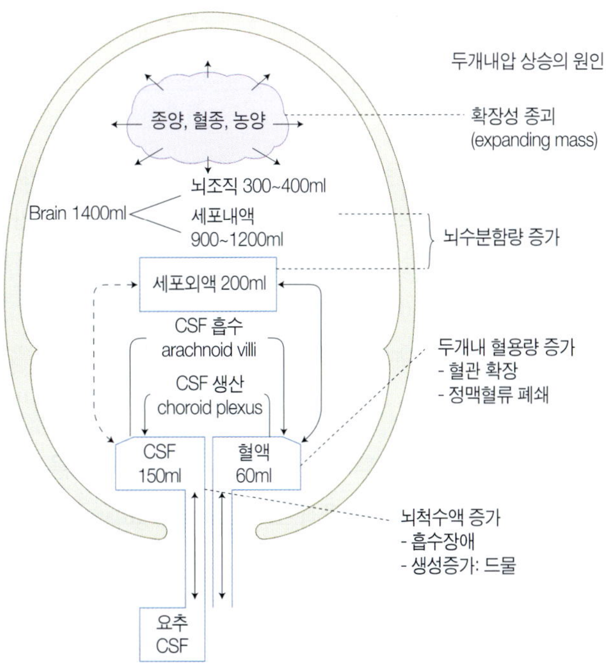

그림 19-1 두개내압 상승의 원인과 두개내 용적 변화시 역동적 변화

2. 두개내압 상승 요인

두개강내 압력은 뇌용적의 증가와 뇌의 혈액용적을 증가시키는 질환, 뇌척수액의 흡수 또는 생성 장애가 있을 때 증가된다.

1) 뇌용적의 증가

뇌용적은 공간 점유병변 혹은 뇌부종에 의해 증가된다. 두개내압을 상승시키는 공간 점유병변으로는 종양, 혈종, 농양, 뇌동맥류 등이 있다.

(1) 뇌부종의 형태

- **혈관성 뇌부종:** 뇌부종(cerebral edema)의 가장 흔한 형태로 혈관 내 문제가 있는 경우 혈관벽을 통해 단백질 농도가 높은 수분이 세포외 공간, 특히 백질에 침투하여 뇌부종이 초래된다.
- **세포독성 뇌부종:** 대사장애나 독성에 의해 신경조직의 개개 세포 내에 수분이 모여서 뇌부종으로 진행된다. 저산소증, 무산소증과 관련되어 주로 회백질에 영향을 준다.
- **세포간질성 뇌부종:** 뇌척수액이 뇌실벽을 가로질러 이동함으로써 세포외부에 모여 생기는 뇌부종으로 폐쇄수두증(obstructive hydrocephalus)의 경우 뇌실 주위 백질(ventricular white matter)에 뚜렷하게 진행된다.

2) 혈액용적의 증가

일반적으로 뇌혈류(cerebral blood flow, CBF)는 직접 측정이 불가능하며 혈압과 혈관의 저항에 의해 좌우된다. 두개내에서는 두개내압에 따라 혈액을 밀어 넣어주는 압력이 달라지므로 전신혈압에서 두개내압을 상쇄한 뇌관류압(cerebral perfusion pressure, CPP)과 뇌혈관저항(cerebral vascular resistance, CVR)에 의해 결정되어진다.

$$\text{뇌관류압(CPP)} = \text{평균동맥압(MAP)} - \text{두개내압(ICP)}$$

$$\text{뇌혈류(CBF)} = \frac{\text{뇌관류압(CPP)}}{\text{뇌혈관저항(CVR)}}$$

뇌관류를 알아보기 위한 가장 좋은 방법은 뇌관류압이다. 관류란 혈액이 세포로 공급되는 것으로 뇌관류압은 뇌가 관류될 때의 뇌의 압력을 말하는데 성인의 정상범위는 60~100mmHg이다. 뇌관류압이 100mmHg이상인 경우에는 관류가 증가되어 두개내압이 상승되고 반대로 뇌관류압이 50mmHg이하가 되는 경우에는 관류가 감소되어 뇌허혈 상태가 된다. 성인에게서 뇌관류압이 40mmHg 보다 낮으면 비가역적 뇌허혈 및 뇌경색이 발생된다. 뇌관류압은 평균동맥압과 두개내압의 차이를 통해 간접적으로 측정 가능하며, 70~80mmHg이상 유지하는 것이 바람직하다.

(1) 뇌혈관의 확장이나 수축에 영향을 미치는 요인은 매우 다양하다.

- **화학적 조절(chemoregulation):** 특히 세포의 pH 및 세포대사산물은 직접 혈관직경에 영향을 주게 되며 그 외 탄산가스분압(PCO_2) 및 산소분압(PO_2)도 많은 영향을 준다.
  가. PCO_2가 하강하고 PO_2가 상승할 때 뇌혈관이 수축하고 따라서 두개내압이 하강한다.
  나. PCO_2가 상승하고 PO_2가 하강할 때 뇌혈관이 확장되고 두개내압이 상승된다.
- **자동조절(autoregulation):** 뇌혈류에는 큰 변화를 초래하지 않으면서 뇌관류압이 어느 한계

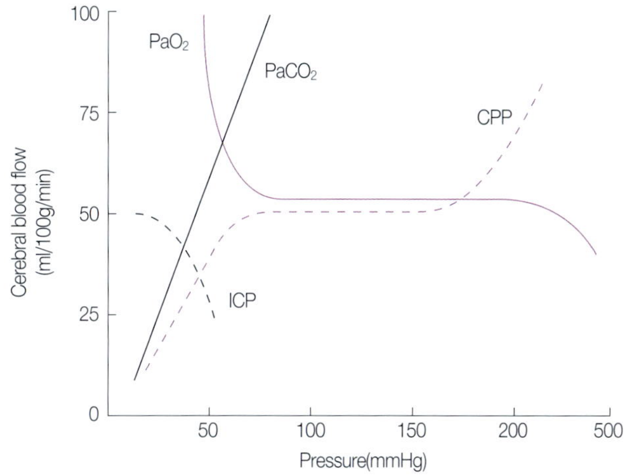

그림 19-2 뇌혈류의 자동조절 기능

이내에서 보상하는 변화를 의미한다. 뇌관류압이 증가하면 혈관이 수축되고, 뇌관류압이 감소하면 혈관이 확장되어 뇌혈류가 일정하게 유지된다(**그림 19-2**). 그러나 뇌관류압이 60mmHg이하 혹은 160mmHg 이상이 되면 자동조절능력이 상실되어 뇌혈류는 직접적으로 뇌관류압에 따라 변하게 된다. 특히, 두부손상 및 거미막밑출혈 등과 같은 뇌손상에서는 자동조절기능이 손상되어 뇌관류압이 조금만 떨어져도 쉽게 뇌혈류가 감소되어 뇌허혈(brain ischemia)에 빠지는 반면, 고혈압뇌병증(hypertensive encephalopathy)에서와 같이 뇌관류압이 높아지면 혈뇌장벽(blood brain barrier, BBB)이 깨져 뇌혈류가 심하게 증가되면서 뇌부종이 초래된다.

3) 뇌척수액의 증가

뇌척수액은 맥락막총(choroid plexus)에서 매일 500ml 정도 생성되어 측뇌실(lateral ventricle), 제3, 제4뇌실을 거쳐 일부는 Magendi 공을 통해 소뇌숨뇌수조(cistern magna)로, 일부는 Luschka 공을 통해 척추부위를 경유하여 거미막융모(arachnoid villi)를 통해 정맥혈류 속으로 흡수된다. 이 통로가 부분적 혹은 전체적으로 차단될 때 두개내압이 상승하고 수두증에 이르게 된다.

- 뇌척수액의 흡수장애는 두개내압 상승을 일으킨다. 교통수두증(communicating hydrocephalus), 골수염, 거미막밑출혈(subarachnoid hemorrhage, SAH)과 관련이 있다. 뇌척수액의 단백질, 지질 혹은 다른 조직 내 물질의 농도증가는 뇌척수액의 재흡수를 느리게 하고 거미막융모 기능을 방해한다.
- 맥락막총 유두부종(choroid plexus papilloma)과 같은 두개내 신생물들이 있는 경우 뇌척수액의 과잉생산을 초래한다. 발생초기에 뇌척수액이 척추 특히 요추부위에 많이 저장되어 어느 정도 두개내압을 유지하나 신생물이 커져 척수액의 흐름을 차단하는 경우 순환폐쇄 및 흡수가 방해되어 폐쇄성 수두증을 유발한다.

3. 두개내압 상승 증상 및 징후

두개내압 상승에 따른 주 증상은 의식의 변화, 두통, 오심, 구토 발작, 안절부절 · 불안초조 등이다. 이러한 환자를 검진해보면 뇌신경마비(보통 뇌신경 3번, 6~10번), 시각기능 장애, 시신경유두부종(papilledema), 동공변화, 운동기능 장애, 활력징후의 변화가 체크된다. 의식 변화(자극에 대한 반응 감소)는 뇌허혈이나 뇌줄기 압박으로 인해 망상활성계의 기능이 차단되고 있음을 의미하며 신경학적 증상이 진행됨에 따라 나타나는 가장 믿을 만한 지표이다. 두통은 두개내압이 서서히 증가할 때의 흔한 증상으로 수막자극이나 뇌조직의 병변에 기인한다. 간혹 구토가 동반된 두통이 나타나기도 하는데 이는 직접적인 두개내압 상승이나 뇌줄기(brainstem) 구조의 압박으로 인한 것이다. 두개내압 상승시 나타나는 두통은 아침에 잠자리에 일어났을 때나 허리를 구부리는 자세에서 더 심해지는 경향이 있다. 특히 시신경유두부종은 두개내압이 망막에 전달되어 발생하며 두개내압 상승에 따라 한쪽 또는 양쪽 눈에 나타난다. 시신경유두부종을 오랫동안 치료하지 않아 심해지면 시력이 저하된다.

활력징후의 변화로는 초기에는 시상하부 수준에서 교감신경계가 자극되면서 고혈압, 빈맥, 비정상적 호흡양상으로 Cheyne-Stokes 호흡이나 중추성 과호흡 등이 나타난다(**그림 19-3**). 그러나 후기로 더 진행이 되면 숨뇌(medulla)의 기능장애가 나타나면서 Cushing 반응으로 수축기 혈압이 증가하면서 맥압이 넓어지고, 서맥이 나타난다. 여기에 비정상적인 호흡양상을 포함하여 Cushing' s triad라고 한다. 이는 뇌 탄성이 떨어져 뇌탈출이 왔다고 보여지므로 즉각적인 치료가 필요하다.

4. 뇌탈출

1) 기전

뇌 바깥쪽은 두개골에 의해 싸여 있으며, 두개골 안쪽은 탄력성이 매우 낮은 경질막(dura mater)에 의해 몇 개의 구획으로 분리되어 있다. 대뇌겸(falx cerebri)은 대뇌를 좌우로 나누는데, 전두엽 아래쪽에 대뇌겸에 의해 구분되지 않은 공간이 있다. 소뇌천막(tentorium cerebelli)은 두개강을 대뇌와 소뇌가 위치하는 공간으로 나누고, 가운데에 천막패임(tentorial notch)이 있다. 두개내에 종양이나

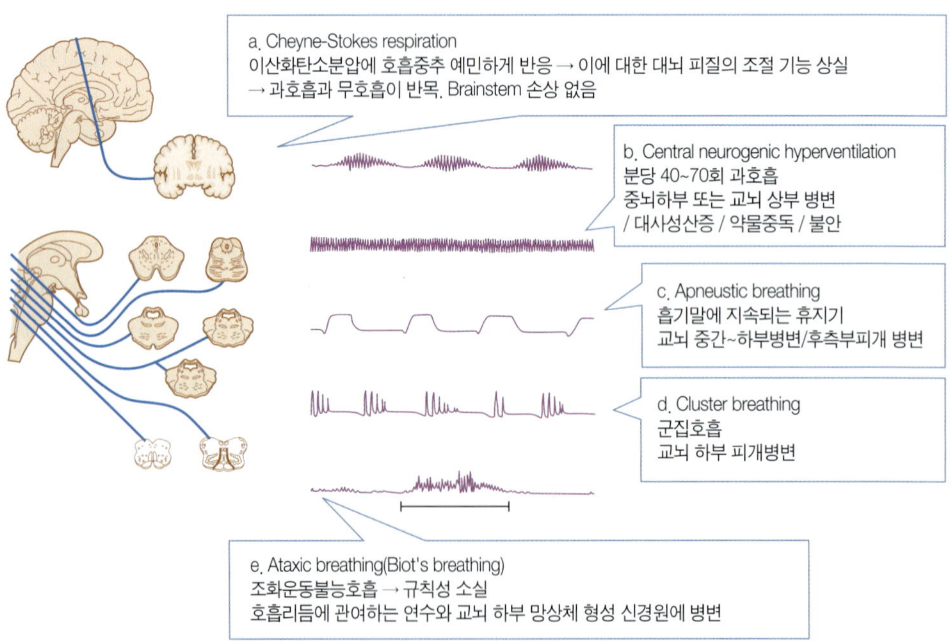

그림 19-3 손상부위에 따른 호흡양상

뇌출혈, 뇌경색 등의 공간을 차지하는 병변이 계속 커지면 병변 주변으로 뇌부종과 함께 국소적으로 두개내압이 상승하게 된다. 국소두개내압은 병변 근처는 높고 멀리 떨어진 곳일수록 낮기 때문에 압력차이가 발생하게 된다. 두개내압이 지속적으로 상승하면 압력이 높은 쪽에서 낮은 쪽으로 뇌의 일부가 전위되며, 이를 뇌탈출(brain herniation)이라고 한다. 주로 뇌를 구분짓는 격벽인 대뇌겸이나 소뇌천막의 사이로 정상위치가 아닌 부분으로 뇌조직이 밀려나는 것이다. 이로 인해 여러 가지 임상증상을 야기하며 뇌탈출의 형태는 여러 가지가 있다.

2) 종류

(1) 대뇌겸하탈출(subfalcial herniation)

전두엽이나 측두엽에 병변이 있는 경우 대뇌겸 아래에 위치한 띠이랑(대상회, cingulate gyrus)이 한쪽으로 밀리게 된다 (그림 19-4, a). 임상적으로 별다른 증상은 없으나 뇌탈출이 큰 경우 동맥이 눌려 뇌경색이 발생할 수 있다.

(2) 중심탈출(central herniation)

병변이 천막상부 중심부분에 있거나 좌우 대뇌에 대칭적으로 병변이 있는 경우 압력경사가 수직방향으로 생겨 사이뇌(간뇌)와 뇌줄기(뇌간, brainstem) 상부가 소뇌천막 아래로 밀려 내려가면서 발생한다(그림 19-4, c). 임상증상으로 의식수준이 초기부터 저하되고, 동공축소 및 확대, 대광반사 소실 등의 증세가 특징적으로 나타난다. 압박위치에 따라 상방 안구운동 장애가 나타난다. 뇌하수체와 시상하부가 당겨지는 경우 요붕증이 발생하기도 한다.

(3) 갈고리이랑탈출(uncal herniation)

두개내압을 상승시키는 병변이 한쪽 대뇌반구, 특히 측두엽(temporal lobe)에 있을 때 좌우 대뇌반구의 압력 차이 때문에 발생한다. 중간뇌(midbrain)가 아래로 밀리면서 병변쪽 내측 측두엽에 위치하는 갈고리이랑과 해마(hippocampus)가 함께 이동하게 되며, 공간이 협소해서 빠져나온 뇌가 압력을 받아 손상을 받게 된다(그림 19-4, b). 임상증상으로 동공확대, 동공반사장애, 동측

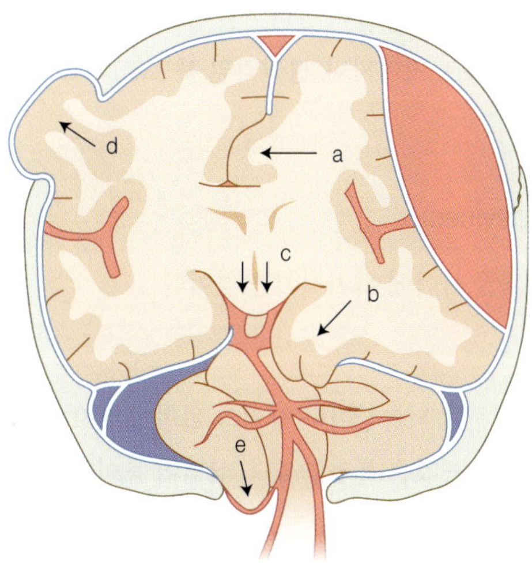

그림 19-4 뇌탈출
a. 대뇌겸하탈출 b. 갈고리이랑탈출 c. 중심탈출 d. 외부탈출 e. 소뇌편도탈출

사지 근력약화, 의식수준저하 등이 나타난다. 동안신경 압박에 따른 안검하수, 안구운동장애 등도 대부분 의식장애와 동반되므로 세심히 관찰해야 한다.

(4) 소뇌편도탈출(cerebellar tonsilar herniation)

천막하부(subtentorial)에 병변이 있는 경우 그 압력이 아래쪽으로 향하여 대공(foramen magnum)을 통해 소뇌편도(cerebellar tonsil)가 탈출된다(**그림 19-4, e**). 이렇게 탈출된 편도가 숨뇌(medullar)를 압박하게 된다. 임상증상으로는 의식수준저하, 불규칙한 호흡 및 정지, 경부강직(neck stiffness), 두부후굴(head tilt) 등이 나타난다. 천막하부에 신생물 등으로 인한 압력증가 요인이 있는 경우 요추천자(lumbar puncture)를 실시하면 편도탈출로 인해 증세가 악화되기도 한다.

II. 두개내압 감시

1. 두개내압 감시의 필요성

두개내압 감시(intracranial pressure monitoring) 장치는 두개골 안의 압력을 지속적으로 직접 측정하는 것이다. 정상 두개내압은 0~10mmHg이며 손상직후 급성기 동안 두개내압은 15~20mmHg 이상으로 상승하게 된다. 이러한 두개내압 상승에 대한 조기진단과 계획된 치료는 사망을 최소화시킬 수 있다. 실제적 또는 잠재적으로 두개내 고혈압 위험이 있는 환자면 누구나 두개내압 감시장치를 할 필요가 있으며, 특히 신경계 손상이 있는 경우 Glasgow 혼수척도(GCS) 8점 이하면 감시장치를 시행한다. 그 외 감시장치를 설치하게 되는 경우로는 두부손상, 두개내 출혈, 거미막밑 출혈, 수두증, 두개내 종양, 뇌부종, 두개내 감염, 허혈성 혹은 저산소성 뇌손상, 독성 혹은 대사성 뇌손상 등이 있다. 두개내압 상승의 위험이 있는 환자에게 고용량의 진정제 또는 마취제를 투여하는 경우도 감시가 요구된다.

2. 두개내압 감시의 방법 및 종류

두개내압을 감시하는 데는 여러 가지 방법이 있다. 즉, 섬유광학 뇌압감시기구(fiberoptic device), 뇌실내도관(intraventricular catheter), 거미막밑/경질막밑 볼트(subarachnoid/subdural bolt) 등이 있다(**그림 19-5**).

1) 경질막외 장치(epidural devices)

탐침(probe)을 경질막과 두개골 사이에 위치시키는 것이다.

(1) 특성

경질막이 보존되어 있기 때문에 뇌손상이나 감염의 위험이 낮으나, 두개내압 상승시 뇌척수액 분석을 위해 뇌척수액을 수집하는 것은 불가능하다. 삽입이 용이하며 뇌척수액 유출 위험성이 없다.

(2) 합병증

경질막 위에 있어 움직일 가능성이 있기 때문에 정확도가 낮으며 경질막의 감염 가능성이 있다.

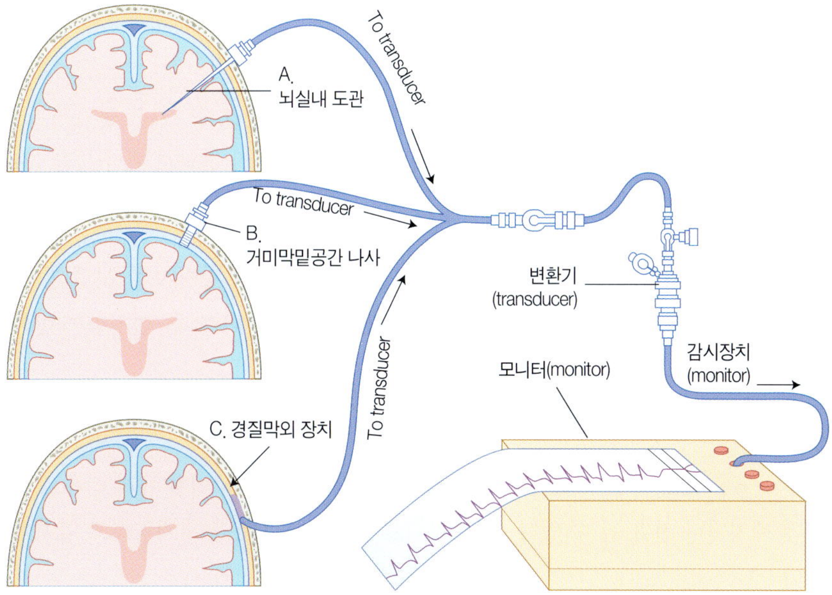

그림 19-5 두개내압 감시장치

2) 경질막밑/거미막밑 장치(subdural/subarachnoid devices)

탐침(probe)을 천두공(burr hole)을 통해 경질막밑이나 거미막밑 공간으로 삽입한다. 뇌실내로 삽관시킬 수 없는 환자(뇌부종으로 인해 뇌실이 좁아진 경우)에게 적용할 수 있다.

(1) 특성

두개골 또는 천문을 봉합해야 하며 뇌실내 도관을 이용한 측정법보다 감염의 위험이 낮다.

(2) 합병증

뇌 감염 및 혈종과 같은 뇌손상 위험이 있다. 외상이나 전위가 있는 경우 나사(screw)나 bolt가 돌출될 위험이 있다. 압력이 상승된 경우와 screw 끝이 뇌조직에 닿은 경우 파형과 압력 수치가 정확하지 않을 수 있다. 거미막밑 공간에 삽입된 경우 뇌척수액이 유출될 가능성이 있다.

3) 뇌실내 장치(intraventricular devices)

비우성 대뇌반구의 측뇌실(lateral ventricle) 전각(anterior horn)에 천두공(burr hole)을 통해 방사선 비투과 카테터인 polyethylene 튜브를 뇌실내로 삽입한다.

(1) 특성

뇌실의 압력을 직접 측정하기 때문에 두개내 압력이나 뇌 탄성을 정확히 측정 할 수 있으며 뇌척수액의 수집 및 배액, 뇌실내 약물 주입이나 진단적 시약을 투여 할 수 있다. 반면 삽입하기가 가장 어려우며 특히 뇌실이 정상범위에서 벗어나 전위되어 있는 경우나 허탈된 경우 더욱 어렵다.

(2) 합병증

감염의 위험이 가장 높고 뇌출혈 또는 도관주위 뇌부종의 위험이 있으며 과도한 뇌척수액 제거시 뇌실의 허탈 가능성이 있다. 삽입 부위로 뇌척수액이 누출되거나 뇌실로 공기가 유입될 위험성이 있다. 조직, 혈액 및 뼈로 인해 기구가 막혀 부정확한 결과를 초래하기도 한다.

4) 광섬유 변환 장치(fiberoptic transducer-tipped device, FTC)

뇌실내, 거미막밑공간, 경질막외, 뇌실질 부위 직접 측정에 사용할 수 있다. 센서는 도관 끝의 압력 민감성 막(pressure sensitive diaphragm)에 반사된 빛의 양에 따라 변하게 된다(**그림 19-6**).

(1) 특성

분명하고 정확한 두개내압의 곡선을 그리고 뇌실질 조직에까지 장착시킬 수 있다. 정확한 두개내 압력을 측정하기 위해 배액을 억제할 수 있도록 잠금장치(stopcock)를 설치하며 변환기를 조정할 필요가 없다.

(2) 합병증

삽입 후 눈금을 재조정할 수 없으며 압력 이동이 발생할 수 있다. 약한 유리 섬유로 만들었기 때문에 쉽게 깨지거나 전위 될 수 있다. 삽입 부위로 뇌척수액의 유출이 가능하고 압력이동이 발생할 수 있다.

3. 일반적 간호중재

두개내압 감시장치를 효율적으로 사용하기 위해서는 두개내압 감시장치 삽입시 숙련된 보조, 설치된 감시장치의 유지, 중재에 대한 환자의 반응관찰, 두개내 감염, 뇌손상 및 뇌척수액 유출과 같은 합병증 예방, 두개내압 결과의 해독 및 파형분석, 뇌관류압 감시 등이 포함된다.

1) 감시장치 설치

두개내압 감시장치를 삽입해야 되는 이유에 대한 내용은 환자 및 보호자에게 의사가 동의서 작성시 미리 설명하지만, 삽입 당시 반복 설명해주고 치료 경향과 치료시 환자 반응에 대한 자료를 알려주어야 한다. 두개내압 감시장치는 철저한 무균술하에서 시행되어야 하며 간호사는 삽입 이전에 관류

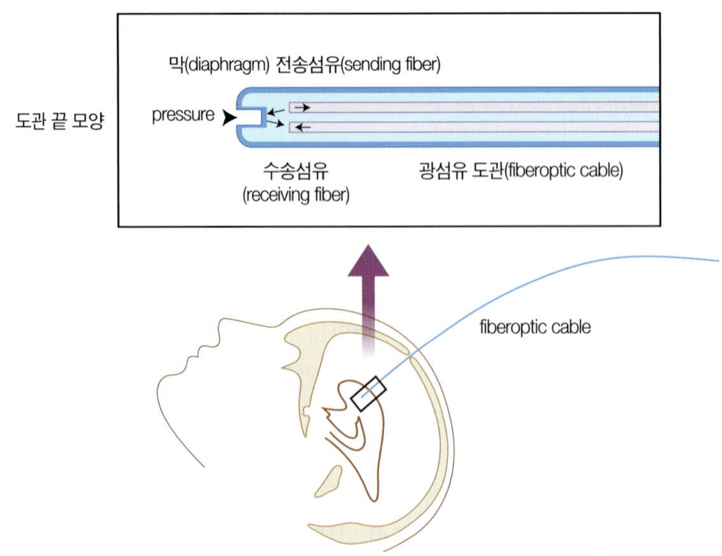

그림 19-6 변환장치의 도관(cable) 끝 단면도

시스템을 세척하고 변환기(transducer)를 맞추고 경보장치를 설치한다. 수액 자착 시스템(fluid-filled system)을 세척할 때는 항상 제조업체의 지시에 따르며 변환기는 몬로공(foramen of Monro) 높이에 맞추며, 이때 몬로공의 위치를 암시해 주는 눈의 외안각(outer canthus), 귀의 이주(tragus) 그리고 이 둘을 연결한 선의 중심점과 같은 해부학적 위치를 선택한다. 선택된 해부학적 위치도 중요하지만 그보다 항상 일정한 준거 위치를 선택하는 것이 보다 중요하다. 경질막외 감시장치(epidural sensor)나 두개내압 감시장치(fiberoptic device)를 사용하는 경우에는 변환기가 두 개강내에 위치하기 때문에 변환기의 높이를 맞출 필요가 없고 단지 삽입 전에 수치를 0으로 맞추어 주면 된다. 또한 경보장치는 전원이 꺼졌음을 암시하는 0mmHg와 중재가 필요한 정도로 두개내압이 상승함을 의미하는 20mmHg에 울리도록 설정한다. 환자를 옮기고 뇌척수액 분석을 위해 뇌척수액을 뽑는 등의 조작 후 기구가 제대로 기능하지 못하는 경우에는 환자의 두개내압 파형에 변화가 올 수 있으므로 시스템의 눈금을 다시 맞추고 수액자착 시스템(fliud-filled system)을 0에 두어야 한다. 광섬유 두개내압 감시장치는 삽입 이전에만 0에 맞추고 전원연결이 안된 경우 또는 고/저 압력에 대한 경보장치가 설치되어 있지 않으므로 모니터상의 압력변화를 보면서 관찰해야 한다.

2) 감시장치 유지와 합병증 예방

감시장치 장착 후 두개내압 감시장치를 유지하기 위해 간호사는 삽입부위 간호, 변환기 및 배액 시스템 간호, 중추신경계 감염과 같은 합병증 예방에 주의를 기울여야 한다. 삽입부위는 건조하고 밀봉되도록 드레싱을 유지한다. 붕대교환 시기와 횟수에 관한 의견은 여러 가지가 있으나 정확한 근거 사료는 없는 실정이나. 그러나 간호사는 삽입 부위의 감염 여부, 뇌척수액의 유출, 드레싱 주위의 혈종형성과 같은 증상을 주의 깊게 살피고 의사에게 보고한다.

변환기와 압력 튜브를 유지하기 위해 기구의 연결 부위가 빠지거나 파손되는 것을 예방한다. 튜브를 침대에 고정시키지 말고 환자의 몸이나 머리 부위에 부착함으로써 튜브가 힘을 받지 않도록 한다. 광섬유 두개내압 감시장치의 관은 유리섬유로 만들어져 있어 압력을 받거나 꼬여서는 안된다. 수액자착 시스템(fluid-filled system)의 압력 튜브에 공기방울이 있는 경우 두개내압의 파형이 약해지거나 잘못 그려질 수 있으므로 잘 살펴보아야 하며, 기구가 두개골 안에서 느슨해졌는지 살피고 의사에게 알려야 한다.

3) 두개내압 파형

(1) 두개내압 파형 분석

두개내압 파형(ICP waveforms)을 분석하고 파동의 흐름을 평가하는 것은 매우 중요하다. 정상파형은 평균적으로 15mmHg 범위내에서 낮게 진폭한다. 각 파형은 최소한 세 정점(peak)을 갖는다(**그림 19-7**). 첫 번째 정점인 타진파(percussion wave) P_1은 가장 높고 비교적 일정한 진폭을 갖는데 이는 두개내 동맥의 박동에 의해 나타나는 것이다. 두 번째 정점 혹은 조파(tidal wave) P_2는 P_1의 진폭보다는 낮고, 진폭이 일정하지 않으며 두개강 내의 정맥 박동에 의해 나타나는 것이다. 중복 맥박파(dicrotic wave) P_3는 가장 낮으며, 이 파를 끝으로 파형은 기저선(base-line) 쪽으로 하강한다. P_3 또한 두개강 내의 정맥 박동에 의해 나타나는 것으로 판단된다.

두개내압 파형은 심혈관계의 수축 및 이완과 관련되며 호흡기계 상태에 따라서도 파형의 진동이 달라질 수 있다. 발살바(valsalva), 기침, 흡인, REM 수면으로 인해 나타나는 일시적 진폭 상승은 정상적인 것으로 볼 수 있다.

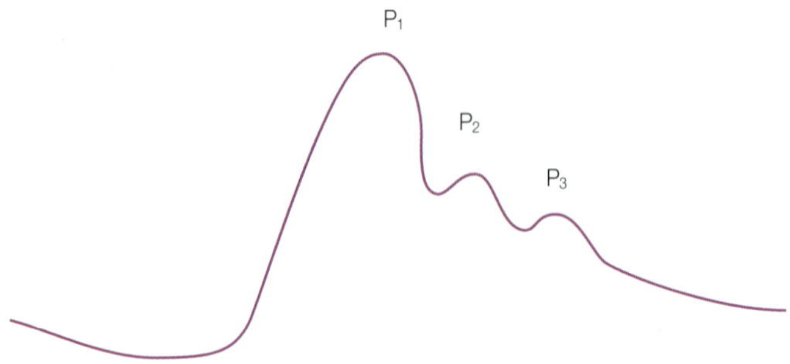

그림 19-7 정상 두 개내압 파형의 구성요소

P_1: 타진파, P_2: 조파, P_3: 중복 맥박파

비정상적 두개내압 파형은 두개강 내의 탄성(compliance) 감소와 탄성률(elastance) 증가를 암시한다. 탄성은 용적의 증가로 인해 두개내압이 병적으로 높아지기 이전에 작용하는 보상정도를 말한다. 탄성은 압력의 변화에 대한 용적의 변화로 정의된다. 탄성률은 탄성과는 상호보완적인 용어이며, 뇌의 경직(brain stiffness)상태를 나타낸다. 탄성률은 용적의 변화에 대한 압력의 변화로 정의될 수 있다.

(2) 비정상 파형

두개내압 파형의 진폭이 15~20mmHg 보다 큰 경우와 둥근 상승곡선(rounded upswing) 경우는 비정상 파형이다. 두개내압이 계속 상승되어 있는 경우에는 P_2가 P_1이나 P_3보다 더 상승되어 전체적으로 보았을 때 둥근 파형이 나타난다.

P_2의 진폭은 뇌의 보상용적을 암시한다. P_2의 진폭이 P_1의 높이와 같거나 크다면 뇌의 탄성(compliance)이 낮아졌음을 암시하는 것이다. 탄성이 낮아지면 두개강 내 용적이 증가했을 때 이를 보상시킬 뇌의 능력이 적어지기 때문에 두개내압이 상승된다. 뇌의 탄성을 직접 사정하기 위해서는 뇌실의 액체량을 증가 또는 감소시켜 보면서 두개내압의 반응을 관찰하는 방법을 이용할 수 있다. 용적-압력 반응 또는 용적-압력 지수라고 불리는 이 방법은 합병증이 발생할 위험이 있으므로 의사가 시행하게 된다.

두개강 내의 감시장치 세척은 관이 막힌 경우 개방성을 유지하기 위해 또는 탄성을 알아보고자 할 경우 시행하게 되는데 이 외에는 두개내압을 병리적으로 상승시키거나 감염의 위험을 높일 수 있기 때문에 금기시되며 수련된 전문가에 의해 시행되어야 한다.

뇌의 탄성을 사정하기 위한 P_2 활용의 정확성과 신뢰성은 아직 밝혀지지 않은 상태이지만 P_2가 상승된 경우 간호사는 탄성을 높이고, 뇌압을 상승시키는 것으로 알려진 행위를 수행하기 전에 예방책을 마련하는 간호 중재를 제공해야 하는데 이것은 환자에게 초래될 위험을 예방하기 위해서이다.

- **A wave (plateau wave):** 가장 병적인 파형으로 두개내압이 50mmHg 이상까지 갑자기 상승하여 2~20분간 지속되는 경우이다. A파는 두개내압의 상승과 함께 나타나며 기본선이 20~40mmHg를 유지하며 일정하지 않은 간격으로 재출현한다. 이 기간에는 두개내압이 심하게 상승하여 신경학적 기능 황폐나 뇌허혈 상태가 발생할 수 있으므로 즉시 압력을 떨어뜨리는 중재를 해야 한다(그림 19-8a).
- **B wave:** 20mmHg이하의 기본적인 정상 두개내압에서 발생한다. 매 30초~2분마다 규칙적으

로 발생되며 20~50mmHg의 진폭을 나타낸다. B파는 호흡에 의해 변화되는데 Cheyne-stock 호흡시 나타나는 무호흡 기간 동안 B파의 상승이 나타난다. B파는 두개 내 보상정도가 감소함을 의미한다(그림 19-8b).

- **C wave:** 동맥압의 변화와 관련되며 20mmHg 이하의 낮은 진폭을 보이고 1분에 4~8회 정도 나타난다. 정상에서도 나타날 수 있다(그림 19-8c).

III. 뇌실외 배액

뇌실외 배액(external ventricular drainage, EVD)은 폐쇄성 수두증의 외과적 뇌실내에 교정방법으로 거미막밑출혈과 같이 일시적인 수두증이 있는 경우 카테터를 삽입하여 뇌척수액을 뇌 밖으로 유출시킬 뿐 아니라, 두개내압 감시도관으로 이용되기도 한다. 수두증에 의해 두개내 고혈압이 발생하고 의식이 급격히 악화되는 경우 응급으로 두개내압을 하강시킬 수 있는 응급처치이다.

1. 준비물품

절개세트(incision set), 뇌실도관(ventricular catheter), 일회용 배액관 및 배액주머니, EVD drill(perforator와 dilator), 거즈, 주사기, 실과 바늘, Lidocaine, 소독장갑, 눈금자, 면도도구

2. 절차

- 삽입부위를 준비한다.
- 시술자는 가운, 마스크, 소독장갑을 착용한다.

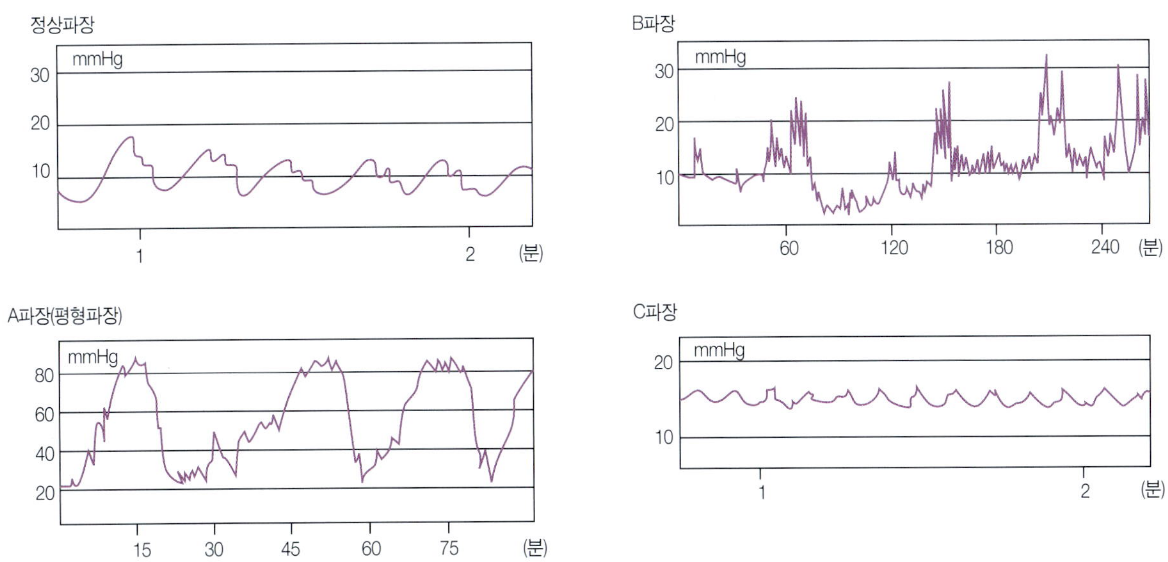

그림 19-8 두개내압 파장. A-wave, B-wave, C-wave

- 피부를 소독하고 구멍 뚫린 소독포를 천자할 부위에 맞추어 덮는다.
- 리도카인(Lidocaine)으로 부분 마취를 하고 절개한다.
- 피부의 출혈을 지혈하고 삽입을 위해 작은 견인장치(retractor)를 사용하여 뼈를 노출시킨다.
- 천공기(perforator)로 두개골에 구멍을 뚫는다.
- 확장기(dilator)로 구멍을 넓힌 후 stylet이 끼워진 카테터를 뇌실까지 넣는다.
- stylet을 빼고 초기 뇌실압력(open pressure)을 측정한 후 필요시 뇌척수액을 채취하여 검사를 내고 배액관과 배액 주머니를 연결한다.
- 두피에 턴넬링(tunneling)하여 봉합한 뒤 거즈를 대고 반창고로 고정한다.
- 뇌척수액의 배액은 몬로공의 해부학적 위치로 알려져 있는 부위에 배액기구의 높이를 맞추어서 조절한다(**그림 19-9**).
- 지시된 높이를 유지한다. 처방된 높이, 보통 몬로공보다 15~20cm 위에서 drip chamber나 수집백 안에서 공기-뇌척수액이 만나는지 확인해야 한다. 이 단계는 배출(pop-off)값을 설정하는 것으로 두개내압이 배출(pop-off)값(10~15mmHg)보다 커지는 경우 뇌척수액이 배액되도록 하기 위함이다. 배액관의 위치가 낮으면 뇌척수액의 배액이 많아지고, 지나치게 빠른 뇌척수액의 배액은 뇌줄기 탈출을 야기할 수 있으므로 배액장치를 적절한 위치에 고정시킨다.
- 활력 증후를 측정하고 배액양상과 환자반응 등을 기록한다.

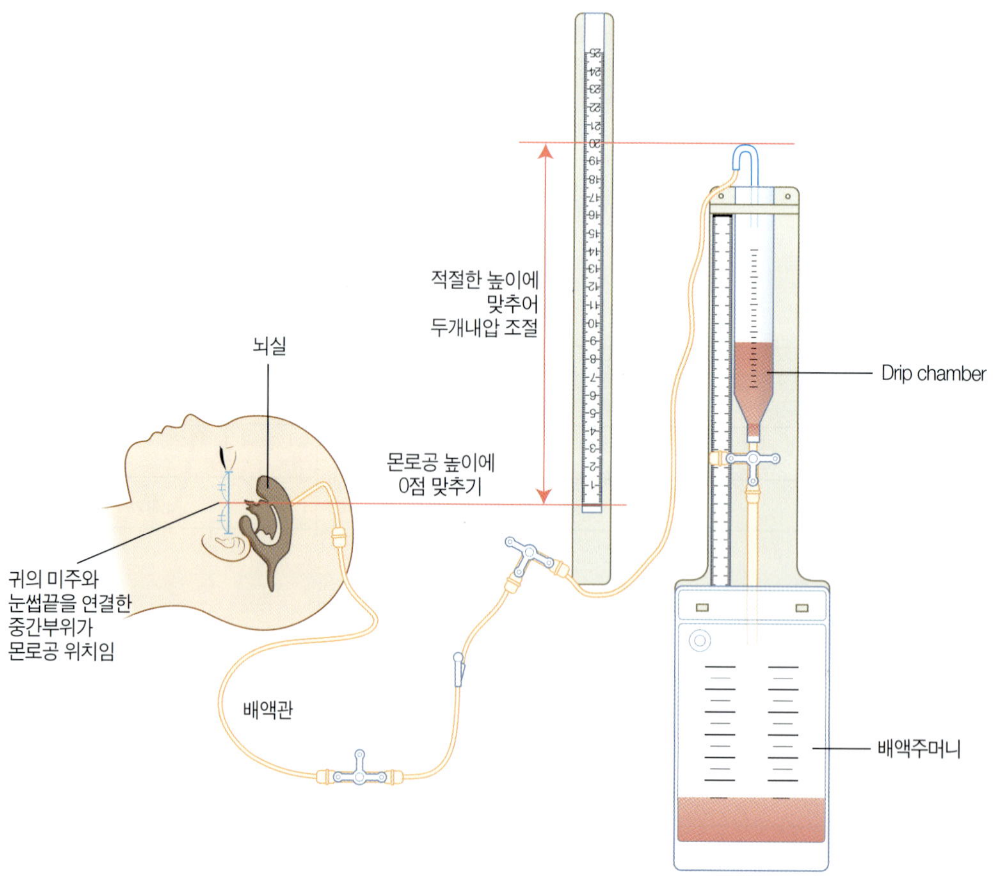

그림 19-9 EVD 시스템

3. EVD 적용 환자간호

- 배액관 관리시 철저한 무균술을 지킨다.
- 배액관이 지시된 높이 이하로 내려가지 않게 한다. 순간적으로 많은 양의 뇌척수액이 배출되어 뇌줄기 탈출이 되는 것을 예방하기 위하여 환자를 일시적으로 앉히거나 이동시킬 때는 배액관의 중간 잠금쇄를 잠근다.
- 배액관이 꼬이거나 꺾이지 않았는지 항상 관찰하고 만약 연결 부위가 빠졌을 경우 연결 부위 윗부분을 막은 다음 소독된 배액세트로 교환하여 준다.
- 배액주머니 취급시 환기구(air vent)가 막히지 않도록 정지기(stopper)를 개방하고 cotton stopper가 젖지 않도록 주의한다. 환기구(air vent)가 막히면 배액주머니 안의 압력이 상승하여 정상적인 배액을 방해할 수 있다.
- 배액주머니에 배액량이 500ml 이상 모이면 3-way stopcock 부위를 열어 비워주고, 소독액으로 닦고 거즈로 싸둔다.
- 매일 1회 시술부위를 소독하고 거즈로 교환한다.
- 배액되는 뇌척수액의 양과 색, 혼탁정도를 규칙적으로 사정하고 기록한다.

참·고·문·헌

- 김귀분(2003). 중환자간호, 현문사
- 김금순 외 4인(1996). 신경계간호학, 서울대학교 출판부
- 김금순 외(2003). 통합적 기본간호학, 한우리
- 김상협 외 서울대학교 의과대학 편(1995). 신경학, 서울대학교 출판부
- 대한신경과학회(2007). 신경학, 군자출판사
- 중환자전문간호교육과정협의회(2007). 신경계 중환자간호, 군자출판사
- 이광우 편(2006). 임상신경학, E*PUBLIC
- 임광세 외(1990). 대한신경외과학회, 신경외과학
- 임상간호사회 중환자간호분야회(2003). AACN procedure manual, 군자출판사
- AACN(2003). ACN procedure manual for critical care(4th ed) Saunders.
- Andrews BT(1993). Neurosurgical Intensive Care, McGRAW-Hill
- Andrews BT(2003). Intensive care in Neurosurgery, Thieme medical publishers
- Bader, M.K., Littlejohnbs, L.R. (2004). AANN Core Curriculum for Neuroscience Nursing(4th ed). PA: Saunders.
- Brunner LS, Suddarth DS(1980). Text book of Medicalsurgical Nursing(5th ed). Lippincott
- Chipps, Cliania, Campbell(1992). Neurologic Disorder
- Chulay M(1996). Handbook of Critical Care Nursing, AACN
- Fisher J, Mathieson C(2001). History of the glasgow Coma Scale & Clinical use, Critical Care Nursing Quartery, Feb.
- Greenberg MS(2000). Handbook of Neurosurgery(5th ed). New York: Thieme
- Joanne VH(1986). The Clinical Practice of Neurological & Neurosurgical Nursing(2nd Ed). Philadelphia: Lippincott
- Kenneth WL, Bone L(1997). Neurology and Neurosurgery illustrated(3rd ed). London: Harcourt Brace and Company Ltd.
- Paul LM(1990). The ICU Book(2nd ed). Maryland: Williams & Wilkins
- Snyder M(1983). A Guide to Neurological Nursing and Neurosurgical Nursing. A Wiley Medical Publication

Chapter 20

신경계 약물

학습목표

1_ 항간질약의 작용기전, 투여방법 및 간호에 대해 설명한다.

2_ 진정 · 정맥 마취제의 작용기전, 투여방법 및 간호에 대해 설명한다.

3_ 두개내압상승에 사용하는 약물들의 작용기전, 투여방법 및 간호에 대해 설명한다.

4_ 응고장애에 사용하는 약물의 작용기전, 투여방법 및 간호에 대해 설명한다.

5_ 해열 · 진통제의 작용기전, 투여방법 및 간호에 대해 설명한다.

6_ 뇌혈관 연축 예방제의 작용기전, 투여방법 및 간호에 대해 설명한다.

7_ 신경계 호르몬제의 작용기전, 투여방법 및 간호에 대해 설명한다.

I. 항간질약

항간질약의 치료목표는 발작이 완전히 없어지는 완화(remission)이다. 항간질약은 1860년대부터 사용되기 시작해서 현재 다양한 기전의 약물들이 개발되어 약물 선택 폭이 넓어졌다. 이러한 다양한 작용기전은 궁극적으로 신경세포의 흥분을 감소시키거나 억제기능을 증가시켜 발작이 나타나지 않도록 하는 것이다.

중환자 간호 영역에서는 간질지속증(status epilepticus)을 비롯한 급성증상발작(acute symptomatic seizure)을 주로 다루게 되는데, 흔한 원인으로 뇌염, 수막염 등 중추신경계 감염, 외상성 뇌손상, 뇌혈관질환 등이 있다. 그 외 저혈당, 간성뇌병증(hepatic encephalopathy), 요독증(uremia) 등에 의해서도 나타날 수 있다. 간질지속증에서는 조속히 발작을 멈출 수 있도록 약물치료를 빠르게 시작하는 동시에 발작 원인과 치료가 동시에 진행되어야 한다.

이 장에서는 항간질약 중 주사제로 사용이 가능한 약물에 대해서 알아보고, 그 외 주된 항간질약 몇 가지를 살펴보겠다.

1. Phenytoin(diphenylhydantoin, DPH)

1) 임상적 적용

Phenytoin은 단순부분발작(simple partial seizure), 복합부분발작(complex partial seizure), 전신강직간대발작(generalized tonic-clonic seizure) 등의 치료에 사용된다. 간질지속증이나 급성 반복성

발작시 정맥주입 치료가 효과적이다. 신경외과 수술 후 발작을 예방하기 위한 목적으로도 사용한다. 간혹 디지털리스 중독으로 인한 심실부정맥에도 사용한다.

2) 작용기전

소디움 이온(Na⁺)통로를 차단하여 신경세포막을 안정시키고, 신경세포의 지속적인 연속발사를 저하시켜 항간질효과를 나타낸다.

3) 투여방법 및 약동력학

약물의 반감기는 7~42시간이며, 경구로 투여시 1회 또는 2회 분복 투여한다. 경구복용을 시작해서 3~7일 후에 목표용량으로 증량하며, 통상 유지용량은 성인의 경우 200~400mg/일 정도이다.

소아와 성인의 치료적 혈중농도는 10~20 μg/ml이나, 실제 발작은 10 μg/ml이하에서도 조절효과가 있다. 혈중농도가 20 μg/ml가 넘으면 독성효과를 보일 수 있다. Phenytoin의 90~95%는 혈중에서 혈장단백질과 결합하게 되는데, 단백질과 결합한 상태에서는 혈액뇌장벽(blood brain barrier)을 통과하지 못하기 때문에 결합되지 않은 자유형태(free form)만이 약리적 효과를 보인다. 약물의 혈중농도는 혈장단백질과 결합한 형태와 자유형태를 구분하지 않고 측정하는 것이라 실제 약물 농도가 치료적 범위 내에 있어도 독성 효과를 보이는 경우가 있을 수 있으므로 주의하도록 한다. Phenytoin은 단백결합률이 높고, 간에서 대사되는 약물이므로 간질환시 단백결합률이 떨어지면서 독성효과를 보이기 쉽다. 또한 간에서 대사되는 다른 약물을 함께 복용시 약물상호작용에 의해 phenytoin의 농도가 증가하거나 감소할 수 있다.

정맥투여시 초기 부하용량은15~20mg/kg로 투여하며, 유지용량은 소아는 5~8mg/kg, 성인은 300mg/day 정도이다.

4) 부작용

가장 흔한 부작용은 어지러움, 졸음, 기분의 변화, 복시, 운동실조, 눈떨림(안구진탕) 등이다. 드물게 과민반응으로 피부발진, Stevens-Johnson 증후군 등이 나타날 수 있으므로 이러한 증상이 나타나는 경우 투여를 중지해야 한다.

부하용량 주입시 정맥주입속도가 빠르면 심혈관계 합병증으로 저혈압, 심방과 심실전도장애, 심실세동 등이 나타날 수 있으므로 50mg/min이하의 속도로 주입하되 반드시 심전도를 함께 모니터하면서 혈압을 확인한다.

장기간 사용시 잇몸증식, 다모증, 소뇌위축, 엽산 저하, 골밀도 저하 등이 나타날 수 있다.

5) 간호적용

환자에게 교육해야 할 내용은 다음과 같다.

- 투약은 규칙적으로 해야 한다. 약물복용을 거른 경우에도 발작이 즉시 나타나지는 않으며 처방된 용량의 약을 복용해도 발작이 발생할 가능성은 있다.
- 규칙적인 혈액검사를 통하여 치료적 혈중 농도를 유지한다. 다른 약을 함께 복용하는 경우 약물상호작용을 고려해 혈중농도를 더 자주 확인해야 한다.
- 잇몸 증식의 부작용을 최소화하기 위해 칫솔질 등 구강위생이 중요하다. 약을 중단하면 잇몸비대는 줄어든다.

- 정주요법시 침전이 생기는 것을 막기 위해 생리식염수로 희석해서 주입하고 다른 약물과 상호작용이 일어날 수 있으므로 분리된 주입선을 사용하도록 한다. 희석하여 만든 용액의 주입이 30분 이상이 되면 침전이 생성될 수 있으므로 30분 이내에 투여가 완료되도록 한다. 국소반응으로 통증, 혈관염, 연조직염, 괴사 등이 있을 수 있으므로 약물이 피하로 들어가지 않도록 잘 살펴야 하며, 통증 호소시 경로를 교체해 주어야 한다.
- 소변이 분홍색, 적색, 또는 갈색으로 변할 수 있다.
- 약물의 독성이 있는지 잘 살피고, 피부발진이 나타나면 약을 중단해야 한다.

2. Phenobarbital(PB)

1) 적용

소발작(결신발작, absence seizure)을 제외한 전신발작과 부분발작의 치료에 사용된다. 그러나 인지기능과 행동관련 부작용이 많아 신생아나 예방이 필요한 열성경련(febrile convulsion)을 제외하면 일차적 선택약물로는 잘 사용되지 않고, 이차 혹은 삼차약물로 선택한다.

PB는 benzodiazepine, phenytoin이 투여된 후에도 조절되지 않는 경련성 간질지속증(convulsive status epilepticus)이 있을 때 주로 사용하나, 호흡억제와 지속적 진정작용이 동반된다.

2) 작용기전

PB는 신경세포의 시냅스 이후 GABAA수용체에 작용하여 신경세포 억제작용을 항진시킨다. 또한 칼슘이온의존 활동전위를 감소시키는 작용을 증가시켜 진정효과와 마취효과가 나타난다.

3) 투여방법 및 약동력학

치료적 혈중농도는 10~30μg/ml이다. 1~3mg/kg/일 투여로 이 농도를 유지한다. 성인의 경우 일일 30~200mg의 용량이 적절하다. 반감기가 성인에서 3~5일, 소아에서는 1.5일 정도로 길어서 하루에 한번 투여를 기본으로 한다. 경구, 근육, 정맥 투여 모두 비슷하게 생체이용률이 95%로 높고 비슷하다. 간질지속증시 성인에서는 15~20mg/kg의 용량을 100mg/분 속도로 정주하나, 40kg이내 소아에서는 2mg/kg를 초과하지 않도록 한다.

4) 부작용

성인에서 진정작용과 졸음이 주된 부작용이나, 소아에서는 진정작용보다는 오히려 과다활동, 공격성과 같은 행동변화 양상으로 나타날 수 있다. 약 복용 초기에 진정작용을 보이다가 내성이 생기면 사라진다. 그러나 용량이 더 증가하면 발음곤란, 실조, 불균형 같은 신경독성 부작용이 나타날 수 있다.

피부발진과 같은 과민반응은 비교적 드물고, 비타민 D 대사를 촉진해서 골밀도 감소를 가져올 수 있다.

5) 간호적용

- 졸리므로 일상생활이나 활동에 주의를 요하며 취침 전 복용이 바람직하다.
- 신경독성 증상으로 혼돈 혹은 소아에서는 과다행동이 발생할 수 있음을 교육한다.
- 규칙적으로 혈액검사를 하여 치료적 범위의 혈중 농도를 유지한다. 내성이 생길 수 있고, 갑작스

러운 중단은 발작을 야기시킬 수 있으므로 약용량을 줄일 경우 천천히 줄여 나간다.

3. Benzodiazepine

Benzodiazepine계 약물은 항불안제, 진정, 수면제로 주로 처방되는 약이다. Diazepam(valium®)이 개발되면서 항간질약으로 사용되기 시작했으며, clobazam, clonazepam, lorazapam, midazolam과 같은 많은 benzodiazepine계 약물이 개발되었다.

1) 적용

Diazepam, lorazepam, midazolam은 주사제로 사용이 가능해서 간질지속증 및 급성기 발작을 조절하는데 유용하다. Clonazepam, clobazam 등은 경구용 항간질약으로 사용된다.

2) 작용기전

$GABA_A$ 수용체의 5개 소단위 중 알파와 감마 소단위에 결합하여 Cl^-이온통로가 열리는 빈도를 증가시켜 GABA에 의한 신경세포 억제를 항진시킨다.

3) 투여방법과 약동력학

간질지속증 초기에 흔히 diazepam을 정맥주사로 사용한다. 발작이 발생하면 diazepam을 혈관으로 투여하며, 첫 용량은 5~10mg을 넘지 않도록 준다. 30mg에 도달할 때까지 10~15분 간격으로 반복하여 투여한다. 이 치료는 2~4시간마다 반복할 수 있다. 특히 diazepam은 항문으로 투여시 정맥투여와 비슷한 효과가 있어 소아에서 유용하게 사용할 수 있으나 아직 우리나라에서는 승인이 되어있지 않아 사용할 수 없다. Lorazepam도 간질지속증 초기에 사용하며, diazepam에 비해 작용시간이 더 길다. Midazolam은 주로 diazepam, lorazepam으로도 간질지속증이 조절되지 않는 경우 이차적으로 선택하는 경우가 흔하며, 수용성이라 정맥경로 확보가 어려운 경우 근육주사나 비강점막으로 투여할 수도 한다.

진정작용과 내성이 있어 장기간 사용하는 것은 제약이 있다. 그러나 일시적으로 발작이 증가하는 시기에만 clobazam 등을 간헐적으로 사용하면 내성을 피하며 발작을 억제하는데 도움이 된다.

Benzodiazepine계 약물은 간에서 대사된 후 주로 소변으로 배출된다.

4) 부작용

장기간 복용시 졸음, 인지기능 둔화, 운동실조, 기억력 저하 등을 유발한다. 약에 대한 내성, 의존, 과용 등의 부작용이 있을 수 있으므로 적절한 사용이 필요하다. 간질환자가 아닌 경우, 약을 장기 복용하다가 갑자기 중단하면 안절부절, 불안정, 경련성발작, 떨림, 섬망이 나타날 수 있다.

5) 간호적용

- 정맥주사시 혈관 밖으로 새면 조직에 부종이 생긴다.
- 호흡이 억제될 수도 있으므로 기초 활력징후를 점검한다. 특히 phenobarbital과 병용투여시 더 심하다.
- 가끔 diazepam 사용시 전신강직간대발작(generalized tonic-clonic seizure)의 빈도가 증가할 가능성이 있다.

4. Carbamazepine

1) 적용

진통제 및 항간질약으로 사용되고 있다. 부분발작, 전신강직간대발작의 치료에 사용된다. 그러나 소발작(결신발작)과 근간대발작을 악화시키기도 한다.

2) 작용기전

전압에 의존하는 소디움 이온(Na^+) 통로를 억제하여 과흥분된 신경세포막전위를 안정시켜서, 시냅스의 자극전달(synaptic impulse)을 억제한다. 그외 항이뇨호르몬(antidiuretic hormone, ADH) 분비를 자극하고 수분 재흡수를 증진시키는 작용이 있으며 항우울 작용이 있다.

3) 투여방법 및 약동력학

Carbamazepine은 주로 간 대사를 통해 제거되고, 대사산물로 인한 부작용이 많다. 자가유도(autoinduction)가 되어 약물 청소율이 2배까지 상승할 수 있어, 같은 용량의 약을 복용 중에도 약물농도가 낮아지거나 높아질 수 있다. 치료적 혈중농도는 5~12μg/ml이다. 피부발진이나 항간질약 과민증후군은 초기 약물 증량속도가 빠를수록 더 흔히 나타나므로 초기에는 하루 100~200mg정도에서 투여를 시작해서, 부작용이 나타나지 않을 때까지 매주 100~200mg씩 서서히 증량한다. 성인은 600~1600mg/day, 소아는 10~40mg/kg/day까지 사용 가능하다. 1일 2회 투여로 충분하나, 발작이 잘 조절되지 않아 고용량이 필요한 경우는 1일 3회 투여하면 부작용을 줄일 수 있다.

4) 부작용

50% 정도는 약물 부작용을 느끼며, 5~10% 정도는 부작용으로 인해 약물을 중단한다. 과민반응으로 피부발진이 나타날 수 있으며, 심한 경우 Stevens-Johnson 증후군도 발생할 수 있다. 오심, 구토, 어지럼증, 복시, 실조, 백혈구 감소, 저나트륨혈증이 나타날 수 있다.

5) 간호적용

- 여러 가지 약물 독성이 나타날 수 있으므로 약 복용 초기에는 주의 깊은 관찰이 필요하다.
- 소아에서는 대사속도가 빠르므로 상대적으로 고용량이 필요하고, 노인에서는 대사속도 느리므로 적은 용량을 복용해야 한다.
- 여러 약제를 복용하는 경우 약물상호작용으로 인해 약 부작용을 증가시킬 수도 있고, 약물 농도가 증가하거나 감소할 수 있다.
- 경구피임약을 복용하는 경우 피임약 약효가 감소되어 원치 않는 임신이 될 수 있다.

5. Valproate Sodium

1) 적용

Valproate Sodium(depakine®, orfil®)은 약물기전이 다양하고 모든 형태의 발작을 조절하는 효과가 있어, 복합적인 발작을 가진 환자의 복합요법 약제로 흔히 사용된다. 또한 간질 및 간질에 뒤따르는 성격 및 행동 장애의 치료에도 사용된다.

2) 작용기전

Valproate sodium은 억제성 신경 전달 물질인 GABA의 농도를 증가시킴으로써 발작을 억제하는 작용을 나타낸다. 또한 Na^{+} 이온통로와 Ca^{2+} 이온통로를 차단하고 흥분신경전달물질의 억제 기능도 있다.

3) 투여방법 및 약동력학

치료적 혈중농도는 50~100㎍/ml이나 복합요법을 받는 경우 혈중농도가 더 올라가기도 한다. 약물 복용 초기 10~15mg/kg/day을 투여하고, 잠차 증량해서 20~30mg/kg/day을 1일 1~2회 분할투여한다. 반감기는 성인의 경우 8~17시간이나, 복합요법의 경우 5~6시간으로 짧아진다. 치료범위 내에서 90%가 단백질과 결합하지만, 약물농도가 증가할수록 단백질과 결합하지 않는 부분이 증가한다.

단백질 결합 정도가 높고 간에서 CYP-450 효소계를 통해 대사되므로 이 효소의 억제제와 유도제 약물 모두에 영향을 미친다. Wafarin 복용 중인 환자에서는 항응고효과를 증가시키며, carbamazepine, lamotrigine, phenytoin의 약물농도를 증가시켜 부작용을 더 심하게 느낄 수 있다.

정맥주사 시 경구용량 및 투여횟수와 동일 용량으로 투여하고 가능한 14일을 초과하여 투여하지 않도록 하며 가능한 빨리 경구 제제로 전환한다.

4) 부작용

오심, 구토, 소화불량이 흔하나 음식과 함께 복용하면 호전된다. 식욕증가로 인한 체중 증가, 탈모, 떨림(tremor)이 동반되기도 하고, 여성에서 불규칙한 생리와 다낭난소증후군(polycystic ovarian syndrome)이 초래될 수 있다.

간기능장애도 흔한 부작용이며 고암모니아혈증(hyperammonemia)이 나타날 수 있으며, 드물게 뇌병증(encephalopathy)이 동반되기도 한다. 뇌병증은 고암모니아혈증에서 나타나나 암모니아 혈중농도가 정상인 경우에도 나타날 수 있다. 증상은 식욕부진, 지남력장애, 섬망 등이 보인다.

5) 간호적용

- 두가지 이상의 항간질약을 쓰는 복합요법의 경우 약물상호작용이 있을 수 있으므로 주의하여 투여하고, 자주 약물의 혈중 농도를 확인해야 한다.
- 약물 투여 전에 간기능검사, 혈소판, PT 검사결과를 확인하고 주기적으로 검사를 시행한다.
- 식사를 잘 못하고 안절부절하며 헛소리를 하는 등 평소와 다른 양상을 보이면 고암모니아혈증이나 뇌병증을 의심해보아야 한다.
- 혈소판 응집을 억제할 수 있고 중증의 혈소판 감소증, 출혈이 나타날 수 있으므로 asprin, wafarin 등의 약물을 사용하는 환자나 수술이 예정된 환자는 주의를 요한다.

II. 진정 · 정맥 마취제

단독 또는 다른 약물과 동시에 사용하여, 마취상태를 확보하거나 중환자실에서 기계적 환기를 받아야 하는 환자를 진정시키기 위한 목적으로 정맥투여되는 약물을 말한다. 이러한 약물들은

barbiturate약물(thiopental, methohexital 등), benzodiazepines(midazolam, diazepam 등), propofol, ketamnine, 아편계 진통제, 기타 진정수면제가 있다. 여기서는 thiopental과 propofol에 대해 살펴보겠다.

1. Thiopental sodium

1) 적용

Thiopental sodium(pentothal sodium®)은 전신마취 유도 및 유지, 인공호흡 중인 중환자의 진정 목적으로 사용한다. 강력한 호흡억제제로 이산화탄소에 대한 연수 호흡중추의 민감도를 떨어뜨리고, 대뇌의 대사 및 산소이용율을 감소시켜 두개내압을 떨어뜨리므로 뇌부종이 있는 환자에게 사용한다.

2) 작용기전

Barbiturate약물로 정맥 일시주사(bolus injection)시 혈액뇌장벽을 신속히 통과하여 10~20초 후 의식이 소실되며 혈류가 많은 조직으로 확산되고 근육, 지방 등 전신조직으로 재분포한다.

3) 투여방법

일회 최초 용량 50~100mg을 정맥 혹은 근육주사하고 30초간 환자상태를 관찰 후 추가용량을 결정한다. 반감기는 8~10시간 정도이며 간에서 천천히 대사된다.

4) 부작용

지속적 정맥 주입 또는 다량 주입시 동맥 혈압, 심박출량을 감소시키고 심근억제효과가 있다.

5) 간호적용

- 중추신경계에 미치는 효과로 인해 동공이 작아지거나 정상 크기에서 안구가 고정되고 호흡과 순환이 다소 저하된다.
- 소량 투여시 수면을 유도할 수 있고, 호흡수는 다소 증가하나 일회 호흡량은 감소시키는 효과가 있다. 다량의 약물 투여 후에는 횡격막(diaphragm)의 움직임으로 호흡을 유지하게 만든다.
- 출혈 또는 저혈량 순환부전, 패혈증이 있는 경우 정상 용량에도 저혈압을 유발하고 심정지를 유발할수 있다.
- 주입 중단 후 환자가 빠르게 깨어나므로 불안 및 초조해하거나 인공호흡에 저항을 초래할 수 있으므로 10~15분 전에 약간의 진정제가 필요할 때가 있다.

2. Propofol

1) 적용

백색의 균질한 유탁액 형태로 전신 마취 유도 및 유지, 인공호흡 중인 중환자의 진정목적으로 사용한다.

2) 작용기전 및 약동력학

작용시간은 thiopental처럼 짧지만, 간에서 대사되는 속도가 thiopental에 비해 10배 빨라 마취회복이 훨씬 빠르다. 뇌의 감각피질 저하, 운동능력 저하, 소뇌기능 변화, 졸리움, 진정, 수면을 유도한다. 고용량 사용시 항간질 작용을 하며 용량에 따라 호흡기능 저하가 발생된다.

3) 투여방법

인공호흡기를 가진 중환자의 진정목적으로 사용시 3일 이내에 한하며 지속적 점적 정맥주사로 투여한다. 투여속도는 필요한 진정의 심도에 따라 조절하지만 보통 0.3~4mg/kg/hr의 투여속도로 충분한 진정효과를 볼 수가 있으며 5% 포도당 주사액으로 희석하여 투여한다.

4) 부작용

말초동맥 저항을 감소시키고 정맥확장을 일으켜 혈압을 현저하게 떨어뜨릴 수 있다. 주사부위에 동통이 흔해서, lidocaine을 사전에 처치하기도 한다. 장시간 사용시 근육 긴장도 저하, 떨림이 나타나기도 한다.

5) 간호적용

- 발작을 유발할 위험이 있으므로 간질환자에게는 신중히 투여해야 한다.
- 이 약제는 0.1g/ml 지방을 함유하고 있으므로 지방대사 이상 환자 또는 지질성 유제(lipid emulsion)를 신중히 투여해야 하는 환자는 혈중 지질수치를 점검하여야 한다.
- 저혈압, 서맥, 구토, 타액 분비과다 등의 부작용이 발생할 수 있고 심각한 정도의 심장혈관 억제가 일어나면 혈장 증량제(plasma expander)나 혈압 상승제를 사용한다.
- 약물을 큰 정맥에 투여하면 통증을 최소화 할 수 있으며, 다른 지질 유제와 마찬가지로 1회 주입기간은 12시간을 초과하면 안 된다.

III. 두개내압상승에 사용하는 약물

두개내압상승(Increased intracranial pressure)의 치료는 과호흡, 삼투압요법(mannitol, glycerol, hypertonic saline), 스테로이드 제제, barbiturate 혼수요법, 저체온 요법, 뇌척수액 배액, 수술적 감압술 등이 있다. 여기서는 dexamethasone과 mannitol에 대해 설명하겠다.

1. Dexamethasone

1) 적용

Adenocorticoid 복합체로서 glucocorticoid 작용이 가장 중요한 효과이며 적은 mineralocorticoid의 작용도 있다. 두부손상 및 뇌경색에 의한 뇌부종보다 신경교종(glioma), 전이성 뇌종양 등에 더 효과적이다.

2) 작용기전

혈관성 뇌부종에 효과가 있으나 정확한 기전은 알려져 있지 않으며 대략의 기전은 다음과 같다.

- 혈관에서 중추신경으로의 체액의 흐름을 감소시켜 혈관 투과성의 평형 효과를 이룬다.
- 대사과정을 자극하여 과도한 조직액의 제거를 촉진한다.
- 중추신경계의 세포 통합을 증진하여 세포내액에서 세포외액으로의 흐름을 촉진한다.
- Lysosome의 파열과 cellulolytic lysosomal enzymes의 유출을 예방한다.

3) 투여방법

이 약은 경구 또는 비경구적으로 투여된다. 부종을 감소시키기 위해서는 10~12mg을 혈관으로 준다. 그 다음에 3~4mg을 6~8시간마다 투여한다. 이 약은 부신피질의 기능을 억제하기 때문에 약을 중단하기 전에 용량을 천천히 줄여야 한다. 환자의 상태가 좋아지면 경구투약으로 대치한다.

4) 부작용

위장관계 출혈, 상처치료 지연과 감염이 증가할 수 있다. 부신기능부전이 생길 수 있다.

5) 간호적용

- 이 약물로 인해 피부발적이 있을 수 있으며, 피부발적시에는 acetic acid를 피부에 도포하면 좋다.
- 혈당과 소변의 당을 증기시기고 혈중 나트륨의 양을 승가시키므로 당뇨가 있는 환자에게 투여시 주의를 요한다.
- 위자극으로 인해 소화기질환, 소화궤양을 야기하므로 이 약을 복용 중에는 잠혈이 있는지 확인하고 위산 억제제를 함께 투여하는 것이 바람직하다.
- 이 밖에도 우울, 두통, 탈모, 색소침착, 피하출혈, 발열 등이 나타날 수 있으므로 신중한 관찰이 필요하다.

2. Mannitol

1) 적용

삼투압이뇨제로 수술 중 혹은 수술 후, 외상 후의 급성신부전의 예방 및 치료, 약물중독시 배설촉진, 두개내압 강하 및 뇌용적 축소가 필요한 경우, 안내압 감소가 필요한 경우에 투여한다.

2) 작용기전

Mannitol은 혈뇌장벽을 통과하지 못하므로 혈뇌장벽사이에 삼투압 차이를 만들어 뇌조직에서 혈관으로 물을 이동시켜 두개내압을 감소시킨다. 정맥주입된 mannitol 용질이 사구체에서 여과된 뒤 재흡수 되지 않아 삼투압차가 생기면 물이나 용매가 세뇨관(tubule)에서 재흡수되는 과정을 방해하므로 빠른 이뇨작용을 나타낸다. 이 때 Na^+ 등의 전해질도 같이 배설되어 세포간질액(interstitial fluid)의 감소현상이 나타나면서 부종이 치료된다.

3) 투여방법

삼투압 이뇨제는 거의 흡수가 되지 않으므로 비경구적으로 투여해야 한다. 정맥내 투여시 20% mannitol 100ml을 15분 내로 빠른 속도로 투여한다. Mannitol은 주사 후 15~22분 사이에 두개내압이 최고로 감소하고, 효과는 4시간 정도 지속된다. 따라서 지속적인 효과를 위해서는 3~6시간마다 반복해서 주사한다. Mannitol 용량과 사용간격을 정하는 데 혈장삼투압을 지표로 사용한다. 혈장삼투압은 290~300mOsm/L 정도로 유지하고, 반복투여해도 310mOsm/L 가 넘지 않도록 해야 한다.

4) 부작용

빠른 속도로 물이 세포외액으로 이동되므로 세포외액을 팽창시켜 저나트륨혈증을 초래하며, 심부전을 악화시킬 수 있다. 적절한 수분 보충 없이 과도하게 mannitol을 사용하는 경우 탈수, 고나트륨혈증, 고칼륨혈증, 저혈량성 쇽, 신부전, 심폐부전이 생길 수 있다. 약물 투여 후 10~12시간 후 반동뇌부종(rebound cerebral edema)이 나타날 수도 있다. 이는 뇌압이 낮아져서 뇌척수액 생성이 자극되거나 혈뇌장벽 손상시 mannitol이 손상부위로 들어가기 때문이다.

5) 간호적용

- 약물 보관시 용액에 결정이 생길 수 있으므로 투약 전 반드시 확인하고, 용액을 데워 결정을 녹인 뒤 투여한다. 결정이 혈액으로 유입되는 것을 예방하기 위해 수액 세트에 여과기를 사용하기도 한다.
- 정맥 주입시 혼합사용 하지 말고, 다른 투약과 분리된 경로로 투여한다.
- 환자의 심장에 문제가 있다면 투여시 주입속도를 늦추면서 자세히 관찰해야 하고, 신장질환이 있으면 사용하지 않도록 한다.
- 이 약은 강한 이뇨작용이 있기 때문에 소변량의 주의 깊은 관찰이 요구되므로 필요시 유치도뇨관을 사용한다.
- 전해질 불균형이 발생할 수 있으므로 주기적으로 전해질과 삼투압을 체크한다. 삼투압 측정은 mannitol 주사 1시간 뒤에 측정하는 것이 바람직하다.

IV. 응고장애에 사용하는 약물

혈액응고 과정은 혈관손상을 복구하고, 적절한 관류가 되도록 하는 것이다. 그러나 응고장애가 발생시 과다한 출혈이 나타나거나 혈전증이 생길 수 있다. 혈전(thrombus)이나 색전(embolus)이 발생하는 경우, 혈전용해제(t-PA, urokinase, streptokinase)로 직접 녹이거나, 항응고제(heparin, wafarin)로 혈액응고 능력을 감소시키는 치료를 하고, 항혈소판제제(aspirin, clopidogrel, dipyridamole, ticlopidine, triflusal)로 혈전이나 색전 발생을 예방하도록 조치하게 된다.

1. r-tPA

1) 적용

r-tPA(recombinant tissue plasminogen activators)는 혈전용해제(thrombolytic drugs)로 허혈성 뇌졸중 발생 3시간 이내에는 정맥으로 투여한다. 큰 동맥 폐색이 있는 경우에는 3시간이 경과했어도 혈전용해제인 urokinase를 동맥으로 투여할 수 있다.

2) 작용기전

섬유소 용해 과정 중 플라즈미노겐이 플라즈민으로 변하는 과정에 작용한다. 피브린과 결합한 플라즈미노겐에만 선택적으로 작용하여 플라즈민으로 바꾸고 이는 피브리노겐을 피브린으로 용해시키는 작용을 한다.

3) 투여방법

용량은 0.9mg/kg(최대 90mg)으로, 그 중 10%는 일시정맥(bolus IV) 주입하고 나머지는 60분 동안 주입펌프를 이용해 지속적으로 주입한다.

4) 부작용

출혈 위험이 높으므로 r-tPA사용 선정기준과 제외기준을 확인해서 사용한다.

5) 간호적용

- 환자의 치료 전 건강 상태를 사정한다.
- 출혈을 확인하기 위해 환자의 소변, 대변, 구토를 관찰한다.
- 내출혈 여부를 관찰하고 주사부위를 자주 사정한다.

2. Heparin

1) 적용

뇌경색증, 뇌색전증, 깊은정맥 혈전증(deep vein thrombosis)과 폐색전증 예방과 치료, 심근경색증, 파종혈관내응고(Diseminated intravascular coagulation, DIC)에 사용하는 항응고제(anticoagulants)이다. 항응고제로 널리 이용은 되고 있으나, 효과와 안정성에 논란이 많아 엄격한 기준 하에 적용되고 있다.

2) 작용기전

Antithrombin III을 활성화하여 thrombin과 fibrin의 형성을 억제한다. 또한 응고인자 IXa, Xa, XIa를 비활성화 시킨다.

3) 투여방법

위장관에서 잘 흡수되지 않으므로 비경구적으로 투여한다. 국소출혈 위험성이 있기 때문에 근육주사는 하지 않고 피하나 정맥주입한다. 부하용량(loading dose)으로 주입 후 일정 용량을 유지하기 위해 주입펌프를 이용하여 지속적 정맥주입으로 투여한다. 부하용량은 질병의 종류에 따라 차이가 있으며, 최근에는 출혈 위험성 때문에 부하용량 없이 지속적 정맥주입을 바로 시작하는 경향도 있다. 치료적 농도는 aPTT가 정상의 1.5~2배가 되도록 유지하며, aPTT결과에 따라 heparin 주입량을 조절한다.

4) 부작용

출혈, 혈소판 감소증, 골다공증, 간기능 장애 등이 나타날 수 있으며, 드물게 과민반응을 보일 수도 있다.

5) 간호적용

- 주기적으로 활력징후, 혈색소 수치, 혈소판 수치, aPTT를 감시한다.
- 출혈과 다른 부작용이 있는지 확인한다.
- 출혈시 길항제로 protamine sulfate를 투여하면 쉽게 지혈된다.

3. 저분자량 heparin

저분자량 heparin(low molecular weighted heparin, LMWH)은 응고인자 Xa에만 선택적으로 작용하므로 heparin에 비해 출혈 위험성이 적고, aPTT 모니터링이 필요 없다.

4. Warfarin

1) 적용

경구용 항응고제는 혈전색전증을 예방하기 위해 처방되며, 헤파린을 치료하는 동안 복용을 시작한다.

2) 작용기전

혈액응고 작용에 관여하는 비타민 K 의존성 인자인 II, VII, IX, X을 억제하는 작용을 한다. Warfarin이 충분한 효과를 내기 위해서는 순환 비타민 K 응고인자가 소모되어야 하기 때문에 비록 경구 흡수가 빨라 최대 혈중농도 도달시간 90분밖에 안되지만, 약을 처음 복용한 경우 그 효과는 48시간 정도 경과해야 나타난다. 간에서 대사되므로 다른 약물과 병용시 상호작용이 많이 나타난다.

3) 투여방법

Heparin을 사용한 경우 중단하기 2~3일 전에 복용을 시작하며, PT(prothrombin time)을 체크하면서 INR(International normalized ratio=환자의 프로트롬빈시간/실험실의 프로트롬빈시간)이 2~3으로 유지되도록 용량을 조절한다. 반감기가 길어 하루에 한번 투여한다.

4) 부작용

출혈(위장출혈, 혈뇨, 객혈, 혈변, 뇌출혈 등), 응고시간 지연, 발진, 발열, 설사나 간염이 나타날 수 있다.

5) 간호적용

- 약물상호작용이 있으므로 다른 약물이나 약초 병용시 반드시 주치의와 상의해서 복용해야 한다. 특히 간에서 대사되는 약물은 warfarin의 효과를 상승시키거나 감소시킬 수 있다.
- 비타민 K를 함유한 음식을 지속적으로 먹는 것은 삼가해야 한다. 녹색채소(시금치, 양상추, 양배추, 무청, 케일, 브로콜리), 청국장, 소간, 돼지간 등의 음식은 비타민 K가 많은 식품이다.
- 처방대로 정확하게 약을 복용하고 주기적으로 혈액검사와 외래 방문을 한다.
- 임신에 금기인 약물이므로 임신 예정시 미리 상의한다.
- Wafarin으로 인한 출혈시 해독제로 비타민 K를 사용한다.

5. Aspirin

1) 적용

아스피린은 Acetyl salicylic acid로 항염, 해열, 진통, 항혈소판제(antiplatelet drugs)로 사용된다.

2) 작용기전

Prostaglandin 합성을 억제하고 혈소판응집물질인 thromboxane A_2의 형성을 예방하여 혈관내막에서 혈소판이 활성화되어 응집되는 과정을 차단하게 된다. 또한 체온조절중추인 시상하부에 작용하여 체온을 낮춘다. 약물 투여 후 1시간 뒤면 혈소판 기능을 억제시키나, 위장관출혈 위험 때문에 장용 아스피린(enteric coated aspirin)을 주로 사용하며 이 경우는 3~4시간 후 그 효과가 나타난다.

3) 투여방법

항혈소판제로 사용시 용량은 저용량(100mg/일)에서 중간용량(300~325mg/일), 고용량(〉900mg/일)까지 다양하며 용량에 대한 논쟁이 아직 많다. 일차예방 목적으로는 1일 1회 100mg을 복용하며, 2차 예방에서는 좀 더 많은 용량을 사용한다.

해열 · 진통제로 사용하는 경우는 구강 혹은 직장으로 투여되며 보통 650mg을 하루에 4~6번 투여한다.

4) 간호적용

- 부작용으로는 위자극이 발생할 수 있는데 이때 음식과 함께 복용하면 자극을 줄일 수 있다.
- 간, 신기능 장애가 나타날 수 있으므로 일정한 간격으로 혈액검사를 한다.
- 출혈, 살리실산 증후군(이명, 청력소실), 위장관 부작용 심해지면 약물 복용을 중지하고 의사에게 알린다.
- 수술 전 5~7일간 항혈소판제를 중단한다.

V. 해열 · 진통제

1. Ketoprofen

1) 적용

Ketoprofen(profenid®)은 류마티스 관절염, 퇴행성 관절염, 외상 혹은 수술 후 염증 및 통증, 건염, 활액낭염에 주사 혹은 경구제로 투약한다.

2) 작용기전

Propionic acid계 NSAID로 cyclo-oxygenase(COX) 효소활동을 억제함으로써 prostaglandin 합성을 억제한다. 간에서 대사되고 소변으로 배설된다.

3) 투여방법

주사제는 1일 100mg~200mg을 1~2회 분할하여 근육주사하고, 경구투약 시에는 1일 200mg을 1~2회 분복한다.

4) 간호적용

- 구토, 소화불량, 위염 등의 증상이 나타날 수 있다.
- 신장장애, 간장애, 심기능 부전 환자에게는 주의하여 투여한다.
- BUN 상승, 혈색소량 저하 등의 혈액량 이상 유무를 주기적으로 관찰한다.

2. Acetaminophen

1) 적용

해열과 진통의 효과를 나타낸다.

2) 작용기전

Para-aminophenol유도체로 중추신경계에서 prostaglandins의 합성을 저해하고 말초에서 pain impulse generation을 차단하여 진통효과를 나타내며, 시상하부의 열 조절 중추에 작용하여 해열 작용에 관여한다.

3) 투여방법

이 약은 구강과 직장 좌약으로 투여한다. 1회 용량은 대개 300~600mg이며 1일 최대 용량으로 4g까지 투여할 수 있다.

4) 간호적용

- 신장장애, 간독성이 있을 수 있으므로 신장과 간에 이상이 있는 환자에게 사용시 주의를 요한다.
- 조혈기관에 영향을 주어 혈소판 감소증 등의 혈액질환을 야기할 수 있으므로 세밀한 추적이 필요하다.

3. Nalbuphine

1) 적용

중증도 및 심한 동통에 사용하거나 마취보조제로서 수술 전후에 사용한다.

2) 작용기전

마약 혼합형 작동-길항제(opioid agonist/antagonist)로서 중증도 및 심한 통증경감 작용을 나타낸다. 혼합형 작동-길항제는 두가지 특성을 모두 지니고 있다. 작동제 특성이 통증을 완화시키며, 길항제 특성이 독성(호흡억제)과 약물 의존성 위험을 감소시킨다. Nalbuphine 10mg/ml을 근육주사하면 morphine 10mg을 투여한 것과 동등한 효과를 얻는다.

3) 투여방법

체중 70kg 정도의 성인에서 10mg/ml을 3~6시간 간격으로 근육, 피하, 정맥으로 주사하고 1회 최대 용량 20mg, 1일 최대 160mg까지 투여 가능하다.

4) 간호적용

- 18세 이하 소아에서는 투여하지 않는 것이 좋다.
- 고혈압, 저혈압, 빈맥, 서맥, 호흡곤란, 천식, 청색증 등의 증상 발현을 관찰하고 두드러기, 언어곤란 등이 나타날 수 있으므로 주의한다.
- 두개내압 상승 환자, 다른 중추신경 억제제와 복합 투여받는 환자, 호흡기 폐색 환자, 호흡억제 환자 등에서는 주의하여 사용한다.

4. Pentazocine

1) 적용

중증도 및 심한 동통, 마취 전 투약 및 마취 보조제로서 사용한다.

2) 작용기전

약한 마약 혼합형 작동-길항제로 pentazocin 30mg은 morphine 10mg의 효과를 지닌다.

3) 투여방법

30mg을 3~4시간마다 반복하여 근육, 정맥, 피하주사 할 수 있고, 마취 전 투약 및 마취보조제로 사용할 경우는 30~60mg을 투여할 수 있다. 경구 투약시에는 50mg을 3~4시간마다 투약할 수 있고 1일 최대 360mg까지 복용할 수 있다.

4) 간호적용

- 가벼운 두통, 구토, 호흡억제 등이 나타날 수 있으며 백혈구 억제, 일과성 호산구 과다증, 복시, 안구진탕, 축동현상이 나타나므로 주의하여 투약한다.
- 두개내압상승 환자, 뇌병변 환자에게는 투약을 금지하며 신장애, 간장애, 심근경색 환자에게는

투여시 신중을 기한다.

5. Ketorolac tromethamine

1) 적용

Ketorolac tromethamine(tarasyn®)은 중간 정도 및 중증의 통증에 대한 단기요법으로, 혹은 수술 후의 통증에 사용한다.

2) 작용기전

Acetic acid 계의 NSAID로 cyclo-oxygenace 효소활동을 억제함으로써 prostaglandin 합성을 억제한다.

3) 투여방법

처음에 10mg을 주사하고 10~30mg을 4~6시간마다 근육 또는 정맥 주사한다. 1일 최대 90mg을 초과하지 않도록 한다.

4) 간호적용

- 위장관 궤양, 출혈 및 천공, 위장관 통증, 발적, 자반병 등이 나타날 수 있다.
- 졸음, 메스꺼움, 현기증, 시각 혹은 미각이상, 이명 혹은 청각상실이 나타날 수 있고, 주사부위 통증이 있을 수 있다.
- 간기능 저하, 신장질환자, 고혈압 환자, 심기능 부전환자, 혈액량 감소 환자에게 투여시 주의를 요한다.

VI. 뇌혈관 연축예방에 사용되는 약물

1. Nimodipine

1) 적용

거미막밑출혈 후 뇌혈관경련에 의한 허혈성 신경장애의 예방 및 치료에 사용된다.

2) 작용기전

뇌혈관 선택성 칼슘 길항제로서, 뇌혈관에 선택적으로 작용하여 뇌세포내로 과도한 칼슘유입을 억제함으로써, 뇌혈관을 확장하고, 산소 및 포도당 공급을 증가시켜 뇌세포의 기능적, 구조적 병변을 예방, 치료한다. 특히 거미막밑출혈 후의 뇌혈관경련에 의한 허혈성 신경장애의 예방 및 치료에 효과가 있다.

3) 투여방법

- 점적 정맥주사: 시간당 1mg(5ml, 15 μg/kg)으로 시작하여 2시간 이상 투여 후 현저한 혈압강하가 없는 경우 2mg(10ml, 30 μg/kg)으로 증량할 수 있다.

- 예방목적으로는 출혈 후 4일 이내에 시작하여 혈관경련이 일어나기 쉬운 기간인 출혈 후 10~14일까지는 정맥주사하고, 이후 7일간 1회 60mg(30mg/정)을 4시간 간격으로 1일 6회 경구투여 한다.
- 출혈 후 혈관경련에 의해 신경성 장애가 이미 나타난 경우는 가능한 빨리 치료를 시작하며 최소한 5일 내지 14일간은 정맥 주사한다. 이후 7일간 1회 60mg(30mg/정)을 4시간 간격으로 1일 6회 경구투여 한다. 예방 또는 치료 중에 출혈의 원인이 외과적으로 치료되면 수술 후 최소 5일간은 정맥주사한다.

4) 간호적용

- 뇌부종, 두개내압상승 환자, 저혈압, 간기능 장애 환자에게 신중히 투여한다.
- 두통, 어지러움증이 나타날 수 있고 혈압 강하, 안면 홍조, 서맥, 빈맥이 나타날 수 있으며 드물게 혈소판 감소가 발생할 수 있다.
- 다른 칼슘 길항제, 신독성이 있는 약물과는 병용을 피하고 β-차단제와 동시에 정맥주사시 혈압 강하 작용이 일어 날 수 있으므로 주의를 요한다.
- 이 약의 활성 성분은 빛에 민감하므로 직사광선을 피하여 저장하고 투여한다. 정맥주사시 빛을 차단하기 위해 펌프 및 튜브를 불투명한 랩으로 감싸 사용하는 것이 좋고 빛에 노출된 후 10시간까지 안전하다.

VII. 신경계 호르몬제

1. Vasopressin

1) 적용

바소프레신은 혈장의 삼투압이 증가되거나 혈압이 떨어질 경우 뇌하수체 후엽에서 분비된다. 바소프레신은 이뇨 효과와 승압효과가 있다. 이 호르몬이 결핍되면 요붕증(diabetes insipidius)이 발생한다. 바소프레신과 데스모프레신은 뇌하수체성 요붕증의 가장 좋은 치료제이다. 취침전에 데스모프레신을 사용하면 야뇨증을 예방할 수 있다. 혈액응고를 촉진시키는 효과가 있어 경증 혈우병이나 von Willebrands 병(type I)에도 사용된다.

2) 작용기전

바소프레신은 두 종류의 수용체와 상호작용한다. V_1 수용체는 혈관 근육에서 발견되는데 혈관을 수축하는 작용을 한다. V_2 수용체는 신세뇨관에서 발견되며 물의 투과성을 증가시켜서 집합관(collecting duct)에서 물의 재흡수를 촉진한다. 신장 이외의 조직에서도 V_2 수용체와 유사한 수용체가 발견되는데, 혈액 응고인자 Ⅷ과 von Willebrand factor의 분비를 중개한다. 바소프레신의 장시간 지속형 합성 유사체인 초산화 데스모프레신(desmopressin acetate, DDAVP, 1-desamino-8-D-arginine vasopressin)은 항이뇨 효과가 승압효과보다 4,000배정도 더 크다.

3) 투여방법

- 수성 바소프레신: 합성된 수성 바소프레신은 근육주사, 피하주사, 정맥주사로 사용할 수 있는데 3~6시간마다 5~10단위씩 피하주사 또는 근육주사해야 한다. 위장관 출혈치료를 위해서는 분당 0.1~0.5단위를 정맥주사한다.
- 초산화 데스모프레신: 중추성 요붕증 환자의 가장 좋은 치료제로 사용되고 있다. 비강내 분무, 정맥주사, 피하주사, 경구투여 모두 가능하며 비강내 분무는 10~40㎍(0.1~.04ml)를 1~3회 사용하며 항이뇨효과 발현시간은 1시간 후이고 작용시간은 5~24시간이다. 주사용 데스모프레신은 비강내 분무하는 것보다 약 10배 정도 생화학적 활성이 강력하며, 12~24시간마다 1~4㎍(0.25~1ml)를 주사하면 다갈, 다뇨 및 고나트륨혈증을 치료할 수 있다. 작용 발현시간은 30분 정도이며 최대 발현시간은 90분~3시간이다. 야뇨증을 치료하기 위해서는 취침 전 10~20㎍(0.1~0.2ml)을 비강내 분무하면 된다. 경구용 제제는 0.1~0.2mg을 12~24시간마다 복용한다. 항이뇨 효과 발현시간은 1시간이며 작용지속시간은 6~8시간이다.

4) 간호적용

두통, 오심, 복통, 불안 및 알레르기 반응이 드물게 발생할 수 있고 과용시 저나트륨혈증이 발생할 수 있다. 바소프레신은 혈관을 수축시킬 수 있기 때문에 관상동맥 질환을 가진 환자에게 사용시 매우 주의해야 하며 비강내 분무제는 비강 충혈이 있는 경우 효과가 감소될 수 있음을 기억해야 한다.

참 · 고 · 문 · 헌

- 김금순외 4인(1996). 신경계 간호학. 서울대학교출판부
- 김연희, 전명희, 최진선, 정영선, 박정윤, 김성열 (2007). 쉽게 배우는 간호약리학. 군자출판사
- 대한간질학회 편(2009). 임상간질학 제1판. E*PUBLIC.
- 전국 의과대학 약리학교실 편(2008). Katzung 약리학 제10판. 고문사.
- 중환자전문간호교육과정협의회(2007). 신경계 중환자간호. 군자출판사.
- 안영수 엮음(2008). 이우주의 약리학강의 제6판. 의학문화사.
- Bader MK, Littlejohnbs LR(2004). AANN Core Curriculum for Neuroscience Nursing, 4th edition. PA, USA, Saunders.
- Chales FL(2002). Drug information handbook(10th ed.), Lexi-comp.
- Glick, Workman, Gaufberg(2004). Preventing phenytoin intoxication: Safer use of a familiar anticonvulsant, The Journal of Family Practice, 53(3), 197-202.
- Goodman, Gilman(1980). The pharmacological basis of therapeutics(7th ed). New York; Macmillan
- Roger TM, Malseed RT(1985). Pharmacology, drug therapy, and nursing considerations(2nd ed). Philadelphia; Lipincott
- Skidmore-Roth, L. (2009). Mosby's Drug Guide for Nurses. eighth edition. PA, USA; Mosby Elsevier.
- www.druginfo.co.kr
- www.kimsonline.co.kr

Chapter 21

급성신부전

학습목표

1_ 급성신부전을 초래하는 상황을 나열한다.

2_ 급성신부전의 증상을 원인에 따라 구별한다.

3_ 신부전시 요구되는 진단검사의 종류를 서술한다.

4_ 급성신부전의 치료원칙을 설명한다.

급성신부전(acute renal failure, ARF)은 중환자실에 입원하는 환자의 약 5%에서 발병하며, 패혈증이나 패혈증으로 인한 쇼크 등과 같이 대부분의 기저질환이 심한 경우에 발생하기 때문에 이로 인한 사망률은 60%에 달한다.

급성신부전은 중환자실 환자의 10~15%에서 발생하며, 수 시간 내지 수주에 걸쳐 급격히 진행하는 사구체 여과율(glomerular filtration rate, GFR) 감소와 질소 대사산물의 저류, 세포의 수분용적과 전해질 및 산 · 염기 평형의 장애를 특징으로 한다. 흔히 사용되는 정의는 혈중 크레아티닌(creatinine, Cr)이 기준치에 비하여 0.5mg/dl 또는 50% 이상 증가하거나 크레아티닌 청소율이 50% 이상 감소된 경우, 또는 투석요법을 필요로 할 만큼 신기능이 감소된 경우 등 다양하다. 대개 증상은 없고 환자의 혈중 요소질소(blood urea nitrogen, BUN)와 크레아티닌의 상승으로 진단되며 핍뇨(oliguria)는 약 반수의 환자에서 관찰된다. 질병의 예후는 가역적으로 회복되는 경우가 많으나 대부분 심각한 선행질환들과 합병되는 경우가 많아 병원 내 이환율과 사망률의 중요한 원인이 된다. 급성신부전은 진단과 치료의 편리를 위해 일반적으로 다음의 3가지로 분류된다. 첫째로 신전성 급성신부전(prerenal ARF), 혹은 신전성 콩팥전질소혈증(prerenal azotemia)이며, 둘째는 내인성 신성 급성신부전(intrinsic renal ARF), 혹은 신성고질소혈증(renal azotemia)이고, 셋째는 신후성 급성신부전(postrenal ARF), 혹은 콩팥후질소혈증(postrenal azotemia)으로 분류된다(**표 21-1**).

표 21-1 급성신부전의 분류

신전성 급성신부전(30~40% 정도 차지)	혈량저하(hypovolemia): 출혈, 체액소실 유효 세포외액 용적의 감소(reduced effective extracellular volume)
내인성 신성 급성신부전(50% 정도 차지)	큰 신혈관(large renal vessels)의 질환 : 신혈관 폐쇄(신동맥, 신정맥) 신장 미세순환(renal microcirculation)과 사구체 질환: 신미세혈관질환 : 혈관염, 용혈성 용혈성 독증(hemolytic uremia), 가속고혈압(accelerated hypertension) 등 사구체신염 급성세뇨관 괴사(aucte tubular necrosis) 허혈성 급성세뇨관괴사 신독성 급성세뇨관괴사 내인성 독소: 횡문근융해(rhabdomyolysis), 요산(uric acid), 용혈, 수산염(hydroxylate) 등 외인성 독소: 방사선조영제, 항생제, Cyclosporine 등 간질신장염(interstitial nephritis) : 알레르기성, 감염성, 침윤성, 특발성
신후성 급성신부전(10% 정도 차지)	요관 폐색: 결석, 종양, 응혈 등 방광경부 폐색: 전립선 비대, 신경인성 방광 등 요도폐색: 협착, 포경, 선천성 판막 등

I. 원인과 병태생리

1. 신전성 급성신부전

급성신부전은 중환자실에서 핍뇨를 일으키는 원인의 30~40%를 차지한다. 가장 흔한 형태는 신요관의 내적 손상 없이 신장의 저관류에 대한 생리적 반응으로 생기며 신혈류와 사구체 여과 압력이 정상화되면 24시간 내지 72시간 내에 빠르게 회복된다. 신장의 실질은 손상 받지 않은 정상상태로 유지되는데 심한 저관류 상태가 지속되면 신 실질의 허혈을 초래하여 내인성 급성신부전으로 이환된다. 중환자실에서 흔한 신전성 급성신부전의 원인으로 용적체액상실(volume depletion), 유효순환용적(effective circulatory volume)이 감소되는 다양한 혈역학 이상 즉, 혈량저하, 심부전, 전신성 혈관확장 및 선택적인 신장 혈관수축 등이 있다. Angiotensin-converting enzyme 억제제(ACE inhibitor)와 이뇨제를 병용하면 신혈관에 이상이 있는 환자에서 신전성 급성신부전을 일으킬 수 있고, 비스테로이드성 소염제는 신관류가 저하된 환자에서 신전성 급성신부전을 일으킬 수 있다. 또한 간기능 이상 혹은 패혈증(sepsis) 등이 흔한 원인이다.

1) 유효순환량 감소에 대한 전신반응

혈량저하는 동맥과 심장의 압력수용체(baroreceptor)에 의해서 감지되고, 활성화된 압력수용체는 교감신경계와 레닌-안지오텐신-알도스테론계의 활성화 및 arginine vasopressin(AVP)의 분비 등으로 동맥압과 혈류량을 유지한다. Norepinephrine, angiotensin II(AT II), AVP는 심장과 대뇌의 혈류를 보존하기 위하여 상대적으로 덜 중요한 기관(근육, 피부, 내장 등)의 혈관을 수축시키고, 땀샘을 통한 염분 손실을 감소시키며, 수분과 염분의 섭취를 자극하고, 신장에서 수분과 염분의 저류를 증진시킨다.

2) 유효순환량 감소에 대한 신장의 반응

신장으로의 관류압이 감소되면 수입세동맥(afferent arteriole)에 위치한 신장수용기(stretch receptor)는 이를 감지하여 구심성 소동맥의 평활근을 이완시켜 구심성 소동맥을 확장시킨다(자동조절, autoregulation). 또한 혈관확장성 prostaglandin(prostacyclin, PGE_2)과 nitric oxide의 합성에 의해 생성된 화합물이 구심성 소동맥을 확장시키며, AT II는 수출세동맥(efferent arteriole)을 선택적으로 수축시켜 사구체내 압력을 보존함으로써 사구체 여과율을 유지한다.

3) 신장의 보상기능 장애와 급성신부전의 발생

유효순환량 감소에 대한 신장의 보상기전은 그 한계가 있고, 이 한계를 초월한 심한 저관류 상태에서는 더 이상 사구체 여과율이 유지되지 못하고 신전성 급성신부전이 발생한다. 자동조절에 의한 구심성 소동맥의 확장은 평균 혈압이 80mmHg에서 최대가 되지만 이 수치이하로 혈압이 감소하면 사구체 여과율이 감소하고 급성신부전이 발생한다. 고혈압에 의한 신장 혈관의 경화증이나 당뇨병에 의한 혈관손상처럼 구심성 소동맥에 이상이 있거나 고령인 경우는 경한 저혈압에도 신전성 급성신부전이 발생할 수 있다. 신장의 미세 순환을 방해하는 약물은 가벼운 신저관류에서 명백한 신전성 급성신부전을 일으키거나 신전성 급성신부전을 신성 급성신부전으로 진행시킬 수 있다. Cyclooxygenase의 억제를 통해 prostaglandin 합성을 억제하는 비스테로이드성 소염제는 건강한 성인에서는 사구체 여과율을 감소시키지 않지만, 체액량이 감소되었거나 만성신부전 환자에서는 신전성 급성신부전을 일으킬 수 있다. ACE 억제제는 양측성 신동맥협착이 있는 환자에게는 주의 깊게 사용되어야 한다. 왜냐하면 이러한 상황에서 사구체 관류와 여과는 AT II의 작용에 예민한데 ACE 억제제는 이 작용을 약화시켜 이와 같은 환자(특히 체액량이 감소된 경우)의 약 30% 정도에서 급성신부전을 유발하기 때문이다.

4) 간-신 증후군

간콩팥증후군(hepatorenal syndrome)은 간경화나 다른 간기능부전에 합병될 수 있는 아주 심한 형태의 급성신부전이다. 문맥 고혈압과 복수가 합병된 중증 간질환에서는 전신적인 혈관확장과 문맥순환으로의 혈류 감소로 인해 혈장량 증가에도 불구하고 유효순환량이 감소되어 있으며, 이로 인해 혈량저하에서 보이는 교감신경계, 레닌-안지오텐신계 및 AVP 활성화로 인한 혈관수축을 보인다. 전형적으로 급성신부전은 수 주나 수 개월에 걸쳐서 간기능의 감소와 함께 천천히 발생하지만 출혈, 복수천자, 이뇨제 과다사용, 혈관확장제나 비스테로이드성 소염제의 사용 등으로 혈역학적 이상이 있을 때는 급격히 악화될 수 있다. 중증 간-신 증후군에서는 충분한 혈장량과 적절한 혈압에도 불구하고 급성신부전이 계속 진행되는데 이는 손상된 간에서 만들어 내는 여러 물질들에 의한 지속적인 신장 내 혈관수축, 저관류, 허혈 등에 기인하는 것으로 추정하고 있다.

2. 신성 급성신부전

대부분의 신성 급성신부전은 신장의 저관류에 의한 허혈(허혈성 급성신부전) 또는 신장독소(nephrotoxin)에 의해서 신요관, 네프론 또는 신혈관에 손상을 초래했을 때(신독성 급성신부전) 발생한다. 허혈성과 신독성 급성신부전은 흔히 세뇨관과 상피세포의 괴사와 동반되기 때문에 급성세뇨관괴사(ATN; acute tubular necrosis)라고도 부른다. 따라서 신성 급성신부전과 급성세뇨관 괴사라는 용어는 대개 서로 혼용되어 사용된다. 그러나 허혈성 또는 신독성 급성신부전 환자의 20~30%에서는 세뇨관 괴사의 임상적, 병리학적 소견을 보이지 않을 수도 있다. 그 외 간질(interstitial)질환과 신장 미세순환(renal microcirculation) 및 사구체 질환에 의해서도 신성 급성신부전이 발생한다.

1) 허혈성 급성신부전의 원인과 병태생리

신전성 급성신부전과 허혈성 급성신부전은 모두 신장의 저관류에 의해서 발생한다. 그러나 신전성 급성신부전은 신장의 실질이 손상받지 않는데 비해 허혈성 급성신부전은 저관류에 의해 세뇨관 상피의 허혈성 손상이 오고 관류감소의 정도도 신전성 급성신부전에 비하여 심하다. 신관류가 정상화되면 1~2주 경과 후 대부분의 허혈성 급성신부전은 회복되지만 극심한 허혈 상태에서는 양측성 신피질 괴사(cortical necrosis)가 발생하여 신부전이 회복되지 않을 수 있다. 허혈성 급성신부전은 출혈이나 저혈압, 심혈관계 수술, 외상이나 화상, 패혈증 및 탈수가 있는 환자에서 주로 발생한다. 신독소에 노출된 경우 패혈증과 자동조절기능 이상이 나타나며 이미 신기능 부전이 진행되고 있는 환자에서는 가벼운 유효순환량의 감소에서도 허혈성 급성신부전이 발생할 수 있다.

허혈성 급성신부전의 진행과정은 3단계로 나눌 수 있다. 첫번째, 시작단계(initiation phase)는 신장 저관류의 초기로 수 시간 내지 수 일에 걸쳐 허혈성 손상이 진행되며 사구체 여과율은 감소한다. 이 시기에 중요한 점은 신장의 혈류가 회복되면 신손상이 더 이상 진행되지 않는다는 것이다. 두번째, 유지단계(maintenance phase)는 1주 내지 2주 지속되며, 이 때에는 상피세포의 손상이 매우 심해지고, 사구체 여과율이 최저점인 5~10ml/분 정도로 고정된다. 소변량은 최저치가 되고 요독에 의한 합병증이 발생한다. 전신의 혈역학적인 교정에도 불구하고 이 시기 동안 사구체 여과율이 낮게 유지되는 이유는 아직 규명 중에 있다. 세번째, 회복단계(recovery phase)가 되면 세뇨관 세포가 재생되고 사구체 여과율이 점차 정상화된다. 이 단계에서 심한 이뇨현상이 나타날 수 있는데, 그 원인으로는 몸에 정체되어 있던 염분, 수분 및 다른 용질의 배설, 지속적인 이뇨제의 사용, 용질과 수분을 재흡수하는 상피세포의 기능이 사구체 여과에 비해 늦게 회복되는 것 등을 들 수 있다.

2) 신독성 급성신부전의 원인과 병태생리

신장은 다른 장기에 비해 혈류의 공급이 풍부하고 독소를 상피세포와 간질 내에 농축시킬 수 있기 때문에 신독소에 의한 손상을 받기 쉽다. 따라서 다양한 약물 및 내인성 물질, 예를 들어 혈색소(hemoglobin), 미오글로빈(myoglobin), 요산 등에 의해 신독성 급성신부전이 발생할 수 있다. 또한 고령의 환자, 기왕의 만성 신기능부전이 있는 환자, 유효순환량이 감소된 환자, 동시에 다른 독소에 노출된 환자 등에서 그 빈도가 증가된다. 신독성 급성신부전에서도 허혈성 급성신부전에서 처럼 신장 내 혈관수축과 세뇨관 폐쇄 및 세뇨관 상피세포에 대한 직접적인 손상으로 사구체 여과율이 감소된다. 방사선 조영제(radiocontrast agents), cyclosporine, 혈색소 및 마이오글로빈에 의한 급성신부전은 신장내 혈관수축이 중요한 기전으로 작용하며, 많은 항균제(aminoglycosides, amphotericin B 등)나 항암제(cisplatin, ifosfamide)는 세뇨관 상피세포에 직접적인 독성을 나타내고, 흔한 내인성 독소(endogenous toxin)인 Ca^{++}, 마이오글로빈, 혈색소, 요산염(urate), 옥살산염(oxalate), acyclovir는 세뇨관을 폐쇄시켜 급성신부전을 발생시킨다.

횡문근융해와 용혈은 순환혈액량이 감소된 환자 또는 산증(acidosis)인 환자에서 급성신부전을 일으킬 수 있는데 횡문근융해는 외상성 압박 손상, 근허혈, 간질, 심한 운동, 열사병, 악성 고열증, 알코올 중독, 감염 및 대사성 이상에서 발생한다. 마이오글로빈은 세뇨관 폐쇄를 일으키는 원주체

(casts)를 형성하고(특히 산성뇨에서), nitric oxide를 억제하여 신장내 혈관을 수축시키며 손상된 근육내로 체액을 이동시켜 혈량저하를 유발한다. 다발골수종(multiple myeloma)의 중요한 임상 양상의 하나인 사구체로 여과된 면역글로블린 사슬(chain)는 원주체 형성에 의한 세뇨관 폐쇄로 급성신부전을 일으킬 수 있고 또한 경쇄 자체가 세뇨관 상피세포에 직접 독성을 나타낼 수도 있다. 급성요산염신장병(acute uric acid nephropathy)은 대부분 임파증식성 또는 골수증식성 질환의 치료 중 합병증으로 발생하지만 일차성 또는 이차성 고요산혈증(hyperuricemia)에서 소변이 농축되어 있을 경우에도 발생할 수 있다.

3) 신성 급성신부전의 다른 원인들

진행된 동맥경화 환자에서는 대동맥이나 신동맥의 수술 또는 혈관조영술을 시행한 다음 이미 생긴 콜레스테롤 결정(cholesterol crystal)이 신혈관계 색전을 일으켜 드물게 급성신부전이 발생할 수 있다(죽종색전 급성신부전, atheroembolic ARF). 소혈관과 중혈관에 콜레스테롤 결정이 박히면 혈관내의 거대세포가 자극되고 혈관벽의 섬유화 작용을 초래해서 혈관이 좁아지거나 막히게 된다. 보통 죽상색전 급성신부전은 비가역적이다. 간질성 신염(interstitial nephritis)에 의한 급성신부전의 가장 흔한 원인은 약제에 대한 알레르기성 간질성 신염이다. 흔한 원인으로는 항생제(예: penicillins, cephalosporins, trimethoprim, sulfonamides, rifampicin), 비스테로이드성 항염증제 등이 포함된다. 그 외 자가면역질환(lupus), 침윤성질환(sarcoldosis), 감염성 질환으로 유행성 출혈열(Hantavirus infection), Legionnaire' s disease 등도 간질성 신염에 의한 급성신부전을 일으킬 수 있다. 급속진행 사구체신염(rapidly progressive glomerulonephritis, RPGN)은 급성 혹은 아급성 신부전의 임상양상을 보인다.

3. 신후성 급성신부전

요로계 폐색에 의한 급성신부전은 전체 급성신부전의 5% 미만이다. 한쪽 신장만으로도 질소성 폐기물을 충분히 배출할 수 있기 때문에 급성신부전은 기왕의 만성 신기능부전이 있거나, 요도나 방광목(bladder neck)의 폐색이나 양측성 요로 폐색, 또는 단일 신질환자의 요로 폐색이 있는 경우 발생한다. 요로 폐색은 흔히 전립선 비대증, 전립선과 자궁경부의 악성종양 및 후복막 질환에 의해 생기며 신경성 방광도 기능적인 요로 폐색으로 급성신부전을 일으킬 수 있다.

급성 하부요로 폐쇄의 다른 원인으로 응혈, 결석, 그리고 요도경축을 동반한 요도염 등이 포함된다. 폐쇄의 초기(수 시간 내지 수일)에는 계속적인 사구체 여과에 의하여 폐쇄 상부의 관내 압력이 증가하고, 그 후에는 근위 요관, 신우, 그리고 신배의 점진적인 확장과 신사구체 여과율의 감소가 일어난다. 급성 폐쇄 초기에는 어느 정도의 신혈류량 증가를 보이지만, 곧 세동맥의 수축이 동반되어 사구체 여과는 더욱 감소하게 된다. 급성신부전을 유발할 수 있는 다양한 원인들은 **표 21-2**와 같다.

II. 임상증상

급성신부전의 임상소견은 원인에 따라 다르므로 세심한 병력청취가 매우 중요하다. 급성신부전 환자의 약 50%에서 비핍뇨성 양상을 보이므로 병력에서 의심이 되면 BUN과 혈청 크레아티닌을 검사

표 21-2 급성 신부전의 원인

신전성 신부전	신성 신부전	신후성 신부전
저혈량성 · 화상 · 과다한 이뇨제 사용 · 출혈 · 쇼크 · 위장계 손실	허혈성 · 장기화된 신 관류 감소 · 패혈증 · 수혈 부작용 · 외상	기계적 · 응괴 · 돌 · 협착 · 종양
말초혈관 저항의 변화 · 아나필락스성 반응 · 항고혈압성 약물복용 · 신경성 쇼크 · 패혈성 쇼크	신독성 · 항암제 · 항균제 · 살충제 · 방사선 검사물질	기능적 · 약물 · 기능장애
심박출량 감소 · 부정맥 · 심장 압전 · 심인성 쇼크 · 울혈성 심부전 · 심근 경색 · 폐 색전증	염증성 · 급성 사구체신염 · 급성 혈관염 · 급성 간질신장염	

하여 확인하고, 필요하면 매일 추적 검사를 하여야 한다. 동반될 수 있는 대사장애 중에서 폐부종, 고칼륨혈증, 저나트륨혈증 등은 흔히 발생되고 응급 처치를 필요로 하므로 특히 핍뇨성 급성신부전 환자에서 주의해야 한다. 다기관 부전이 합병된 과이화 상태(hypercatabolic state), 패혈증, 위장관 출혈 등은 높은 사망률을 보이는 합병증이다.

1. 일반적 증상

임상에서 가능 흔하게 발견되는 급성신부전의 양상은 증상없이 BUN과 혈청 크레아티닌이 수일간에 걸쳐 지속적으로 증가하는 것이다. 그러나 이런 경우 BUN이나 혈청 크레아티닌의 증가가 반드시 사구체 여과율의 감소를 의미하는 것은 아니기 때문에 사구체 여과율의 변화 없이 BUN이나 혈청 크레아티닌이 증가할 수 있는 경우를 반드시 고려하여야 한다(**표 21-3**). 또한 이들 수치의 상승이 사구체 여과율의 감소와 관련이 있다고 해도 급성신부전에서는 사구체 여과율의 감소 속도가 더 빠르므로 BUN이나 혈청 크레아티닌 수치가 사구체 여과율을 정확하게 반영하지 못한다. 예를 들어 사구체 여과율이 100ml/분에서 하루 사이에 5ml/분 이하가 되었다고 하더라도 BUN과 혈청 크레아티닌은 약 7일 후에야 감소된 사구체 여과율을 반영한다. 그러므로 급성신부전이 의심되는 상황에서는 사구체 여과율을 간접적으로 알 수 있는 과분해대사 상태(creatinine clearance, Ccr)을 구하는 것이 비교적 정확하다. 그러나 크레아티닌 청소율의 계산에 있어서 가장 흔한 오류는 불완전한 요 수집이므로 반드시 배설된 요 크레아티닌의 양을 계산해 보아야 한다. 24시간 수집 요에서 남자의 경우 20~25mg/kg, 여자의 경우 15~20mg/kg의 크레아티닌 배설은 정상범위이다. 대부분의 환자에서 BUN은 하루에 10~20mg/dl, 혈청 크레아티닌은 0.5~1.0mg/dl씩 상승한다. 그러나 단백질의 과이화가 있는 상태에서는 BUN은 하루에 30mg/dl, 혈청 크레아티닌은 하루에 1mg/dl 이상 상승할 수 있다.

표 21-3 사구체 여과율이 정상이면서 BUN이나 혈청 크레아티닌이 증가할 수 있는 원인

BUN의 증가	혈청 크레아티닌의 증가
단백질 섭취의 증가	횡문근 융해증
위장관내 출혈	cimetidine의 복용
이화상태	trimethoprim의 복용
당류 코르티코이드(glucocorticoid)의 투여	혈중 케톤체의 증가
아미노산의 주입	육류의 과다 섭취
유효순환 혈액량의 경한 결핍	

급성신부전이 있음을 의심하게 하는 가장 흔한 증상은 요량의 감소, 즉 핍뇨이다. 핍뇨는 1일 요량이 400~500ml 이하인 경우로 정의한다. 그러나 최근에는 비감뇨성급성신부전(nonoliguric acute renal failure)이 증가하는 추세이며, 전체의 50%를 차지한다. 증가하는 원인은 aminoglycoside나 vancomycin 등의 항생제 사용, 방사성 조영제 같은 신독성 물질 사용 후에 핍뇨나 다른 증상이 없어도 혈액 검사를 하여 BUN과 혈청 크레아티닌의 증가 여부를 확인하는 빈도가 증가하였기 때문이다.

급성신부전의 회복기에는 다뇨(polyuria)가 나타난다. 다뇨를 초래하는 상황은 핍뇨기 동안 체액의 과다, 저류되었던 용질에 의한 삼투성 이뇨(osmotic diuresis), 사구체 여과율은 회복되었으나 신세뇨관의 기능은 불완전하게 회복되었을 때, 신세뇨관의 항이뇨호르몬(antidiuretic hormone, ADH)에 대한 저항성, 신수질의 고장성 유지기능의 불완전한 회복 등이 있다.

2. 체액, 전해질과 산 · 염기 이상

급성신부전은 이미 체액의 조절 능력이 없어진 상태이므로 체액의 저류로 인한 폐부종, 뇌부종, 저나트륨혈증이 흔히 나타날 수 있다. 비핍뇨성 급성신부전의 경우 요량이 정상인과 비슷해도 체내외 환경의 변화에 따른 조절 능력이 없이 요량이 고정된 상태이므로 수분 섭취량은 핍뇨성 급성신부전에서와 마찬가지로 전날의 소변량과 불감상실(insensible loss)을 더한 값으로 제한하여야 한다.

급성신부전의 원인 질환과 환자 상태, 사용한 약물 등에 따라 저나트륨혈증, 고나트륨혈증, 고칼륨혈증, 대사성 산증 등 각종 전해질과 산 · 염기의 이상이 나타난다.

모든 전해질 이상에 대한 치료의 지표는 환자마다 다르며, 전해질 불균형의 증상, 징후가 반드시 전해질 이상 정도에 따라 결정되는 것은 아니다.

1) 나트륨(Na^+) 불균형

혈청 삼투압은 체액의 상태를 판단하는 주요 지표이며, 주로 혈청Na^+ 농도에 의해 결정되기 때문에 혈청 Na^+ 농도의 평가로 혈청 삼투압과 총 체액의 잠재적 과다 혹은 결핍에 대해 파악할 수 있다. 혈청 삼투압 값의 계산은 혈청 Na^+ 값을 2배하여 구한다(예: 혈청 Na^+ 150mEq/L→혈청 삼투압 300 mOsm/kg 등).

비정상적 혈청 Na^+ 농도는 수분부족을 보이는 높은 Na^+ 농도에 의한 고삼투압 장애와, 수분과다를 보이는 낮은 Na^+ 농도로 인한 저삼투압 장애로 구분된다. 중환자들은 삼투압 장애가 자주 발생할 수 있으며, 특히 어린이와 노인이 가장 위험하다. 나이가 들수록 시상하부가 삼투압의 변화에 둔감해지고 비정상적 상태에 대한 반응이 느려지므로, 삼투압 장애로 인한 신경학적 증상은 생리적

이상보다 나이와 관련지어 무시되는 경우가 많아 주의하여야 한다.

고삼투압 장애는 부적절한 수분섭취, 수분손실의 과다, 항이뇨호르몬 분비를 방해하는 여러 상황으로 인해 수분부족의 결과를 초래한다. 중환자실에서는 종종 의식이 저하된 환자, 기관내삽관 환자, 요붕증(diabetes insipidus)과 같은 항이뇨호르몬 분비장애를 보이는 두부손상환자, 신세뇨관이 아직 항이뇨호르몬에 대한 반응성을 회복하지 못한 급성신부전 환자의 다뇨기 등에서 고삼투압 장애가 나타난다. 이는 수분이 세포 내에서 혈관 내로 이동하여 세포가 탈수되는 것으로, 점막건조, 기면(lethargy), 불안정, 갈증, 빈맥, 저혈압, 저항력 상실, 환각, 발작(seizure), 핍뇨, 혼수 및 혈청 Na^+ 150mEq/L 이상, 혈청 삼투압 300mOsm/kg 이상, 요비중 1.024 이상 등이 나타난다.

저나트륨혈증은 대부분 저장성 용액이나 Na^+이 포함되지 않은 포도당 용액을 과다하게 투여함으로써 야기되며, 기면, 둔감(obtundation), 발작 등이 나타날 수 있다.

2) 칼륨(K^+) 불균형

급성신부전의 가장 위험한 합병증 중의 하나인 고칼륨혈증의 중요한 세 가지 원인은 섭취 증가, 배설 감소, 세포 내에서 세포 외로 K^+의 재분포이다. 섭취 증가만으로 고칼륨혈증이 오는 경우는 거의 없으며 보통 배설 감소와 함께 나타난다. 중환자에서 고칼륨혈증의 가장 흔한 원인은 급성신부전증, 세포손상, 과다 투여 등이다. 심장조직은 인체조직 중 K^+농도에 가장 민감하기 때문에 고칼륨혈증은 보통 심전도 이상이 가장 먼저 나타나고, 심각한 심부정맥과 사망을 초래할 수 있다. 심한 압착손상(crush injury), 용혈, 횡문근융해증 등과 과이화 상태가 심한 환자의 경우 불과 수 시간 내에 K^+이 1~2mEq/L 상승할 수 있으므로 매우 유의하여야 한다. 신체적 증상으로 모호한 근력저하, 심부건반사(deep tendon reflex) 감소, 이완성 마비, 의식저하, 오심, 설사, 복통 등이 나타날 수 있으며 심전도상 가장 먼저 T파가 커지고 확장되며 QT간격이 짧아지고, K^+ 농도가 계속 높아짐에 따라 QRS군과 P파가 넓어지다가 심실세동에 이르게 된다.

저칼륨혈증은 급성신부전의 다뇨기때 중환자에게 무리한 이뇨제의 사용, 위장계로부터의 과도한 배액이 있는 경우에 흔하게 나타나며 cisplatin이나 amphotericin B와 같은 약제에 기인한 비핍뇨성 급성신부전에서도 볼 수 있다. 혈청 내 K^+ 농도의 저하는 신경근육세포와 심근의 불안정을 증가시키므로 심장근육을 포함한 전체적 근력약화가 저칼륨혈증의 주된 증상이며 심각한 부정맥이나 심장정지가 발생할 수도 있다. 이외에 호흡근 약화, 마비성 장폐색, 복부팽만과 복통, 기면, 불안정, 의식저하 등이 나타나고 심전도상 심실기외 수축(ventricular ectopic beat), 평평하거나 뒤집어진 T파, QT간격의 연장, ST간격이 짧아지고 하강하는(depression) 현상이 나타난다.

3) 칼슘(Ca^{++}) 불균형

급성신부전이 고칼슘혈증을 동반하였다면 먼저 다발성 골수종이나 부갑상선 호르몬 관련 이상을 의심해봐야 하며, 그 밖에 횡문근융해증에 의한 급성신부전의 회복기때 일시적인 현상으로 나타날 수 있다. 혈청 Ca^{++} 10.5mg/dl 이상일 때 진단할 수 있으며 신체적 증상으로 졸림, 오심, 구토, 식욕감퇴, 다뇨, 의식저하, 변비 등이 나타나며 심전도상 부정맥, QT간격과 ST간격의 연장, 평평하거나 뒤집어지는 T파 변화가 나타난다.

중환자에게서 저칼슘혈증이 나타나는 경우는 흔치 않으며 위장관에서의 소실이나 흡수장애, 급성 췌장염 등에 의한 급성신부전 등에서 나타날 수 있다. 혈청 Ca^{++}이 8.5mg/dl 이하일 때 진단할 수 있으며 심전도상 부정맥, QT간격이 짧아지고, 뒤집어진 T파, ST간격이 짧아지는 등의 변화가 나타나고 신체적 증상으로는 안면신경 자극 시 윗입술이 떨리는 Chvostek' s sign 양성, 말단부위 혈액순환을 3분 동안 막고 있으면 carpopedal spasm이 나타나는 Trousseau' s sign 양성, 강직(tetany), 발작, 기관지 경련, 마비성 장폐색이나 설사 등이 나타날 수 있다. 또한 급성신부전에 동반된 저칼슘혈증에서는 전형적인 저칼슘혈증의 증상이 나타나지 않는 경우가 많은데 그 이유는 대부분의 환자에서 대사성 산증이 동반되어 있어 Ca^{++}의 농도는 비교적 정상으로 유지되기 때문이다.

4) 인산염(phosphate) 불균형

신장에서 몸의 인산을 조절하기 때문에 중환자를 포함한 모든 환자에서 고인산혈증의 가장 흔한 원인은 신부전이다. 또한 고인산혈증은 부갑상선 기능저하증, 알칼리나 비타민 D 섭취과다, Addison 씨 병, 골종양이나 골절의 경우에도 나타나며, 저칼슘혈증과 관련된 경우가 많다. 혈청 인산이 21.5 mg/dl 이상일 때 진단이 가능하며, 임상적으로 근경련, 관절통 등이 나타난다.

저인산혈증은 부갑상선 기능항진증, 고인슐린증, 정맥내 포도당 주입, 골연화증처럼 뼈의 변형을 가져오는 상황에서 발생한다. 저인산혈증은 중환자에서는 자주 생기지 않으며 고칼슘혈증과 관련 있는 경우가 흔하다. 혈청인산이 3.0mg/dl 이하라면 진단이 가능하고 임상증상으로는 근력약화, 피로, 혼돈, 핍뇨, 빈맥, 식욕부진, 호흡곤란 등이 나타날 수 있다.

5) 마그네슘(Mg^{++}) 불균형

중환자에서 나타나는 고마그네슘혈증의 가장 흔한 원인은 급성신부전이다. 고마그네슘혈증은 Mg^{++} 섭취가 증가되거나 배설이 감소한 경우, 부신기능저하, 부갑상선 기능항진증을 가진 경우 신부전이 아니더라도 발생할 수 있다. 혈청 Mg^{++}이 2.5mEq/L 이상인 경우를 말하며 신체 증상으로는 신경근육과 심장근육의 위약으로 인해 호흡억제, 심부건반사 저하, 이완성 마비, 기면, 졸림 등이 나타나고 심전도 상 심정지, PR과 QT간격 연장, QRS 넓어짐, T파 진폭이 커짐, 서맥 등이 나타난다.

혈청 Mg^{++}이 1.5mEq/L 이하인 저마그네슘혈증은 알콜중독이나 중환자에서 자주 발생하며 저칼슘혈증, 저칼륨혈증과 동반되는 경우가 많다. 저마그네슘혈증은 섭취가 감소되었거나 이뇨제의 사용 등으로 배설이 증가된 경우 또는 체액의 소실이 과도한 경우에 초래되며, 중환자에서의 저마그네슘혈증은 영양상태 악화, 흡수장애, 기아의 이차적인 증상으로 자주 나타난다. 신체적 증상으로 과반사, Chvostek' s sign 양성, Trousseau' s sign 양성, 안구진탕, 발작, 근경직 등이 나타나고, 심전도 상 PR과 QT간격 넓어짐, T파가 넓어지고 평평해짐, 심실 부정맥 등이 나타난다.

6) 산 · 염기 이상

정상기능의 신장에서는 단백질 대사 결과 생성된 비휘발성 산(nonvolatile acid)을 하루에 1mEq/kg 배설하고 이와 동량의 HCO_3^-를 재생성 시킨다. 그러므로 급성신부전에서는 산의 저류가 일어나 대사성 산증이 생긴다.

3. 심혈관계 이상

환자들이 고령이거나 이미 심장질환을 갖고 있는 경우에는 급성신부전시 울혈성 심부전이나 폐부종이 흔히 나타난다. 저혈압과 심근기능의 저하는 패혈증, 체액량의 결핍, 심한 대사성 산증에 기인하고 부정맥은 고칼륨혈증이나 디지탈리스 독성(digitalis toxicity) 등과 관련이 있다. 급성 사구체 신염에 의한 신부전에서는 고혈압이 자주 동반된다. 요독증 증상이 심한 환자에서는 심낭염이 합병될 수 있다.

4. 혈액학적 이상

빈혈은 급성신부전 발생 후 약 10일 경부터 나타난다. 만약 초기부터 빈혈이 심하면 급성신부전의 원인이 위장관출혈인지, 기존의 만성신부전이 있는지, 혹은 혈액 질환이 동반되어 있는지를 확인하여야 한다. 급성신부전에서 빈혈이 발생하는 기전은 erythropoietin의 생산감소, 출혈, 혈액의 희석, 적혈구 생존기간의 감소 등이다.

출혈성 경향은 혈소판의 기능저하와 관련이 있다. 요독증이 있는 상태에서는 혈소판의 응집(aggregation), 유착(adhesiveness), platelet factor III의 방출 등이 모두 결여되어 있다. 대부분의 경우 혈소판의 수는 정상 범위이지만 급성신부전의 원인이 용혈성 요독증후군(hemolytic uremic syndrome)이나 파종혈관내응고(disseminated intravascular coagulation)인 경우 혈소판의 수가 감소될 수 있다.

5. 소화기계 이상

식욕감소, 오심, 구토, 설사 등은 요독증의 흔한 증상이다. 딸꾹질은 후기에 나타난다. 위장관 출혈은 급성신부전의 주요한 원인이며 또한 사망률을 높이는 흔한 합병증이기도 하다. 질병의 원인과 상태에 따른 스트레스에 의한 다발성 미란(erosion)이 주된 원인이 되고, 그 외 요독증에 의한 출혈성 경향, 혈액투석이나 지속적 신대체요법(continuous renal replacement therapy, CRRT)에 사용되는 heparin 등도 위장관 출혈을 유발한다. 황달은 간 손상이나 용혈성 질환에서 나타날 수 있는데 급성신부전 환자에서의 황달은 예후가 좋지 않음을 의미한다.

6. 호흡기계 이상

가장 흔한 합병증은 폐부종과 폐감염증이다. 다기관 부전이 있는 급성신부전 환자의 경우 급성호흡곤란증후군(acute respiratory distress syndrome)이 흔히 발생하며 예후는 매우 좋지 않다.

7. 신경계 이상

급성신부전에서 나타나는 신경계의 이상은 가벼운 근육경련에서 심한 발작이나 요독뇌병(uremic encephalopathy)에 이르기까지 다양하다. 초기의 요독증에서는 자세고정불능증(asterixis), 기면 등이 나타나고, 더욱 진행되면 성격의 변화, 혼동(confusion), 의식장애 등이 나타난다. 발작은 고혈압이나 저나트륨혈증, 저칼슘혈증 등과 관련되어 나타난다. 투석 치료를 하는 과정에서 투석 불균형 증후군(dialysis disequilibrium syndrome)이 나타날 수도 있다.

8. 감염성 합병증

급성신부전 환자에게는 감염이 자주 발생하는데, 특히 패혈증이 잘 생기고 높은 사망률을 보인다. 감염이 가장 흔히 발생하는 부위는 폐와 요로 및 창상이다. 감염의 소인으로는 유치 도뇨관(indwelling urinary catheter), 말초 또는 중심정맥관, 혈액투석 등을 위한 혈관통로(vascular access), 장기간의 인공호흡기 적용 등을 들 수 있다.

9. 영양물질 대사 이상

요독증은 체내 단백질의 이화로 인한 근육의 파괴와 관련이 있다. 단순한 급성신부전에서는 섭취와 배설의 균형을 맞추어 줄 때 하루에 약 0.2~0.5kg의 체중감소가 있지만 과분화대사(hypercatabolism)가 일어나는 상태에서는 1kg 이상의 체중감소를 보일 수 있다.

최근에 대사성 산증 자체가 단백질의 파괴를 촉진시킬 수 있음이 밝혀졌고, 패혈증에서는 Interleukin-1과 TNF-α가 단백질의 이화에 기여할 것으로 보고 있다. 고요산혈증도 급성신부전에서 흔히 동반되는데 횡문근 융해증이나 종양융해 증후군에서는 혈중 요산 농도가 15mg/dl 이상 올라갈 수 있다.

III. 진단

신부전 환자의 진단에는 우선 급성 혹은 만성신부전의 감별이 중요하다. 급성신부전의 증상과 징후는 원인질환에 따라 다르게 나타날 수 있으므로, 이를 예상한 병력청취와 신체검사가 급성신부전의 원인을 밝히기 위한 가장 중요한 부분이다. 크레아티닌과 혈중 요소질소의 각각의 수치와 비율(BUN : Cr ratio)은 신장여과 능력에 관한 유용한 정보들이므로 면밀히 감시하여야 한다. 혈중 요소질소 수치는 신장의 혈액관류 상태를, 크레아티닌 수치는 실제적인 세뇨관의 기능을 평가하는데 이용된다. 요 Na^+ 수치는 신장이 수분의 보유와 배출을 적절히 하는가에 따라 변화한다. 요량, 요비중과 삼투압으로 신기능을 확인한다.

신부전의 감별진단을 위한 검사수치는 **표 21-4**와 같다.

1. 병력조사

신전성 급성신부전의 경우 신관류 저하요인에 대한 상세한 병력이 필요하다. 갈증, 체위성 저혈압, 빈맥, 정맥압 감소, 점막 건조 등의 체액량 감소 증세를 보이는 경우 구토, 설사, 발한, 화상 등의 병력을 찾아보고 만성 간질환, 문맥압 항진, 심부전, 패혈증, cyclo-oxygenase 및 ACE 억제제 사용 등

표 21-4 신부전의 감별 진단

검사	정상치	신전성	신성	신후성
요				
양	1.0~1.5 L/일	<400ml/일	<400ml/일	다양함
비중	1.10~1.20	>1.020	>1.010	다양함
삼투압	500~850mOsm/kg	>500mOsm/L	>350mOsm/L	다양함
Na^+	40~220mEq/L/일	>20mEq/L	>30mEq/L	다양함
혈액				
BUN	10~20mg/dl	>25mg/dl	>25mg/dl	>25mg/dl
creatinine	0.6~1.2mg/dl	정상범위	>1.2mg/dl	>1.2mg/dl
BUN:Cr ratio	10:1	>20:1	>10:1	다양함

그 외 순환혈액량을 감소시키는 원인을 찾아본다.

신성 급성신부전은 지속적인 신관류 저하에 의한 허혈성이나 신독소에 의한 신독성 신부전이 90% 이상을 차지하므로 신독성 약제, 조영제, 직업성 노출 및 myoglobin, hemoglobin, 요산, Ca^{++} 등의 내인성 독소에 대한 상세한 병력 청취가 필요하다. 혈액소실을 동반한 최근의 외상이나 근육 손상의 병력이 있으면 허혈성 신세뇨관 괴사나 myoglobin 유발 신세뇨관 괴사의 가능성이 높고, 발열, 피부발진, 관절통 등의 증상이 있으면 루푸스 같은 류마티스성 질환, 혈관염, 심내막염 혹은 알레르기성 간질성 신염의 가능성이 높다. 호흡곤란이나 폐출혈은 Goodpasture 증후군, Wegener 육아종, Churg-Strauss 혈관염 또는 사구체신염에서 체액과다에 의한 폐부종 등이 있을 때 생길 수 있다. 최근의 감염은 직접적인 신장 침범이나 면역활성화에 의한 간접적인 신손상을 초래할 수 있으며, 신동맥 혹은 정맥 폐색으로 피막(capsule)이 팽창되면 옆구리 통증을 일으킨다.

신후성 급성신부전에서는 야뇨, 빈뇨, 배뇨 지연, 치골 상부나 옆구리 통증 등의 증상이 나타날 수 있으며, 신경인성 방광 환자에서는 항콜린제의 사용이나 자율신경의 이상이 있는지 확인한다. 요 색깔, 양 및 배뇨 형태도 중요하며, 급작스러운 무뇨가 발생하면 급성 폐색, 심한 급성 사구체신염, 신동맥 폐색 및 죽상경화성 혈관 폐색 등을 고려해야 하고, 점진적인 요량 감소가 있으면 요도협착, 전립선 비대를 고려한다. 육안으로 확인되는 무통성 혈뇨는 급성 사구체신염을, 육안으로 확인되는 통증성 혈뇨는 혈액응괴, 신장유두(renal papilla) 괴사, 결석 및 종괴에 의한 요관 폐색을 의미한다.

2. 혈청 생화학 검사

급성신부전은 수일에 걸친 BUN 및 크레아티닌의 상승과 요량의 감소로 진단되나 혈청 크레아티닌은 신장 외 요인에 의해서도 영향을 받으므로 이상적인 지표라고 할 수 없다. 요소와 크레아티닌의 청소율 비는 0.6이며, 신전성 급성신부전에서는 0.3 미만이다. 정상 BUN : 크레아티닌 비는 10:1~15:1 정도이나 신전성 급성신부전 및 일부 폐색성 신증에서는 요소 재흡수 증가로 인해 20:1 이상으로 증가할 수도 있다. 위장관 출혈이나 조직파괴에 의해 요소 생성이 증가하거나 부신피질 호르몬이나 tetracycline 투여 등으로 단백 이화에 장애가 있으면 이 비율이 증가한다.

3. 요 검사

1) 요 현미경 검사

요의 침전물(sediment)을 현미경으로 검사하는 것으로, 가장 손쉽고 저렴한 방법이다. 특히 상피세포 원주체(epithelial cell casts)와 함께 다량의 세뇨관 상피세포가 존재하는 경우에 급성 신세뇨관 괴사를 의심할 수 있다. 이에 더해 백혈구 원주체(white cell casts)가 존재하는 것은 간질성 신장염을, 색소원주체(pigmented cast)가 존재하는 것은 미오글로빈뇨증(myoglobinuria)을 의미한다.

2) 요 Na^+ 농도

신장관류가 감소되어질 때 Na^+ 재흡수는 증가하고 요의 Na^+ 배설은 감소한다. 이와는 반대로 신성 신부전의 경우에는 Na^+ 재흡수 장애와 관련이 있으므로 Na^+ 배설이 증가한다. 따라서 핍뇨에서 요의 Na^+ 수치가 일반적으로 20mEq/L 이하인 경우에는 신전성 신기능 부전을 의미한다. 그러나 요에서 Na^+ 수치가 40mEq/L 이상이라고 해서 반드시 신전성 신기능부전을 제외시킬 수는 없다. 왜냐하면 반드시 Na^+ 소실이 나타나는 신성 신부전과 신전성 신부전이 동반되어 있거나 혹은 이뇨제 투여

중에도 요에서 Na^+ 수치가 상승할 수 있기 때문이다. 특히 노년기 환자의 경우 종종 이런 현상이 나타날 수 있다.

3) 요 Na^+ 분획 배설률(fractional excretion of sodium, FeNa)

FeNa는 정상일 경우 1% 이하인데 이것은 세뇨관을 통하여 여과된 Na^+량에 비해 요로 배설되는 Na^+량이 1% 이하인 것을 의미한다. 통상 FeNa가 1% 이하인 경우에는 신전성 신부전을, 2% 이상인 경우에는 신성 신부전을 의미하므로 FeNa 검사는 신부전의 원인이 신전성인지, 신성인지를 구별하는데 유용하게 사용된다.

그러나 신성 신부전, 특히 급성 신세뇨관 괴사라 하더라도 FeNa 값이 1% 미만으로 나타나는 경우는 심한 화상, 조영제로 인한 신기능부전, 선행 간질환, 울혈성 심부전, 패혈증, 급성 양측성 요관폐색, norepinephrine이나 비스테로이드성 소염제(NSAID) 등에 의한 신혈관 수축, 세뇨관 요량감소, 세뇨관의 불균등 손상 등이다. 그리고 이식받은 신장의 거부반응이라 할지라도 세뇨관 기능이 어느 정도 보존되어 있다면 역시 FeNa 값이 1% 미만인 경우가 있다.

4) 요 삼투압 농도

신성 신부전인 경우 대개 350mOsm/kg 미만이나 신전성 급성신부전인 경우 500mOsm/kg 이상으로 나타난다.

5) 기타 검사

요 크레아티닌과 혈액 크레아티닌 비율 검사에서 신전성 신부전인 경우 40이상으로 상승하고 신성 신부전(특히 ATN)에서는 20미만으로 낮아진다. 요 요소질소와 혈액 요소질소 비율도 신전성 신부전인 경우 8이상으로 상승하고 신성 신부전에서는 3미만으로 낮아진다.

신장 초음파 검사는 폐색성 신기능 부전 시 유용한 검사이나 초기 폐색인 경우 요관과 신우 확장이 초음파상에 나타나지 않을 수도 있다. 신혈관 질환에 의한 급성신부전이 의심된다면 신혈관 조영술을 이용한다.

이 외에 신전성이나 신후성 급성신부전이 아닌 원인이 밝혀지지 않는 급성신부전, 특히 전격성 진행성 사구체신염의 임상증세를 보이는 경우 금기가 없는 한 신생검을 시행하여 정확한 치료를 신속하게 시작해야 한다. 심내막염 환자에서 급성신부전 발생 시 사구체신염과 간질성 신염의 감별이 어려운 경우 신생검을 하기도 한다.

IV. 치료 및 간호

급성신부전 환자의 치료는 신부전의 위험성을 가진 환자를 가능한 한 빨리 인식하고 그 원인을 규명하는 것으로 시작된다. 치료의 초점은 적절한 신관류를 유지하고 신손상이 진행되는 것을 예방하는 것이다.

급성신부전의 예방과 치료는 과거 수 십년에 걸쳐 변화되어왔으며 현재는 저혈압을 적절한 때에 교정하고 요독증(uremia)이 발현되기 전에 일찍 신대체요법(renal replacement therapies, RRTs)을 시작하는 것에 중점을 두고 있다.

일단 급성신부전이 발현되면 원인을 해결함으로써 인체의 항상성을 가능한 빨리 재정립하는 것이 목표이며, 이에는 수분과 전해질 불균형의 교정 및 산증의 치료, 신 손상의 예방, 감염의 예방과 치료, 영양상태의 개선이 포함된다.

1. 수분 불균형의 교정

신부전 환자에게 수분균형을 유지한다는 것은 중요하고도 어렵다. 적절한 신관류에 필요한 수분이 제공되어야 하지만 동시에 수분과잉은 철저히 예방되어야 하기 때문이다. 간혹 환자가 수분과잉 상태인지 부족상태인지 사정하기가 어려운 경우가 있으므로 이를 위해 침습적 혈역학 감시(invasive hemodynamic monitoring) 방법으로 중심정맥압(central venous pressure)과 폐모세혈관쐐기압(pulmonary capillary wedge pressure)을 측정하기 위한 중심정맥 카테터와 폐동맥 카테터를 삽입한다.

1) 유효순환량의 감시

신전성 급성신부전에서 침습적 방법으로 혈역학 감시를 함으로써 유효순환량을 적절하게 유지하는 것이 매우 중요하다. 특히 중환자실의 환자에게 이러한 감시 없이 다량의 수액을 투여하게 되면 즉시 폐부종 등의 심각한 상황이 초래될 수도 있기 때문이다. 보통 중심정맥압이나 폐모세혈관쐐기압을 측정하여 심장충만압(cardiac filling pressure)과 심박출량(cardiac output)이 유효한 범위로 유지될 수 있도록 한다.

만약 중심정맥압이 4mmHg, 쐐기압이 8mmHg 보다 낮다면 중심정맥압이 6~8mmHg, 쐐기압은 12~15mmHg에 이를 때까지 수액을 주입한 뒤 심박출량을 측정한다.

여기에서 심박출량이 낮다면 다시 중심정맥압이 10~12mmHg, 폐모세혈관쐐기압이 20mmHg에 도달할 때까지 더 많은 수액을 주입한다. 또한 이 두 압력이 정상보다 높은 범위에 있다 할지라도 만약 심박출량이 여전히 낮다면 이때는 심장의 수축을 적절히 보조해 줄 수 있는 약물을 선택해야 한다. 만약 환자의 혈압이 정상 범위라면 심근수축에 도움을 주는 dobutamine을 5μg/kg/분을 시작 용량으로 사용하고 혈압이 낮다면 dopamine을 사용하여 심장박출지수(cardiac index)가 3L/분/m^2 이상이 되도록 한다.

처음 측정한 중심정맥압에 비하여 소량의 수액투여 후 중심정맥압이 급격히 증가하는 경우 즉, 200~300ml의 생리식염수를 주입한 후 중심정맥압이 5cmH_2O 이상 증가하였다면 심부전을 의심하거나 폐부종의 발생가능성을 예측해야 한다. 따라서 기왕의 폐질환이나 심혈관계 질환이 있는 환자의 경우 중심정맥압보다 폐모세혈관쐐기압이 더욱 믿을만한 지표로 사용된다.

이와 같은 침습적인 방법을 사용할 수 없는 경우에는 기립저혈압(orthostatic hypotension)이나 맥박수 측정, 경정맥 팽창과 특히 폐 기저부의 잡음이나 제 3 심잡음이 나타나는지에 대해 주의를 기울여야 한다.

2) 섭취 및 배설량의 측정

모든 섭취와 배설량이 정확히 측정되어야 한다. 반드시 불감성 손실(insensible loss)을 포함시키고, 체내 분해대사(catabolism)의 결과로 체중이 하루에 0.2~0.3kg 감소할 수 있음을 고려하여 매일 같은 시간에 같은 조건으로 체중을 정확히 측정하는 것이 중요하다. 만일 환자의 체중이 안정되거나 증가된다면 더 이상의 수액 주입을 하지 않도록 한다. 불감성 손실은 정상 성인남자에서 하루 800~1000ml 정도이며 체온이 높아지면 섭씨 1도의 체온 상승에 13% 정도의 불감성 손실이 증가한다. 각 요인에 따른 불감성 수분 손실은 표 21-5와 같다.

3) 매일의 수액 필요량 산정과 수액주입

급성신부전 상태에서 과량의 수분공급은 용적과다를 일으킬 수 있고 지나친 수분공급 제한은 저혈압과 신장의 허혈성 손상을 유발하여 신기능 손상이 더 심해지거나 신부전 기간이 연장될 수 있다.

수분 섭취량을 정하는 원칙은 섭취량 = 요량 + 불감성소실 - 대사수 이다.

대사수는 영양분이 산화되어 에너지로 바뀔 때 생기는 물로 하루에 400~500ml 생산된다. 성인남자의 하루 불감성 소실량은 약 800~1000ml 이므로 결국 하루 필요한 수분량은 소변량 + 400ml 정도이며 이에 비위관배액 등의 추가 손실이 있다면 그 만큼을 더 공급해야 한다. 이때 저나트륨혈증이 생기는 것을 예방하기 위해 하루 0.2~0.3kg 정도의 체중감소가 있도록 하며, 수분소실의 종류에 맞는 수액으로 공급한다.

출혈에 의한 용적감소 시에는 농축적혈구 및 생리식염수로 보충하며, 체액이 제 3의 공간(3rd space)으로 이동하여 생긴 수분결핍인 경우는 주로 생리식염수를 사용하여 치료한다. 소화관을 통한 용적소실의 경우에는 소실 원인 부위에 따라 체액의 조성이 틀리므로 투여하는 용액도 이에 맞춰 달라져야 한다. 구토나 비위관 배액에 의한 소실이라면 1/2 또는 1/4 생리식염수에 KCl을 혼합하여 보충하며 췌장, 담즙 또는 소장액 소실은 생리식염수로, 설사에 의한 소실은 5% 포도당액에 중탄산염($NaHCO_3$)과 KCl을 혼합하여 정맥 주입함으로써 결핍상태를 보정한다.

만약 환자에게 심기능 부전이 있다면 심장의 후부하(cardiac afterload)를 줄여주는 약물들을 같이 사용하여 심장기능도 강화시켜 주어야 한다.

또한 간부전이 심각한 상태에서 나타나는 간-신증후군의 경우에는 특별한 치료가 없으나 간질환과 연관되어 있다 하더라도 유효순환량이 감소되어 신전성 신부전이 초래된 경우라면 적절한 치료로 유효순환량을 증가시키면 신기능이 회복되므로 감별에 유의해야 한다. 간-신증후군이라 하더라도 복수천자와 함께 알부민(albumin)을 적절히 투여하면 소변량이 증가하면서 신기능이 회복될 수도 있으며 간기능 부전 시 다량의 이뇨제를 사용하는 경우에는 전해질 불균형과 함께 간성혼수가 초래될 수 있으므로 유의해야 한다.

4) 이뇨제 사용

환자의 수분상태가 명확하지 않을 때 그 반응을 확인하기 위한 목적으로 또는 신성 급성신부전시 수액투여로 유효순환량을 충분히 보충시켰음에도 소변량이 증가하지 않는 경우에는 소변량을 늘림으로써 핍뇨형 신부전을 비핍뇨형 신부전으로 전환시키기 위해 이뇨제를 사용하기도 한다. 비핍뇨

표 21-5 요인별 불감성 수분손실량

요인	수분손실량
호흡	500~850ml/일 (분당 호흡수에 따라 다름)
열(38℃ 이상일 때)	200ml
발한(diaphoresis)	500ml
설사	50~200ml/회

형 신부전이 핍뇨형 신부전에 비해 예후가 좋다는 증거는 없으나 비핍뇨형으로 충분한 소변량이 확보되면 영양공급이나 이후의 수액치료를 쉽게 할 수 있고 항고혈압 약물의 효과를 높일 수도 있기 때문이다.

이뇨제의 사용은 적절한 용량을 결정할 수 있을 때까지 계속 용량을 증가시켜 투여하게 되는데 이뇨가 이루어질 때나 약물의 최대 용량에 도달할 때까지 매 30~60분 간격으로 두 배씩 용량을 증가할 수 있다(예: 처음 용량이 20mg이면, 두 번째는 40mg, 세 번째 용량은 80mg 등). 단, 신부전 환자들은 신장을 통한 K^+의 배설이 저하되어 있으므로 K^+을 보유시키는 이뇨제는 각별히 피해야 한다. 흔히 이용되는 두 가지 이뇨제는 만니톨(mannitol)과 furosemide(Lasix®)이다. 만니톨은 삼투성 이뇨제로 간질내로부터 수분의 이동을 촉진시켜 혈액량을 늘리며 신혈관을 이완시키는 효과가 있다. 이러한 작용으로 세뇨관의 유량을 증가시켜 세뇨관 폐색을 예방할 수 있으며 세포 부종을 감소시켜 급성신부전에 대한 치료효과가 있다고 한다. 그러나 소변량이 증가하지 않을 경우에는 만니톨 또한 수분과잉을 더욱 악화시킬 수 있으므로 조심스럽게 사용되어야 한다.

만니톨 투여로 반응이 없는 경우 라식스를 정맥 투여하여 반응을 볼 수 있다. 라식스는 신세뇨관(renal tubules)에서 Na^+ 재흡수를 차단함으로써 Na^+과 수분배출을 증가시키는 loop 이뇨제로 급성신부전에서 가장 흔히 이용된다. 또한 급성신부전에서 수분과잉을 감소시켜 투석 횟수를 줄일 목적으로 투여된다.

아미노글리코사이드계 항생제 치료를 받은 환자에게 라식스를 사용하는 경우 라식스가 이들 항생제의 신독성 효과를 더 강화시킬 수 있기 때문에 주의해야 한다.

급성신부전이 발생한 뒤 36시간 이상 경과되었거나 초기 소변량이 1일 200ml 이하, 혈청 크레아티닌이 5~6mg/dl 이상인 급성신부전은 이뇨제나 만니톨에 반응이 없는 경우가 많으므로 신부전이 발생하거나 요량이 감소되는 경우에는 시기를 놓치지 않도록 지체없이 유효순환량을 확인하고 이뇨제 투여를 시작하도록 한다.

5) 저용량 도파민(dopamine) 투여

저용량 또는 신장용량 도파민(renal-dose dopamine, 2~5μg/분)을 투여하면 신혈관이 이완되고 혈류가 증가하는 효과가 있기 때문에 고위험 환자에게서 급성신부전의 예방과 치료를 위해 신장용량(renal dose) 도파민을 사용할 수 있다. 그러나 급성신부전의 원인에 따라 신혈관 확장효과가 없으며 저용량인 경우에도 알파수용기를 자극하여 부정맥을 유발시킬 수도 있고 내장의 혈관을 수축시키며 호흡중추를 억제하여 호흡을 감소시킬 수 있으므로 습관적인 사용은 금해야 한다.

6) 신대체요법 활용

필요하다면 신대체요법을 활용할 수 있다. 최근에는 전통적인 혈액투석이나 복막투석 외에도 새롭고 다양한 지속적 여과장치를 사용하여 급성신부전 환자의 수분 및 대사성 폐기물을 유효하게 제거할 수 있게 되었다. 자세한 내용은 22장에 기술되어 있다.

2. 전해질 불균형의 예방과 치료

1) Na^+ 균형

신장기능이 저하된 환자에서 Na^+ 균형을 유지하는 것은 매우 중요하며 특히 유효순환량 등의 용적 감소가 초래되지 않게 해야 한다. 약간의 부종이 있는 상태로 유지하는 것이 바람직하며 매일 같은 시간에 같은 조건으로 체중을 측정하고 혈중 Na^+ 농도와 혈장 삼투압 농도를 자주 모니터 한다. 고나트륨혈증이라면 Na^+을 포함하지 않은 5% 포도당을 주입하거나 환자가 의식이 있어 경구 투여가 가능하다면 충분히 물을 마시도록 한다. 요붕증인 경우 desmopressin을 비강투여하거나 vasopressin를 근육주사, 정맥주사 또는 피하주사로 투여하여 ADH의 신장 내 작용을 억제할 수 있다.

저나트륨혈증은 실제적으로 수분과다를 의미한다. 정도가 경미하거나 증상이 없는 경우는 치료하지 않거나 수분제한만으로도 효과가 있다. 혈청 Na^+이 115mEq/L 이하이며, 환자가 증상이 있다면 고장성 식염수를 주의하여 투여하고 심각한 수액과다 증상이라면 신대체요법을 이용하여 과도한 수분을 제거한다.

Na^+ 균형을 맞추기 위한 치료는 혈장 Na^+ 수준이 48~72 시간에 걸쳐 서서히 정상화되도록 속도를 조절해야 반동성 고삼투압 상태가 저삼투압 상태로 되는 것을 막고 발작 등의 합병증을 예방할 수 있다.

2) K^+ 균형

급성신부전의 전해질 불균형 중 가장 많은 빈도를 차지하는 고칼륨혈증은 심장근육에 대한 K^+의 영향으로 인해 가장 생명을 위협하는 것으로 간주되며 투석요법을 하게 되는 가장 흔한 이유가 되기도 한다. 가능하면 K^+가 포함된 식이는 제한하며 체내에서 단백질이 분해될 때에도 K^+가 방출되므로 과이화작용이 일어나지 않도록 주의한다. 우선 지속적인 심전도 모니터링으로 혈청 K^+ 수준의 변화에 따른 심장의 징후를 빨리 인지하고 식이 내 K^+를 40 mEq/day로 제한한다. 식이 제한은 보존적인 관리일 뿐이므로 체내로부터 K^+를 제거하는 다른 치료적 방법을 동시에 적용해야 한다.

양이온 교환수지인 kayexalate는 증가되는 K^+를 배출하는데 쓰이며 경구 사용하거나 또는 sorbitol과 함께 관장한다. Sorbitol은 kayexalate가 Na^+와 K^+를 교환할 때에 장내에서 수분을 빼내는 작용을 하며 K^+는 분변을 통해 배출된다. 급속한 고칼륨혈증시에는 고장성(50%) 포도당과 regular insulin을 투여한다. 인슐린은 세포 내로 포도당을 운반할 때 함께 K^+도 이동시켜 혈장 K^+의 상승으로부터 심장을 보호한다.

중탄산염도 이용할 수 있다. 탄산수소나트륨이 주입되면 세포 내의 H^+이온이 세포 밖으로 이동할 때 동시에 K^+를 세포 내로 이동시킴으로써 결과적으로 혈중 K^+ 농도를 낮춘다. 이외에도 calcium gluconate 같은 칼슘염을 정맥주입 할 수 있다. Ca^{++}은 세포외액의 K^+ 수치를 변화시키지는 않으나 자극역치를 상승시켜줌으로써 고칼륨혈증으로 인해 심장근육에 초래되는 부정적인 영향으로부터 환자를 보호할 수 있다. 환자의 K^+ 수치가 이상의 여러 가지 방법으로 교정되지 않을 때에는 투석요법이 필요하다.

3) Ca^{++} 균형

고칼슘혈증이 있으나 신기능이 정상이라면 생리식염수를 주입하면서 이뇨제를 동시에 투여한다. 생리식염수 주입은 혈장량을 증가시켜 신장에서의 사구체 여과율을 높이고, 그 효과로 신장의 Ca^{++}

배설을 촉진시킨다. 구강으로 인산염제제(PO_4^-)를 투여하면 장내에서 인산이 Ca^{++}와 결합하여 대변으로 배설되므로 Ca^{++} 흡수를 막아준다. 이 외에 corticosteroid를 투여하면 소화기관으로부터의 Ca^{++} 흡수가 억제된다.

저칼슘혈증인 경우 근강직과 발작이 발생할 수 있으므로 주의해야 한다. 인체 내에서 혈청 Ca치와 P의 값은 서로 상반되는 관계를 유지하고 있으므로 Ca 공급제를 투여할 때에는 장내에서 인산염을 결합하여 체외로 배출시키는 기능을 갖는 aluminum hydroxide 같은 제산제와 같이 이용되는 경우가 많다. 비타민 D는 Ca^{++}이 소화기관을 통해 흡수될 때에 필요한 물질이므로 추가로 공급할 수 있다. 만약 저칼슘혈증이 심하다면 Ca gluconate나 Ca carbonate와 같은 칼슘염을 정맥주입할 수 있다.

4) Mg 균형

고마그네슘혈증이나 신기능이 정상이라면 생리식염수와 이뇨제를 동시 투여하여 신장의 사구체 여과율을 높여줌으로써 Mg 배설을 촉진시킨다. 투여 중인 제산제가 Mg을 함유하고 있다면 사용을 중단해야 하며, 잘 교정되지 않는 고마그네슘혈증이라면 투석치료를 시작한다.

저마그네슘혈증을 조절하기 위해서는 경구용, 근육, 정맥주입 방법 등으로 Mg을 추가 투여할 수 있다. 그러나 정맥으로 Mg을 투여할 때는 1일 투여 총량이 30~40g을 넘지 않도록 해야 하며 투입속도도 150mg/분을 넘지 않도록 서서히 주입해야 한다. 또한 저마그네슘혈증인 경우 환자가 주위자극에 매우 예민해지므로 시각, 청각, 압력자극을 감소시켜 주어야 한다.

5) 인산 균형

고인산혈증인 경우 제산제로 쓰이는 aluminum hydroxidegel을 경구 투여하여 장내에서 인산염의 결합, 흡수를 억제하고 배설을 촉진시킴으로써 혈중 인산치를 낮추며, 소변을 통한 인산배출을 촉진시키기 위해서는 acetazolamide를 투여한다. 증상이 심하여 고인산혈증을 빨리 교정하려면 투석치료를 시작한다.

저인산혈증인 경우 인산결합용 겔의 투여를 중단하고 경구요법이나 정맥주입법으로 인산염을 추가 투여한다.

3. 대사성 산증의 치료

신부전 환자에게서는 대사성 산증이 자주 나타날 수 있다. 이는 신장이 중탄산을 재흡수하지 못하고 노폐물을 배설하지 못하는 것과 관련이 있다. 보상작용으로 환자에게는 약한 호흡성 알칼리증이 나타난다.

대사성 산증의 치료를 위해서는 적응증에 따라 중탄산염을 투여하는 것인데 과도한 중탄산염 투여로 인한 근강직, 폐부종, 대사성 알칼리증이 발생되는 것을 막기 위하여 통상 혈액 중탄산수치(HCO_3^- 농도)가 1.5mEq/L 이하로 떨어지지 않는 한 치료를 시작하지 않으며 중탄산염을 투여할 필요가 있을 때에도 필요량의 절반 정도만 보충해주면서 혈액 pH를 자주 모니터 한다. 만약 환자가 투석요법을 받게 된다면 중탄산염이 함유된 투석액을 사용함으로써 환자의 산증 상태를 조절할 수도 있다.

4. 이차적 신손상 예방

신장으로 배설되거나 신장에서 대사되는 약물들은 신부전이 발생되면 약물들의 혈중농도가 과도하게 상승되거나 신장에 잠재적인 추가 독성 효과를 나타내지 않도록 하기위해 투여용량을 조절해야만 한다. 특히 신대체요법에 따라 투약시간에 대해서도 각별히 주의를 기울여야 하는데 이 치료로 인해 약물들이 배설되거나 약효가 증가될 수 있기 때문이다. 대부분의 신부전 환자들이 겪는 중요 문제들 중 하나는 고혈압으로 때로 환자들은 동시에 여러 가지 항고혈압제를 복용하기도 한다. 신대체요법으로도 제거되지 않는 대부분의 항고혈압제들은 혈액투석 치료동안 저혈압이 발생되지 않도록 하기 위하여 투여용량과 투여시간을 조정해야 하며 신장을 통하여 배설되는 몇몇 항고혈압제의 경우에도 환자들이 투석치료를 받게 되면 그 투여량과 시간을 조절할 필요가 있다.

신부전 환자에게 자주 사용하는 약물들의 반감기, 투석 시 제거여부, 잔여 신기능에 따른 용량조절 방법이 **표 21-6**에 제시되어 있다.

5. 감염의 예방과 치료

신부전상태의 환자는 감염의 고위험군으로서 면역체계가 손상되어 있고 피부도 쉽게 손상되며 회

표 21-6 자주 사용하는 약물들의 반감기, 투석시 제거 여부, 신기능 변화에 따른 용량 조절 예

약명	Vd,# L/kg	반감기 성상인	반감기 반성 신부전	청소율(ml/분) 정상인	청소율(ml/분) 만성 신부전	% Excreted Unchanged	단백 결합률 (%)	투석시 제거 여부	신질환시 용량조절법 빙법	GFR ml/분 〉50	GFR ml/분 10-50	GFR ml/분 〈10
항균제												
amphotericin B	0.46	24	40	15	9	5	95	no	I*	24	24	24-36
cephalothin	0.14	1.8	27	60	5	85	80	yes	I	8	12	24-48
erythromycin	0.57	2	5	310	90	15	80	no		unch	unch	unch
fluconazole	0.71	32	98	-	-	80	10	yes	I	24	24-48	48-72
gentamicin	0.24	2	60	95	2	85	〈10	yes	I	8-12	12	12-24
penicillin G	0.1	0.7	13	205	10	80	65	yes	D**	unch	75	25-50
tetracycline	1.5	9	80	131	14	55	50	-	I	3-12	12-24	24-48
순환기계약물들												
captopril	3	1.9	3.5	1277	69	50	30	yes	D	unch	75	50
clonidine	3.2	8	40	315	65	50	25	no	D	unch	unch	50-75
digoxin	7.1	36	100	160	35	〉90	25	yes	I	24	36	48-96
hydralazine	1.6	3	〉16	430	〈80	10	87	no	I	8	8	8-16
propranolol	3	3.5	3.5	695	695	0	93	no		unch	unch	unch
신경계 약물들												
acetaminophen	1	2	2	400	400	2	15	yes	I	4	6	8
pentazocine	-	2	2	-	-	10	65	-	D	unch	75	50
phenytoin	0.57	18	9	25	125	5	90	no		unch	unch	unch
phenobarbital	0.75	70	100	9	6	50	55	yes	I	unch	unch	12-16
secobarbital	1.42	25	-	4.6	-	다양	70	no		unch	unch	unch
valproate sodium	0.3	12	-	10	-	다양	95	no		unch	unch	unch
항응고제 등												
glipizide	0.16	3-7	-	52	-	7	95	-		unch	unch	unch
heparin	0.06	1	1.5	50	30	50	〉90	no		unch	unch	unch
warfarin	0.11	33	30	3	3	〈1	97	no		unch	unch	unch

* Vd# = volume of distribution
I* = 투여간격(시간) 조절법; D** = 일반사용량에 대한 용량조절법(%); (-) = 자료를 구할 수 없음 ; unch = 통상사용량과 투여간격을 조절할 필요없음.

복이 더디므로 대개 항균제가 처방된다. 항균제 사용에 있어서 더 이상의 신기능이 손상되지 않도록 하기 위해 신장 기능 검사와 약물농도 검사를 자주 시행하며 이에 맞추어 약의 종류와 투여용량을 결정한다.

6. 영양상태의 향상

급성신부전 상태에서 영양부족으로 체내의 이화작용이 촉진되면 질소혈증이 더 심해지고 K^+이 증가하는 등의 문제가 발생한다. 이화작용을 막기 위하여 충분한 단백질과 칼로리의 균형공급이 필요하며 심각하게 증상이 악화되는 등의 스트레스 상황에서는 칼로리 요구도가 더 높아진다는 것을 고려하여 야 한다. 또한 적절한 영양상태가 유지되어야 면역체계의 통합성이 유지되어 감염을 예방하고 회복 할 수 있다.

또한 신부전 환자들은 노폐물, 수분, 전해질을 배설할 수 없기 때문에 신부전의 원인과 정도에 따라 수분, Ca^{++}, Na^+, 단백질 등의 섭취를 조절하며 엽산, 피리독신 등의 수용성 비타민을 반드시 제공한다. 열량은 하루 35cal/kg 이상을 공급하며 손상된 조직의 재생성을 위해 탄수화물은 하루 100g 정도, 단백질은 필수아미노산이 많이 포함된 고품질의 단백질을 공급하되 신기능의 정도와 투석치료 여부에 따라 그 공급량을 조절한다. 단백질 공급은 처음에 0.1~1.0g/kg/일에서 시작하여 투석치료를 받고 있는 동안에는 1.0~1.5g/kg/일까지 증가시킬 수 있다.

신부전 환자는 흔히 오심, 구토로 인해 영양소와 칼로리를 구강으로 섭취하기 어려우므로 다양한 대체 투여법이 모색되어야 한다.

매일 환자상태의 변화를 확인하기 위해 체중측정, 수분섭취 및 배설량 기록, 전해질 검사를 실시하며 이에 따라 영양중재도 매일 달라져야 한다. 또한 환자의 식이를 계획할 때 투석치료의 시행여부도 고려되어야 한다.

7. 신대체요법

일반적으로 급성신부전의 회복에 있어서 투석치료가 긴급하지는 않다. 투석치료 방법에 따라서는 투석치료 중 흔히 발생하는 합병증인 저혈압과 투석막에 대한 백혈구 활성화에 따른 허혈성 신손상의 악화 등으로 인하여 너무 일찍 시작하거나 불필요한 투석치료가 오히려 신장의 저관류 상태를 악화시킬 위험이 있는 것으로 알려져 있으며, 또한 투석치료 시작시기에 대해서도 일치된 의견은 없다.

투석요법은 급성신부전에 의해서 발생되는 임상증상의 개선을 목적으로 사용되는데 그 적응증은 일반적으로 내과적 치료에 반응을 보이지 않는 심한 고칼륨혈증, 대사성 산증, 폐부종, 의식장애 및 발작과 같은 중추 신경계 증상, 진행성 급성신부전, 심낭염 등이다.

투석치료 방법에는 고전적인 복막투석과 혈액투석이 있으며 최근에는 지속적 동정맥 혈액여과법(continuous arteriovenous hemofiltration, CAVH)을 포함한 다양한 형태의 혈액여과방법 등 지속성 신대체요법의 기술과 장비들이 현저히 발전하여 환자 상태와 주변 여건에 따라 가장 적합하고 효율성이 높은 신대체요법을 선택할 수 있게 되었다.

8. 회복기 치료

환자는 세뇨관 세포가 재생되고 사구체 여과율이 점차 정상화되면서 회복기에 접어들게 되는데 이 시기에 소변량이 점차 증가한다. 이뇨기 초기에는 크레아티닌이 오히려 상승하다가 24~48시간이 지나면서 저하되기 시작하여 사구체 여과율이 7ml/분에 이르게 되면 혈중 크레아티닌 농도는 더 이상 증가하지 않고 감소하기 시작하고 상당량의 이뇨가 일어난다.

이러한 이뇨기 중에는 충분한 수분을 공급하여 용적감소가 일어나지 않도록 해야 한다. 유효순환량 감소가 있는 경우 요량의 증가가 둔화되면서 신기능 회복이 느려지므로 매일 체중 측정, 수분 섭취 및 배설량 측정, 체위성 저혈압 여부 등을 확인하여 유효순환량 감소 여부를 감시한다.

또한 주기적으로 24시간 요검사를 시행하여 사구체 여과율의 증가보다 요 Na^+ 분획 배설률(FeNa)의 감소가 현저한 경우는 유효순환량이 부족한 경우를 의미하므로 즉시 적절한 치료를 행해야 한다.

참·고·문·헌

- Allen R Nissenson, Fine Richard N(2002). Dialysis Therapy, 3rd ed., Philadelphia, Hanley & Belgus inc.
- Blant Roland C(1998). Pathophysiology of pre-renal azotemia, Kidney Int 53; 512-523
- Brezis M, Rosen S, Epstein FH(1991). Acute renal failure. In Brenner B Rector FC, editiors; The kidney, ed 4, Philadelphia, WB Saunders, pp 993-1061
- Gillum DM, Dixon BS, Yanover MJ, et al(1986). The role of intensive dialysis in acute renal failure, Clin Nephrol 25; 249
- Hugh R Brady, Christopher S Wilcox(1999). Therapy in Nephrology & Hypertension, W.B. Saunders company, Philadelphia, 1st ed., Michael S. Goligorsky, Joseph V. B onventre, pp 17-238
- John T Dangirdar, Peter G Blake, Todd S Ing.(2001). Handbook of Dialysis., 3rd ed, Philadelphia, Lppincott Williams & Wilkins, pp 413-680
- John F Maher(1989). Replacement of Renal Function by dialysis 3rd ed, Dordrecht, Kluwer Academic Publishers, pp 4-19, pp 616-649
- John MC, Christine B, Sugette C, Alice AW, Ellen BR(1996). Critical Care Nursing, 2nd ed, philadelphia, WB Saunders, pp 926-948
- Marianne C, Cathie G, Barbara D(1997). AACN Handbook of Critical Care Nursing, 1st ed, stannford, Appleton & Lange, pp 361-378
- Marino, P. L.(2007), The ICU Book, Lppincott Williams & Wilkins, pp579-594.
- Lanken, P. N.(2001). The Intensive Care Unit Manual. Saunders, pp 877-890.
- Wilkins RG, Faragher EB(1983). Acute renal failure in an intensive care unit: Incidence, prediction and outcome., Anesthesiology 38: 628
- Wolfson M, Kopple JD(1993). Nutritional management of acute renal failure. In Lazarus JM. Brenner B, editors: Acute renal failure, ed 3, New York, Churchill Livingston, pp 467-485

Chapter 22

신대체요법

학습목표

1_ 신대체요법의 원리를 설명한다.

2_ 신대체요법의 기본 요소를 설명한다.

3_ 신대체요법의 종류를 설명한다.

4_ 지속적 신대체요법의 원리 및 관련 간호를 설명한다.

5_ 혈액투석의 원리 및 관련 간호를 설명한다.

6_ 복막투석의 원리 및 관련 간호를 설명한다.

신대체요법(renal replacement therapy, RRT)은 투석요법이라고도 하며, 투석요법은 수분과 인체의 노폐물, 전해질 등을 제거하는 신장 기능의 일부를 대신 해주는 과정을 말한다. 급성 신부전증의 치료로 투석요법이 널리 이용되면서 과거 이 질환의 전체 사망률이 90%를 상회하던 것이 65% 정도로 감소되어 급성 신부전의 치료에 괄목할 만한 개선을 가져왔다. 투석요법의 일반적인 원리는 급성 신부전이나 만성 신부전 환자 모두에게 동일하며, 투석요법의 종류는 혈액투석(hemodialysis, HD), 복막투석(peritoneal dialysis, PD) 그리고 지속적 신대체요법(continuous renal replacement therapy, CRRT)이 있다. 혈액투석은 노폐물 제거 속도가 높아 급성 신부전에서 가장 널리 이용되며, 복막투석은 노폐물 제거 속도는 느리지만 혈액투석과 관련된 혈역학적 변화가 적어 이러한 변화를 견딜 수 없는 환자에게 유용한 방법이다. 혈액투석과 지속적 신대체요법은 특수한 혈관통로(vascular access)를 통하여 몸 밖으로 유도된 혈액이 기계장치와 연결된 체외순환 라인을 거쳐 다시 몸안으로 주입되는 과정에서 투석이 이루어지며, 복막투석은 복강 속으로 삽입한 도관을 통하여 투석액을 주입하였다가 일정시간 경과 후 배액시키는 행위를 주기적으로 반복함으로써 치료목적이 달성되는 방법이다. 모든 투석은 반투(과)막(semipermeable membrane)을 통해 이루어지는데 혈액투석과 지속적 신대체요법은 투석기(dialyser) 또는 혈액여과기(hemofilter)를 이용하며, 복막투석은 복막의 혈관 자체가 그 역할을 한다.

그러나 근래에는 급성 신부전 환자 가운데 혈역학적 상태가 불안정하거나 다장기 기능부전(multiple organ failure) 등 상태가 중한 경우가 증가하고 있다. 이 경우에는 종래의 간헐적 혈액투석(intermittent hemodialysis, IHD)은 치료 도중 흔히 심한 저혈압을 초래하여 이용할 수 없고, 복막도 손상된 경우가 많아 복막투석도 이용할 수 없다.

1977년 Kramer에 의해 임상에서 처음 시도된 지속적 동정맥 혈액여과(continuous arteriovenous hemofiltration, CAVH)는 종래의 혈액투석에 비해 용질의 제거가 서서히 지속적으로 일어나기 때문에 혈역학적 상태가 불안정한 환자에게 보다 안정적으로 적용할 수 있어 많이 이용되었다. 최근에는 CAVH의 단점을 개선한 다양한 지속적 신대체요법이 개발되어 급성 신부전 환자의 치료는 물론 난치성 부종, 전해질 및 산 · 염기 불균형의 치료 등 그 적용범위가 점차 확대되어 현재는 중환자실에서 간헐적 혈액투석요법만큼이나 널리 이용하고 있어 신대체요법의 한가지 방법으로 확고한 위치를 차지하게 되었다.

I. 신대체요법의 원리

투석(dialysis)은 그리스어원으로 "다른 것으로부터 느슨하게 하는 것(분리 또는 여과)"을 의미한다. 임상에서는 삼투현상과 확산의 원리를 이용해서 혈액으로부터 노폐물과 과도한 수분이 제거되는 것을 말한다.

1. 반투막

반투막이란 현미경으로 볼 수 있을 정도로 작은 크기의 구멍(세공)을 가진 단순한 물질로 구성된 얇은 막으로, 세공보다 크기가 작은 입자는 통과하지만 크기가 더 큰 입자는 빠져나가지 못하고 머무르게 된다. 그리하여 이 반투막을 중앙경계로 하여 양쪽 용액사이에 용질의 농도가 같아질 때까지 세공을 통한 물질이동이 일어나게 되며(**그림 22-1**), 이 원리를 이용하여 투석요법이 수행된다. 적혈구와 백혈구 및 거의 모든 혈장단백은 막의 세공보다 크며, 수분과 전해질, 질소계통의 노폐물 같은 입자들은 크기가 세공보다 작아 막을 자유롭게 통과한다.

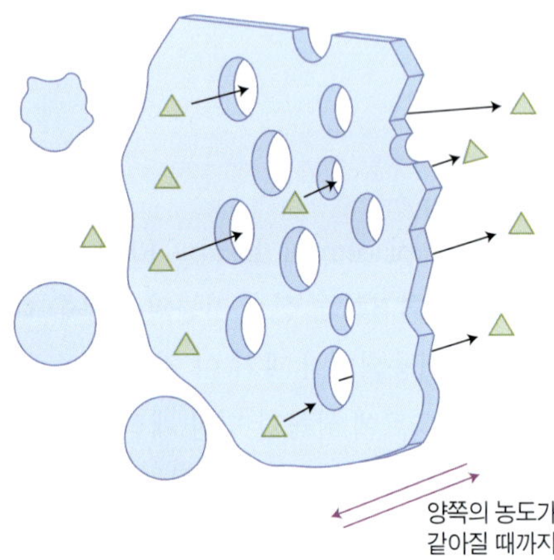

그림 22-1 반투막

2. 물질이동의 원리

1) 확산

확산(diffusion)이란 두 용액내의 여러 물질 입자들이 일정한 운동을 함으로써 두 용액을 구분짓는 반투막의 세공을 통해 이동되는 현상을 말하며, 이러한 확산을 통한 물질 이동의 방향은 고농도에서 저농도 쪽으로 이루어진다.

확산 속도는 두 용액 사이의 용질의 농도경사가 클수록, 용질의 분자량이 작을수록, 반투막의 두께가 얇을수록, 막의 표면적이 클수록 용액의 온도가 높을수록, 세공의 크기가 클수록, 그리고 세공의 수가 많을수록 빨라진다(그림 22-2).

이러한 확산의 효과를 높이기 위하여 임상적으로는 혈액과 투석액 사이의 농도경사를 최대화하기 위해서 투석기 속의 투석액 흐름의 방향과 혈액흐름의 방향을 반대로 하고(counter-current), 인체에서 제거하고자 하는 물질의 투석액 내의 농도를 아주 낮게(또는 아주 없게) 유지한다. 또한 혈액과 투석액의 흐름속도를 높여주며, 투석기 내 혈액통과 부분의 튜브 직경을 작게 하여 투석기 반투막의 표면적을 넓힌 고효율투석기(high-efficiency dialyzer)를 사용한다. 이 외에도 투석액의 온도를 혈액 온도까지 올려줌으로써 확산 효과를 더 크게 유지시킨다(그림 22-4).

2) 초여과

초여과(한외여과, ultrafiltration)는 반투막을 사이에 두고 있는 두 용액의 압력 차이(압력경사)로 인해 수분이 이동되는 기전이다(그림 22-2, 22-3). 수분 이동 시 수분에 용해되어 있던 분자량이 작은 용질(Na^+, Cl^-, 요소 등)이 수분과 함께 이동되는데 이를 용매끌기(solvent drag) 현상이라 하며, 이러한 초여과에 의한 용질의 제거를 대류(convection)라고 한다.

두 용액간의 압력경사는 정수압(hydrostatic pressure)과 삼투압(osmotic pressure)에 의해서 생기며, 압력경사에 의한 반투막의 수분에 대한 투과력을 초여과계수(ultrafiltration coefficient, Kuf)라 하고, 단위는 ml/mmHg/hr 이다.

임상적으로는 투석막을 경계로 한 혈액과 투석액 사이의 압력 차이를 크게 하기 위하여 혈액 부분을 높은 양압으로, 투석액 부분을 음압으로 유지하여 초여과율(ultrafiltration rate)을 높인다. 복막투석인 경우 투석액의 포도당 농도를 높여 수분 제거 효과를 크게 하는 것도 이 원리를 응용한 것이다(그림 22-4).

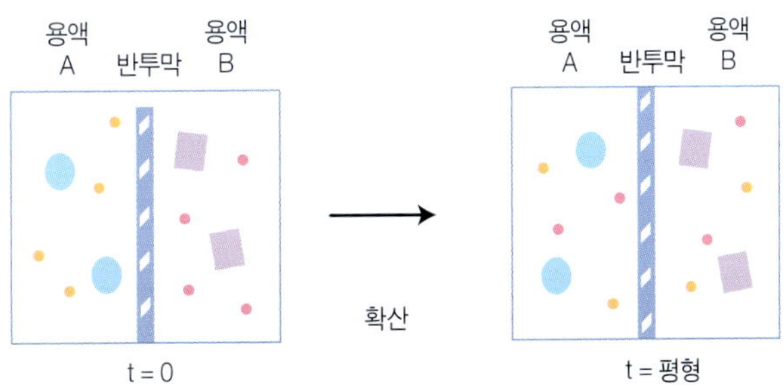

양쪽 용액의 양은 변화 없이 용질의 이동으로 인해 농도가 같아진다.

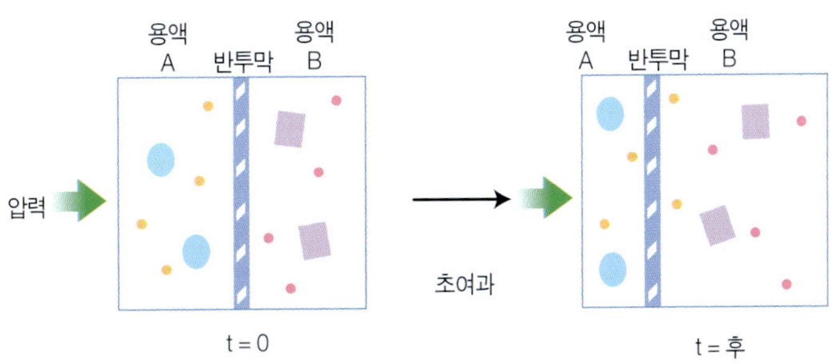

용액 A측에 주어진 압력만큼 용액 A로부터 B로 수분이 이동하여 시간 경과 후 용액 A의 양이 감소된다.

그림 22-2 확산과 초여과

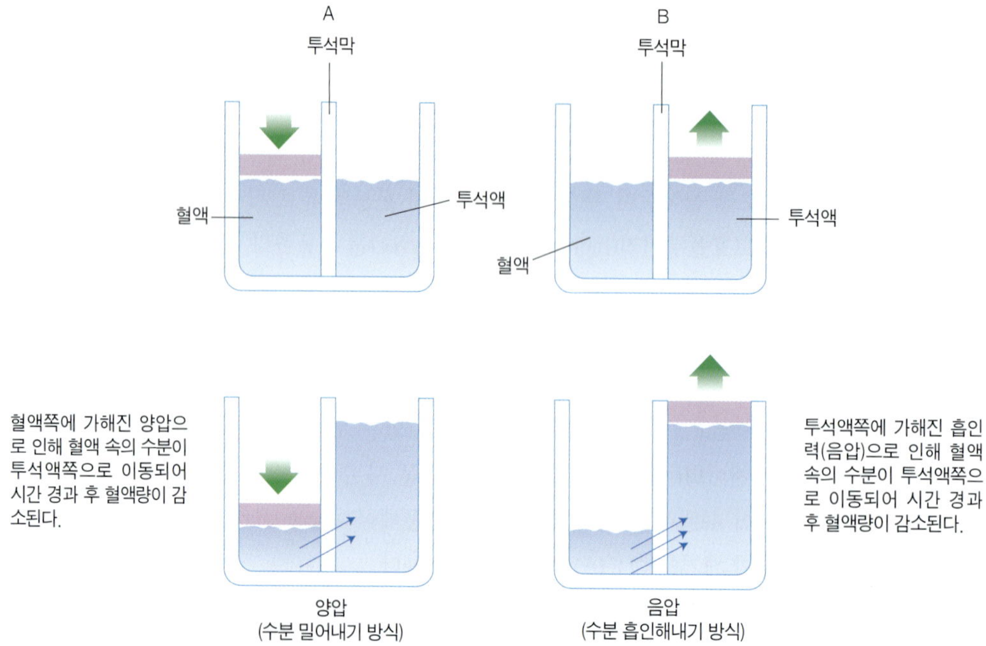

그림 22-3 초여과

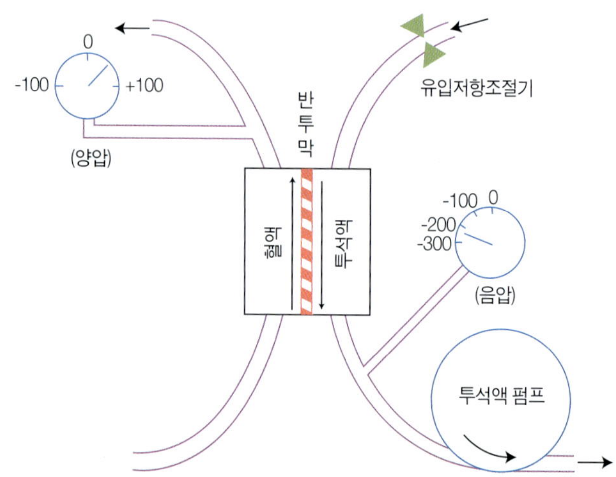

그림 22-4 혈액과 투석액의 방향과 초여과 시 정수압을 위한 투석액 펌프 위치

혈액과 투석액의 방향을 반대로 하여 확산을 최대화하고, 혈액 쪽은 양압으로, 투석액 쪽은 펌프를 이용한 음압으로 유지시켜 압력 차이를 크게 함으로써 초여과가 이루어지도록 한다.

II. 신대체요법의 기본 요소

1. 혈액전달장치(혈관통로)

1) 종류

혈관통로는 혈액이 체외로 빠져나와 혈액회로를 통해 투석기로 전달되었다가 다시 신체로 복귀되는 경로이다. 투석의 효과는 혈액흐름이 얼마나 원활한가에 영향을 받으므로 투석이 효과적으로 이루어지기 위해서는 투석의 종류에 따라 분당 평균 100~400ml의 혈류를 감당할 수 있는 큰 혈관을 이용하고, 혈액속도를 꾸준히 유지하기 위한 기계장치(혈액펌프)를 이용한다.

1960년 Scribner 등에 의해 동정맥션트가 고안된 이래 1966년 Brescia와 Cimino가 피하 요골동맥(subcutaneous radial artery)과 요골측피부정맥(cephalic vein)으로 동정맥루(arteriovenous fistula)를 개발하여 반영구적으로 반복 이용할 수 있도록 함으로써 혈액투석의 보편화에 혁신적인 기여를 하였다(그림 22-5). 그러나 이 동정맥루를 사용할 수 있기 위해서는 수술 후 최소 2~3주 간의 성숙기간을 거쳐야 하며, 수술 즉시 사용할 수 있는 Scribner의 동정맥 션트 또한 잦은 감염과 응고, 출혈 등으로 단기간밖에 사용할 수 없으면서 치료가 종료된 후에는 사용된 동맥과 정맥을 잃게 되는 큰 단점때문에 필요시 쉽게 이용하는데에 어려움이 있었다.

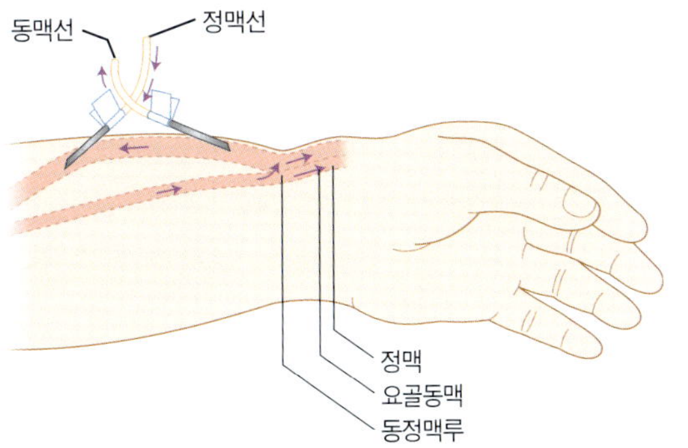

그림 22-5 요골-요측피정맥루

1979년에 쇄골하정맥(subclaviall vein) 또는 대퇴정맥(femoral vein), 내경정맥(internal jugular vein) 등의 큰 정맥속에 삽입할 수 있는 구멍이 있는 도관이 개발된 이래 응급 혈액투석이 보다 활발하게 이루어질 수 있게 되었다 최근에 이용되는 내부가 두 개의 통로로 나뉘어진 도관은 두 통로의 끝이 혈액의 재순환(recirculation, 투석기를 통과하여 정화된 혈액이 혈액펌프의 힘에 의해 다시 투석기로 들어오는 것)을 최소화하기 위해 서로 다른 위치에 열려 있으며(그림 22-6, 22-7), 한번의 시술로 혈액이 나오는 동맥통로와 혈액을 몸으로 되돌리는 정맥통로를 동시에 확보할 수 있는 장점이 있어 신대체요법을 더욱 편리하게 이용할 수 있게 되었다. 이러한 도관을 이용하여 혈관접근을 하는 경우는 표 22-1에, 도관을 삽입할 위치로 선택되는 혈관에 따른 장단점은 표 22-2에, 내경정맥이나 쇄골하정맥 등의 중심정맥을 이용한 천자 시의 합병증은 표 22-3에 제시되어 있다.

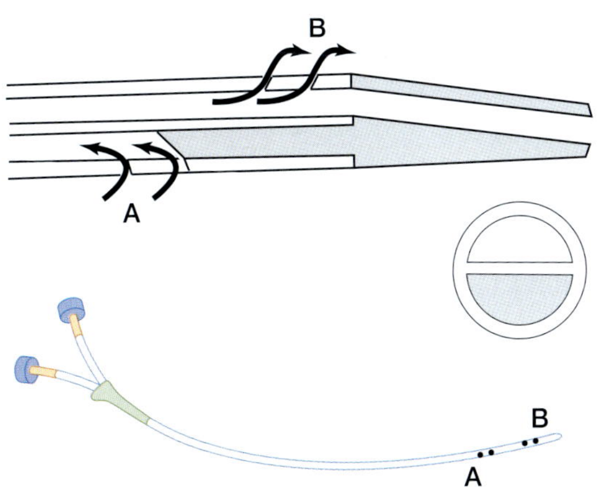

그림 22-6 대정맥에 삽입하는 이중내관도관 (dual lumen catheter)의 단면과 외형

A: 체외로 혈액을 이끌어내는 구멍: 유입(access) 통로
B: 체내로 혈액을 되돌리는 구멍: 귀환(return) 통로

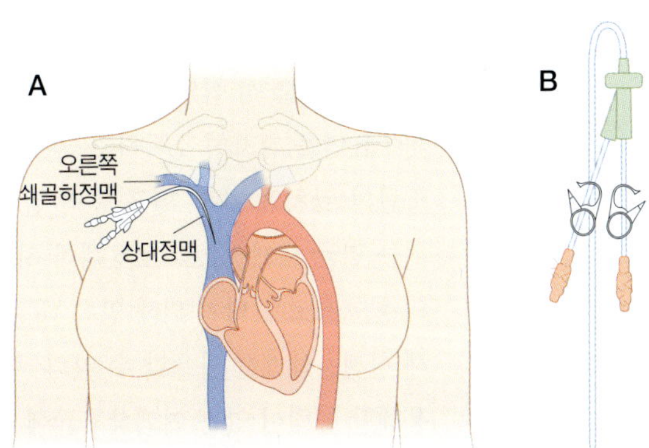

그림 22-7 쇄골하정맥 삽입 위치(A)와 쇄골하정맥 카테터(B)

표 22-1 도관을 이용한 일시적 혈관접근을 이용하는 경우

- 급성 신부전 환자의 치료 시
- 만성 신부전 환자에게 영구적 혈관통로가 없거나 성숙되기까지 시간이 필요한 경우
- 복막투석이나 신이식 예정인 환자의 일시적 혈액투석 시
- 혈장분리교환술(plasmapheraesis)이나 혈액관류(hemoperfusion)가 필요한 경우

표 22-2 일시적 도관 삽입 부위에 따른 장 · 단점

삽입 부위	장점	단점
대퇴정맥	삽입이 쉽고, 삽입 시 위험이 적다.	환자가 부동자세를 유지해야 한다. 감염 위험이 높다. 충분히 길고 큰 도관을 사용해야만 재순환을 줄일 수 있다.
쇄골하정맥	환자가 편안하고 사용기간이 길다.	정맥 협착과 삽입 시의 합병증 발생률이 가장 높다.
내경정맥	사용기간이 길고 위험이 적다.	삽입 시의 합병증이 발생할 수 있다.

표 22-3 중심정맥천자 시의 합병증

급성 합병증	시간경과 후 합병증
동맥천자	혈전증
기흉	감염
혈흉	혈관협착
부정맥	동정맥누공
공기색전증	주변조직의 손상
심장혈관이나 심방천공	상완신경총
심장압전	기관
	반회신경

2) 도관 삽입과 간호

도관은 철저히 무균적으로 삽입되어야 하므로 시술자는 철저하게 수술용 가운, 마스크, 소독장갑을 착용해야 한다. 선택 부위가 대퇴정맥이라면 시술 전 조심스럽게 서혜부를 삭모하고 소독액으로 닦아준다. 시술 시 삽입 부위의 시야를 최대한 넓히고 정맥을 찾기 쉽도록 환자의 자세를 잡은 다음 피부표면을 철저히 소독하고 국소마취를 한다. 삽입이 완료된 후 삽입 부위가 중심정맥인 경우에는 도관의 위치와 기흉, 혈흉 등의 합병증 유무를 확인하기 위해 흉부 x-ray를 찍는다. 도관의 출구 부위는 멸균 드레싱으로 보호해야 하며, 매 투석 시마다 드레싱을 교환한다. 투석이 끝난 후에는 도관의 혈액응고를 막기 위해 양쪽 내강에 헤파린이 섞인 용액을 채운다. 도관의 개방성을 유지하기 위해 혈전용해제를 사용할 수 있다. 혈전용해제는 섬유소 용해 시스템을 활성화하도록 혈관내 혈전을 용해할 능력이 있는 연쇄상구균에서 얻어낸 효소이다. 혈전용해제 사용 시 도관의 개방성을 유지하여 응고로 인한 재삽입을 예방할 수 있으나 사용시 국소 통증, 출혈, 알레르기 반응 등의 부작용이 있다.

도관 제거 시 삽입 부위에 압력을 가해 지혈하며, 재발성 출혈 여부를 확인하기 위해 일정 시간

동안 사정한다. 투석시 혈액을 투석기로 추출해내는 관을 개념상 동맥관, 혈액을 신체로 되돌려주는 관을 정맥관이라고 명칭한다.

2. 투석기

투석기(또는 인공신장기, 혈액여과기)는 세공의 크기에 따라 선택적으로 물질을 통과시킬 수 있는 반투막을 가느다란 대롱(hollow fiber)처럼 만들어 수 천개를 묶어 단단한 플라스틱으로 고정한 것으로 혈액은 대롱 안으로만 통과하고 투석액은 그 바깥으로 통과하도록 만든 혈액투석의 필수적인 도구이다. 이 반투막은 그 재료에 따라 그리고 막의 두께 및 세공의 크기에 따라 용질과 수분의 투과력에 차이가 있으며, 또한 인체의 혈액과 접촉되었을 때는 다양한 생체반응을 일으킬 수 있다. 투석기의 크기에 따라 환자의 몸 밖으로 나와 있는 혈액량(체외순환혈액량, extracoporeal blood volume)이 달라지므로 투석기를 선택할 때 크기, 효율성, 환자의 대사적 필요도를 고려한다. 즉 작은 체표면적과 낮은 대사 필요성을 가진 환자는 작고 낮은 삼투성 투석기가 필요한 반면, 큰 대사 필요성을 가지는 체표면적이 큰 환자는 좀 더 크고 효율적인 투석기의 사용이 필요하다. 복막투석의 경우에는 인체의 내장을 감싸고 있는 복막 자체가 반투막의 역할을 하므로 별도의 투석기는 필요하지 않다. 그 외 각종 감시 장치가 있어 투석액의 온도, 조성, 유속, 혈액유출, 공기방울 등을 탐지하여 각각 비정상적인 상황이 전개될때 청각적인 경보기를 작동시켜 그 교정을 유도한다.

3. 투석액

투석은 반투막을 통하여 인체에 과잉된 수분과 물질을 제거할 뿐 아니라 동시에 인체에 부족한 물질성분을 보충할 때 더욱 효과적이다. 투석액(dialysate)의 조성은 혈장과 비슷하지만 신부전 환자의 혈액내 노폐물은 제거하고, 부족한 물질은 반투막을 통하여 혈액내로 공급하도록 제조되어 있다. 예를 들면, 투석액에 요소나 칼륨은 없거나 적은 반면, 중탄산(bicarbonate)이나 초산(acetate)의 농도는 높아서 혈액내 요소나 칼륨은 투석액 쪽으로 이동하여 빠져나가고 중탄산이나 초산은 혈액 쪽으로 이동하여 혈액의 산도(pH)가 조절된다. 또한 수분 제거를 목적으로 삼투효과를 높일 수 있는 여러 물질이 첨가되어 있다.

이러한 원리로 조성된 투석액은 환자 상태와 투석의 종류, 투석의 목적에 따라 선택할 수 있도록 다양하게 상품화되어 있으며, 필요에 따라 물질을 더 첨가하여 사용할 수도 있다.

4. 항응고요법

1) 필요성

혈액이 인체에서 나와 혈액투석 라인이나 투석기 등의 체외순환 통로면에 접촉될 때마다 응고의 위험이 높아지므로 혈액투석 시 항응고제 사용은 필수적이다. 최근에는 여러 가지 항응고제가 다양한 방법으로 이용된다. 초기에는 거머리에서 얻은 히루딘(hirudin)을 사용하다가 1916년 동물의 간에서 헤파린(heparin)을 추출해 내는 데 성공한 이래 헤파린이 표준적인 항응고제로 널리 이용되고 있다. 헤파린은 분자량이 커서 투석기에서 빠져나가지 않으며 값이 싸고 쉽게 투여할 수 있고, 혈액에 주입하면 2~5분 내에 즉시 작용이 나타나고, 반감기가 50분 정도로 짧아 주입을 멈추면 2~4시간에 작용이 사라지는 장점이 있어 감시가 간편하다. 단점으로는 투석막에 혈소판이 침착되는 것을 막지 못하므로 투석기의 혈액응고를 완전히 예방하지 못하며 출혈의 위험이 있어 출혈성 경향이 있는 신부전 환자에게 위험할 수도 있다.

또한 역설적으로 요독증은 그 자체로 출혈성 경향을 보이므로 투석 중 과도한 항응고제 투여는 환자의 출혈성 경향을 악화시킬 수 있으며, 특히 침습적 시술 후 출혈이나 위장관 출혈, 치명적인 지주막하 출혈 혹은 뇌출혈 등의 위험성을 증가시킨다.

혈액투석 환자에서 항응고요법의 목표는 체외순환 회로에 혈액응고가 생기지 않으면서 투석 도중이나 투석 후에 출혈이 발생하지 않을 정도로 적절한 항응고작용을 하는 것이다. 그러나 혈액투석 환자는 환자마다 헤파린에 대한 응고기전의 민감도 및 인체대사에 의한 헤파린의 혈액내 제거율이 다양하므로 각각 적절한 헤파린 주입량과 방법을 결정하는 것이 중요하다. 투석치료 중에 혈액응고 경향을 높이는 요인은 표 22-4와 같다.

출혈 경향이 아주 높을 환자인 경우는 항응고제를 투여하지 않고 투석치료를 시행하기도 한다. 혈액투석에 사용 될 수 있는 헤파린 이외의 항응고제제들로는 저분자량 헤파린, 국소적 구연산염 항응고법(regional citrate anticoagulation), 단백분해효소억제제(nafamostate mesylate), 프로스타노이드(prostanoids) 등이 있다. 최근 출혈 경향이 있는 환자들에게는 nafamostate mesylate가 안전하게 쓰일 수 있는 국소 항응고제로 알려져 있다.

2) 종류

(1) 전신 항응고요법

전신 항응고요법(systemic heparinization)은 출혈 위험이 적은 혈액투석 환자에게 헤파린을 정맥주입하는 방법이다. 혈액응고 관련 검사결과를 참고하여 투석 시작 직전 적정한 초기 헤파린량을 인체에 주입(bolus infusion)한 후, 투석 치료시간을 적당한 간격으로 나누어 투석라인의 유입쪽에 일정량의 헤파린을 간헐적으로 나누어 주입하는 간헐적 전신 헤파린 주입법과 투석 치료시간 전체에 걸쳐 헤파린이 서서히 계속 주입되도록 하는 지속적 전신 헤파린 주입법이 있다.

투석치료 동안 자주 혈액 응고시간(clotting time)을 모니터하여 필요하면 헤파린의 일시적 투여량 또는 투여 간격, 투여 속도 등을 조절하여야 하며, 통상 투석 종료 후 혈관통로의 지혈 지연을 최소화하기 위해 투석 끝내기 30분~1시간에 헤파린 주입을 멈춘다.

출혈 위험이 중간 정도인 환자에서 헤파린 투여량을 최소량으로만 주입하면서 혈액투석을 진행한 경우에는 투석 끝내기 과정에서 혈액응고가 일어나지 않고 체외순환혈액을 모두 되돌려 줄 수 있도록 하기 위해 투석 끝내기 과정 동안에도 헤파린을 계속 주입하는 경우가 있다. 일반적인 경우 헤파린 투여량은 투석치료 동안의 혈액 응고시간이 정상치의 +80% 범위에 있도록 하고, 최소량을 투여하는 경우에는 정상치의 +40% 범위 내에 있도록 한다(표 22-5).

표 22-4 혈액응고 경향을 높이는 요인

혈액응고 경향을 높이는 요인
혈색소 수치가 높을 때
투석 중 혈류속도가 느릴 때
투석 중 초여과 속도가 빠를 때(초여과율이 클 때)
투석 중 수혈 시
투석 중 지질용액 주입 시

표 22-5 헤파린 사용방법에 따른 투석치료 시기별, 응고 감시별 적정 응고시간 범위

검사명	정상 범위	일반적 헤파린법 사용 시 권장 범위		최소 헤파린법 사용 시 권장 범위	
		투석치료 중	투석종료 시	투석치료 중	투석종료 시
WBPTT	60-85초	+80%(120-140)	+40%(85-105)	+40%(85-105)	+40%(85-105)
ACTⓐ	120-150초	+80%(200-250)	+40%(170-190)	+40%(170-190)	+40%(170-190)
LWCTⓑ	4-8분	20-30분	9-16분	9-16분	9-16분

WBPTT = whole blood partial thromboplastin time
ACT = activated clotting time
LWCT = Lee-White clotting time
ⓐ ACT의 측정법은 다양하며, 따라서 선택 방법에 따라 기본 정상치의 범위가 매우 낮을 수 있다.
ⓑ LWCT법은 검사수행자의 숙련 정도에 따라 정상치 범위가 매우 다를 수 있다.

(2) 국소 항응고요법

국소 항응고요법(regional heparinization)은 출혈 위험이 높은 환자에게 혈액투석을 시행할 때 사용되는 방법으로 인체에서 유도되어 나온 혈액이 투석기에 닿기전 위치[유입(access)라인]에 항응고제를 주입하고, 투석기를 통과한 혈액이 다시 인체로 주입되기 직전 위치[귀환(return)라인]에 중화제를 투여하는 방법이다.

통상 항응고제로 헤파린을 사용하며, 이에 대한 중화제로 protamine sulfate를 선택하나, 드물게 체외회로에 있는 혈액의 Ca^{++} 농도를 낮춤으로써 항응고 목적을 이루기 위해 citrate를 이용하는 경우가 있으며, 이때는 귀환라인으로 다시 Ca^{++}를 투여하여 중화시킨다.

국소적 항응고제 사용법의 단점은 두 약물간 주입량의 균형 유지가 다소 복잡하고 protamine을 사용한 경우 protamine의 부작용인 안면홍조, 서맥, 저혈압, 호흡곤란 등의 증상이 동반되거나 시간이 지난후에 heparine-protamine complex의 분리로 인한 반동성 항응고 현상이 나타날 수 있다는 것이다. 또한 citrate와 Ca^{++}를 이용하는 경우에는 투석치료 중이나 치료 후에도 자주 혈중 Ca^{++} 농도를 감시해야 하며, 대사성 알칼리증이 나타나는 것을 예방하기 위해 투석치료 시 투석액의 중탄산염 사용량을 감소시켜야 한다.

(3) 투석 중 혈액응고 사정

체외회로에 생기는 응고는 투석 진행 중간에 혈액이 환자의 몸에서 나오는 쪽을 잠근 상태에서 생리식염수를 통과시켜 전체 혈액라인을 씻어주면 육안으로 확인이 가능하다. 이 외에도 기계장치를 통해 혈액라인의 각종 압력계에 나타나는 변화를 통해서도 체외회로 중의 혈액응고의 위치를 추정할 수 있다. 즉, 혈액이 인체에 되돌려지게 되는 귀환라인 쪽의 압력 변화는 없으면서 혈액이 인체에서 나와 투석기에 도달하며 측정되는 투석기 쪽의 압력이 점차 상승되고 있다면 투석기 내부에 혈액응고가 진행되고 있음을 의미하는 것이다.

각종 혈액응고 시간을 알아보는 검사를 이용할 수도 있다. 이 때의 혈액채취는 헤파린이 주입되기 전인 유입선에서 해야 하며, 그 결과는 체외회로의 혈액응고 검사가 아니라 환자의 전신적 혈액 응고 상태를 의미하는 것이다. 필요할 때마다 혈액응고 상태를 측정하기 위해 매번 검사실로 혈액응고검사를 의뢰하는 것이 불편하기 때문에 현장에서 직접 시행할 수 있는 검사법이 많이 이용되고 있다. 이 중 Lee-White Clotting time(LWCT)법은 유리관에 0.4cc의 혈액을 넣어 혈액응고가 시작될 때까지 매 30초마다 관을 기울여 보는 방법으로 응고되기까지의 시간이 오래 걸리며 상대적으로 결과의 신빙성이 낮아, 최근에는 이동 가능한 소형기기인 hemochron을 이용한 activated clotting time(ACT) 검사법이 더 많이 이용되고 있다. 이 검사는 검은색의 작은 자석막대

와 activator 분말이 들어 있는 검사용 튜브 안에 2cc의 혈액을 투입한 후 잘 흔들어 섞어준 다음 기계에 검사용 튜브를 꽂아두면 기계가 튜브를 회전시키면서 검사를 진행하고 부저 소리를 내며 결과치를 알려주는 것으로 소요시간이 짧고 간편하여 이용률이 점차 증가되고 있다.

III. 신대체요법의 종류

1. 지속적 신대체요법

1) 지속적 신대체요법의 원리

지속적 신대체요법이란 간헐적 혈액투석요법과 대응되는 용어로서 혈액을 이용한 투석요법의 적용 사유가 소멸될 때까지 24시간 이상 계속적으로 투석치료를 시행하는 방법을 말한다(표 22-6).

패혈증, 중증 화상, 뇌손상, 간부전, 외상 등과 함께 신부전을 가진 위중환 환자들은 고이화상태 및 혈역학적으로 불안정한 상태이며, 고농도 영양 주입법과 항생제 투여와 같은 대용량의 수액을 필요로 한다. 이들 환자에서 종래의 표준적 혈액투석 치료를 하여 체액량을 한외 여과하면 순환장애를 초래하여 저혈압이 발생하거나, 급속한 용질 이동으로 인해 오히려 상태 악화를 초래한다. 반대로 지속적 신대체요법을 시행하면 완만한 속도의 수분 재고와 용질 제거가 확산보다는 대류 방식으로 일어나므로 삼투질 변화가 일어나지 않는다.

즉 지속적 신대체요법은 확산의 원리에 의해 용질의 이동이 일어나는 간헐적 혈액투석요법에 비해 생체적합성과 투과성이 우수한 혈액여과막을 통한 대류에 의한 용질 이동현상을 이용한 치료법이다. 이는 치료 중 저혈압 등의 혈역학적 변화가 적게 나타나면서도 대량의 수분과 중간 크기 이상의 노폐물을 쉽게 제거할 수 있으므로 심각한 이화상태로 인해 수분을 철저히 제한해야 하면서도 완전한 비경구 영양을 유지해야 하는 불안정한 상태의 환자에게도 쉽게 적용할 수 있는 장점이 있다. 또한 치료에 필요한 환자의 순간 혈류량이나 체외순환 혈액량도 적고 투석액 소모량도 훨씬 적으며, 종류에 따라서는 복잡한 기계와 설비 없이도 일정 수준의 혈압만 유지된다면 언제 어디서나 시행할 수 있다.

최근에는 CAVH의 단점을 개선한 다양한 지속적 신기능 대체요법이 개발로 점차 새로운 방법인 지속적 정정맥 혈액여과법(continuous venoveno hemofiltration, CVVH), 지속적 정정맥 혈액투석여과법(continuous venoveno hemodiafiltration, CVVHDF), 저속 지속성 한외여과(slow continous ultrafiltration, SCUF) 등으로 발전하여 혈역학적 상태가 불안정한 급성 신부전 환자의 치료는 물론

표 22-6 지속적 신대체요법과 간헐적 혈액투석요법의 차이

내용	지속적 신대체요법	간헐적 혈액투석요법
투석막의 특성	높은 투과력	다양한 투과력
항응고요법 사용 기간	길다	짧다
혈액 흐름 속도	200ml/min 이하	200ml/min 이상
투석액 흐름 속도	저속(17-34ml/min)으로 다양하다	500ml/min 이상
1회 치료시간	24시간 이상 - 몇일	3-4시간
저분자 노폐물 제거율	낮다	높다

난치성 부종, 전해질 및 산 · 염기 불균형의 치료 등 그 적용범위가 점차 확대되고 있다(표 22-7).

그러나 아직 지속적 신대체요법은 혈액의 체외 순환을 계속적으로 유지하기 위해 필요한 항응고요법의 감시가 어려운 점과 간헐적 혈액투석에 비해 비용이 상대적으로 비싼 점 등이 해결해야 할 과제로 남아있다.

2) 지속적 신대체요법의 종류와 방법

지속적 신대체요법의 가장 기본적인 방법인 CAVH는 표 22-8와 같이 몇 가지 중대한 단점이 있으므로 최근 들어 이 문제점들을 개선한 다양한 방법이 개발되어 사용되고 있다. 가장 크게 개선된 내용으로 첫째, 혈관접근 방법으로서 동맥 대신 정맥을 사용하고, 대신 초여과압을 얻기 위해 혈액펌프를 사용하는 지속적 정정맥 혈액여과법(CVVH)과 둘째, 치료 중 저분자물질의 제거율을 높이기 위한 투석액을 사용하는 지속적 동정맥 혈액투석(CAVHD) 또는 지속적 정정맥 혈액투석여과법(CVVHDF)이 대표적이다.

지속적 신대체요법도 혈액투석요법과 마찬가지로 체외혈액 순환을 얻기 위해 혈액을 공급받을 수 있는 혈관접근을 시도하게 된다. 카테터 두 개를 동맥과 정맥에 각각 삽입하는 동정맥 치료법이나, 이중 도관을 가진 한 개의 카테터를 혈류량이 풍부한 큰 정맥에 삽입하는 정정맥치료법이 그것이다. 각종 동정맥 치료 시에 치료효과를 달성하고 체외순환이 계속 유지될 수 있기 위해서는 평균혈압이 최소한 60~70mmHg 정도는 유지되어야 하며, 주로 대퇴동맥과 대퇴정맥이 이용된다. 정정맥 치료 시에 사용되는 정맥은 치료 목적을 달성하기 위해 혈액펌프를 이용하여 혈액을 이동시킬 수 있을 정도로 혈류량이 풍부해야 하므로 주로 내퇴정맥이나 내경정맥, 쇄골하정맥을 사용한다. 지속적 신대체요법에 사용되는 투석기 또는 여과기의 투석막은 혈액투석요법에 사용되는 것 보다

표 22-7 지속적 신대체요법의 적응증

혈역학상태가 불안정한 신부전
호흡부전이 동반된 신부전
폐부종이 동반된 심장성 쇼크
잘 조절되지 않는 부종
이뇨제 치료로 조절되지 않는 고나트륨혈증
극단적으로 수분제한을 하면서 경정맥영양법을 사용해야 하는 경우
기타: 패혈증, 급성호흡부전증후군(acute respiratory distress syndrome, ARDS) 좌멸손상(crush injury), 만성 심부전, 심폐우회술(cardiopulmonary bypass surgery) 후 약물중독(drug intoxication)

표 22-8 CAVH의 단점

동맥천자에 따른 위험이 동반된다
치료기간 중 환자의 움직임을 극도로 제한해야 한다
철저한 수분 균형 및 활력징후에 대한 감시가 필요하다
용질 제거의 효율성이 떨어지다
간호사가 시행 과정에 익숙하지 않다

투과성이 큰 것을 이용하므로 작은 압력 차이에 의해서도 많은 양의 수분과 수분에 녹아있는 용질이 이동되는 대류의 원리가 적용된다. 환자의 평균 혈압이나 혈액펌프에 의해 인출되어 여과기를 통과하게 되는 혈액의 압력은 정수압으로 혈액으로부터 여과기 투석막의 작은 구멍을 통해 물질을 밀어내는 힘이며, 이때 혈액속의 단백질 등으로 인한 교질성 삼투압(colloidal osmotic pressure)은 혈액에서 수분이 투석막을 통해 빠져나가지 못하도록 저항하는 압력으로 작용한다. 결과적으로 정수압과 교질성 삼투압의 차이가 여과기를 통한 배액량을 결정하는 초여과율의 기본이 된다. 지속적 신대체요법을 시작한 초기에는 정수압에 의해 다량의 수분이 제거되지만, 시간이 흐름에 따라 과잉 수분이 제거된 혈액은 점점 물질의 농도가 높아지고 이에 따라 혈장단백의 농도도 높아지면서 교질성 삼투압도 상승하게 되므로 그만큼 초여과율이 낮아져, 마침내 정수압과 교질성 삼투압의 차이가 없어지게 되어 체외 혈액순환이 계속되더라도 더 이상의 여과가 일어나지 않게 된다. 이 원리를 이용하여 최근에는 인체에서 제거하고 싶은 수분량과 노폐물의 크기, 그리고 원하는 치료의 속도 등에 따라 다양한 초여과율을 가진 투석막, 인체에서 혈액을 인출하는 펌프의 속도, 보충액의 투여 위치 그리고 여과액의 배액 속도와 양을 조절할 수 있는 흡인기 부착 여부 등을 다양하게 선택하게 되면서 여러 가지 방법이 개발되었다(**표 22-9**, **그림 22-8~22-16**).

보충액은 정상 혈장과 비슷한 조성을 가진 정맥수액 제제로서 단위 시간당 다량의 수분과 용질이 제거되는 지속적 신대체요법 시 나타날 수 있는 부작용의 하나인 저체액량 상태를 방지하거나 노폐물이 충분히 제거되기 전에 혈액이 농축되어 여과가 중지되는 현상을 막기 위해 사용된다. 지속적 신대체요법에서는 치료 후 질소혈증을 낮게 유지하기 위해 다량의 초여과가 필요하기 때문에 다량의 보충액 투여가 필요한데, 보충액의 양과 성분은 환자 개개인의 산 · 염기 및 전해질 균형과 치료목적에 따라 개별적으로 조절해야 하며 상품화되어 상용할 수 있는 것도 있다. 보충액은 전 여과기법 또는 전 희석법(prefilter 법 또는 predilution 법)이나 후 여과기법 또는 후 희석법(postfilter 법 또는 postdilution 법)으로 투여된다. 이 중 전 희석법은 초여과율과 용질의 제거율이 높고 혈액의 점도를 감소시켜 헤파린 투여량을 줄일 수 있는 장점이 있고, 후 희석법은 초여과율 저하로 인해 보충액의 요구량이 적게 드는 반면, 여과막의 응고가 발생하기 쉽다.

표 22-9 지속적 신대체요법 종류별 비교

종류	이용하는 혈관 종류	혈액펌프 이용 여부	투석액 또는 보충액 이용 여부	1일 요소 제거율(L/d)
SCUF	A+V V+V	No Yes	No No	1-4 1-4
CAVH	A+V	No	RF	10-15
CVVH	V+V	Yes	RF	22-24
CAVHD	A+V	No	D	24-30
CVVHD	V+V	Yes	D	24-30
CAVHDF	A+V	No	RF+D	36-38
CVVHDF	V+V	Yes	RF+D	36-38

SCUF = simple continuous ultrafiltration, 지속적 저속 초여과
CAVH = continuous arteriovenous hemofiltration, 지속적 동정맥 혈액여과
CVVH = continuous venovenous hemofilatration, 지속적 정정맥 혈액여과
CAVHD = continuous arteriovenous hemodialysis, 지속적 동정맥 혈액투석
CVVHD = continuous venovenous hemodialysis, 지속적 정정맥 혈액투석
CAVHDF = continuous arteriovenous hemodiafiltration, 지속적 동정맥 혈액투석여과
CVVHDF = continuous venovenous hemodiafiltration, 지속적 정정맥 혈액투석여과
D = dialysate, 투석액 RF = replacement fluid, 보충액
A = artery, 동맥
V = vein, 정맥

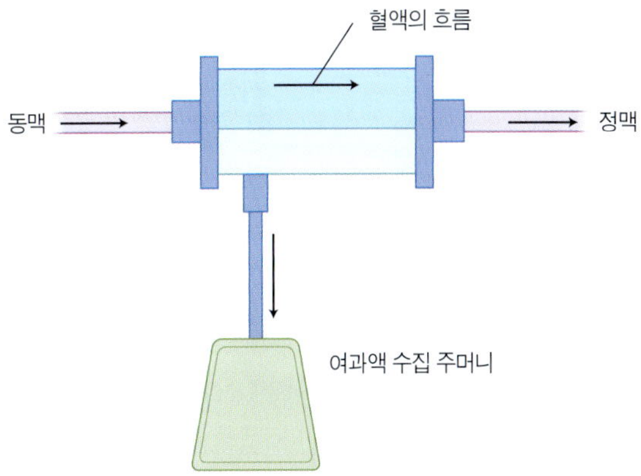

그림 22-8 Double-bottle system

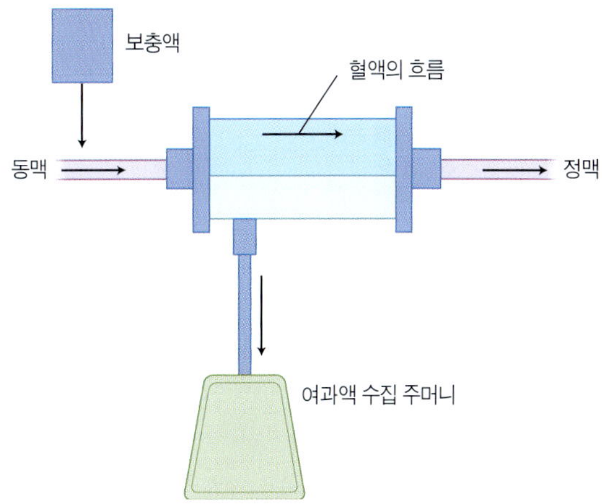

그림 22-9 Double-bottle system

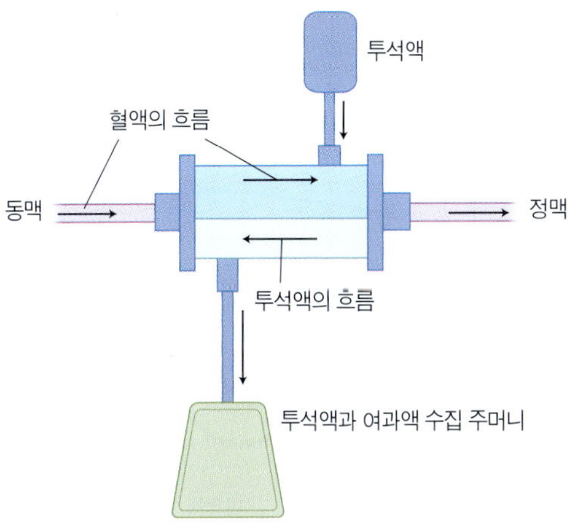

그림 22-10 CAVHD

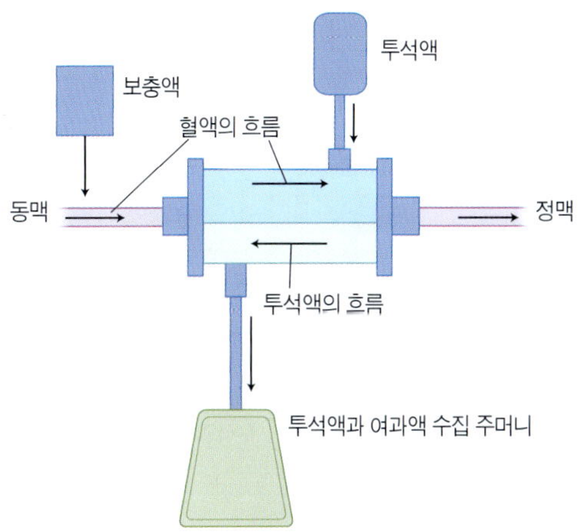

그림 22-11 CAVHDF

지속적 신대체요법이라도 투석액이 이용되는 치료방법의 경우에는 투석액 성분의 함량과 여과막에 대한 통과 속도에 따라 노폐물 제거 속도와 수분 제거 속도를 조절할 수 있으므로 특별한 경우가 아니면 보충액은 필요하지 않다.

지속적 동정맥 치료법은 혈액이 환자의 평균 혈압에 의해서만 이동하므로 펌프에 의한 것보다 느리게 움직여 혈액응고의 가능성이 높다. 이런 이유로 환자가 심각한 항응고 문제를 가지고 있는 경우가 아니라면 치료 시작 전에 헤파린을 일정량 투여한 뒤 치료기간 중에는 헤파린을 여과기 이전 위치에서 일정한 시간 간격으로 또는 지속적으로 주입하는 전신적 항응고요법을 보통 사용한다. 만약 항응고제를 사용할 수 없다면 여과기의 혈액 통과성을 사정하기 위해 동맥쪽의 혈액라인을 잠그고 대신 생리식염수를 여과기로 통과시켜 여과기의 혈액응고 유무를 육안으로 살펴보거나, 여과액의 배출량의 변화를 살펴 혈액응고 여부를 판단해야 한다.

3) 합병증

지속적 신대체요법 시 다음과 같은 합병증이 나타날 수 있으므로 시행 준비와 치료과정 중에 간호사의 세심한 주의가 요구된다.

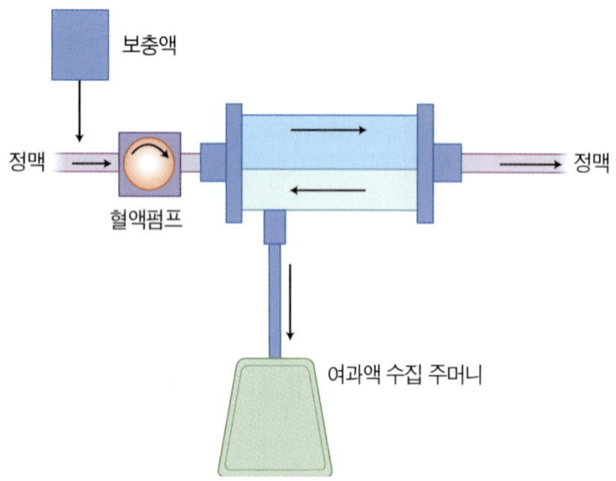

그림 22-12 CVVH

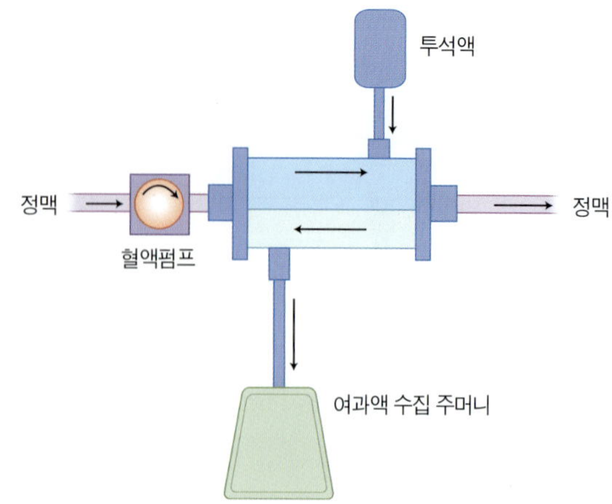

그림 22-13 CVVHD

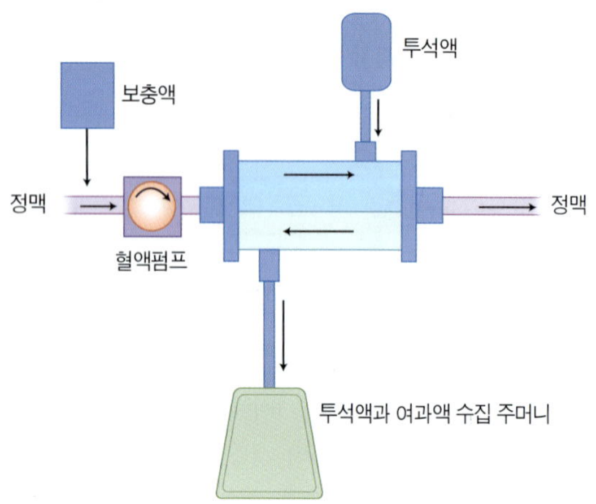

그림 22-14 CVVHDF

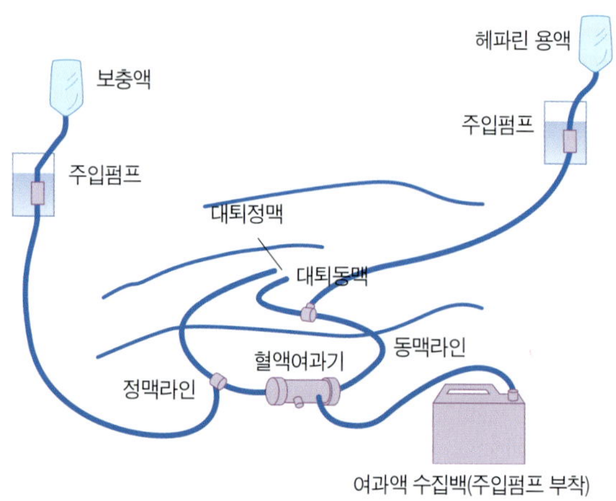

그림 22-15 중환자실에서의 CAVH 시행 모식도

(1) 출혈 경향

혈액의 체외순환을 지속시키기 위해 투여하는 항응고제와 환자의 질병상태에 따라 발생한다. 환자의 출혈 경향에 대한 검사가 반드시 치료 시작 전에 이루어져야 하며, 치료 중에도 자주 혈액응고 검사를 시행하여 그 결과에 따라 항응고제의 사용량과 방법을 조절하고 필요시 길항제의 투여를 고려해야 한다.

(2) 저혈압

초여과율이 높은 여과기를 이용하여 짧은 시간에 다량의 수분과 용질이 제거되므로 이에 따른 저혈량 상태나 저혈압이 발생할 수 있다. 항고혈압제가 투여되는 환자라면 지속적 신대체요법 시작 전에 투여를 일시 중지하거나 치료 중 보충액 투여량 조절 또는 여과 속도를 조절하거나 교질성 삼투압을 높일 수 있는 알부민 투여, 100ml~200ml 정도의 생리식염수 용액 등으로 중재할 수 있다. 기타 전해질 이상, 기왕의 심장기능 부전, 출혈도 저혈압의 원인이 될 수 있으므로 면밀히 사정한다.

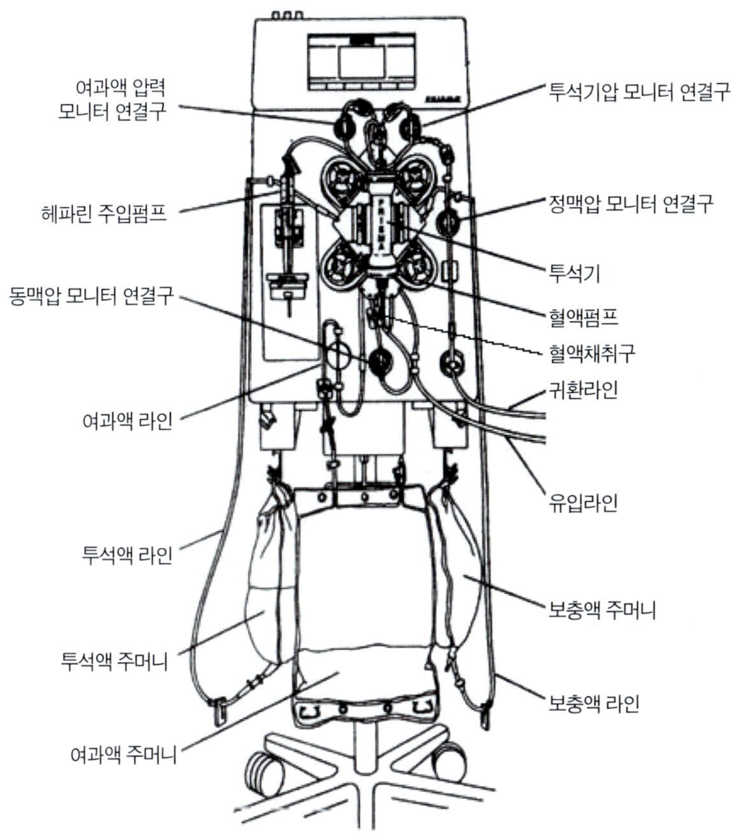

그림 22-16 최신형 CVVHDF 기계장비 체계도

(3) 저체온

노폐물과 과잉 수분을 제거하기 위해 빠른 속도로 신체의 수분이 배출되고 이에 맞추어 몸 밖에서 다량의 보충액 투입이 반복되므로 인체는 많은 열을 빼앗기게 된다. 환자를 따뜻하게 덮어주고 보충액과 투석액의 온도를 적절히 높여 사용하도록 한다.

(4) 혈관통로 부위의 합병증: 출혈과 감염

통상 이중도관의 굵은 카테터를 사용하여 큰 정맥이나 동맥에 며칠간 유치시키는 것이 필요하므로 언제나 감염 위험이 있으며, 치료에 필요한 혈액의 체외순환을 유지시키기 위한 항응고제 사용은 출혈 위험을 증가시킨다.

활력징후를 자주 측정하고, 카테터 삽입 부위의 관찰과 멸균 드레싱 교환 그리고 혈액응고 검사를 통해 사정한다.

(5) 전해질 및 산 · 염기 불균형

단시간에 다량의 수분과 함께 용질이 함께 제거되므로 보충액이나 투석액의 성분 함량이 적절해야 한다. 혈액검사와 활력징후, 심전도 모니터 등을 통한 산 · 염기 및 전해질 불균형 증상을 지속적으로 사정해야 하며, 투석액은 반드시 중탄산 투석액을 사용한다. 환자가 혈역학적으로 불안정하지 않은 고칼륨혈증이나 산증 등 응급상태인 경우에는 지속적 신대체요법보다 간헐적 혈액투석법이 더욱 효율적일 수 있으므로 치료 목적에 따라 방법을 달리해야 한다.

(6) 공기 색전증

혈액투석법에서와 같이 지속적 신대체요법도 압력 차이에 의해 자동적으로 혈액이 체외순환을 거쳐 다시 인체로 유입되는 과정을 이용하므로 체외순환의 어느 곳에서든지 공기가 유입되면 중간에 조절되지 못하고 인체로 주입되어 색전증이 발생할 수 있다. 특히 혈액펌프를 사용하는 각종 정정맥 치료법은 단순히 평균 혈압에 의존하는 동정맥 치료법보다 혈액의 흐름이 빠르고 압력이 높아 위험이 더욱 크기 때문에 반드시 혈액이 인체로 유입되기 전에 각종 안전장치를 통과하도록 하여 공기가 유입되는 것을 차단해야 한다. 안전 경보가 울렸다면 공기유압을 찾기 위해 회로 내 종합성을 검사하고, 공기를 수집관에서 제거한 후 연결 여부를 확인하여 환자의 혈류로 공기가 들어갈 위험이 없는 것을 확인한 후 치료를 시작한다.

4) 간호중재

지속적 신대체요법의 여러 치료방법들은 각각 독특한 특성을 가지고 있으나 간호중재는 모두 유사하다. 환자의 상태가 이미 혈역학적으로 불안정한 상태이며, 또한 지속적 신대체요법 자체가 빠른 시간에 다량의 수액과 용질이 제거되는 특성이 있는 만큼 안전하고 효과적인 치료를 위하여 간호사의 주의깊은 관찰과 중재가 필수적이며, 특히 정확한 체액관리가 중요하다. 치료를 시작하기 전에 환자의 체중과 혈압, 말초순환상태, 중심정맥압이나 부종, 폐동맥압, 시간당 수분섭취량과 배설량 등의 체액상태, 기타 전해질, 혈액응고 검사, 동맥혈가스 검사 등을 점검한다. 치료 방법에 맞는 카테터와 여과막, 혈액라인 등의 기구와 장비를 준비하고 각 부분의 연결을 완전하게 하여 갑작스러운 분리로 인한 혈액의 누출이나 공기 색전을 예방한다. 여과기의 공기를 완전히 제거하고 투석막이 생리식염수로 충분히 채워지도록 하여 혈액과 접촉할 때의 응고 경향을 최소화한다.

카테터 삽입은 무균적으로 이루어져야 하며, 삽입 부위는 멸균드레싱으로 보호한다. 카테터와 신대체요법을 위한 혈액라인을 연결할 때에도 무균술을 지켜야 하며 사고로 분리되지 않도록 연결하되 CAVH 시는 혈액라인의 동 · 정맥이 이중 카테터의 동 · 정맥 가지와 일치되도록 해야 한다.

치료 중 간호중재에서 우선 고려해야 할 점은 혈액여과 시스템이 효과적으로 유지되기 위한 적절한 혈류를 지속시키는 것이다. 환자의 평균 혈압 유지, 여과액의 배출 속도와 혈관에 걸리는 압력 사정, 잦은 혈액응고 검사를 통한 헤파린 주입량 조절, 적절한 보충액 주입을 통한 혈액의 점도 감소 등으로 투석기나 혈액라인 속의 혈액의 흐름이 변화될 수 있는 모든 사항을 계속 감시, 조정하여 혈류가 잘 유지될 수 있도록 한다.

이외에도 저체온이나 저혈당 및 고혈당에 빠지지 않도록 따뜻한 담요를 제공하고 혈당을 주기적으로 측정하여 적절한 중재를 시행하고, 필요 시마다 신경학적 상태를 사정하여 환자의 의식상태 변화를 파악해야 한다. 동맥의 압력이나 펌프의 힘으로 혈액이 체외순환함에 따라 공기 색전의 위험은 치료가 완전히 종료될 때까지 항상 존재하는 심각한 합병증이므로 치료를 시작하기 전에 모든 튜브와 장치가 완전하게 준비되었는지, 모든 연결부위는 단단히 조여지고 잠겼는지 확인해야 하며, 치료 중에도 계속 혈액라인 내에 공기가 있는지, 환자에게 공기 색전(흉통, 기침, 청색증) 증상이 있는지를 점검한다.

혈액의 흐름을 유지하기 위해 치료 중 계속 투여되는 헤파린은 치료 중이나 후에도 출혈 경향을 일으킬 수 있다. 시작 전과 치료 중에 주기적으로 혈액응고 검사를 실시하여 헤파린량을 조절하며 필요시 헤파린 주입을 중지하거나 protamine sulfate를 투여한다. 치료 종료 시 카테터 제거 직후 수분 간 직접 압박을 가하고 큰 정맥이나 동맥이 이용되었다면 이 후에도 약 4시간 동안 압박드레싱과 모래주머니를 적용한다. 전해질 불균형이나 체내 수분 불균형을 예방하기 위해 치료 전 활력징후와 검사결과를 확인하고 환자의 신체상태에 맞추어 혈압약 투여를 조절하며 초여과율과 보충액의 주입속도를 정하였다 하더라도 치료가 시작된 후에 주기적으로 산·염기, 전해질 불균형의 증상이나 수분 불균형의 징후를 면밀히 감시하여 필요시 재조정해야 한다.

치료를 종료하기 위해 인체 밖의 혈액을 신체로 되돌리는 과정은 신체가 적응할 때까지 혈역학적으로 부담을 주게 되므로 모든 과정은 환자의 상태에 맞는 속도로 이루어져야 하며, 카테터 또는 바늘 제거시 무균적으로 시행하고, 마지막 순간까지 공기 색전의 위험이 있으므로 주의한다. 카테터 삽입 부위는 출혈과 감염을 막기 위해 적절한 시간동안 직접 압박 후 멸균드레싱을 적용한다.

치료를 종료한 뒤 다시 환자의 체중과 혈압, 말초순환상태, 폐동맥압, 전해질 및 동맥혈가스 검사 등을 시행하여 치료 전 환자의 상태와 비교하고 추후 치료 계획을 설정한다.

2. 혈액투석

간헐적 혈액투석은 신부전의 치료에서 가장 기본적이고 보편적인 신기능 대체방법으로 오랫동안 사용되었다. 전형적인 급성 신부전 환자에서는 환자의 이화상태에 따라서 매일 혹은 격일 간격으로 3~4시간 동안 혈액투석 치료를 한다.

신부전의 치료를 위한 신기능 대체요법 중 가장 먼저 개발된 혈액투석법은 혈액을 몸밖으로 유도하여 노폐물이 걸러진 뒤에 다시 몸속으로 주입되는 과정을 거치는 것이므로 모든 위험을 예방하면서 치료목적을 달성하기 위해서는 다른 신부전 치료법에 비해 비교적 가격이 비싼 장비와 훈련된 인력을 필요로 하는 것이 단점이다. 그러나 가장 빠른 시간 내에 치료목적을 달성할 수 있으며, 지속적 신대체요법보다 1회 치료시간이 짧아 환자의 활동성을 유지시켜 줄 수 있고, 항응고요법의 사용시간이 짧아 혈액응고 감시가 쉬우며, 지속적 신대체요법에 비해 상대적으로 저렴한 것 등이 장점이다. 따라서 환자의 상태가 혈역학적 변화를 견딜 수 있기만 하면 만성 신부전뿐 아니라 패혈증, 횡문근융해(rhabdomyolysis) 등 특히 이화작용이 심한 급성 신부전에서도 지속적 신대체요법보다는 간헐적 혈액투석법이 우선 선택된다.

혈액투석 치료에 이용되는 원리와 기본요소들은 22장에 기술된 모든 투석의 원리와 기본요소들이 그대로 적용되며, 따라서 잠재적 합병증과 간호중재 역시 지속적 신대체요법의 경우와 유사하나 치료의 속도를 높이기 위해 체외회로를 경유하는 혈액 속도가 빠르기 때문에 이로 인한 혈역학적 불안정이나 투석 불균형 증후군(dialysis disequilibrium syndrome, DDS), 정신상태 변화, 용혈현상 등의 합병증이 심각하게 나타나기도 한다.

1) 혈관통로

급성 신부전으로 인하여 갑자기 혈액투석을 시작해야 할 때, 그리고 만성 신부전인 경우라도 미리 준비해 놓은 동정맥루가 충분히 발달하지 못했을 때는 일시적으로 혈액투석에 필요한 혈액량을 공급할 수 있는 큰 정맥(대퇴정맥, 쇄골하정맥, 내경정맥 등)에 이중도관를 삽입하는 방법이 주로 이용된다. 그러나 이 방법은 도관이 막히거나 도관 삽입부 감염 등으로 며칠 내지 수 주간 밖에 사용할 수 없다.

만성 신부전의 경우 신장이식이나 복막투석 등의 다른 신기능 대체요법을 선택하지 않는 한 주기적으로 반복하여 혈액투석을 할 수 있도록 하는 영구적 혈관접근이 필요하다. 이때 가장 선호되는 방법이 동정맥루이며, 1966년 Brescia와 Cimino가 요골동맥과 요골측피부정맥 사이의 동정맥루

(radio-cephalic fistula)를 최초로 선보인 이래 현재는 팔꿈치의 상완동맥과 요골측피부(brachio-cephalic fistula)등 다양한 부위에 동정맥루를 만들고 있다(그림 22-5). 이것은 혈전이나 감염 등의 합병증 빈도가 낮아 장기간 반복사용이 가능하므로 가장 많이 선택되는 방법이나 충분히 성숙한 다음 사용하여야 혈액투석에 필요한 혈류량이 제공될 수 있으므로 적어도 혈액투석 치료를 시작하기 2개월 전에는 시술하도록 하며, 수술 후 항상 동정맥루의 혈액 흐름이 원활하게 유지되는지 확인해야 한다.

그러나 노인이나 당뇨병 환자, 기타 동맥이나 정맥의 상태가 동정맥루를 만들기에 적합하지 않은 경우는 teflon(polytetrafluoroethylene, PTEE)과 같은 합성물질로 만든 인조혈관을 삽입하여 동맥과 정맥을 연결하는 이식법(arteriovenous graft)을 이용한다. 이 이식법은 시술 즉시 사용할 수 있으나 인조혈관의 수명을 늘리기 위해서 가능하면 시술 후 최소 2주 후에 사용하는 것이 좋다. 동정맥루는 통상 잘 사용하지 않는 쪽의 팔에 설치하며, 시술 직후에는 수술 부위를 심장보다 높게 올려주어 부종을 예방하고, 수시로 살짝 만져보아 전기가 통하는 느낌(thrill)이 있는지, 청진 시 혈액의 왕성한 흐름으로 인한 잡음(bruit)이 있는지 확인하여 문합 부위가 좁아졌거나 혈관내벽에 생긴 혈괴 등으로 혈액의 흐름에 장애가 생기거나 막힌 것을 조기 발견할 수 있도록 한다. 수술 부위의 드레싱도 무균적으로 자주 교환하되 동정맥루가 압박받지 않도록 하고, 동정맥루가 시술된 팔에서는 절개가 회복되면 목욕 등의 일상생활이 가능하지만 흉터 생성, 과잉 출혈, 동정맥류의 혈종을 예방하기 위해 채혈, 정맥 주입, 혈압 측정 등을 금한다. 동정맥루가 만들어지면 정맥이 동맥혈액에 의해 혈류량이 많아지므로 점차 확장되고 벽이 두꺼워져서 대형 주사침으로 반복적인 천자가 쉬워진다. 그러나 시간이 지남에 따라 확장된 정맥이나 이식편에 의해 생성된 정맥류(aneurysm)로 인해 외관상 부담스럽기도 하고 활동 시 손상받을 우려도 커지며, 정맥혈류 귀환이 방해되어 말초부위 부종과 혈액순환 장애 증상이 생길 수 있다. 이 외에 협착, 혈괴 생성으로 인한 혈액 흐름의 저하, 감염, 드물게 파열 등의 합병증이 생길 수 있다.

2) 혈액투석 장치

간헐적 혈액투석법은 신대체요법으로 가장 빠른 시간 내에 목적을 달성할 수 있는 효과적인 방법이지만 이를 위해서는 체외로 유도되었다가 다시 몸으로 돌려지는 혈액의 흐름이 매우 빨라야 하고(분당 200~400ml 이상), 필요한 정제된 물의 양도 많으며, 아주 얇은 반투막을 사이에 두고 직접 혈액과 투석액이 맞닿아 있게 되므로 철저한 안전장치를 포함한 기계장비와 능숙하게 훈련된 요원을 필요로 한다. 또한 기계장비에 맞는 체외 혈액라인 등의 물품이 필요하며 이를 요약한 혈액투석 체계도는 그림 22-17과 같다.

치료 효과를 달성시킬 수 있는 혈액 속도를 일정하게 유지하기 위한 혈액펌프가 있고, 이때 혈액펌프의 속도만큼 환자의 몸에서 혈액이 유도되는지 알 수 있도록 하는 동맥압 모니터가 환자와 혈액펌프 사이에 위치한다. 최근에는 여러가지 방법으로 충분한 혈액량을 제공받을 수 있게 됨에 따라 모니터가 혈액펌프와 투석기 사이에 있도록 위치를 변경하여 투석기의 투석막에 전달되는 혈액측 압력을 표시하여 줌으로써 투석기의 응고로 인한 파열 사고나 투석 효율성 저하를 예방함과 동시에 보다 면밀하게 수분과 용질 제거량 등을 고려하여 투석의 효과를 높이도록 하고 있다. 항응고제 투여를 보다 손쉽고 효과적으로 하기 위한 헤파린 펌프와 그 라인이 환자와 투석기 사이에 위치한다. 만약 헤파린을 지속적으로 주입하지 않고 필요 시마다 적정량을 주입하는 경우에는 펌프를 사용하지 않고 환자와 투석기 사이의 동맥 혈액라인에 부착되어 있는 약물 투입구를 이용한다. 투

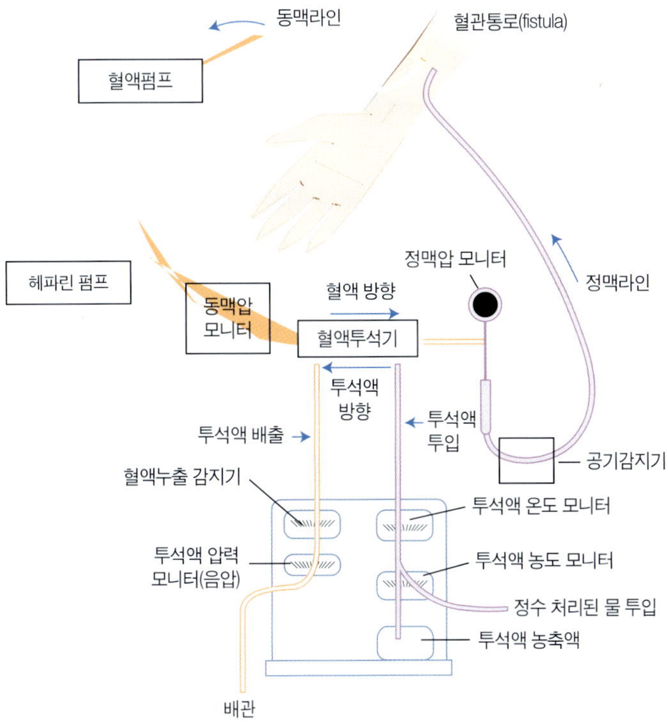

그림 22-17 혈액투석 장치 체계도

석액의 성분 조성과 농도 그리고 압력은 혈액투석의 효과와 직결되는데, 이는 투석액의 압력으로 신체의 과잉 수분을 제거할 수 있으며, 각 용질의 성분조성을 통해 노폐물을 제거하고 인체에 필요한 성분을 공급할 수 있기 때문이다. 그러나 농도가 너무 낮거나 투석액의 온도가 너무 높을 경우에는 용혈현상이 생기고, 온도가 너무 낮으면 환자의 체온 저하와 혈류장애가 초래된다. 이를 방지하기 위해 투석기계에는 투석액의 속도, 압력, 농도(전도성), 온도를 모니터할 수 있는 장치가 있으며, 또한 미세한 투석막의 파열을 감지할 수 있도록 혈액 누출 모니터가 투석액 라인 쪽에 부착되어 있다.

투석기를 통과하면서 여과된 혈액은 혈액펌프가 혈액을 이동시키는 힘에 의해 자동적으로 밀려서 정맥라인을 통해 환자의 몸 속으로 주입된다. 이때 환자의 정맥이나 삽입된 바늘 또는 도관내 혈괴 등에 의한 협착이 있다면 정맥라인에 걸리는 압력이 점점 상승한다. 이로 인한 투석기나 혈관파열 등을 막기 위한 안전장치로서 투석기와 환자 사이의 정맥라인에 또 하나의 압력감시 모니터가 있다. 또한 투석기 속에서 반투막을 사이에 두고 투석액과 접촉된 혈액이 용혈현상을 일으켰거나 사고로 유입된 공기가 신체 내로 흘러 들어가는 것을 발견해 내기 위한 공기감지기 및 혈액라인 잠금장치도 이 위치에 설치되어 있다.

혈액투석기에 설비된 모든 모니터는 안전범위를 설정할 수 있으며 그 안전범위를 벗어나는 순간 경고음이 발생되며 혈액펌프는 정지되고, 정맥라인의 잠금장치도 가동되어 혈액의 흐름이 완전 정지된다. 이런 방법으로 체외회로를 통과하는 혈액에 발생한 어떠한 이상 현상도 정상화되기 전에는 환자의 체내로 주입되지 않도록 한다. 그러나 기계는 사용 중 언제라도 고장이 발생할 수 있으며 저혈압, 출혈 등 환자 쪽에서 발생하는 부작용이나 합병증은 기계가 감지할 수 없으므로 혈액투석이 진행되고 있는 시간 동안에는 훈련된 요원의 계속적인 감시와 적절한 환자사정이 필요하다.

3) 적응증

만성 신부전은 물론이고 급성 신부전인 경우에도 혈액투석과 복막투석중 어떤 투석방법을 선택할 것인가를 결정해야 한다. 두 방법 모두 장단점이 있으며 결코 경쟁적인 치료방법이 아니다. 혈액투석은 환자 자신이 특별한 처치활동을 하는 것이 아니므로 시력이 없거나 복막투석을 수행할 능력이 없는 환자에게도 시행할 수 있는 반면, 심혈관계 안정성이 없는 환자에서는 시행하기 어렵고, 시행과정 중에 혈액 손실의 위험이 있다. 반면 복막투석의 경우에는 특별한 혈관통로나 항응고제 투여가 필요 없으며, 혈압 조절이 보다 용이하고, 당뇨병 환자에서는 인슐린을 따로 피하 주입하지 않고 직접 투석액에 섞어 투여할 수 있는 등의 장점이 있으나 복막염의 위험이 높고 복강 내 수술 등으로 복막유착이 심한 경우에는 사용할 수 없는 단점이 있다.

따라서 적절한 치료방법을 선택하기 위해서는 신부전의 원인 질환뿐 아니라 환자의 연령, 체중, 과거력, 전신상태, 합병질환의 유무, 가족의 관심 및 지원 등이 고려되어야 한다. 일반적으로 당뇨병, 심한 말초혈관 질환, 심한 협심증 혹은 심부전, 아동, 여행을 자주해야 하는 경우, 최근의 머리수술이나 심장수술 등에는 복막투석이 우선적으로 선택되며, 심한 비만, 탈장, 요통이 심하거나, 복강 내 복막 또는 장유착, 저알부민혈증, 최근의 복부 수술, 심한 폐질환, 근육질의 큰 체구 또는 이화작용이 증가된 상태일 때는 혈액투석을 우선 선택한다.

4) 잠재적 합병증

혈액투석의 합병증은 급속한 체액과 삼투질의 이동, 항응고제 사용 및 투석액에 대한 부적합성과 함께 혈액이 체외순환을 해야 하는 것 등 다양한 원인으로 인해 발생하므로 혈액투석 시작 전과 후, 그리고 투석을 시행하는 동안 계속 주의깊은 모니터링과 합병증 발생 시 즉각적인 중재가 필요하다.

투석 중 합병증으로는 저혈압, 근육경련(muscle cramps), 오심 및 구토, 두통, 흉통, 가려움증, 발열 등의 흔한 합병증과 흔하지는 않으나 심각한 것으로 투석 불균형 증후군, 부정맥, 두개내 출혈, 심장압전, 발작(seizure) 등이 있고, 이 외에 공기 색전증이나 용혈과 같은 사고성 합병증도 있다.

투석 불균형 증후군이란 대개 요독증이 매우 심한 환자에서 첫 투석 치료시에 흔히 발생하는 것으로 용질, 즉 요소 질소의 혈장 농도가 급격히 감소해 발생하는 것으로 알려져 있다. 혈청 요소와 질소는 혈청 삼투압 농도 결정에 중요한 역할을 한다. 혈액-두뇌 경계문에 용질은 훨씬 천천히 뇌세포로부터 제거된다. 이 때 혈장은 뇌세포와 대조하여 저삼투성이 되는데, 이 삼투압 차이는 혈장에서 뇌세포로 물을 이동시켜 뇌부종과 평형 이상 증후군을 야기시킨다. 이 증후군은 환자를 3~4일 동안 1~2시간 정도 연속적으로 투석하여 예방 할 수 있다. 특징적인 증상으로는 오심, 구토, 두통, 의식장애 등이며, 드물게는 경련과 혼수도 나타날 수 있다. 처음 투석을 시작하면서 과량의 용질을 제거하거나 장기간 투석을 받았다 하더라도 투석치료의 정도가 불충분하였던 환자에게 갑자기 투석의 양을 증가시켰을 경우, 즉 지나치게 투석요법을 시도했을 때 투석이 진행되는 동안과 투석 후에 뇌부종이 초래될 수 있다. 이를 예방하기 위해서 투석 초기에는 혈류 순환속도를 느리게 시작하고, 투석막의 면적이 작은 것을 사용하며 투석 시간도 짧게 한다.

5) 간호중재

혈액투석 요법을 받는 환자에 대한 간호중재 역시 다른 신대체요법을 받는 경우와 매우 유사하다. 혈액투석 장치를 사용하고 치료를 진행하는 간호뿐만 아니라 투석 전 · 중 · 후에 환자의 활력징후,

수분과 전해질 상태, 신경학적 상태를 면밀히 관찰해야 한다. 혈관통로는 투석치료 기간 이외에도 지속적으로 혈액의 흐름이 유지되는지 관찰해야 한다. 동정맥루인 경우 자주 thrill과 bruit가 존재하는지 확인하고, 정맥도관을 삽입한 경우 생리식염수를 이용하여 주기적으로 내강을 씻어 주면서 막히지 않았는지 확인한다. 또한 동정맥루 바늘 삽입부위, 정맥도관 삽입부위 등에는 항상 감염 위험이 있으므로 응급상황이 아니라면 혈액투석 이외의 다른 용도로 사용하지 않도록 하고 멸균드레싱 교환을 자주 해준다. 또한 혈관통로가 있는 신체부위에 대한 혈액순환 상태를 정기적으로 사정하여 부종이나 울혈 등의 순환장애가 있는지 확인한다.

3. 복막투석

복막투석은 혈액투석 및 신이식과 함께 신대체요법의 근간을 이루며, 이들 치료방법은 상호보완적인 의미를 지닌다. 즉, 한가지 치료방법을 선택한 후에라도 환자 개개인의 상황에 따라 다른 방법으로 전환이 가능하다. 최근에는 잔여 신기능이 일부라도 유지되고 있는 만성 신부전 환자에게는 복막투석이 가장 적합한 치료방법으로 추천되는 경향이 있으며, 향후 잔여 신기능의 감소로 인하여 투석의 효과가 감소하면 혈액투석이나 신이식으로 전환하는 것이 바람직한 것으로 제시된다.

1) 복막투석의 원리

혈액투석에서와 같이 복막투석의 기본 원리도 복막과 혈관이라는 반투과성 막을 경계로 농도의 차이에 의하여 용질이 이동하는 확산 현상과 용매의 이동에 동반하여 작은 크기의 용질이 같이 이동되는 대류 현상 및 삼투압 차이에 의하여 수분이 이동하는 초여과 현상이다.

복막은 표면적이 약 $2m^2$에 달하는 장액성 막으로 복강내 기관들을 덮고 복벽을 따라 위치해 있으므로 장측과 복(벽)측 복막으로 구분할 수 있으며 이 사이의 공간을 복강이라고 부른다. 장측 복막에는 장간막과 복강동맥에서 혈액공급을 받았다가 문정맥으로 연결되는 혈관이 분포하고, 복측 복막에는 복벽에 영양을 공급하는 동맥들로부터 혈액을 공급받았다가 전신순환으로 내보내는 혈관이 분포한다. 또한 복막은 많은 임파액이 흐르는 곳이기도 하다. 이러한 복막이 전체적 또는 부분적으로 복막투석에 반투막으로써 이용된다.

인위적으로 삽입한 카테터를 통해 복강내로 주입된 투석액은 그물망과도 같은 모세혈관을 통하여 혈액과 접촉하게 되며 혈액 내에 존재하는 노폐물을 포함한 각종 용질은 복막 모세혈관내의 여러 층을 거쳐 투석액 쪽으로 이동한다. 포도당과 같은 삼투성 물질을 투석액에 첨가하는 농도에 따라 혈액으로부터 복강 내로 수분이 이동하게 된다.

복막을 통한 물질의 이동 능력은 복막의 유효 표면적과 내인성 투과도(intrinsic permeability)라는 두 가지 인자와 연관되어 있으며, 복막의 내인성 투과도는 모세혈관의 투과도에 의하여 결정된다. 복막의 유효 표면적은 장측 및 복측 복막에 존재하는 관류 모세혈관의 수에 의하여 결정되며, 포도당이나 크레아티닌과 같은 작은 크기의 용질의 이동속도는 복막의 유효 표면적을 반영한다.

복막투석에서 수분의 이동을 의미하는 초여과는 정수압의 차이를 이용하여 초여과를 유발하는 혈액투석과는 달리 복막투석액에 삼투성 물질로 첨가한 포도당의 농도에 비례하여 나타난다. 따라서 투석액을 복강내로 주입한 초기에는 투석액과 혈액 내 포도당 농도 차이가 가장 크므로 최대 초여과가 이루어지고, 시간이 경과하면서 점차 복막 투석액속의 포도당 농도가 감소함에 따라 초여과 속도는 점점 감소한다. 일반적으로 투석액을 주입한 후 2시간 이내에 약 90%의 초여과가 일어나며, 2~3시간 사이에 삼투압 평형을 이루게 되고 그 이후에는 초여과율이 감소하는 것으로 알려져 있다.

복막투석액의 조성은 최적의 노폐물 제거, 산 · 염기 및 전해질 균형과 세포내액 및 세포외액의 균형을 유지할 수 있도록 구성되어 있다. 상품화되어 유통되고 있는 표준액을 이용할 수도 있으나 환자의 상태와 치료목표에 따라 다양하게 변화시킬 수 있다. 시판되고 있는 복막투석액은 소독과정에서 포도당이 카라멜화 되는 것을 방지하기 위해 대략 pH 5.3 정도의 산성 용액으로 조성되어 있으며, 완충제로 35~40m Eq/L의 젖산염이 포함되어 있다. 그러나 최근에 이러한 산성 pH가 다양한 세포독성을 유발할 수 있는 것으로 보고되면서 생체에 적합한 중성 pH의 투석액을 개발하려는 노력이 이루어지고 있다.

2) 복강 카테터(도관)와 카테터 삽입

1960년대에 polyvinyl 제제의 견고한 카테터가 급성 복막투석에 도입되었고, 1964년 Palmer등에 의한 부드러운 실리콘 · 고무제품의 카테터가 사용된 이후 만성 복막투석용으로 장기간에 걸친 반복 사용이 가능하게 되었고, 이후 계속적인 개선을 거쳐 오늘날의 영구적인 tenckhoff 카테터를 사용할 수 있게 되었다. 일반적으로 복막카테터는 용액의 교환을 쉽게 하기 위해 끝부분에 구멍이 많이 뚫려 있고, 감염과 움직임에 의한 카테터 위치변경이나 탈출 등을 막기 위한 안전장치로 하나 또는 두 개의 카테터 커프(cuff)가 부착되어 있다.

카테터 커프는 주위 조직과 결합하여 견고하게 고정되는 것을 돕고 외부와 복강 사이에 통로가 형성되는 것을 방지함으로써 세균이 복강내로 자유롭게 진입하지 못하도록 하고 복막액이 새어나오지 못하도록 하는 물리적인 장벽을 형성한다. 그림 22-18처럼 만성 복막투석에 영구적으로 사용되는 카테터는 통상 커프가 두 개인 것을 사용하는데 외측 커프는 피부 출구로부터 1~2cm 떨어진 피하조직에, 내측 커프는 복막의 전방에 위치시킨다. 커프의 재료는 dacron으로 카테터 삽입 후 즉시 교원질 섬유와 기계적으로 강하게 결합하며 감염예방은 물론 카테터의 위치 이동도 예방한다.

복벽을 통과하여 복강 속으로 삽입되는 카테터의 삽입 방향과 피부 출구의 위치, 그리고 복벽 속에 자리하게 되는 커프의 위치 등은 출구 감염의 빈도와 이의 치료의 용이성 등 추후 관리에 큰 영향을 미친다. 이 때문에 카테터 삽입 시 피부에서 아래쪽으로 흐르는 땀과 수분 등으로 인한 오염을 줄이고 설혹 감염이 생겨도 농(pus)의 배출을 쉽게 하기 위해 피부 출구를 아래쪽으로 향하도록 시술한다. 또한 카테터의 복강 속 끝은 투석액이 자유롭게 이동할 수 있도록 하기 위해 골반내에 위치하도록 한다. 서 있는 자세에서 골반은 복강의 가장 하단부이며 대부분의 경우 장막이 없으므로 용

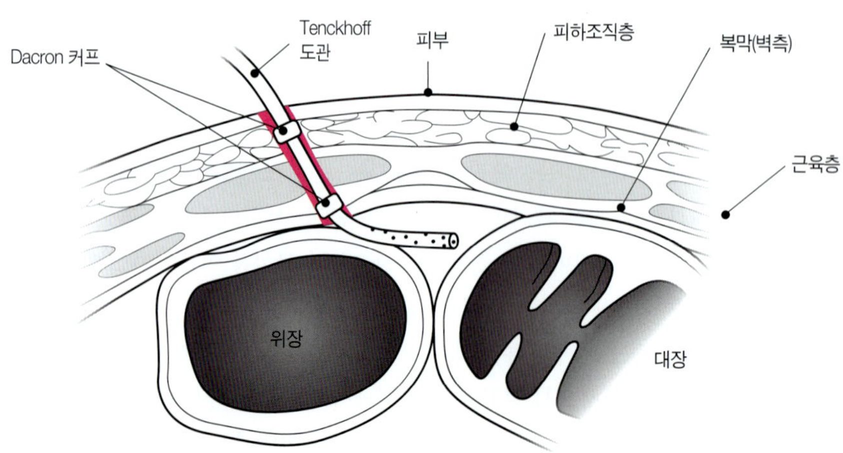

그림 22-18 복강에 삽입된 tenckhoff 카테터

액의 자유로운 이동이 가능하다. 이렇게 카테터 끝이 계속해서 골반에 위치하도록 함과 동시에 카테터의 피부 출구 또한 아래쪽으로 향하기 위해서는 카테터 삽입 시 카테터가 활모양의 터널을 만들며 복벽을 통과하도록 조작해야 한다. 이같이 궁형의 터널 형태를 유지할 수 있도록 조성하여 시판되는 카테터가 Swan Neck 카테터이다(그림 22-19). 카테터의 외측 커프의 끝에서 피부 출구까지의 터널 부분을 뜻하는 sinus track의 길이 또한 매우 중요하다. 이 sinus track이 너무 길면 세균 감염의 기회가 증가되고 너무 얕으면 커프가 피부 밖으로 빠져 나온다. 카테터 삽입 시 교원질과의 결합이 잘 이루어지고 표피세포의 생장도 정상적으로 이루어질 수 있기 위해 권장되는 sinus track의 길이는 약 1cm 정도이다.

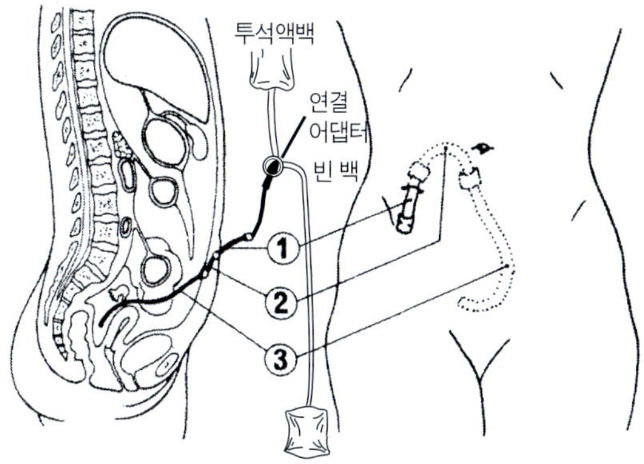

① 피부 밖으로 노출된 부분: 방향이 아래로 향하고 있음. ② 피하지방과 근육층을 관통하는 부분: 이중 일부가 sinus track이다. 각도가 휘어져 있음. ③ 복강 속에 위치하는 부분: 끝이 douglas pouch 깊숙이 위치함.

그림 22-19 이중 커프 tenckhoff 카테터의 복부 위치와 CAPD 연결 모식도

급성 신부전 환자에게 응급 복막투석이 필요한 경우에는 탐침(stylet)과 특수 투과침(trocar)을 사용하여 복막카테터를 침상에서 바로 삽입할 수 있으나 만성 복막투석 환자이거나 응급인 경우라도 복막투석 기간이 장기화될 가능성이 있을 경우에는 경험이 많은 의사에 의하여 수술실에서와 같은 무균술로 시술되어야 한다.

카테터 삽입 부위 및 터널의 이상적인 위치는 복부의 크기나 모양, 수술상흔 여부, 허리띠의 위치, 환자의 선호도 등을 고려하여 사전에 미리 결정해 둔다. 일반적으로 복부 정중앙 보다는 외측복직근(rectus muscle)을 관통하는 위치에 시술한다. 시술 전에 감염을 예방하기 위해 미리 항생제를 정맥주사하며 반드시 시술 직전에 배뇨를 하도록 하고 변비가 있다면 관장을 실시하여 복압을 최소화시킨다. 절개 부위와 피부를 국소마취 한 뒤 피부 절개, 피하조직 박리, 복직근 노출을 거쳐 복강 내에 약 2L정도의 투석액을 우선 주입하여 투과침이나 탐침이 복강을 뚫을 때 장기가 천공(perforation)되는 것을 예방한다. 골반 내에 카테터의 끝이 위치하도록 한 후 용액의 투입과 배출이 원활한지를 확인하고 카테터의 커프를 적절한 위치에 고정시키면서 피하조직의 터널과 피부 출구를 통해 카테터의 바깥쪽 끝을 빼낸다. 카테터를 고정시키고 피부 절개부위와 카테터의 피부 출구를 무균적으로 드레싱한다. 카테터 삽입 후 구토, 기침 등으로 복부에 힘이 가해지면 절개부위를 통한 투석액의 누출이 있을수 있으므로 주의해야 한다. 환자 상태에 따라 적절한 투석액 교환 시작 시기, 교환량과 간격, 투석액에 추가해야 할 약물 등을 정해 카테터의 바깥쪽 끝에 무균적으로 연결된 투석액 주입세트(transfer set)로 복막투석을 시행한다.

카테터 삽입 시술이 완료된 뒤에는 단순 복부촬영을 통해 카테터 내측 끝의 복강 내 위치를 확인한다. 변비가 있거나 카테터 끝이 골반을 벗어나 있으면 배액 속도가 현저히 느려질 수 있는데, 저절로 위치가 바르게 잡히는 경우도 있으므로 수 일 동안 기다리며 관찰한 다음, 지속적으로 기능이 돌아오지 않을 경우 재수술로 위치를 바꾸어 주는 것이 좋다.

카테터 삽입 과정에서 생긴 상처가 모두 치유된 후에도 감염과 카테터 출구의 피부관리가 중요

하다. 일반적으로 출구 부위 피부는 매일 소독한다. 카테터 출구와 터널의 감염 여부를 확인한 후 카테터의 위치를 고정한 뒤 소독거즈로 덮어두는 방법으로 드레싱하며, 샤워는 가능하지만 통목욕은 금기이다.

3) 복막투석 방법과 종류

복막투석은 일련의 투석액의 순환 또는 교환과정을 통해 이루어진다. 각각의 순환은 중력에 의해 투석액이 복강으로 유입되는 주입단계, 투석액이 복강 내에서 삼투와 확산 현상이 발생하도록 머물러 있는 저류단계(dwell phase), 복강 속으로 빠져 나온 과다 세포외액, 노폐물, 전해질 등이 투석액과 함께 복막카테터를 통해 중력에 의해 복강에서 외부로 배출되는 배액단계의 3단계로 구성된다. 투석액 주입 세트에 무균적으로 연결된 투석액 백을 환자의 복부보다 높은 위치에 걸고 잠금장치를 열면 중력에 의하여 투석액이 복강속으로 주입되며, 통상 2L주입에 10분 정도가 소요된다. 주입 속도는 투석액 백의 위치가 인체보다 높을수록, 복막카테터의 구경이 클수록 빨라진다. 원하는 양이 모두 주입되면 잠금장치를 잠그고 저류단계로 진행한다. 이때 환자는 꼭 휴식을 취할 필요는 없으며 일상생활을 그대로 유지할 수 있다. 이 기간 동안 모세혈관과 복막을 사이에 두고 투석액과 혈액 사이에 확산, 삼투, 초여과가 일어나게 된다. 필요시간이 경과한 후 편안하게 앉거나 누운 자세에서 배액을 시작한다. 카테터의 기능이 최상이라면 주입 속도와 비슷한 배액 속도를 보이나, 환자가 좌우로 움직이거나 복부와 배액 백의 거리가 멀수록 배액 속도는 빨라진다.

이상의 방법은 직접 손으로 시행(수동식)할 수도 있고 순환기계(cycler)를 이용할 수도 있다(그림 22-19, 22-20). 수동식인 경우 청결한 환경에서 시술자가 매 번 투석액 교환 시마다 투석액을 적절히 덥히고 잘 섞어준 다음 걸어주어야 한다. 교환 빈도가 많아지게 되면 환경관리와 감염 예방, 투석액 교환에 많은 시간이 소요되므로 최근에는 주입세트 한 줄에 여러 개의 투석액 백을 연결시킬 수 있는 특수 투석액 주입세트가 사용되고 있다.

전 과정을 자동으로 이루어지게 하는 순환기계는 히터, 저울, 투석액 백 걸이, 순환펌프와 함께 컴퓨터가 내장되어 있어 여러번 자동으로 교환할 수 있도록 프로그램을 미리 입력해두고 이용할 수 있다. 이 기계는 병원이나 가정에서 밤에 자는 동안에도 복막투석이 이루어지도록 하는 데 쓰이고 있다.

이러한 복막투석을 일정 시간의 치료기와 비치료기를 반복하여 시행하면 간헐적 복막투석법(intermittent peritoneal dialysis, IPD)이 되고, 하루 24시간, 일주일 내내 중단하지 않고 투석액 교환을 계속 시행하면 지속적 복막투석법이 된다. 간헐적 복막투석법은 신기능이 아직 상당히 남아 있거나 복막투과도가 아주 좋은 환자에게 적용되는 것으

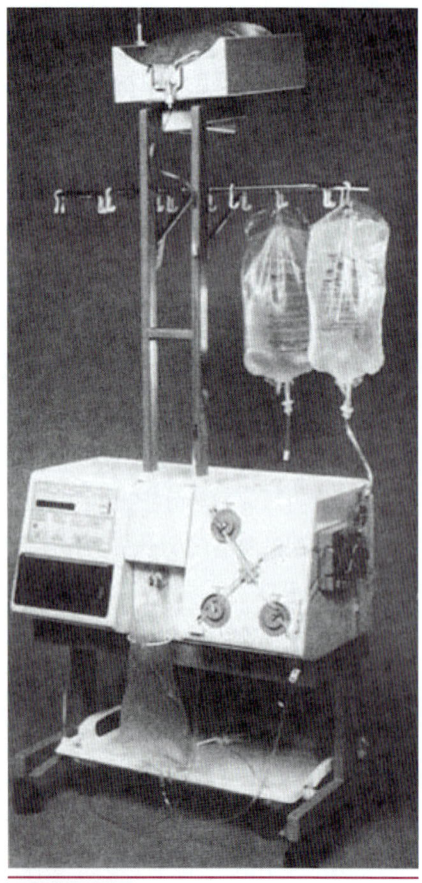

그림 22-20 자동복막투석기계(사이클러)

로, 낮에 활동하는 시간대에만 투석하고 밤에는 시행하지 않거나, 반대로 취침시간 동안에만 순환기계를 이용하여 투석하고 낮에는 시행하지 않는 방법, 또는 순환기계를 이용하여 일주일에 2회씩 약 20시간에 걸쳐 집중적으로 투석을 실시하고, 그 외의 시간에는 복강을 비워두는 방법 등이 있다. 지속적 복막투석법은 순환기계를 이용한 지속적 교환기 복막투석(continuous cyclic peritoneal dialysis, CCPD)과 지속적 보행성 복막투석(continuous ambulatory peritoneal dialysis, CAPD)이 대표적인 예이다. 지속적 복막투석법의 표준방법은 성인인 경우 매 회 교환 시 투석액을 2L씩 사용하며, 통상 1일 4회 정도 교환한다.

4) 복막투석의 적응증

일반적인 투석치료의 적응증과 같다. 대부분 중환자실에서의 복막투석은 혈액투석과 관련된 혈역학적 변화를 견뎌낼 수 없는 중환자에게 적용된다. 복막투석은 혈액투석보다 기술이나 장비가 덜 필요하며 합병증도 심하지 않고, 중환자실에서 직접 시술이 가능하여 쉽게 이용할 수 있다. 그러나 복막투석은 패혈증 등 이화작용이 심한 환자의 치료로는 부적당하며, 최근에 광범위한 복부수술을 받았거나 복막염 또는 복부유착이 심한 환자에게는 적용할 수 없다.

5) 합병증

복막투석의 합병증은 염증성인 경우와 비염증성인 경우로 분류된다. 염증성 합병증은 복막염과 카테터 출구의 감염이 대표적인 것이고, 비염증성 합병증으로는 투석액의 주입과 배출 시 통증, 투석액 유출, 복막 투석액에 포함된 포도당 흡수에 의한 대사성 합병증 등이 있다.

(1) 복막염

복막투석과 관련된 대표적 염증질환의 하나이다. 복막염은 심각한 반면 관리될 수 있는 합병증이다. 미열, 투석액 삽입 시의 복통, 탁한 배출액등이 그 증상이다. 대부분 그람양성균이나 음성균으로 인한 세균성이나 카디다(candida)균에 의한 진균성 복막염, 결핵성 복막염도 있다. 복통, 구토, 미열과 함께 복막 배출액이 혼탁해지는 것이 전형적인 증상이다. 복막투석액 주입 후 약 4시간 이상 경과된 후 배출시킨 투석액에서 백혈구 수가 상승되어 있을 때 진단할 수 있으며, 그람염색 결과에 따라 항생제를 선택하여 사용한다. 복막염의 임상증상은 통상 항생제 치료시작 48시간 후부터 서서히 치료효과를 나타내기 시작하며, 96시간이 경과하여도 증상이 호전되지 않으면 반드시 투석액의 세균배양검사, 항생제 감수성 검사를 다시 시행하여 적절한 약제로 변경하도록 한다. 복막염은 재발이 흔하므로 항생제의 치료효과가 나타나기 시작해도 반복적인 투석액 배양검사에서 음성으로 확인될 때까지 항생제 사용을 계속 한다. 약물에 대한 반응이 좋을 때에는 기본적인 치료기간이 2주 정도이나 원인균의 종류에 따라 치료기간의 범위가 다양하므로 각 환자의 임상경과에 따라 신중히 치료기간을 정하되, 임상적 호전이 없거나 재발이 반복되면 복막 카테터를 제거해야 하는 경우도 있다.

(2) 카테터 출구 및 터널 감염

황색포도구균(staphylococcus aureus) 또는 녹농균(pseudomonas aeruginosa)이 카테터 출구 감염의 가장 흔한 원인이다. 카테터 출구 감염은 주로 터널 감염을 동반하며 화농성 배출이 있을 때 확실히 진단할 수 있다. 피부의 발적 유무 만으로는 진단에 도움이 되지 않는다. 항생제 치료는 카테터 출구가 완전히 정상화될 때까지 계속해야 하며, 만약 3~4주간 치료해도 회복되지 않는다면 카테터를 제거해야 한다. 특히 터널 감염은 항생제 치료로 쉽게 회복되지 않으므로 카테터를 제거하게 되는 경우가 많다.

(3) 투석액 주입 시 복부통증

복막투석 카테터 끝이 복강내 장기조직에 박혀있어 투석액 주입시 장기가 자극되거나 투석액 pH가 산성쪽으로 치우쳐 있을 때 발생된다. 투석액에 중탄산염을 첨가하여 산도를 완화시켜 통증을 줄일 수 있다. 진통제 투여로 통증이 조절되지 않으면 도관으로 2%의 리도카인 5ml를 직접 주입하는 것이 통증 조절에 도움이 된다. 복강 팽창 시보다 배출 시에 소량 투여되면 환자는 좀 더 편안함을 느낄 수 있다. 심한 통증은 감염, 마비성, 장폐색의 증상일 수도 있다.

(4) 복압 상승으로 인한 합병증

성인 환자라도 2L의 투석액을 주입하는 경우 복압 상승으로 인한 요통이나 호흡곤란을 호소할 수 있으며 심하면 탈장, 투석액 누출, 투석액의 흉막 쪽 유출 등도 발생된다.

(5) 대사성 합병증

복막투석액으로부터 흡수되는 포도당으로 인해 만성 신부전 환자에게 이미 존재하는 고인슐린혈증을 악화시키고 고지질혈증도 유발될 수 있다. 또한 동맥경화증에 의한 심혈관 질환도 악화시킬 수 있다. 활동이 가능한 경우라면 식이요법과 체중 조절, 운동 등을 권장하나 중환자실에서는 약물을 투여하기도 한다.

6) 간호중재

복막투석 환자의 간호중재는 다른 종류의 치료를 받는 신부전 환자 간호와 매우 유사하며, 역시 주의깊은 관찰을 필요로 한다.

복막카테터 삽입 절차가 중환자실 내에서 직접 이루어지게 될 경우 모든 절차는 무균술이어야 하며, 삽입 후 x-ray로 카테터 끝이 복강의 골반 속에 잘 위치되었는지 확인한다. 또한 투석액 교환 모든 과정이 무균적으로 시행되어야 하고 합병증을 예방하기 위해 주입액의 양과 온도, 주입 속도와 함께 배출량과 배출 속도, 배출액의 색깔 등도 자세히 관찰하여야 한다. 필요에 따라 헤파린이나 인슐린, 항생제, 기타 약물을 주입액에 첨가할 경우 완전히 혼합되도록 복막투석액을 잘 흔들어 준 뒤에 주입하도록 한다.

신체수분 균형 상태를 파악하기 위해 매일 혈압, 수분 섭취량과 배설량을 모니터하고 같은 조건으로 체중을 측정한다. 복막카테터의 삽입 부위를 매일 관찰하여 감염이나 출혈, 복막액 누출, 카테터의 위치 변경 여부를 모니터하고, 드레싱을 교환하며, 이상 발생 시 즉시 필요한 검사나 항생제 투여를 추가 실시한다. 투석액의 주입뿐 아니라 배출 속도, 배변양상(특히 변비; 카테터 폐쇄 증상의 하나)도 관찰하여 카테터의 기능에 폐쇄가 초래되고 있지 않은지도 모니터한다. 이 외에도 주기적으로 전해질, 혈색소 및 백혈구 수, BUN, creatinine 등을 검사하여 복막투석이 효율적으로 이루어지고 있는지와 감염과 수분 및 전해질 불균형의 위험 등을 판단한다.

참 · 고 · 문 · 헌

- 중환자전문간호교육과정협의회(2009). 복합다장기 중환자간호(pp 271-293). 서울: 군자출판사.
- 김현철, 박성배, 박원균, 안기성(2006). 신장학(pp 221-240). 서울: E Public.
- 박성배(2005). HDF의 개념과 임상적 적용. 대한신장학회지. 18(suppl 1), 335-341.
- 박성배(1999). 지속성 신대체요법. 대한신장학회지, 18(suppl 1), 344.
- Cheung, A. K., Coffman, T. M., & Falk, R. J. (2006). Kidney disease (5th ed.). Philadelphia: Saunders.
- Nissenson, A., & Richard, F. (2002). Dialysis therapy (3rd ed.). Philadelphia: Hanley & Belgus Inc.
- Lynn-McHale, D., & Carlson, K. (2001). AACN procedure manual for critical care (4th ed.). Philadelphia: Saunders.
- Brady, H. R., & Brenner, B. M. (2005). Acute renal failure. In Harrison's principles of internal medicine (16th ed.).
- Daugirdas, J., Blake, P., & Ing, T. (2001). Handbook of dialysis, (3rd ed.). Philadelphia: Lippincott Williams & Wilkins.
- Chulay, M., Guzzetta, C., & Dossey, B. (1997). AACN handbook of critical care nursing (1st ed.). Stamford: Appleton & Lange.
- Corgan, M. (1991). Introduction to Dialysis (2nd ed.). New York: Churchill Livingstone Inc.
- Palmer, B. F. (1994). Dialysate composition in hemodialysis and peritoneal dialysis. In Hentich, W. L. (Ed.). Principles and practice of dialysis (pp. 17-19). Baltimore: Williams & Wilkins.
- Price, C. A. (1992). An update on continuous renal replacement therapies. AACN Clinical Issues in Critical Care Nursing, 3(3), 597-604.
- Prowant, B., & Gallagher, N. M. (1990). Concepts and principles of peritoneal dialysis. In Lancaster, L. E. (Ed.). Core curriculum for nephrology nursing, Pitman, NJ: American Nephrology Nurses' Association.
- Strohschein, B. L, Caruso, D. M., & Greene, K. A. (1994). Continuous venovenous hemodialysis. American Journal of Critical Care, 3, 92-101.
- Henrich, W. L. (2004). Principles & practice of dialysis (3rd ed.). Philadelphia: Lippincott Williams & Wilkins.

Chapter 23

기본 심폐소생술

학습목표

1_ 소생술의 4가지 연결고리(links)를 설명한다.

2_ 소생술의 각 연결고리상에서 간호사의 역할을 서술한다.

3_ 성인에게 나타나는 대표적 응급상황에 대한 경고증상을 나열한다.

4_ 기본 심폐소생술의 단계별 구체적 행위를 설명하고 시범보인다.

I. 소생술의 4가지 연결고리

심정지가 나타났을 때 환자를 살리기 위한 심폐소생술(cardiopulmonary resuscitation, CPR)은 상호 의존적인 일련의 상황들로 연결되어있다(그림 23-1). 환자의 소생과정에서 서로 연결된 상황들은 서로 고리로 연결되어 있어서 하나의 연결고리가 약하거나 빠지면 나머지 연결고리들이 완벽하여도 생존율은 낮아지게 된다. 대표적인 응급상황으로는 심정지, 심근경색, 뇌졸중, 이물질 기도폐쇄 등이 포함되는데 대부분의 경우 상황이 발생한 후 병원에 도착하기 전 1시간 내에 심정지가 나타나고 사망에 이르게 된다. 심근경색이나 관련 합병증에 의한 사망률의 50%가 급작스러운 심정지에 의한 것이므로, 상황이 발생한 직 후 소생을 위한 연결고리가 시작되어야 한다.

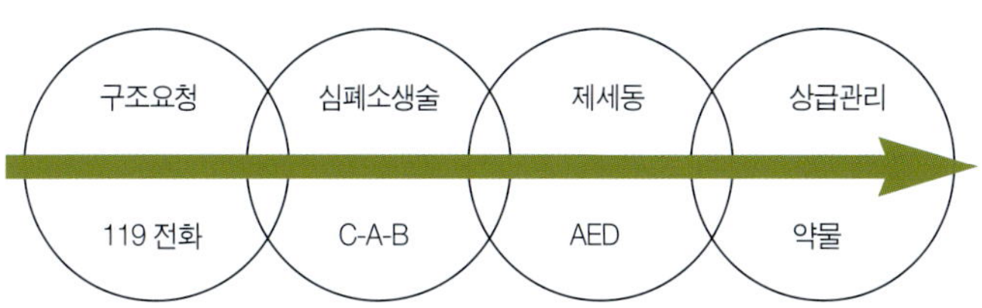

그림 23-1 심폐소생술의 연결고리

1. 첫번째 연결고리 - 응급처치의 적용시점

심정지 상태의 성인을 위한 소생술을 구성하는 4가지 연결고리 중 첫번째는 응급처치의 적용시점이다. 응급처치의 적용시점이란 환자의 심정지 시점부터 응급요원이 도착하기까지의 상황을 의미하며, 응급요원이 빨리 도착할수록 생존율은 높아진다. 응급처치를 신속하게 적용하기 위해서는 환자의 심정지 상황을 신속히 파악하여 구조요청을 하고, 구조요청을 받은 응급구조요원이 신속히 해당 장소에 필요한 기구를 갖추고 파견되어 환자 상태에 적절한 처치를 하는 것이 요구된다.

2. 두번째 연결고리- 심폐소생술의 적용시점

두번째 연결고리는 심폐소생술(CPR)의 적용시점이다. 심정지가 나타난 환자에게 응급구조요원이 도착하기 전 누군가 먼저 심폐소생술을 적용하는것이 생존율을 높이는 핵심이 된다. 의료지식이 없는 일반인에게 보고 따라할 수 있는 비디오나 컴퓨터 학습 등을 통해 심폐소생술의 기본원리를 홍보하는 것이 요구된다. 2010년 가이드라인에 의하면 119 신고를 받은 전화상담원이 CPR교육을 받지않은 일반인에게 흉부압박 심폐소생술을 시행하도록 안내하는 것이 강조되었다.

3. 세번째 연결고리 - 세동제거의 적용시점

세번째 연결고리는 세동제거의 적용시점이다. 응급 심정지를 보이는 환자의 대부분에서 심실세동(ventricular fibrillation, Vf)이 보이므로 신속히 세동제거를 시켜준다. 세동제거는 자동 외부 제세동기(automated external defibrillator, AED)를 갖춘 응급구조요원에 의해 수행된다. 자동 외부 제세동기란 환자의 심장리듬을 분석하여 세동제거가 요구되는 리듬이 나타났을 때 충전되어 전기충격을 가할 수 있도록 고안된 기구이다. 환자에게 심정지가 나타난 직후 신속한 세동제거는 환자의 생존율을 확실히 높일 수 있으며, 세동제거의 시점이 늦어질수록 매분당 생존율은 7~10%씩 낮아진다. 심실세동으로 초래된 심정지가 나타난 후 첫 5분내에 세동제거가 적용되면 약 50%정도 생존할 수 있다. 10~12분이 지나면 생존확률은 점차 희박해지는데 심폐소생술이 적용되고 있으면 세동제거의 효과가 나타나는 시간을 좀 더 벌 수 있다.

4. 네번째 연결고리 - 상급관리의 적용시점

네번째 연결고리는 상급관리의 적용시점이다. 세동제거를 적용한 뒤 주로 병원에 도착해서 제공되지만, 병원 밖에서는 훈련받은 응급전문요원에 의해 기도관리, 부정맥 조절 약물투여 등의 상급심폐소생술이 수행된다. 효율적인 응급구조를 위해서는 상급 심폐소생술 훈련을 받은 2인과 이를 보조하는 기본 심폐소생술을 훈련받은 2명의 요원으로 팀이 구성되어야 한다. 상급관리에는 약물의 투여, 기관내 삽관 등이 포함되는데 ① 심실세동이 나타난 심장이 세동제거에 반응하도록 돕고 ②

표 23-1 심근경색의 징후

· 가슴의 불편감, 압박감 또는 통증	· 통증을 느낌과 동시에 머리가 몽롱하고 어지러운 느낌
· 정신을 잃거나 반응이 없어짐	· 발한 또는 열이 없이 전신에 식은땀이 흐름
· 구토가 동반되지 않은 오심	· 누워있거나 휴식을 취하는 도중에도 나타나는 호흡곤란

세동제거가 성공적으로 시행된 후 정상리듬을 유지하도록 하며 ③ 산소화와 환기를 지지하기 위하여 수행된다.

II. 응급상황의 인지

1. 심근경색의 징후

심근경색은 심장의 근육에 충분히 산소가 공급되지 않아 근육이 파괴되기 시작하는 상황이다. 심근경색은 심근에 산소와 혈액을 공급하는 주 순환통로인 관상동맥이 차단되어 발생한다. 심근경색의 가장 중요하고 일반적인 증상은 심장의 불편감, 압박감 또는 통증으로 나타난다. 일반적으로 통증은 가슴 한복판 또는 흉골 뒤에서 나타나 턱이나 목으로 이동한 후 팔(주로 왼팔)로 방사되며 일반적으로 3분에서 5분 이상 지속된다.

심근경색이 나타났을 때 환자는 대부분 의식이 있고 말할 수 있으며 불편감과 통증을 호소한다. 시간을 낭비하지 않고 대처하는 것이 필수적이다. 혈전 용해제는 심근경색이 나타난 후 90분 이내에 투여되었을 때 가장 효율적이다. 심근경색이 의심되는 환자를 보면, 1분이 소중한 상황이므로 즉시 응급구조 요청전화(119)를 한다. 심근경색의 징후를 알아보기 위해 다음을 질문한다(표 23-1).

1) 통증의 양상이 어떠합니까?

심근경색에 의한 통증은 일반적으로 "묵직함, 누르는 듯함, 쥐어짜는 듯함, 아픔, 무거움" 등으로 표현된다. 통증이라는 표현대신 불편감이나 압박감 등으로 표현되기도 한다.

2) 어느 곳이 아프십니까?

일반적으로 환자들은 가슴 깊숙한 곳 한가운데를 불편감이 느껴지는 곳으로 표현한다. 몇분 후 통증은 어깨, 목, 아래턱이나 팔로 방사된다. 통증은 왼쪽, 오른쪽 또는 양쪽 가슴에 나타나기도 하나 주로 왼편 가슴에서 느껴지며, 드물게 등이나 양쪽 어깨 견갑골사이 등에서도 나타난다.

3) 아프기 시작한지 얼마나 되셨습니까?

심근경색의 불편감은 보통 몇 분 이상 지속된다. 날카롭고 찌르는 듯한 통증이 몇 초 동안 지속되다 사라졌다면 일반적으로 심근통증은 아니다. 심근통증의 경우 나타났다가 사라지더라도 얼마 후 다시 돌아오곤 한다.

심근경색에 동반되는 증상에는 이외에도 어지러움, 실신, 호흡곤란 또는 구토를 동반하지 않는 오심 등이 있다. 전신에 식은땀을 흘리기도 하나 열은 동반하지 않는다. 때로 환자들은 심하지 않고 애매모호한 증상을 호소하기도 하는데, 일단 심근경색이 의심되면 즉시 환자에게 조용히 앉아 휴식을 취하도록 하고 심폐소생술을 준비한다. 환자가 가장 편안하게 호흡하고 휴식할 수 있는 자세를 취해준다.

2. 심정지의 징후

심정지시 뇌, 심장 및 기타 기관으로 가는 혈류가 멈추고 산소공급이 부족해진다. 환자는 반응이 없어지고 호흡이 부적절해지며 순환이나 맥박이 보이지 않게 된다. 심정지시 환자들은 가끔씩 헐떡이는 숨을 쉬기도 하는데 이것은 정상적인 호흡이 아니므로 호흡이 없는 것으로 간주하여야 한다. 약하지만 적절한 산소공급이 이루어지는 호흡과 심정지시 나타나는 헐떡이는 숨(gasp)을 구별할 수 있어야 한다(표 23-2).

1) 반응을 살핀다.

심정지시 환자들은 만지거나 부르는 소리에 반응을 보이지 않게 된다. CPR 훈련을 받은 의료인들은 환자의 반응을 확인하면서 호흡의 유무와 비정상적 호흡 여부를 간략히 확인한다. 심정지로 의심되는 상황이라면 즉시 119로 구조요청을 하고 자동제세동기를 가져오도록 한 후 심폐소생술을 시작하도록 한다.

2) 순환을 살핀다.

환자가 반응이 없으면 즉시 C-A-B 순서로 심폐소생술을 시작한다. 의료진은 맥박을 10초 이내에 확인한 후 인공호흡 2회를 하기전에 먼저 흉부압박 30회를 시행한다. 흉부압박은 분당 최소 100회를 최소 5cm 깊이로 시행한다.

3) 호흡을 살핀다.

흉부압박이 끝나면 환자의 기도를 개방하고(A) 인공호흡(B)을 2회 시행한다.

3. 뇌졸중의 징후

뇌졸중은 급성으로 나타나는 신경학적 문제이다. 주로 뇌의 혈관이 막혀 주변 뇌조직에 혈류와 산소가 공급되지 않거나, 뇌혈관이 터져 뇌조직 사이로 출혈이 일어날 때 발생한다. 뇌졸중은 노인에게 주로 나타나는 것으로 알려져 있으나 실제로는 모든 연령층에서 발생할 수 있다. 뇌졸중의 징후는 표 23-3과 같다.

1) 얼굴의 처짐 현상(facial droop)

환자가 웃거나 찡그릴 때 분명하게 나타난다. 한쪽 얼굴이 축 처지거나 움직이지 않으면 뇌졸중을 의심한다.

표 23-2 심정지의 징후

· 부르는 소리나 만지는 자극에 반응이 없음	· 부적절한 호흡
· 순환의 징후가 없음	

표 23-3 뇌졸중의 징후

· 한쪽 얼굴이 처짐	· 팔이 밑으로 처짐
· 말하는데 어려움이 있음	

2) 팔의 약화

환자에게 두 눈을 감고 양 팔을 앞으로 뻗게 하였을 때 한 팔이 밑으로 처지거나 팔을 움직일 수 없다면 뇌졸중을 의심한다.

3) 언어이상

환자가 말을 할수 없거나 불분명한 발음을 하는지 살핀다. "옆집의 창살은 쌍창살이다" 등의 문장을 말해주고 따라하게 하는데, 정확하게 반복할 수 없다면 뇌졸중을 의심한다.

뇌졸중은 때로 호흡과 관련된 뇌조직에 손상을 주기도 하는데 이런 경우 환자는 무반응상태가 되며 호흡을 멈추기도 한다. 뇌졸중의 합병증으로 호흡곤란 또는 호흡정지가 나타나면 즉시 심폐소생술을 시행한다. 뇌졸중 후 합병증으로 심정지는 거의 나타나지 않는다.

뇌졸중이 의심되는 환자가 있으면 즉시 119에 구조를 요청하여야 한다. 뇌졸중 환자는 즉시 의학적 진단이 요구되며 뇌의 손상을 최소화하기 위하여 처치를 받아야 한다. 뇌졸중을 위한 효과적이고 최신의 치료들이 개발되어있으나 반드시 증상이 나타난 후 첫 3시간 이내에 제공되어야 한다. 이러한 치료에는 섬유소 용해제 등의 약물투여가 포함된다. 약물 투여시간이 제한되어 있으므로 환자는 반드시 즉시 응급처치가 가능한 곳에서 진단 받도록 하여야 한다.

4. 이물질에 의한 기도폐쇄의 징후

미국의 최근 통계에 의하면 매년 이물질에 의한 기도폐쇄(foreign body airway obstruction, FBAO)로 3000명이 사망하고 있다. 성인의 이물질에 의한 기도폐쇄는 주로 음식섭취 중에 발생하는데 잘 씹지 않고 큰 덩어리의 음식(고기 덩어리 등이 가장 흔함)을 삼키거나 술과 함께 음식을 먹거나(술과 함께 식사를 하면 잘 씹지 않고 넘기는 경우가 많게 된다), 의치를 하고 있거나, 음식이나 이물질이 입안에 있는 채로 웃거나, 울거나, 말을 하는 경우 등에서 발생한다. 이물질이 기도를 부분적으로 막았을 때는 환자가 기침을 심하게 하고 말을 할 수 있기도 하다. 이런 경우에는 환자가 숨을 쉴 수 있고 강하게 기침을 하면 음식물 덩어리가 빠져나오기도 하므로 응급조치가 요구되지 않는다. 옆에서 지켜보기만 하다가 만일 부분적 기도폐쇄가 완화되지 않으면 구조요청을 하도록 한다.

이물질에 의해 기도가 완전히 폐색되면 환자는 처음에는 반응을 보일 수 있으나 기침을 하거나 말을 할 수 없게 된다. 숨을 쉬려고 해도 공기가 들어가지 않고 날카로운 끼익 소리 등만 들리게 된다. 이러한 경우 즉시 복부밀기(abdominal thrust = Heimlich maneuver)를 시행한다. 성공적으로 이물질에 의한 기도폐쇄를 처치하기 위해서는 우선 증상을 인지하고 막혀있는 이물질을 빼내야 한다(**표 23-4**).

표 23-4 이물질에 의한 기도폐쇄의 징후

· 손으로 목 주변을 감싸 쥐는 모습을 보임 (universal sign of choking)	· "목에 음식이 걸렸어요?" 라는 질문에 환자가 고개를 끄덕임
· "소리가 안 나와요?" 라는 질문에 환자가 고개를 끄덕임(완전 폐색을 의미)	· 약하고 효과없는 조용한 기침
· 숨을 들이 쉴 때 높은 고음의 소리 또는 아무런 소리도 들리지 않음	· 숨쉬기가 점차 힘들어짐
· 입술과 피부에 청색증이 나타남	

이물질에 의한 기도폐쇄를 치료하는 가장 좋은 방법은 예방하는 것이다. 항상 음식을 잘 씹어서 소량씩 삼키고, 식사중 지나친 음주를 삼가고, 먹을 때 웃거나 말을 하지 않도록 조심하는 것이 이물질에 의한 기도폐쇄를 예방하는 길이다.

III. 기본 심폐소생술의 단계

1. 기본 심폐소생술(BLS)의 CAB

1) 환자의 의식과 반응을 확인한다.

환자에게 다가가 주변의 상황이 안전한지 살핀다. 즉시 환자의 어깨를 가볍게 흔들거나 "괜찮으세요?" 하고 소리를 질러 환자의 의식과 반응 여부를 사정한다(**그림 23-2**). 환자가 반응을 보이지 않으면 즉시 119로 구조요청을 한다. 2010년 미국심장협회의 지침에 의하면 의료인들은 환자의 반응을 확인하면서 호흡의 적절성을 동시에 간략하게 파악하도록 하고 있다. 이는 심정지가 의심되는 경우 즉시 흉부압박으로 시작되는 심폐소생술을 시작하기 위함이다. 기본 심폐소생술에서 만일 장비가 있다면 자동 외부제세동기(AED)를 사용하도록 하고 있다. 성인 환자인 경우 보조자에게 구조요청과 동시에 AED를 가져오도록 한 후 즉시 심폐소생술을 시작하거나, 보조자 없이 혼자 수행해야하는 상황이면 심폐소생술을 시작하기 전 먼저 전화로 구조요청을 하도록 한다. 환자를 딱딱한 바닥이나 판위에 얼굴을 위로 한 자세로 반듯하게 눕힌다. 반응을 보이지 않는 환자는 상해를 받았는지 확인하고, 상해가 의심된다면 앙와위로 눕힐 때 머리와 목과 등을 일렬로 함께 움직인다.

2) 순환(circulation)을 지지한다.

순환의 징후를 살피기위해 맥박을 사정한다. 경동맥에서 맥박을 확인하기 위해 환자의 머리를 한쪽으로 돌린 후 기관지에 둘째와 셋째 손가락을 대고 그 옆의 근육 사이의 구를 따라가며 맥을 사정한다(**그림 23-3**). 맥박의 사정은 5초에서 10초 이내에 마쳐야 한다. 맥박이 느껴지는지 확실하지 않다면 자동 외부제세동기가 준비될 때까지 흉부압박을 30회 분당최소 100회의 속도로 수행한다. 맥박이 충분하지 않을 때 심폐소생술을 적용하지 않는 것이 맥박이 충분한데 심폐소생술을 적용하는 경

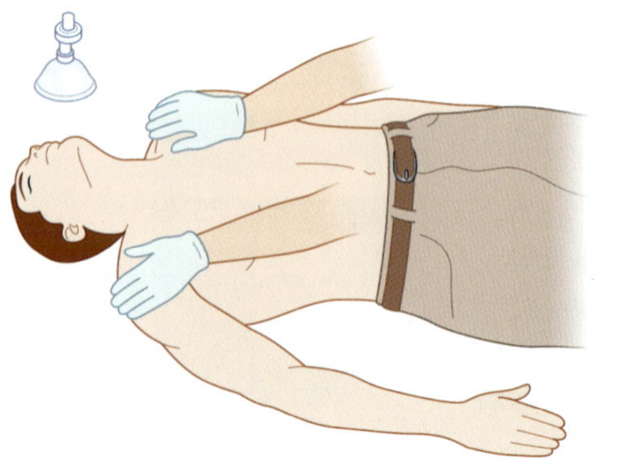

그림 23-2 의식의 확인

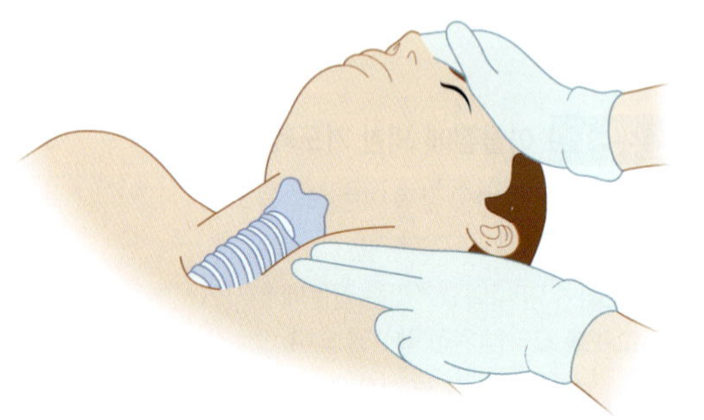

그림 23-3 경동맥의 촉지

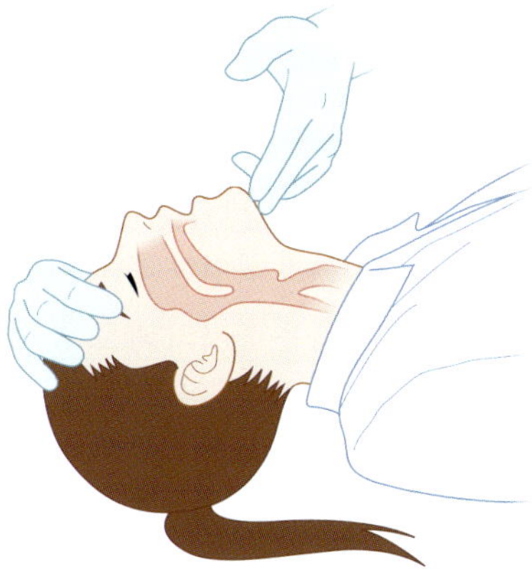

그림 23-4 머리 젖히고 턱 들기를 이용한 기도개방

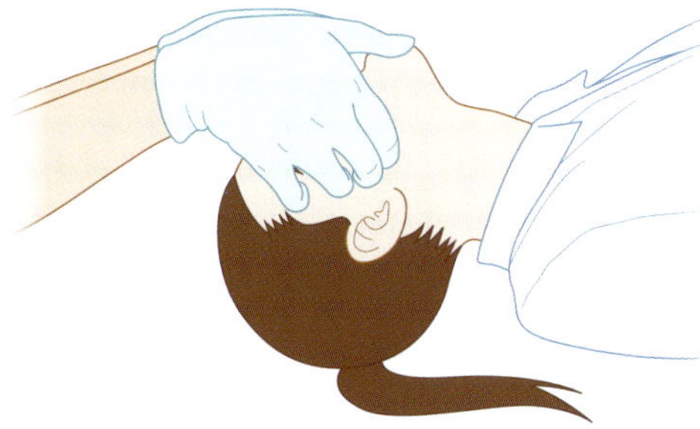

그림 23-5 턱 밀기를 이용한 기도개방

우에 비해 더 위험하다. 흉부압박 30회를 수행한 후 환자의 기도를 개방하고 인공호흡을 2회 시행한다.

만약 맥박이 촉지되면서 환자가 적절하게 숨을 쉬지 않으면 심정지를 동반하지 않은 호흡정지 상태이므로 흉부압박을 적용하거나 세동제거기 패드를 가슴에 부착할 필요가 없다. 이러한 경우 계속해서 인공호흡을 5~6초에 1회 불어 넣어주도록 하고 맥박 사정을 2분마다 반복한다.

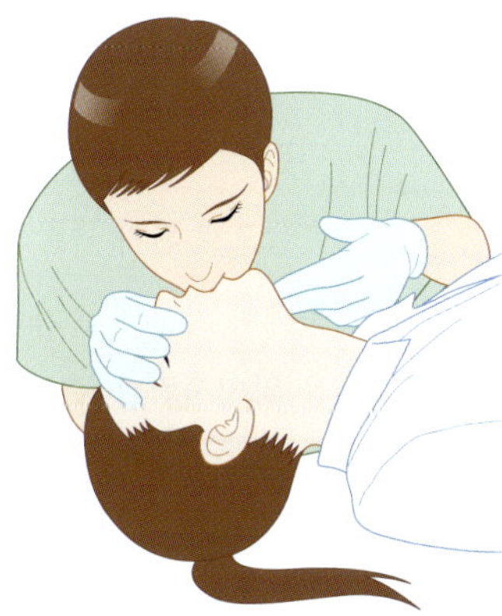

그림 23-6 호흡 불어넣기

3) 기도(airway)를 개방한다.

흉부압박을 우선 30회 한 후 인공호흡을 주기전 기도를 개방한다. 환자가 무의식 상태가 되면 턱과 목의 근육이 이완되어 혀가 뒤로 넘어가면서 기도를 막게 된다. 반드시 기도를 개방해야 하는데 이때 두 가지 방법을 사용한다.

첫째, 머리를 젖히고 턱을 드는 방법(head tilt-chin lift): 한 손바닥을 환자의 이마에 단단히 대고 고개를 뒤로 젖힌다. 다른 손으로는 부드럽게 환자의 턱을 들어주면 혀가 목젖에서 떨어지면서 기도가 개방된다. 이때 턱 밑의 연조직을 누르지 않도록 유의하며, 엄지를 제외한 손가락으로 턱을 들어준다. 환자의 입이 완전히 닫히지 않도록 유의한다. 일반적으로 가장 흔히 사용되는 방법이나 머리나 경추에 손상이 있는 환자에게 이 방법을 사용하는 경우 손상을 악화시킬 수 있으므로 주의 한다(그림 23-4).

둘째, 턱을 밀어주는 방법(jaw thrust): 환자의 머리나 경추에 손상 가능성이 있는 경우에는 머리를 젖혀주는 방법을 사용할 수 없으므로 턱을 밀어 기도를 개방하도록 한다. 턱의 양 옆 귓불 밑을 잡아 밀면서 벌려주면 머리와 목이 고정된 채 혀가 앞으로 당겨지므로 기도가 개방된다(그림 23-5).

4) 호흡(breathing)을 유지한다.

환자의 호흡 확인은 2010 가이드라인에서는 초기 환자의 반응 확인과 동시에 수행한다. 기도를 개방한 채로 환자의 호흡이 부적절하거나 없다고 판단되면 안면마스크(face shield)를 씌운 후 1초에 한번씩 두 번의 구조호흡(rescue breaths)을 천천히 불어넣는다(그림 23-6). 각 구조호흡의 제공시간은 약 1초 정도이다.

구조 호흡은 심장과 뇌로 가는 혈류와 산소공급이 멈춘 상태에서 환자의 폐와 혈액에 산소를 공급할 수 있는 방법이다. 구조 호흡을 두 번 실시하는 동안 환자의 흉곽이 확장되는지 반드시 확인한다. 인공호흡을 하는 방법은 구강 대 구강, 구강 대 마스크, 또는 앰부백과 마스크를 이용한 방법이 있다. 인공호흡 동안 흉곽의 확장이 보이지 않으면 기도가 개방되었는지 확인한 후 다시 인공호흡을 실시한다. 인공호흡은 천천히 불어 넣어주며, 강하고 빠른 인공호흡은 환자의 폐로 공기가 들어가지 않고 식도와 위로 공기가 들어갈 위험이 있다. 환자가 의치를 하고 있으면 구강 대 구강 호흡이나 마스크를 적용할 때 더 잘 밀착되므로 의치가 느슨하여 빠져나올 위험이 있는 경우를 제외하고는 제거하지 않는다.

5) 흉부압박을 지속한다.

인공호흡을 2회 시행한 후 지속해서 흉부압박을 시행한다. 혼자 성인에게 심폐소생술을 수행하는 경우 30회 압박 후 2회 호흡을 불어넣어주는 30:2 비율을 유지한다. 흉부 압박을 위한 단계는 다음과 같다.

- 먼저 안정된 자세로 환자 곁에(오른쪽 또는 왼쪽) 무릎을 꿇고 앉는다.
- 손끝으로 환자 늑골의 가장자리로부터 위를 향하여 올라가며 검상돌기를 확인한다.
- 둘째와 가운데 손가락으로 검상돌기를 누른 지점 바로 옆 흉골 위에 구조자의 다른 손바닥 밑둥을 위치시킨다. 손가락들은 서로 깍지 끼거나 앞으로 쭉 편다(그림 23-7).
- 팔꿈치는 편 상태로 고정시키고 어깨는 환자 위에 위치하도록 하여 흉부압박 시 몸을 지렛대처럼 이용한다. 반드시 압박하는 손을 내려다보면서 압박을 시행한다.
- 흉부압박은 흉골의 최소 5cm의 깊이에서 구조자의 상부 체중만으로 이루어진다. 압박 속도는 최소 분당 100회(초당 2회 미만)를 유지한다. 30회 압박후 인공호흡을 2회 불어넣기 위해 매번 멈추기 때문에 실제 압박 속도는 분당 약 100회 정도가 된다. 압박과 압박사이에 구조자의 손이 환자의 흉부에서 떨어지지 않도록 한다.
- 흉부압박의 비율은 압박의 속도를 의미하는 것으로 분당 실제 제공되는 흉부압박의 횟수와 다르다. 실제 압박 횟수는 흉부압박에 적용된 횟수 및 기간, 흉부압박이 진행되는 동안 얼마나 멈추었는지에 따라 결정된다. 구조자는 흉부압박 도중 가능한 멈추지 않도록 주의한다. 왜냐하면 흉부압박이 제공되지 않으면 대상자의 뇌와 심장에 혈류가 공급되지 않기 때문이다. 맥박확인이 지연되거나 구조호흡 제공에 시간이 걸리는 것, 대상자를 옮기는 과정, AED를 적용하는 과정 등이 모두 흉부압박을 멈추게 하는 요인들이다. 구조자는 이런 요인들이 불가피한 상황을 제외하고는 10초 이내에 수행되도록 노력해야한다.
- 기도가 확보될 때까지 구조자가 1인 또는 2인에 상관없이 32:2의 비율로 흉부압박과 호흡을 유지한다. 기관내 삽관을 하여 기도가 확보되고 나면 분당 100회의 속도로 흉부압박을 하며, 6-8초마다 호흡을 시킨다. 이때 호흡 중 흉부압박을 멈추지 않는다.
- 약 2분이 지나면 (30:2로 5 사이클 완료) 환자의 맥박과 순환의 징후를 사정한다. 순환이 회복되면 흉부압박은 멈추고 인공호흡만 불어넣어준다 (매 5~6초에 1회). 순환의 징후가 보이지 않는다면 다시 30:2의 비율로 흉부압박과 호흡을 실시하며 순환 여부를 2분마다 사정한다.

6) 자동제세동기를 적용한다.

미국심장학회지침에 의하면 심정지 발병 후 3분 이내에 조기제세동을 하도록 권장한다. 흉부압박을 시행하면서 자동제세동기가 준비되는 즉시 적용하도록 한다. 1~8세 아동에게는 아동용 충격량 감쇄 시스템이 부착된 자동제세동기를 사용하도록 하며 신생아(1세 미만)에게는 수동제세동기의 사용이 권장된다.

2. 두 명이 시행하는 심폐소생술

보조자가 있는 경우 한명은 환자의 옆에 위치하여 흉부압박을 시행한다. 다른 구조자는 환자의 머리맡에 앉아 기도를 개방상태로 유지하며 경동맥 촉지를 통해 흉부압박 후 순환이 회복되는지 사정하고 인공호흡을 제공하게된다(그림 23-8). 두 명이 시행하는 심폐소생술에서 흉부압박과 인공호흡의 비율은 30:2이며, 흉부 압박 속도는 분당 최소 100회이다. 기관내 삽관이 이루어질 때까지 30:2의 비율로 압박과 인공호흡을 제공한다. 기관내 삽관이 된 후에는 흉부압박과 호흡의 비율은 동시에 이루어지지 않게 된다. 흉부압박은 분당 100회, 호흡비율은 6~8초에 한번씩, 즉 분당 10~12회의 속도로 제공한다. 흉부압박을 시행하는 구조자가 피로하지 않도록 5사이클(약 2분)마다 위치를 바꾸어 흉부압박 제공자를 교대해준다. 흉부압박이 멈추면 환자의 순환도 멈추게 되므로 역할 교대는 신속히 5초 내로 하도록 한다. 대상자가 아동이나 신생아의 경우 두명의 의료인이 심폐소생술을 하게 되면 흉부압박 : 인공호흡의 비율을 15:2로 유지한다.

순환이 회복되는지 확인하기 위해 흉부압박과 호흡의 사이클을 2분간 시행한 후 5~10초내로 흉부압박을 멈추고 순환을 사정한다. 기도를 개방시킨 상태에서 호흡과 맥박을 촉지하여 순환의 회복 징후가 없으면 다시 사이클을 시작하고 2분마다 순환을 사정한다. 기본 심폐소생술은 대상자의 호흡 및 순환이 돌아오거나 상급심폐소생술이 가능한 구조팀이 도착할 때까지 지속한다.

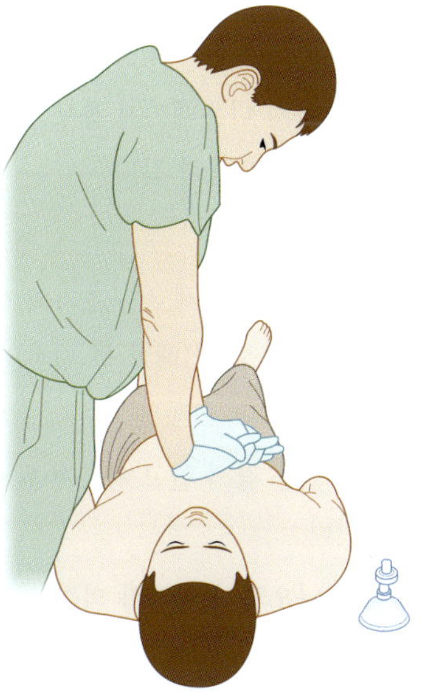

그림 23-7 흉부압박의 손 위치

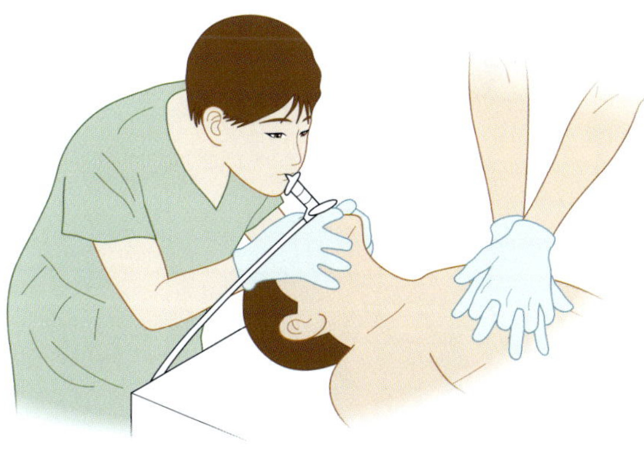

그림 23-8 두 명이 시행하는 심폐소생술

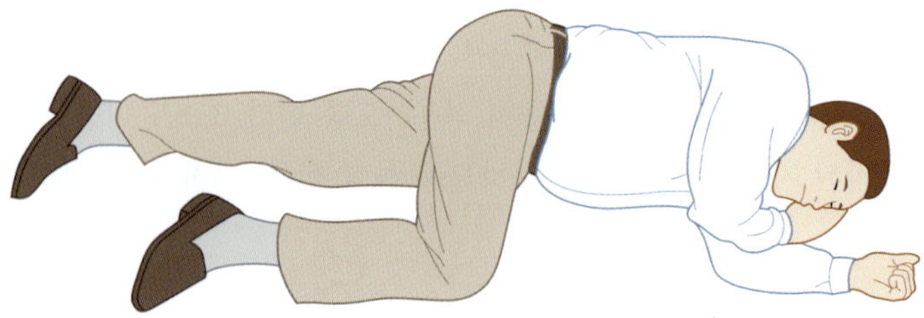

그림 23-9 회복을 위한 자세

3. 회복을 위한 자세

순환이 회복되었으면 흉부압박을 멈추고 환자의 호흡이 정상적으로 돌아올 때까지 인공호흡만 제공한다. 환자의 호흡이 시작되고 손상이 없다고 판단되면 환자를 회복자세로 눕힌다 (그림 23-9). 회복자세는 환자의 기도가 개방된 상태로 유지하도록 하는 것이다. 환자가 손상을 입은 경우에는 환자를 앙와위로 두고 턱밀기를 이용하여 기도개방상태를 유지한다.

회복자세로 돌려눕히기 위해서 환자의 옆에 무릎을 꿇고 앉아 환자의 다리와 어깨를 동시에 잡아 돌려 눕힌다. 환자의 머리는 중간 위치로 젖혀서 기도가 개방된 상태로 유지되도록 한다. 자주 환자의 호흡과 순환을 사정하여 다시 심폐소생술의 필요성이 있는지 여부를 살핀다.

4. 이물질 폐색의 구조

이물질에 의한 기도폐쇄(FBAO)은 급작스럽고 극적인 응급상황이다. 기도가 완전폐색이 된 환자는 초기 반응을 보이나 기침을 하거나 말을 할 수 없고, 숨을 들이마실 때 고음의 소음이 들리므로 즉시 응급조치가 이루어져야 한다. "목에 걸렸는지", "말을 할 수 있는지"를 확인하여 이물질 폐색 여부를 평가한 후 복부 밀기를 시도한다(그림 23-10). 복부 밀기[하임리히 수기(Heimlich maneuver)]는 환자의 폐로부터 공기를 빠르고 강하게 뿜어 나오게 하여 병마개가 빠지듯이 환자의 기도에 걸린 이물질을 빼 내려는 시도이다. 이물질이 빠져 나올때까지 복부 밀기를 계속한다. 복부밀기의 단계는 다음과 같다.

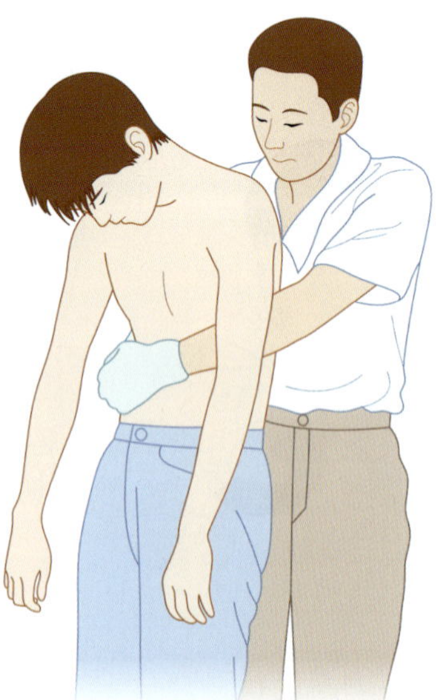

그림 23-10 복부 밀기(Heimlich maneuver)

- 환자의 뒤에 선다.
- 환자를 뒤에서 감싸는 자세로 구조자의 한손을 주먹을 만들어 환자의 복부 위(배꼽 윗 지점)에 위치하도록 한다.
- 다른 손으로 주먹을 감싸 안고 빠르게 환자의 복부를 위로 끌어당긴다.
- 이물질이 빠져 나오거나 환자가 의식을 잃을 때까지 복부 밀기를 반복한다. 환자가 의식을 잃게 되면 즉시 119에 구조요청을 하고 무의식 환자에게 시행하는 응급처치 단계를 시행한다.

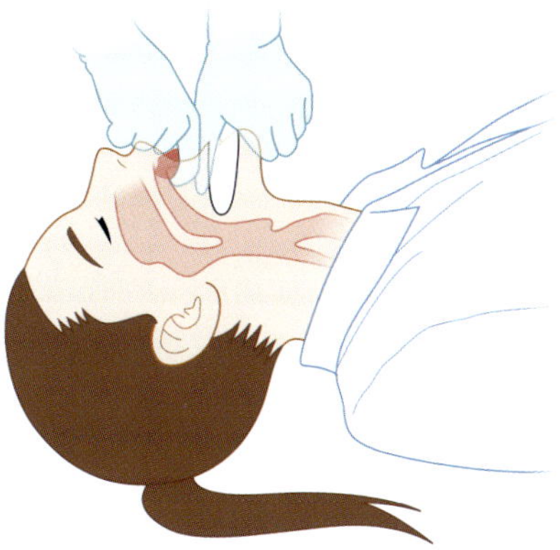

그림 23-11 혀와 턱을 들어 입을 열고 이물질 제거하기

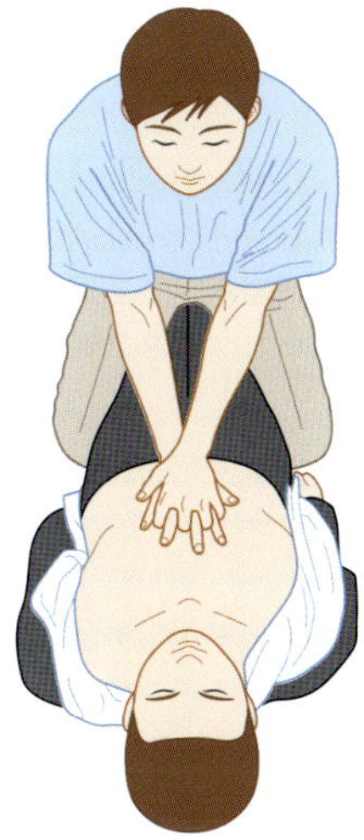

그림 23-12 이물질에 의한 기도폐쇄를 보이는 무의식 환자의 복부밀기

- 환자의 등을 바닥에 대고 눕힌다.
- 혀와 턱 들기 방법을 이용하여 환자의 입을 열고 (그림 23-11), 집게 손가락으로 이물질을 제거한다. 이물질이 보이지 않으면 손가락을 입안에 넣지 않는다. 보이지 않는 상태에서 제거하려는 시도는 이물질을 더 밀어 넣을 수 있기 때문이다.
- 기도를 열고 호흡 여부를 살핀다. 환자의 호흡이 불안정하면 두 번의 구조 호흡을 시도한다. 환자의 흉곽이 팽창하지 않으면 기도를 다시 개방하고 두 번의 구조호흡을 재시도 한다.
- 두 번의 구조호흡에도 환자의 흉곽이 팽창하지 않으면 기도폐쇄 상태이므로 환자가 누운 자세에서 복부밀기를 시도한다(그림 23-12).
- 복부밀기를 위해 환자의 대퇴부에 앉아 손꿈치를 환자의 배꼽보다 약간 윗 부분의 복부에 위치시킨다. 두 번째 손을 첫 번째 손 위에 놓고 두 손으로 빠르게 위쪽을 향해 복부를 밀어준다. 5번을 연속 시도한다. 복부밀기를 위해 온몸의 체중을 이용한다(그림 23-12).
- 5번의 복부밀기 후 혀와 턱을 들어 손가락을 이용한 이물질 제거를 시도(재시도)하고 구조 호흡을 한 후 다시 복부밀기로 돌아간다.
- 이물질이 제거되고 환자의 호흡과 순환이 회복될 때까지 복부밀기를 시도한다. 순환의 징후가 보이지 않으면 흉부압박을 시작하고 세동제거기를 준비한다.

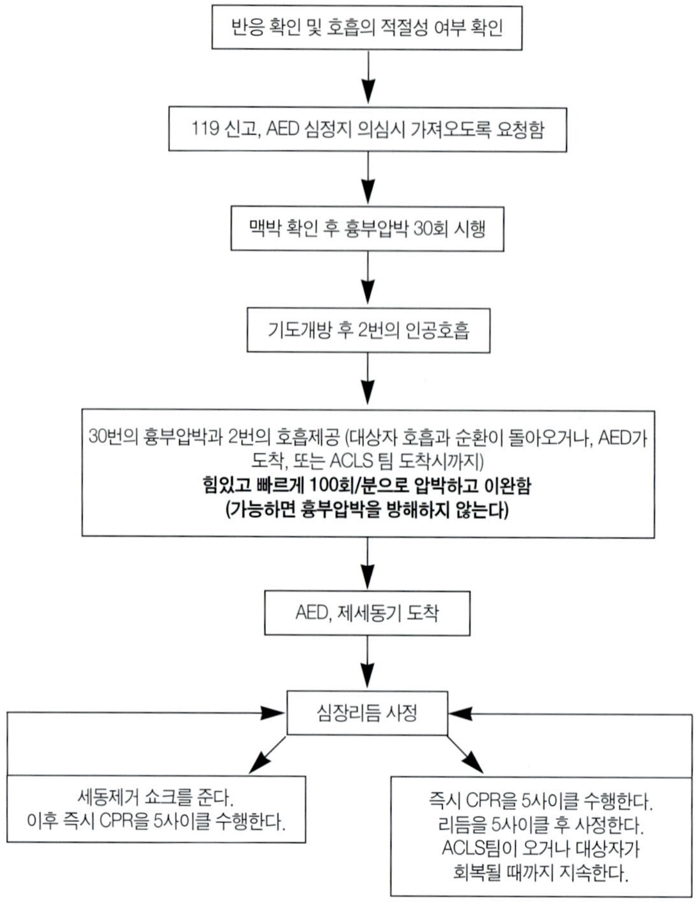

그림 23-13 성인을 위한 BLS 도식표

참 · 고 · 문 · 헌

- American Heart Association(2005). Fundamentals of BLS for healthcare providers. M. F. Hazinski, L. Gonzales, & L. O'Neill.(Eds). Dallas : TX.
- American Heart Association(2000). Guidelines 2000 for cardiopulmonary resuscitation and emergency cardiovascular care, International consensus on science. Circulation, 102(suppl I), I22-I59.
- Field, J. M., Hazinski, M. F., Sayre, M. R., Chameides, L., Schexnayder, S. M., Hemphill, R. et al.(2010). Part 1 : Executive summary : 2010 American Heart Assoation Guidelines for Cardiopulmonary Resuscitation and emergency Cardiovascular Care. Circulation, 122, S640-S656.
- McCann JAS(2001). Mastering ACLS. PA : Lippincott Williams & Wilkins.

Chapter 24

전문 심폐소생술

학습목표

1_ 기본 심폐소생술과 전문 심폐소생술을 구분한다.

2_ 전문 심폐소생술의 일차적 및 이차적 사정단계를 설명한다.

3_ 자동 외부제세동기의 적용원리와 사용법을 설명한다.

I. 기본 소생술과 전문 소생술

기본 소생술(basic life support, BLS)은 소생을 위한 체계적 접근방법으로 건강전문인 누구나 수행할 수 있다. 기본 소생술에서 강조하는 원칙은 "조기 심폐소생시도" 및 "조기 세동제거"이다. 기본 소생술에는 심폐소생술과 기도관리, 흉부압박, 복부강타 등이 포함된다. 기본 소생술은 훈련을 받은 사람이면 누구나 환자에게 수행할 수 있으며, 환자에게 심정지가 나타난 시점으로부터 전문소생술의 적용시점까지 연결시키는 역할을 한다. 기본 소생술과 전문 소생술의 기본 단위는 모두 '기도유지', '호흡'과 '순환'이며, 반드시 "사정(assess)"한 후 "수행(perform)"하도록 한다. 최근 2010 가이드라인에 의해 과학적 근거에 따라 흉부압박에 의한 순환소생이 인공호흡에 우선하는 것으로 되어 있으며 훈련을 받은 의료진의 경우 '호흡과 맥박의 사정'이 요구되나 일반인들은 사정없이 흉부압박만 시행하도록 권장되고 있다.

어떤 의미에서 전문심장소생술(advanced cardiac life support, ACLS)이란 기본 소생술이 복잡해진 상태이다. 전문소생술에서는 기관삽입, 정맥주사 연결, 투약 등과 같은 좀더 복잡한 시술들이 추가된다. 전문소생술에서는 다양한 일들이 동시에 진행되므로 팀원들의 협동이 중요한 역할을 한다. 적절한 역할분담은 성공적인 소생으로 이어질 가능성을 높이게 된다. 그러기 위해 각자 팀원들은 자신의 역할뿐 아니라 다른 팀원들의 역할을 이해하고 지도자의 역할 분담에 따라 신속히 수행해야 한다. 팀원들간의 효율적 의사소통을 위해서 팀장은 역할분담을 한 후 반드시 배정된 업무를 팀원이 이해했는지를 확인하기위해 명료한 목소리로 반복하도록 한다. 업무를 지시할 때는 대상자의 현재 상황에 대한 구두보고를 확인한 후 다음 지시를 내리도록 한다. 팀원들은 팀장에게 분담된 업무가 수행되었는지 여부를 매번 보고하며(예, epinephrine 1mg 주입했음), 이해하지 못한 지시에 대해서는 주저없이 질문하도록 한다. 팀원들간에 서로 정보를 공유하고 중재절차 또는 약물 선택에 대한 의견을 제시하도록 격려한다. 팀장은 대상자의 상황, 제공된 중재, 사정결과 등에 대해 파악하고 있어야하며, 팀원들의 의견을 고려하여 최종적인 결정을 통제된 억양으로 지시한다. 팀원들간 존중하는 분위기를 이끈다.

II. 전문 소생술의 두 가지 접근법

전문 소생술은 호흡기 및 심장관련 응급상황에 있는 환자를 위해 체계적으로 접근하는 것이므로 흉부 압박 등과 같은 기술 습득 이상의 상황을 이해해야 한다. 전문 소생술의 접근법에는 일차적 CABD 사정과 이차적 CABD 사정이 포함되며, 모든 심정지 환자에게 소생처치를 수행하는 동안 의사결정요소로 이 두 가지 접근법을 적용하여야 한다. 전문소생술의 도식표는 **그림 24-1**에 나타나있다.

1. 일차적 CABD 사정

일차적 CABD 사정에는 기본 심폐소생술과 세동제거가 포함된다.

1) C(circulation, 순환)

환자가 반응이 없고 호흡이 부적절하다고 판단되면 도움을 요청한 후 먼저 순환을 사정하기 위해 경동맥을 5~10초간 촉진한다. 맥박이 뛰는 경우 매 5~6초마다 호흡만 불어 넣어준다. 맥박이 없으면, 제세동기가 도착할 때까지 인공호흡을 주기전에 우선 30회 흉부압박을 빠르게 시도한다. ACLS 제공자는 흉부압박이 방해 없이 지속될 수 있도록 모든 노력을 기울여야한다. 따라서 심장리듬을 오래 사정하거나 맥박을 부적절하게 자주 확인해보고, 환자에게 주는 인공호흡 속도가 느리거나 불필요하게 환자를 이동하는 행위 등을 피한다.

2) A(airway, 기도개방)

심정지로 쓰러진 환자에게 30회 흉부압박을 제공한 후 반드시 기도를 열어준다. 기본 심폐소생술의 '턱 들기' 방법을 이용하여 입을 열고, 폐쇄를 확인하기 위해 상기도를 살핀다. 이물질로 인한 기도폐쇄가 있으면 손가락을 거즈나 천조각으로 둘러 싼 후 이를 제거한다.

3) B(breathing, 호흡)

환자의 호흡을 다시 확인하지 않으며 기도개방을 시킨 후 구인두 인공기도를 삽입하고 안면마스크를 씌운 후 2초 동안 두 번의 호흡을 불어넣는다.

4) D(defibrillation, 세동제거)

전문 소생술의 1차 단계에서는 기본 소생술의 CAB 단계에 반드시 세동제거가 포함된다. 세동제거

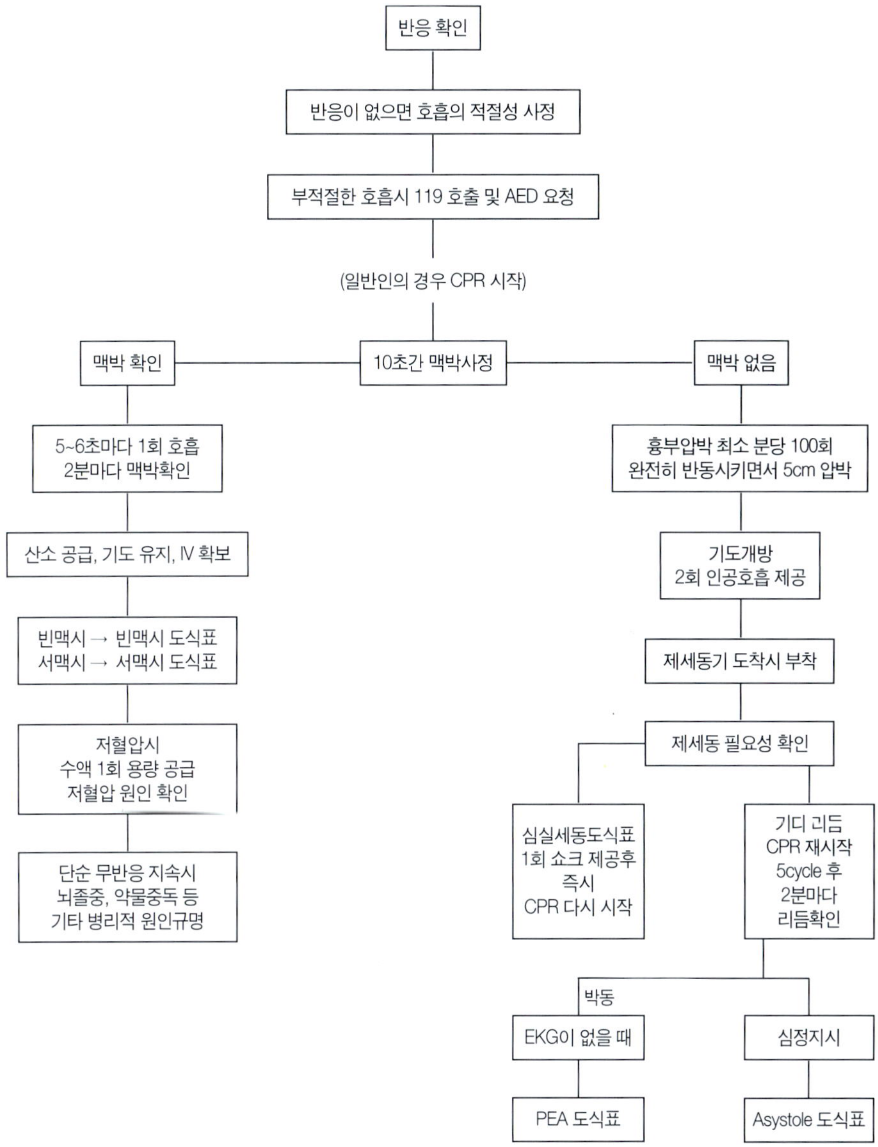

그림 24-1 전문심폐소생술의 도식표

는 가능한 빨리 적용되어야하는데, 예를 들어 심실세동이 나타난 지 10분 내에 세동제거 되지 않으면 생존하기 어려워진다. 즉, 심정지 상태에서 세동제거에 이를 때까지 앞의 CAB단계를 가능한 신속하고 효율적으로 진행해야함을 의미한다. 자동 외부제세동기(AED)를 이용하여 심실세동(Vf) 또는 심실빈맥(VT)이 나타나면 즉시 1회 세동제거시키며, 이후 흉부압박을 재시작한다.

2. 이차적 ABCD 사정

일차적 CABD 단계를 거친 후 이차적 ABCD로 신속히 진행한다. 이차적 중재단계에는 일차적 단계와 동일한 기본 개념을 가지고 좀 더 심도 깊은 중재와 사정을 수행한다. 반드시 환자 상태에 대한 사정이 선행된 후 그에 따른 적절한 중재가 제공되도록 한다.

1) A(airway)

구강 또는 비강인공기도를 적용하여 기도를 유지하며, 필요시 기관내 삽관 튜브(ET tube)로 기도를 확보한다. 때로 비침습적으로 환기시키는 것이 적절할 수도 있으나 기관내 삽관이 가장 확실히 기도 개방을 유지시킬 수 있는 방법이다.

2) B(breathing)

이 단계에서는 신체사정을 통해 기관내삽관 위치를 확인하고 고정시키며, 호기말 이산화탄소 분석기와 산소 포화도 모니터 등을 이용한다. 양쪽 흉곽확장이 대칭적인지를 확인하고 흉부 청진을 한 후 가능한 빨리 이동식 흉부 방사선 촬영을 한다. 환자의 호흡이 돌아오거나 인공기도를 삽입한 경우 적절한 연결기구를 통해 산소를 공급하며, 필요시 양압환기를 적용한다.

3) C(circulation)

이차적 순환 사정단계에서는 부정맥의 확인과 환자에게 필요한 투약을 위한 여러 중재가 포함된다. 가능한 빨리 정맥주입통로를 확보하는 한편, 심전도를 연결하여 환자의 심장리듬과 혈압을 측정하도록 한다. 부정맥 사정을 위해 모니터를 연결한다. 심장리듬과 맥박을 정상화시키기 위한 약물의 종류와 기타 필요한 중재가 결정되면 정맥 주입을 시작한다.

4) D(differential diagnosis)

이차적 사정단계에서 D는 감별진단을 의미한다. 12지 유도 심전도를 관찰하고 환자의 과거력을 조사하여 응급상황을 초래한 원인으로 저혈량, 저산소증, 산독증, 고칼륨혈증, 저칼륨혈증, 저체온증, 약물중독, 심장압전, 압력성 기흉, 관상동맥 혈전증, 폐혈전증 등의 여부를 확인한다. 성공적으로 심정지 상황을 해결하더라도 심정지를 초래한 원인이 규명되지 못하면 심정지는 다시 발생할 수 있다.

III. 호흡정지 대상자의 관리

1. 호흡정지시 다음과 같이 BLS와 더불어 ACLS 중재가 요구된다.

- 산소 투여: 산소포화도를 90%이상 유지하기위해 산소를 투여한다.
- 기도 개방: 의식이 없는 대상자가 기침반사, 구토반사를 보이지 않으면 구강 또는 비강 인공기도를 삽입하여 기도를 개방시킨다.
- 기본 환기장치의 제공: 대상자에게 호흡보조를 위해 적용할수있는 기본술에는 머리 젖히고 턱들기(head tilt-chin lift), 턱밀기(경추손상위험시), 구강대 구강호흡, 구강대 비강호흡, 포켓마스크를 이용한 호흡제공, 백마스크를 이용한 호흡제공 등이 포함된다. 백마스크는 안면마스크에 부착된 환기기구로서 양압호흡을 제공할수있는 가장 보편적으로 이용되는 환기기구이다. 일방향 밸브가 달려있어 환자가 내쉰숨을 재호흡하지 않도록 방지하고, 별도의 포트가 딸려있어 산소공급, 약물제공, 객담흡인이 가능하며, 호기말 이산화탄소 측정도 가능하다.

- 보조적 인공기도 적용(구강, 비강 인공기도)
- 객담 흡인: 기관내 삽관 후 필요시 객담흡인을 수행한다.
- 상급 인공기도를 이용한 기계적 환기장치 적용: 상급인공기도에는 기관내 삽관 튜브(ET tube)를 비롯하여 기관내관의 대치기구인 콤비튜브(combitude)와 LMA가 포함된다. 콤비튜브는 두 개의 관과 커프가 달린 기구로서 누구나 쉽게 환자에게 삽입한 후 커프를 부풀리면 식도가 막히면서 위액의 역류를 막고 기도를 통해 환기를 시킬수있는 장치이다. LMA(laryngeal mask airway) 역시 응급 심정지 상태에서 기관내관 대신에 적용할수있는 환기장치로 커프가 달린 관으로 인두에 삽입하여 대상자에게 환기를 제공할수있다. 단, 콤비튜브와는 달리 기관내 흡인을 방지할수없다는 단점이 있다. 기관삽관을 할 수 있는 경우 ET tube가 가장 효율적인 상급 환기장치이다. 튜브를 삽입할 때 보조자는 기관의 환상연골을 눌러(cricoid pressure) 삽입을 도와줄 수 있다. 환상연골 압박법은 환자가 의식이 없고 구토반사 또는 기침반사가 없을 때 기관내 삽관을 보조하기위해 사용한다. 튜브(ET tube)을 삽입 후 cuff를 부풀려 고정하는데, 이때 반드시 신체검진과 호기 이산화탄소 감지기 등을 이용하여 올바른 위치에 삽입하였는지 확인하여야 한다.

2. 과도환기 방지

맥박이 있는 상태에서 호흡정지 대상자에게 호흡을 제공할 때는 과도환기 되지 않도록 유의한다. 과도환기는 환자의 흉곽내압을 증가시켜 정맥환류를 줄이고, 심박출량을 저하시키므로 위험하다. 또한 위장 팽만을 초래하여 구토나 위장내용물의 흡인 위험성도 높아진다.

3. 인공기도 적용후 심폐소생술 원칙

인공기도(ET tube, 콤비튜브, LMA)가 확보되면 호흡을 위해 흉부압박을 멈출 필요가 없어진다. 2005년 이후 변경된 지침에 의하면 6~8초마다 1회의 호흡 (분당 약 8~10회)을 흉부압박 속도와 상관없이 제공하도록 하고 있다. 일반적으로 흉부압박 직후 환기를 제공하는 것이 효과적이다. 대상자의 맥박이 돌아오고 흉부압박이 없이 호흡을 보조하는 경우 일반적으로 5~6초에 1회의 호흡(분당 10~12회)을 제공한다.

IV. 심폐소생술에서 자동 제세동기의 적용원리

갑자기 나타나는 심정지의 가장 대표적인 원인은 심실세동(ventricular fibrillation)이다. 심실세동이 나타나면 심장박동은 불규칙한 혼동상태가 되어 더 이상 혈액을 박출할 수 없게 된다. 심실세동은 세동제거를 통해서 가장 효과적으로 치료될 수 있는데 제세동기를 이용하여 심장에 쇼크를 주어 심장의 혼동스런 리듬을 정상으로 돌아오도록 한다. 증상이 나타난 후 세동제거시키기까지의 시간 간격은 심정지 환자의 소생에서 가장 중요한 요소이다. 시간 간격이 짧을수록 환자의 소생 확률이 높아진다.

자동 외부제세동기(AED)는 컴퓨터화된 제세동기로, 매우 사용이 편리하고 정확하다는 장점이 있으며 쉽게 배워 누구나 사용할 수 있다. 미국심장협회에서는 AED를 공항, 비행기, 사무실, 유락시설, 백화점 등과 같은 대중시설에 설치함으로써 심정지 상황에서 손쉽게 세동제거 절차를 수행할 수 있도록 권장하고 있다. 최근 기본 심폐소생술의 교육에 AED의 이용법이 포함되었으므로 이제는 세동제거술이 기본 심폐소생술의 한 단계로 포함된다.

AED의 보편적 사용은 심정지 대상자의 소생확률을 높이는데 공헌하는 것으로 알려져있다. 일반적으로 세동제거 시점이 1분 지연될 때마다 심실세동에 의한 심정지 환자의 소생확률은 7~10% 감소한다. 심정지후 제세동기의 적용시점에 따른 소생가능성은 **표 24-1**과 같다. 세동제거가 빠르게 적용될수록 소생 가능성이 높아지므로 병원 밖의 심정지 상황에서는 세동제거 적용시점을 5분내, 병원 내의 상황에서는 3분내에 적용하도록 권장하고 있다. 단, 대상자가 8세 미만의 어린이인 경우에는 아동용 충격량-감쇄 시스템이 부착된 AED를 사용하여야 하며, 1세 미만의 신생아의 경우 수동 제세동기를 사용하도록 한다.

심정지 환자를 발견하면 AED의 전극 패드를 환자의 가슴에 우측 상부와 좌측 하부에 붙인다. 전극 패드는 부착가능하게 되어 있으며 부착부위가 표시되어 있어 쉽게 부착할 수 있다(**그림 24-2**). 전극 패드가 부착되면 AED는 다음 단계에 따라 작동된다.

- 심장 리듬을 분석한다.
- 세동제거에 해당하는 리듬인지 파악한다. 환자가 심실세동이나 심실빈맥인 경우 AED는 소리를 통해 쇼크를 전달하도록 지시하게 된다.
- 쇼크를 준비하도록 메시지를 전한다.
- 쇼크를 위해 적절한 수준의 에너지를 충전한다. 에너지는 자동충전되거나 충전버튼을 누름으로써 충전되기도 한다. AED에서 나오는 명령에 따라 쇼크 버튼을 누르면 전극을 통해 에너지가 환자에게 전달된다.

  AED는 매우 편리하고 효과적이나 다음의 상황에서는 직접 적용할 수 없거나 적용시 신중한 조치가 필요하다.

- 8세 미만의 어린이는 AED를 사용하지 않고 구조요원이 올 때까지 심폐소생술을 시행한다. 응급구조요원은 적은 양의 에너지 충전이 가능한 제세동기를 이용하게 된다.
- 대상자가 물에 젖어 누워있는 경우는 대상자를 마른 장소로 옮기고 몸을 닦아준다. AED의 패드 부착부위를 수건으로 닦은 후 AED를 적용한다.
- 대상자가 인공심박동기 등 이식용 의료기구를 부착하고있는 경우는 이식 부위 바로 위에 AED를 적용할 수 없으므로 적어도 이식부위에서 2.5cm 떨어지게 패드를 부착한다.
- 대상자가 약물 패치를 부착하고있는 경우는 약물 패치의 경우도 쇼크가 적절히 전달되는 것을

표 24-1 심정지 후 제세동기 적용시점에 따른 소생확률

제세동기 적용시점	소생 확률
1분 내	70-90%
5분 시점	50%
7분 시점	30%
9-11분 시점	10%
12분 이후	2% 미만

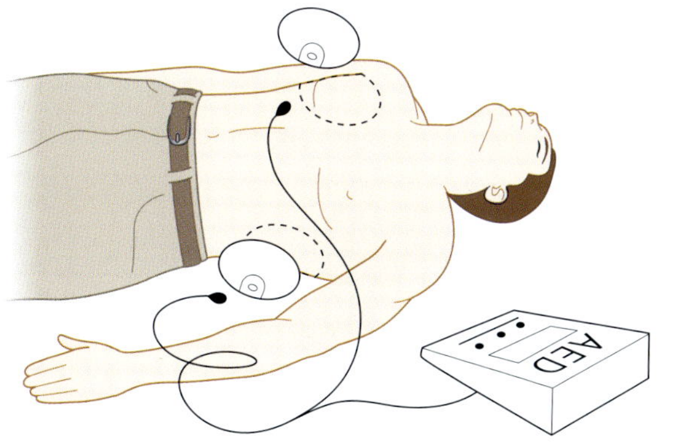

그림 24-2 AED의 전극 패드 부착부위

방해할 수 있으므로 패치를 떼어내고 그 부위를 닦아 낸 후 AED 패드를 부착하도록 한다.

- 심정지의 징후를 파악한다. 심정지 상황으로 확인되면 119에 구조요청을 한 후 AED를 가져온다. 일반적으로 AED는 전화기 옆에 보관하며, 구조전화와 함께 AED를 가져오도록 하는 것이 효과적이다.
- AED를 환자의 왼쪽 머리 옆에 놓고, 전원을 켠다.
- AED에 연결된 전극 패드를 떼어 환자의 가슴에 부착한다.
- AED가 환자의 심장리듬을 분석하는 동안 환자를 만지지 않는다. 때로 분석 버튼을 누르라는 지시가 나오거나 자동으로 분석이 시작되기도 한다. 분석동안에는 환자를 움직이지 말고 안정 상태로 둔다. 리듬의 분석은 대체로 5~15초가 소요된다. 심실빈맥이나 심실세동이 있으면 AED는 쇼크가 필요하다는 메시지를 보낸다.
- AED에서 나오는 지시에 따라 환자에게 쇼크를 전달하기 위한 버튼을 누른다. 쇼크를 위한 에너지가 전달되는 동안에도 환자를 만지지 않는다. 일반적으로 큰 소리로 "비키세요, 만지지 마세요" 라고 소리치고 환자에게 쇼크를 주기 전에 확인한다. 쇼크 버튼을 누르면 환자의 근육에 짧은 수축이 생긴다.
- 첫 번째 쇼크후에 순환의 징후가 보이지 않으면 AED는 흉부압박을 시작하도록 지시한다. 2분간의 흉부압박 5cycle 후 다시 순환을 사정하도록 하고 만일 순환이 회복되지 않았으면 AED는 다시 리듬 분석-쇼크제공의 사이클을 반복한다. 2010 가이드라인에 따르면 3회 전기충격방식과 비교하여 1회 전기충격방식의 CPR에서 생존율이 더 높았다는 연구결과를 근거로 1회 전기충격 후 즉각적인 흉부압박 개시를 권장한다.
- 순환의 징후가 없음에도 불구하고 AED에서 쇼크가 요구되지 않는다고 지시되는 경우는 환자에게 심실빈맥이나 세동이 나타나지 않아 세동제거에 의해 순환회복이 되지 않는다고 판단된 경우이다. 이러한 경우에는 AED의 적용없이 심폐소생술을 계속하고 2분에 한번씩 AED에서 리듬 분석을 하도록 한다. 리듬 분석시에는 반드시 환자에게서 손을 떼고 안정된 상태에서 시행한다.
- 순환이 회복되면 환자의 호흡을 사정한다. 환자의 호흡이 부적절한 경우에는 구조 호흡을 매 5초에 한번씩(분당 10~12회의 비율) 불어 넣어준다. 환자의 호흡이 돌아오면 환자를 회복 자세로 돌려 눕혀준다. 이때 AED의 전극 패치는 떼지 않고 둔다. 만일 심실 세동이나 빈맥이 다시

나타나는 경우 AED는 즉시 환자의 순환을 사정하도록 지시하게 되고 필요하면 추가로 쇼크를 주게 된다.

참 · 고 · 문 · 헌

- American Heart Association(2001). Fundamentals of BLS for healthcare providers. Stapleton ER, et al.(Eds). Dallas : TX.
- American Heart Association(2000). Guidelines 2000 for cardiopulmonary resuscitation and emergency cardiovascular care, International consensus on science. Circulation, 102(suppl I), I22-I59.
- Field, J. M., Hazinski, M. F., Sayre, M. R., Chameides, L., Schexnayder, S. M., Hemphill, R. et al.(2010). Part 1 : Executive summary : 2010 American Heart Assoation Guidelines for Cardiopulmonary Resuscitation and emergency Cardiovascular Care. Circulation, 122, S640-S656.
- McCann JAS(2001). Mastering ACLS. PA : Lippincott Williams & Wilkins.

Chapter 25

전문 심폐소생술의 실제

학습목표

1_ 전문 심폐소생술이 요구되는 응급상황을 나열한다.

2_ 각 응급상황에서 전문 심폐소생술의 처치 단계를 설명한다.

3_ 환자의 반응에 따라 전문 심폐소생술의 처치단계를 적용한다.

다양한 심정지 상황에서 시도되는 소생술에는 환자에 대한 기본 사정과 중재를 포함하며 각각의 단계가 연결되어 도식화된다. 미심장협회에서는 전문 심폐소생술이 요구되는 각 상황에 따라 치료절차를 도식(algorithm)으로 제시하고 있다. 상황마다 요구되는 소생술의 단계는 도식화되어 있지만 순서에 따라 수행되는 것이 아니라 환자의 활력징후, 의식수준, 치료에 대한 반응 등에 따라 통합적으로 적용되어야 한다.

응급심장관리의 각 단계는 다음의 기본 개념을 바탕으로 한다.

- 환자가 심정지 상태일 때 뇌의 소생을 가장 우선한다.
- 심정지 환자의 처치 중에는 장갑끼기, 심폐소생술용 차단기구 등 표준 격리술을 지키도록 한다.
- 처치 후에는 반드시 재사정을 하고, 그 결과에 따라 중재절차를 변경하도록 한다.
- 성인의 응급심장관리의 지침은 ABCD 처치를 기본으로 한다.

I. 심실세동/맥박이 없는 심실빈맥

1. 서론

심실세동 및 무맥박성 심실빈맥에 대한 관리는 성인 심폐소생술에서 가장 중요한 것이다. 자동제세동기(AED)를 적용하는 BLS 단계에서 소생효과가 없으면 도식표에 따라 전문관리를 제공하게 된다.

무맥박 상황에서 적용되도록 새로 개정된 도식표(**그림 25-1**)는 기존 도식표보다 간단하고 기억하기 쉽다. 도식표의 왼쪽에는 제세동기를 적용할 수 있는 상황인 VF/VT를 위한 관리가 제시되어 있으며, 오른쪽에는 제세동기 적용을 할 수 없는 상황인 심정지와 무맥박성 전기활동을 위한 관리방안이 설명되고 있다.

2. 심실세동 및 무맥박성 심실빈맥의 관리

심정지를 보이는 대상자들은 대부분 심실세동을 거치게 되므로 대부분 전문심폐소생술에서는 왼쪽 도식표를 적용하게된다. 심실세동일 때 도식표에 따라 신속히 처치를 제공하는 것이 대상자의 순환을 회복시키는 가장 효율적인 과학적 접근법이다. 도식표의 초기단계는 무맥박성 심실빈맥은 임상적으로 심실세동과 동일한 치료가 요구되므로 도식표에 포함되었다. 심폐소생술 적용시 세동제거를 위해 비동시성 고용량 쇼크를 적용한다.

1) 초기 사정

BLS 일차사정이 완료되면 ACLS 소생팀에의해 ACLS 이차사정이 진행된다. 세동기가 준비될때까지 소생팀은 효율높은 CPR을 제공한다. 팀장은 흉부압박이 최대한 방해받지 않도록 팀원들에게 역할을 분담한다. VF와 무맥박성 VT 관리의 가장 중요한 초점은 최대한 방해받지 않고 지속되는 흉부압박과 초기 몇분내에 세동제거를 적용하는 것이다. BLS에서 적용되는 AED는 수동 제세동기의 활용이 가능하고 리듬을 해석할 수 있는 전문가가 있는 상황에서는 추천되지 않는다. AED의 사용이 흉부압박 적용을 불필요하게 오랜 시간 지연시킬 수 있기 때문이다. 흉부압박은 호흡제공, 리듬확인, 제세동 쇼크적용의 경우에만 최소로 멈출 수 있다. 제세동기가 충전되는 동안에도 마지막 순간까지 흉부압박은 지속되어야한다. 5-10초간 멈추더라도 VF를 회복시킬 기회가 줄어들기 때문이다.

2) 세동제거

기존 가이드라인은 세 번까지 쇼크를 적용하도록 되어있었으나 개정된 지침에서는 제세동기의 쇼크는 한번 적용한다. 적용 에너지크기는 제세동기 모델이 양방향(biphasic)인지, 일방향(monophasic)인지에 따라 다르다. 최근 개발된 양방향(biphasic) 제세동기는 충격이 왕복으로 심장을 지나가게 되어 요구되는 에너지(J)가 적고 심장세포의 손상이 덜한 것으로 알려져 있다. 일방향 제세동기의 경우 360J로 일회 제공한다. 양방향의 경우 파동의 유형에따라 에너지 범위가 달라지는데 150J에서 200J까지 줄 수 있다. 기기의 정면에 일반적으로 파형 유형에따른 에너지를 표시하게 되어있다. 확실하지 않으면 첫 쇼크에 200J을 준다. 지침에 의하면 첫 번째 쇼크를 준후 리듬이 회복되었다가 흉부압박 도중 다시 VF가 나타나면 첫 번째 에너지로 두 번째 쇼크를 주도록 되어 있다. 쇼크를 준 후 리듬이나 맥박을 확인하지 않고 즉시 CPR을 다시 시작한다.

3) 리듬의 확인

CPR을 30:2의 비율로 5사이클 시행한 후(약 2분후) 리듬을 재확인한다. 이때 흉부압박이 멈추는 시간을 최소화시키기 위해 리듬과 맥박의 확인을 10초 이내로 수행한다. 쇼크가 적용되지 않는 리듬이 모니터에서 관찰되나 QRS군이 좁고 규칙적인 상황에서는 맥박확인을 하도록 되어있다. 모든 확인과정은 10초내로 수행되며 확실하지 않다면 즉시 CPR을 다시 시작한다. 쇼크가 적용되는 리듬인 경우 제세동기가 충전되는 동안 CPR을 하다가 충전되면 흉부압박을 중단시키고 모든 팀원이 대상자로부터 떨어져있음을 확인한 후 쇼크를 준다. 세동제거를 위해 패들(paddles)이나 부착용 전극패드가 이용되는데, 효과에는 차이가 없으나 부착용 전극패드가 좀더 편리한 것으로 알려져 있다.

4) 약물투여 통로

기존 지침에서는 심폐소생술 도중 약물요법에 정맥주사통로와 기관내 삽관에 투여하는 방법이 제시되었다. 연구결과 기관내 삽관을 통한 약물투여는 흡수가 낮고 불안정하여 투여용량을 확인할 수 없다는 단점으로 인해 ① 정맥내(IV) ② 골강내(IO), ③ 기관내 삽관통로(ET route)로 우선순위를 조정하고 있다.

대부분의 심폐소생술에서는 중심정맥 통로가 흉부압박을 방해할 수 있고 여러 합병증의 위험을 동반하므로 요구되지 않는다. 말초정맥 통로는 흉부압박을 방해하지 않으나, 약효가 나타나는데 약 1~2분이 소요되므로 이점을 고려해야한다. 현재 리듬을 확인하고 투여한 약물은 CPR 5사이클 후(약 2분)까지 효과가 나타나지 않는다. 말초정맥을 통한 약물투여는 다음 단계를 따른다.

- 별도의 지침이 없는 한 1회 용량을 한번에 투여한다.
- 약 20ml IV 용액을 주입한다.
- 약물의 신속한 효과를 위해 사지를 10~20초정도 상승시킨다.

정맥주사 통로가 없을 때 약물은 골강내 투여방법을 통해 안전하고 효과적으로 투여될 수 있다. 골강내 투여방법은 모든 연령의 대상자에게 제공될 수 있으며, 30~60초 내로 통로를 확보할 수 있고, 기관내 삽관을 통한 투여보다 안정성 면에서 추천되고 있다. 정맥내로 두여되는 모든 약물이 골강내로 투여될 수 있다. 골강은 골수 정맥총으로 이어져 빠르고, 안전하고, 안정된 투여 통로를 제공하므로, 약물이나 혈액, 수액 등을 소생술 중에 투여할 수 있다. 골강내주사 키트의 단단한 주사바늘이 요구된다.

반면 기관내 삽관을 통한 약물투여는 흡수용량을 알 수 없고 일반적으로 정맥투여보다 2~2.5배의 약물용량이 요구된다는 점에서 추천되지 않고 있다. 미심장협회의 개정지침에서는 아직 기관내 삽관시의 약물용량을 변경하지 않고 있으나 이런 이유로 기관내 삽관보다 정맥주입 또는 골강내 투여를 추천하고 있다. 기관내 삽관으로 약물투여를 하는 경우 5~10ml의 생리식염수 또는 증류수에 약물을 희석하여 기관으로 직접 주입한다.

5) Vasopressor 투여

정맥주사통로가 확보되면 쇼크 전 또는 후에 epinephrine 1mg을 정맥투여하고 3~5분마다 반복한다. Epinephrine hydrochloride는 주로 혈관수축효과 (α-adrenergic effects)를 위해 투여된다. 혈관수축효과로 평균동맥압과 대동맥 이완압이 증가하므로 CPR동안 뇌관류 및 관상동맥순환이 증가하게 된다. 기존 연구에서는 고용량 epinephrine의 투여가 심정지로 소생술을 적용한 환자에게 생존율이나 신경학적 효과를 증가시키지 않은 것으로 보고되고 있다.

또는 epinephrine의 초기 용량대신에 vasopressin 40U를 정맥투여 할 수 있다. Vasopressin은 비아드레날린성 말초 혈관수축제이다. 기존 메타연구결과에 의하면 vasopressin과 epinephrine의 투여가 24시간 생존율이나 퇴원 후 생존율에서 유사한 효과를 갖는 것으로 보고되었다.

6) 항부정맥제 투여

쇼크를 준후 즉시 CPR를 재시작한다. 쇼크의 전 또는 후에 항부정맥을 투여할 수 있다.

Amiodarone은 세동제거, CPR, epinephrine 등에 반응이 없는 심실세동이나 무맥박성 심실빈맥에 적용된다. 연구결과 Amiodarone은 퇴원후 생존율에는 유의한 효과가 없었으나 소생술 직후 단기 생존율을 높이는 것으로 보고되었다. Amiodarone은 복합약물로서 소듐, 포타슘, 칼슘 채널에 영향을 준다. Amiodarone 300mg을 1회 정맥투여한 후 리듬이 지속되면 추가로 3~5분 후 150mg을 더 투여할 수 있다.

또는 Amiodarone 대신에 Lidocaine 1~1.5mg/kg를 초기에 정맥투여한 후 0.5~0.75mg/kg을 5분에서 10분 간격으로 최대 3mg/kg 또는 세번까지 반복 투여한다. Lidocaine을 기관내 삽관을 통해 투여하는 경우 2~4mg/kg으로 증량한다.

또는 심실빈맥 중 torsades de pointes가 나타나는 경우 magnesium이 효과적이다. Magnesium을 1~2g을 D5W 10ml에 희석하여 5~20분에 거쳐서 서서히 정맥주입한다. 12지 심전도를 통해 QT간격이 지연되는지 확인한다. 무맥박성 VT에는 고용량의 쇼크가 효과적이나 torsades de pointes가 원인인 경우 Magnesium이 보완적으로 투여될 수 있다. 영양결핍환자나 알콜중독자에게 마그네슘 결핍상태가 나타날 수 있다. VF/무맥박성 VT를 보이는 대상자를 사정하여 교정 가능한 전해질 불균형 상태가 있는지 확인하는 것이 중요하다.

3. 저체온일 때 VF/VT 관리

VF/VT를 보이는 심정지 대상자의 체온이 30도이하인 경우 세동제거를 1회 시도할 수 있다. 대상자가 초기 세동제거에 반응을 보이지 않으면, 심부체온이 30도 이상 오를 때까지 세동제거과 약물요법을 지연시킨다. 일반적으로 저체온상태의 심장은 약물요법이나 세동제거 쇼크, 인공심박동기 등에 반응을 보이지 않을 수 있기 때문이다. 또한 저체온에서는 약물 대사가 감소하므로 일반용량을 사용하더라도 약물이 몸안에 독성수준으로 축적될 수 있다. 중등도 저체온(30~34℃)에서는 세동제거를 시도하며 약물투여 간격을 넓혀서 약물투여를 할 수 있다. 심한 저체온(30℃이하)에서 심정지를 보이는 경우 ACLS팀은 심부체온을 높이는 것에 초점을 두어야 한다. 구체적인 방법은 저체온 상황에서의 도식표에 나와 있다.

4. 소생후 유지관리

심실세동/무맥박성 심실빈맥을 심박출이 가능한 리듬으로 전환한 후에는 항부정맥제를 아래 표에 따라 정맥투여하는 것을 고려한다. 일반적으로 소생술 도중 리듬전환에 효과적이었던 약물을 투여한다(예: amiodarone, lidocaine). 심실세동 등이 다시 발생하는 경우에는 약물이 최대용량이 아니라면 추가 용량을 투여하거나 유지용 약물주입속도를 높여준다.

II. 무맥박성 전기활동(PEA: Pulseless electrical activity)

무맥박성 심정지관리를 위한 도식표(**그림 25-1**)의 우측에는 심전도상 쇼크가 불가능한 리듬에서의 관리방법이 제시되어있다. 심정지 또는 무맥박 전기활동이 여기에 속한다. BLS 단계에서는 소생팀이 흉부압박과 bag mask를 이용한 호흡을 효과적으로 적용하게된다. 반면 ACLS 소생팀은 심전도

표 25-1 소생술시 약물요법

약물	용량	비고
Amiodarone (재발성 VF/VT)	• 최대 축적 용량: 24시간동안 2.2g (축적 독성 기준) • 1회용량 150mg을 10분에 거쳐 정맥투여 • 다음 6시간동안 360mg을 1mg/min 속도로 천천히 정맥주입 • 다음 18시간동안 유지용량 540mg을 0.5mg/min 속도로 천천히 정맥주입	• 심정지시 300mg을 IV/IO한 후 필요시 150mg을 IV/IO로 1회 반복주입한다. • 소생술 중 효과가 있으면 유지용량을 시작하며, VF/VT가 재발하면 150mg 1회용량을 IV로 주입하고 전문가에게 의뢰한다. • 약물투여후 저혈압성 서맥, 위장계 독성을 모니터한다.
Lidocaine	소생술 중 lidocaine을 투여하지 않은 경우: • 초기용량 1-1.5mg/kg으로 투여시작, 이후 필요시 0.5-0.75mg/kg를 5-10분 간격으로 총용량 3mg/kg까지 투여한다. • 이후 1-4mg/min의 속도로 지속 주입한다. (노인이나 간질환이 있는 경우 주입용량을 줄인다)	• 소생술 도중 lidocaine을 주입한 경우 지시된 용량에 따라 주입한다. 재발되는 VF/VT에서 3mg/kg까지 추가용량을 주입한 후 전문가에게 의뢰한다. • 급성관상동맥증(ACS)이 있는 경우에는 lidocaine의 예방적 투여가 금지된다.

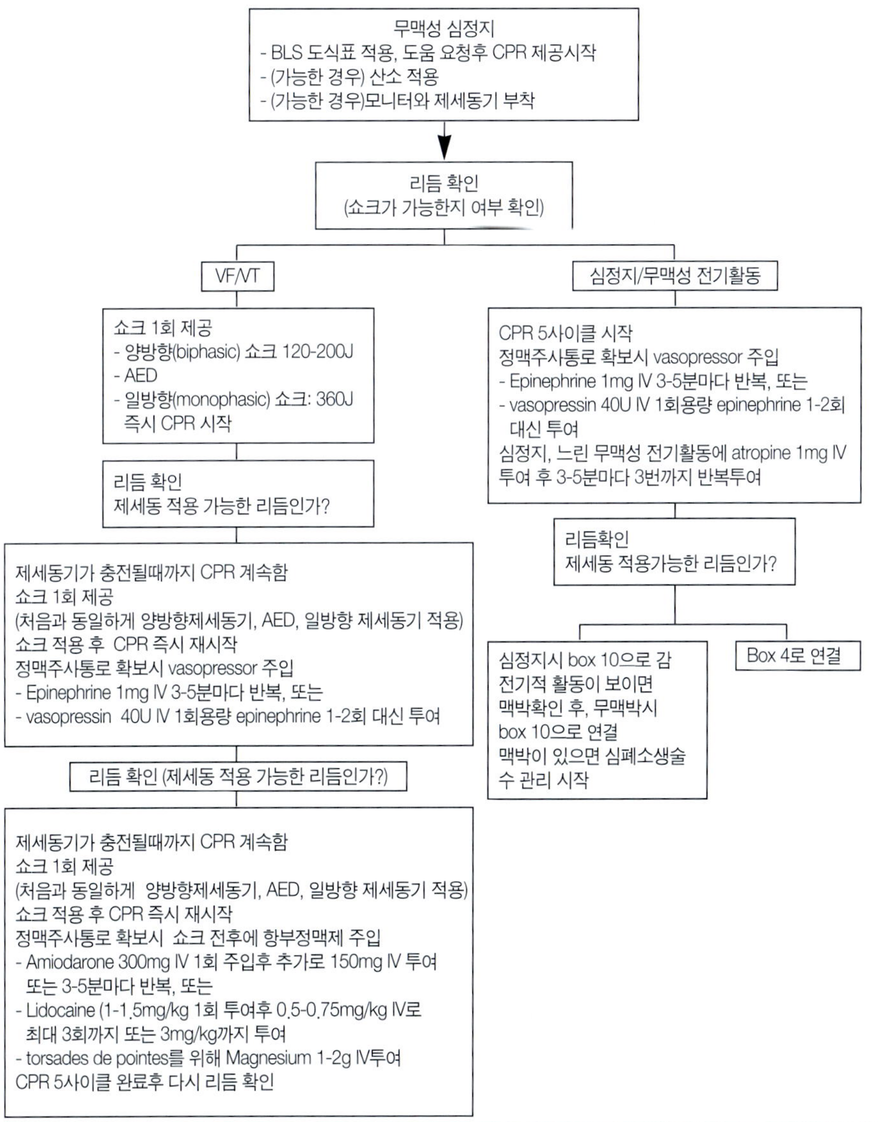

그림 25-1 ACLS 무맥박성 심정지 관리 도식표

표 25-2 소생술시 주의할 점

CPR 도중 주의할 점	
• 힘차게 빠르게 흉부압박할 것 (100회/분)	• 흉부가 완전히 돌아보는 것을 확인함
• 흉부압박의 흐름이 최소한 멈추지 않도록 주의	• 30:2의 비율로 CPR 5회 (약 2분)
• 과호흡을 방지한다.	• 기도를 확보하고 위치를 확인한다.
• 상급 기도를 확보한 후 사이클에 상관없이 분당 8-10회의 호흡 제공	• 흉부압박은 2분마다 교대한다. 저혈량 저산소증 산증 포타슘 과다/과소 저혈당 저체온 약물중독 심장압전 압력성 기흉 혈전증(관상동맥 또는 폐동맥) 외상

에서 PEA를 확인하고 도식표에서 제시된 바에 따라 무맥박성 심정지를 위한 소생단계를 제공하게 된다. PEA의 원인을 교정하는 것이 효과적 소생에 밀접하게 연관되므로 팀장은 PEA를 초래하는 가능성있는 상황을 열거하면서 교정가능한 원인을 찾도록 이끌어야한다.

1. 무맥박성 전기활동(PEA)

PEA는 규칙적 또는 반규칙적인 다양한 리듬으로 구성되고 촉지되지 않는 맥박을 동반하는 경우를 의미한다. PEA는

- 심실 고유리듬
- 심실 보충리듬
- 세동제거후 심실 고유리듬
- 서맥성 무수축성(bradyasystolic) 리듬이 포함된다.

맥박이 촉지되지 않는 모든 규칙적 리듬을 PEA로 분류하기 때문에 동성리듬이라도 맥박이 촉지되지 않으면 PEA로 분류되며, 규칙적 리듬이 아닌 무맥박성 리듬인 VF, VT, 심정지 등은 여기에 해당되지 않는다.

기존에는 심장모니터에는 전기적 활동이 기록되고 있음에도 맥박이 촉지되지 않고 심장의 수축기능이 저하된 상황을 전기적 기계해리(electromechanical dissociation, EMD)이라고 칭하였다. 그러나 이러한 상황을 좀더 명확하고 정확하게 서술하는 용어가 무맥박성 전기활동(PEA)이다. 사실 대부분의 대상자는 가성 PEA(psudo-PEA), 즉 심장수축력이 너무 약해서 침습적 모니터링 또는 초음파로만 감지할 수 있는 상황이 주로 나타난다. 이것이 세동제거후 가장 흔히 나타나는 리듬형태이다.

2. PEA의 관리

1) 심폐소생술

PEA의 관리는 무맥박성 심정지 도식표(**그림 25-1**)에서 오른쪽 부분에 제시되어있다. 심정지가 나타나면 소생팀원은 BLS 초기사정과 ACLS 이차사정을 통해 질 높은 소생술을 제공하도록 되어있다. 흉부압박은 리듬과 맥박확인을 위해 10초 이내에 중단할 수 있다. 대상자에게 맥박이 촉지되지 않고 모니터상 PEA로 판명되면 즉시 흉부압박을 시작한다. 팀장은 PEA를 위한 도식표(도식표 우측부분)에따라 진행하는데, 정맥주사/골강내 주입통로를 확보하는 것이 상급 기도확보보다 우선한다. 모든 팀원은 주어진 역할을 수행함과 동시에 PEA를 초래하는 기저질환이나 교정가능한 원인을 찾아야한다.

2) 약물 투여

정맥주사통로가 확보되는대로 epinephrine 1mg을 정맥/골강내 투여하고 3~5분마다 반복한다. 또는 epinephrine의 초기 또는 두번째 용량대신에 vasopressin 40U를 정맥투여 할 수 있다. 그러나 vasopressin은 한번만 투여한다. CPR을 지속하면서 약물을 주입하며, 약물주입을 위해 CPR을 중단하지 않도록 유의한다.

Vasopressor는 PEA의 생존율을 증가시키지 않는 것으로 보고되고 있으나, 혈관수축효과로 평균동맥압과 대동맥 이완압이 증가시켜 CPR동안 뇌관류 및 관상동맥순환에 도움이 되므로 투여가 권장된다.

PEA 횟수가 느린 경우 atropine 1mg을 정주/골강내로 투여하고 3~5분마다 3번까지 반복투여한다. 심정지에서는 3분마다 투여하는 것이 도움이 된다.

3) 리듬 확인

약물주입 후 5번의 CPR 사이클을 시행한 후(2분후) 리듬을 확인한다. 이때 흉부압박을 최대한 방해하지 않도록 유의한다. 규칙적인 리듬이 관찰되면 맥박을 촉지하도록 한다. 5초 이상 맥박을 사정하되 10초를 넘지 않도록 한다. 맥박이 없거나 확인하기 어려운 경우 즉시 CPR을 시작한다. 맥박이 촉지되고 규칙적인 리듬이 확인되면 소생 후 관리를 시작한다.

리듬 확인시 제세동이 가능한 리듬인 경우 제세동기를 충전하는 동안 흉부압박을 지속한다. 이때 무맥박성 심정지 도식표(**그림 25-1**)의 왼쪽부분을 단계적으로 적용한다.

4) PEA 관리: 원인 사정

PEA가 나타나는 대상자의 예후는 좋지 않다. 빠른 사정과 적극적인 관리를 통해 최대한 소생율을 높일 수 있다. PEA는 때로 교정가능한 원인으로 인해 발생할 수 있으므로 PEA 또는 심정지의 원인을 확인하는 것이 매우 중요하다. PEA의 일반적 원인은 다음과 같다.

- Hypovolemia(저혈량)
- Hypoxia(저산소증)
- Hydrogen ion(산증)
- Hyper-hypokalemia(고칼륨/저칼륨혈증)
- Hypoglycemia(저혈당)
- Toxin(중독)
- Tamponade(심장압전)
- Tension pneumothrax(긴장성 기흉)
- Thrombosis(관상동맥/폐동맥 혈전)
- Trauma(외상)

- Hypothermia(저체온)

심전도는 PEA의 원인을 파악하는데 중요한 단서를 제공한다. 대부분의 경우 PEA에서 불규칙적이고 느린 지연된 전기활동이 나타날 것으로 생각하지만, 저혈량증이나 패혈증의 대상자에게 나타나는 동성리듬이 PEA로 진단될 수 있다. 때로 PEA에서 넓은 QRS군이 나타나기도 한다. 12지 심전도를 찍는 것이 리듬을 확인하는데 도움이 되나, 흉부압박을 10초 이상 멈추지 않는 범위에서 신속히 측정하도록 한다.

5) 저혈량증

저산소증과 더불어 PEA의 보편적 원인 중의 하나는 저혈량증이다. 초기에는 전형적인 보상작용으로 빠르고 좁은 QRS군을 형성하기 때문에 이완압의 증가와 수축압의 감소로 이어지지만, 혈량의 소실이 지속되면 혈압이 떨어지고 결국 맥박이 촉지되지 않는다. 이때 좁고 빠른 QRS군이 지속해서 나타난다. 저혈압을 보이는 대상자에서는 저혈량증이 PEA를 결국 초래할 수 있다는 것을 고려해야 한다. 특이한 외상이 없는 경우 저혈량증의 원인은 내출혈이거나 심한 탈수일 수 있으므로, 좁고 빠른 QRS군을 동반하는 PEA에서는 정맥주입을 고려해야한다.

6) 심폐 기능

급성 관상동맥 허혈증이 광범위한 심근의 손상을 초래하는 경우 PEA가 나타날 수 있다. 주로 좌측 관상동맥이 막히면 심인성 쇼크와 함께 심정지, PEA로 이어진다. 폐색전증이 있을 때도 폐순환을 차단하여 급성 우심부전을 초래하게 된다. 기존 연구결과에서는 혈전용해제를 투여하여 효과적인 소생을 성공시켰다고 보고하고 있으나 다른 연구에서는 대상자의 심정지에 유의한 변화가 없었다고 보고하였다.

심장압전은 회복가능한 상황이다. 폐색전증, 압력성 기흉 등도 진단이 확인되면 회복가능하다.

7) 약물 과용 또는 중독

약물 과용이나 중독은 말초혈관을 이완시켜 심근기능을 떨어뜨리고 저혈압을 초래하여 그 결과 PEA를 나타내게 된다. 중독효과는 빠르게 진행하여 단시간에 생명을 위협할 수 있으므로 독성물질에 노출된 대상자는 적극적으로 관리하여야한다. 이 경우 심근기능장애와 부정맥은 교정가능할 수 있다. 독성물질을 찾아내고 전해질 불균형을 교정하는 동안 소생술을 통해 뇌, 심장, 기타 주요기관으로 가는 혈액순환을 유지시키고 시간을 벌 수 있다.

III. 심정지(Asystole)

심정지(asystole)로 진단받은 후 순환이 다시 회복되는 경우는 사실상 드물기 때문에 심정지는 주로 사망을 확인하는 진단이다. 그러나 간혹 모니터 오류이거나 미세한 심실세동을 심정지 상태으로 잘못 보는 경우 등이 있을 수 있다. 따라서 심정지 상태를 확인하기 위해서는 반드시 두 곳의 leads에서 심정지 상태가 나타나는지 관찰하여야 한다. 심정지가 나타나면 소생팀은 즉시 BLS 초기사정과 ACLS 이차사정을 거쳐 효율적인 소생술을 제공한다. 흉부압박을 제공하는 동안에 10초 이내로 맥박과 리듬을 사정한다. 맥박이 없고 리듬이 심정지로 확인되면 팀장은 무맥박성 심정지 도식표(그림 25-1)의 우측 지침에 따라 소생술을 지시한다. 모든 팀원은 도식표에 따라 주어진 역할을 함과 동시에 심정지를 초래한 원인을 찾아야한다(PEA 원인 Hs/Ts 참조). 마지막 상황이 되면 팀원들은 반드시 소생술을 종료하는 기준과 시점을 의논하고, 대상자의 사망이 확정되면 대상자 가족을 위한 지지간호를 제공한다.

1. 초기단계

어떤 심정지 상황이던지 우선 기본 ABCD단계를 시도한다. 심정지가 지속되면 ① 팔지, 기록지, 또는 가족 진술에서 소생시도 거부(do-not-attempt-resuscitation, DNAR) 등 환자 의사를 반영하는 객관적 지표, ② 소생술 시도가 적합하지 않다고 판단되는 임상적 지표 등을 고려하여 두 가지 조건 중 하나라도 해당되는 경우에는 심폐소생술을 시행할 수 없다. 정맥주입/골강내 주입통로를 확보하는 것이 상급 인공기도 확보보다 우선한다. bag mask를 통한 환기가 효과적이라고 판단되면 상급 인공기도를 삽입할 필요가 없다. 정맥주입/골강내 주입통로를 확보하는 동안 흉부압박을 지속한다.

2. 약물요법

- Epinephrine 1mg을 정맥투여하고 매 3~5분마다 반복한다. 에피네프린은 alpha-adrenergic receptor로서 교감신경계를 자극하여 전기적 리듬을 회복시키는 효과가 있으므로 심정지 상황에 유효하다. Epinephrine 첫째-둘째 용량 대신에 vasopressin 40U를 IV/IO로 주입할 수 있다.
- Atropine 1mg을 매 3~5분마다 총 3회까지 정맥 투여한다. Atropine(항콜린제)은 acetylcholine의 작용을 방해하여 동방결절과 방실결절에 영향을 미치는 미주신경의 효과를 차단한다. 따라서 전도가 좋아지고 심박동이 빨라지게 된다. 심정지상황에서 atropine의 효과를 지지하는 전향적 연구 결과를 찾을 수 없지만, 후향적 연구결과에 의하면 기관내 삽관을 적용한 환자의 심정지 상황에서 atropine이 병원입원까지 생존율을 증가시켰음을 보고하고 있다. 만일 이러한 중재에도 심정지 상태가 지속된다면 소생술의 중지시점을 고려해야 한다. 약물 투여중에도 흉부압박을 지속한다.

3. 리듬의 확인

- CPR 5사이클을 완료하면(2분후) 흉부압박을 멈추고 리듬과 맥박을 확인한다. 흉부압박을 10초이상 멈추지 않도록 한다. 리듬사정결과 전기적활동이 없으면 우측 도식표를 진행하고, 전기적 활동이 확인되면 맥박을 촉지하도록 한다. 맥박이 촉지되지 않거나 맥박이 있는지 확실하지 않으면 CPR을 다시 시작하고 도식표에따라 진행한다. 맥박이 촉지되면 소생후 관리지침을 따른다.
- 리듬사정결과 세동제거에 해당되는 리듬이면(심실세동, 심실빈맥 등) 제세동기를 준비하여 충전시킨다. 충전을 기다리는 동안 흉부압박을 지속한다. 도식표의 좌측부분을 따라 소생술을 진행한다.
- 기존 임상무작위실험연구결과에 의하면 심정지 상황에서 경피적 인공심박동기는 효과가 없는 것으로 보고되었다. 따라서 심정지시 경피적 인공심박동기 적용은 추천되지 않는다.

- 심정지 상황에서는 세동제거가 효과적이지 않다고 알려져 있으며, 몇몇 사례에서는 상황이 악화된 것으로 나타났다. 흉부압박은 멈추지 않고 지속하도록 되어 있으므로 심정지시 세동제거를 위해 흉부압박을 멈추는 것은 권장되지 않는다.
- 리듬이 미세 심실세동인지 심정지인지 확실하지 않은 경우, 세동제거를 위한 시도를 할 수 있다. 미세 심실세동은 연장된 심정지에 의해 발생할 수 있다. 세동제거 전 소생팀은 효율적인 CPR을 5사이클(2분)간 진행하는 것을 고려하도록 한다.

4. 소생술 중지

교정가능한 원인을 속히 확인할 수 없고 대상자가 BLS 초기사정과 ACLS 이차사정 관리에 반응을 보이지 않으면 소생술 중지를 고려하는 것이 적절하다. 소생술 중지에 대한 결정은 담당의사가 내리며, 다음 요소들이 고려된다.

- CPR 시작까지 소요된 시간
- 제세동기 적용까지 소요된 시간
- 동반 질환
- 심정지 전 건강상태
- 심정지시 초기 심전도
- 소생술에 대한 반응

위의 요소와 함께 소생술 제공시간이 예후를 결정하는 중요한 요인이다. 소생술 제공시간이 길어질수록 환자가 회복되어 신경학적 장애없이 퇴원할 확률은 줄어들게 된다. 추가적인 ACLS 중재에 환자가 반응을 보이지 않을 가능성이 높아지면 소생술 중지를 고려한다.

문헌에 의하면 완화요인이 없을 때 소생술을 연장하는 것이 소생확율을 높이지 않는다고 한다. 또한 BLS, ACLS가 지속적으로 제공된 후 20분 안에 자가순환으로 회복(ROSC: return of spontaneous circulation) 되지 않으면 소생술을 중지한다. ROSC가 보이면 소생술을 연장해서 제공할 수 있다.

심정지가 관찰되는 가장 흔한 상황은

- 특정리듬에서 제공되기 시작한 소생술 도중 리듬이 심정지로 바뀐 경우
- 지연된 심정지가 뒤늦게 발견되었을 때 나타난 리듬

이며, 이때 상황은 치료되거나 회복될 수 있는 심전도 리듬이 아닌 사망을 확인하는 임종징후(agonal rhythm)로 고려된다. 지연된 심정지는 심근 허혈상태와 오랜 기간 관상순환의 부족으로 발생하는 상해를 나타내므로 예후가 좋지 않다.

5. 가족의 참관

환자에게 소생술이 진행되는 동안 가족이 곁에 있도록 한다. 소생 노력이 실패하는 경우 가족에게는 환자가 살아있는 것을 보게 될 마지막 기회이기 때문이다. 환자의 사망소식을 가족에게 알리게 되는 경우 다음의 몇가지를 고려하여야 한다.

- 가족이 참관하지 않았다면 전화를 걸어 환자가 심폐소생술 시행 중임을 알려준다.
- 어떤 경우에도 가족에게 전화상으로 환자가 사망했다는 사실을 알려 주어서는 안되며, 단지 환

자의 상태가 심각하다는 것을 설명한다.

- 소생술을 담당한 의료진과 환자의 소생을 위해 시행한 중재들을 확인하고 사건경위를 살핀다.
- 가족을 조용한 곳으로 안내한다.
- 가족들과 함께 앉아서 자신을 소개한 후 환자의 가장 근친에게 상황을 설명한다. 반드시 마주보며 이야기하고 가족들이 설명을 이해하고 있는지 확인한다.
- 심폐소생술 전후의 상황들을 간단히 설명한다.
- 사망사실을 알릴 때는 "떠나셨다", "우리 곁에 안 계시다" 등의 용어를 사용하지 말고 단순히 "돌아가셨다", "고통 없이 사망하셨다", 등으로 표현한다.
- 질문이나 의견을 나눌 시간을 허락한다.
- 환자의 사망상태에 따라 가족들이 마지막 모습을 볼 수 있도록 허락해준다. 가족들에게 환자의 모습이 어떠한지 미리 설명한다.
- 장례식장, 절차, 교통편 등을 연결해준다.

IV. 급성관상동맥증

1. 급성 관상동맥증의 기전

최근에는 급성 심근경색증과 불안정성 협심증을 급성 관상동맥증(acute coronary syndrome, ACS)으로 통합하여 관리한다. 고지방 덩어리인 플라그가 녹거나 부서지면서 모든 관상동맥 관련 증상이 시작된다. 부서진 플라그가 서로 엉기어 섬유소 덩어리가 되고 트롬빈(thrombin)이 활성화되어 혈전이 형성된다. 혈전의 초기에는 관상동맥이 막히지 않을 수 있으나 점차 혈전이 커지면 결국 혈류가 막혀 관상동맥증이 나타난다.

불안정 협심증의 경우 혈전으로 관상동맥의 일부만 폐쇄되어 일부 심근세포에서 괴사가 진행될 수 있다. 작은 혈관이 경색되면 심근경색의 위험이 높아지는데, 비 Q파형 심근경색이 주로 나타난다. 이때 혈소판의 형성과 유착을 방지하는 약물인 glycoprotein IIb, glycoprotein IIIa inhibitor, aspirin 등이 처방된다. 섬유소 용해제들은 이 경우 효과가 적은 것으로 알려져 있다.

2. ACS 심전도 및 약물치료

급성 관상동맥증 환자의 50%는 병원에 도착하기 전 사망한다. VF 또는 무맥박성 VT가 심정지 전에 나타나는 심전도 형태이다. VF는 증상이 발현된 후 4시간 이내에 발생하기 쉽다. 급성 관상동맥증의 주요 치료방향은 다음과 같다.

- 급성 허혈성 흉통을 확인하여 치료
- 발생가능성이 있는 급성 허혈성 징후군의 초기치료
- ST상승성 심근경색(STEMI) 환자의 조기 재관류 확보

치료방향에 따른 약물요법은 빠르게 발전하고 있다. 재관류를 조기에 확보하기 위한 약물요법에는 fibrinolytic therapy, 경피적 관상중재(PCI) 등이 포함된다.

허혈성 흉통 및 불편감, 막힌 혈전덩어리의 용해, thrombin과 혈소판 형성 방지를 위한 초기 약물은 다음과 같다.

- 산소
- 아스피린
- Nitroglycerin
- Morphine
- Fibrinolytic therapy
- Heparin(low molecular weight: LWMH)

추가적으로 보조약물은 다음과 같다.

- β-차단제
- Clopidogrel
- ACE inhibitors
- HMG-CoA reductase inhibitor(고지혈증 치료제)

3. ACS의 초기 및 이차 치료목표

혈전이 혈관을 막고 오랜 시간이 경과하면 트롬빈과 섬유소의 농도가 높은 Q파형 심근경색이 발생한다. 이런 경우 섬유소 용해제, 경피적 관상동맥 중재술을 이용하여 괴사를 최소화시키는 것이 효과적이다.

급성 관상동맥증을 호소하는 환자에 대한 중재목표는 ① 경색이 진행되면서 발생하는 심근 괴사 정도를 최소화하고, ② 치명적인 심장관련 증상을 방지하며, ③ 심실세동이 나타났을 때 신속히 제세동하는 것이다.

급성관상동맥증 관리를 위해 도식표(ACS algorithm)를 이용하여 환자의 중재방향을 결정하게 된다(그림 25-1). 흉통을 호소하는 환자의 첫번째 사정단계는 심전도를 확인하는 것으로, 심근허혈상태인지 파악하기 위해 심전도 사정은 환자 도착후 10분내에 이루어져야 한다. 심전도 결과에 따라 환자를 ① ST분절 상승(또는 좌속차단) ② ST분절 하강과 T파의 역전 ③ 비전형적 또는 정상 심전도의 세 집단으로 분류하여 치료 방향을 정한다.

4. ACS의 병태생리

ACS에는 불안정 협심증(UA), ST상승을 동반하지 않는 심근경색(NSTEMI), ST상승 심근경색(STEMI) 등이 포함된다. 각 증상들과 함께 급작스런 심정지가 나타날 수 있다.

- 불안정 혈소판
- 혈소판 파열
- 불안정 협심증
- 미세 색전
- 혈전 폐색

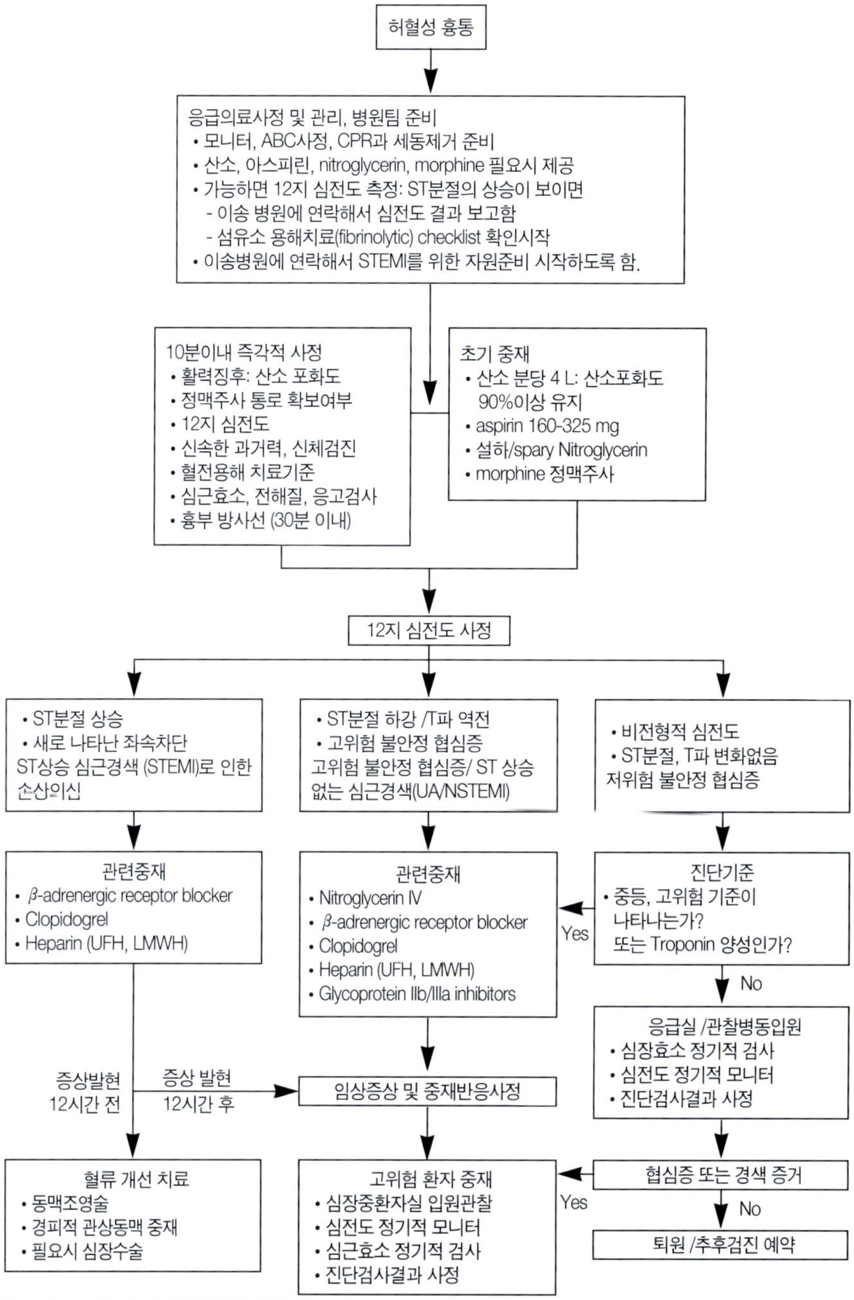

그림 25-2 ACLS 급성관상동맥증 관리 도식표

5. ACS 관리지침

ACS 도식표(**그림 25-2**)는 허혈이 원인이라고 의심되는 흉통을 확인하는 단계로 시작된다. ACS 사례관리의 목표는 ST 상승 심근경색(STEMI)의 조기 관류에 초점을 두며, 초기사정을 통해 재관류 치료를 위한 분류를 빠르게 적용하는데 있다. 따라서 병원외 상황이라면 응급구조팀은 즉시 사정을 시작하고, 응급관리는 "MONA(morphine, oxygen, nitroglycerin, aspirin)"를 적용하며, 12지 심전도를 찍는다. 심전도 결과에 따라 응급팀은 섬유소용해치료 checklist를 확인한 후 이송하는 병원 응급팀에 연락한다. 초기단계가 응급실 도착전까지 완료되지 않으면 응급실에서 수행하게 된다. 응급실에 대상자가 도착하면 10분 이내로 심전도를 분석하는 것이 응급관리의 목표이다. 도식표에 의하면 심

전도 결과에 따라 세가지 방향으로 관리지침을 제시하고 있는데 ① ST 상승 심근경색 (STEMI), ② 고위험 불안정 협심증(UA)/ ST 상승이 없는 심근경색(NSTEMI), ③ 중등도/낮은 위험의 불안정 협심증(UA)이다.

허혈성이 의심되는 흉통의 가장 보편적인 형태는 흉골 후면의 흉통이며, 대상자들은 통증의 느낌보다는 주로 답답함이나 조이는 듯한 느낌으로 표현한다.

ACS가 의심되는 증상들은

- 몇분이상 지속되는 가슴 한복판의 묵직하고 조이는 듯한 불편감 또는 통증
- 통증이 어깨, 목, 한쪽 또는 양쪽의 팔, 턱 등으로 방사됨
- 통증이 등, 견갑골 사이로 방사됨.
- 어지러움, 실신, 땀이나거나 오심 등을 동반하는 흉통
- 특별한 이유가 없이 급작스런 호흡곤란이 흉통과 동반되거나 단독으로 나타남.

6. 병원도착시 ACS의 관리

10분내 대상자를 사정하며 다음내용이 포함된다.

- 활력징후 확인 및 산소 포화도 평가
- 정맥주사 통로 확보
- 12지 심전도 측정 및 분석
- 초점 병력사정 및 신체사정 수행
- Fibrinolytic checklist 완료 및 금기증 확인
- 심근효소, 전해질, 혈액응고를 확인하기 위한 혈액검사
- 이동용 흉부방사선(응급실 도착 30분이내 촬영). 이로 인하여 STEMI를 위한 혈전용해치료가 지연되면 안된다.

초기 관리에는 다음이 포함된다.

- **Oxygen:** 산소는 ST분절의 상승정도를 완화하고 허혈성 심근 손상을 줄여주므로 흉통을 호소하는 모든 환자에게 반드시 제공한다. 일반적으로 산소공급은 6시간 정도 지속하는데, 이후부터는 임상적 효과가 없는 것으로 알려져 있다. 그러나 흉통이 지속되거나, 혈역학적으로 불안정하고, 폐부종, 산소포화도가 90%이하인 경우에는 산소공급을 지속한다.
- **Aspirin:** 최근 위출혈이 없었고 아스피린 알레르기가 없으면 심근경색 치료에서 필수적인 아스피린은 160~320mg을 경구로 가능한 초기에 투여한다. 츄잉정 aspirin은 신속히 흡수되므로 흔히 사용된다. 대상자가 오심과 구토가 심하거나 위궤양과 같은 상복부 질환이상이 있으면 ASA 좌약을 적용하기도 한다.
- **Nitroglycerin:** Nitrates는 허혈성 통증의 초기 치료제로서 관상동맥을 이완시켜 혈액순환을 증진시키는 효과가 있다. 허혈성 흉통의 초기치료를 위해 혈압이 안정상태이면(수축기 혈압 90 mmHg 이상) 0.3~0.4mg의 Nitroglycerin을 5분 간격으로 세번 설하투여한다. Nitroglycerin은 혈역학적으로 안정상태; 즉 수축기 혈압이 90mmHg 이상 또는 원래 혈압보다 30mmHg이상 떨어지지 않았고 맥박이 50~100회/분으로 유지될 때 투여할 수 있다.

Nitroglycerin은 하부 MI, 우심실 경색에서는 주의해서 투여하도록 하고, 저혈압(SBP <50mmHg), 서맥(<50회/분)이나 빈맥에서는 투여하지 않는다. 최근 Viagra 등의 phosphodiesterase 억제제 등을 복용한 대상자에게도 투여가 금지되는데, nitrates가 약물에 반응하지 않는 심한 저혈압를 초래할 수 있기 때문이다.

- **Morphine:** Morphine은 Nitroglycerin의 설하제나 스프레이로 완화되지 않는 흉통과 불안을 완화시키기 위해 사용된다. 용량은 2~4mg을 정맥주사로 매 5분에서 10분마다 통증이 완화될 때까지 투여한다. 통증은 심박동을 높임으로서 심근의 산소소모량을 증가시키게 되므로 통증과 함께 활력징후를 사정해야 한다. 몰핀은 혈관이완효과가 있어 저혈압을 초래할 수 있으므로 혈압을 자주 관찰하도록 한다. 몰핀의 치료효과는 다음과 같다.
  - 중추신경계 진정작용으로 심근의 산소요구도를 감소시킴
  - 혈관을 이완시켜 좌심실 전부하 및 산소요구량을 감소시킴
  - 신체 혈관저항을 감소시켜 좌심실 후부하를 감소시킴
  - 급성 폐부종을 보이는 대상자의 혈량을 재분배하도록 도와줌

7. 조기 재관류 요법

ST분절 상승을 동반한 심근경색에서는 fibrinolytic checklist(**표 25-3**)를 점검하여 대상자에게 혈전용해제를 적용해야하는지 판단하는 것이 가장 중요하다. 응급관리팀 의사는 12지 심전도를 확인하고 재관류 치료의 효과/위험도에 대한 판단을 하여 혈전용해제 사용 또는 재관류술(PCI)에 대한 치료방향을 결정한다. 대상자가 혈전용해제 사용기준에 맞는 경우 응급실 도착이후 30분 이내로 혈전용해제가 주입되어야 한다. 재관류술(PCI)는 응급실 도착 후 90분 이내에 수행하여야 한다.

1) Fibrinolytic Therapy

혈전용해제는 12지 심전도 2개이상의 유도(예: 유도3과 aVF; 유도 V_3과 V_4; 유도 1과 aVL)에서 1mm 이상의 ST분절 상승이 보이고 금기사항이 없는 경우 투여될 수 있다. 섬유소(fibrin) -특이형 용해제를 투여하였을 때 약 50%의 환자에게서 정상관류가 회복되었다. 섬유소-특이형 용해제에는 tissue plasminogen activator(tPA), reteplase, tenecteplase 등이 포함된다. Streptokinase는 섬유소-특이형 용해제는 아니지만 STEMI 재관류를 위한 혈전용해제로 가장 흔하게 사용되는 약제이다.

혈전용해제의 사용시 고려사항은 다음과 같다.

- 금기조건에 해당되지 않고 효과가 위험도보다 크다고 판단되는 경우, 증상발현 및 심전도 확인 후 12시간이 경과되지 않은 STEMI 대상자의 재관류를 위해 혈전용해제를 적용한다.
- 금기조건에 해당되지 않을 때, 증상 발현 및 심전후 확인 후 12시간이 경과되지 않는 후벽 심근경색대상자에게 혈전용해제를 적용할 수 있다. 경험있는 의료인은 흉부유도에서 초기에 발견되는 ST분절 하강이 다른 유도에서 나타나는 ST 분절 상승과 동일한 경고징후임을 파악할 수 있을 것이다. 흉부유도에서 발견된 심전도 변화가 다른 유도의 ST분절 상승과 연관되는 경우 심실후벽에 발생하는 STEMI로 의심할 수 있다.
- 증상 발현 후 12시간이 경과한 대상자에게 혈전용해제는 추천되지 않는다. 그러나 허혈성 흉통이 지속되고 ST분절의 상승이 2개 이상의 흉부 또는 사지유도에서 1mm 이상 나타난다면 혈전용해제 투여를 고려할 수 있다.

- 증상 발현후 24시간이 경과하였거나, ST분절의 하강을 보이는 대상자에게 혈정용해제를 투여하지 않는다. 단, 위에서 서술한 심실후벽의 MI(true posterior MI)인 경우는 예외로 한다.

2) PCI

가장 흔한 PCI의 형태는 관상동맥 성형술(coronary angioplasty)이다.

3) 보조 요법

급성관상동맥증후군의 주 치료요법인 산소요법, nitroglycerin의 설하 또는 흡입투여, 아스피린, 몰핀, 혈전용해제를 비롯하여 다음과 같은 보조요법이 적용될 수 있다.

(1) Nitroglycerin의 정맥투여

- 정주용 NG는 STEMI에서 사망률을 낮춘다는 증거를 확보하지 못해 일반적으로 적용되지 않는다. 정주용 NG는 허혈성 증후군에 널리 사용되는데, 대상자의 혈역학적 심기능의 변화에 민첩하게 용량조절이 가능하다는 점에서 설하투여형이나 효과지속형(long-acting forms)보다 선호된다.
- 정주형 NG를 선택적으로 투여하는 경우는 ① 설하 또는 흡입형 NG 또는 morphine에 반응을 보이지 않은 지속적으로 반복되는 흉통, ② STEMI의 합병증으로 나타나는 폐부종, ③ STEMI의 합병증으로 나타나는 고혈압 등이다.
- 정주형 NG요법을 위한 치료 목표 및 관리방법은 다음과 같다.

치료 목표	관리방법
허혈성 흉통의 완화	• 반응에 따라 용량조절 • SBP 〉 90mmHg 유지 • 고혈압 환자에서 SBP가 기본수치보다 30mmHg내로 감소하도록 함.
폐부종 및 고혈압의 완화	• 반응에 따라 용량조절 • 정상혈압 환자에서 SBP가 기본수치의 10%내로 감소하도록 함. • 고혈압 환자에서 SBP가 기본수치보다 30mmHg내로 감소하도록 함.

(2) Heparin

헤파린은 PCI를 비롯해서 섬유소-특이형 용해제(tPA, reteplase, tenecteplase) 요법의 보조치료제로서 일상적으로 투여된다. 또한 혈정형성의 위험상황(심방세동 등)이나 장기간 침상안정 후 폐색전 형성을 예방하기위한 조치에서도 투여될 수 있다. 헤파린의 투여는 약물투여 일정에 특히 주의해야한다. 부적절한 약물용량을 모니터하지 못하면 STEMI 환자에게 심각한 두 개내 출혈이나 내출혈을 초래할 수 있다.

(3) Clopidogrel

(4) β-blockers

(5) Angiotensin-converting enzyme(ACE) inhibitors

(6) HMG coenzyme inhibitor therapy(statin)

표 25-3 Fibrinolytic checklist

포함 기준 (해당되는 경우 네모칸에 모두 표시가 되어있어야 함)
Yes □ 18세 이상 □ 측정할 수 있는 신경학적 결손을 동반한 허혈성 뇌졸중으로 임상적 진단 □ 증상 발현후 치료시작 시점까지 180분(3시간) 이내로 확인됨.
미포함 기준(금기사항이 없으면 네모칸에 모두 표시가 되어있어야 함)
No □ 치료전 무조영제 head CT에서 두 개내 출혈의 증거 □ 정상 CT 소견이나 임상적 증상이 지주막하 출혈 의심 □ CT상 다엽성 경색(뇌반구의 1/3이상에서 저밀도 병변) □ 두개내 출혈 과거력 □ 조절되지 않는 고혈압: 치료시작시점에서 SBP 〉 185mmHg, DBP 〉 110mmHg로 반복 측정됨 □ 동정맥 기형, 종양, 동맥류가 있음 □ 뇌졸중 발생시 발작증상이 동반됨. □ 내출혈이나 외상(골절) 동반 □ 다음 사항을 포함한 급성 출혈성 병소견 -혈소판 수 〈 100,000/mm^3 -48시간내 Heparin 투여로 aPTT가 정상 상한선보다 높음 -현재 항응고제(예, warfarin sodium) 투여로 INR 〉 1.7 또는 PT 〉 15초임. □ 최근 3개월내 뇌수술, 척수수술, 중증의 두부외상, 뇌졸중 과거력 □ 최근 7일내 압박할 수 없는 부위의 동맥 천자
상대적 금기사항/주의할 점
최근 임상결과에 의하면 특정 상황에서 한두가지의 상대적 금기를 가지고 있는 대상자라도 위험-이익 비율을 고려하여 주의깊게 투여할 수 있다. 다음의 상대적 금기사항이 있는 경우 tPA 투여에 대해 신중히 고려하도록 한다. • 경증이며 빠르게 회복되는 뇌졸중 증상(자연회복) • 최근 14일내에 대수술이나 심한 외상 • 최근 21일내 위장출혈이나 요도출혈 • 최근 3개월내 급성 심근경색 • 심근경색후 심낭염 • 비정상 혈당수치(〈50 또는 〉400 mg/dL)

정주형 NG 또는 Heparin은 STEMI 관리 초기에 흔히 사용되는 보조약제이지만, Clopidogrel 등의 약물의 적용은 대상자의 위험분류기술과 ACS에 대한 지식이 요구된다.

VI. 서맥

1. 정의

서맥 (bradyarrhythmia, bradycardia)은 심박수가 60회/분이하인 경우로 동성서맥에서부터 3도 방실 차단까지 다양하다. 서맥에 증상 및 징후가 동반되면 증상있는 서맥(symptomatic bradyarrhythmia)이다.

2. 증상있는 서맥

동성 서맥은 여러 원인으로 발생한다. 생리적 서맥의 대표적 예로서 운동선수에게 증상없이 40~50회/분의 맥박이 나타나는 경우 치료가 필요없다. 그러나 때로 동성 서맥 범위에서 나타나는 맥박이 대상자에게 불충분할 수 있는데 이를 기능적 또는 상대적 서맥이라고 한다. 예를 들어 심인성 또는 패혈성 쇼크환자에게 나타나는 70회/분의 맥박은 이 경우 불충분한 심박출을 초래하게 된다.

임상에서 주요시 되는 서맥은 증상을 동반한 서맥으로서 다음 3가지 기준을 충족시키는 경우이다.

- 심박수가 느리다: 〈 60회/분
- 증상(흉부의 불편감 또는 흉통, 호흡곤란, 의식 저하, 허약감, 피로, 어지러움, 실신 등) 및 징후(저혈압, 체위성 저혈압, 발한, 폐울혈이나 폐부종, 잦은 조기심실군 등)가 있다.
- 증상의 원인이 느린 맥박이다.

3. 서맥의 관리

서맥 관리의 도식표(**그림 25-3**)에서 가장 중요한 결정요인은 적절한 관류상태 여부를 파악하는 것이다. 환자가 적절한 관류상태이면 지속해서 관찰하고 모니터한다. 만일 관류 저하상태로 판단되면, 경피적 pacing을 준비하고 약물투여를 고려한다. 필요시 경정맥 pacing을 준비하며, 서맥을 초래한 원인을 찾는 한편, 전문가에게 의뢰한다. 도식표에 제시된 치료순서는 대상자 상태의 중증도에 따라 결정되며, 여러 중재를 한꺼번에 제공할 때도 있다. 무맥박성 심정지가 나타나면, 해당 도식표를 참조하여 치료한다.

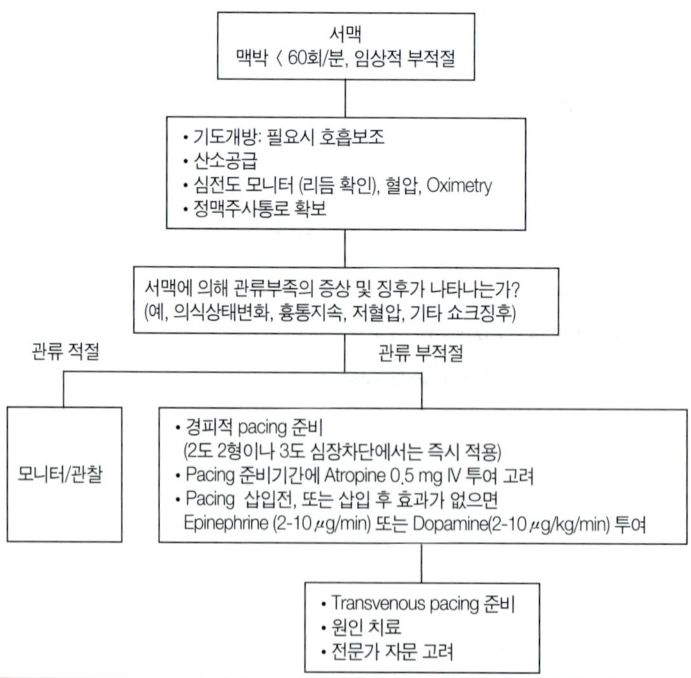

그림 25-3 ACLS 서맥 관리 도식표

1) BLS 초기 사정 및 ACLS 이차사정

A: 기도 개방 유지

B: 호흡 보조, 산소 공급, 산소포화도를 모니터한다.

C: 혈압과 맥박을 측정한다. 12지 심전도를 찍고 해석한다. IV 통로를 확보한다.

D: 문제중심 병력을 청취하고 신체검진을 한다. 가능한 원인요소를 규명한다.

2) 서맥과 관련된 징후 및 증상 확인

관류저하 증상 및 징후가 심각한지, 서맥과 관련된 것임을 확인해야한다. 서맥의 부정적 증상 및 징후를 찾는다(예, 증상-흉통, 호흡곤란, 의식저하, 허약감, 피로, 어지러움, 실신 전조증상 또는 실신 등; 징후-저혈압, 울혈성 심부전, 서맥과 관련된 심실성 부정맥 등). 때로 서맥과 관련없는 증상이 나타날 수 있다. 예를 들어 서맥과 동반된 저혈압이 서맥에서 기인한 것이 아니고 심근기능저하로 발생할 수 있으므로 치료에 대한 환자의 반응을 사정할 때 기저질환을 반드시 확인하여야 한다.

3) 관류의 적절성에 대한 의사결정

대상자에게 서맥으로 인한 관류저하가 나타났다면 치료순서는 다음과 같다.

- 경피적 pacing: 고도 차단이 나타나면 지체없이 경피적 pacing을 준비한다.
- Atropine: pacing 준비하는 동안 Atropine 0.5mg IV로 투여하고 3mg 총량까지 반복투여할 수 있다.
- 증상을 동반한 서맥에서는 atropine을 우선 사용한다. Atropine이 효과가 없으면 즉시 pacing을 시작한다.
- 경피적 pacing(TCP)는 통증을 동반하며 효과적인 전기적 충격을 생성하지 못할 수 있다. 만일 증상이 서맥에 기인한 것이 아니라면 pacing이 성공적으로 자극하고 있어도 증상이 호전되지 않을 수 있다. 통증조절을 위해 진통제를 주기도 하나 혈압저하를 초래할 수 있으므로 주의한다.
- 경피적 pacing이 효과가 없으면 epinephrine 2~10ug/min 또는 Dopamine 2~10㎍/kg/min을 투여한다. Epinephrine은 증상을 동반한 서맥 또는 atropine이나 TCP가 효과없는 저혈압 환자에게 투여할 수 있다. 2~10㎍/min을 투여한 후 반응에 따라 용량을 조절한다. Dopamine hydro chloride는 α-adrenergic 및 β-adrenergic 효과를 갖는다. 단독 투여하거나 epinephrine과 병용 투여할 수 있다. 맥박을 높이는 효과(chronotropic) 용량은 혈관수축(inotropic) 용량범위보다 일반적으로 낮다.
- 증상있는 서맥의 경우 치료결정은 신속히 진행되어야 한다. 예를 들어 pacing 준비, atropine, dopamine, epinephrine 등이 동시에 준비될 수 있다.
- 경피적 pacing이 효과없으면 경정맥형 pacing(TVP)을 준비하고 전문가에게 의뢰한다.

4. 경피적 pacing(TCP)

증상이 있는 서맥에서 관류저하가 나타나면 TCP를 적용한다. TCP는 피하의 전극을 이용하여 피부를 통해 전기충격을 심장에 전달한다.

1) TCP의 적용기준

- 혈역학적으로 불안정한 서맥(예, 혈압변화, 의식변화, 협심증, 폐부종 등)
- 서맥에 기인한 불안정한 임상적 상태
- 급성 MI에서 동반되는
  - 증상을 동반한 동성 서맥
  - 제2형 2도 방실차단
  - 3도 방실차단
  - 좌/우 또는 변하는 속지차단
- 증상있는 심실성 보충수축을 동반한 서맥
- 전기적 심장리듬전환술 또는 약물요법에 효과없는 과도한 빈맥

2) TCP의 주의사항

- 심한 저체온이나 심정지에서는 금기
- 진통제 투여가 치료를 지연시켜 상태를 악화시킬 우려가 없으면, 의식이 있는 환자에게는 TCP에 앞서 우선 진통제를 투여한다.
- TCP의 맥박생성효과를 사정하는 부위로 경동맥은 이용하지 않는다. TCP의 전기적 자극이 근육을 움찔거리게 하여 마치 경동맥의 박동처럼 혼돈을 줄 수 있기 때문이다.

3) TCP 수행 순서

Step 1. 전극을 흉부에 위치한다.

Step 2. pacer를 켠다.

Step 3. 지정맥박을 60회/분으로 설정한다. 설정후 지정맥박은 대상자의 상황에 따라 조절될 수 있다.

Step 4. 전류량을 안전하게 전기자극에 의해 맥박이 생성되는 수준보다 2 mA높이 설정한다. 외부형 심박동조절기는 고정맥박(비동시성)형태 또는 조정맥박형태로 설정할 수 있다.

4) TCP의 적용관리

(1) 치료의 반응 사정

TCP의 치료목적은 특정 맥박수를 맞추기 위한것이 아니라 임상적 증상과 징후를 완화시키기 위한 것이다. 혈역학적 장애를 나타내는 저혈압, 의식상태변화, 협심증, 폐부종, 발작, 실신 등, 또는 서맥과 관련되어 나타나는 쇼크관련 증상들이 포함된다. 초기 심박수는 60회/분으로 지정된다. 나타나는 증상이 서맥에 기인한 것이라면 대부분의 대상자에서 60~70회/분의 맥박수가 유지되면 증상은 호전된다. 경증의 환자에게 pacing을 시작하기 전 atropine을 투여하도록 되어있으나, 환자의 상태가 심각할 때 투약을 위해 pacing을 지연시켜서는 안된다. 급성 관상동맥징후군(ACS)의 경우 임상적으로 허용되는 한도에서 낮은 심박수로 지정하도록 한다. 심박수가 높아지면 심근산소요구도를 높이므로 허혈상태가 악화되기 때문이다. 이 경우 허혈이 악화되면서 부정맥이 초래될 수 있다.

(2) 보충리듬을 동반한 서맥

서맥에 의해 심실성 부정맥이 초래되기도 한다. 특히 급성 허혈상태에서는, 심박수가 떨어지면 전기적으로 불안정한 심실부위가 상부 심박조절기관인 동결절의 억압으로부터 '이탈(escape)' 하여 심실보충리듬이 나타난다. 심실성 리듬은 약물에 의해 조절되기 힘들다. 서맥이 악화되면 넓은 QRS군을 동반하는 심실수축이 나타나고 결국 심실빈맥(VT)이나 심실세동(VF)으로 이어진다. TCP가 맥박을 증가시키면 서맥에 기인한 심실성 리듬이 사라지게 된다. 심실성 보충리듬을 보이는 환자들은 때로 심근은 정상이나 기저원인을 동반하는 경우가 있다. 전해질 불균형이나 산증을 조절하고 난 후 TCP의 적용은 정상 전도계가 회복될 때까지 효율적인 심근수축을 유지시킬 수 있다.

(3) TCP 적용이 요구되는 대기상황

ACS 환자에게 나타나는 서맥은 전도계 조직 및 심박조절센터의 급성 허혈상태로 초래되기도 한다. 증상이 없던 환자도 완전 방실차단과 같은 급격한 전도이상이 발생하면 불안정해질수 있다. 일반적으로 다음 상황에서 TCP를 부착하고 대기상태로 관류저하가 나타나는지 모니터하게 된다.

- 증상이 있는 동결절 기능부전을 동반한 동성 서맥
- 무증상의 2형 2도 방실차단
- 무증상의 완전 방실차단
- 급성심근경색에서 나타나는 좌측/우측/교대형 속차단

VII. 불안정형 빈맥

불안정형 빈맥(tachycardia, tachyarrhythmia)은 심박수가 100회/분을 넘는 경우로 심방세동/조동으로부터 넓은 QRS를 동반하는 심실빈맥까지 다양한 형태가 포함된다. 빈맥의 형태가 동성 빈맥일 때 빈맥을 초래하는 가능한 원인을 찾아 치료하면 증상이 쉽게 호전될 수 있다.

1. 증상 및 징후

심박수가 너무 빨라 증상 및 징후가 나타나는 것을 불안정형 빈맥이라고 한다. 과도한 심박수는 심박출을 줄이고 폐부종과 관상동맥 허혈을 초래하여 신체 주요기관으로 가는 관류를 감소시킨다. 또한 심박수가 빨라지면 심방과 심실의 협동이 어려워 비효율적 수축이 되므로 심박출량이 감소하게 된다.

1) 증상

- 호흡곤란
- 흉통
- 의식변화
- 허약감, 피로, 실신전조증상, 실신

2) 징후

- 저혈압
- 허혈성 심전도 변화
- 폐부종(울혈성 심부전)
- 말초관류저하 (의식저하, 손발의 냉감, 소변량 감소)

3) 증상 및 징후의 원인 파악

불안정형 빈맥을 보이는 대상자에게 심각한 증상이 있는지, 나타난 증상과 징후가 빈맥에 의한 것인지를 빠르게 파악하는 것이 가장 중요하다. 일반적으로 맥박이 100~130회/분정도이면 주로 동성빈맥이며, 기저 원인에 의해 발생하는 경우가 많다. 맥박이 150회/분 이상이 되면 증상이 나타난다. 맥박이 빠를수록 빈맥으로 인한 증상일 가능성이 높다. 기저질환이나 심장질환이 원인일 때는 맥박이 상대적으로 낮아도 증상이 나타난다.

2. 심장리듬전환술의 적응증

증상이 있는 빈맥을 신속히 확인한 후 심장리듬 전환술을 적용할 것인지 결정하게 된다.

- 동성 빈맥은 심박출량을 증가시키는 목적으로 외부자극에 반응하여 나타나는 생리적 기전이다. 일반적으로 교감신경계, 신경호르몬 요소들이 원인이 된다. 동성 빈맥은 심장리듬전환술에 반응하지 않는다. 쇼크가 주어졌을때 오히려 심박수가 더 빨라지기도 한다.
- 심방조동은 심박수 150회/분(부정맥 약물복용환자에서는 심박수가 더 낮을수 있음) 정도이다. 기저 심장질환이 없는 경우 심방조동 150회/분에서는 증상이 보이지 않고 안정적이다.
- 맥박이 150회/분보다 빠르면 증상이 나타나며, 대상자가 불안정해지면 심장리듬전환술이 요구된다.
- 대상자가 심혈관질환을 가지고 있고 맥박이 비교적 낮은데도 증상이 심한 경우 심장리듬 전환술을 적용한다.

3. 빈맥의 관리

1) 불안정형 빈맥의 관리 도식표(그림 25-4)

빈맥의 관리에서 가장 중요한 초점은 맥박촉지가 가능한지 여부이다. 맥박이 있으면 대상자가 안정상태인지 불안정한지를 파악한 후 상태에 따라 관리한다. 맥박 촉지가 안되는 경우 ACLS 무맥박성 심정지 도식표에 따라 관리를 시작한다. 다음 증상과 징후가 있으면 대상자가 '불안정' 상태인 것으로 판단한다.

- 의식 변화
- 지속되는 흉부 불편감 및 호흡곤란
- 실신전조증상 또는 실신

추가적으로

- 저혈압

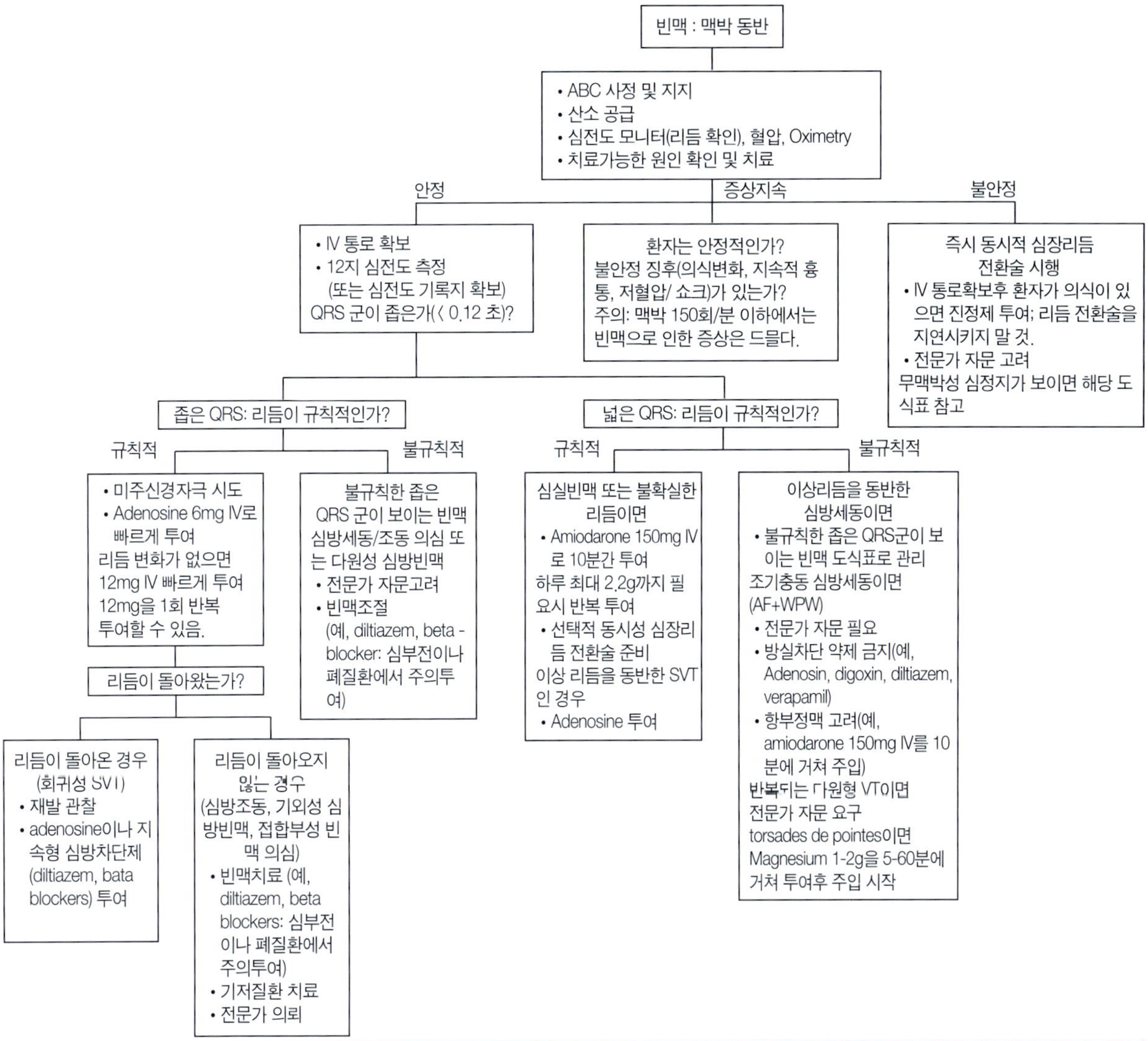

그림 25-4 ACLS 빈맥 관리 도식표

- 쇼크 징후 등이다.

산소공급과 기도 및 순환 유지간호(BLS 초기사정) 후에도 대상자에게 심각한 증상 및 징후가 나타나고 원인이 빈맥에 기인한 것으로 판단되면 불안정형 빈맥으로 결정하여 즉시 심장리듬 전환술을 준비한다.

반면, 대상자가 안정상태이면, 혈압을 측정하고, IV통로를 확보하며, 심전도를 모니터하여 QRS군이 넓은지, 규칙적인지 여부를 파악한다. 일반적으로 심박수가 150회/분이 넘지 않으면 증상이 나타나지 않는다. 교정가능한 원인이 있는지 파악한다.

2) 빈맥의 유형 확인

상실성 빈맥과 심실성 빈맥을 구분하는 것은 쉽지 않다. 대부분 QRS군이 넓은 빈맥은 심실성인 경우가 많으며, 대상자가 노인이거나 심장질환을 가지고 있는 경우에는 특히 심실성 빈맥일 가능성이 높다. 심전도에서 넓고 QRS를 동반한 빈맥이 나타나고 대상자가 불안정 상태라면 일단 심실빈맥(VT)로 간주한다. VT일때 요구되는 심장리듬전환술의 에너지는 다음과 같다.

- 규칙적이고 넓은 QRS군을 동반하는 심실빈맥을 일원형 VT(monomorphic VT)이라고 하며
  - 동기 심장율동전환 100J 초기쇼크용량을 준다.
  - 초기쇼크에 반응이 없으면 단계적으로 200J, 300J, 360J까지 에너지를 올린다.
- 다원형 VT인 경우로 대상자가 불안정 상태이면
  - 심실세동(VF)로 간주하고 비동시성 고용량 쇼크(예, 제세동 용량)를 준다.
- 일원형인지 다원형인지 파악하기 힘든 경우에는 추가분석을 위해 시간을 소비하지 말고 다원형으로 간주하여 비동시성 고용량 에너지 쇼크를 준다.

3) 동시성 심장율동전환(Synchronized cardioversion)

정맥주사통로를 확보하고 대상자가 의식이 있으면 진정제를 준다. 상태가 나빠지는 위급상황이면 진정제 투여로 시간을 지연시키지 않고 즉시 심장율동전환을 적용한다.

(1) 비동시성과 동시성 쇼크

최신 제세동기/심장율동전환기는 동기화와 비동기화 - 두가지 형태의 쇼크를 제공할수있는 기능을 갖는다. 비동기화 쇼크는 기계의 쇼크버튼을 누름과 동시에 전기적 충격이 전달되는 것을 의미한다. 따라서 심장주기의 어느 시점이던지 상관없이 전기충격을 전달한다. 보통 비동기화 쇼크는 동기화 쇼크보다 높은 에너지를 사용한다.

동기화 쇼크는 감지기가 장착되어있어 쇼크버튼을 누른 후 심장주기에서 QRS군의 최고점과 동시에 전기적 충격을 전달하는 방법이다. "sync" 버튼이 작동된 상태에서 쇼크버튼을 누르게 되면 전기적 충격은 대상자의 심장리듬에서 QRS군의 최고점이 나타날 때까지 기다렸다가 동시에 쇼크를 전달하게 된다. 동기화를 위해 여러 개의 QRS군에 대한 분석이 요구되기도 한다. 동기화 쇼크에서는 심장의 재분극(심전도의 T파)시기에 전기적 충격이 주어지는 것을 피하는데, 심장의 취약기(재분극)에 전기적 충격이 주어지면 심장리듬이 심실세동(VF)으로 바뀌는 위험이 있기 때문이다. 동기화 심장리듬전환에서는 세동제거보다 낮은 에너지를 이용한다. 낮은 에너지를 적용하는 쇼크에서는 항상 동기화 쇼크를 이용하여 VF가 나타나는 것을 방지해야 한다. 만일 대상자의 리듬이 너무 빠르거나 불규칙하여 동기화 쇼크를 적용하는 것이 불가능한 경우에는 고용량 에너지로 비동기화쇼크(세동제거를 위한 에너지 용량)를 주게 된다.

(2) 동기화 쇼크에 따른 문제점

동기화 쇼크는 "Sync" 버튼을 누르고 쇼크를 전달하는 방법으로 심장의 재분극에 전기적 충격이 전달되는 것을 방지하는 효과가 있으나 다음과 같은 문제점이 제시된다.

- 빈맥에서 R파가 구분되지 않거나 너무 낮아 모니터가 R파를 감지할 수 없으면 쇼크가 전달되지 않는다.
- 많은 형태의 심장리듬전환기는 수동 패들을 통해 동기화 쇼크가 전달되지 않으므로 익숙하지 않은 건강전문인이 시도할 경우 기계를 작동시키지 못할 수 있다.
- 동기화 쇼크를 위해서는 심전도를 대상자에게 부착하는 등 준비를 위해 치료시간이 지연될수 있다.

(3) 비동기화 및 동기화 쇼크의 적용지침

- 동기화 쇼크는 ① 증상이 있는 안정된 빈맥, ② 불안정한 빈맥으로 맥박이 촉지되는 경우에 적

용한다.

- 비동기화 쇼크는 ① 맥박이 촉지되지 않는 경우, ② 심정지가 임박한 환자, 즉 중증의 쇼크 또는 다원성 VT 등을 보여 곧 무맥박성 심정지가 올 것으로 예상되는 경우에 적용한다. 비동시성 쇼크를 준 후 VF를 보이면 즉시 세동제거를 시도해야한다.

(4) 심장율동전환을 위한 에너지

전환하려는 리듬의 형태에 따라 에너지를 정한다. 심방세동을 위한 심장율동전환술은 초기용량 100~200J(단향파 monophasic인 경우)을 적용하거나, 100~120J(양방향파 biphasic)을 적용한다. 후속 쇼크에서는 용량을 필요에 따라 증가시킨다.

심방조동이나 상실성 빈맥은 일반적으로 더 적은 에너지가 요구된다. 초기용량 50~100J(단향파)으로 보통 충분하며, 실패할 경우 단계적으로 증량시키며 적용한다. 최근 임상에는 쇼크가 두 패들 지점을 왕복하는 biphasic 기전의 기기가 도입되어 단향파 기기에 비해 적은 에너지를 필요로 하는 것으로 알려져 있으나 아직 초기단계라 구체적 에너지 용량은 보고되지 않았다.

4. 동시성 심장리듬 전환술

동시성 심장리듬전환술의 수행단계는 다음과 같다.

- Step 1. 응급상황이 아니면 의식있는 환자에게 진정제를 준다.
- Step 2. 제세동기(단향파 또는 양방향파)를 켠다.
- Step 3. 모니터 전극을 위치에 맞게 부착한다. 부착형 전극판을 환자의 가슴에 붙힌다.
- Step 4. SYNC 버튼을 눌러 동시형 모드를 켠다.
- Step 5. 동시성 모드에서 R파 감지마크를 확인한다.
- Step 6. 모니터 감지기를 조절하여 모든 R파에 감지마크가 되는지 확인한다.
- Step 7. 적당한 에너지 레벨을 선택한다. 단향파 쇼크를 다음의 순서로 적용한다.

파형	에너지 적용순서
심방세동	100-200J, 300J, 360J
안정된 단원형 VT	100J, 200J, 300J, 360J
기타 VT, 심방조동	50J, 100J, 200J, 300J, 360J
다원형 VT (불규칙 형태, 리듬, 불안정)	VF 사례와 동일한 고용량 에너지로 적용함

- Step 8. 에너지가 충전되는 동안 모든 팀원들에게 환자와 접촉하지 않도록 공지한다.
- Step 9. 충전버튼을 누른다.
- Step 10. 모든 팀원들이 환자와 접촉하지 않도록 확인한다.
- Step 11. 쇼크전달 버튼을 누른다.
- Step 12. 모니터를 확인한다. 빈맥이 지속되면 지침에 따라 용량을 올린다.
- Step 13. 매번 쇼크전달 버튼을 누른 후 Sync 버튼을 다시 눌러준다(대부분의 제세동기는 동시형 모드에서 쇼크가 전달되면 심전도가 VF로 전환될 것을 대비하기 위해 다시 비동시성 쇼크 모드로 돌아간다).

VIII. 급성 뇌졸중

뇌졸중(stroke) 또는 뇌혈관발작(cerebrovascular accident, CVA)이란 뇌에 분포된 하나 이상의 혈관에 급성으로 혈류 장애가 발생한 것을 의미한다. 발작이 일어나면 뇌 조직에 산소공급이 중단되어 심각한 조직장애나 괴사가 생긴다. 약 85%의 뇌졸중이 허혈성으로 뇌혈관내의 혈전이나 색전(주로 심장으로부터 이동)으로 인하여 발생되며, 다른 형태로는 뇌동맥이나 동맥류가 터지면서 나타나는 출혈성 뇌졸중이 있다. 뇌졸중 후 뇌혈류 순환이 정상으로 돌아오는 시기가 빠를수록 생존 회복률은 높아지게 된다. 따라서 뇌졸중으로 인한 손상의 정도를 초기에 파악하고 최소화하는 치료가 가장 효과적이다.

1. 유발요인

뇌졸중의 일부는 부정맥(특히 심방세동)이나 고혈압성 위기에 의해 촉발되는 것으로 알려져 있으나, 대부분 상황에서 유발요인은 확인되지 않는다. 뇌졸중의 위험은 다음의 약물투여 또는 과거력/건강습관을 가진 환자에게 증가된다.

1) 약물

- tPA
- Glucose(D50)
- Labetalol
- Nitriprusside
- Nicardipine
- Aspirin

2) 과거력 및 건강습관

- 일과성 허혈성 발작
- 죽상 경화증
- 고혈압
- 부정맥
- 류마티스성 심질환
- 당뇨병
- 심비대증
- 심근경색
- 흡연력
- 구강 피임약 복용력
- 뇌졸중에 대한 가족력

2. 관리 주요시점

급성 허혈성 뇌졸중에서는 ST분절 상승형 심근경색의 관리와 유사하게 혈전용해요법 제공시점이 중요하다.

- 10분내: 응급 사정
- 25분내: 응급 신경학적 사정
- 25분내: 두부 CT 시행
- 45분내: 두부 CT 결과 해석
- 60분내: 응급실 도착시점부터 60분내 혈전용해제 투여
- 3시간내: 증상 발현시점부터 3시간내 혈전용해제 투여
- 3시간내: 모니터 가능한 병동에 입원

3. 증상과 징후

뇌졸중의 증상과 징후는 손상된 동맥의 분포부위, 손상의 정도, 혈류가 감소된 뇌조직 주변의 측부순환 정도 등에 따라 다양하게 나타난다. 급성 뇌졸중에서는 다음과 같은 징후가 급격하게 발생한다.

- 해당부위의 반신부전(hemiparesis)이 생기며 다리보다는 얼굴과 팔에 더 심함.
- 일측성 삼삭손상으로 빈신부전이 나타난 부위에서 둔하고, 따금거리는 등 이상감각이 느껴짐.
- 어눌하고 뚜렷하지 않은 말투로 대화의 내용을 이해할 수 없음.
- 양쪽 눈에서 같은 방향으로 흐릿하고 뚜렷하지 않은 시야, 복시, 또는 눈앞에 커튼이 드리워진 것 같이 표현되는 시력손상
- 의식상태의 변화 또는 소실
- 원인을 알 수 없는 갑작스런 심한 두통이 동반됨.

4. 뇌졸중 사정 도구

2005년 미심장협회 지침에 의하면 신시내티 뇌졸중 사정도구(CPSS: 표 25-4) 또는 로스엔젤레스 뇌졸중 사정도구(LAPSS: 표 25-5)를 적용하여 뇌졸중 징후를 인식하도록 제시하고 있다.

표 25-4 Cincinnati 뇌졸중 사정표(Pre-Hospital Stroke Scale: CPSS)

검사	결과
안면의 처짐(facial droop): 환자에게 웃거나 이를 보이도록 한다.	□ 정상: 얼굴의 양쪽이 균형 있게 움직임. □ 비정상: 얼굴의 한쪽이 다른 쪽에 비해 잘 움직이지 않음.
양팔의 처짐(arm drift): 눈을 감고 두 팔을 10초간 앞으로 쭉 펴도록 한다.	□ 정상: 양팔이 동일하게 움직이거나 둘 다 움직일 수 없음. □ 비정상: 한쪽 팔만 움직일 수 없거나 다른 팔에 비해 한쪽이 밑으로 처짐.
언어구사(speech): '늙은 개는 새로운 기술을 배울 수 없다' 라고 반복해서 말하게 함.	□ 정상: 분명한 어조로 단어를 말할 수 있음. □ 비정상: 어눌한 어조, 틀린 단어를 말하거나 전혀 말할 수 없음

(참고) Kothari R.U. et al., Cincinnati Pre-Hospital Stroke Scale: Reproducibility and Validity, Annals of Emergency Medicine 33:373-8, 1999.

표 25-5 Los Angeles 뇌졸중 사정표 (Prehospital Stroke Screen : LAPSS)

급성, 의식있는, 비외상성 신경학적 징후를 평가함. 1-6번의 항목이 모두 해당 (또는 미확인)으로 표시되면 병원에 뇌졸중 의심 환자임을 연락한다. 한 항목이라도 No(해당없음)인 경우 적절한 치료 도식표를 참조한다. 해석: 뇌졸중 환자의 93%가 LAPSS 점수 "양성" (93% 민감도), 양성 LAPSS로 확인된 환자의 97%가 뇌졸중 진단 (97% 특이도). LAPSS에서 음성이 나와도 뇌졸중 가능성이 있음을 주의할 것.

기준	Yes (해당)	미확인	No (해당없음)
1. Age 〉 45 세	□	□	□
2. 발작이나 간질 과거력 없음	□	□	□
3. 증상 기간이 〈 24시간	□	□	□
4. 평소 휠체어나 침대에서 생활하지 않았음	□	□	□
5. 혈당수치 60-400 사이	□	□	□
6. 다음 3가지 검사에서 명백한 비대칭(우측, 좌측) • 반드시 일측성일 것	□	□	□
	대칭적	우측 허약	좌측 허약
웃거나 찡그리기	□	□ 늘어짐	□ 늘어짐
주먹 쥐기	□	□ 약함 □ 쥘 수 없음	□ 약함 □ 쥘 수 없음
팔의 힘	□	□ 아래로 쳐짐 □ 급격히 떨어짐	□ 아래로 쳐짐 □ 급격히 떨어짐

(참고) Kidwell CS, Starkman S., Eckstein M, Weems K, Saver JL. Identifying stroke in the field: prospective validation of the Los Angeles Prehospital Stroke Screen (LAPSS). Stroke. 2000;31:71-76.

1) 신시내티 뇌졸중 사정도구(CPSS)

신시내티 뇌졸중 도구는 National Institutes of Health Stroke Scale로부터 도입된 것으로 병원에 도착하기 전 뇌졸중 환자를 평가하기 위하여 단순화시킨 사정도구이다. 다음 3가지 기준으로 평가되며 이 중 한 기준에 비정상으로 평가되면 72% 뇌졸중 진단가능성이 있으면, 3가지 모두 충족시 85% 이상 뇌졸중을 의심하게 된다.

2) Los Angeles 뇌졸중 사정표(Prehospital Stroke Screen : LAPSS)

LAPSS는 좀더 구체적으로 뇌졸중을 평가하기위한 도구이다. 연령, 발작 병력, 증상 기간, 혈당수치, 기존의 활동수준 등을 포함하고 있다. 모든 6가지 기준에 충족하는 경우 97%이상 뇌졸중 진단 가능성을 갖게 된다.

5. 관리의 주요 요소

급성 뇌졸중의 진단과 치료는 다음 7D에 의해 수행된다.

1) Detection(발견)

뇌졸중 환자의 85%가 집에서 발병하므로 뇌졸중 증상과 징후를 조기에 발견하는 것이 회복률을 높이는데 필수적이다.

2) Dispatch(파견)

뇌졸중의 초기증상을 조기에 파악하여 구조요청을 함으로서 뇌졸중 관리를 위한 기구를 갖춘 응급팀에 의해 즉시 응급처치를 받도록 하는 것이 중요하다. 급성 뇌혈관 발작시 급성 심근경색 환자와 동일한 우선순위로 응급처치를 받게 된다.

3) Delivery(이송)

응급처치요원은 뇌졸중 환자를 파악하기 위한 도구를 이용하여 신속히 사정을 하고 병원으로 이송하도록 한다. 병원에 도달하기 전 초기 CABD 사정을 하게 되며 더 이상의 검사를 위해 이송이 지연되어서는 안 된다.

4) Door(응급처치)

병원에 도착하는 즉시 이차 ABCD 사정이 이루어지고 혈전용해치료 대상자 여부를 파악한다(표 25-2). 환자가 자가호흡을 보이면 충분한 산소화를 위해 분당 4L의 산소를 공급하고 정맥주사 통로를 확보하며 12 유도 심전도와 검사실 결과를 통해 감별진단을 한다.

응급실 도착 25분 내에 조영제를 사용하지 않고 컴퓨터 단층촬영(CT)을 하여 도착 45분 내에 지주막하 출혈이 있는지 파악하도록 한다. 지주막하 출혈이 있는 경우 혈전용해치료는 금기이다. 허혈성 뇌졸중 환자의 첫 몇 시간동안 CT 스캔의 결과는 정상으로 나오지만, 지주막하 출혈 환자의 경

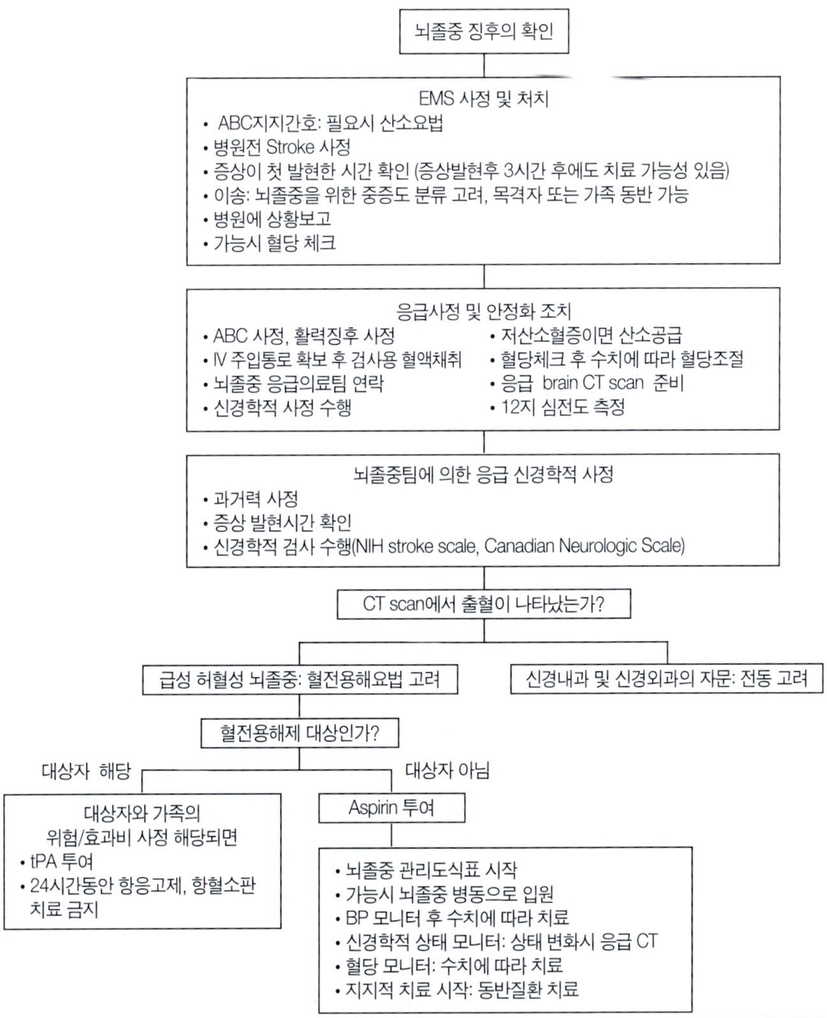

그림 25-5 ACLS 뇌졸중 관리 도식표

우 약 5%를 제외하고는 CT에서 병변을 발견할 수 있다. 만일 CT 결과가 정상임에도 불구하고 지주막하 출혈이 의심되는 경우 요추천자를 수행하는데, 요추천자 후 혈전용해치료는 금기이다.

5) Data(자료)

간호력, 신체사정, 환자의 병력, CT 결과 등은 의료진이 적절한 치료계획을 세우는데 도움이 된다.

6) Decision(결정)

환자에게 필요한 치료계획은 개개인의 상황, 상해의 유형, 사정결과 등에 의해 결정된다.

- 혈전용해치료는 급성 허혈성 뇌졸중인 경우 사용되며 증상이 나타난 직후 3시간 내에 시작하여야 한다.
- 응급 동맥조영술은 환자가 지주막하 출혈을 보이는 경우 시행될 수 있다.
- 환자가 당뇨인 경우에는 치료계획에 동맥류 클립핑, nimodipine 투여, 저나트륨혈증의 교정, 체액손실의 교정 등이 포함되어야 한다.
- 뇌출혈이 있는 환자는 더 이상의 출혈을 막고, 뇌내압의 상승과 예상되는 신경외과적 손상을 방지하여야 한다.

7) Drug(약물)

응급실에 도착한 후 60분내에 적절한 약물치료가 시작되어야 한다. 환자가 기준(표 25-3)에 해당된다면 혈전용해제가 선택될 수 있다.

4. 전문 심폐소생관리

1) 기도유지

혀, 입, 목젖 등의 마비로 기도의 일부분 또는 전체가 폐쇄되거나 환자의 객담 배출능력이 저하될 수 있다. 회복기의 환자는 기도흡인을 예방하기 위해 측위 등을 취해주고, 머리나 턱들기를 시도하여 기도를 열어주도록 하며 필요시 흡입한다.

2) 호흡유지

환자는 혼수상태에 빠지지 않는 한 일반적으로 정상호흡을 보인다. 비정상적인 호흡이 나타나면 기관내 삽관 등이 필요할 수 있다. 필요시 인공호흡기를 준비한다.

3) 순환유지

환자의 순환정도를 사정한다. 맥박을 측정하고 이동식 심장모니터를 부착한다. 두개내출혈을 제외하고는 심정지 상황은 드물게 나타난다. 그러나 심전도를 통해 심부정맥이 발견될 수 있다.

4) 제세동 및 감별진단

부정맥이 나타나면 필요시 제세동을 시도한다. 고혈압은 뇌졸중환자에게 흔히 나타나는데 원래 고혈압이 있었거나 뇌졸중에 의한 스트레스 작용으로도 나타날 수 있다. 이 경우 치료없이 고혈압이 조절되기도 한다. 일반적으로 전문심폐소생 과정에서는 고혈압의 치료를 피하는데 그 이유는 환자가 저혈압이 되면 뇌의 순환장애가 발생하기 때문이다.

5. 지지적 치료

- 기도개방 유지와 산소포화도를 92%이상 유지하도록 적정 산소를 공급한다.
- 저혈당증 또는 고혈당증을 관찰하고 치료한다.
- 혈압을 주의 깊게 관찰한다. 혈전용해치료가 시작된 경우 출혈 합병증을 예방하기 위해 혈압은 185/110mmHg이하로 유지한다. 혈전용해치료의 대상자가 아닌 경우 혈압이 지나치게 높을 때 (이완압 140mmHg, 혈압 220/120mmHg, 또는 평균혈압 130mmHg 이상인 경우)만 조절한다. 고혈압 약물효과에 의해 낮은 순환압을 초래할 경우 허혈증이 심해져 뇌졸중의 증상이 악화될 수 있다.
- 신경학적 사정을 수행한다. NIH stroke scale은 의식이 있는 대상자에게 적용할 수 있는 15 항목의 도구로 뇌졸중 중증도를 평가한다. Canadian Neurological Scale도 의식이 있는 대상자에게 적용하며, 의식상태, 방향감각, 실어증, 운동능력 등을 사정한다.

6. CT scan: 출혈성 또는 비출혈성

급성 뇌졸중 환자의 사정에서 가장 중요한 결정요인은 조영제를 쓰지않고 두부 CT scan을 하여 출혈성 뇌졸중과 허혈성 뇌졸중을 감별하는 것이다. 또한 증상의 원인이 될 수 있는 구조적 이상을 파악하고 혈전용해요법의 금기에 해당되는지를 사정한다. 초기 두부 CT scan은 급성 뇌졸중 환자에게 가장 중요한 검사이므로 환자를 안정시킨 후 검사가 가능한 병원으로 즉시 이동하여야 한다. CT결과 두 개내 출혈을 최종 배제할 수 있을때까지 aspirin, heparin, tPA 등을 투여하지 않는다.

1) 출혈성

CT 결과 대상자가 출혈성 뇌졸중으로 판정되면 혈전용해제를 투여하지 않고 신경내과 또는 신경외과의에게 의뢰하여 관리한다.

2) 비출혈성

CT결과 출혈성이 아니고 종양이나 최근 뇌졸중 등의 이상이 발견되지 않으면 혈전용해 요법의 대상이 된다. 초기 CT결과 출혈이 보이지 않으나 혈전용해 요법의 대상이 아닌 경우, aspirin을 경구 또는 직장을 통해 줄 수 있다. 경구용 aspirin을 줄 경우 미리 연하검사를 통해 안전하게 흡인위험없이 삼킬수있는지 확인한 후 경구투여하며, 그렇지 않으면 좌약 형태를 사용한다.

7. 혈전용해 요법

기존 연구에 의하면 급성 허혈성 뇌졸중 환자에게 증상 발현 3시간내에 tPA를 투여하였을 때 상당히 양호한 기능회복을 기대할수있다고 한다. 하지만 이것은 tPA가 병원내에서 의사로부터 뇌졸중 지침에 따라 철저하게 투여되었을 때 얻어진 결과이다. 무작위 실험연구에서도 조기 혈전용해요법을 시도하였을 때 효과가 더 좋았다고 보고되었다. 미 심장협회에서는 급성 허혈성 뇌졸중이 나타난 대상자에게 NINDS(National Institute of Neurologic Disorders and Strokes)의 기준에 따라 tPA를 정맥투여하도록 제시하고 있다. 기준에 맞는 대상자는 지연시키지 말고 즉각 혈전용해요법을 제공하여야 최상의 효과를 기대할 수있다.

1) 대상자 확인

CT scan 결과 출혈의 증거가 없으면 Fibrinolytic checklist(표 25-3)에 근거하여 혈전용해요법의 대상자에 포함되는지를 확인하며, 신경학적 검진을 반복한다. 대상자의 신경학적 기능이 빠르게 회복되고 있으면 혈전용해요법이 필요없을 수 있다.

2) 잠재적 부작용

대부분의 약물과 같이 혈전용해제도 부작용이 있을 수 있는데 혈전용해요법을 적용하기 전 대상자에게 나타날 수 있는 위험과 약물효과를 비교하고, 나타날 수 있는 부작용을 모니터하고 치료하기 위해 준비한다. 가장 큰 부작용은 두 개내 출혈이며, 이외에도 출혈 합병증이 나타날 수 있다.

3) 혈전용해제의 투여

혈전용해제 투여금지사항이 없고, 위험에 비하여 기대효과가 크다면 protocol에 따라 tPA를 투여한다. tPA를 투여하기 시작하면 24시간 후 CT scan을 통해 두 개내 출혈이 나타나지 않았음을 확인할 때까지 항응고제나 항혈소판제제 등을 투여할 수 없다.

8. 구체적 뇌졸중 관리

1) 일반적 관리 지침

- 기도유지, 호흡관리, 순환관리
- 혈당 모니터: 고혈당은 급성 허혈성 뇌졸중 환자의 회복을 지연시킬 수 있으나, 철저한 혈당조절이 기능회복에 도움이 되는지는 알려져 있지 않다. 그러나 다른 중환자에게 인슐린에 의한 혈당조절이 생존율을 높이는 것으로 보고되고 있다. 따라서 혈당이 200mg/dL 이상인 뇌졸중 환자에게 인슐린을 정맥 또는 피하투여하여 혈당조절을 하도록 권장한다.
- 뇌졸중 및 혈전용해요법의 합병증 모니터: 나타나지 않은 발작의 가능성을 대비한 치료는 권장되지 않는다. 그러나 발작이 나타났던 대상자에게 재발을 막기위해 항경련제를 투여하는 것은 바람직하다. 두 개뇌압 상승 징후를 지속적으로 모니터한다. 지속적인 혈압조절은 출혈의 위험을 낮추므로 필요하다.

2) tPA 대상자의 고혈압 관리

뇌졸중 환자에게 고혈압을 어느정도 조절하는지에 대해서는 논란이 있는 부분이나, 혈전용해요법의 대상자들은 두개내 출혈 위험을 낮추기 위해 혈압조절이 요구된다(표 25-6).

3) 일반병동 또는 집중감시병동으로 전동관리

뇌졸중 환자들은 혈압, 신경학적 상태를 모니터하고 혈압조절을 하기 위해 병동에 입원관리한다.

- 기도, 산소화 및 환기, 영양상태를 지지한다.
- 식염수를 75~100mL/hr 속도로 정맥주입하여 혈량을 유지한다.

표 25-6 급성 허혈성 뇌졸중 환자의 고혈압 관리

혈압	치료
A. 혈전용해요법 대상자에 해당되지 않는 경우	
SBP 〈= 220mmHg 또는 DBP 〈= 120mmHg	• 타 기관에 이상이 없는 한(예, 대동맥류 박리, 급성심근경색, 폐부종, 고혈압성 뇌병변 등) 관찰한다. • 뇌졸중 관련 증상 (예, 두통, 통증, 안절부절함, 오심, 구토 등)을 치료한다. • 뇌졸중의 급성 합병증 (예, 저산소증, 뇌내압 상승, 발작, 저혈당 등)을 치료한다.
SBP 〉 220mmHg 또는 DBP 121-140mmHg	• Labetalol 10-20 mg IV로 1-2분 동안 투여 • 10분마다 총 용량 300mg까지 반복 투여 가능 또는 • Nicardipine 5 mg/h IV로 초기용량 주입: 2.5mg/h로 최대 15mg/h까지 5분마다 반응에 따라 용량조절 • 초기 혈압의 10-15%정도까지 감소시킴
DBP 〉 140mmHg	• Nitroprusside 0.5ug/kg/min IV로 초기용량 투여하면서 지속적으로 혈압 모니터 • 초기 혈압의 10-15%정도까지 감소시킴
B. 혈전용해요법의 대상자인 경우	
치료 전	
SBP 〉 185mmHg 또는 DBP 〉 110mmHg	• Labetalol 10-20 mg IV로 1-2분 동안 투여 • 1회 반복투여 또는 nitropaste를 약 2-5cm 정도 도포
치료 도중/후	
혈압 모니터	• 혈압을 2시간동안 15분마다 측정, 이후 6시간동안 30분마다 측정, 이후 16시간 동안 매시간 측정
DBP 〉 140mmHg	• Sodium nitroprusside 0.5ug/kg/min IV로 초기용량 주입 후 반응을 보며 조절
SBP 〉 230mmHg 또는 DBP 121-140mmHg	• Labetalol 10-20 mg IV로 1-2분 동안 투여 • 10분마다 총 용량 300mg까지 반복 투여 가능, 또는 초기 용량 투여 후 Labetalol을 2-8mg/min 속도로 주입유지 또는 • Nicardipine 5 mg/h IV로 초기용량 주입: 2.5mg/h로 최대 15mg/h까지 5분마다 반응에 따라 용량조절, 혈압이 nicardipine으로 조절되지 않으면 sodium nitroprusside로 변경 고려
SBP 180-230mmHg 또는 DBP 105-120mmHg	• Labetalol 10 mg IV로 1-2분 동안 투여 • 10-20분마다 총 용량 300mg까지 반복 또는 중복용량 투여 가능, 또는 초기 용량 투여 후 Labetalol을 2-8mg/min 속도로 주입유지

- 혈당수치가 200mg/dL 이상이 되면 고혈당관리를 시작한다.
- 고열은 질병을 악화시키고 사망률을 높이므로 체온을 조절한다. 저체온을 만드는 것이 임상적 회복에는 도움이 되지 않는 것으로 보고되고 있다.
- 환자의 신경학적 상태가 악화되면 CT scan을 반복하여 뇌부종, 출혈 등이 나타나는지 확인한다.

참 · 고 · 문 · 헌

- American Heart Association(2005). Fundamentals of BLS for healthcare providers. Stapleton ER, et al.(Eds). Dallas : TX.
- American Heart Association(2000). Guidelines 2000 for cardiopulmonary resuscitation and emergency cardiovascular care, International consensus on science. Circulation, 102(suppl I), I22-I59.
- American Heart Association(2005). Advanced cardiovascular life support for professionals. Field, J. M et al. (Eds). Dalls : TX.
- McCann JAS(2001). Mastering ACLS. PA : Lippincott Williams & Wilkins.
- Mistovich JJ, Benner RW, Margolis GS(1998). Brady Advanced Cardiac Life Support. Prentice Hall.

Chapter 26 수혈요법

학습목표

1_ 수혈요법의 개념에 대해 설명한다.

2_ 수혈요법의 지침에 대해 파악하고 시행한다.

3_ 성분수혈요법의 개념에 대해 설명한다.

4_ 성분수혈의 종류와 특성에 대해 설명한다.

5_ 자가수혈의 개념을 이해하고 설명한다.

6_ 수혈의 부작용을 파악하고 중재한다.

I. 수혈요법의 개념

수혈의 목적은 순환 혈액량을 보충하고 혈액의 산소운반능력을 증강시키며 혈액응고 인자를 보충하기 위함이다.

II. 수혈지침

1. 수혈 전

1) 수혈의 기준

수혈의 기준은 다음과 같다.

- 적혈구 300만/mm^3, 헤마토크리트 30%, 헤모글로빈 10gm/dl 이하
- 혈소판 2만/mm^3 이하
- 백혈구 100/mm^3 이하
- 총 단백질 5.2gm/dl 이하
- 질병의 종류, 환자의 임상적 상태

2) 수혈 전 검사

수혈 전에 ABO, Rh 혈액형검사 및 항체(antibody) screening 검사를 한다. 뚜껑이 있는 진공 시험관에 검체를 넣는데, 혈액형 검사만 하는 경우는 2ml 정도가 적당하나 수혈할 혈액을 함께 요청하는 경우 5단위까지는 4ml, 5단위 이상은 5ml 이상 채혈한다. 이때 검체를 채혈하는 사람은 검체 튜브에 부착된 라벨에 채혈 날짜와 채혈자 성명을 기입하고 환자와 검체 라벨을 확실하게 확인하여 검체가 뒤바뀌는 일이 없도록 한다(**그림 26-1**).

3) 혈액 요청

수혈에 대한 의사 처방을 확인한 후 수혈 적합 시험용 검체 5ml를 혈액은행에 보낸다. 수혈 적합 시험용 검체의 유효기간은 5일이며, 단 5일 이내라도 검체가 다 소모되면 추가 검체가 필요하다.

2. 수혈 중

1) 수혈 중 관리 지침

혈액은행에서 불출하여 수령한 혈액은 지체하지 않고 바로 수혈하는 것을 원칙으로 한다. 사정상 병동에서 즉시 수혈이 어려울 경우 적정온도에 보관하는데 적혈구 제제, 신선동결혈장은 1~6℃ 냉장고에, 혈소판제제, 동결침전제제, 백혈구제제는 실온에 보관하였다가 수혈한다.

혈액이 도착하면 담당 간호사와 동료 간호사는 수혈에 관한 지시사항 및 혈액형과 교차검사결과 등 도착 시 혈액 확인한 후 모든 기록이 정확하면 라벨에 각자 서명한다. 이때 혈액의 공기방울 여부, 혼탁도, 색깔에 이상이 있는지도 확인하여야 한다. 기포의 존재는 미생물이 성장하고 있음을 뜻하며 색깔 이상이나 혼탁은 용혈을 의심할 수 있다. 담당 간호사와 동료 간호사는 수혈 전 한 번 더 침상 곁에서 혈액백의 라벨에 기록된 환자의 이름, 병록번호, 혈액번호, 혈액형, 혈액의 종류, 유효기간 등을 같이 확인한 후 모든 기록이 정확하면 라벨에 각자 서명한다(**그림 26-2, 26-3**).

간호사는 환자와 의사소통이 가능하다면 환자에게, 그렇지 못한 경우는 보호자에게 수혈의 목적, 방법, 효과에 대해 설명하고 혈액형을 확인한다.

환자의 활력징후를 수혈 시작 직전, 15분 후, 그리고 30분마다 측정한다. 만약 수혈 전 체온이 38.1℃ 이상이면 의사에게 알린다.

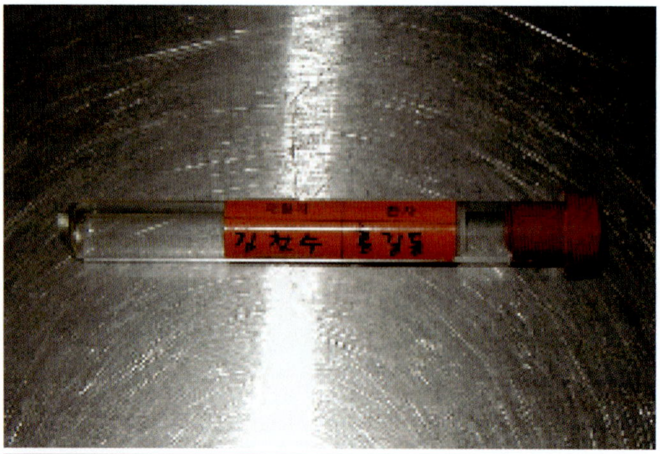

그림 26-1 혈액은행용 검체 튜브

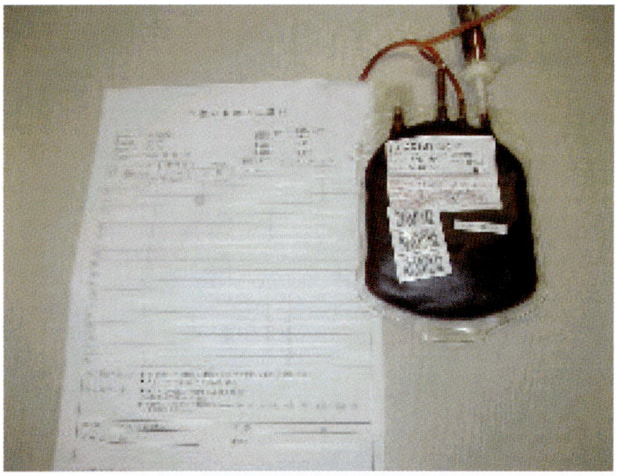

그림 26-2 혈액 적합확인을 한다.

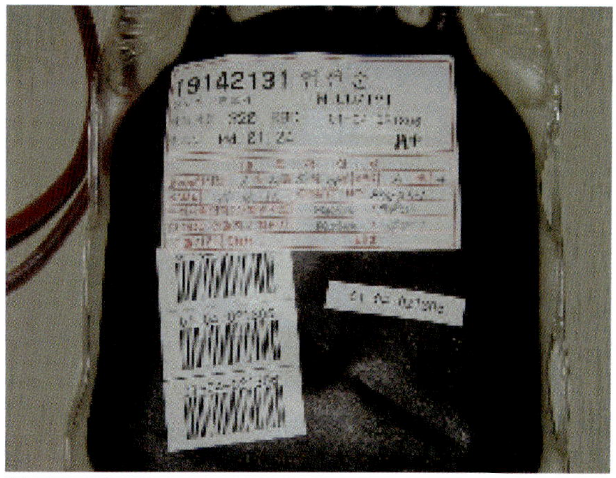

그림 26-3 간호사 두 명 이상의 확인서명이 필요하다.

혈액은 제제에 따라 적정 수혈세트를 통하여 수혈하여야 하며 새로운 정맥로를 확보하여 수혈하는 것이 원칙이다. 혈액 종류에 맞는 적절한 굵기의 바늘을 사용한다. 바늘의 내관이 클수록 혈액세포의 손상을 초래하지 않는다. 예로 적혈구는 18G 이상 주사바늘이어야 한다. 성인은 18G 이상의 카테터를, 소아는 20~22G의 카테터를 사용한다. 수액이 이미 정맥 주입되고 있는 정맥로를 사용하는 경우는 생리식염수 10ml 정도를 주입한 후 혈액을 연결하여야 하는데, 특히 포도당은 전해질을 포함하고 있지 않아 혈액과 섞이면(함께 투여하면) 용혈이나 응고를 일으킬 수 있기 때문이다.

혈액 제제에는 생리식염수 외에는 어떠한 약도 추가하지 않아야 하며, 혈액을 주고 있는 수혈세트를 통해 다른 약물을 투여하지 않는다.

수혈 시작 후 처음 15분 동안은 분당 15방울로 주입한다. 대개의 부작용은 처음 15분 동안 50~100ml의 혈액을 주입하는 동안 발생한다. 수혈 속도가 빠르면 급성신부전이나 사망에 이르기도 한다. 노인, 심장질환 환자는 주입 속도를 보다 천천히 한다.

수혈시작 시간, 혈액형, 혈액번호, 성분명과 양, 활력징후를 기록하고, 환자와 보호자에게 수혈 부작용에 대해 설명한 후 교육 내용을 기록한다.

수혈시작 15분 후에 활력징후를 측정하고 이상이 없으면 지시대로 주입한다. 활력징후의 변화로 수혈로 인한 합병증의 여부를 알 수 있다. 혈액이 주입되고 있는 동안 매 30분마다 오심, 구토, 피부 발적, 오한 등의 부작용이 있는지 관찰한다. 부작용이 있으면 수혈을 중지하고 의사에게 알린다.

2) 혈액 가온

찬 혈액을 분당 100ml 이상의 속도로 수혈할 경우 가온한 혈액을 수혈한 경우에 비하여 심장마비를 일으킬 확률이 크다. 그러나 1~3단위의 혈액을 수 시간에 걸쳐 천천히 투여하는 경우에는 가온한 혈액을 사용할 필요는 없다. 혈액의 온도가 40℃ 이상이면 적혈구 손상이 일어나므로 38℃ 이상 가온되지 않도록 한다. 성인 환자에게 시간당 50ml/kg 이상의 빠른 속도로 대량 수혈을 하는 경우, 영아에게 교환수혈을 하는 경우, 소아에게 시간당 15ml/kg 이상의 수혈을 하는 경우, 한랭 응집소를 가진 환자에게 수혈을 하는 경우, 그리고 중심정맥관을 통한 빠른 수혈을 하는 경우는 온열기를 사용한다(**그림 26-4, 26-5**).

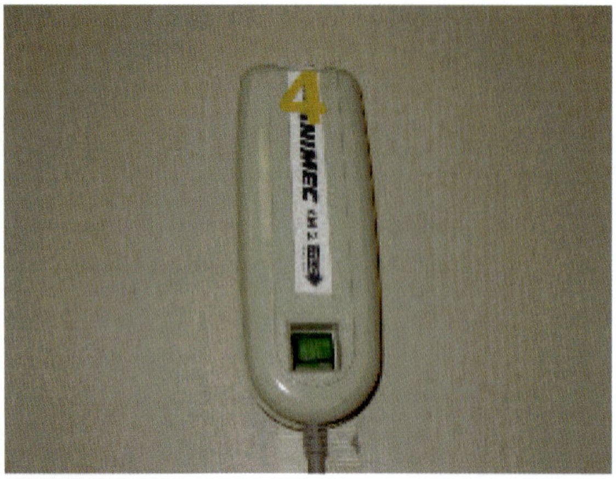

그림 26-4 혈액 온열기

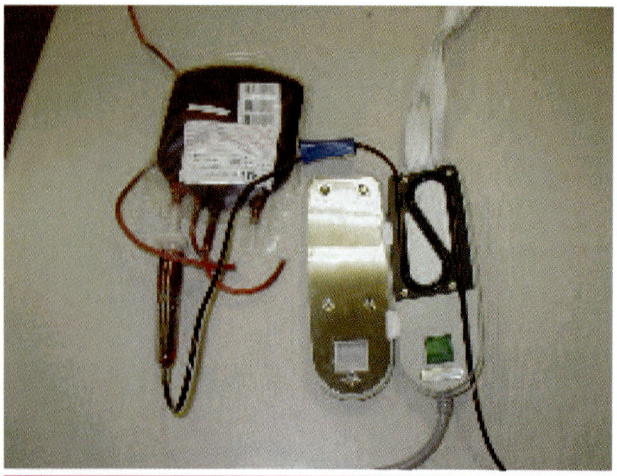

그림 26-5 혈액 온열기의 사용

3) 혈액 주입시간

혈액은 세균증식의 위험성 때문에 실온에 오랜 시간 방치해서는 안된다. 혈액은행에서 혈액 제제를 불출한지 30분 이내에 혈액을 연결한다. 전혈과 적혈구는 박테리아의 성장을 막기 위해 4시간 이내에 수혈을 마치도록 하며, 혈액 필터도 4~6시간마다 교환해 주어야 한다. 사정상 수혈이 어려우면 1~6℃에 냉장 보관한다. 혈액 응고인자의 활성화 감소를 막기 위해 신선동결혈장은 해동 후 2시간 이내에 사용해야 한다. 만약 2~3시간 후에 준다면 응고인자 없이 혈액을 주는 것이 된다. 다량의 수혈을 위해 여러 개의 혈액이 한꺼번에 불출되었거나 수혈이 연장된 경우 1~6℃ 냉장고에 보관한다. 단 혈소판은 쉽게 파괴되므로 도착 즉시 수혈을 시작하여 30분 이내에 수혈을 마치는 것이 좋으며 보관해야 할 경우는 실온에서 보관한다.

냉장보관이 필요한 혈액을 실온에 방치할 경우 30분 이상이면 혈액 온도가 10℃로 올라가므로 혈액은행에서 불출된 후 30분 이상 실온에 방치된 혈액은 다른 환자에게 사용할 수 없고(표 26-1), 혈액은행에 반납할 수 없다.

4) 정맥주입 용액의 동시 사용

생리식염수만이 혈액성분 제제와 함께 투여할 수 있다. 혈액과 포도당 용액을 함께 투여하면 용혈이 일어난다. 혈액과 Hartman 용액을 함께 투여하면 Hartman 용액 내의 Ca^{++}이 혈액 제제 내의 항

표 26-1 혈액성분 제제의 보관관리 기준

제제명	보관온도(℃)	유효기간	관리 및 사용기준
전혈	1-6	35일	유효기간은 채혈일 기준
농축적혈구	1-6	35일	유효기간은 채혈일 기준
세척적혈구	1-6	24시간	채혈 후 10일 이내 것으로 제조
백혈구제거 적혈구	1-6	24시간	채혈 후 10일 이내 분리
신선동결혈장	-18 이하	1년	채혈 후 6시간 이내 분리 융해 후 6시간 이내 분리
농축혈소판	20-24	120시간	채혈 후 4시간 이내 분리
성분채혈 혈소판	20-24	120시간	〉3×10^{11}개/백
동결 침전제제	-18이하	1년	융해 후 1시간 이내 사용

응고제의 효과를 억제해 혈액응고가 유발될 수 있으므로 주의한다. 또한 혈액과 약제들을 함께 투여했을 때 여러 가지 문제를 야기할 수 있는데 어떤 약제들은 pH가 높아 용혈을 일으킬 수 있으며, 혈액에 약제를 첨가했을 때 만약 그 혈액의 투여가 수혈 부작용 등의 이유로 중지되면 약제가 투여되지 못할 수도 있고, 혹은 수혈 중에 어떤 부작용이 일어났을 때 그것이 약제에 의한 것인지 혹은 혈액에 의한 것인지 구분하기 힘들다.

5) 혈액 필터의 사용

모든 혈액성분 제제는 혈괴와 다른 찌꺼기를 제거하기 위해 반드시 필터를 통해 주입되어야 한다. 전혈(whole blood), 충전적혈구(packed RBC), 신선냉동혈장(fresh frozen plasma, FFP), 동결침전제제(cryoprecipitate)는 표준 수혈세트를 사용하고, 혈소판제제는 혈소판 수혈세트를 사용한다(그림 26-6, 26-7).

3. 수혈 후

1) 수혈 후 관리지침

수혈이 모두 끝난 후 다른 수액의 주입이 없다면 바늘을 제거한 후 소독솜으로 주사부위를 3분 이상 눌러 준다. 만약 수혈한 정맥 주사로 수액을 주입한다면 생리식염수로 주사바늘과 정맥선을 씻어낸 후(flushing) 수액을 연결한다.

수혈이 끝난 후 활력징후를 측정하고 의무기록에 기록한다.

수혈이 끝나면 혈액백의 라벨에 끝난 시간을 기재하여 간호일지에 붙이고, 이상증상, 혈액주입 시의 활력징후, 주입속도, 혈액을 제거한 시간을 기록한다. 여러 개의 혈액을 주입하는 경우는 매번 수혈백을 교환할 때마다 이와 같이 기록한다.

2) 혈액의 반납 및 폐기

병실로 불출된 혈액 중 사용하지 않은 상태로 냉장보관된 전혈과 농축적혈구는 당일 반납이 가능하다. 이 때 냉장고 밖에서 15분 이상 방치시키지 않아야 한다. 반납된 혈액에 대해서는 24시간 관찰 후 다른 환자에게 사용할 수 있다고 판단되면 사용한다. 반납된 혈액 중 사용되지는 않았으나 다른

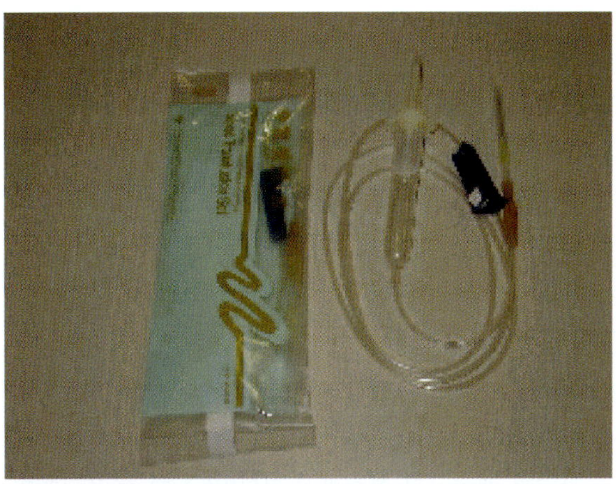

그림 26-6 표준 수혈세트

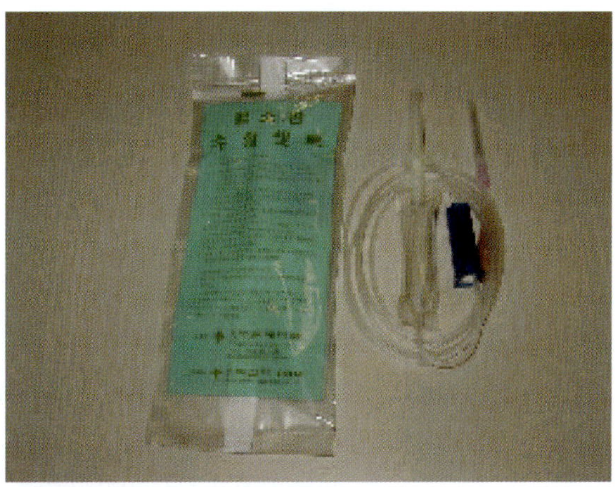

그림 26-7 혈소판 수혈세트

환자에게 사용할 수 없다고 판단된 경우에는 폐기한다. 수술장으로 불출된 혈액 중 사용되지 않고 수술장 내 혈액보존 냉장고에 계속 보존된 경우 혈액은행에서 회수하여 다른 환자에게 사용한다. 그러나 농축혈소판은 보존 가능한 기간이 짧아 폐기될 가능성이 많다. 그러므로 수혈 시 필요한 개수나 수혈 예정시간을 잘 판단하여 혈액이 폐기되는 일이 없도록 주의한다.

III. 혈액성분 제제 및 혈액성분요법

1. 혈액성분요법의 개념

혈액성분요법(blood component therapy)은 환자에게 필요한 혈액 즉, 적혈구, 혈소판 혹은 혈장만을 추출하여 수혈하는 것을 의미한다. 성분수혈을 하면 혈액자원의 낭비를 막을 수 있고 특정 혈액성분이 다량으로 요구되는 환자에게 적절한 성분을 충분히 제공할 수 있게 되며 헌혈한 혈액 한 단위로 많은 환자에게 혜택을 줄 수 있다(**표 26-1**).

2. 성분수혈의 종류

1) 전혈

(1) 정의

전혈은 400ml의 혈액에 56ml의 CPDA 항응고보존제가 혹은 320ml 혈액에 44.8ml의 CPDA 항응고보존제가 들어 있으며 냉장 보관한 것이다. 적혈구, 혈장, 백혈구, 혈소판으로 구성되어 있으며 헤마토크리트는 40~46%이다. 채혈 후 24시간이 지나면 함유되어 있는 혈소판과 제 V 응고인자와 제 VIII 응고인자의 활성을 잃어버리게 된다. 전혈은 1~6℃에서 보존해야 하고 보존기간은 35일이다. 실온에서 30분 이상 노출된 전혈은 사용하지 않도록 한다. 채혈 후 24시간 이내의 신선 전혈이 더 좋다는 과학적인 근거는 없으며, 헌혈 후 ABO 및 Rh 검사, 간염 및 AIDS 검사 등에 소요되는 시간을 고려하면 안전한 신선 전혈은 기대하기 어렵다. 채혈 후 보존기간이 7일 이내인 전혈은 2, 3-DPG가 비교적 잘 유지되어 신생아 용혈성 질환의 치료를 위한 교환수혈에 유용하게 사용될 수 있다.

(2) 적응증

전혈은 산소운반능력과 혈액량 확장이 동시에 요구될 때 사용한다. 다량의 출혈 시 혈액량 보충 및 산소운반능력을 제공하기 위함이다. 총 혈액량의 25% 이상의 출혈이 있어 쇼크에 빠질 우려가 있는 환자에게 사용된다.

성인의 경우 전혈 1단위 수혈로 헤모글로빈이 1g/dl 증가하고 헤마토크리트는 3~4% 정도 증가한다. 소아는 헤모글로빈 1g/dl 증가를 위해서 적혈구 8ml/kg이 필요하다.

(3) 간호

전혈을 수혈하면 용적과부하(volume overload)를 일으킬 수 있다. 그러므로 적은 출혈이나 만성빈혈이 있는 환자에게는 농축적혈구를 수혈한다.

또한 24시간 이상 저장된 전혈에는 생존 가능한 백혈구와 혈소판이 거의 없고 제 V 응고인자와 제 VIII 응고인자도 거의 없으므로 이를 위해서는 백혈구, 혈소판, 신선동결혈장 등을 주도록 한다.

수혈하기 전에 환자와 혈액제제의 혈액형 및 인적사항이 맞는지 반드시 확인해야 하며, ABO가 맞지 않는 전혈 제제를 수혈하면 용혈성 수혈 부작용이 유발되므로 주의한다. 전혈 내 함유되어 있는 백혈구에 의한 발열성 수혈반응이 일어날 수도 있으며, 간염, AIDS 등 수혈로 인한 전염성 질환의 가능성도 있다.

전혈은 필터가 있는 표준 수혈세트를 통해 투여해야 하며 1단위를 주는데 4시간이 넘지 않도록 한다.

2) 적혈구

(1) 농축적혈구

- 정의

적혈구, 소량의 혈장 및 백혈구로 이루어진 약 180~220ml의 혈액으로 전혈을 원심분리하거나 침전시켜 혈장 성분을 80% 이상(약 200ml) 제거한 것이다. 1단위 안에는 적혈구 200ml와 혈장과 CPD를 합하여 50~100ml가 들어 있다. 백혈구와 혈소판도 함유되어 있으나 이들의 기능은 소실되어 있다. 헤마토크리트는 약 70%이다. 전혈과 동량의 적혈구를 함유하므로 동등한 산소운반 능력을 가진다.

1~6℃에서 보존해야 하고 보존기간은 35일이다(그림 26-8).

- 적응증

산소운반 능력의 부족 증상을 보이는 만성 빈혈 환자 및 수술이나 외상으로 인한 출혈이 총 혈액량의 15% 이상인 환자, 만성 위궤양으로 인한 헤모글로빈이나 헤마토크리트 저하가 있는 환자에게 농축적혈구를 수혈한다. 헤모글로빈 수치가 8g/dl 이상에서는 적혈구 수혈이 불필요한 경우가 많으며, 수술이나 외상 등에 의한 총 혈액량의 15% 미만 출혈 시에도 불필요하다.

총혈액량 산정법은 다음과 같다.

총혈액량(성인 남자) = 체중(kg) × 68ml

총혈액량(성인 여자) = 체중(kg) × 62ml

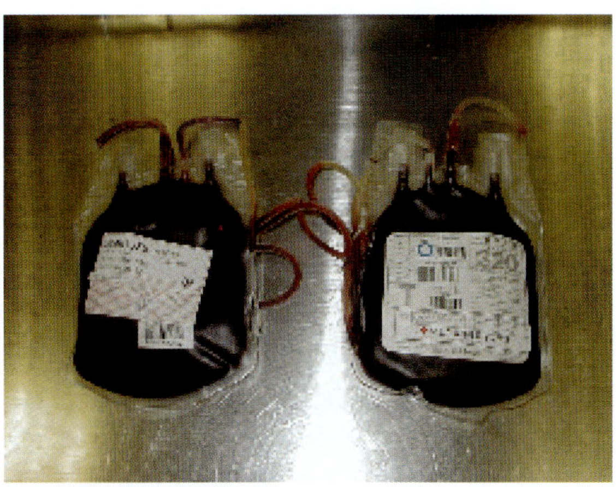

그림 26-8 농축적혈구

성인에서 농축적혈구 1단위를 수혈하면 헤모글로빈은 약 1g/dl이, 헤마토크리트는 약 3~4%가 증가한다. 소아는 헤모글로빈 수치 1g/dl를 증가시키기 위해 4ml/kg의 농축적혈구 수혈이 필요하다.

■ 간호

농축적혈구도 다량 수혈하면 용적과부하를 일으킬 수 있다. 농축 적혈구는 필터가 있는 표준 수혈 세트를 통해 투여해야 한다. 농축적혈구는 헤마토크리트가 높아 점도가 높기 때문에 50~100ml의 생리식염수에 희석하여 점도를 낮춘 후 수혈할 수도 있으나 이 경우 혈액량 과다가 될 수 있다. 적혈구 주입을 위해서는 18G 이상의 주사 바늘이 확보되어야 한다.

(2) 백혈구제거적혈구(leukocyte-depleted RBC)

■ 정의

적혈구와 극소량의 백혈구로 이루어진 혈액으로 원심분리법 및 필터를 이용한 여과법을 이용하여 99% 이상의 백혈구를 제거한 것이다.

■ 적응증

발열성 수혈 부작용의 예방, HLA 동종면역에 의한 혈소판 수혈 불응증(platelete refractoriness) 예방, CMV 바이러스 감염 예방에 사용된다. 즉, 여러 번 수혈을 받아 백혈구나 혈소판에 대한 항체가 생겨 백혈구 수혈 시 부작용이 많은 환자에게 사용한다. 혈액제제에는 많은 수의 백혈구가 혼합되어 있다. 전혈에는 약 10^9개, 농축적혈구에는 약 10^8~10^9개, 농축혈소판에는 약 10^6~10^8개의 백혈구가 함유되어 있다. 적혈구나 전혈은 백혈구와 혈소판, 혈장 단백질의 포함으로 여러 번 수혈을 받은 사람이나 다산 경험이 있는 여자들은 백혈구 항원이나 혈장 단백에 대한 동종 면역성을 가지게 되며, 이러한 감작은 알레르기성 또는 발열 수혈반응으로 나타난다. 백혈구는 대부분의 발열 수혈반응의 원인이라고 생각되어진다. 심하거나 재발되는 비용혈성 수혈반응을 보이는 환자는 백혈구제거적혈구를 수혈 받아야 한다. 특히 장기이식이나 골수이식을 받은 환자, 방사선 혹은 항암제 치료를 받은 환자와 같이 면역기능이 저하된 환자에게 림프구(CD_8과 T cell)가 포함된 혈액을 수혈하게 되면, 림프구가 환자의 몸 안에서 증식하여 상피세포 등 조직을 공격하는 이식편대숙주병(graft-versus-host disease, GVHD)이 유발될 수 있다.

발열성 수혈 부작용을 예방하려면 혈액에 함유되어 있는 백혈구 수를 5×10^8개 이하로 줄여야 하고, HLA 동종면역을 줄이기 위해서는 5×10^6개 이하로 줄여야 한다. 백혈구 제거에 가장 효과적인 백혈구 제거 필터는 99.9% 이상의 백혈구를 제거할 수 있다. 신선 동결 혈장은 백혈구 제거를 하지 않아도 된다.

백혈구 제거의 효과는 다음과 같다.

- 비용혈성 발열반응 방지
- 동종면역(백혈구 항체 생성)과 혈소판 수혈불응증의 방지
- 과립구, 단구에 잠복하는 CMV 감염 방지
- 이식편대숙주병 발생 방지
- 면역억제 반응 방지

■ 간호

적혈구용 필터와 혈소판용 필터가 다르므로 간호단위 내에서 여과할 때 필터 세트를 잘 구분하여

사용한다. 적혈구 1~2단위 당 1개의 필터를, 혈소판 4~8단위당 1개의 필터를 사용하여도 된다(그림 26-9, 26-10).

(3) 감마선 조사 적혈구(gamma-irradiated RBC)

- 정의

혈액 방사선조사기를 이용해 혈액 제제에 25Gy(2500rad)의 방사선을 조사한 후 수혈한다.

- 적응증

수혈로 인한 이식편대숙주병의 예방이 필요한 환자에게 사용한다. 골수이식(bone marrow transplantation)이나 장기이식을 받은 환자, 직계가족이 헌혈한 혈액을 수혈 받는 환자, 면역억제 상태의 환자, 자궁내 출혈이 있는 환자, AIDS 환자 등에게 필요하다.

수혈에 의한 이식편대숙주병은 수혈할 때 함께 주입된 림프구에 의해 유발되며, 림프구가 환자 체내에 증식하여 환자의 조직을 다른 물질로 인식해서 공격하는 반응으로 피부발진, 발열, 간기능 저하, 황달, 설사 및 범혈구감소증(pancytopenia) 등의 증상이 나타난다. 현재 수혈 후 생긴 이식편대숙주병은 한번 발병하면 유효한 치료방법이 없다. 이식편대숙주병을 예방하기 위해서는 혈액제제 내에 혼입 되어 있는 살아 있는 림프구를 죽여야 한다. 백혈구 제거 필터로 여과해도 림프구 제거가 불충분하여 완전히 예방할 수 없으므로 방사선 조사로 제거하여야 한다. 혈장 성분의 수혈로 인한 CMV 감염이나 이식편대숙주병의 발생에 대한 보고가 아직 없어 신선 동결 혈장이나 동결침전 제제는 방사선 조사가 필요 없다.

- 간호

방사선 조사를 하면 혈액 내 K^+의 수치가 2배 상승하므로 수혈 바로 직전에 조사하며 빨리 수혈을 하여야 한다.

(4) 세척 적혈구(washed RBC)

- 정의

적혈구와 극소량의 백혈구로 이루어진 120~160ml의 혈액으로 농축적혈구를 같은 양의 0.85% 생리식염수로 2~3회 세척하여 적혈구 이외의 거의 모든 성분이 제거된 것이다.

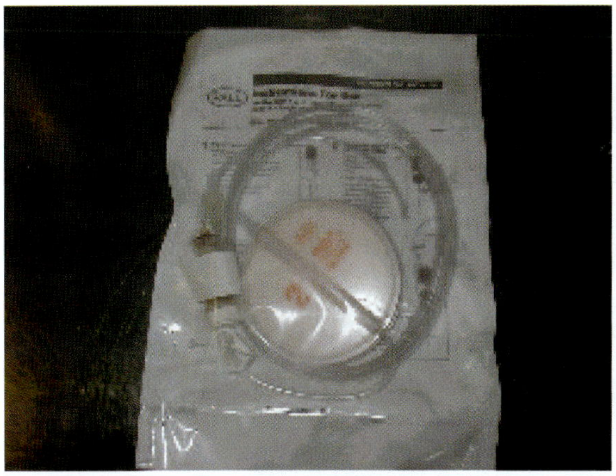

그림 26-9 적혈구용 백혈구 제거필터

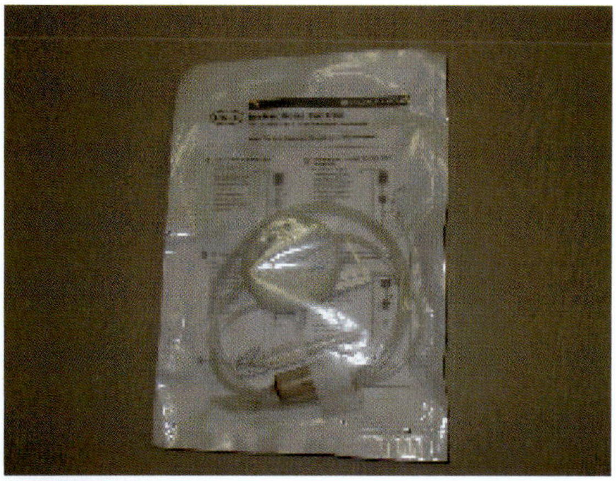

그림 26-10 혈소판용 백혈구 제거필터

■ 적응증

백혈구 및 혈소판 항체를 가진 환자나 혈장 단백에 의한 알레르기반응을 줄인 혈액의 수혈이 필요한 이식환자에게 수혈한다. 또한 신생아나 자궁 내 태아 수혈 시에도 사용된다. 농축적혈구와 같은 혈색소를 함유한다.

■ 간호

모든 세척 적혈구는 혈액 필터를 통하여 수혈 되어야 한다. 세척 과정 중 적혈구의 손실이 일어나므로 적혈구의 양이 농축적혈구보다 적다.

세척 후 세균 오염의 가능성 때문에 24시간 이내에 수혈해야 한다.

3) 신선동결혈장

(1) 정의

전혈을 6시간 내에 냉동 분리시켜 얻어지며 혈액응고인자가 포함되어 있는 140~180ml의 혈액으로 혈액응고인자 결핍 시 사용하는 중요한 혈액성분제제이다(그림 26-11). CPDA-1 항응고보존제가 들어 있는 혈액백에 400-320ml의 혈액을 채혈하여 6시간 이내에 4℃에서 5분 동안 원심분리한 후 -18℃ 이하에서 냉동 보존하여 제조하며 약 1년간 보존할 수 있다. 따라서 반감기가 짧은 응고인자 V 및 VIII을 포함한 모든 응고인자를 함유하고 있다. 신선동결혈장 한 단위에는 제 I 응고인자인 섬유소원(fibrinogen)이 230~240mg/dl, 항혈우병인자인 제 VIII 응고인자가 49~94U/dl, 그리고 제 IX 응고인자는 84~125U/dl 정도 함유되어 있다. 신선동결혈장은 동결침전제제와 혈장분획제제(plasma derivates)의 원료가 된다.

(2) 적응증

간질환, 범발성 혈관내 응고증(disseminated intravascular coagulopathies, DIC), 혈전성 혈소판감소자반증(thrombotic thrombocytopenic purpura, TTP) 등 응고인자 보충이 필요한 경우, warfarin 효과의 신속한 역전이 필요한 경우, 혈장교환술(plasma exchange) 시, Vitamin K 결핍증에 필요하다.

■ 응고인자 결핍의 보충

제 VIII 응고인자 및 제 IX 응고인자 결핍을 제외하면 단일 응고 인자 결핍은 드물다. 제 VIII 응고

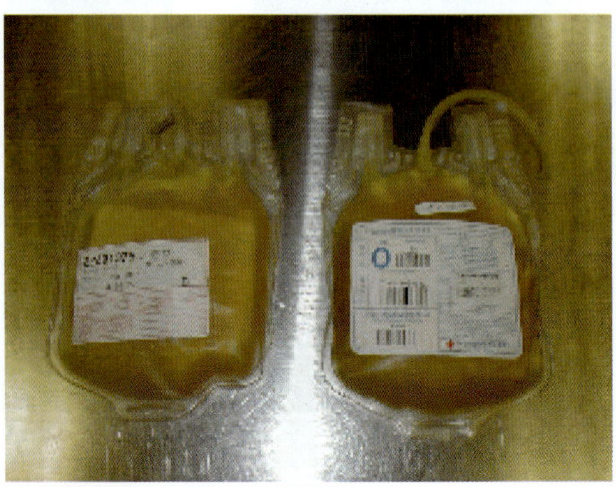

그림 26-11 신선동결혈장

인자 결핍인 A형혈우병(hemophilia A)는 동결침전제제나 농축 제 VIII 응고인자(factor VIII concentrates)를 사용하며, 제 IX 응고인자 결핍인 혈우병 B(hemophilia B)는 프로트롬빈 복합 농축(prothrombin complex)을 사용하면 된다. 즉, 농축제제를 만들 수 없는 제 V 응고인자 결핍이 신선동결혈장의 적응증이 된다.

- 경구 항응고제의 역전

Warfarin 및 bishydroxycoumarin과 같은 coumarin계 경구 항응고제를 투여 받는 환자들은 비타민 K 의존성인 제 II, VII, IX, X 응고인자 및 protein C와 protein S의 활동이 억제되어 있다. 이 약들은 반감기가 2.5일 정도로 길어 용량조절이 안되면 출혈을 일으킬 수 있다. 과량 투여로 출혈 발생 시 약을 중지하고 비타민 K를 정주하면 대개 6~12시간 내에 지혈이 되고 PT(prothrombin time)가 정상화 될 수 있으나 coumarin의 항응고 효과를 신속하게 역전시키려면 농축 제 IX 응고인자나 신선동결혈장을 투여해야 한다.

- 비타민 K 결핍증

신생아 출혈성 질환, 담도폐쇄 등 비타민 K 흡수장애가 있는 질환에서 경구 항응고제 투여 시와 같은 혈액응고 장애가 일어날 수 있다.

- 급성 범발성 혈관내 응고증

쇼크, 외상, 패혈증 등에 동반되는 범발성 혈관내 응고증 시에는 혈액응고 기전과 섬유소 용해기전이 함께 활성화되어 혈액응고 인자 및 혈소판이 감소되어 심하면 출혈 또는 혈전증을 보일 수 있다. 원인질환 치료와 함께 출혈이 동반된 급성 DIC는 신선동결혈장, 동결 침전제제, 혈소판 등으로 보충요법을 시행한다. 만성 DIC에서 출혈을 동반하지 않은 경우는 보충요법을 시행하지 않는다.

- 혈전성 혈소판 감소성 자반증

TTP는 혈소판 감소, 미세혈관병성(microangiopathic) 용혈성 빈혈, 발열, 신경학적 증상, 신기능 이상을 특징으로 하는 질환으로 신선동결혈장을 보충하는 치료적 혈장분리교환술(plasma pheresis)이 최선의 치료다.

- 유전성 응고억제인자 결핍증

항트롬빈 III, protein C, protein S가 유전적으로 결핍된 환자들이 수술을 받거나 혈전증의 치료로 헤파린을 투여받을 경우, 심한 혈관부종을 동반한 C1 esterase 억제인자 결핍 시에 신선동결혈장이 사용될 수 있다.

- 간질환

간질환은 신선동결혈장 수혈의 가장 흔한 적응증이 된다. 간질환이 있으면 간실질 세포에서의 제 II, V, VII, IX, X 등의 응고인자 합성감소, 활성 응고인자 청소력의 감소로 혈액응고장애가 생길 수 있으며, 간문맥 고혈압, 식도 정맥류로 출혈을 일으킬 수 있다. 출혈이 있거나 수술 및 간생검 등 출혈이 예상되는 경우 신선동결혈장 수혈의 적응증이 되나 PT, aPTT(activated partial thromboplastin time)가 연장되어 있는 것만으로 수혈하는 것은 바람직하지 않다.

(3) 간호

신선동결혈장은 점점 사용량이 증가하고 있으나 남용되는 경우가 많다. 성분수혈이 증가함에 따라 농축적혈구와 신선동결혈장을 같이 수혈하는 사례가 많은데, 신선동결혈장을 혈량증량제

(volume expander)나 영양 보충제로 사용해서는 안된다. 또한 신선동결혈장의 남용은 B형 및 C형 간염, AIDS와 같은 수혈 전파성 감염의 원인이 되며, 알부민 제제나 제 VIII 응고인자 농축액인 혈장제제의 부족현상을 초래한다.

투여량은 성인이나 소아에게 대개 10ml/kg을 투여하고, 15ml/kg로 시작한다. 수혈 후에는 PT, aPTT 및 혈액응고인자 정량 검사로 추적 검사를 한다.

필터가 있는 표준 수혈세트를 사용하며 해동한 후에는 가능한 빨리 수혈한다. 녹인 후 수혈 전까지 1~6℃에 보관하고 늦어도 24시간 이내에 수혈하도록 하며, 한 번 녹인 후에는 다시 얼릴 수 없다.

교차시험은 불필요하며 ABO 혈액형이 적합한 신선동결혈장을 사용하면 된다. 그러나 여의치 않은 경우 AB형 신선동결혈장은 A형, B형, O형에게, A형 및 B형 신선동결혈장은 O형에게, O형 신선동결혈장은 O형에게만 줄 수 있다.

신선동결혈장 수혈의 부작용은 용적과부하, 알레르기 반응, 수혈 전염성 질환, 용혈, 급성 폐손상, 면역억제 등이 있다. 알레르기 반응은 1~3%에서 나타나는데 IgA가 결핍된 환자에서는 생명을 위협하는 아나필락스성 반응이 발생할 수 있다. 혈구 세포에 의해 전염되는 herpes virus, CMV, 말라리아에는 감염되지 않는다. 용혈은 ABO 부적합 신선동결혈장이 수혈된 경우에 발생할 수 있다. 신선동결혈장 내에 환자의 과립구에 대한 항체가 높은 역가로 함유되어 있으면 폐혈관 내에 백혈구 응괴가 형성되어 급성 폐손상이 유발될 수 있으며, 신선동결혈장에 의한 이식편대숙주병은 일어나지 않으므로 방사선 조사는 필요 없다.

4) 동결침전제제

(1) 정의

동결침전제제는 신선동결혈장 1단위를 4℃에 녹여서 제조한 혈액으로 녹일 때 생기는 하얀 침전물(cold precipitated protein)에는 많은 양의 응고인자 VIII:C, XIII, fibrinogen, fibrinectin이 포함되어 만들어진다. 이것을 -18℃ 이하에 동결시켜 보존하며 보존기간은 1년이다. 응고인자의 양은 응고인자 VIII:C는 80~120U, fibrinogen은 120mg, von Willebrand factor는 40~70%, 응고인자 XIII는 20~30% 정도이다.

(2) 적응증

응고인자 Ⅷ, XIII, fibrinogen이 부족한 혈우병 A, Von-Willebrand's disease 환자에게 수혈된다.

(3) 간호

ABO 부적합 동결침전제제를 대량 수혈하면 항-A 및 항-B 동종응집소에 의해 용혈이 유발될 수 있어 ABO 적합 동결침전제제를 사용한다. 수혈 시 후천성면역결핍증이나 간염을 감염시킬 수 있고, 대량 주입하면 환자의 fibrinogen 농도가 증가해 hyperfibrinogenemia를 일으켜 혈전색전증(thromboembolism)을 일으킬 수 있다.

여러 단위를 한 번에 주입하기 위해 한 백에 모으는 경우 응고인자 VIII나 fibrinogen이 백에 묻어 모으는 것이 어려우므로 한 단위씩 각각 주도록 하며, 백에 모아서 주는 경우 최대한으로 모으기 위해 소량의 생리식염수로 헹구어 넣어준다.

수혈 시 반드시 표준 수혈세트를 사용해야 하며 동결침전제제를 녹인 후 즉시 주지 못할 경우 6시간까지 보관할 수 있다.

5) 혈소판 제제

(1) 농축혈소판(platelet concentrate, PC)

■ 정의

농축혈소판은 전혈로부터 제조되며 혈장 약 40ml 속에 약 5×10^{10}개의 혈소판이 들어 있어 소량의 혈장에 다량의 혈소판이 포함되어 있다. 농축 혈소판은 지속적으로 천천히 흔들어 주는 장치인 혈소판 보존기에 보존하며 적정 보존 온도는 20~24℃이다. 일반적으로 3일간 보존할 수 있으며 산소투과율을 높인 혈소판 보존액을 사용하면 5일간 보존할 수 있다.

■ 적응증

혈소판 감소증, 혈전성 혈소판 기능에 이상이 있는 경우, 골수부전 장애, 대량 수혈, 범발성 혈관내 응고증, 혈소판 감소성 자반증이 있는 경우 혈소판제제를 수혈하게 된다.

농축혈소판은 여러 사람에게서 채혈한 것을 보관했다가 수혈하게 된다. 농축혈소판 1단위를 투여하면 성인의 경우는 혈소판 수치가 5000/㎕ 이상 증가되며, 한번에 6단위 이상은 수혈해야 효과가 있다. 소아는 체중 10kg 당 1단위를 투여한다. 농축혈소판 6~8단위는 성분채집 혈소판 1단위와 같다.

■ 간호

자가면역성 혈전성 혈소판 감소성 자반증과 범발성 혈관내 응고증 등으로 인하여 혈소판 파괴가 급속히 일어나는 환자와 패혈증 또는 비장 종대로 기인한 혈소판 감소증이 있는 환자에게는 혈소판 수혈이 도움이 되지 않는다.

혈소판 투여 후 1시간 후에 측정한 혈소판의 수가 유의하게 증가하지 않으면 HLA 동종면역에 의한 혈소판 수혈불응증의 가능성이 높다. CCI(corrected count increment)로써 혈소판 수혈불응성 여부를 판정할 수 있다.

$$CCI = \frac{(\text{수혈 후 혈소판수}/\mu l - \text{수혈 전 혈소판수}/\mu l)\times \text{체표면적}(m^2)\times 10^{11}}{\text{수혈된 혈소판수}}$$

혈소판 수혈 1시간 후에 측정한 CCI가 10,000/㎕/m^2 이하이면 동종면역이라 할 수 있다. 이 경우 백혈구제거혈소판(leukocyte-deplete platelete)을 수혈하여 혈소판 수혈 불응화를 감소시킬 수 있으며 백혈구 제거를 위해 혈소판용 필터를 이용한다. 혈소판 제제는 혈소판용 수혈세트를 이용하여 주입한다. 투여 전 적혈구 적합성 검사는 불필요하다.

자궁 내 수혈을 받는 태아, 선천성 면역결핍증 환자, 호즈킨병 환자, 직계가족 혈소판을 수혈받는 환자들은 이식편대숙주병이 생길 수 있으므로 혈소판 제제에 25Gy 이상의 감마선 조사를 한 후 수혈하도록 한다.

부작용으로 인한 오한, 발열, 알레르기성 반응이 일어날 수 있는데 아스피린을 해열제로 사용해서는 안된다. 이는 아스피린이 혈소판의 cyclooxygenase를 비가역적으로 불활성화 시켜 혈소판기능을 억제시키기 때문이다. 농축혈소판 속에는 소량의 적혈구가 들어 있으므로 Rh 음성 환자에게는 반드시 Rh 음성 농축혈소판을 주어야 한다. 만약 가임 여자 환자에게 Rh 양성 농축혈소판을 수혈해야 한다면 Rh 면역을 방지하기 위해 Rh 면역글로불린을 투여한다. Rh 면역글로불린 300㎍은 Rh 양성 적혈구 15ml를 중화할 수 있으므로 첫 혈소판 수혈 후 3일 이내에 Rh 면역글로불린을 주사하고 총 30단위 이상의 혈소판이 수혈되면 다시 Rh 면역글로불린을 주사한다. 총 30

단위 이내의 혈소판이 수혈되더라도 처음 Rh 면역글로불린을 주사한 후 3주가 지나면 다시 Rh 면역글로불린을 주사하는 것이 안전하다. 혈소판감소증이 있는 환자는 근육주사용 Rh 면역글로불린이라도 피하로 주사하는 것이 좋다.

혈소판 수혈 시 가능하면 동일한 ABO형을 택하는 것이 좋다. 이는 ABO 부적합 혈소판의 생존기간이 짧아질 수 있으며, 농축혈소판에는 혈장이 들어있어 ABO 부적합 혈소판을 수혈하면 직접 항글로불린 검사에서 양성반응이 나올 수 있어 매우 드물게 용혈을 초래할 수 있기 때문이다. 혈소판을 너무 급하게 주면 순환혈액량 과부하와 이로 인한 다른 합병증을 초래할 수 있다.

혈소판 제제는 보존 기간이 짧아 혈액은행에서 가져오자마자 30분 이내에 수혈을 해야 하며, 혈소판은 혈소판용 수혈세트를 사용한다.

(2) 성분채집 혈소판(apheresis platelet; single donor platelet)

■ 정의

한명의 헌혈자로부터 혈소판을 채집하는 방법으로 얻어진 혈소판제제를 말한다. 대개 2~3시간이 소요되며 농축 적혈구 6~8단위의 양 만큼인 3×10^{11}개의 혈소판이 들어 있으며 혈장양은 200~250ml 정도이다.

한명의 공여자로부터 혈소판 농축액을 얻어내어 혈소판과 소량의 혈장만 추출하고 나머지는 공여자에게 되돌려진다. 6~8명의 헌혈자로부터 얻을 수 있는 농축혈소판을 한 명의 헌혈자로부터 얻을 수 있으므로 환자에게 노출되는 헌혈자의 수를 줄여 그만큼 HLA 동종면역의 기회와 수혈로 인한 감염의 기회를 줄일 수 있다.

■ 적응증

혈소판 감소증, 혈소판 기능에 이상이 있는 경우, 골수부전 장애, 대량 수혈, 범발성 혈관내 응고증, 혈전성 혈소판 감소성 자반증 등이 있는 경우 혈소판제제를 수혈하게 된다.

■ 간호

혈소판 제제는 보존 기간이 짧으므로 혈액은행에서 가져오는 즉시 수혈하도록 하며, 혈소판용 수혈세트를 이용하여 주입한다. 또한 혈소판용 필터를 이용하여 백혈구를 여과하여 준다.

성분채집 혈소판의 채집을 위한 간호 관리는 다음과 같다.

- 수혈 예정 3일 전까지 헌혈자 검사를 미리 실시한다. 헌혈자는 미리 와서 진공 시험관(plain tube)에 6ml, EDTA 튜브에 4ml를 채혈하여 HBs Ag, Anti-HCV, Anti-HIV, VDRL과 같은 전염성 질환 표지자 검사와 ALT, total protein, CBC, ABO, RhD 혈액형과 같은 검사를 한다.
- 하루 전까지 헌혈실에 예약하며 예약된 시간에 혈액검사 상 채혈에 부적합한 결과가 없는 합격한 헌혈자를 헌혈실로 보내 채집한다.
- 헌혈자 검사를 시행한지 1개월이 지난 헌혈자는 다시 검사를 받아야 한다.
- 헌혈자 검사가 미리 이루어지지 않은 상태에서 혈소판 성분채집술이 시행될 경우에는 연장 보존액에 혈소판을 보관하면서 검사결과가 나오면 혈액을 공급한다.
- 혈소판 성분채집술은 일반 plateletpheresis을 통해서 24시간 보존 가능한 혈소판을 채집해 시행 당일이나 다음날 수혈 받으며, 2일 이상 보관했다가 사용해야 하는 경우는 ESP-plateletpheresis를 이용하여 채집한다.
- 400ml 이내 혈소판 성분채혈 금지 기준은 다음과 같다.

- 17세 미만 또는 60세 이상
- 혈액 비중이 1.052 미만 혹은 12.0g/dl
- 혈청단백이 6.1g/dl 미만
- 혈소판 수치가 150,000/㎕ 미만
- 전혈 채혈일로부터 2개월 또는 성분 채혈일로부터 72시간이 경과하지 않은 경우

6) 성분채혈 백혈구(leukapheresis) 제제

(1) 정의

한사람의 헌혈자로부터 성분헌혈을 받아 제조하며, 림프구, 혈소판, 적혈구가 포함되어 있고 혈장량은 200~250ml 정도 된다. 헌혈자에 따라 다르기는 하나 과립구가 1×10^{10}개 이상이 되어야 치료효과가 있다.

(2) 적응증

골수형성 저하증(myeloid hypoplasia), 호중구 감소증(〈500/㎕), 항생제 치료에 호전되지 않은 발열이 24~48시간 지속될 때, 골수기능이 회복되기 어려운 환자에게 수혈한다.

(3) 간호

많은 양의 과립구를 얻기 위해 헌혈자에게 시행 12시간 전 스테로이드나 G-CSF를 투여한다. G-CSF는 5~10㎍/kg 즉 성인은 약 300㎍을 피하로 주사한다. G-CSF 투여 후 미열, 두통, 근육통 등 감기와 유사한 증상이 있을 수 있으며 오심 및 피로감이 생길 수 있다.

백혈구 제제는 20~24℃에 저장하여야 하며 적어도 24시간 이내에 수혈해야 한다. HLA typing은 하지 않으나 많은 양의 적혈구가 포함되어 있으므로 적혈구 교차시험을 반드시 시행한다.

명확한 기준은 없으나 적어도 1×10^{10}개 이상의 백혈구를 4일 이상 수혈해야 효과가 있다고 한다. 수혈 시 반드시 표준 혈액필터가 있는 수혈세트를 사용한다.

백혈구 회복이 의심스러운 경우 백혈구 수혈로는 호중구 감소 환자의 임상적 경과를 호전시킬 수 없다.

백혈구 수혈은 오한, 발열, 과민성 반응을 일으킬 수 있으므로 주입속도를 천천히 하고 diphenhy dramine이나 mepheridine 투여로 부작용을 줄일 수 있다. 스테로이드와 아스피린 외의 해열제로 발열성 반응을 치료하고 방지할 수 있다. 심한 발열성 반응이나 수혈로 인한 급성 폐손상이 있으면 백혈구 수혈을 피한다.

간염, 후천성 면역 결핍증, CMV 감염 등 수혈 전염성 질환이 발생할 수 있으며 HLA 동종면역이 생길 수 있다. 면역기능 결핍 혹은 억제 환자는 이식편대숙주병을 일으킬 수 있으므로 25Gy의 방사선을 투여하여 수혈한다.

이 제제 수혈 시 심한 폐부전이 있을 수 있으며, amphotericin과 같이 투여하면 폐부전의 위험성이 더 증가한다.

7) 성분채집 림프구(apheresis lymphocyte)

(1) 정의

백혈구 중 림프구만을 성분채집한 것이다.

(2) 적응증

최신 면역요법인 lymphokine activated killer(LAK) 치료, 골수이식에서 ABO 부적합 관련 문제해결, 골수 동결보존, 말초혈액 조혈모세포이식(peripheral blood stem cell transplantation)을 위해 이용된다.

8) 혈장분획제제(plasma derivatives)

혈장분획제제는 혈장 중에 미량 존재하는 성분을 대량의 혈장으로부터 추출하여 농축시킨 것이다.

(1) 농축 제 VIII 응고인자

■ 정의

농축 제 VIII 응고인자는 신선동결혈장으로부터 분리한 후 동결건조 된다. 수혈 후 반감기는 12~18시간이다.

■ 적응증

중증 혹은 선천성 제 VIII 응고인자 결핍증 환자와 저역가 제 VIII 응고인자 억제인자를 가진 환자에게 사용한다. 농축 제 VIII 응고인자는 출혈 예방이나 치료에 사용되며, 억제인자를 가진 환자에게 사용할 때는 제 VIII 응고인자 농도검사를 자주 실시한다. 농축 제 VIII 응고인자에는 혈소판 기능에 필요한 factor VIII: vWF(von Willebrand factor)가 없으므로 von Willebrand 질환의 치료 시에는 단독으로 사용할 수 없다.

투여용량은 다음과 같다.

환자의 혈장량 = 40(ml/kg) × 체중(kg)

투여할 농축 제 VIII 응고인자 단위수 =

환자의 혈장량 × (원하는 제 VIII 응고인자 농도% - 환자의 제 VIII 응고인자 농도%)/100

■ 간호

이 제제는 제조회사에서 공급하는 멸균된 희석액으로 녹인 후 반드시 필터로 걸러서 투여하며, 표준 혈액필터가 달린 주입세트를 사용할 수 있다. 투여 후 반응을 평가하기 위해 적당한 간격으로 제 VIII 응고인자 농도 검사를 한다.

(2) 농축 제 IX 응고인자

■ 정의

농축 제 IX 응고인자는 혈장으로부터 분리한 후 동결건조한다. 농축 제 IX 응고인자에는 제 II, VII, IX, X 응고인자와 소량의 단백질이 있어 프로트롬빈 복합체(prothrombin complex)라고 부른다. 제제에 따라 제 IX 응고인자는 1~5% 혹은 20~30%가 함유되어 있기도 하다. 제 IX 응고인자 수혈 후 반감기는 24~32시간이다.

■ 적응증

B형 혈우병 또는 크리스마스 병이라고 하는 제 IX 응고인자 결핍증, 선천성 제 VII 응고인자 혹은 제 X 응고인자 결핍증 치료, 제 VIII 응고인자와 제 IX 응고인자 억제가 있는 환자에게 사용한다.

■ 간호

프로트롬빈 복합체는 간질환 환자에게는 사용하지 않는다. 간질환에 의해 항트롬빈 III 결핍이나 제 VIII 응고인자 억제제를 가진 A형 및 B형 혈우병 환자에게 투여하면 혈전증과 범발성 혈관내 응고증을 일으킬 수 있다. 보다 순수한 농축 제 IX 응고인자가 위험성이 다소 낮다. 부작용으로는 오한, 발열, 두통, 오심, 홍조 등이 있다.

농축 제 IX 응고인자는 생체내 회수율이 50% 이므로 용량을 두 배 투여한다. 이 제제는 제조 회사에서 공급한 멸균된 희석액으로 녹인 후 반드시 필터로 걸러서 투여한다. 희석 후 가능한 빨리 수혈한다.

(3) 알부민 및 혈장단백분획제제(albumin and plasma protein fraction)

■ 정의

알부민은 전혈 및 혈장 성분채집술로 얻어진 혈장으로부터 만들어진다. 알부민이 96%, 기타 단백이 4%로 구성된다. 냉알콜분획법에 의해 60℃에서 10시간 동안 열처리되어 바이러스 감염이 없게 한다. 혈장단백분획은 알부민과 정제과정이 다를 뿐 83%의 알부민, 17%의 글로불린으로 구성된다. 알부민제제는 20%와 5%로, 혈장단백분획은 5%로 상품화 되어 있고, 나트륨이 145mEq/L 들어 있다. 5% 용액은 혈장과 같은 교질(colloid) 삼투압을 가지고 있으며, 20%는 혈장보다 4배, 25%는 5배의 삼투압을 가진다. 냉장고에서 5년간 저장할 수 있다.

■ 적응증

순환혈액량 감소와 저단백혈증이 동시에 있는 환자에게 사용된다. 혈장교환이나 투석 시, 신생아 용혈성 질환, 단백 소실성 소화기나 신장 질환, 화상, 급만성 간부전, 복수, 쇼크, 성인성 호흡곤란 증후군 등이 그 예이다.

■ 간호

용적과부하가 생기기 쉬우므로 주의해야 하며 부작용으로는 홍조, 두드러기, 오한, 발열, 두통 등이 나타날 수 있다.

20% 이상의 알부민은 혈장보다 삼투압이 높아 탈수 환자에게 투여할 때는 결정질(crystalloid)과 함께 준다.

혈장단백분획을 10ml/min 이상 빠르게 주입하면 오히려 혈압이 떨어질 수 있고, 동맥에 주입하거나 심폐회로에 사용하지 않는다. 이 경우 알부민을 사용한다.

이 제제는 필터를 통해 주입할 필요가 없으며 ABO 혈액형 항체가 없으므로 적합성을 검사할 필요가 없다.

이 두 제제의 투여 용량은 순환 혈장 단백 농도가 5.2g/dl 이상 되도록 결정하며, 만성 저알부민혈증은 근본적으로 교정할 수 없으므로 장기적으로 사용하지 않는다.

(4) 면역 혈청 글로불린(immune serum globulin)

■ 정의

면역 혈청 글로불린은 혈장으로부터 한랭 에탄올 분획법으로 제조하여 얻은 감마글로불린 농축액이다. 멸균 제조되므로 감염의 우려가 없다. 예전에는 근육주사용으로 나왔으나 원하는 농도에 도달하려면 4~7일 걸리고, 주사 시 근육통과 괴사의 우려가 있어 최근에는 정맥주사용으로 생산되고 있다. 단백량이 0.5~10g 정도 함유되어 있고 90% 이상이 IgG이다. 주사된 면역 혈청 글로불린의 반감기는 18~32일이다.

■ 적응증

선천성 무감마글로불린혈증, Wiskott-Aldrich 증후군, 중증 복합 면역결핍증에 사용하며 어떤 질병에 걸리기 쉬운 환자에게 예방적으로 투여할 수도 있다. 급성 및 만성 면역성 혈소판 감소성 자반증, 후천성 면역결핍증에 따른 혈소판 감소증에도 사용한다.

■ 간호

부작용으로 두통, 피로감, 오한, 등의 통증, 발열, 홍조, 오심 등이 나타날 수 있다. 근주용을 정맥주사로 주면 급성 과민성 반응이나 아나필락시스가 발생할 수 있다. IgA 결핍증이 있는 사람이나 혈장 단백에 대한 아나필락시스가 있는 사람에게는 면역 혈청 글로불린을 사용하지 않도록 한다.

(5) Rh 면역글로불린(RhIG ; Rh immune globulin)

■ 정의

Rh 양성 적혈구에 감작된 Rh 음성 공혈자로부터 얻은 혈장에서 제조되며, 1ml 내에 IgG 항-D가 들어있다. 한 병에 약 300 μg이 들어있으며 Rh 양성 적혈구 15ml(전혈 30ml)를 중화시킬 수 있다. 50 μg 제제는 임신 초기의 출혈과 유산 시에 사용하며, 임신 12주가 지나면 300 μg을 사용한다.

■ 적응증

유산, 질 출혈, 자궁 외 임신, 복부 외상 등에 사용하고, 양수 천자 시에도 시술할 때마다 사용한다.

Rh 음성 산모에게 임신 28주에 투여하며 감작되지 않은 산모가 Rh 양성 아이를 분만한 후에도 투여한다.

Rh 음성인 가임여성에게 Rh 양성 적혈구를 수혈하고 나서 Rh 면역글로불린을 투여할 수 있다.

(6) 농축 항트롬빈 III(antithrombin III concentrate)

■ 정의

혈장으로부터 분획 제조된다. 열처리는 하나 바이러스 감염을 완벽하게 예방할 수는 없다. 수혈 후 반감기는 60~70시간이며 헤파린을 병용하면 짧아진다.

항트롬빈 III는 헤파린의 작용을 증폭시켜서 트롬빈과 제 IX, X, XI, XII 응고인자를 억제한다.

■ 적응증

선천성 항트롬빈 III 결핍증에 사용한다. 항트롬빈 III가 결핍되면 혈전증이 생기는데 항트롬빈 III 농도가 75% 이하로 감소되면 투여한다.

■ 간호

헤파린의 작용이 증폭되므로 헤파린의 용량을 조절해야 한다. 항트롬빈 III 사용 시 알레르기가 일어날 수 있다.

투여량은 항트롬빈 III의 농도가 80~120% 선으로 유지하도록 조정되므로 투여 후 추적 검사를 실시하여야 한다.

9) 합성 혈량증량제(synthetic volume expander)

(1) 정의

생리식염수와 Ringer' s lactate 등 crystalloid 용액은 여러 음이온과 양이온으로 구성된다. 이 제제들은 혈장과 등장성이며 동일한 삼투압을 갖는다. 생리식염수는 나트륨이온과 염소이온을 함유하나 Ringer' s lactate는 추가로 칼륨, 칼슘 및 젖산염(lactate)을 함유한다. 유산은 중탄산염으로 대사될 수 있는 완충력을 가진다.

혈액확장에 유용한 colloid 용액은 dextran과 hydroxyethyl starch(HES) 등이 있다. dextran은 분자량이 작은 dextran 40과 분자량이 큰 dextran 70이 있다. HES는 생리식염수 6%의 농도로 상품화 되어있다.

(2) 적응증

삼투성을 가지고 있어 혈장량을 신속히 확장시켜 주어야 하는 출혈이나 화상으로 인한 쇼크를 치료하는데 사용한다. Cystalloid 용액은 일시적으로 혈장량을 확장시킬 수 있으나 염분 용액의 1/3만이 혈관 내 남아 있으므로 소실된 혈장을 보충하기 위해서는 그 혈장량의 2~3배 되는 양을 필요로 한다. 화상에서는 처음에는 모세혈관 누출로 알부민의 투여효과가 적으므로 혈액량 확장제로 cystalloid가 유용하다. Dextran, HES 등 cystalloid 용액은 비싸지 않고 쉽게 구할 수 있고, 실온에 보관할 수 있으며, 적합성 검사가 필요 없고, 수혈 전염성의 가능성이 없다.

(3) 간호

Dextran의 부작용으로는 아나필락시스 반응, 발열, 발진, 빈맥 또는 저혈압 등이 있다. HES는 Dextran 보다 부작용의 빈도는 적지만 PT, aPTT의 연장을 초래할 수 있다. 모든 혈액량 확장제는 울혈성 심부전 또는 무뇨성 신부전 환자에게 용적과부하를 일으킬 수 있음을 유념하여야 한다. 이 용액들은 혈액필터를 통해 주입할 필요가 없다.

IV. 자가수혈(auto-transfusion)

1. 정의

출혈부위에서 혈액을 모아 다시 같은 환자에게 수혈을 하여 전반적인 혈액량을 유지하거나 혹은 수술 전 혈액 예치식 자가수혈로 수술이 예정된 환자가 수술 전 미리 채혈하여 예치해 둔 혈액을 수술 시 수혈 받는 것이다. 이렇게 함으로써 간염, 후천성 면역결핍증 등 수혈 전염성 질환의 예방이 가능하고 동종면역의 가능성도 배제할 수 있으며 동종항체로 인한 용혈성, 발열성 및 과민성 수혈 부작용을 방지할 수 있다.

2. 적응증

선택기준에 연령제한은 없으며 소아도 채혈할 수 있는 혈관만 확보되면 혈액을 예치할 수 있다. 자가수혈은 외상을 입은 환자, 심혈관계나 정형외과 시술을 받고 있는 환자에게 시행한다.

3. 간호

자가수혈의 방법에는 크게 4가지가 있다.

1) 수술전 혈액 보관

소량의 실혈이 있는 정형외과 수술과 같은 수술을 할 때 시술 전에 선택적으로 자신의 피를 뽑아놓을 수 있다. 환자는 헤모글로빈 11g/dl 이상이고 잦은 협심증이나 동맥 협착의 가능성이 없어야 한다. 환자는 철분제제를 경구투여 하면서 채혈 전 헤모글로빈 수치를 검사하고 주 1회 간격으로 1단위씩 혈액을 빼낸다. 마지막 채혈은 수술 전 72시간 이전에 한다. 우리나라 적혈구 보존 기간은 35일이므로 최고 4~5단위까지 혈액을 예치할 수 있다.

자가혈액에 대해서도 일반 헌혈과 동일한 전염성질환 표지자 검사와 ABO, Rh 혈액형 검사 및 교차시험이 시행된다. 전염성질환 표지자가 양성인 경우 환자에게 그 사실을 설명하고 환자가 수혈에 동의하면 수혈할 수 있다.

혈액 요청 시 환자가 소지하고 있거나 의무기록에 표시된 '자가혈액' 스티커의 예치 혈액량을 확인하고 요청한다.

2) 수술 중 혈액희석

수술 중 혈액회수 방법의 하나로 심폐우회술(cardiopulmonary bypass, CPB) 혹은 다른 수술 직전에 환자의 혈액을 1~3단위 채혈하여 공인된 플라스틱 채혈백에 보관하고 채혈한 혈액량 만큼을 수액제제로 보충한 후 수술 중 혹은 수술 직후에 환자에게 재투여 하는 것이다. 이 방법으로 많은 양의 적혈구를 돌려줄 수 있을 뿐 아니라 혈액을 단지 몇 시간 동안만 보관하므로 살아있는 혈소판도 제공할 수 있다.

이 방법을 사용하기 위해서는 수액의 과다공급을 막기 위해 환자 상태를 철저히 감시하여야 하며 무균적으로 채혈되었는지, 올바르게 보관되었는지 여부를 확인해야 한다.

수술 전 혈색소 수치가 11.0g/dl 이상이며 수술 중 예상되는 실혈량이 2단위 이상인 경우에 대상이 된다.

3) 수술 중 자가수혈

수술 중 혈액회수(salvage)는 수술 도중 유출되는 환자의 혈액을 다시 회수하여 주입하는 것이다. 개심술이나 간이식 같이 실혈이 많은 수술 중에 재수혈을 실시한다. 몸 밖으로 나온 혈액은 cell-saver라는 혈액회수기를 이용하여 기계 안으로 흡입된다. 이 기계는 혈액을 원심분리하여 전해질을 분리하고 식염수로 씻어낸다. 고속으로 이 과정을 거치면 5분 안에 packed cell이 만들어지고 다시 환자에게 수혈된다. 혈액회수기를 이용한 수술 중 자가수혈은 혈액공급이 신속하고, ABO 부적합 수혈의 우려가 없으며, 수혈 감염의 우려도 없고, 환자가 불규칙 항체를 가지고 있거나 Rh 음성과 같이 희귀 혈액형이어서 적합 혈액을 찾기 힘든 경우에도 문제없이 수혈 가능하여, 수혈용 혈액의 고갈 가능성을 적게 하는 등의 이점이 있다.

그러나, 혈액이 세균이나 종양세포로 오염이 되었을 경우 이와 같은 방법을 사용해서는 안되며 회수된 혈액은 투여 전에 반드시 여과하여야 한다. 투여 전에 적혈구를 세척하여 섬유소, 세포 찌꺼기, 유리 혈색소(free hemoglobin), 칼륨 및 기타 대사산물 등을 제거할 수 있다. 수술 중에 회수된 혈액은 다른 환자에게 수혈할 수 없다.

부작용으로는 재수혈을 다량 했을 때 희석성 응고장애(dilutional coagulopathy)가 일어난다. 소모성 응고장애(consumptive coagulopathy)와 ARDS(salvaged blood syndrome)는 활성화된 백혈구에 의해 일어나는데 가장 위험한 부작용이다.

4) 수술 후 혈액 회수

종격동(mediastinum) 절개술 후에 종격에서 유출된 혈액을 사용하는 것이 가장 흔한 방법이다. 종격동에서 흉관(chest tube)을 통해 두 개의 수집 백이 있는 cannister로 연결한다. 첫 번째 백에는 170micron filter가 있어 큰 혈괴나 세포조직을 거른다. 혈액은 흉강 안에서 내인적으로 섬유소가 제거되기 때문에 항응고제를 사용할 필요는 없다. 혈액은 필터를 통과하여 두 번째 백으로 들어가며, 두 번째 백은 800ml 크기이고 다 차면 떼어서 재수혈 하면 된다. 재수혈하는 혈액은 흉관 배출장치에 4시간 이상 머무르지 않는 것이어야 한다.

이 방법은 원심분리나 식염수로 씻는 과정이 없기 때문에 수술 중 사용과는 다르다. 세포가 많이 파괴되기 때문에 재수혈되는 혈액은 헤마토크리트가 15~25%이다. 따라서 일반 수혈도 함께 필요하다. 부작용은 드물지만 종격동에서 유출된 혈액은 leukocyte elastase가 많이 함유되어 있어 수술 중 사용할 경우 salvaged blood syndrome과 비슷한 증상이 나타날 수 있다.

V. 수혈 부작용

1. 정의

환자에게 완벽하게 적합한 수혈을 하지 못했을 때 발생하는 증상과 징후이다(표 26-2).

2. 부작용의 종류 및 간호

주요 수혈부작용은 대개 15분 이내에 나타나므로 특히 첫 15분 동안은 환자를 잘 관찰해야 한다.

표 26-2 주요 수혈 부작용

종류	증상 및 징후	일반적 원인	치료	예방
급성 혈관내 용혈(면역) 반응	발열, 오한, 불안감, 흉통, 복통, 쇼크, DIC, 호흡 곤란	사무착오로 인한 ABO 혹은 다른 적혈구 항원-항체 부적합성	수분공급, 혈압유지, 호흡유지, 이뇨유발, 쇼크 및 DIC 치료	사무착오의 방지
지연성 혈관내 용혈(면역) 반응	발열, 권태감, indirect bilirubinemia, 뇨중 urobilinogen 증가, Hct, 감소	수혈 후 3-13일 후에 일어나는 비 ABO혈 항원-항체 부접합	일반적으로 즉각적 치료가 필요하지는 않으나 신장 기능 검사, 응고검사 시행	사무착오 방지, 과거 수혈력에 대한 자세한 문진
발열반응	발열, 오한, 드물게 저혈압	백혈구 혹은 혈장 단백에 대한 항체	해열제 사용	수혈 전에 해열제 사용, 백혈구 제거 혈액 제제 사용
알레르기성 반응	두드러기, 작열감, 소양감, 아나필락시스	혈장단백에 대한 항체	항히스타민제제, 스테로이드, 혈관 수축제	수혈 전 항히스타민제, 세척 적혈구 제제 사용
혈액량 과다	호흡곤란, 고혈압, 심부정맥	지나치게 속도가 빠르거나 대량의 수혈	이뇨, 정맥제거술	급속한 수혈이나 과량의 수혈을 피할 것
비심장성 폐부종	호흡곤란, 폐부종	항-HLA 항체 혹은 백혈구 항체	혈압 유지, 호흡 유지	세척 적혈구 사용, 불필요한 수혈 줄일 것
세균오염	쇼크, 오한, 발열	부적절한 채혈 혹은 혈액 보관	혈압 유지, 항생제 투여	무균처리 및 혈액보관 시 주의

1) 급성 용혈반응

흔하게 일어나지는 않으나 생명을 위협할 정도로 위험하다. 이는 공여자의 항원과 수혜자의 항체가 만나 이루어진다. 농축적혈구 한 단위로 한 시간 안에 완전히 용혈이 이루어진다. 용혈된 적혈구는 전신 염증반응을 일으키고 염증반응은 저혈압, 다기관 부전(multiorgan failure)을 일으킨다. 이 반응은 대개 ABO/Rh 부적합으로 인하여 일어난다.

(1) 임상 증상

발열반응이나 알레르기성 반응으로 판정되면 환자에게 설명하고 필요한 조치를 취한 후 수혈을 계속한다.

수혈이 시작된 지 수 분 안에 증상이 나타난다. 발열, 호흡곤란, 흉통, 요통이 흔하다. 의식이 없는 환자는 저혈압 증상이 나타나며, 5~10%에서는 급성신부전이 초래된다.

(2) 중재

- 즉시 수혈을 멈추고 생리식염수를 혈액이 주입되던 정맥로를 통해 주입하면서 환자를 관찰한다.
- 혈압을 측정하고 혈압이 떨어졌다면 다음과 같이 한다.
  - 수액을 준다. 혈관 내 용적을 급속히 확장시키는 colloid가 좋다. 이뇨를 유발하는 처치를 함께 실시한다.
  - 도파민(dopamin)을 주입한다. 5 μg/kg/min 용량의 도파민은 신혈관을 확장시켜 신부전을 예방한다.
- 쇼크나 범발성 혈관내 응고장애가 있는지 계속 감시한다. 환자가 안정이 되면 다음을 시행한다.
- 사무적인 착오가 있는지 먼저 확인해야 하므로 혈액백의 라벨 및 환자의 인적사항, 과거 혈액형검사 기록 등을 점검한다.
- 혈액을 채취하고 헤모글로빈 색깔을 관찰한다.
- 요시험지검사(dip-stick test), 혈장혈색소 검사, haptoglobulin, BUN, creatinine, 혈액 응고 검사 등을 시행한다.
- 환자의 혈액을 채취하여 EDTA 시험관에 4ml, 일반 시험관에 6ml를 넣은 후 혈액은행에 보내어 direct Coombs' test와 교차시험 확인 검사가 시행되도록 한다. 양성반응이라면 용혈성 수혈반응이 일어난 것이며, 이미 공여자의 적혈구가 다 용혈되어 버렸다면 음성반응이 나올 수 있다.
- 혈액은행에서 용혈성 수혈부작용이 의심된다는 연락을 받으면 수혈되던 혈액백을 혈액은행에 보낸다.

2) 열성 비용혈성 반응

용혈이 일어나지 않아도 열이 날 수 있다. 공여자 혈액 속의 백혈구가 수혜자의 항체와 반응하여 열이 날수 있다. 항백혈구 항체는 수혈, 임신 후에 만들어지기 때문에 이 반응은 이전에 아이를 낳았거나 수혈을 했던 사람들에게서 일어난다.

(1) 임상증상

수혈을 시작하고 1~6시간 후에 열이 나며 전신의 통증은 흔치 않다.

(2) 중재

용혈성 반응에서와 같다. 세균에 감염되어 열이 날 수도 있으므로 전신의 통증이 있는 경우에는 통상적으로 혈액배양을 한다.

(3) 이후의 수혈

열성 비용혈성 반응을 겪은 환자의 50%이상이 이후의 수혈에서는 같은 반응이 나타나지 않는다. 그러므로 별 주의사항이 없다. 그러나 반응이 또 일어났다면 이후에는 백혈구 제거 적혈구를 수혈한다.

3) 알레르기 반응

이전의 수혈에서 혈장 단백에 감작되었던 경우 다음 번 수혈에서 과민반응이 일어난다. IgA가 있는 환자는 이전에 혈장 단백에 노출된 적이 없더라도 과민반응이 잘 일어난다.

(1) 임상증상

대개 수혈동안 두드러기와 발열이 나타나고 아나필락시스는 드물다.

(2) 중재

두드러기만 있으면 수혈을 중단할 필요는 없다. 그러나 대개는 일시적으로 수혈을 멈추고 항히스타민제를 투약한다. 25~50mg의 diphenhydramine을 6시간마다 경구 또는 근육주사로 투여한다. 아나필락시스가 나타나면 그에 대한 처치를 하고 IgA 결핍 검사를 실시한다.

(3) 이후의 수혈

아나필락시스가 있었던 경우에는 다음 수혈은 피한다. 알레르기 반응을 줄이려면 세척 적혈구를 준비하고, 항히스타민제를 미리 투여하기도 한다.

4) 급성 폐손상

이 반응은 500건당 1번 꼴로 일어나는 흔치 않은 반응이다. 공여자의 항백혈구 항체와 수혜자의 과립구가 결합하여 폐순환을 막아 급성호흡곤란증후군(acute respiratory distress syndrome, ARDS)이 발생한다. 그러나 대부분 ARDS로 인하여 사망하는 경우는 드물다.

(1) 임상증상

수혈시작 후 몇 시간 안에 호흡곤란이나 저산소증이 나타난다. 발열과 저혈압이 동반되고 흉부 방사선상 미만성 폐 침윤이 나타난다. 대개 1주면 ARDS는 사라진다.

(2) 중재

호흡기 증상이 나타나면 수혈을 즉시 멈춘다. 이후에 ARDS에 준하여 치료를 한다.

(3) 이후의 수혈

확실한 대책은 없다. 세척 적혈구로 수혈했던 보고가 있다.

참·고·문·헌

- 서울대학교병원(2002). 수혈지침서, 4th ed.
- 한규섭, 박명희, 김상인(1996). 수혈의학, 고려의학.
- Vernon S, Pfeifer GM(2003). Blood Management Strategies for Critical Care Patients, Crit. Care Nurs., 23(6), 34-41.
- http://nis.snu.ac.kr/blood
- http://hmo.ghl.com/nurse1.html

Chapter 27

중환자 영양관리

학습목표

1_ 에너지 요구량을 설명한다.

2_ 필수영양소를 열거한다.

3_ 경장 영양법을 설명한다.

4_ 총정맥 영양법을 설명한다.

I. 에너지 요구량과 영양소

조직을 이루는 세포 성분은 합성, 분해 및 이화를 반복하며, 그 과정에서 에너지를 필요로 한다. 또한 생명을 유지하는 주요 장기인 뇌, 심장, 신장, 간 및 장의 기능을 유지하는 데에도 에너지가 필요하다. 신체는 섭취된 영양분을 대사시켜 필요한 에너지를 충족하고 조직을 재생하는데에 이용한다.

정상 성인에서는 필요한 에너지만큼 음식물을 섭취할 수 있으나, 중환자의 경우에는 식사를 못하거나, 에너지 요구량이 증가하거나 영양분 이용에 이상이 생겨 영양 불균형이 초래될 수 있다. 음식 섭취가 감소되거나 에너지 요구량이 증가하게 되면 금식 때와 유사한 결과가 초래되며, 에너지 대사에 이상이 생겨 신체의 조직이 줄어들고, 기능 이상이 발생한다. 그러므로 중환자 간호에서 에너지 대사에 대한 이해와 영양 공급을 적절하게 하는 노력이 매우 중요하다.

에너지 요구에 비하여 섭취가 부족하게 되면 체내에 저장되어 있는 에너지를 이용하게 되는데, 그 주된 목적은 뇌에 포도당과 케톤을 공급하기 위함이며, 두 번째 목적은 체내 조직의 구성 성분을 유지하기 위함이다. 포도당과 케톤은 뇌의 기능에 꼭 필요한 것이므로 부족하게 되면 뇌 손상이 초래된다.

금식 초기에는 혈액 내 인슐린은 감소하고 글루카곤은 증가한다. 이런 호르몬의 변화를 통해 글리코겐을 분해하여 만든 포도당을 뇌에 공급한다. 그러나 글리코겐은 최대 24시간 동안만 에너지를 공급할 수 있으므로, 금식이 장기화되면 다른 에너지원을 이용하여야 한다.

인슐린이 감소하면 근육에서 단백질 가수분해가 일어나며, 아미노산의 질소에 아미노 전이반응이 발생하고, 그 과정에서 알라닌과 글루타민이 형성된다. 알라닌은 간에서 글루코오즈 신합성에 이용되는 피루빈산의 전구물질이며, 글루타민은 질소를 간으로 이동시켜 장과 림프구의 에너지로 이용하고 신장에서 암모니아 합성에 사용된다. 결과적으로 근육에 있는 아미노산이 내장이나 혈액 내 단백질 합성에 이용되므로 근육 위축이 발생한다. 내장 단백질로 변화되지 않은 질소는 요소로 바뀌어 소변으로 배설된다. 요소로 배설되는 질소의 양은 금식 초기나 단백질 섭취가 줄어들기 시작하면 섭취한 양과 같아진다.

단백질과 글리코겐은 수분과 함께 적은 양이 저장되어 있다. 그러므로 금식 초기에는 체중 감소가 빠르게 나타나며 단백질 소모가 감소되고 체내 지방을 이용하게 되면 체중 감소가 줄어들게 된다.

장기간 금식을 하게 되면 유리 지방산이 증가하고 간에서 유리지방산은 케톤으로 바뀌게 된다. 케톤은 뇌와 다른 조직에서 포도당의 대체 에너지로 이용된다. 신체는 주로 지방을 에너지원으로 사용하고 단백질을 절약하므로 체내 단백질은 적게 사용된다.

단백질 부족 시 인슐린이 감소하고 코티졸이 증가하여 이화작용이 증가되고 근육이 위축된다. 성장 호르몬 분비는 증가하나 insulin-like growth-factor I이 감소하여 성장이 멈추게 된다. 칼로리는 적당하게 섭취하나 단백질이 모자라는 경우는 renin-aldosterone치가 증가하여 부종이 발생하며, 갑상선 호르몬과 성선자극 호르몬이 감소하여 월경불순이 생기고 대사율이 감소한다.

장기간 금식이 지속되면 빈혈이 발생하며, 세포막 전위에 변화가 생기고, Na-K 펌프에 이상이 생겨 세포 내 칼륨이 감소하고 나트륨이 증가하여 근육에 이상이 생기고 쉽게 지치게 된다. 또한 심박출량과 혈압이 감소하고 신장의 기능에 이상이 생기며, 심한 경우 쇽이 발생할 수도 있고, T-림프구와 보체의 감소로 인한 면역 기능 저하 상태가 발생할 수 있다.

외상이나 패혈증 환자는 인슐린 내성이 생겨 인슐린을 투여해도 반응하지 않으며, 그로 인해 지방 분해가 증가하고, 유리지방산 증가와 지방 산화 증가로 혈당이 높아지고 약한 산증이 나타나게 된다. 외상이나 패혈증 시 호르몬과 cytokine의 영향에 의하여 대사율이 증가하고, 근단백질을 이용하여 장에 아미노산을 공급한다.

외상이나 패혈증이 있는 경우에는 칼로리를 적절하게 제공해도 근육의 소모가 증가한다. 과거에는 대사율 증가가 원인인 것으로 생각하여 체중감소 예방을 위해 많은 양의 칼로리를 공급하였다.

그러나 실제로는 대사율이 증가하지 않으며, 근육에서 에너지를 제공하는 물질이 나오며, 이 물질은 산화되거나 지방으로 저장된다. 근육은 80%의 물과 20%의 고형물로 구성된다. 고형물 대부분은 단백질과 탄수화물인데, 근육 1kg은 800cal의 에너지를 제공하며, 지방 1kg은 7000cal를 제공하므로 특정 근육의 이화는 근육과 지방의 무게와 칼로리의 관계에 따라 체중의 감소를 유발하게 된다. 금식하는 경우에는 지방이 주된 에너지원이 되므로 체중 감소는 미미하다. 반면에 외상이나 패혈증의 경우에는 에너지원으로 근육을 사용하므로 체중감소와 소모가 많아지게 된다.

1. 에너지 요구량과 대사

1일 에너지 요구량은 기초대사량과 활동에 필요한 에너지, 그리고 음식물의 발열작용에 필요한 에너지의 합계이다. 기초 대사율(basal metabolic rate, BMR) 또는 안정 시 대사율(resting metabolic rate, RMR)은 식사하지 않은 상태에서의 에너지 소비량이며, 활동에너지는 각종 신체 활동에 필요한 에너지이다.

안정 시 대사율은 총 에너지 요구량의 약 2/3를 차지하며, 키와 체중, 연령, 성별, 생활습관 등에 의해 결정된다. 안정 시 대사율은 열량계를 이용하여 측정하며, 공복 시에 일정하게 조절된 조건에서 산소소비량을 측정한다. 안정 시 대사율은 임상적으로 직접 측정하기 보다는 간접적으로 계산하며 임상적 유용성이 높다.

Harris-Benedict Equation에 의한 기초대사량(BMR)

BMR(남자) = 66.67 + 13.75 wt + 5 ht - 6.76 age

BMR(여자) = 66.51 + 9.56 wt + 1.85 ht - 4.68 age

(wt는 대상자의 체중, ht는 키, age는 실제 연령이다.)

활동에너지는 총 에너지 소모의 1/3 정도를 차지하며, 대부분 시간당 체중 kg에 1.5~8.5kcal이다. 환자들에게는 질병에 의한 추가 에너지량도 포함되어야 하는데, 발열과 염증 상태에서는 열 생산이 증가한다. 이 경우 산소소모량은 증가되나 누워있으므로 활동에너지는 감소된다. 침상에만 누워있는 경우에는 기초 대사율에 1.2배를 계산해 주어야 하며, 활동하는 환자의 경우에는 1.3배를 계산해 주어야 한다. 환자의 상태에 따라 다음의 배수로 기초대사량에 계산해 주어야 한다. 수술 시 1.1~1.2배, 패혈증 시 1.6배, 감염 시 1.2~1.6배, 암환자의 경우 1.2배, 손상 시 1.3~1.6배, 발열 시 1.3배, 화상 시 1.5~1.9배, 인공호흡기 장착 시 1.75배 등이다.

기초대사량과 활동 에너지량, 그리고 질병에 의한 에너지 요구량을 모두 계산한 1일 총 에너지 요구량을 계산하여 1일 섭취량을 결정하여야 한다.

대사작용은 기본 영양소가 산화되면서 에너지나 열을 발생시키는 것이다. 대사 과정에서 산소는 이산화탄소, 물, 그리고 열로 전환된다. 1그램의 탄수화물과 0.74리터의 산소가 혼합하여 작용하면 0.74리터의 이산화탄소와 3.75kcal의 에너지가 발생된다(표 27-1).

2. 수분 요구량

1일 섭취해야 하는 수분 섭취량을 계산하는 공식은 다음과 같다.

1500ml + (20ml/kg) (체중-20kg), 혹은 30 - 35ml/kg

심부전, 신부전 환자에게는 수분을 제한하여야 하고, 설사나 누공이 있는 환자에게는 충분한 수분을 공급하여야 한다.

3. 영양소 요구

1일 총 섭취하는 에너지원은 탄수화물 65%, 단백질 15%, 지방 20%의 적정한 배분 비율로 섭취할 것을 권장한다.

탄수화물은 주로 글리코겐으로 저장된다. 탄수화물량이 충분하지 않으면 24시간 이상 에너지 요구량을 공급할 수 없게 된다. 뇌에서 필요로 하는 주 에너지원은 포도당이다. 금식의 초기에는 뇌에 필요한 포도당을 단백질의 이화나 지방의 분해로 생긴 글리세롤로 충당할 수 있다. 그러나 금

표 27-1 에너지 대사

	지방	단백질	탄수화물
산소소모량(L/g)	2.0	0.96	0.74
CO_2 생성(L/g)	1.4	0.78	0.74
호흡계수	0.7	0.80	1.00
에너지(kcal/g)	910	4.0	3.75

식이 장기화되면 지방산이 간에서 케톤으로 바뀌어 뇌에서 에너지로 사용되므로 체내 단백질이 감소하게 된다.

탄수화물은 1그램당 3.4 내지 3.85kcal의 에너지를 낸다. 정상인은 분당 체중 1kg 당 2~4mg을 대사시킬 수 있다.

단백질은 신체조직의 구성성분으로 단백질 합성에 필요한 아미노산을 공급하며, 효소와 호르몬의 구성성분이 되고, 탄수화물이나 지방 섭취 부족 시 에너지로 사용된다.

단백질은 1그램당 4kcal의 에너지를 낸다. 칼로리가 부족하면 단백질이 에너지원으로 사용되어 질소균형(nitrogen balance)이 음성으로 되므로 체중 1kg당 0.6~0.8g의 충분한 양의 단백을 제공하여야 한다.

지방은 지방산과 글리세롤로 구성되어 있으며, 1그램당 9kcal의 에너지를 내고, 지용성 비타민의 흡수를 돕는다. 지방질의 종류에는 포화지방산과 불포화 지방산이 있으며, 포화지방산은 콜레스테롤을 많이 함유하고 있고, 불포화지방산은 필수지방산 함량이 많다. 필수지방산은 어린이의 성장을 촉진하고, 피부건강을 유지하며, 내장기관을 보호한다. 필수지방산에는 linoleic acid, linolenic acid, arachidonic acid 등이 있으며, 필수지방산 결핍 시 장관 점막의 변화에 의한 흡수 부전 및 설사, 피부건조, 탈모, 상처회복의 지연, 감염위험의 증가 등이 나타날 수 있다.

II. 경장영양

내장의 중요한 기능 중 하나는 병을 일으키는 미생물의 침입을 막는 역할이다. 경장영양(enteral nutrition)은 장을 통한 영양 공급으로 중요기관에 영양을 공급할 뿐만 아니라 감염원의 침입에 대항해 숙주를 방어하는 역할도 한다.

1. 장내 영양분의 효과

장기간 장의 활동이 없으면 진행성 위축과 장점막의 파열이 올 수 있다. 장내 영양 결핍은 장점막의 퇴행성 변화를 일으킨다. 장 점막은 장내 영양물에 의지하는데, 그 중 중요한 역할을 하는 영양분은 아미노산 글루타민으로 장내 상피 세포의 주요한 신진대사의 연료이다.

2. 경관영양 수행

1) 적응 대상과 적응증

기계적인 장 폐색, 심하고 지속되는 설사, 복막염, 장 누공이 있는 경우에는 경장 영양을 권하지 않는다. 췌장염의 경우에는 공장을 통해서 경장영양을 할 수 있다.

2) 경관영양관 삽입

일반적으로 14-16Fr 크기의 경관영양관을 많이 사용하고 있는데, 이는 불편감을 초래하므로 폭이 좁은 8-10Fr 크기의 부드러운 경관영양관을 사용할 것을 권장한다. 유연성이 있는 경관영양관이 단단한 것보다 삽입 시 부드럽기 때문이다.

경관영양관은 콧구멍을 통해 삽입하고 십이지장이나 위내로 들어간다. 튜브가 위에 도달하기까지의 거리는 코끝에서 귓불, 그리고 검상돌기 까지의 거리를 측정하여 추정할 수 있다. 위내에 적당하게 위치하였는지를 확인하기 위해서는 경장영양관에서 흡인한 표본의 pH를 측정하여 pH가 5 이하로 나오면 이는 적당하게 위치한 것으로 간주한다. 그러나 H_2-blocker를 투여하는 환자에서는 pH 테스트 결과를 신뢰할 수 없다.

경관영양관 삽입 시 중요한 합병증은 기관 내로 들어가는 것이다. 영양관은 폭이 좁기 때문에 인두를 통과해 기관내 삽관 튜브의 커프를 둘러싸게 된다. 기관으로 삽관되어도 자각증상이 없는 경우가 종종 있다. 만약 경관영양관이 폐안에 깊숙이 들어가게 되면 기흉을 일으킬 수 있다. 자각증상이 없는 폐 삽관의 위험 때문에 삽입 후 x-ray 촬영으로 위치를 확인하여야 한다.

경관영양관이 십이지장에 삽입될 수도 있다. 십이지장으로 튜브가 삽입되면 흡인 표본의 pH가 6.0 이상으로 나타나며, 방사선 촬영으로 위치를 확인할 수 있다.

3) 유동액 조리법

영양 처방의 칼로리 양은 탄수화물 함유량에 의해 결정된다. 유동액의 농도는 1~2cal/ml로 한다. 고에너지 처방은 하루에 과도한 에너지를 필요로 하고, 수분량을 제한해야 하는 환자에게 적절하다.

유동액 처방 시 삼투압은 280~1100mOsm/kgH_2O의 범위에서 변화를 준다. 삼투압의 주요한 결정인자는 탄수화물 함유량이다. 최소 칼로리(1cal/ml)의 처방은 300mOsm/kgH_2O 정도의 최소 삼투압으로, 체액에 등장성인 성분으로 제공될 수 있다. 최고 칼로리(2cal/ml)의 처방은 1000mOsm/kgH_2O 정도의 최고 삼투압 체액보다 고장성인 성분으로 제공된다. 고장성 처방은 위분비물에 의한 희석효과를 기대하여 위내로 직접 주입해야 한다.

대부분의 유동식은 위장관에서 아미노산으로 분해되는 완전단백질을 제공하여 장내 흡수에 이상이 있는 환자의 흡수를 돕고, 심하게 설사하는 환자들에게도 도움이 될 수 있다.

지방은 탄수화물보다 3배나 되는 에너지(9kcal/g)를 낼 수 있다. 지방 섭취량이 초과되면 설사를 유발한다. 대부분의 지방은 경관유동식 전체 칼로리의 30%를 차지한다.

호흡기계 질환을 가진 환자에게는 전체 칼로리의 55%를 지방성분으로 하는 고지방 경관 유동식을 사용하기도 한다. 지방대사에서는 산소 소비에 비해 이산화탄소의 생산률이 낮기 때문에 폐기능이 손상된 환자에서 발생하는 이산화탄소 축적을 감소시킬 수 있다.

그밖에도 유동식에 포함되는 첨가물에는 글루타민과 식이성 섬유 등이 있다.

글루타민(glutamine)은 장 점막을 구성하는 주요 성분이다. 글루타민은 근육조직에서 생산되기 때문에 꼭 필요한 아미노산은 아니지만, 급성기나 과대사 상태에서는 급격히 소실되므로 스트레스를 받는 환자나 과대사 상태에서는 반드시 필요한 물질이다.

섬유소는 사람의 소화효소에 의해 분해 될 수 없는 식물성 물질이며, 대장점막에 의해 에너지원으로 사용되어지는 short-chain 지방산 형태로 장내세균에 의해 분해되어 장을 천천히 비우게 하고, 담즙산염(bile salt)과 결합하여 설사를 완화시킬 수 있다.

4) 경관영양 방법

(1) 위잔류량 측정

경관유동식 주입방법은 지속적 주입방법과 간헐적 주입방법이 있다. 지속적 주입방법은 보통 하루에 12~16시간 동안 주입한다. 지속적으로 주입하게되면 장이 휴식할 시간이 없어 장점막의 스트레스가 가중되고 설사와 흡수장애를 유발한다. 일회성 주입 방법(bolus feeding)은 환자 상태가 정상 조건에 가까운 경우에 선택되어지며, 불편감을 느끼지 않게 주입량을 조절해야 한다. 경관영양을 진행하기 전, 위내에 1시간 이상 정체시킬 식이량를 결정하는 방법으로 위잔류량 측정법을 통해 식이 주입 속도를 결정한다. 원하는 시간 동안 주입될 식이량과 같은 정도의 물의 양을 1시간 이상 주입한 후에 경관영양관을 30분 이상 잠가둔다. 경관영양관을 잠그지 않으면 잔류량이 위로 역류될 수 있다. 잔류량이 주입된 양의 50%보다 적으면 위내영양(gastric feeding)을 수행하지만, 잔류량이 50% 이상을 초과하면 십이지장 혹은 공장(duodenal or jejunal feeding)을 통한 주입이 더 적합하다.

(2) 주입속도 결정

전통적으로 경관식이 초기단계에는 유동식을 희석하여 시작하고, 주입속도를 천천히 하며 점차적으로 유동식의 농도와 주입속도를 환자의 영양섭취에 알맞은 정도에 도달할 때까지 증가시키는 방법을 사용한다. 금식으로 장이 휴식했던 기간 후에 재 발생될 수 있는 수축성 장 점막 시간을 고려하여 점차적으로 식이량과 속도를 증가시키는 것이다. 초기단계 원칙의 단점은 완전한 영양공급이 진행될 때까지 영양섭취가 부적절하여 영양부족 환자가 더 악화될 수 있다는 것이다.

최근의 위내영양과 관련된 연구에서는 전통적인 초기단계 원칙없이 처음부터 완전영양을 수행한 경우에도 구토나 설사 등의 문제가 발생하지 않는 것으로 나타났는데, 이는 위 내에 존재하는 물질들이 경관유동식을 희석시키고 식이와 관련된 삼투성 부하를 감소시키기 때문인 것으로 여겨진다. 최근에는 전통적인 초기원칙은 위내영양에서는 불필요하며, 십이지장이나 공장을 통한 식이 주입 시에만 소장의 저장소 기능 제한 때문에 초기원칙을 지키도록 권고한다.

5) 합병증

합병증으로는 경관영양관의 폐색, 기도로의 위내용물 역류, 설사 등이 있다. 작은 구경의 경관영양관은 경관 유동식의 잔유물 축적으로 막힐 수 있다. 위산이 역류되어 경관영양관에 남아있는 단백질과 결합하여 침강된 물질이 경관영양관을 폐색시킬 수 있다. 4시간마다 30cc의 물로 경관영양관을 관류시키고, 약물을 주입한 후에는 10cc의 물로 관류하도록 권고한다.

위내 또는 십이지장을 통해 경관영양을 받는 환자 중 80%에서 역류가 나타난다. 침대머리를 45도 정도 높이는 것이 역류 위험성을 낮추는데 도움이 된다.

경관 유동식이를 제공받는 환자의 30% 정도에서 설사가 나타난다. 유동식의 농도가 높아 삼투성 설사(osmotic diarrhea)가 유발되기도 하지만, 대부분의 경우 장관을 통해 식이가 섭취되는 자체 때문에 설사가 발생하는 경우가 많다. 설사의 원인은 대개 입맛을 증진시키기 위한 삼투성 물질인 sorbitol에 의한다.

III. 총정맥 영양법

1. 적응 대상과 적응증

인체의 방어능력과 정상세포의 유지 및 재생을 위해 다양한 영양소의 흡수와 배설의 적절한 균형이 이루어져야 한다. 수술 환자의 경우 영양결핍 상태에서 합병증 이환률(morbidity)이 23%, 사망률(mortality)이 8% 더 높게 나타났다.

총정맥 영양법(Total Parenteral Nutrition, TPN)을 제공하는 목적은 영양분을 유지하고 저장하며, 질병치료에 도움을 주며, 삶의 질을 보장하는데 있으며, 그 적응증으로는 경구 또는 경장섭취가 불가능한 환자, 위장관의 흡수 및 기능적인 능력이 완전치 못한 영양결핍 상태 등이 있다. 경장섭취가 불가능한 구체적인 적응증으로는 소장 대수술, 소장의 질환, 장염, 심한 설사, 심한 구토, 항암치료, 방사선치료, 골수이식 환자, 췌장염, 소화기능장애를 동반한 심한 영양결핍, 소아의 괴사성 장염, 영아의 난치성 만성 설사, 위장관 수술을 받은 신생아, 미숙아, 위장관루(fistula), 단장 증후군(short bowel syndrome), 염증성 장질환, 만성 가성 장폐쇄 증후군, 유미 흉 및 유미 복수, 급성 신부전, 화상, 신경성 식욕 부진증 등이 있다.

2. 영양소 및 성분

1) 탄수화물 공급

탄수화물을 공급하는 최소량은 하루에 100~150g 정도이다. 장기 금식 등의 이유로 총 정맥 영양 공급 시, 초기 투여속도는 분당 체중 1kg 당 5mg의 속도로 시작하여 최고 8~20mg까지 투여 가능하며, 환자의 혈당치, 적응 상태에 따라 투여 속도를 조절한다. 정맥 영양시 탄수화물과 지방, 단백질을 적절한 비율로 주어야 한다. 탄수화물을 많이 제공할 경우 지방간이 생길 수 있으며, 폐기능이 떨어지는 환자에서 인공호흡기 이탈(ventilator weaning)이 어렵거나 폐부전을 초래할 수 있으므로 탄수화물 65%, 지방 20%, 단백질 15%로 균형잡힌 영양공급(balanced regimen)을 유지해야 한다.

총정맥 영양의 투여 중지 시에는 탄수화물 농도를 서서히 줄여야 한다.

2) 단백질 공급

아미노산 용액은 최종적으로 2~3%가 되게 한다.

처음에는 0.5% 아미노산 용액을 포도당과 함께 투여하며, 점진적으로 1g/kg/일에서 2~2.5g/kg/일로 농도를 늘린다. 환자의 상태에 따라 보통의 스트레스 시에는 유지용량인 0.5~1.0g/kg/일 용량으로 제공하며, 심한 스트레스 시 1.2~1.5g/kg/일의 용량으로, 스테로이드 요법 시 2.0g/kg/일의 용량으로 제공한다.

기관 장애에 따른 아미노산 투여량 결정 원칙은 다음과 같다. 신장애의 경우 필수아미노산(essential amino acid)이 많은 아미노산제제 사용에 대해서는 찬반이론이 양립한다. 사구체 여과율이 감소하면 BUN/cr이 상승되므로 아미노산 투여량을 0.5~1.0g/kg/일로 감소시키며, 아미노산 주입 전에 50~70% 포도당 용액과 혼합한다. 간장애에서는 Hepatamine®을 사용하여 간경화나 간성 혼수를 치료하며, 일반 아미노산제제에 과민성을 보이는 환자에게도 Hepatamine®을 사용한다. BUN이 상승하면 뇌장애(encephalopathy)를 우려하여 아미노산 투여량을 0.5~1.0g/kg/일로 제한한다. 소아나 신생아에게는 혈장 아미노산의 농도유지와 빠른 성장을 위해 소아에게 필수적인 히스티딘, 티로신 등이 높은 농도로 함유된 용액을 사용한다.

3) 지질공급

필수지방산 결핍을 막기 위해서는 10% 지질용액(Intralipid®) 500ml를 매 주 2~3회 공급한다. 지질

공급 방법은 체중 당 0.5~2.0g으로 1g/kg/일로 시작하여 1~2일마다 0.25~0.5g/kg/일 씩 증량하여, 1주 총 열량 공급량의 4~10%를 지방으로 공급한다.

1일 총 열량 공급의 20~40%를 지질로 보충하여야 하며, 전체 칼로리의 1~2%는 필수 지방산으로 보충하여야 한다. 최고 제한량은 총 열량의 60%, 혹은 매일 체중 1kg 당 2.5g, 소아의 경우 매일 체중 1kg당 4g를 넘지 않도록 한다. 지방 투여 4~8시간 후 triglyceride치가 150mg/L 이상이면 지질공급량을 줄여야 한다.

지질 용액(lipid emulsion)의 종류는 10% 용액(1.1kcal/ml)과 20% 용액(2kcal/ml) 두 가지가 있다. 성인의 경우 10% 용액은 초기 15~30분 동안 분당 1ml 속도로 주입하며, 20% 용액은 초기 15~30분 동안 분당 0.5ml의 속도로 주입하다가 부작용이 없으면 원하는 속도로 투여속도를 증가시킨다. 주입 최대속도는 10% 용액의 경우 시간당 125ml, 20% 용액은 시간당 60ml의 주입속도를 넘지 않도록 한다.

지질 용액 주입으로 인한 부작용으로 1% 미만에서 호흡 곤란, 알레르기 반응, 구토, 발열, 현기증, 흉통, 고지방혈증, 응고장애, 혈소판 감소 등이 나타날 수 있으며, 유리 지방산이 알부민과 결합하면 빌리루빈과 경쟁적으로 작용하여 빌리루빈 결합을 방해하며, 그 결과 고 빌리루빈혈증이 발생할 수 있다. 불포화 지방산은 oxident stress에 민감하며, 빛에 의해 lipid hydroperoxide의 생성이 증가하여 폐손상을 일으킬 수 있으므로 광요법을 받는 신생아의 경우 지질 주입용액을 차광한다.

4) 전해질, 미량원소, 비타민

총 정맥 영양 용액에는 칼로리를 내는 탄수화물, 단백질, 지질 외에도 전해질, 미량원소, 비타민 등이 혼합된다. 전해질의 종류에는 나트륨, 칼륨, 칼슘, 염소, 마그네슘, 아세테이트 등이 있으며, 이들을 모두 혼합해 놓은 제품으로 20ml용량의 Racicrol®이 있다. 매일 Racicrol® 제품 1개를 사용하여 전해질 필요량을 보충할 수 있다(표 27-2, 27-3).

정맥 영양법을 보조적인 수단으로 쓰거나 2주 이내의 단기간 사용 시에는 아연을 경구로 투여하면 미량원소 공급의 문제가 해결된다. 필수 미량원소로 아연, 구리, 크롬, 망간 등이 있으며, 이들을

표 27-2 Racicrol®(20ml vial)

전해질	농도(mEq/20ml)
Sodium	35
Potassium	20
Calcium	4.5
Magnesium	5
Chloride	35

표 27-3 Furtman®(10ml vial)

미량원소	농도(mg/10ml)
Zinc sulfate	220
Copper sulfate	39.3
Mn sulfate	15.4
Chrome chloride	0.51
Acetate	29.5

모두 혼합해 놓은 제품으로 10ml용량의 Furtman®이 있어 매일 Furtman® 제품 1개를 사용하여 필요량을 보충할 수 있다. 단일 제제로는 요오드염, 미량원소로서 셀레늄, 몰리브데넘(Molybdenum) 등이 있다.

아연은 핵산 합성과 림프구 변환에 관여하므로 아연이 결핍되면 감염이 되기 쉽다. 아연이 결핍되면 말단피부염(acrodermatitis) 장질환(enteropathica) 등의 증상이 나타나며, 항문 주위와 눈 주위의 피부염, 설사, 탈모, 생인손, 식욕부진, 면역 결핍 등이 생긴다. 구리는 담즙으로 배설되므로, 계속해서 위 내용물을 흡인하는 경우 결핍이 오기 쉽다. 구리 결핍 시에는 호중구감소(neutropenia), 저색소 빈혈(hypochromic anemia), 뼈다공증(osteoporosis), 피부 및 모발에 대한 색소 감소, 피부염, 식욕부진, 설사 등이 나타날 수 있다. 크롬은 인슐린의 작용에 보조인자 역할을 한다. 크롬이 결핍되면 인슐린에 저항이 생겨 과혈당, 말초 신경염 등이 발생할 수 있다. 셀레니움은 과산화수소를 물로 분해하는데 필요한 glutathion peroxidase의 보조인자로서, 셀레니움 결핍 시 히드록실 이온이 증가하여 지방을 과산화시켜 세포가 파괴되며, 그 결과 근육 약화 및 통증, 심근병증 등의 증상이 나타날 수 있다. 담즙 정체 간질환 환아에게는 구리와 망간을 혼합하지 말아야 하며, 설사 환아에게는 아연을 추가 보충해야 한다.

비타민은 세포의 기능과 변성, 대사를 유지하는데 필요한 필수 물질로 성인 및 11세 이상의 어린이에 대한 비타민 권장량은 표 27-4에 나온 바와 같다.

비타민 혼합 시 안정도 유지를 위해 제품으로 나와있는 multivitamine 제제를 매일 1개를 사용하는 것을 권장하며, 비타민이 혼합된 용액을 우선으로 사용하여야 한다.

3. 투여방법

총 정맥 영양은 주로 중심 정맥을 이용하지만, 칼로리는 높으나 삼투압은 낮은 지질 용액을 함께 사용할 수 있게 되면서 말초 정맥으로도 정맥 영양을 공급할 수 있게 되었다. 정상 삼투압은 275~295mOsm/kg으로 약 300mOsm/L 이상이면 고장액으로 간주한다.

1) 말초정맥 영양

포도당 농도가 12.5% 이하로 혼합된 용액을 사용한다. 말초정맥을 이용한 영양요법은 많은 양의 주입을 감수할 수 있는 환자에게 투여 가능하다. 10% 포도당, 4.25% 아미노산을 초과하지 않는 용액은 단시간 말초정맥으로 주입이 가능하며, 혈전 정맥염(900mOsm 이상 시 발생) 감염의 합병증은 적으나, 지방 용액을 함께 쓰더라도 80kcal/kg/일 이상의 칼로리 공급이 어렵다. 2주 이내의 단기 정맥 영양 시에만 말초 정맥 영양을 권고한다.

표 27-4 성인 및 11세 이상의 어린이에 대한 비타민 권장량

Nutrients	Daily Intake		Nutrients	Daily Intake	
Ascorbic acid	mg	100	Pyridoxine	mg	4
Vitamin A	I.U.	3300	Niacin	mg	40
Vitamin D	I.U.	200	Pantothenate	mg	15
Vitamin E	I.U.	10	Biotin	mcg	60
Thiamine	mg	3	Folic acid	mcg	400
Riboflavin	mg	3.6	Cyanocobalamin	mcg	5

2) 중심정맥 영양

25~35% 포도당과 3.5~5% 아미노산 용액의 삼투압은 1200~1500mOsm/L 정도이며, 이러한 고삼투압용액은 말초정맥으로 주입하기 어렵다. 이런 경우에는 중심정맥 카테터를 사용하여야 하며, 그 종류로는 Hickman cath, Nutri-cath, Subclavian cath, Broviac 등이 있다. 신생아에서는 제대 정맥을 사용하기도 한다.

4. 혼합물 첨가

감염예방을 위해 용액을 혼합하고 취급하는 동안 무균상태를 유지하여야 한다.

4℃로 냉각될 때 캔디다의 성장과 진균에 의한 패혈증이 감소될 수 있다. 알부민을 첨가하면 박테리아나 진균의 성장이 증가하며, 현탁 지방액을 정맥내로 주입할 때에도 미생물이 빠르게 성장하므로 가능한 한 혼합된 후 24시간 내에 사용하여야 하며, 저장해야 하는 경우에는 혼합 즉시 냉장고에 보관하여야 한다.

무균적으로 혼합하기 위해 lamina flow hood가 설치된 clean bench에서 조제한다. 혼합 시 일정한 조작이 유지되지 않으면 패혈증의 위험이 27% 이상으로 증가하게 된다.

용액의 안정도를 유지하기 위해 기본용액에 비타민과 같은 안정도가 떨어지는 첨가물들을 혼합한 경우에는 즉시 사용하여야 하며, 지방 현탁액은 포도당이나 전해질과 혼합하기 전에 아미노산을 먼저 혼합하는 것이 혼합에 따른 pH의 변화를 최소화하고 지방현탁액의 안정성을 증가시킨다.

인슐린 첨가 시 화학적으로는 안정하나 보관 용기, 주입 세트, 내부 필터에의 흡착에 의해 인슐린이 손실될 수 있다. 그러나 알부민을 첨가하게 되면 인슐린의 흡착을 감소시킬 수 있게 된다. 칼슘과 인을 혼합할 때 침전 형성을 유발할 수 있는데, 이는 칼슘을 먼저 혼합한 후 인을 혼합하는 방법으로 침전 발생을 예방 할 수 있다. 비타민을 첨가할 때는 multi vitamin 제제를 사용하여 용액의 pH, 전해질, 다른 비타민, 저장 시간, 온도, 빛에의 노출 등에 의한 비타민의 효력 상실을 막을 수 있다.

5. 합병증

카테터와 관련된 기계적 합병증으로 기흉(pneumothorax), 혈종(hematoma), 심장압전(cardiac temponade), 공기색전증 등을 들 수 있으며, 감염증으로 카테터 관련 패혈증이 나타날 수 있는데 이는 정맥 영양 용액이 오염되거나, 수액세트 오염 등에 의해 발생된다. 패혈증을 일으키는 흔한 세균으로는 Staphylococcus epidermidis, Streptococcus aureus 등이 있으며, 진균으로는 Candida albicans가 가장 흔하다.

패혈성 쇽이나 공기색전증, 세균이나 진균 패혈증의 검사 소견이 있을 때 카테터를 제거해야 하며, 새로운 카테터 삽입은 카테터 제거 후 항생제를 투여하면서 24~48시간이 경과한 후에 시행한다.

대사성으로 나타나는 합병증으로는 고혈당증(hyperglycemia), 저혈당증(hypoglycemia), 포도당의 과잉투여로 인한 과도한 이산화탄소 생성, 고지혈증, 스트레스나 간부전으로 인한 혈청 아미노산 불균형 등이 나타날 수 있고 수액 및 전해질 불균형으로 인한 고혈량증, 저혈량증, 나트륨 불균형, 칼륨 불균형, 인 불균형, 마그네슘 불균형, 칼슘 불균형, 대사성 알칼리이나 대사성 산증 등이 나타날 수 있다.

미숙아나 저 체중아에게 2주 이상 정맥영양을 할 경우 간손상에 의한 담즙정체가 발생할 수 있다. 담즙 정체가 계속되면 10% 미만의 환아에서 간경변, 문맥압 항진증으로 사망한다. 담즙 정체가 있는 대부분의 환아에게는 정맥 영양을 끊고 경구로 영양을 공급하거나 정맥 영양 용액에서 구리와 망간을 제외하거나 정맥 영양 용액을 차광하고 아미노산을 1g/kg/일과 3g/kg/일의 용량으로 교대로 투여하는 방법을 통해 담즙 정체를 예방할 수 있다.

6. 간호중재

정맥영양 용액은 냉장고에 보관하며, 48시간 이내에 사용하여야 하고, 지질 혼합 용액과 정맥영양 용액 병은 24시간 이상 실온에 걸어 놓고 주입해서는 안 된다.

중심정맥 영양 시 24시간마다 수액세트를 교환하며, 정맥영양에 사용하는 카테터를 통해 다른 약제나 혈액 제재를 투여하지 않도록 해야 한다.

정맥에 대한 부작용을 감소시키는 방법은 다음과 같다.

- 용액 1리터에 헤파린 1000단위를 첨가하면 말초 정맥의 정맥염을 감소시킬 수 있다.
- 등장액인 지질 용액은 혼합하지 말고 따로 주입하여 말초 정맥으로 들어가는 용액의 삼투압을 감소시킨다.
- 큰 말초정맥을 이용하고, 48~72시간마다 주사 부위를 바꾸어 주어 감염을 줄인다.
- 0.22micro 크기의 주입용 필터를 사용하여 결정체를 제거하고 일부 미생물을 걸러 내기로 한다.

참·고·문·헌

- Crim MC, Munro HN(1994). Proteins and amino acids. In:Shils ME, Olson JA, Shike M, eds. Modern nutrition in health and disease(8th ed.)(pp. 3-35). Philadelphia: Lea&Febiger.
- Cunningham JJ(1988). Calculation of energy expenditure from indirect calorimetry:Assesment of the Wire equation. Nutr, 12, 20-24.
- Dark DS, Pingleton SK(1993). Nutrition and nutritional support in critically ill patients. Journal of Intensive Care Medicine.8, 16-33.
- Dempsey DT, Mullen JL, Rombeau JL, et al(1987). Treatment effects of parenteral vitamins in total parenteral nutrition patients. J Parent Ent Nutr, 11, 229-237.
- Fleming CR(1989). Trace element metabolism in adult patients requiring total parenteral nutrition. Am J Clin Nutr, 49, 573-579.
- Food and Nutrition Board, National reasearch Council(1989). Recommended dietary allowances(10th ed.)(pp.217-223). Whashington, DC: National Academy.
- Guyatt GH, Patterson C, Ali M, et al(1990). Diagnosis of iron deficiency anemia in the elderly. Am J Med, 88, 205-209.
- Harris JA, Benedict FG(1919). A biometric study of basal metabolism in man. Washington, DC:Carnegie Institute of Washington, Publication 279.
- Konstsantinides F, Konstantinides N, Li j, et al(1991). Urinary urea nitrogen: too insensive for calculating nitrogen balance studies in surgical clinical nutrition. J Parent Ent Nutr, 15, 189-193.
- Linscheer WG, Vergroesen AJ(1994). Lipids. In: Shils ME, Olson JA, Shike M, eds. Modern nutrition in health and disease(8th ed.)(pp. 47-88). Philadelphia: Lea&Febiger.
- Makk LJK, McClave SA, Creech PW(1990). Clinical application of the metabolic cart to the delivery of total parenteral nutrition. Crit Care Med, 18, 1320-1327.
- Mann S, Westenskow DR, Houtchens BA(1985). Measured and predicted caloric expenditure in the acute ill. Crit Care Med, 13, 173-177.
- Mantdt JM, Teasley-Strausberg KM, Shronts EP(1992). Nutritional requirments. In Teasley-Strausberg KM(Ed.), Nutrition support handbook(pp. 19-36). Cincinnati, OH: Harvey-Whitney Books.
- Marino PL, Finnegan MJ(1996). Nutrition support is not beneficial and can be harmful in critically ill patients. Crit Care Clin, 12, 667-676.
- McClave SA, Snider HL(1992). Use of indirect calorimetry in clinical nutrition. Nutrition Clinical Practice. 7, 207-221.
- Paauw JD, McCamish MA, Dean RE, Ouelette TR(1984). Assessment of caloric needs in stresse patients. Journal of America Coll Nutrition, 3, 51-59.
- Paul LM(1998). The ICU book. Lippincott W&W.
- Rodriguez JL, Askanazi J, Weismann C, et al(1985). Ventilatory and metabolic effects of glucose infusion. Chest, 88, 512-518.
- Sando K, Hoki M, Nezu R, et al(1992). Platelet glutathione peroxidase activity in long-term total parenteral nutrition with and without selenium supplementation. J Parent Ent Nutr, 16, 54-68.
- Shanbogue LKR, Patterson N(1990). Effect of sepsis and surgery on trace minerals. J Parent Ent Nutr, 14, 287-289.
- Talpers SS, Romberger DJ, Bunce BB, Pingleton SK(1992). Nutritionally associated increased CO2 producion.

Chest, 102, 551-555.

- Tanphaichitr V(1994). Thiamine. In Shils MER, Olson JA, Sike M(Eds.), Modern nutrition in health and disease(8th ed.)(pp. 359-365). Philadelphia: Lea&Febiger.
- Weissman C, Kemper M, Askanazi J, et al(1986). Resting metabolic rate of the critically ill patient : measured versus predicted. Anesthesiology, 64, 673-679.
- Westenskow DR, Schipke CA, Raymond JL, et al(1988). Calculation of metabolic expenditure and substrate utilization from gas exchange meaurement. J Parent Ent Nutri, 12, 20-24.

Chapter 28

중환자실 감염관리

학습목표

1_ 인공호흡기 관련 폐렴에 대해 설명한다.
2_ 혈류감염에 대해 파악하고 기술한다.
3_ 패혈증의 기전과 간호에 대해 설명한다.
4_ 요로감염의 병태생리를 설명한다.
5_ 상처감염에 대해 파악하고 기술한다.
6_ 병원균 및 다제내성균에 대해 설명한다.
7_ 감염관리 지침을 설명한다.
8_ 환경관리에 대해 설명한다.
9_ 병원감염 감시체계에 대해 알고 이해한다.

의료관련감염(health care-associated infection, HAI)(2008년 미국 CDC 개정)은 환자의 입원기간을 연장시키고 입원비용을 증가시키며 사망률을 증가시킨다. 미국의 경우 현재 급성 치료 기관에서 약 200만 명의 환자가 보건의료관련 감염으로 보고되었고, 9만 명의 환자가 이로 인해 사망하며, 연간 직접 진료 비용이 약 35억 달러에 이른다. 보건의료관련감염에 의한 사망률이 35%까지 증가하고 있으며, 그 중 중환자실의 감염발생률은 10~65%이며, 그로 인한 사망률은 13~55%이다. 보건의료관련감염에 의해 병원체류일수도 5~7일 정도 연장된다고 한다.

중환자실의 환자들은 대부분 심각한 기저질환을 가지고 있으며, 면역력이 감소되어 있고, 각종 침습적 조작 및 도관 삽관이 많으며, 다제내성 병원균에 노출되어 이차적인 보건의료관련감염에 이환될 확률이 높다.

I. 감염의 종류 및 관리

1. 인공호흡기 관련 폐렴

1) 정의

입원 후 48시간이 경과한 후 발생되는 폐렴을 병원내 폐렴(nosocomial pneumonia)이라 한다. 인공호흡기 관련 폐렴(ventilator associated pneumonia, VAP)은 인공호흡기를 떼는 시간을 포함하여 감염발생 전 48시간 이내에 기관절개 또는 인공기도 삽관을 통해 지속적으로 호흡 보조 기구를 가진 환자에게 발생한 폐렴을 말한다. 중환자실에 입원한 환자들의 대부분이 기관내관(endotracheal tube)을 가지고 있고 그런 환자들의 상당수가 인공호흡기를 적용 받고 있는 실정이다. 보건의료관련폐렴은 입원환자 누구에게도 발병할 수 있지만 특히 중환자실 내에서 기관내 삽관과 함께 인공호흡기 치료를 받는 경우 인공호흡기 관련 폐렴이 생길 수 있다. 그러므로 인공호흡기 관련 폐렴은 중환자실 간호사들에게는 예방해야 할 큰 과제라 하겠다. 보건의료관련폐렴은 요로 감염에 이어 두 번째로 발생빈도가 높은 병원 감염으로 입원 환자의 1~2%에서 발생하며, 병원 감염의 20~30%를 차지하고, 사망률이 30%정도로 높다. 병원성폐렴은 예방이 매우 중요하다.

2) 발생률

인공호흡기 관련 폐렴의 발생률은 3~52%정도이며, 보건의료관련폐렴의 26%에 해당된다. 입원일수 하루 당 1% 미만의 비율로 위험도가 증가하고, 기관내삽관 및 인공호흡기 적용 시 7~21배 정도 증가한다. 중환자실 체류일수에 따라 인공호흡기관련 폐렴 발생이 2~5배 증가하는데 중환자실 체류 3~10일 사이에 발생한다. 이런 인공호흡기 관련 폐렴은 패혈 쇼크(septic shock)의 발생률을 증가시킨다.

3) 진단

임상 증상으로는 청진 시 수포음이 들리거나 흉부 타진시 둔탁음이 있으며, 38.3℃ 이상의 발열과 화농성의(purulent) 기관지 분비물 등이 나타날 수 있다. 흉부 방사선상 폐침윤(infiltration), 경화(consolidation), 공동화(cavitation), 혹은 흉막 삼출(pleural effusion) 등이 보일 수 있다.

BAL(bronchoalveolar lavage), ETA(endotracheal aspiration)등을 통해 얻어진 분비물을 배양하여 균동정을 한다. 주로 검출되는 균은 장관내의 균인 G(-) bacilli로 *E. coli*, *Klebsiella*, *Enterobacter*, *Serratia*, *Proteus*가 있고, *Streptococcus pneumoniae*, *Hemophilus influenzae*, *Methicillin-resistant staphylococcus aureus* 등이 있다.

균 종류에 따른 위험요소는 **표 28-1**과 같다.

4) 병태생리

하부 호흡기계로 균이 침입하는 기전은 흡인(aspiration), 흡입(inhalation), 먼 부분으로부터 혈액을 통해 전파되는 것이다.

건강한 사람도 수면 중에 구강인두 상주균의 45% 정도 흡인이 발생하나 하부기도가 세균에 오염되어도 폐의 방어기전에 의해 세균을 제거하므로 감염이 발생할 확률이 거의 없다. 왜냐하면 기관지의 상피세포에서의 점액 및 섬모운동, 성문의 폐쇄 및 기침반사, 면역글로불린의 작용, 그리고 혈

표 28-1 균종과 위험요소

균 종류	위험요소
혐기성 균(anaerobe)	최근 복부수술, 흡인(aspiration)
Staphylococcus aureus	혼수, 두부 손상, 당뇨, 신부전
Legionella	고용량의 스테로이드(corticosteroid) 치료
Pseudomonas aeruginosa	장기 중환자실 체류, 스테로이드 및 항생제 사용, 구조적 폐질환

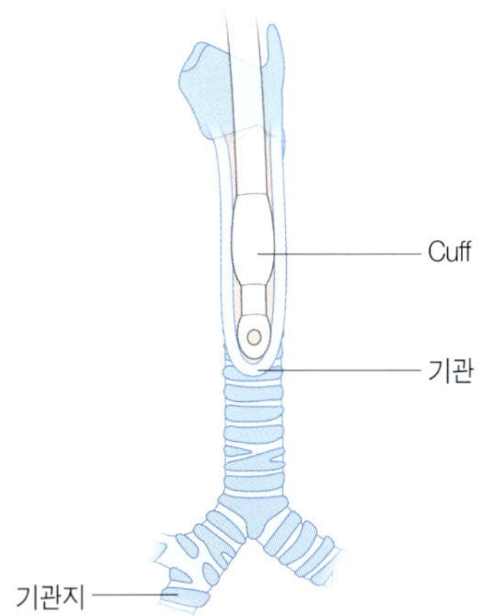

그림 28-1 기관내관 cuff

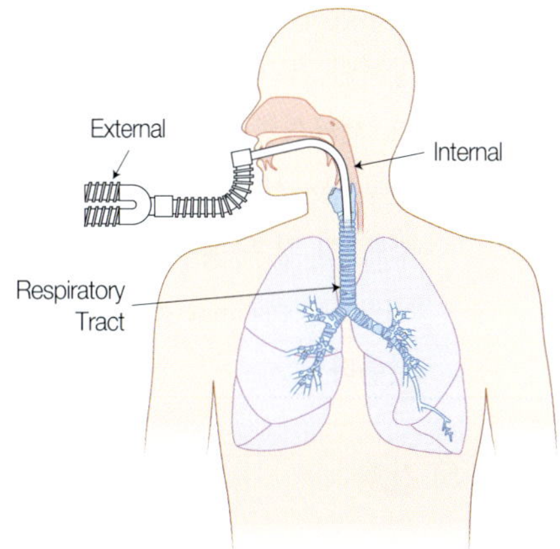

그림 28-2 기관내관의 위치

액 속의 중성백혈구와 임파구의 활동에 의해 균의 집락화를 막고 있기 때문이다. 그러나 이런 기전이 파괴된 사람, 즉 기관내관을 가지고 있는 환자 및 면역 저하 환자는 이런 방어기전이 작동하지 않게 된다. 구인두의 집락화(oropharyngeal colonization)가 박테리아의 원천이 되는데 입원환자의 23%에서, 10~15일 후에는 86~100%로 구강인두 집락화가 생긴다. 치태(dental plaque) 발생과 구강인두의 fibronectin의 감소가 G(-) bacilli와 Streptococcal binding을 더욱 쉽게 생기게 한다. 더구나 중환자실 환자들은 의식이 저하되어 있는 경우가 많은데, 이와 같은 상황에서는 70% 이상에서 흡인이 발생한다. 기관내관을 가지고 있는 경우에는 관에 있는 cuff 위에 분비물이 고여 있어 cuff가 덜 팽창되어 있거나 바람이 빠지면 흡인될 가능성이 있다(그림 28-1, 28-2). 구강인두 집락화의 위험요소로 항생제 치료, 연령 증가, 의식 저하, 기관내관, 만성 폐쇄성 폐질환, 흡연, 영양 결핍, 비위관 삽입 상태, 산증(acidosis), 알코올중독(alcoholism), 당뇨 등이 있다.

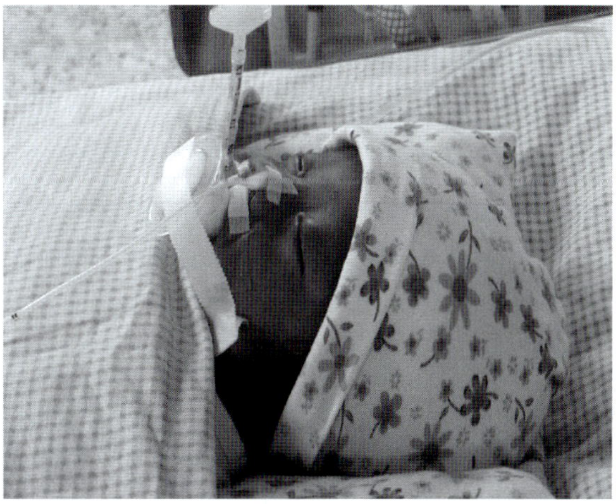

그림 28-3 중환자실 환자의 기관내관과 비위관 삽입

위의 집락화(gastric colonization)는 병원 폐렴의 발생을 증가시킨다. 정상적으로 감염증상 없이 위 내에 병원균이 들어오면 정상인의 위에서는 염산으로 박테리아를 죽여 무균 상태가 된다. 위의 집락화는 위의 산도(pH)와 관련이 있는데 pH가 증가하면 G(-) 균이 증가한다. 위의 pH가 4 이상일 경우 위의 집락화가 발생하기 시작한다. 위 내용물이 흡인되거나 위의 집락화된 균이 구강인두에 집락화 되었다가 흡인되면 병원 폐렴에 걸릴 가능성이 높다. 위 집락화의 위험요소로는 위의 산도, 경관영양, H_2(histamine) blocker 사용, 제산제(antacid) 사용, 나이, 위의 운동성 등이 있다(그림 28-3).

정상 흡입과정에서는 상부 호흡기도의 방어기전에 의해 하부기도로 입자가 흡입되는 것을 막아준다. 그러나 인공호흡기를 적용한 경우, 기관내관과 인공호흡기 및 관련 장비인 인공호흡기 회로, 가습기(humidifier), nebulizer로부터 오염된 분무제(aerosol)을 흡입하거나, 기관내관 biofilm으로부터 세균이 하부기도로 직접 침입할 수 있다.

또한 먼 거리에서 혈액을 타고 균이 폐로 와서 침습(infiltration)할 수 있다. 폐모세혈관은 폐포벽에서 촘촘한 망을 형성하고 있으며, 폐포와 폐모세혈관 사이의 거리는 0.5㎛이고 가스 교환에 이상적인 거리이다. 그러나 균이 이 폐모세혈관 망을 통해서 이동할 수 있으며 폐렴을 일으킬 수 있다. 세균혈증(bacteremia)이 폐렴을 일으키는 일은 드물지만 폐렴이 균혈증의 원인이 될 수는 있다. 흉부 방사선에서 새로운 침습이 있을 때 객담검사에서 검출된 균과 동일한 균이 혈액배양 검사에서 검출 될 경우 폐렴으로 진단한다. 폐렴으로 인한 이차적 균혈증의 발생률은 6~20%이다. 그러나 MRSA(Methicilline-resistant *Staphylococcus aureus*)에 의한 폐렴으로부터 발생한 균혈증은 50%에 달한다.

5) 간호

간호 행위시 손위생을 철저히 하고, 기구를 소독하며, 환자의 구강청결을 유지시키고, 구강 분비물을 제거한다. 의료진의 손에 G(-) bacilli와 S. aureus 등에 의한 균 집락이 쉽게 될 수 있으며, 의료진의 손을 통한 교차오염(cross contamination)은 환자와 환자 간, 환경과 환자간 오염의 원인이 된다. 기관내관이나 인공호흡기 및 관련 부속품을 만질 때 항상 손위생이 필요하고, 호흡기계 분비물로 오염된 물건이나 장비를 만질 때는 장갑을 낀다. 이런 처치 후 다른 환자를 돌보려면 손위생을 지켜야 한다.

기관내관의 재배치(repositioning), 재삽관(reintubation), 환자 스스로 빼거나 계획 없이 발관(extubation)이 되지 않도록 하는 것도 폐렴 발생을 방지하는데 중요하다. 그러므로 기관내관이나 기관캐뉼라(tracheal cannula)의 cuff 윗쪽을 자주 흡인하면 호흡기에 의한 폐렴 발생률을 줄인다. 발관할 때 cuff의 바람을 빼기 전에 cuff 위의 분비물을 흡인한다. 기관내관 중 cuff 윗쪽인 성문하(subglottis)에 축적된 분비물을 배액해 낼 수 있는 suction port가 있는 관을 사용하면 도움이 된다. 이런 관을 사용하여 기관내관을 가진 환자에서 병원 폐렴 발생률이 50% 감소했다는 보고가 있다(그림 28-4).

적절한 영양지원은 장점막의 파괴와 구강인두 집락화로 인한 영양 결핍을 방지하기 위해 가능한 빨리 시작하는 것이 좋다.

환자 체위는 위식도역류(gastroesophageal reflux)를 방지하기 위해 앙와위(supine position)보다 머리부분을 45도 올린 체위가 효과적이다. 체위를 변경할 수 있는 kinetic bed는 유의한 효과를 입증하지 못하였다.

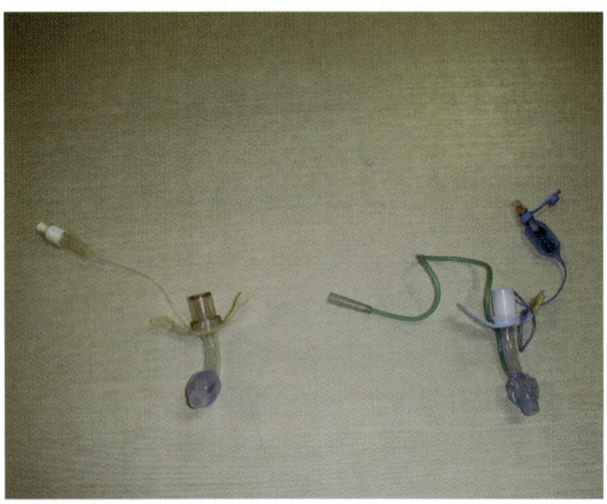

그림 28-4 기관절개관 튜브
(좌측과 달리 우측은 suction port부착)

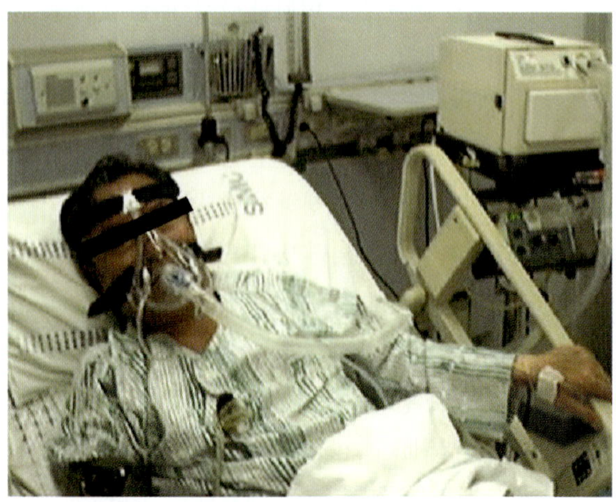

그림 28-5 비침습적 인공환기

경관 영양은 위의 산도를 증가시켜 균의 오염을 증가시키며, 제산제의 사용도 위의 산도를 증가시켜 박테리아가 자랄 수 있는 환경을 제공한다. Sucralfate는 위의 산도에 영향을 주지 않아 폐내로 박테리아가 흡인 되는 것을 예방할 수 있다고 하였으나, 최근의 연구에서는 별 효과가 없다는 보고도 있다.

가능하면 비침습적 인공호흡기를 사용하는 것이 인공호흡기관련 폐렴을 줄일 수 있다(그림 28-5).

인공호흡기 회로는 자주 교환하지 않는다. 인공호흡기 회로를 24시간, 48시간, 그리고 7일마다 교환하는 경우 인공호흡기 관련 폐렴 증가율에는 차이가 없었다. 인공호흡기 회로를 장착한지 8시간 후면 균이 집락화 되며, 이는 구강 인두 집락화 의 일차적 원인이 된다. 호흡기 회로에 고여있던 물이 nebulizer나 가습기, 혹은 환자에게 들어가지 않도록 자주 제거해준다(그림 28-6, 28-7).

기관 흡인 튜브(suction tube)는 개방과 폐쇄형 튜브(그림 28-8)가 있는데 이 두 가지를 이용한 흡인 간에 인공호흡기 관련 폐렴 발생률의 유의한 차이가 없었다. 폐쇄형 방법은 개방형 방법을 사용했을 때보다 평균혈압, 심박동수는 높았으며, 부정맥, 동맥산소분압 및 정맥산소분압 감소와 같은 부정적 효과가 적다는 이점이 있다.

2. 혈류감염

1) 정의

순환혈액 속에 살아있는 세균이 존재하는 것으로 혈액배양에서 세균이 분리된다.

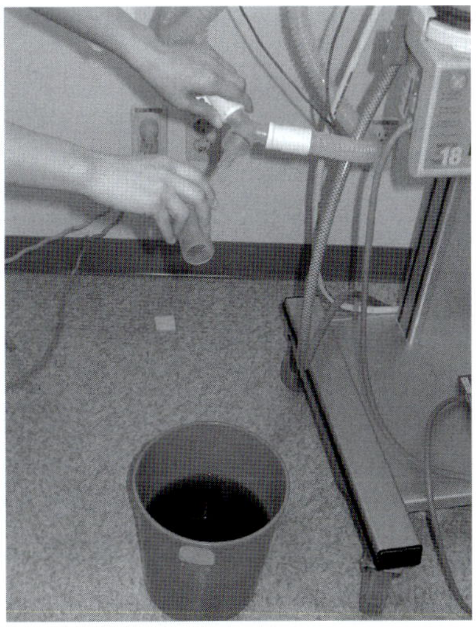

그림 28-6 인공호흡기 회로의 water trap의 물을 비운다.

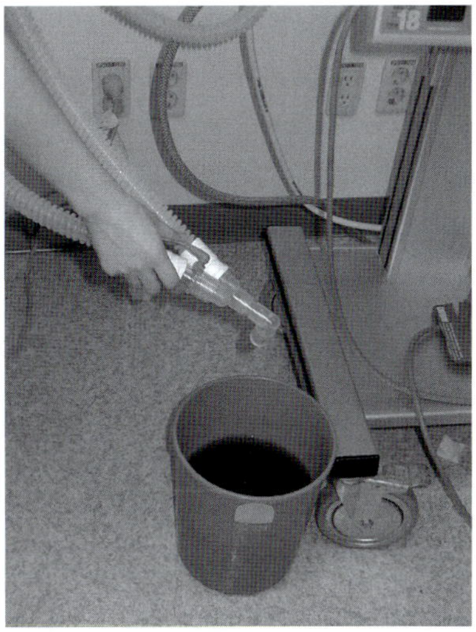

그림 28-7 인공호흡기 회로에 고인 물을 제거한다.

그림 28-8 개방형 흡인튜브(좌측)과 폐쇄형 흡인튜브(우측)

혈류감염의 원인 및 정의를 살펴보면 다음과 같다.

(1) 카테터 집락화(catheter colonization)

임상적 증상은 동반하지 않으면서 카테터의 원위부나 근위부에 15CFU 이상 또는 10^3 이상의 균이 자라는 경우를 말한다.

(2) 카테터 출구 감염(exit-site infection)

카테터 삽입 부위 2cm 이내의 피부에 발적, 동통, 부종 또는 농 배출이 있는 경우를 말한다.

(3) 통로 감염(tunnel infection)

카테터 삽입구로부터 2cm 밖의 피하터널 부위에 발적, 부종, 동통이 있는 경우를 말한다.

(4) 카테터 관련 혈류감염

반정량 또는 정량적인 방법으로 시행한 카테터의 균배양 검사에서 검출된 균과 혈액 배양에서 검출된 균의 종류가 같을 때를 말한다.

(5) 수액 관련 혈류감염

다른 부위의 감염이 없으면서 주입된 수액의 배양 균과 혈액 배양에서의 균이 같을 때를 말한다.

2) 발생률

혈류 감염은 환자 개인에게 40,000달러의 부가적 비용과 함께 2주 정도의 입원 기간을 연장시킨다. 미국에서는 매년 200,000건의 병원 감염성 균혈증이 발생하며, 대부분은 정맥주사 기구들과 관련되어 있다. 조사망률(crude death rate)은 25~50%로 보고되고 있다.

3) 진단

(1) 혈액배양 검사(blood culture)

2쌍 이상의 호기성 및 혐기성 배지에 혈액을 배양한다. 배지가 담긴 병의 고무부분과 환자의 혈관부위를 소독액으로 소독한 후 혈액을 채취하여 15~30분 간격으로 다른 부위에서 3쌍을 채혈하여 검사한다. 배지가 담긴 병의 고무부분을 소독하고 주사기도 관통하여 혈액검체를 배지에 넣는다.

(2) Semiquantitative techniques

카테터 끝을 무균적으로 잘라서 배양한다. 15CFU 이상 또는 10^3 이상의 균이 자라는 경우를 감염이라 간주한다.

카테터와 관련된 감염에서 가장 많이 검출되는 균주는 Coagulase negative *Staphylococcus*이고, 그외에 *Pseudomonas aeruginosa*, *Enterococci*, *Candida albicans*도 원인균이 된다. 오염된 수액과 관련된 흔한 균주로는 *Enterobacter cloacae*, *Enterobacter agglomulans*, *Pseudomonas cepacia* 등이 있으며 고영양수액(hyperalimentation)과 관련된 균주는 Candida albicans이다.

4) 간호

(1) 카테터(catheter)와 관련된 감염

플라스틱 카테터가 삽입되면 24~48시간 내에 sheath 주위에 fibrin이 형성되며, 이것이 균의 집락화를 초래하게 된다.

고단위 수액투여시에 저용량(1unit/ml)의 헤파린을 사용은 최근에는 감염을 줄이기 위해서 권장하지는 않는다

scalp needle보다 플라스틱 카테터가, 길이가 길수록, 삽입부위가 말초보다 중심일수록, 경피적 천자(percutaneous puncture)보다 외과적 혈관절개(surgical cutdown)를 한 경우 감염 가능성이 높다. 플라스틱 카테터 삽입 시 철저한 무균술을 준수하고 삽입 기간을 72시간 이내로 하면 scalp needle 보다 감염률이 높지 않다. 삽입 기간이 길수록 감염의 위험이 높다. 48시간 이내에는 거의 감염을 일으키지 않으나, 72시간이 지나면 감염 발생률이 높아지며, 삽입 기간이 48~72시간이 되는 경우는 패혈증 발생률이 2~5%씩 증가한다.

카테터 관련 감염 방지를 위한 간호지침은 다음과 같다.

- 매일 카테터 삽입 부위를 촉진하여 압통이 있는지 관찰한다. 정맥염이 발생한 경우 카테터를 제거한다.
- 원인없이 열, 국소 증상, 균혈증, 삽입부위 압통이 있으면 삽입부위를 눈으로 관찰한다.
- 삽입 부위가 너무 광범위하거나 두꺼운 드레싱이 되어있어 촉진 및 관찰이 어려우면 최소한 하루에 한번 드레싱 교환을 하면서 관찰한다.
- 카테터 삽입 부위 근처에 삽입 날짜와 시간을 적는다.
- 촉진, 삽입, 드레싱 교환 전후에 반드시 손을 씻는다.
- 카테터 삽입 및 드레싱 시 라텍스(latex) 장갑을 사용한다.
- 카테터 삽입 부위 간호는 다음과 같이 실시한다.
  70% 알코올, 10% povidone-iodine, 2% iodine tincture 소독제로 피부를 닦아내며 소독제가 카테터 삽입 전 충분한 시간 동안 남아있도록 한다. 소독제로 소독 후 피부를 만지지 않는다. 항균제 연고(antimicrobial oint)는 곰팡이균을 죽이지 못해 곰팡이를 집락화 시킬 수 있다.
  카테터 삽입 부위에 거즈나 transparent dressing을 하며, 습기가 차거나, 헐겁거나 오염이 되면 반드시 교환한다.
- 말초 정맥 카테터(peripheral venous catheter)는 72시간마다, 헤파린락(heparin lock)과 동맥카테터(arterial catheter)는 96시간마다 교환한다. 응급상황에서 무균적으로 삽입하지 못한 카테터는 24시간 안에 다른 부위에 삽입한다.
- 혈관외유출(extravasation)이나 조직괴사가 우려되면 금속으로 된 바늘을 사용하지 않는다.
- 카테터 삽입부위는 성인에서는 하지 보다 상지가 더 좋고 소아는 다리, 팔 보다 두피(scalp), 손, 발등이 더 좋다.

(2) 수액 주입과 관련된 감염

- 수액세트는 카테터 교환시 함께 교환하고, 교환 시 무균술을 지키도록 하며 수액세트를 길게 하는 extension tube도 함께 교환한다.
- 지질제제나 TPN(total parenteral nutrition)은 24시간 이내에 수액세트를 교환해야 한다. 혈액은 한 단위당 혈액세트를 교환해야 하며, 그 외 수액세트와 3-way 모두를 72시간마다 교환한다.
- 지질이 포함된 영양 수액은 24시간 이내에, 지질 제제는 12시간 이내에 주입을 마쳐야 한다.

고단위 영양수액은 반드시 4℃ 의 냉장 보관을 하며, 냉장보관시 7일간 안전하다. 혼합 수액은 냉장 보관하여도 24시간 안에 사용하여야 한다.

- 정맥내주사 포트(intravenous injection port)를 70% 알코올이나 10% povidone-iodine으로 닦은 후 주사한다.

(3) 중심정맥관과 관련된 감염

악성 질환이나 감염증이 있는 환자에서 중심정맥관 삽입기간이 장기화되면 최고 27%, 평균 7%에서 패혈증이 발생한다.

원인균은 주로 *Staphylococcus aureus*, *Enterococcus*, *Candida albicans*이다.

소독제는 2% chlorhexidine이 효과적이다.

중심정맥관 관련 감염방지를 위한 간호지침은 다음과 같다.

- Multiple lumen은 감염률이 6배 더 높으므로 single lumen을 되도록 사용한다.
- 삽입 부위는 되도록 쇄골하 정맥(subclavian vein)을 이용한다. 대퇴정맥(femoral vein)과 경정맥(jugular vein)에 삽입시 더 높은 균의 집락화를 보인다.
- 고단위 영양수액을 주는 수액세트의 주입구로 수액, 혈액 등 다른 것을 주지 않는다. Multiple lumen인 경우 한 lumen은 고단위 영양수액 전용으로 사용한다.
- 중심 정맥관으로 혈액을 채취하지 않는다.
- 거즈나 transparent dressing으로 드레싱하며 습기가 차거나, 헐겁거나 오염되면 반드시 교환한다.

  거즈 드레싱과 transparent dressing 사이에 감염률에는 차이가 없다.

  드레싱 교환 빈도는 추천된 것이 없었으며, 상태에 따라 4~5일 마다 교환한다.
- 소독제로 코팅한 카테터는 감염률에 차이가 없어 추천되지 않는다.
- 중심정맥관은 1주일마다 카테터를 교환한다.

3. 패혈증(sepsis)

1) 정의

패혈증은 현재 전신염증반응증후근(systemic inflammatory response syndrome, SIRS)으로 정의되나 다음과 같은 여러 유사한 정의들이 있다.

(1) 세균혈증(bacteremia)

순환혈액 속에 살아있는 세균이 있는 것으로 혈액배양에서 세균이 분리되는 것이다.

(2) 패혈증

패혈증이 의심되는 환자가 다음과 같은 증상을 나타내면, 이는 조직손상에 대해 신체가 전신염증반응을 보인 것이다. 이런 반응은 세균뿐 아니라 진균, 리케챠, 바이러스 감염증에서도 보이며, 감염증 외에 췌장염, 화상, 외상으로 인한 조직손상이 생긴 경우에도 보일 수 있다.

- 맥박이 빠름 - 90회/분 이상
- 호흡이 빠름 - 20회/분 이상, 혹은 $PaCO_2$ 낮아짐 - 32mmHg

- 체온이 높음 - 38℃ 이상, 혹은 체온이 낮음 - 36℃ 이하
- 백혈구 수가 4,000/mm^3 미만이거나, 12,000/mm^3 이상이거나, band 모양이 10% 이상에서 둘 이상이 있음.

(3) 패혈증 증후군(sepsis syndrome)

패혈증이 있으면서 장기에 관류저하(hypoperfusion)가 나타난 상태이다. 다음 중 한가지만 있으면 장기의 혈액순환이 이루어지지 못한다는 것을 의미하며, 혈액배양에서 균이 검출되지 않아도 이 기준에 맞으면 패혈증이나 패혈증 증후군을 진단한다.

- 심장이나 폐질환으로 설명되지 않는 P_AO_2/FiO_2가 280 이하
- 젖산염(lactate)이 많아짐
- 적어도 한시간 이상 소변이 0.5ml/kg/hr 보다 적게 나옴
- 의식이 저하됨

(4) 패혈쇼크(septic shock)

패혈증 증후군에 저혈압을 합하면 패혈쇼크이다. 이때 수축기 혈압 90mmHg 이하, 이완기 혈압 40mmHg 이하면서, 수액을 500ml 이상 주거나 dopamine을 6㎍/kg/min 이상 주어도 1시간 이상 혈압이 오르지 않으면 불응성(refractory) 패혈쇼크이다.

2) 발생률

패혈증과 이와 관련된 증후군 발생률은 매우 높으며, 미국의 경우 최근 연간 40~50만 건이 발생하며 사망률은 30~40%정도이다. 사망을 결정하는 가장 중요한 인자는 환자의 기저질환이다. 쇼크 상태 환자의 사망률은 혈압이 정상인 패혈증 환자보다 2~3배 더 높다. G(-)균, 특히 녹농균에 의한 패혈증은 그람 양성균 보다 예후가 나쁘며, 패혈증이 있는데도 체온이 정상이거나 낮은 환자는 예후가 나쁘다. 심한 패혈증 환자의 30%, 패혈증 쇼크 환자의 50%는 30일 이내에 사망하는 것으로 보고되고 있다.

3) 진단

패혈증은 일찍 진단해서 빨리 치료를 시작해야 환자의 생명을 구할 수 있다. 갑자기 환자의 상태가 변하면 패혈증을 의심해야 하는데, 패혈증을 진단하는 기준은 다음과 같다.

- 체온이 낮음
- 의식이 나쁨
- 기립성 저혈압(30mmHg 이하)이나 설명할 수 없는 저혈압이 계속됨
- 소변량이 줄어듬
- 설명할 수 없는 부종, 혈청 알부민 감소
- 호흡수 증가, 저산소혈증(hypoxemia), 대사산증(metabolic acidosis)
- 혈청 lactate 증가
- 백혈구 감소증 - 주로 호중구 감소
- 혈소판 감소증, 점상출혈

- 설명할 수 없는 신부전이나 간기능 부전

4) 병태생리

미생물이 침입하면 숙주세포인 백혈구, 대식세포, 혈관 내피세포 등이 반응하게 되고, 그 결과 cytokine(IL-1, TNF-a), phospholipid 파생 물질(prostaglandin, thromboxane), 혈액응고 인자, 보체 등이 활성화 된다. 침입한 미생물을 공격하기 위해 활성화된 이런 물질들은 미생물뿐만 아니라 숙주 자신에게도 영향을 미치게 된다.

(1) 원발성 패혈증(primary sepsis)

원발성 패혈증이란 패혈증의 원인이 되는 병소가 뚜렷하지 않을 때이다. 미생물의 침입 경로가 있으나 확실치 않아서 임상적으로 알기 어려운 경우이다. 수막 구균에 의한 인후염, 포도구균에 의한 피부 모낭염, 과립구 감소증 환자의 위장관 점막염은 모두 임상적으로 국소 부위의 감염이 뚜렷하지 않다.

(2) 속발성 패혈증(secondary sepsis)

패혈증이 어느 부위의 감염에 의해 발생했는지 확실한 경우다. 비교적 건강하던 사람이 패혈증에 빠진 경우, 그 감염 병소와 흔한 원인균은 요로인 경우는 대장균, G(-) Bacilli이고, 피부는 포도상 구균 및 연쇄 구균이며, 호흡기는 폐구균, 담낭은 G(-) Bacilli, *Enterococcus faecalis*, 장천공은 G(-) Bacilli, 혐기성 균, 골반내 염증은 임질균, 클라미디아, 혐기성 균 이다.

패혈증의 원인균을 아는 것은 매우 중요한데 병소를 알면 원인균을 추정할 수 있고, 배농과 수술이 가능하면 치료에 도움이 되며, 같은 원인균에 의해서 발생한 패혈증이라도 병소에 따라 항균제를 사용하는 기간이 다르기 때문이다.

(3) 입원환자의 패혈증

입원환자의 패혈증은 지역사회 환자의 패혈증과 원칙적으로 다르지 않다. 그러나, 입원환자의 패혈증은 요로나 혈관의 카테터, 수술 창상 등 진단이나 치료에 사용하는 의료기구에 의해 파괴된 장벽이 미생물의 침입 경로가 된다는 점이 진단에 중요하다. 그러므로 입원 환자에게 발생한 패혈증은 요로감염, 수술 후 창상감염, 혈관 카테터 감염, 폐렴 등이 원발 병소인 경우가 흔하다.

5) 간호

혈행으로 미생물이 더 이상 침입하지 못하도록 감염 병소를 제거하여 차단하고, 이미 침입한 균을 항균제를 투여하여 죽이고, 중요한 장기에 혈액관류를 유지하는 것이 치료의 기본이다.

(1) 감염 병소 제거

감염 병소를 찾아 내어 수술이나 항균제로 제거하여야 한다. 농, 죽은 조직, 가스가 있는 감염증은 배농을 하고 죽은 조직을 수술로 제거한다. 감염 병소를 그대로 놔둔 채 항균제만 쓰면 환자의 상태는 좋아지지 않는다.

(2) 장기의 혈액관류 유지

조직에 산소가 충분히 공급되어 장기의 기능이 유지되도록 한다. 조직의 산소 공급은 혈색소의 농도, 산소포화도, 그리고 심박출량에 의해 결정된다. 따라서 헤모글로빈은 10g/dl 이상, 산소포화도는 92% 이상 유지해야 한다. 심박출량을 충분히 유지하기 위해서는 폐동맥쐐기압(pulmonary artery wedge pressure)이 정상의 상한치인 14~18mmHg가 되도록 수액을 투여한다. 혈청 알부민이 2g/dl 보다 낮으면 혈관내 삼투압을 높이기 위해 알부민을 투여한다.

혈관내의 수액이 충분한데도 혈압이 오르지 않으면 dopamine을 사용한다. 수축기 혈압을 유지하는데 dopamine이 20㎍/kg/min 이상 필요하면 Norepinephrine과 같은 혈압상승제를 사용하여 혈압을 올린다. Norepinephrine을 사용할 때는 혈압 유지를 위한 최소량만을 사용해야 혈관수축으로 인한 장기의 혈액순환이 감소되는 것을 막을 수 있다. Norepinephrine만 사용하는 것보다 1~4㎍/kg/min 정도의 적은 양의 dopamine을 같이 사용하는 것이 신장으로 가는 혈액량을 증가시키므로 두 가지를 함께 사용한다.

(3) 패혈증 매개물질의 차단

스테로이드는 패혈증 환자의 사망률을 줄이지 못하므로 부신기능이 떨어져 스테로이드를 주어야 할 경우 외에는 투여하지 않는다.

입원 환자의 패혈증은 요로나 혈관 카테터, 수술 창상, 또는 침습적 시술 등이 미생물의 침입경로가 되므로 여러 시술 및 간호 행위시 감염에 항상 주의해야 한다.

4. 요로 감염

1) 정의

요로 감염은 발생 위치에 따라 두 가지로 나누는데, 방광부터 그 아래를 하부 요로 감염증이라고 하고 방광 위의 감염을 상부 요로 감염이라 한다. 하부 요로 감염은 증상으로 인해 불편하나 사망에 이르지는 않는 반면, 상부 요로 감염은 사망이나 합병증을 유발 할 수 있다.

무증상 세균뇨(bacteriuria)는 환자는 아무런 임상증상이 없고 단지 요배양에서 의미있는 세균뇨가 나온 것으로 집락 혹은 감염을 의미한다. 정상인의 요로는 무균 상태이므로 집락은 곧 감염을 의미하나 요도관을 가진 경우는 집락이 반드시 감염을 의미하는 것은 아니다.

복잡한 요로 감염(complicated urinary tract infection)은 해부학적 분류는 아니며 치료에 영향을 미치는 합병증 여부에 따른 분류이다. 이 경우는 아직 정의는 되어있지 않으나 이들 감염증은 치료가 어렵거나 재발이 흔하며, E. coli 이외의 균들에 의한 감염이 상대적으로 흔하고, 항균제에 내성이 있는 경우나 치료시 항균제 외에 배농이나 인공물질의 제거를 요하는 경우가 많고, 합병증으로 신기능에 이상을 초래한다.

복잡성 요로 감염은 표 28-2와 같다.

표 28-2 합병된 요로 감염증

요로 감염이 있으면서 옆의 문제를 가지고 있는 경우	비뇨기적 문제	해부학적 혹은 기능적 이상 폐쇄 방광요관 역류 요로 내 삽입기구
	전신적 문제	당뇨 면역저하 질환
	남자와 임산부에서 신장기능 손상	

2) 발생률

병원성 요로 감염의 빈도는 30.3%로 다른 감염에 비해 높은 빈도로 나타난다. 입원 환자의 15~20%, 중환자실 환자의 11~80%정도가 유치도뇨를 하게 되는데, 요로 감염의 원인으로는 도뇨관 삽입이 80%로 가장 많다. 유치도뇨를 한지 2주 후부터 도뇨 환자의 50%에서 한달 후에는 90% 이상의 환자에서 세균뇨가 발생한다.

세균뇨가 발생한 환자의 30%에서 발열을 포함한 요로 감염 증상이 나타나고 균혈증은 1~4%에서 발생하나 요로 감염 자체가 워낙 흔하여 전체 병원내 균혈증의 15%가 요로 감염에 의한다. 균혈증이 발생한 환자의 사망률은 10~30%이다.

요로 감염증이 있는 환자에게서 수술 후 창상 감염이나 혈관 카테터 감염증이 증가한다는 보고가 있어 요로 감염이 다른 감염으로 이환하는 문제도 심각하다.

3) 진단

임상에서 요로 감염을 진단하는 방법은 (1) 증상, (2) 요검사로 농뇨의 검사, (3) 요 배양으로 세균뇨를 진단하는 것 등이 있다. 이 방법으로 요로 감염을 표 28-3과 같이 분류한다.

정상인의 요로는 무균 상태이므로 집락은 곧 감염을 의미하나 요도관을 가진 경우는 집락이 꼭 감염을 의미하는 것은 아니다. 감염증이 아닌 염증은 자가면역 질환의 일종인 Reiter 증후군을 예로 들 수 있다. 증상은 있으나 세균뇨나 농뇨를 증명할 수 없는 경우는 질염(vaginitis)과 같은 다른 부위의 감염증이나 정신적인 원인이 된다.

요배양을 통한 진단은 집락수로 판정한다. 카테터가 없는 정상인에서 중간뇨 채취 시 무증상 환자에게 10^5/ml 이상 2번 배양될 때, 증상이 있으면 1번 배양될 때를 요로감염으로 정의한다. 카테터를 가지고 있거나 치골상부흡인(suprapubic aspiration)을 통해 얻은 검체는 오염의 가능성이 없으므로 10^2/ml으로 해도 좋으며, 이 경우 항생제 치료를 받거나 느리게 자라는 균이 아니면 3일 이내에 10^5/ml으로 증가된다. 요배양 시 카테터가 없는 환자는 중간뇨를 받도록 하며, 여자환자는 회음부를 소독하기도 한다. 카테터가 있는 경우는 소변백에서 검체를 채취하지 말고 소변백의 배액관에 검체 채취를 위한 주입구처럼 생긴 고무를 소독약으로 소독한 후 주사기로 채취한다. 검체 채취 후 2시간이 넘으면 균 수가 더 증가할 수 있으므로 빨리 검사실로 보내도록 하며, 2시간이 넘을 것으로 예상되면 냉장고에 보관한다. 배양된 균 중에서 lactobacillus, diphtheroid, Gardnella vaginalis는 오염된 것일 가능성이 높다. 소변의 항생제농도는 혈액의 농도보다 10~1000배 높으므로 항생제 감수성 검사에서 내성이 나오더라도 치료 가능성이 있다. 균종은 한 개가 나올 때 의미가 있고 3가지 이상이 나오면 오염일 가능성이 많다. 그러나 균이 여러개가 나와도 요로에 이상이 있거나 카테터가

표 28-3 합병된 요로 감염증

상태	세균뇨	증상	농뇨
오염(contamination)	-	-	-
집락화(colonization)	+	-	-
무증상 감염	+	-	+
증상 감염	+	+	+
감염 없는 염증	-	-	+
감염 없는 증상	-	+	-

삽입이 되어 있으면 병원균일 가능성이 많다.

소변을 직접 현미경으로 관찰하면 항생제 선택에 도움이 된다. 이때 균이 하나라도 보이면 배양에서 10^5/ml 에 해당한다.

요에서 백혈구를 관찰하는 방법도 사용하는데 국내에서 사용하는 기법으로 민감도는 50~90%, 특이도는 70%이며, 백혈구가 관찰되나 요배양은 음성이다.

요에 있는 nitrate가 세균에 의해 nitrite로 변하는 성질을 이용하여 nitrite 검사를 하는데, 1회 검사에서 67%, 2회 검사에서 80%, 3회 검사에서 90%의 민감도를 보이나, 통상의 요검사 kit에 들어가면서 민감도나 특이도가 떨어진다.

4) 병태생리

병원 감염 중 요로 감염은 여러 가지 측면에서 중요하다. 병원에서 유치도뇨를 하고 있는 환자의 80% 이상이 항생제를 투여받고 있으며, 투여한 항생제는 소변백에 고여 있으면서 병원균과 계속 접촉하며 소변백을 다루다가 요로 오염이 되면 많은 수의 병원균이 주변 환경이나 다른 환자에게 퍼진다. 즉, 요로 감염은 원내 항생제 내성 발현과 전달에 중요한 역할을 하게된다.

또한 다른 감염증에 비해 사망률이 낮아 크게 주목을 받지 못하고 있고, 유행을 발견하기 어려우며 간과되기 쉽다.

이런 요로 감염의 선행 요인은 주로 기구와 관련이 있으며 특히 약 80% 이상 유치도뇨와 관계가 있다. 즉 병원내 감염은 카테터와 관련이 있으며 그 결과 요 상피세포에 집락을 할 수 없는 균들도 병을 일으킬 수 있고, 또한 Biofilm과 관련된 감염의 성질도 갖게 된다.

Biofilm은 세균이 내는 대사산물에 의해 생긴 얇은 막으로 이 막 안에 세균이 들어가 있으면 씻겨 내려가지 않고 남아있게 된다. Biofilm 안에 들어가 카테터에 붙어 있는 균을 sessile bacteria라고 하고, 여기에서 자라서 Biofilm 밖으로 나온 균들을 planktonic bacteria 라고 한다. 우리가 배양하고 항생제 감수성 반응을 하는 균은 planktonic bacteria이며 sessile bacteria는 검사하지 못한다. 그러므로 원인 균이 1~2개라면 sessile bacteria의 균은 4개 이상인 경우가 있다. 요배양에서 uerase를 생성하는 균을 발견하지 못해도 이는 sessile bacteria 균이 생성하는 것이라 생각된다. 균은 대사가 활발해야 항생제에 반응을 잘하는데 sessile bacteria는 대사가 활발하지 않아 치료가 어렵다. 그리고 사람의 정상방어 기전인 항체, 보체, 백혈구, 임파구 등이 biofilm 안으로 들어가지 못하며 항균제가 biofilm 안에 들어가도 소량만 들어가게 되어 치료는 안되고 항생제에 대한 내성만 만들어 낸다. 따라서 biofilm 안의 균은 완치가 안되고 내성만 키운다.

정상인의 요로 감염증은 상피 세포에 균들이 들러붙어 요에 의해 떨어지지 않는다. 그러므로 정상인도 이런 기전에 의해 요로 감염을 일으킬 수 있다. 이에 비해 카테터를 가진 환자는 정상 방어 기전이 깨진 상태여서 이런 균들뿐 아니라 부착하는 성질을 갖지 않은 균들도 감염을 일으킨다. 이런 균들은 병원환경에 있던 균이라 병원성은 낮으나 항균제에 대한 내성은 강하다. 유치도뇨를 하면 balloon에 의해 방광에 소량의 소변이 계속 남아 균이 집락하고 증식하게 되며 금방 10^5/ml 이상을 넘게 된다.

요 카테터에 의한 감염 경로를 보면 다음과 같다.

(1) 카테터 삽입 시 세균 도입

요도의 앞부분에 균이 있으면 삽입 시 기계적으로 상부 요로로 들어가며, 이럴 위험은 2% 이상이라 생각된다. 특히 요도구 주위에 균이 집락하고 있으면 세균뇨의 위험이 높아진다. 콘돔

(condom) 카테터를 하고 있으면 요도구 주위에 균이 많고 이때 카테터를 삽입하면 더 많은 균이 방광으로 들어간다.

(2) 카테터 유치 후 카테터 주변을 통해 도입

여성의 2/3와 남성의 1/3에서 요도구 주위에서 배양한 균과 요로 감염의 원인 균이 같다. 따라서 여성은 요도구 경로를 따라서, 남성은 카테터 내관을 따라서 감염된다고 생각된다. 이 기전은 카테터 삽입 후 1주일이 넘어 발생하고, 환자 자신의 균인 경우가 많다.

(3) 카테터 내관을 따라 도입

환자의 15~20%에서 방광염이 생기기 24~48시간 전에 소변백에서 먼저 배양이 되고, 오염된 백에서 균이 올라가 감염증을 일으킨다고 생각된다.

카테터나 요로 기구와 관련된 위험인자로는 카테터 삽입 기간, urinometer 사용의 부재, 소변백의 균 집락, 당뇨, 항생제 사용의 부재, 여성 환자, 혈청 크레아티닌의 증가(2.0mg/dl), 잘못된 카테터 관리, 병원성 균의 요도구 주위 집락, 고령, 심한 기저질환 등이 있다. 이런 위험인자 중 카테터 삽입 기간, 소변백의 균 집락, 항생제 사용의 부재, 잘못된 카테터 관리 등은 개선 가능한 위험인자이다.

5) 간호

카테터 관련 요로 감염 예방에 대한 간호 지침은 다음과 같다.

(1) 유치도뇨관 삽입을 가능한 피한다.

유치도뇨를 남용하는 사례가 34~38%에 달하므로 적응증이 될만한 상황에만 사용하고 적응증이 없어지면 바로 제거한다. 가장 흔히 잘못 사용되는 경우가 요실금을 치료하기 위한 것인데, 욕창이 있어 오염되는 경우가 아니면 사용하지 않는다. 말기 환자는 안위를 위해서 사용할 수 있다. 유치 도뇨의 대안으로 콘돔 카테터를 사용하거나, 간헐적 도뇨를 하는 방법이 있다. 그러나 간헐적인 도뇨도 세균뇨가 발생할 수 있고 손이 많이 가는 단점이 있다. 또한 치골 상부에 도관을 삽입(suprapubic catheterization)하는 것인데 복부가 회음부보다 균이 적고, 요도 협착이 발생하지 않으며, 활동하기 편하나 단점으로는 카테터가 잘못 삽입되는 경우가 있다. 그 외 요도내 장치(intraurethral device)를 삽입하는 방법과 요로 전환술(urinary diversion)의 방법이 있다.

(2) 유치도뇨관 삽입 기간을 최소화한다.

유치도뇨관을 가지고 있는 환자들 중 매일 2~16%에서 세균뇨가 발생하여 30일이 되면 거의 100% 환자에서 세균뇨가 발생한다. 즉, 감염의 유병율은 유치도뇨관의 삽입기간과 관계가 있어 짧은 기간 유치도뇨관을 사용하여야 많은 환자에서 요로감염을 예방할 수 있다.

(3) 폐쇄계(closed system)를 유지한다.

폐쇄계를 하면 세균뇨 발생을 30일까지 연기할 수 있으나 결국 모든 환자에게서 세균뇨가 발생하게 된다. 폐쇄 체계 유지를 위해서는 유치도뇨 체계의 연결 부위를 분리하지 않는 것이 중요하며, 소변백의 끝 부분이 오염되지 않게 한다. 그러나 이런 폐쇄 체계는 유지하기 어렵다. 중환자실에서는 무균술을 적용하여 유치도뇨관을 삽입하고, 폐쇄도뇨를 하고 있는 환자 간호시 장갑을 착용하고 간호수행 후 반드시 소독제로 손을 씻어야 한다.

(4) 항균제 처치를 받은 군은 18%, 처치를 받지 않은 군은 16%에서 요로감염이 발생하였고, 항균제로 세척받은 군에서 항균제내성균이 더 많이 나타나므로 최근에는 권하지 않는다.

항생제 용액으로 세척하는 것은 세균은 죽일 수 있으나 폐쇄 체계 유지를 손상시키므로 오히려 요로감염을 초래할 수 있다. 또한 주위나 다른 환자에게 오염시킬 기회를 제공한다. 카테터 폐색으로 세척을 하는 경우는 무균술을 철저히 지켜야만 하고 식염수를 주입할 때마다 매번 새 용액을 사용해야 한다.

소변백에 항생제를 넣는 것과 카테터 내부를 항생제로 코팅(coating)하는 것은 효과가 입증되지 못했다.

(5) 기타

소변백은 항상 환자의 방광보다 낮게 유지하고 바닥에 닿지 않게 한다. 도뇨관이 꼬이지 않게 하고 소변이 계속 흐르도록 하며, 소변이 역류되지 않게 한다. 소변백을 비우고 나서 입구를 소독제로 닦은 후 뚜껑을 씌운다(그림 28-9).

회음부 간호는 요로 감염 예방에 도움이 되지 않으나 위생 및 청결에는 도움이 된다. 그러나 povidone iodine을 이용한 간호는 오히려 해롭다.

5 상처감염

1) 정의

상처에 감염의 증상과 증후가 있거나, 상처치유가 실패하거나, 상처가 여전히 삼출물이 많은 경우를 말한다.

2) 진단

상처 감염의 진단은 상처의 균배양을 통해 이루어지나, 상처의 균배양은 논란의 여지가 있다. 배양은 시간 낭비이며 특히 증거가 확실하지 않은 경우, 임상적으로 감염은 경험적으로 치료되어야 한다는 주장이 있는 반면, 많은 균들이 항생제에 흔히 내성을 갖고 있기 때문에 경험적인 치료는 비효

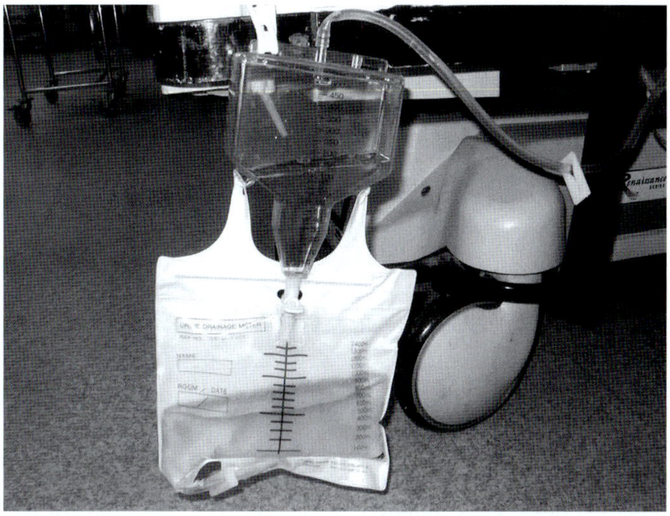

그림 28-9 소변백 끝은 병실 바닥에 닿지 않게 하며, 개방되지 않게 끝을 막는다.

과적인 결과를 가져온다는 연구결과도 있다.

최근 연구에 기초한 합리적인 접근은 감염에 확실히 노출되어 있거나 혹은 잠재되어 있는 경우 균을 동정하고 균의 감수성검사를 위해 배양이 필요하다고 생각되어진다.

상처의 균 배양 방법은 상처의 형태에 따라 두 가지로 나뉘어진다.

(1) aerobic culture

Tunneling, 혹은 괴사(necrosis)가 없는 얕은 상처에 적당하다. 생리 식염수로 상처를 flushing하고, 주위 피부를 피하여 상처의 기저(base)를 swab한다. 배지가 들어있는 검사용기에 면봉을 넣고 배지에 꽂아 검사실로 보낸다.

(2) anaerobic culture

Sinus tract을 가진 깊은 상처나 큰 괴사조직을 가진 상처, 그리고 심한 냄새가 나는 배액을 가진 상처, 주위조직에 마찰음(crepitus)을 가진 상처가 대상이 된다. 병원의 지침이나 혹은 전국적으로 마련된 표준 지침에 따라 배양을 한다. 상처 주위 조직을 부드럽게 마사지 하고, 항상 검체를 얻기 전에 생리식염수로 상처를 flushing한 후 다시 부드럽게 조직을 마사지한다. 상처의 기저부를 면봉으로 swab한다. 배지가 들어있는 검체용기에 면봉을 넣고 배지에 꽂아서 검사실로 보낸다.

균 배양의 결과가 1×10^5/ml 이하이면 집락이고, 1×10^5/ml 이상이면 감염이다.

균종에 따른 검체 채취방법은 다음과 같다.

- fungus: 피부를 살짝 긁어내어 슬라이드에 문지른다. KOH stain을 하기 위하여 검사실로 보낸다.
- virus: 대개 주위 피부를 깨끗이 해야 하며, 습한 병소로부터 삼출물을 채취하여 특수한 배지에 옮긴 후 즉시 얼음에 넣어 검사실로 보낸다.
- bacteria: 주위 피부와 병소를 깨끗이 하고, 면봉에 삼출물을 채취한다. 이때 주위 피부와는 접촉해서는 안된다.

3) 간호

적절한 항생제로 치료한다. 전신적 항생제는 봉와직염, 혹은 전신적 감염과 같은 침습적 감염이 있을 때 사용한다. 상처표면에 균 집락이 심하거나 보이지 않는 감염이 있을 경우 안전한 국소항생제로 Bactroban, Polysporin, Silvadene 등을 상처에 적용한다.

중환자실 환자가 상처 감염이 있을 경우에는 환자를 보는 모든 의료진은 가운, 마스크, 보호안경, 장갑을 착용한 후 상처를 치료해야 하며 반드시 손위생를 철저히 해야 한다.

II. 병원균 및 다제내성균의 특성 및 관리

1. Methicillin resistant Staphylococcus Aureus(MRSA)

1) 정의

Methicillin resistant *Staphylococcus aureus*란 *Staphylococcus aureus*중에서 oxacillin(methicillin), nafcillin, cephalosporin, imipenem, other β-lactams계 항생제에 내성을 나타내는 것으로 대부분 여러 가지 항생제에 내성을 갖고 있다. MRSA는 내성이 전이되며, 전파력이 강하고 토착화되기 쉬우며, 한번 토착화되면 관리가 매우 어려우므로 보건의료관련감염관리의 중요한 대상이다. MRSA 감염치료에 사용이 가능한 항생제는 제한이 되어 있어 치료가 어렵다.

2) 발생률

MRSA는 미국 병원에서 1970년대 나타났고, 병원 감염의 주요 균주로 급속하게 자리 잡았다. 최근에는 장기요양 시설에서 주요 이슈가 되고 있으며, 유럽의 중환자실에서는 30% 이상, 남부 유럽에서는 50%에 이르는 것으로 알려졌다.

3) 간호

MRSA가 분리되는 환자의 격리방법은 표준격리를 기본으로 지키고 접촉격리를 준수한다(표 28-4).

(1) 손위생

MRSA 감염 또는 집락화된 환자와 접촉하는 모든 직원은 환자와 접촉하기 전과 후에 반드시 소독제가 포함된 비누인 betadine soap, microshield 또는 H-tinc G로 손위생을 철저하게 한다.

(2) 장갑사용

환자의 분비물이나 오염된 환경과 접촉할 때는 일회용 깨끗한 장갑을 사용한다. 다른 환자와 접촉하기 전이나 환자의 다른 멸균부위나 깨끗한 부위와 접촉할 때는 장갑을 교환한다. 장갑을 벗은 후에도 손위생을 철저히 한다.

(3) 환자격리

중환자실에서는 다음과 같이 격리한다.

- 환자를 반드시 격리실로 격리하거나 2명 이상 여러 명의 환자가 감염되어 격리실이 부족하면 한 장소에 같이 모아서 침상을 배치하는 코호트(cohort) 격리를 한다.
- 특히 매우 크고 넓은 부위의 상처가 있거나 화상 또는 광범위한 부위의 피부염이 있는 경우는 반드시 독방으로 옮겨 격리한다.
- MRSA 환자가 유행적으로 발생하는 경우는 MRSA 환자끼리 같은 병실에 입원시키고 담당하는 직원도 가능하면 MRSA 환자만 관리하도록 한다(환자 코호트 및 직원 코호트).

일반병실에서는 다음과 같이 격리한다.

- 모든 환자를 다 격리 할 수는 없으나 매우 크고 넓은 부위의 상처가 있거나 화상 또는 광범위한 부위의 피부염이 있는 경우, MRSA 환자 발생이 유행적 발생 양상을 보이는 경우는 격리를

표 28-4 MRSA 환자의 격리지침

부위	격리	장갑	가운	마스크
코/항문 균집락(colonization)	필요	필요	불필요	불필요
상처, 기관절개부위, 요도	필요	필요	직접 접촉하는 경우	공기중으로 분산되거나 튀는 경우
화상, 광범위한 피부염, 호흡기 감염	필요	필요	필요	필요

고려한다.

- 위의 경우가 아닌 환자가 다인용 병실에 있으면 다른 환자와 직접 접촉하지 않도록 침대배치를 고려한다. 특히 감염에 대한 감수성이 높은 환자는 같은 병실에 입원시키지 않는다.

(4) 가운 사용

반드시 필요한 것은 아니나, 환자의 체액이나 분비물에 많이 노출되는 경우에는 환자 병실에 들어갈 때 사용할 수 있다.

(5) 마스크 사용

반드시 사용할 필요는 없으나 기관지경검사, 상처세척, 기관절개관 간호, 흡인 시 와 같이 공기중으로 MRSA의 분산이 일어나는 경우에는 사용한다.

(6) 청소 및 소독

환자의 주변 환경인 바닥, 벽, 가구 표면 등은 CDQ, HBQ, chloride를 이용하여 청소 및 소독을 실시하며, 환자의 분비물로 환자 주변 환경이나 기구가 오염되지 않도록 한다.

(7) 재사용품 관리

환자가 사용한 기구 중 중앙공급과에 재소독을 의뢰하는 재사용품은 새지 않는 봉투에 넣어 MRSA 환자가 사용한 물품임을 표시하여 보낸다.

(8) 환자의 개별사용 물품

체온계, BP cuff, tourniquet 등 개별로 사용할 수 있는 물품은 가능한 별도로 사용한다.

(9) 보호자 면회제한

격리기간 중에는 보호자의 면회를 제한하며, 담당간호사와 주치의가 인정한 1~2명의 보호자만 출입을 허용한다.

(10) 격리병실 물품 준비

MRSA 환자를 격리하는 병실에는 반드시 다음 물품을 별도로 준비한다. 손위생 용 소독제, 종이타올, 일회용 깨끗한 장갑, 마스크와 가운(필요시), 환자 개별 사용물품, 기타 환자 관리상 필요한 물품을 준비한다.

4) 보균자 관리

MRSA 보균자관리도 중요한데 MRSA의 유행적 발생이 있는 기간에는 역학조사시 보균자 조사를 실시하며, 보균자 검사에서 코 속 보균자로 판명된 직원이나 환자에 대하여 다음과 같이 치료한다.

국소치료로는 Bacitracin, Vancomycin topical ointment, Mupirocin ointment 등의 연고를 적용할 수 있으며, 국소 및 경구치료로는 trimethprim, sulfamethoxazole, rifampin과 같은 경구약과 Bacitracin연고를 병용하여 사용할 수 있다.

경구 치료로는 trimethprim, sulfamethoxazole, novobiocin, ciprofloxacin, minocyclin 등과 같은 경구약을 rifampin과 병용하여 사용할 수 있다.

보균자로 확인된 직원은 본인의 건강상에는 아무런 영향을 끼치지 않으나 MRSA를 전파할 수 있으므로, 특히 손위생을 철저히 준수하고, MRSA 감염관리지침을 준수한다. 이상의 치료방법으로 치료를 완료한 후에는 추적조사를 하여 보균상태가 해지되었는지를 확인한다.

2. Vancomycin resistant Enterococcus(VRE)

1) 정의

Vancomycin resistant *Enterococcus*는 현재까지 모든 항생제에 대하여 내성을 보이고, VRE에 의한 감염 발생 시 이를 효율적으로 치료할 수 있는 항생제의 개발이 이루어지고 있지 않으며, VRE에 있는 Vancomycin-resistant gene이 *Staphylococcus aureus*와 같은 다른 G(+) 균으로 전이될 가능성 때문에 VRE에 의한 감염이나 집락화 현상은 매우 심각한 문제이다. VRE에 의한 감염발생이 소수환자나 한 개 병동으로 국한되었으면 이를 제거하기가 쉬우나 만약 병원 여러 곳으로 퍼져 있으면 이를 제거하기 위해서 많은 노력과 비용이 든다. 그러므로 철저한 관리가 필요하며 여러 부서의 적극적인 협력과 관심이 요구된다.

2) 발생률

VRE는 1980년대 후반부터 유럽과 미국에서 출현하여 현재는 중요한 병원성 감염균이다. 미국에서는 1989년에는 0.3%였던 발생률이 1993년에는 7.9%로 급격히 증가하였다. 병원 획득 감염으로 대형 병원에서 상대적으로 많이 발생하며, 단일 VRE 균주에 의한 병원 내 돌발 감염뿐 아니라 병원간 또는 지역간에 VRE 균주가 전파된다.

우리나라는 1992년 급성 백혈병 환자에서 VanA VRE가 첫 보고되었다. 국내 임상에서의 발병률은 1~2% 정도이고, 대변 배양에서 2-8%의 빈도를 보인다.

균종으로는 VanA의 *Enterococcus faecium*, *Enterococcus faecalis*가 대부분이고, 이 균에 감염된 환자들의 대부분은 백혈병 및 각종 암환자 또는 중환자실에서 장기간 입원 중인 신경외과 환자들이며, 거의 대부분 vancomycin 혹은 제 3 세대 cephalosporine계 항균제를 투여받은 경력이 있었다.

3) 진단

집락형태(colony morphology), 그람염색, PYR test 등을 통하여 일차적으로 확인한다. Species 수준에서 enterococci를 확인하는 것은 내성패턴을 예측하는 것을 도와주고 역학적 연관성을 결정하는데 도움이 된다.

4) 간호

일반 주의지침은 다음과 같다.

- VRE가 분리되면 관련된 직원에게 알려준다.
- 지체될수록 VRE의 제거는 어려워지므로 VRE에 대한 관리지침은 즉각적으로 행해져야 한다.
- VRE에 대한 지속적이고 꾸준한 감시체계를 갖춘다.
- 만약 VRE 환자가 생기면 같이 있던 환자에 대한 대변검사나 항문검사를 해야 하며 VRE가 발견되면 격리를 해야 한다.
- VRE 감염환자나 집락 환자의 격리해제는 1주 간격으로 연속적으로 실시한 검사결과에서 3회 이상 음성이어야 가능하다.

- VRE 환자는 퇴원 후에도 집락 현상이 오랫동안 유지되기 때문에 재입원하는 경우에 VRE를 퍼뜨릴 수 있으므로, VRE 진단을 받은 환자는 이에 대한 정보를 쉽게 찾아볼 수 있도록 환자 챠트 앞에 VRE 스티커를 붙인다.

격리지침은 다음과 같다.

- 표준격리 및 접촉격리지침을 준수한다.
- 격리: 환자는 독방에 두거나 VRE가 분리되는 같은 환자끼리 같은 방에 코호트 격리를 한다.
- 장갑: 환자의 방에 들어갈 때는 반드시 착용하며 환자의 분비물과 많은 접촉이 예상되는 경우에는 자주 교환한다.
- 가운: 환자나 환자의 환경과 접촉이 예상될 때, 환자가 실금을 하는 경우, 환자가 대장창냄술(colostomy)를 갖고 있는 경우에는 반드시 가운을 착용한다.
- 손위생: 환자의 방을 나서기 전에 장갑과 가운을 벗고 반드시 손을 씻는다. 손을 씻을 때는 반드시 소독제가 포함된 비누를 사용하거나 물을 사용하지 않는 소독제를 이용한다. 장갑이나 가운을 벗고 손을 씻은 후에는 옷이나 손이 환자나 환자의 환경에 직접 닿지 않도록 한다.
- 기타
  ① VRE 환자에게 사용하는 청진기, 체온계, 혈압계 등의 기구는 가능한 별도로 이용한다. 다른 환자와 함께 사용할 때에는 다른 환자에게 사용하기 전에 반드시 깨끗이 닦고 소독한 뒤에 사용한다.
  ② 사용한 기구의 소독 및 멸균은 병원 내 소독 멸균 지침에 따른다. 재사용 의료기구는 소독과 멸균이 적절하게 이루어지도록 새지 않는 비닐봉투에 넣은 후 오염표시를 하여 중앙공급실로 보낸다.
  ③ 환자 퇴원 후 벽, 바닥 등과 같은 병실환경뿐만 아니라 상두대, 침대, 벽장, 전화기, 텔레비전, 수액걸이, 전등 등의 병실 내 모든 가구와 기구에 대한 청소 및 철저한 소독을 반드시 한 후에 다른 환자를 입원시킬 수 있다.

VRE의 지속적인 발생시의 감염관리는 다음과 같다.

- 병원내 VRE에 의한 유행이 발생하는 경우에는, 중환자실이 VRE의 보균소 역할과 전파경로가 되기 쉬우므로 중환자실에 대하여 조사를 시작한다.
- VRE 양성환자를 보는 직원은 다른 환자를 다루지 않도록 하여 환자간의 전파를 예방한다.
- 직원의 보균상태가 역학적으로 VRE의 유행과 관련이 있을 때는 보균상태가 없어질 때까지 VRE 음성인 환자를 다루지 않도록 한다.
- VRE의 전파에는 침상가, 상두대, 침상가구, 이동용 카트, 챠트판, 손잡이, 샤워꼭지 등 오염된 환경이 주요역할을 하므로 이에 대한 철저한 소독과 관리가 중요하다.
- 전파경로 및 보균상태 확인을 위해서는 검사실에 VRE에 대한 분자생물학적 검사(strain typing 등)를 의뢰한다.

VRE 발생에서 vancomycin의 신중한 사용이 중요하다. Vancomycin은 VRE 감염이나 집락화의 위험요인으로 알려져 있으며, vancomycin resistant Staphylococus aureus(VRSA)나 vancomycin resistant Staphylococus aureus epidermidis(VRSE)의 등장 가능성을 증가시킨다. Vancomycin의 적절한 사용에 대하여 의료진을 교육하는 것은 매우 중요하다.

vancomycin의 적절한 사용은 다음과 같다.

- β-lactam에 내성인 G(+)균에 의한 심각한 감염의 치료에 사용하며, β-lactam에 감수성이 있는 Staphylococci에 vancomycin을 사용하는 경우는 β-lactam 보다 살균력이 느리다.
- β-lactam에 심각한 알레르기가 있는 환자의 G(+) 미생물에 의한 감염의 치료에 사용한다.
- 항생제유발대장염(antibiotic associated colitis)이 심각하고 생명에 위협을 줄 상황에 있는 환자에게 metronidazole에 의한 치료가 실패한 경우 사용한다.
- 미국 심장협회에서 권한 심내막염의 위험이 높은 환자에서 심내막염을 예방하기 위해 사용한다.
- 심장혈관 수술, 인공 고관절 전치환술(total hip replacement)과 같이 MRSA나 MRSE에 의한 감염이 매우 높은 경우로 보조물이나 기구를 삽입하는 주요 수술에 예방적으로 사용한다.

수술이 6시간 이상 경과되지 않는다면 수술직전 1회 주입으로 충분하며, 6시간이상 경과되는 경우에는 반복해서 주입해야 한다. 예방적 투약은 최대 2회 용량 투여 이후에는 중단해야 한다.

Vancomycin의 사용이 적절하지 않은 경우는 다음과 같다.

- β-lactam에 생명을 위협하는 알레르기 반응이 있지 않은 환자에게 일상적으로 수술 전에 예방적으로 사용하는 경우
- Hickman catheter의 삽입부위 감염처럼 G(+)균에 의한 감염이나, 병원 내 MRSA에 의한 감염이 증가된 증거 없이 발열성 백혈구 감소(neutropenic) 환자에게 경험적으로 항균제 치료를 하는 경우
- 동시에 이루어진 다른 혈액배양은 음성이나 단 하나의 혈액 배양에서 CNS 양성으로 나온 경우, 즉 혈액배양이 오염으로 간주되는 상황에서 치료목적으로 사용하는 경우
- β-lactam에 내성인 G(+)균의 배양이 음성인 환자에게 경험적으로 지속적으로 사용하는 경우
- 중심정맥관이나 말초혈관 카테터로 인한 감염이나 집락화 예방을 위하여 전신적 또는 국소적으로 사용하는 경우
- 소화기계의 균을 제거할 목적으로 사용하는 경우
- MRSA 집락화를 제거하기 위해 사용하는 경우
- 출생시 체중이 매우 적은 신생아에게 사용하는 경우
- 지속적으로 이동성 복막투석이나 혈액투석을 하는 환자에게 일상적으로 예방목적으로 사용하는 경우
- 신부전환자의 β-lactam에 감수성을 가진 G(+)균에 의한 감염의 치료에 사용하는 경우
- 국소적용이나 세척용액으로 vancomycin 용액을 사용하는 경우

3. Tuberculosis

1) 정의

*Mycobacterium tuberculosis*에 의한 감염으로 결핵균은 간균으로 지방성분이 많은 세포벽을 가지고 있어 균을 염색 처리하는 경우, 산에 탈색이 안되는 독특한 항산성 염색성을 가지고 있다. 결핵균은 주로 사람과 사람으로 공기를 통하여 전파된다. 환자가 기침을 하면 결핵균이 1~2개 정도 섞인 비말이 나와 수분은 증발한 채 결핵균이 공기 중에 떠다니다가 주위에 있는 사람이 공기를 들이마실 때 흡입된다.

2) 발생률

우리나라의 경우 1990년에 경증 환자가 67%이었고 그들 중 균 양성 환자는 16%이었으며, 중등도 환자는 29%, 중증 환자는 17% 이었다.

3) 진단

객담 도말 검사와 배양 검사 및 흉부 방사선 검사로 진단한다.

도말 검사 상 객담 1ml당 2×10^3-10^4 개의 균이 있으면 90~96%, 10^5 개가 있으면 96~100%로 결핵이 있음을 의미한다.

4) 간호

결핵은 주로 공기 전염으로 이루어지며, 감염이 되어도 숙주의 면역력과 병균의 발병력 사이에 균형이 깨질 때 발병한다. 특히 중환자실에는 면역력이 저하되거나 심각한 질환을 가진 환자가 많아 더욱 철저한 관리가 필요하다.

(1) 마스크 사용

결핵균은 환자의 비말이 튀어 나와 공기 중에 있다가 다른 사람에게 전염되므로 환자뿐 아니라 환자와 접촉하는 의료진들은 마스크를 꼭 착용해야 한다. 그러나 이런 비말은 큰 덩어리이기 보다 균을 1~2개 포함한 작은 입자이므로 이런 마스크로는 예방에 한계가 있다. 중환자실 환자들은 기관내삽관을 하고 있고 간호사들은 수시로 환자의 기관 분비물을 흡인해 내므로 더욱 위험하다. 그러므로 N-95 마스크를 착용하여 최대한 예방한다. 또한 기관내관 흡인시 폐쇄형 튜브를 이용하여 오염을 막는다.

(2) 공기 순환

결핵은 공기순환이 안되는 작은 공간에 균을 배출하는 환자와 감수성 있는 접촉자가 오랜 시간 같이 있을 때 전염되기 쉬우므로 수시로 공기를 순환시켜야 한다. 중환자실에는 공기 흐름을 바꿀 수 있는 공조 체계가 갖추어진 격리실이 있는 것이 바람직하며, 결핵균 양성인 환자는 격리실에 두어 공기흐름을 방 밖에서 안으로 흐르도록 조정한다.

(3) 인공호흡기 관리

인공호흡기는 결핵환자용을 따로 지정할 필요는 없다. 인공호흡기 회로는 소독을 내면 되고 기계는 소독제로 닦으면 된다.

4. Meningococci

1) 정의

*Neisseria meningitidis*는 사람의 인후부에서 흔히 발견되며 여러 가지 질병의 원인이 되는데 균혈증과 수막염이 대표적이다. 병균의 병원성 정도에 따라 유행성, 산발성, 혹은 초점성 발병으로 나타난다. 수막구균(Meningococcus)은 G(-) 단구균으로 인후부에서 흔히 집락으로 발견되나 파종되는 일은 드물다.

2) 발생률

파종성 감염은 10~15년 주기로 빈도가 증가하여 4~6년간 지속된다. 그러나 2차 세계대전 이후는 거의 파종성으로는 일어나지 않고 초점성으로 발병하며 10만 명당 1예 정도이다. 계절의 영향을 받아 겨울과 초봄에 발생빈도가 높다. 풍토병으로 발병하는 경우는 6~36개월 어린이에게 주로 발생한다. 사망률은 5% 이하이다.

3) 진단

세균학적 검사를 제외하고는 수막구균 감염을 알 수 있는 검사는 드물다. 혈액, 뇌척수액, 혹은 피부, 관절 등에서 흡입한 물질을 배양하여 진단한다.

수막염에서는 뇌척수액의 압력이 증가되고, 1,000~40,000/μl의 다형핵 백혈구를 포함하며, 포도당은 감소되어 있다.

4) 간호

손위생, 장갑 착용, face shield 및 마스크 착용, 가운 착용 등의 표준 격리지침을 지키도록 한다. 격리실에 환자를 두고 호흡격리를 하도록 한다.

5. Herpes

1) 정의

수두대상포진 바이러스는 수두(varicella 혹은 chickenpox)와 대상포진(Herpes Zoster)을 일으킨다. 수두는 다발성이고 매우 전염력이 강하며, 이 바이러스는 신경절에 숨어있다가 스트레스나 면역억제가 있을 동안 재활동을 하여 대상포진을 일으킨다.

2) 발생률

수두는 감염성이 높아 90%의 감염율을 보이고 5~9세에 가장 흔하며 전 감염의 50%를 차지한다. 대상포진은 모든 나이에 발병하지만 주로 노인에게서 발병하며, 50~70대의 노인층에서 1000명당 5~10명으로 가장 높은 발병률을 보인다.

3) 진단

감수성이 있는 조직배양세포군에서 바이러스를 분리하거나 혈청전환을 증명하거나 급성기와 회복기의 검체에서 항체역가가 4배 이상 증가된 것을 확인하면 확진할 수 있다. 혈청학적 검사로는 ELISA나 FAMA가 있다.

4) 간호

이 바이러스의 전파는 피부와 점막의 손상된 곳과 접촉하는 경우 발생한다. 주의 깊은 손위생과 철저한 지침이 요구된다. 구강 간호 시 반드시 장갑을 착용하며 중환자실에서 환자를 볼 때 반드시 가운을 착용한다. 대상포진에 걸린 환자를 본 이후에는 반드시 손을 씻고 다른 환자를 보도록 한다.

6. Human immunosuppressive virus(HIV)

1) 정의

후천면역결핍증후군(acquired immune deficiency syndrome, AIDS)을 일으키는 원인균으로 분비액 및 혈액 등에 의해 감염되며 신체의 세포면역 기능을 현저히 떨어뜨려 감염과 악성종양을 일으킨다.

2) 발생률

국립보건원 통계에 의하면 2003년 1월부터 6월까지 HIV 양성 환자는 2,258 명이며, 이중 후천성 면역결핍증 환자는 354명으로, 전체 감염자 중 456명이 사망하였다.

3) 진단

검사는 두 단계로 이루어진다. 첫 번째 검사는 ELISA로 이 검사를 통해 일단 후천성 면역결핍증이 강력히 의심되는 사람을 찾아서 Western Blot 검사를 하며, 이 검사로 확진하게 된다. ELISA 검사결과 음성이 나오면 후천성 면역결핍증이 아닌 것이 확실하며, 양성이어도 위양성인 경우가 많다. 그러므로 양성이 나오면 Western Blot을 즉시 검사한다.

4) 간호

(1) 환자 입실시 준비

환자 입실 전 격리실을 준비한다. 병실 벽, 유리창, 병실 바닥 및 침상 모니터, 침대 등은 희석된 CDQ(물 1,000cc에 CDQ 10cc)를 사용하여 닦는다.

(2) 의료장비 및 물품 준비

- 의료장비
  인공호흡기, infusion pump를 비롯한 각종 의료 장비는 육안으로 불결되었으면 희석된 CDQ 또는 알코올을 이용하여 닦는다.
- 준비물품(그림 28-10, 28-11, 28-12)
  - 보호장비 - 가운, 장갑(수술용 latex 장갑 + chemoglove), 보호안경(goggle) 혹은 안면 보호(face shield), 마스크, 비닐 에이프런(chemoglove는 바늘 등 날카로운 기구가 뚫지 못하는 장갑임)
  - 소각용 비닐을 씌운 쓰레기통(뚜껑을 꼭 씌울 것)
  - 생물재해폐기물 용기
  - 1회용 드레싱 세트
  - 소독액이 담긴 통
  - 사각 바늘 통, 플라스틱 주사기통, 각종 크기의 비닐, 오염용 린넨 햄퍼, HIV 표시용 스티커
  - vaccutainer needle
  - 청진기, 체온계, 기록용지, 펜

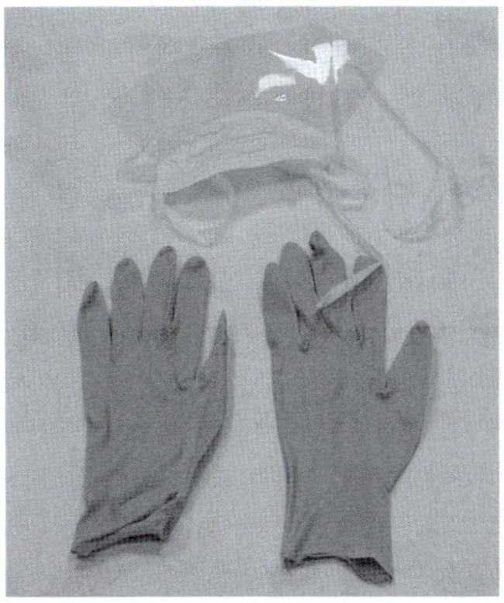

그림 28-10 chemoglove와 face shield

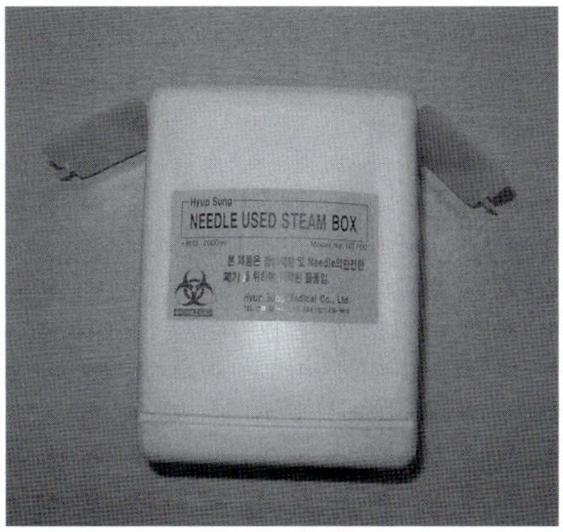

그림 28-11 사각 바늘통

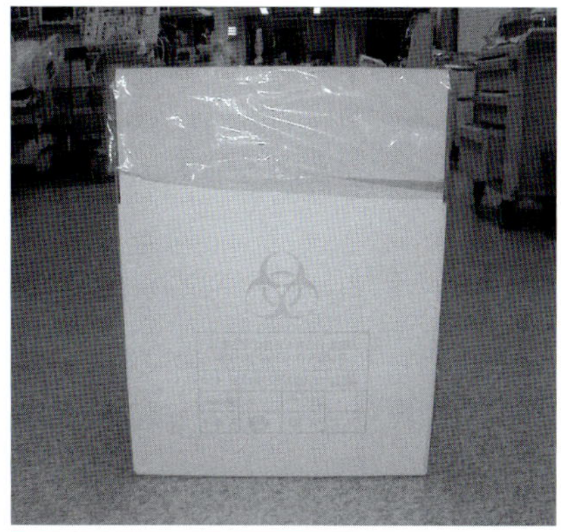

그림 28-11 생물재해폐기물용 쓰레기통

(3) 환경 관리 및 물품관리

- 격리

환자가 결핵에 걸린 경우를 제외하면 격리실이 강력히 요구되지 않으나 환자의 사생활 보호와 다른 환자 및 보호자의 정서적 문제를 고려하여 격리실에 있도록 하며, 다른 환자 및 보호자에게 진단명이 노출되지 않도록 한다.

- 장비 및 물품의 위치

마스크는 격리실 바로 바깥에 두고, 가운, 장갑, 보호 안경 및 안면보호 마스크는 병실안 문 옆에 둔다. 장갑은 침상 가까이에도 비치한다. 가운은 안이 드러나도록 걸대에 걸어두고, 소독액통은 사람 발에 치이지 않는 구석에 둔다. 소각용 비닐을 씌운 쓰레기통 및 생물재해폐기물 용기는 침대 발치 쪽 벽에 둔다.

- 물품관리

인공호흡기 회로는 격리실에 비치된 희석된 히비탄(혹은 CDQ) 통에 담그었다가 세척하여 중앙공급실에 멸균의뢰 하며 멸균 소독 후에는 다른 환자가 사용해도 된다. 다른 모든 의료비품은 환자의 혈액이나 체액이 묻은 즉시 1:10으로 희석한 락스로 닦는다. 환자가 퇴실한 후에는 평소 지침대로 CDQ로 닦는다.

(4) 직원 및 보호자의 출입 관리

- 의료인의 출입

심한 상처나 수포성 피부염을 가진 직원은 HIV 양성 환자를 보지 않는다. 격리실에 들어가기 전에 손을 씻고 격리실 문 밖에 준비된 마스크를 착용한다. 격리실로 들어가자마자 준비된 가운을 입고 장갑을 착용한다. 격리실에서 나오기 전 장갑을 벗고 마스크를 벗어 쓰레기통에 버린다. 일회용 가운을 버리고, 손을 씻은 후 격리실을 나온다.

- 보호자의 출입

1회에 2명씩 면회하며 규정된 면회시간을 준수한다. 격리실에 들어가기 전 손을 씻고 격리실 문 밖에 준비된 마스크를 착용한다. 격리실로 들어가자마자 준비된 가운을 입고 장갑을 착용한다. 격리실에서 나오기 전 장갑을 벗고 마스크를 벗어 쓰레기통에 버린다. 가운은 안이 드러나도록 걸대에 걸고, 손을 씻은 후 격리실을 나온다.

(5) 오염물 처리

모든 폐기물이나 쓰레기는 겉부분에 HIV 표시 스티커를 붙인 후 반출한다.

■ 바늘

바늘 및 날카로운 기구들은 반드시 뚫리지 않은 사각 주사바늘 통에 버리고 2/3정도 차면 뚜껑을 밀봉한 후 HIV 표시 스티커를 붙인 후 버린다. 주사기와 바늘은 분리하지 않고 버리며, 분리하여야 할 경우 장갑을 착용한 후 분리하고 장갑에 혈액이 묻은 경우 즉시 버린다. 주사기도 플라스틱 통에 버리며, 바늘은 뚜껑을 다시 닫지 않고 버린다.

■ 오염 폐기물

폐기물이 처리될 때까지 장갑을 착용한다. 린넨이 환자의 혈액으로 심각하게 오염된 상태가 아니라면 소각할 필요는 없으나 더러워진 린넨은 소각용 비닐에 넣고 오염용 린넨 햄퍼에 담아 HIV 표시 스티커를 붙인다.

■ 생물재해폐기물

'생물재해' 표시 및 '국제 생물재해 기호'를 부착한 용기에 환자의 혈액, 체액, 조직을 버린다. 용기 외부가 오염되면 이차용기에 넣는다.

혈액 및 체액을 clinical sink에 버릴 때는 혈액이 튀지 않게 하며, 튈 염려가 있으면 장갑, 검사실용 코트, 마스크, 앞치마, 보호안경 및 안면보호 마스크를 착용한다(그림 28-13, 28-14).

(6) 혈액 및 체액 관리

각종 보호장비를 착용한다. 유리 용기가 깨졌으면 딱딱한 종이로 밀어 다른 종이에 모으고 생물재해폐기물 용기에 버린다. 흘린 양이 많거나 신발이 오염될 것 같으면 신발 덮개를 씌운다. 1:10으로 희석한 락스 용액을 묻힌 종이나 헝겊으로 흘린 혈액이나 체액을 빨아들이고 보이는 모든 물질을 가정용 세척제로 닦고 수분을 흡수하여 없앤다(표 28-5).

(7) 환자 관리

■ 일반적 지침

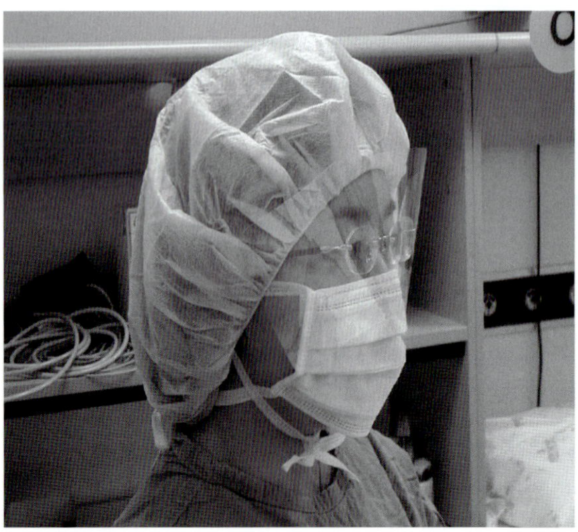

그림 28-13 face shield를 착용한 모습

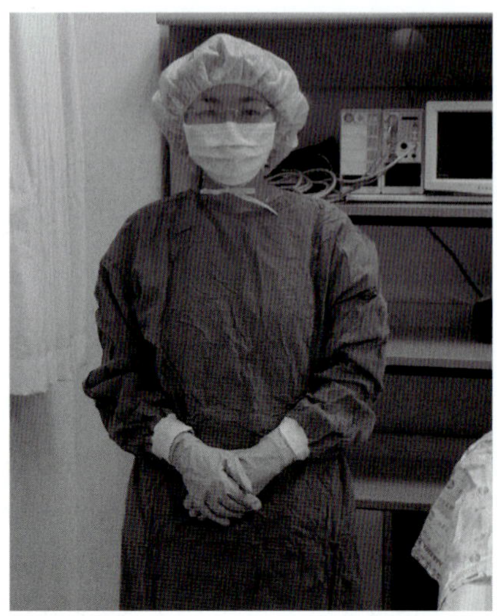

그림 28-14 모든 보호장비를 착용한 모습

표 28-5 오염 정도와 락스의 농도

오염 정도	락스 희석 농도	소독제 노출시간
소독 전 깨끗이 닦은 경우	1 : 100	10분
소독 전 깨끗이 닦지 못한 경우	1 : 10	10분
높은 농도의 감염성 물질인 경우	1 : 5	10분

- 손은 항상 베타딘 비누, 히비클렌, 혹은 H-tincture 등의 소독제를 이용하여 씻는다.
- HIV 양성 환자를 보는 모든 직원은 가운, 마스크, 장갑을 착용한다.
- HIV 양성 환자 처치 전 후에 손을 씻고 처치 시 반드시 장갑을 착용한다.
- HIV 양성 환자의 혈액 및 체액이 피부에 묻었을 경우 즉시 비눗물로 씻은 후 베타딘 용액으로 소독한다.
- HIV 양성 환자의 혈액 및 체액이 눈, 코, 또는 점막에 묻었을 경우 깨끗한 물이나 생리식염수로 헹군다.
- HIV 양성 환자 처치 시 주사바늘, 메스 및 예리한 도구를 사용할 때는 이러한 도구에 찔리지 않도록 보호하는 장갑을 사용한다.
- HIV 양성 환자의 혈액에 노출되었을 때는 즉시 반드시 감염관리실에 보고한다. HIV 노출시 응급조치는 다음과 같다.

찔린 경우에 상처부위를 짜고 비눗물로 씻은 후 베타딘, 히비탄, 알코올 등의 소독제로 소독한다. 점막에 튄 경우 노출된 부위를 즉시 물로 씻는다.

치료는 항 HIV 치료제인 Zidovudine을 하루에 1000~1200mg 용량으로 4~6주간 복용한다. HIV 감염 증상이 나타나는지 관찰하고 HIV 항체 검사를 노출 후 즉시 6주, 3개월, 6개월에 실시한다. 노출 후 검사상 음성이 될 때까지 성행위나 헌혈을 피한다.

상황별 지침

식사는 다른 환자와 같으며, 식사용기 등은 구별할 필요 없다. 검체 채취시 지침은 다음과 같다.

- 보호 안경 및 보호 장갑을 착용한다.
- 채혈하는 부위 밑에 방수지를 깐다.
- Vaccutainer needle을 사용한다. 이때 적당한 양의 혈액만 채취하여야 하며, 억지로 넘치게 넣어 뚜껑이 열려 혈액이 튀지않게 한다.
- 동맥혈 채취 후 피가 멈출 때까지 마른 거즈를 대고 누른다. 피가 멈추면 알코올이나 베타딘으로 소독한다.
- 피 묻은 거즈나 알코올솜은 소각용 용기에 버린다.
- 검체용기에 라벨을 붙인다. 검체가 담긴 용기는 혈액이 묻어있기 쉬우므로 이차 용기인 빈 비닐봉투에 넣고 HIV 표시 스티커를 붙여 검사실로 보낸다.
- 폐기관지 검체는 바깥쪽이 오염된 것으로 간주하여 비닐봉투에 HIV 표시 스티커를 붙여 검사실로 보낸다.
- 이차 용기인 비닐봉투는 장갑을 끼지 않고 운반할 수 있다.

기도 및 구강 흡인은 다음과 같이 한다.

- 보호안경 혹은 안면보호 마스크 및 라텍스 장갑을 착용한다.
- 기도 흡인은 폐쇄형 흡인계(closed suction system)를 사용한다. 매일 교환하며 더러워진 폐쇄형 흡인계는 소각용 쓰레기통에 버린다.
- 구강흡인은 일반 개방형 흡인 튜브를 사용하며 사용 후 소각용 쓰레기통에 버린다.

침상 목욕간호 시 지침은 다음과 같다.

- 가운 위에 비닐 에이프런을 입는다.
- 목욕법은 다른 환자와 같다.
- 더러워진 린넨은 소각용 비닐에 넣고 묶은 후 오염용 린넨 햄퍼에 넣고 묶은 후 HIV 표시 스티커를 붙인다.

드레싱 및 구강간호는 다음과 같이 시행한다.

- 보호 안경 및 보호 장갑을 착용한다.
- 일회용 드레싱 세트를 사용하고 사용 후 소각용 쓰레기통에 버린다.
- 피 묻은 거즈는 소각용 쓰레기통에 버린다.
- 드레싱 시 나온 다량의 혈액, 체액, 조직은 생물재해폐기물 용기에 버린다.

각종 침습적 처치 시 다음과 같이 시행한다.

- 보호 안경 및 보호 장갑을 착용한다.
- 사용한 재사용 기구는 희석한 락스에 10분간 담근 후 HIV 표시 스티커를 붙여 공급실에 보낸다.
- 피 묻은 거즈는 소각용 쓰레기통에 버린다.
- 드레싱 시 나온 다량의 혈액, 체액, 조직은 생물재해폐기물 용기에 버린다.

(8) 퇴실 후 관리

격리실을 소독한다. 병실 벽, 유리창, 병실 바닥은 침상 모니터, 침대 등 기구들은 희석된 CDQ(물 1000cc에 CDQ 10cc)를 사용하여 닦는다. 혈액이 있으면 락스 원액을 붓고 닦아낸다.

7. Rabies

1) 정의

광견병(rabies)은 모든 포유동물에 발병할 수 있는 중추신경계의 급성 바이러스성 질환으로 보통 침과 같은 감염된 분비물로부터 전염된다. 공수병에 노출되는 대부분의 경우는 감염된 동물에게 물리는 것이다. 때로 공기 중 분무 흡입이나, 감염된 조직의 이식 등이 질병의 원인이 되기도 한다.

2) 발생률

전 세계적으로 공수병의 빈도는 매년 30,000명 이상이고, 세계보건기구에 의하면 매년 1,000 정도 공수병으로 사망한다고 한다.

3) 진단

감염된 침, 뇌척수액 또는 감염된 뇌조직으로부터 바이러스 분리, 급성 감염의 혈청학적 증명, 혹은 바이러스 항원의 분리 등으로 진단한다.

4) 간호

예방을 위해서는 개개인이 침이나 그 외 공수병 바이러스를 함유했을 만한 물건과 접촉했는지 확인하고, 노출 지역과 그 지역의 환경을 확인한다. 이때 의심되는 동물은 생포해야 한다.

공수병 환자가 중환자실에 온 경우 환자가 기관내삽관을 하여 기도 흡인을 하거나 구강 및 비강 흡인을 하기 때문에 환자의 침과 기도 분비물이 의료진의 손에 닿지 않게 장갑을 착용하고 손위생을 철저히 한다. 기도흡인과 상처 간호시 고글이나 face shield, 마스크, 장갑, 가운을 착용하며, 손에 상처가 있는 간호사는 환자를 보지 않도록 한다.

만약 의료인이 환자의 침이나 뇌척수액 등에 노출 되었다면 가능한 빨리 삼각근이나 허벅지 전외측에 HDCV(human diploid cell vaccine) 1ml를 5회 주입한다. 처음 주입 시(0일) 엉덩이 부분에 항공수병혈청도 같이 주사한다. 28일 안에 계획대로 0, 3, 7, 14, 28일째에 주사한다.

8. Creutzfeldt-Jakob disease(CJD)

1) 정의

한스 게하르트 크로이츠펠트와 알폰스 야코프의 이름을 따서 병명이 붙여졌다. 원인균과 자기 복제 및 전염의 경로 등이 색다르기 때문에 현재까지 잘 규명되어 있지 않은 퇴행성 신경질환 이다. 환자들은 흔히 50~75세 사이의 연령층에 많고 전형적인 임상 소견으로는 급속히 진행되는 노인성 치매가 특징이며, 치료방법은 아직 알려지지 않고 있다.

2) 발생률

CJD는 100만명 당 한명에서 발병된다. CJD는 대개 뇌경막이나 각막 이식술, 신경외과적 수술로 두개부 수술력이 있는 경우, 인간사체에서 유래한 뇌하수체 호르몬을 투여받은 병력이 있는 경우에 발병한다.

3) 진단

특징적 임상 소견은 다음과 같다.

(1) 진행성 치매

(2) 다음 중 2개 이상

- 근경련
- 시각이나 소뇌기능장애
- 추체로/추체외로 기능장애
- 무동성 무언증

(3) 발병에서 사망까지의 기간이 2년 이내

(4) 일반적인 검사에서 다른 질환을 시사하는 소견이 없는 경우 확진하는 검사방법은 다음과 같다.

- 표준 신경병리학적 방법
- 면역조직 화학검사나 western blot 검사에 의해 프로테아제 내성 PrP 확인
- 스크래피 관련 원섬유(SAF) 검출

4) 간호

CJD는 전파가능성이 있다. 분무제(aerosol)로 감염되는 것이 매우 적기는 하나, 분무제를 만들어내는 기구를 이용한 시술 시 격리 지침을 지켜야 한다. 중요한 것은 바늘이나 메스와 같은 날카로운 도구에 의한 의료진의 감염이 문제가 되며, 접촉성 감염에 의한 보고는 아직 없다. 뇌파 검사용 전극은 CJD 환자가 사용한 것은 다시 사용하지 않는다. 표준 격리지침을 적용한다.

III. 감염관리 지침

병원 감염 발생을 예방하기 위해서는 중환자실의 구조나 장비를 감염관리에 적합하도록 설계 및 운용하는 것이고, 정책적인 관리로써 의료진들에게 지침을 주고 교육하여 행동변화를 유도하는 것이다. 예를 들면 면역저하 환자의 Aspergillus에 의한 폐감염을 막기 위해서는 병실공기여과장치의 설치 및 적절한 교체가 필요하다.

각 중환자실은 환자진료에 각각 독특한 진료기구를 사용하고 환자관리방법도 다르므로 각기 다른 감염문제를 갖고 있다. 효과적인 감시체계로 위험요소 및 문제를 조기에 발견하여 효율적인 중재 및 관리방법을 개발 할 수 있다.

1. 시설관리

중환자실을 지을 때는 다음을 고려한다.

- 병상 당 충분한 공간을 확보한다. 환자를 치료하고 간호하기 위한 각종 장비를 놓을 수 있으면서도 의료진이 자유롭게 이동하거나 장비의 조작이 가능해야 한다.
- 환자 당 적절한 공간을 확보하여 환자간의 감염전파를 예방한다.
- 싱크대는 충분히 확보되어 의료진이 충분히 손을 씻을 수 있는 개수와 위치가 마련되어 병원균의 전파를 막을 수 있어야 한다. 기구 세척용 싱크대는 따로 마련되어야 한다.
- 모든 중환자실은 한 개 또는 2개 이상의 class A 격리실이 설치되어야 한다. 격리실에는 가운이나 손을 씻을 수 있는 별도의 시설이 있어야 한다.
- 불필요한 사람들의 출입이나 이동이 많지 않은 곳에 설치되어야 하며, 청결지역과 오염지역이 구분되어야 한다.

2. 의료진에 대한 관리

중환자실의 환자는 많은 부분에서 중환자실 간호사나 의료진에게 의존하므로 의료진이 잘 훈련되어 있어야 병원 감염 예방이 효과적으로 이루어 질 수 있다. 그러므로 끊임없는 관심과 교육이 필요하다.

3. 중환자실 감염관리 지침

1) 손위생

환자와 접촉하기 전이나 환자와 환자사이에 일상적으로 손을 씻는 것은 가장 중요하고 효과적인 감염관리방법이다. 그러나 여러 조사에서 중환자실의 손위생 수행도는 40%를 넘지 못하는 것으로 조사되었으며, 손위생 수행도가 낮은 이유는 손위생에 대한 중요성에 대한 인식부족, 시간부족, 세면기 등 시설부족, 손소독제에 대한 알레르기, 손위생에 대한 개인적인 습관부족 등이었다. 중환자실에서는 일상적인 손위생나 피부소독제를 이용하는 것이 보건의료관련감염예방에 효과적이다. 손위생 수행도가 증가함으로써 보건의료관련감염발생도 현저하게 감소한다.

2) 환자격리 및 코호트

중환자실에 입원한 환자의 50%이상이 입원당시에 추후감염의 원인균으로 작용하는 병원균에 집락화되어 있다. 병원에 재입원하는 환자는 이전 입원 시에 집락화되어 있던 다제내성병원균을 병원 내 다른 환자나 환경에 퍼뜨릴 가능성이 있다. 때로는 잠복상태에 있는 감염이 환자의 입원으로 중환자실내로 유입되기도 한다. 그러므로 중환자실 의료진은 전파가능성이 있는 환자를 조기에 진단하여 입원 시부터 다른 환자와 구분하여 진료한다. 격리의 수준은 감염부위, 전파경로, 분비물이나 배액의 양, 병원균의 독력이나 항균제 저항성의 정도에 따라 달리한다. 입원기간이 길어질수록 보건의료관련감염의 위험은 증가하며, 환자들은 새로 입원하는 환자들에게 내성균의 보균소 역할을 할 수 있다. 그러므로 오랫동안 입원한 환자와 새로 입원하는 환자와는 분리해야 한다. 만성적으로 오랫동안 입원하는 환자는 따로 격리실에 입원시키거나 재배치를 하여야 한다. 장기간 입원해있는 환자를 보는 간호직원들은 특히 손위생, 손소독제의 사용과 같은 보호방법을 사용해야 한다. 여러 병동으로의 환자의 잦은 이동은 MRSA와 같은 병원 내성균의 전파위험이 크므로 자제해야 한다. 내성균의 전파를 예방하기 위해서는 환자의 이동시 의료진들이 알아보기 쉽도록 내성균에 대한 별도의 표시나 서류상의 기록을 남겨놓는 것이 중요하다.

3) 보호장구의 사용

장갑을 사용하는 것이 일상적으로 손위생보다 감염관리에 더 효과적이라는 보고는 없으며, 의료진들이 장갑을 벗은 후에 손을 씻지 않거나 환자와 환자 사이에 장갑을 바꾸지 않기 때문에 일상적으로 장갑을 사용하는 것에 대한 반대 의견이 많다. 그러나 심각한 과립백혈구감소증(granulocytopenia), 중환자, 화상환자 등에게는 보호장비의 사용이 보건의료관련감염예방의 효과가 있다. 일반적으로 중환자실에서의 가운과 장갑의 사용은 보건의료관련감염예방에 효과가 있는 것으로 인정되고 있으며, 이러한 사용이 효과적인지를 확인하기 위해서는 의료진들의 지침에 대한 수행도조사가 이루어져야 한다. 격리지침에 대한 수행도는 50% 미만으로 알려져 있다. 중환자실에서의 직원들의 별도의 가운사용에 대하여는 논란이 있으며 확실한 근거는 적다. 가운이나 유니폼을 통한 병원균의 전달에 대하여 많은 연구가 이루어졌는데 시간이 경과할수록 병원균의 분리는 증가하는 것으로 알려져 있다. 그러나 옷이 보건의료관련감염을 전파한다는 근거는 희박하며 가운을 오염시키지 않도록 주의를 기울이는 정도이고, 중환자실에서 별도의 가운이나 모자를 사용함으로써 보건의료관련감염이 감소되었다는 증거는 없다.

4) 카테터 관리

(1) 인공호흡기 관리

- 사용일수를 줄인다.
- 환자의 호흡기 상주균으로 부터 오염이 발생하므로 인공호흡기 회로내의 응축수가 환자에게로 역류되지 않도록 회로관리 및 응축수를 자주 제거한다.
- 호흡기 흡인시 무균술을 지킨다.
- 인공호흡기 회로교환은 1주일로 한다(성인).

(2) 중심정맥관 관리

- 사용기간을 줄인다.
- 무균술을 지킨다.
- IV line은 매 48~72시간 마다 교환한다.
- 혈액, 혈액제제, 고영양제제 등의 주입시 line을 매 병마다 교환한다.

(3) 유치도뇨관 관리

- 사용기간을 줄인다.
- 무균술을 지킨다.
- 주기적인 교환은 불필요하며 요로감염의 증상(세균배양, 탁뇨 등)이 있을 때 교환한다.

참 · 고 · 문 · 헌

- 이상오, 김의석, 김효열, 박은숙, 진혜영, 전국 병원 감염 감시체계 중환자실 부문 결과 보고: 2007년 7월에서 2008년 6월까지의 자료 정리병원 감염관리: 제13권 제2호 2008
- 송경자, 유정숙, 권은옥 외 10인(2001). 중환자실 흡인간호 및 인공호흡기관리 표준화를 통한 인공호흡기 관련 폐렴발생 감소효과에 관한 연구, 한국의료QA학회지, 8(1), 44-55.
- HIV 양성 환자의 중환자실 관리 지침(2000). 서울대학교병원 중환자위원회.
- 오향순(2003). 중환자실 감염관리 원칙, 서울대학교병원 간호부, 238-46.
- 유정숙(2000). 중환자실 감염관리 실제, 중환자간호 수련과정(II), 서울대학교병원 간호부.
- 2000년도 감염관리 수련과정, 서울대학교병원 간호부.
- 2001년 중환자 간호관리자 세미나 - 중환자실에서의 감염관리. 임상간호사회 중환자간호분야회.
- Austan F, Suzukawa M(2000). Humidification method that decrease condensate contamination in ventilator tubing, Heart & Lung, 29(1), 56-9.
- Beth Augustyn,RN.(2007). Ventilator-Associated Pneumonia, Critical care nurse vol27,no.4,August, p32-40
- The National Healthcare Safety Network (NHSN) Manual: Patient safety component protocol.
- Harris JR, Miller TH(2000). Preventing Nosocomial Pneumonia, Critical Care Nurse, 20(1), 51-66.
- Korean Society for Nosocomial Infection Control. Korean nosocomial infections surveillance manual 2008. 2nd ed, Seoul; Gold, 2008:1-132.
- Horan TC, Andrus M, Dudeck MA. CDC/NHSN surveillance definition of health care-associated infection and criteria for specific types of infections in the acute care setting. Am J Infect Control 2008;36:309-32.
- Lee SO, Kim S, Lee J, Kim KM, Kim BH, Kim ES, et al. Korean nosocomial infections surveillance system (KONIS) report: data summary from July through September 2006.
- Korean J Nosocomial Infect Control 2006;11:113-28
- http://www.cdc.gov/ncidod/dhqp/pdf/nhsn/NHSN_Manual_PatientSafetyProtocol_CURREN T.pdf[Online](last visited 07 October 2008).

Chapter 29

피부간호

학습목표

1_ 상처의 종류에 대하여 설명한다.
2_ 상처 치유에 영향을 줄 수 있는 요소에 대해 설명한다.
3_ 상처 사정도구를 숙지하여 환자의 상처를 사정한다.
4_ 상처의 여러 사정요소를 파악하여 상처를 사정한다.
5_ 상처의 치유과정을 설명한다.
6_ 상처 드레싱의 원리 및 방법을 파악하고 시행한다.
7_ 상처치유를 위한 전신적 관리 방법을 파악한다.
8_ 욕창의 개념을 파악한다.
9_ 욕창 발생의 위험요소를 설명한다.
10_ 욕창 예방을 위한 프로토콜을 숙지하여 시행한다.

중환자실에는 기관내 삽관과 이를 통한 인공호흡기 적용을 받는 환자가 많다. 환자들은 움직임의 제한을 받으며 각종 침습적 장치를 가지고 있어 침상 내에 머물게 된다. 각종 질병과 약물 등으로 인해 환자의 피부는 매우 약해져 있고 반창고 부착으로 인한 기계적 손상 및 실금과 같은 문제로 피부손상의 위험성이 크며 또한 욕창이 발생할 가능성이 매우 높다.

현재 미국 내 병원에서 욕창의 유병률(prevalence)은 9~11%이며 장기 환자 시설에서의 빈도율은 15~20%이다. 중환자실의 경우 발생률(incidence)은 22~28.6% 정도이다. 이러한 피부 손상으로 인한 비용발생은 욕창 당 5,000~40,000달러이다.

미국의 경우 피부손상과 관련된 소송이 증가하고 있다. 이러한 피부 손상은 대개는 예방 가능하다. 중환자들은 피부손상 위험성이 높으나 치유는 더디므로 예방이 매우 중요하다. 그러므로 중환자를 간호하는 간호사들은 합리적이고 타당한 지침을 통해 중환자를 관리하기 위해 피부손상에 관한 지식, 기술 및 동기화가 요구된다.

I. 상처의 종류 및 사정

상처는 여러 종류가 있다. 현재 사용 중인 압력 궤양(pressure ulcer)은 정확한 피부손상의 용어가 아니다. 압력 궤양은 압력에 의한 손상일 뿐이다.

1. 종류

1) 부분층 손상 상처(Partial thickness wound, 그림 29-1)

(1) 정의

표피와 진피 일부의 손상으로 인한 피부 손실을 말한다.

(2) 특징

부분층 손상은 표재성(superficial)으로 통증이 있으며, 상처 기저가 붉거나(red raw base), 혹은 창백하고 습하다(pale moist base). 또한 살아있거나 죽어 있는 피부가 flap의 형태로 붙어있기도 하며, 이때 상처 바닥은 습하고 통증이 있다.

(3) 병태생리

손상은 피부 표면에서 시작해서 아래로 진행한다. 처음에는 홍반(erythema)과 압통(tenderness)의 증상으로 시작하여 표피 손실과 진피로 침입하는 과정이 뒤따른다. 만약 치료하지 않으면 피하조직으로 진행하여 전층 손상(full thickness)으로 될 수 있다.

(4) 관리원칙

- 원인 요소를 제거한다.
- 촉촉한 상처 표면(moist wound surface)을 유지한다. 그러나 주위 피부는 건조하고 부드럽게 유지해야 한다. 이를 위해 주위 피부에 피부보호 필름(film)인 피부 sealant를 사용할 필요가 있다.
- 과도한 삼출물은 흡수 드레싱을 통해 흡수한다.
- 주위 피부, 원인적 요소들, 뼈 돌출 부위를 고려하여 특수한 드레싱을 선택한다.

(5) 원인적 요소와 관리

■ 기계적 손상(Mechanical damage)

- **마찰 손상(friction damage)**

피부의 표면층이 벗겨지는 것으로 억제대 아래, 팔꿈치와 같은 마찰에 노출된 표면에서(friction rubs) 보여진다. 피부가 약하거나 또는 젖어있는 침연(maceration)의 경우 흔히 발생한다.

예방적 방법으로는 미끄러짐을 방지하고 부드럽게 피부간호를 하며, 발뒤꿈치와 팔꿈치에 보호대(protectors)를 적용하며, 접착력이 있는 투명필름(transparent film) 드레싱 혹은 얇거나 두꺼운 하이드로콜로이드(hydrocolloid) 드레싱을 한다. 예를 들어 기관내관을 테이프를 이용하여 뺨에 고정하는데 이것이 피부 손상을 초래한다. 이때 하이드로콜로이드를 먼저 뺨에 부착하여 피부보호 장벽(barrier)의 역할을 하게 한 후 그 위에 테이프를 적용하면 피부손상을 예방할 수 있다(그림 29-2). 또한 중환자실 환자 중 팔꿈치, 억제대 적용 부위 등 마찰손상 가능 부위에 투명필름 드레싱 혹은 하이드로콜로이드 드레싱을 예방적으로 적용하면 손상을 예방할 수 있다.

- **피부 열상**

표면 피부 층들이 서로 반대방향으로 미끌어질 때 발생하며, 피부 층들 사이의 파열이 원인이

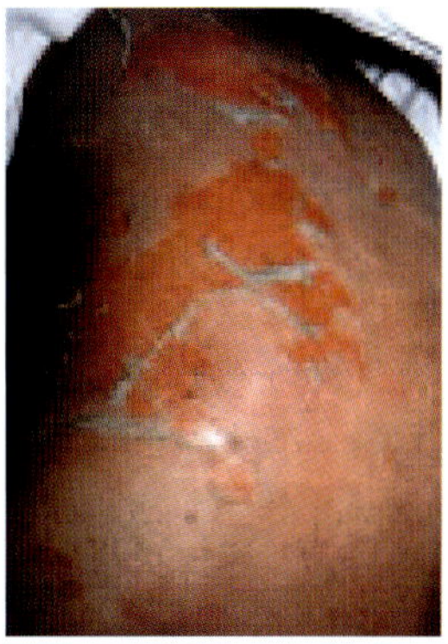

그림 29-1 부분층 손상

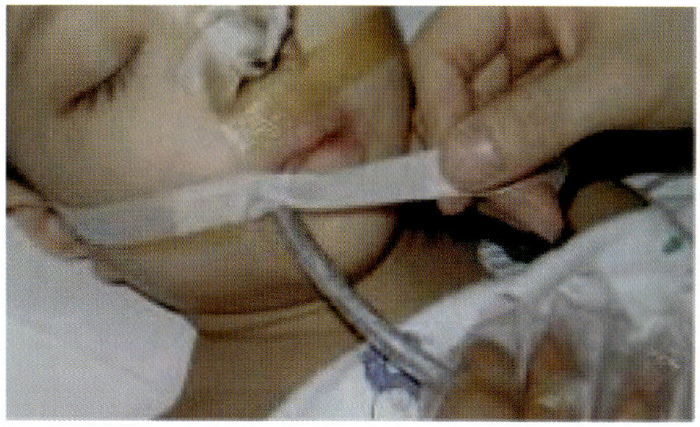

그림 29-2 환자의 뺨에 얇은 하이드로콜로이드 드레싱을 한 후 기관내관 고정을 위해 테이프를 그 위에 적용하는 모습.

된다. 노인의 경우에 더 흔하게 발생하는데, 노인들은 피부 층들 사이에 정상 응집력(cohesion)이 상실되기 때문이다.

예방법으로는 노인의 피부나 방사선 치료를 받는 부위의 연약한 피부에 테이프 부착을 피한다. 혹은 테이프를 붙이기 전에 피부에 투명 필름 드레싱 혹은 하이드로콜로이드 드레싱을 한다.

관리법으로는 조직 손실이 없는 피부 열상은 생리 식염수로 세척한 후 피부의 flap을 넓고 SteriStrip이나 유사한 테이프로 고정한다. 드레싱은 나오는 삼출물의 양과 드레싱 교환의 계획에 따라 선택한다. 예를 들면 적은 양의 삼출물이 나오는 상처는 필요할 때마다 드레싱을 하려면 얇은 하이드로콜로이드 드레싱을 적용하고, 만약 매일 드레싱 교환을 하려면 비접착성(non-adherent) 드레싱을 하며 거즈(gauze)나 폼(polyurethane foam) 드레싱을 적용하면 된다.

■ 효소성 배액(enzymatic drainage)으로 인한 손상이나 화학적 손상(chemical damage)

흔히 기저귀를 착용하고 있거나 실금 환자에게서 피부가 접히는 부위나 회음부에서 발생한다. 초기에는 홍반 혹은 젖은 피부의 양상을 보이나, 나중에는 균열(fissure)이나 피부박탈(denudation)로 진행하며, 이는 과도하게 젖어 피부의 장력(tensile strength)이 감소하기 때문이다.

예방법으로는 약간의 공기 소실이 있는 매트리스 적용, 흡수 드레싱 적용, 실금 관리가 있다. 실금이 있으면 수분이 피부에 직접 닿지 않도록 해주는 moisture barrier 제품(ointments)이 도움이 된다. 만약 습기가 내부에 발생하면 이것은 습기를 잡고 있기 때문에 moisture barrier 제품 사용은 금기이다. 이 경우 흡수성 드레싱이 유용하다.

■ 방사선 혹은 항암화학요법제(cytotoxic agents)로 인한 손상

방사선 또는 항암제들은 피부세포들의 손상을 초래해 다양한 피부손상이 유발된다.

예방을 위해서는 방사선 요법을 받는 부위에는 햇빛, 비누, 로션, 파우더, 의료인이 인정하지 않는 국소 도포제의 사용을 피하고, 화학요법을 받는 경우는 햇빛을 피하도록 한다. 이를 위해 부드러운 피부간호가 필요하며, 무취의 emollients를 사용하고 테이프 사용을 금한다.

드레싱 방법은 삼출물의 양, 뼈 돌출 부위의 침범 여부 등에 따라 다르며, 비접착성 드레싱을 하거나, 스스로 치유되기 시작할 때까지 그대로 둔다.

■ 열 손상

화상으로 인해 세포막의 파괴와 피부의 손상을 가져오는 것이다.

이를 예방하기 위해 신경 인지 및 감각 손상을 가진 환자에게 화상의 가능성에 대해 교육하고 주의시킨다.

드레싱은 화상의 중증 정도와 범위에 따른다. 만약 가벼운 화상의 경우 부분층 손상 상처 드레싱 방법에 따르며, 넓은 부위의 화상에는 비접착성 드레싱을 적용한다.

■ 감염 손상

• **Herpes(simplex 혹은 zoster)**

Herpes 병소는 통증을 동반한 바이러스성 발진(viral rash) 즉 수포성 발진(vesicular rash)이 특징이다. 수포가 터지면 진피가 노출된다. 면역이 억제된 환자에게서 발생되며, 흔한 부위는 항문 주위, 회음부, 입과 입술주위이다. 진단은 바이러스 배양을 통해 얻어진다.

가장 중요한 치료는 항바이러스 제제(acyclovir)를 전신적으로 혹은 국소적으로 투여하는 것이며, 드레싱으로는 통증완화, 감염관리, 2차적 피부손상의 방지를 위해 하이드로콜로이드를 이용한 폐쇄드레싱(occlusive dressing)을 사용한다. 항바이러스 제제를 국소적으로 도포한 후 하이드로콜로이드로 드레싱을 한다.

• **Monila(candidiasis)**

Monila의 특징은 maculopapular, satellite lesion으로 시간이 갈수록 발적의 색은 맑은 홍반에서 검은색 홍반으로, 그 후에는 갈색 홍반으로 변하고, 피부가 떨어지면서(skin flakes) 피부표면이 벗겨진다(denudation).

습기가 있는 피부, 곰팡이 균의 과도한 성장의 원인이 되는 항생제 치료가 원인으로, 회음부, 액와, 피부가 접히는 곳에 흔히 발생한다.

진단은 곰팡이균을 배양하여 확진한다.

치료는 피부의 습기를 제거한 후 antifungal agent를 사용한다. 국소적 치료로는 antifungal powder를 뿌린 후 skin sealant를 두드려 바르거나(coating), antifungal ointment를 바른다.

Candida는 monilial rash의 원인균으로 가장 효과적인 국소제제는 Nystatin이다. 다음은 이런 균들을 위한 약제이다.

Nizoral(ketoconazole) - 효모성 세균과 곰팡이균에 매우 효과적

Diflucan(fluconazole) - 효모와 특정 곰팡이균에 효과적

Mycostatin(nystatin) - 효모에는 매우 효과적이나, 곰팡이에 대해서는 효과가 없음

• **Staphylococcus**

Folliculitis, Furuculosis, Calbuncles, Impetigo, Staphylococcal Scaled Skin Syndrome 등의 원인이 된다.

박테리아 감염과 규명되지 않은 피부 병소는 반드시 피부과에 의뢰를 해야 한다.

2) 전층 손상 상처(Full thickness wound)

(1) 정의

진피의 완전한 소실과 진피 이하의 소실을 말한다(그림 29-3).

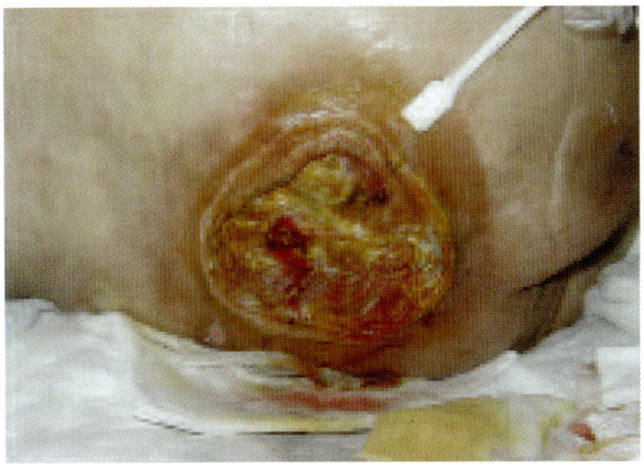

그림 29-3 전층 손상

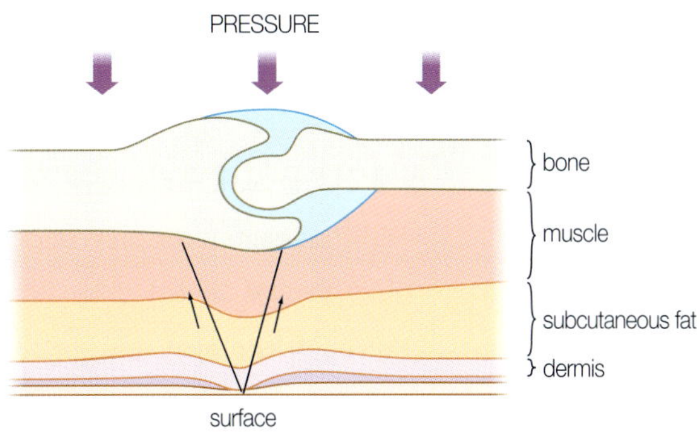

그림 29-4 전층 손상에서 가해지는 압력은 뼈와 근육이 만나는 곳이 가장 크다.

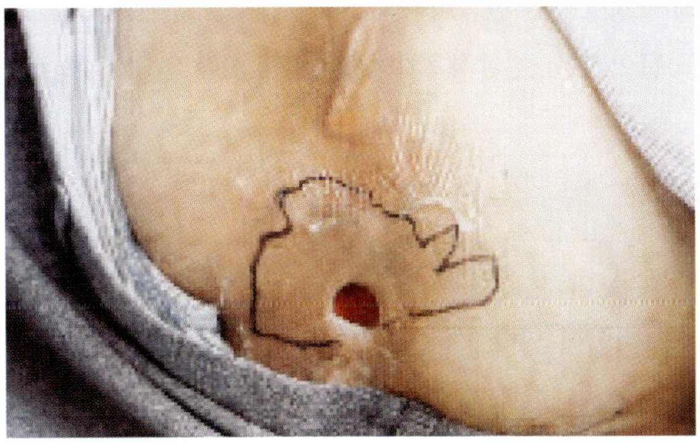

그림 29-5 잠식

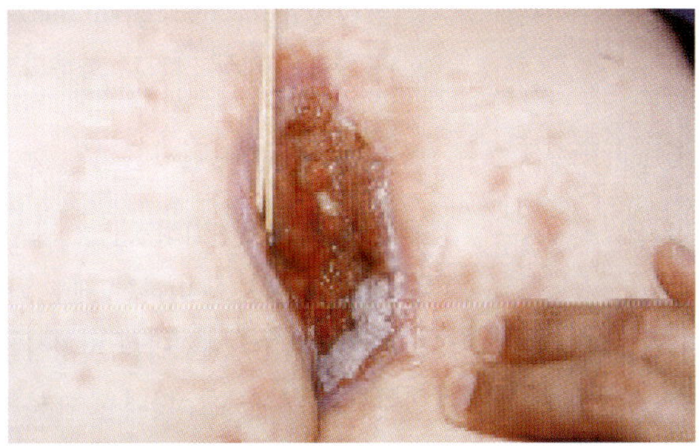

그림 29-6 동공로

(2) 특징

뼈 돌출부위 위에 위치한다. 뼈와 침대 표면(resting surface) 사이의 조직이 눌리게 되어 생기는 대부분 전층 손상(full-thickness)으로, 근육과 뼈가 만나는 면에서 시작한다. 근육은 가장 높은 대사율을 가진 층으로 허혈에 가장 민감하며, 근육-뼈가 만나는 면은 피부-침대표면이 만나는 면보다 압력이 더 높고(그림 29-4), 전단력(shear forces)이 개입되면 잠식(undermining, 그림 29-5)과 동공로(sinus tract, 그림 29-6)를 형성하는 일이 흔하다.

전단력이란 환자가 한 자세로 머물러 있을 때 근육, 뼈 등이 중력에 의해 미끄러져 내려가면서 혈관이 꼬여 허혈이 발생하게 되는데 이때 가해지는 힘을 말한다. 잠식은 상처 가장자리를 따라 정상 피부 아래 조직 파괴가 있는 것이며, 공동로는 잠재성 농양형성의 가능성을 가진 사강(dead space)으로 상처에서부터 어느 방향으로 길이 생긴 것을 말한다.

(3) 병태생리

전신 순환계의 마지막 지점인 모세혈관에서 산소와 영양소를 조직으로 보내고, 이산화탄소를 받아들인다. 모세혈관은 낮은 압력체계이다. 연구에 의하면 모세혈관이 허탈(collapse)되는 외부압력은, 동맥쪽 모세혈관은 32mmHg이고, 정맥쪽은 18mmHg이다. 따라서 모세혈관 폐쇄압(capillary closing pressure)은 대략 25~32mmHg이다. 여기서 기억할 점은 이 연구가 건강한 젊은 남자들을 대상으로 한 것이어서 쇠약한 환자에게는 적용될 수 없다는 점이다. 다른 연구에 의하면 기능적 모세혈관 압(functional capillary pressure) 즉 모세혈관 개방을 유지하는데 요구되는 압력은 약 17mmHg이다. 위에 언급한 모세혈관 압력이상으로 조직압력이 유지될 때 혈류가 점진적으로 폐쇄되어 허혈을 유발한다. 조직은 간헐적인 혈류공급 중단은 견딜 수 있기 때문에 짧은 시간 동안은 허혈을 견딜 수 있으나, 심한 허혈은 불편감 및 통증을 유발하며, 이것이 대뇌피질에 신호를 보내 우리는 자기도 모르는 사이에 자세를 바꾸게 된다. 이것이 바로 압박 궤양 방지 시스템(pressure ulcer prevention system)이며, 이런 압박 궤양 방지 시스템을 잃은 환자는 압력으로 인한 피부 궤양이 생길 위험이 있다. 즉 이런 환자는 느낄 수 없고, 움직일 수 없는 사람들로 간호사들이 대신하여 규칙적인 간격으로 체위를 변경시켜 주어 정상 피부와 조직을 유지할 수 있게 해주어야 한다.

허혈에 대한 정상반응은 다음과 같다. 모세혈관이 폐쇄되면 혈류가 적어지며 저산소증이 발생한다. 조직에 저산소증이 초래되면 그 부위에 관류를 증가시키기 위한 시도로 혈관이 이완된다. 혈관이 이완되면 압력이 다시 회복되어 혈액이 이완된 혈관으로 밀려들어가게 되는데, 이것을 반응충혈(reactive hyperemia)이라고 하며 정상적인 반응이다. 조직의 산소 요구가 충족됨으로써 혈관은 정상 크기로 회복되고 충혈도 없어진다. 정상적으로 충혈은 한 시간 안에(주로 15-30분) 없어진다.

그러나 허혈이 지속되면 혐기성 대사(anaerobic metabolism)를 일으켜 많은 부작용을 촉발시킨다. ATP가 감소되어 Na^+-K^+ pump를 손상시키고, K^+를 세포 밖으로 Na^+와 Ca^{++}는 세포 내로 이동한다. K^+ 농도의 변화는 세포 기능에 악영향을 미치고, 세포내 Na^+ 농도의 증가는 세포내 부종의 원인이 되며, 세포막의 비정상적인 누출의 원인이 된다. 세포내 Ca^{++} 농도의 증가는 염증 매개인자들을 생산하고, 단백질 합성을 조절하는 DNA의 손상을 가져오는 여러 가지 파괴적 과정의 원인이 된다. 불가역적 손상은 세포의 죽음을 초래하고 염증 매개인자, 노폐물 축적, 혈관 이완, 부종을 증가시켜 그 부위의 혈관을 더욱 압박하여 저산소증과 괴사를 초래한다.

불가역적 손상은 혈관에서 조직으로 혈액이 누출됨으로 인해 창백해지지 않는 홍반(non-blanching erythema), deep mottling, 검붉은색(dark red) 또는 보라색(purple), 경화(induration) 또는 fluctuance로 특징 지워지며, 낮은 조직 내성을 가진 환자에서 두 시간 안에 일어날 수 있으나 궤양은 3~5일 동안 드러나지 않는다. 그러므로 이런 병리적 허혈을 진단해내기란 쉽지 않다.

(4) 원인적 요소와 관리

- **장기간 혹은 강력한 압력**

압력의 강도와 시간 내성 사이에는 역관계(inverse relationship)가 있다. 단지 짧은 기간 동안만 높은 압력에 견딜 수 있다는 것이다. 그러나 압력의 강도가 감소하면 내성 시간은 증가한다. 이는 압력을 감소시키는 바닥면(surface; 예-매트리스)과 규칙적 체위 변경에 대한 합리적 근거를 설명할 수 있다. 압력 감소 바닥면은 압력의 강도를 감소시키는 것이고, 체위 변경 스케쥴은 시간적 요소를 감소시키는 것이다. 그러나 장시간 환자가 누워있는 경우 압력의 강도를 감소시키면, 체위변경은 최소한의 수준으로 적용할 수 있다. 그러나 이것이 완전한 피부손상을 예방할 수는 없다.

- **압력경사의 기울기(steepness of pressure gradients ; amount of soft tissue deformation)**

모세혈관의 전 영역보다는 한 영역에서의 폐쇄는 더 쉽다. 이는 압력 분산이 골고루 이루어진다면 연조직 손상은 최소화되며, 딱딱한 면(일반 병원침대 매트리스) 보다는 조직허혈이 적어진다는 것을 의미한다. 딱딱한 침대는 뼈 돌출부위에는 높은 압력을 가하고, 주위 조직에는 낮은 압력을 가한다. 또한 가파른 압력경사는 세포 간질액을 높은 압력 부위로부터 낮은 압력 부위로 이동시키는 원인이 되며, 이는 생리적인 세포 환경의 손실을 가져오는 원인이 된다. 매 두 시간마다 체위변경을 하는 것은 세포 간질액을 천천히 움직이게 하므로 조직손상을 방지한다. 압박 궤양 방지에 있어서 적절한 매트리스의 사용은 세포 간질액의 이동과 모세혈관 폐쇄의 정도를 최소화한다. 또한 규칙적인 체위 변경은 혈류를 회복하고, 위험한 부위의 세포 간질액의 환경을 복원한다. 그러므로 효과적인 예방 프로그램은 치료적 지지면(therapeutic support surface) 즉 효과적 매트리스 적용과 규칙적인 체위 변경 모두를 포함하고 있다.

■ 전단력

마찰은 피부가 침대시트에 들러붙기 때문에 피부와 지지면과의 사이에서 발생하며 중력(gravity)은 환자가 미끄러지는 원인이 된다.

전단력은 마찰과 중력으로 인해 생기며 근막 수준에서 혈관의 파열과 꼬이는 결과를 초래하므로 간호사들은 체위변경 시 반드시 환자를 들어서 움직여야 한다.

압박 궤양으로 특징지어지는 많은 궤양들은 전단력으로 인한 손상으로 불규칙한 모양의 깊은 피부손상(irregular deep lesion), 잠식, 동공로를 형성하는 것이 특징이다.

한 연구에 의하면 전단력과 마찰 모두에 노출되었을 때는 압박에만 노출되었을 때보다 궤양이 다섯 배 더 생긴다는 보고가 있다.

환자들이 침대나 의자에서 미끌어질 때마다 전단손상(shear injury)의 위험이 있으므로 다음과 같은 방법으로 예방한다.

- 높은 침대머리 상승을 제한한다.
- 환자 체위변경 시 시트를 이용해 환자를 들어올린다.
- 폼 형태의 침대 매트리스는 피부와 바닥면 사이의 마찰계수가 높아 환자의 미끄러짐을 감소시킨다.
- 고어텍스로 만들어진 매트리스(Goretex-type surface) 사용은 마찰계수가 낮아 그에 따라 전단력을 제거한다.
- 환자를 의자에 앉히는 경우 바닥에 발을 딛게 하고 앉힌다.
- 휠체어나 의자 쿠션은 휠체어 밖으로 미끄러지려는 환자를 위해 앞부분을 높게 한다.

■ 조직 내성을 위협하는 요소

- 근육 손실 및 피하조직 손실 - 정상적으로 몸무게를 분산하는 능력이 감소한다.
- 혈관질환, 부종, 고혈압 - 만성 허혈과 낮은 압력에서 모세혈관 폐쇄 압력을 형성하는 원인이 된다.
- 고열 - 조직의 대사율을 증가시키고, 이에 따라 산소 요구가 증가하여 조직허혈이 좀 더 빨리 발생하게 된다.
- 흡연 - 혈소판 응집력과 혈관수축에 악영향을 준다.
- 스트레스 - cortisol 생산을 증가시키고 이로 인해 콜라겐 합성과 콜라겐 퇴축 사이의 조화가 깨어진다.

2. 상처 치유에 영향을 주는 요소

1) 관류/산소화(Perfusion/Oxygenation)

적절한 산소는 섬유아세포 증식과 콜라겐 합성, 백혈구 활동과 식세포, 그리고 재상피화에 필수이고, 적절한 조직 관류는 상처 기저에 산소화와 영양소의 공급에 필수이다. 그러므로 관류와 산소화에 악영향을 주는 지속적인 압박, 심기능 악화, 폐질환, 혈관질환, 빈혈, 당뇨, 부종 등과 같은 상태와 질환은 상처 복구에 치명적이다. 따라서 수분공급, 낮은 pO_2를 개선을 위한 산소공급, 금연, 부종 조절 등을 통한 최적의 전신적, 말초적 관류를 도모하여야 하며, 또한 압박을 감소시킬 필요가 있다.

2) 영양상태

Positive nitrogen balance는 상처복구에 필수이다. 이는 콜라겐 합성과 면역 기능을 위한 단백질 저장이 필요함을 의미한다. 단백질, 탄수화물과 지방, 비타민 C, 철분, 아연 등과 같은 특수한 영양소들이 상처 복구에 필요하므로 영양 상태가 좋지 않을 경우 상처 치유 지연, 상처 감염, 혹은 상처 열개의 위험이 있다.

3) 감염

감염은 염증기를 지연시키고 부가적인 조직 손상의 원인이 된다. 모든 만성 상처는 오염되어 있으나 모든 상처가 감염되는 것은 아니다. 국소 감염의 증후, 감염의 전신적 증후, 잘 알려지지 않은 원인으로 인한 치유 실패, 뼈에 침범한 상처들은 정형외과에 의뢰를 하도록 하며, 균 배양이 필요하다.

4) Corticosteroids

스테로이드는 40~60mg/일 이상 투약하는 경우 혈관 신생과 감염, 수축, 그리고 상피화(epitheli zation)에 악영향을 준다. 비타민 A가 스테로이드의 이러한 효과에 반대 작용을 하여 상처 기저의 대식세포의 이동을 증가시킨다. 상처에 직접 국소적으로 하루에 1~2번 적용하며 의사의 처방이 필요하다. 비타민 A는 스테로이드의 치료 작용을 약화시키기 때문에 경구투여는 바람직하지 않다.

5) 나이

연령이 증가함에 따라 상처 치유가 지연되는데, 이는 상피의 교환시기가 느려지고, 피부로의 혈류 공급이 감소되기 때문이다.

6) 당뇨

상승된 혈당치는 상처 치유 지연과 감염 증가의 원인이 된다. 혈당치의 증가는 섬유아세포 및 백혈구의 활동을 위협하고, 콜라겐 합성을 방해한다. 그러므로 글루코오스 수치를 180~200이하로 유지하고, 상처 감염과 콜라겐 합성 여부를 관찰한다. 당뇨 환자들은 때로 성장인자(growth factor)의 국소적 적용이 도움이 된다.

HBA_{1C} 는 지난 3개월 동안 글루코오스 조절에 대한 전반적인 결과를 보여준다(normal; 3.0~6.0, good; 3.0~7.0, fair; 7.6~8.9, poor; 9.0 이상).

7) 흡연

니코틴은 혈관을 수축시키고, 최대한의 산소화를 방해한다. 그러므로 환자에게 이러한 정보를 제공하고 흡연을 하지 않도록 격려한다.

3. 상처 사정

1) 상처 사정 도구

상처의 사정은 연구에 근거한 상처 사정도구를 이용할 수 있다.

(1) Wound staging system

상처 사정 도구로 가장 많이 이용되는 것은 'Wound Staging System'으로 표 29-1에 제시되어 있다. Stage Ⅰ은 정상피부의 창백해지지 않는 홍반으로 피부 궤양의 전조 증후이며 가역적이거나 불가역적인 홍반이다(그림 29-8). Stage Ⅱ는 피부 손상이 표피와 진피 일부를 침범하는 손상으로 궤양은 얕으며, 임상적으로는 찰과상(abrasion), 수포(blister) 혹은 얕은 궤양(crater)을 보인다(그림 29-9). Stage Ⅲ는 피부 손실이 피하 이하로 진행되는 손상이나 괴사이다. 그러나 근막 이하로는 침범하지 않으며 주위 조직의 잠식의 유무와 관계없이 깊은 궤양을 형성한다(그림 29-10). 마지막으로 Stage Ⅳ는 조직 괴사와 근육, 뼈, 혹은 지지 구조(건, 관절낭)에 손상을 주는 피부 손실을 말한다(그림 29-11). Suspected Deep Tissue Injury는 피부손상이 없는 보라색, 적갈색의 부분적 피부 변색 혹은 혈액이 찬 수포로 통증이 있는 상태이다. 심부조직손상을 의심할 수 있으며 개방상처로 진행될 가능성이 높다(그림 29-12). Unstageable은 괴사 상처(necrotic tissue)로 기저부가 덮여있어 조직의 손상 정도를 알 수 없어 대부분 Ⅲ~Ⅸ 단계 이상인 경우가 많다. 상처 기저가 보일 때까지 그 단계를 예측할 수 없다(그림 29-13).

피부가 치유될 때 생성되는 육아조직(grannulation tissue)으로 채워져 있는 상처는 치유된 상처로 전환되는 과정이므로 그 단계를 정할 수 없다(그림 29-14).

(2) RYB(Red, Yellow, Black) system

그 외 다른 사정 도구로는 'Red Yellow Black System'이 있다. 이것은 상처 기저에 있는 조직의 주된 색깔에 따라 분류하는 것으로, 상처 복구의 단계에서 상처 색깔과 관련되어 드레싱의 목적과 상처 치료 물품들을 정하는데 도움을 준다. 즉, 'Black' wound는 괴사된 상태로 죽은조직제거술(debridement)를 요구한다. 이 도구의 장점은 간단하다는 것이나, 단점은 상처의 깊이와 삼출물의 양을 고려하지 않아 드레싱 시에 삼출물이 고려되지 않을 수 있다(그림 29-15, 29-16, 29-17).

표 29-1 Wound Staging System(NAUAP, National Pressure Ulcer Advisory Panal, 2007)

단계	증상	침범부위
Ⅰ	홍반(non-blanching erythema)이 있고 피부손상은 없음. 압력을 제거해도 30분 이상 증상이 지속됨	표피
Ⅱ	부분적인 피부손실과 표재성 궤양 있음. 부육(slough)이나 멍이 없는 멍이 없는 상처로 붉고 습함. 통증 있음	표피와 진피의 일부분
Ⅲ	완전 피부 손실과 광범위한 손상 상태, 삼출물, 과사조직 있음. 동공로와 잠식 형성 가능. 통증 없음.	진피, 피하
Ⅸ	완전 피부 손실과 광범위한 손상 상태, 삼출물 괴사조직 있음. 동공로와 잠식 형성 가능. 통증 없음.	피하 전부, 근막, 근육, 뼈
Suspected Deep Tissue Injury	피부손상이 없는 보라색, 적갈색의 부분적 피부 변색 혹은 혈액이 찬 수포로 통증이 있음. 개방상처로 진행될 가능성 높음.	심부조직손상 의심
Unstageable	과사조직으로 상처 기저부가 덮여있어 조직의 손상 정도를 알 수 없는 상태로 대부분 Ⅲ~Ⅸ 단계 이상인 경우가 많음.	분류 불가능

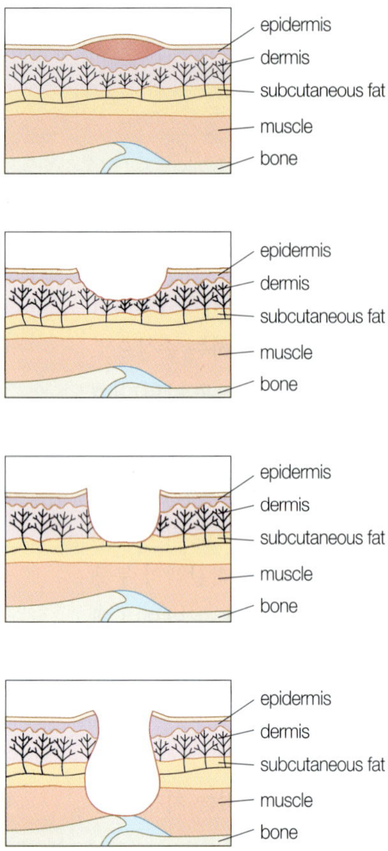

그림 29-7 상처의 staging 위로부터 stage Ⅰ, Ⅱ, Ⅲ, Ⅳ를 보여준다.

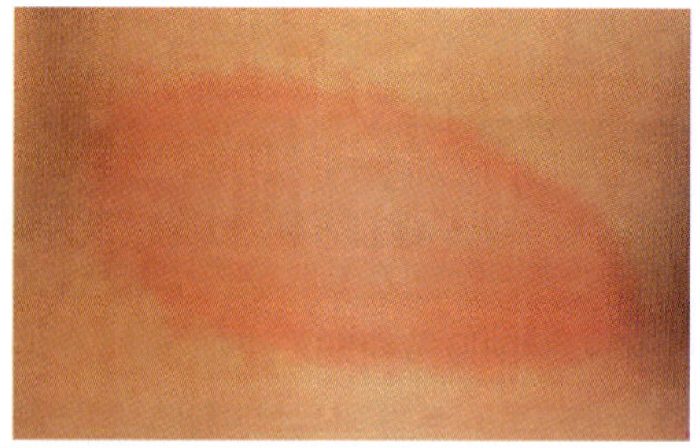

그림 29-8 Stage Ⅰ

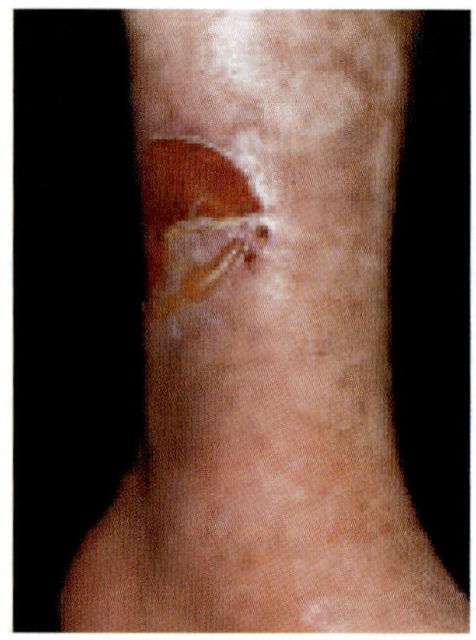

그림 29-9 Stage Ⅱ

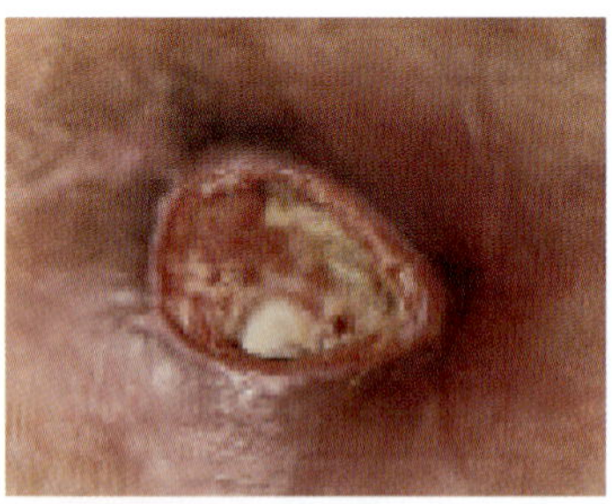

그림 29-10 Stage Ⅲ

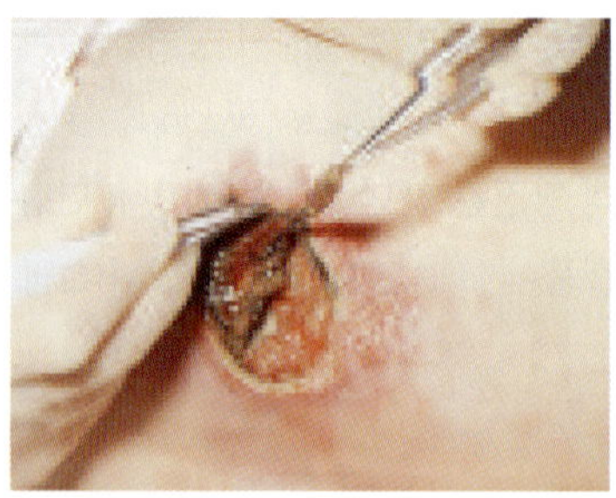

그림 29-11 Stage Ⅳ

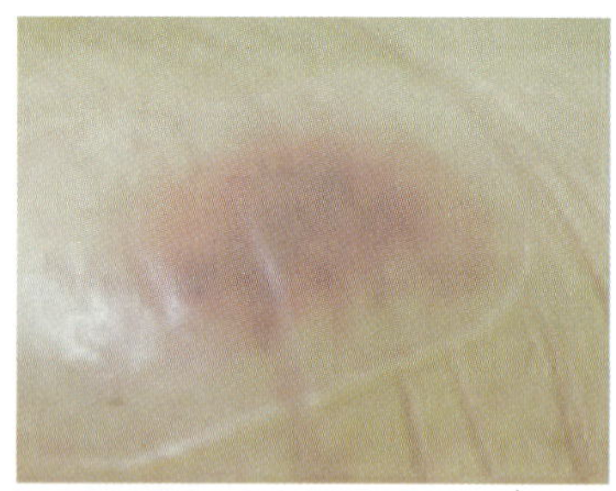

그림 29-12 Suspected Deep Tissue Injury

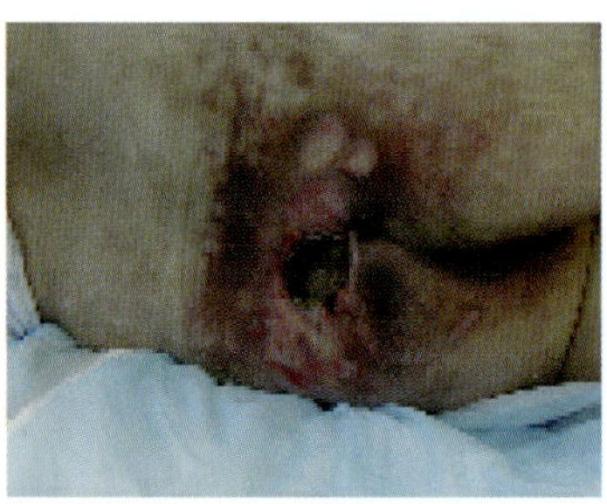

그림 29-13 Unstageable

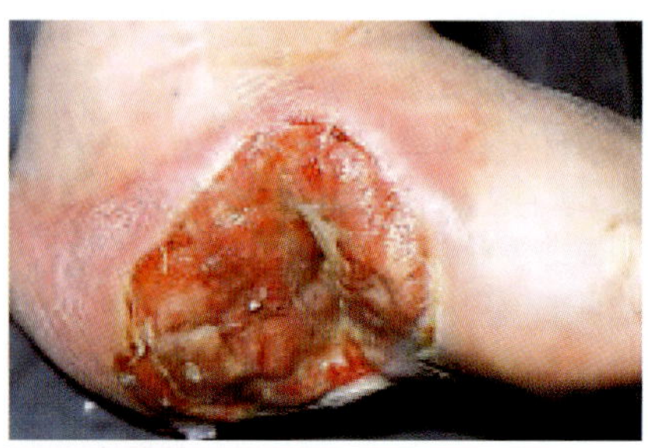

그림 29-14 그래뉼 조직으로 차있는 상처

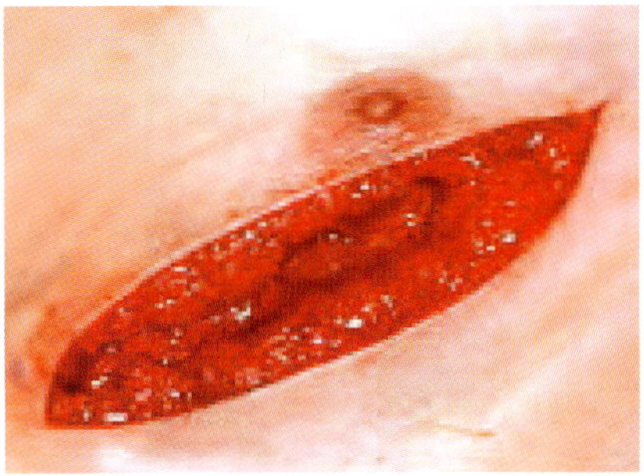

그림 29-15 Red wound

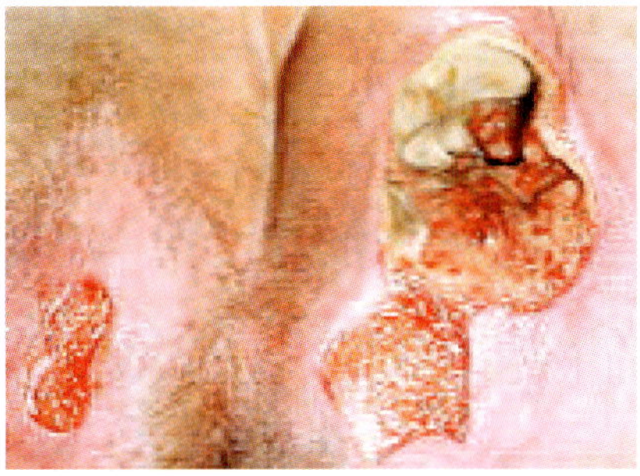

그림 29-16 Yellow wound

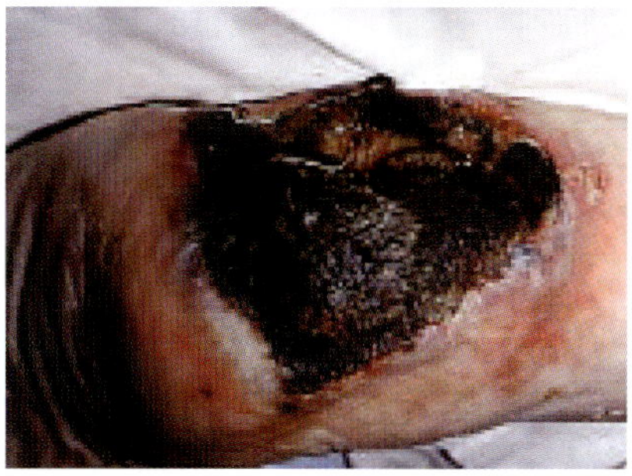

그림 29-17 Black wound

2) 상처 사정 요소

폭넓은 사정은 대개 주단위로 이루어진다. 사정해야할 내용은 표 29-2와 같다. 일부 병원에서는 궤양 상처를 사정할 때 사진을 이용하기도 한다. 드레싱 교환을 할 경우 중요한 상처나 주위 조직의 변화를 기록하며 광범위한 기록을 하는 경우는 각 드레싱을 교환할 때마다 기록할 필요는 없다. 적절한 치료 후 2~4주 후에 진전을 보이지 않는다면 치료계획의 재평가 및 수정이 필요하다.

3차원적으로 상처의 길이, 너비, 깊이를 측정한다. 잠식은 시계 방향으로 너비를 측정하고, 동공로는 시계 방향으로 길이를 측정한다(그림 29-18, 29-19).

II. 상처 치유 과정

1. 일반적 개념

'급성상처(acute wound)' 는 손상 혹은 수술과 같이 갑자기 발생하는 상처이다. 급성상처의 정상 치유는 대개 예측 가능하며, 상처 치유에 실패한 급성상처는 만성상처로 될 가능성이 있다.

신체의 연조직 치유의 두 가지 형태는 재생이나 반흔 조직 형성(scar tissue formation = granulation)이다.

치유에 따라 상처를 분류하면 다음과 같다(그림 29-20).

표 28-2 상처 사정/기록을 위한 주요 요소들

• 위치	• 상처 가장자리(wound edges) : 개방 혹은 폐쇄 되었는지
• 크기(size) : 3차원으로 기록. 길이, 너비, 깊이 (그림 29-18, 19)	• 잠식 혹은 동공로 유무 : 위치와 너비 혹은 길이 (그림 29-18)
• Stage	• 삼출물 : 양, 냄새, 특성
• 상처 기저의 상태 - 그래뉼 조직은 있는지 - 상피화는 되고 있는지 - 궤양의 기저(상처 바닥)는 깨끗한지 - 부육/괴사는 있는지	• 주위 피부 - 감염의 증상 및 징후가 있는지 - 얇은 피부 손상인지 - 젖어 있는지 - 부종이 있는지
• 통증 : 궤양 자체의 통증인지 혹은 드레싱으로 인한 것인지	• 전신 감염이 동반되어 있는지

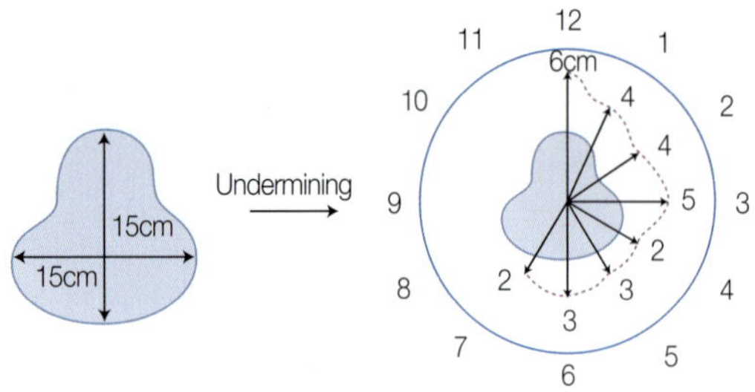

그림 29-18 상처의 크기 측정

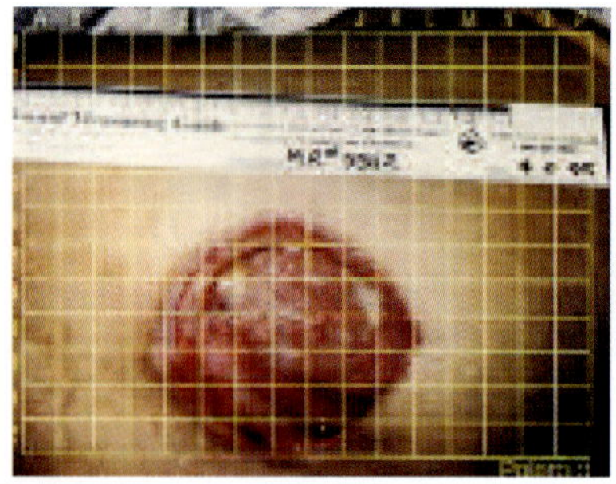

그림 29-19 자를 이용한 상처 크기 측정

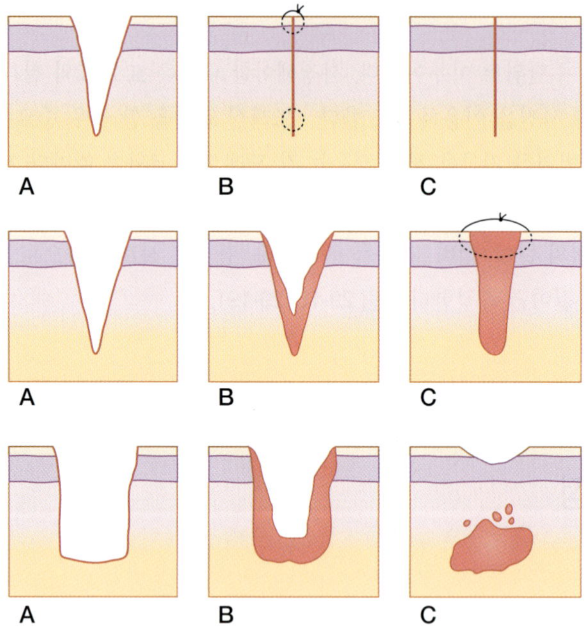

그림 29-20 치유에 따른 상처 분류: 상처치유 순서 A→B→C

1) 1차 유합(primary intention)에 의해 치유되는 상처

수술에 의해 폐쇄되는 상처로 최소한의 조직 손상을 가지므로 조직층들이 함께 유착되고 상피가 재표면화 되기 위해서 소량의 그래뉼 조직이 요구된다.

2) 2차 유합(secondary intention)에 의해 치유되는 상처

그래뉼화(granulation), 수축(contraction), 상피화의 과정을 통해서 치유될 때를 말한다. 벌어진 수술 절개창과 압박 궤양이 여기에 속한다.

3) 3차 유합(tertiary intention)에 의해 치유되는 상처

이 상처들은 흔히 2차 유합에 의해 치유되기 시작하지만 제한된 양의 그래뉼 조직이 요구되므로, 수술에 의해 폐쇄된다.

2. 층에 따른 조직 복구

1) 표피

재생된다.

2) 진피

재생된다. 부분적인 진피 손상은 재생에 의해 치유되지만, 모든 진피의 손실은 전층 손상이므로 반흔조직 형성에 의해 치유된다.

3) 피하조직

반흔조직 형성에 의해 치유된다.

4) 근육

반흔조직에 의해 치유된다.

5) 뼈

재생된다. 괴사과정은 절단을 요구한다.

3. 치유과정

1) 부분층 손상 상처

상처 치유과정은 상피 세포 증식과 상처 표면으로의 이동 및 정상 피부층과 피부 두께의 재복구로 이루어진다.

첫 번째 단계는 상피 세포가 증식하여 상처 표면으로 이동하는 것으로 상처 표면이 축축해야 한다. 만약 표면이 건조하면 상처 가장자리의 새 세포들은 축축한 표면에 도달할 때까지 밑으로 터널을 형성한다. 상처 표면이 축축하면 가장자리와 상피부속물 부분으로부터 재빠르게 세포가 이동하고, 상처는 빠르게 치유된다. 새로운 표피는 핑크색으로 건조하며, 단지 몇 층의 세포 두께이므로 매우 연약하여 이를 보호하기 위해 상처를 계속 드레싱 해야 한다.

두 번째 단계는 정상 피부층과 피부 두께의 재형성이다. 피부의 정상 피부층들이 형성되고 기능이 회복되며, 피부는 주위 조직과 같은 색으로 색소가 침착된다. 이렇게 되면 상처는 치유되는 것이다.

반드시 상처 표면을 상처 표면을 축축하게 유지하여 보호하도록 한다.

2) 전층 손상 상처(급성과 만성)

치유과정은 다음과 같다.

(1) 1단계 : 방어기(defensive phase)

주요 기전은 지혈(hemostasis)와 염증이다. 이 시기는 괴사조직이 제거되고, 감염이 통제될 때까지 지속되는데, 급성 상처는 1~4일이고, 만성 상처는 매우 긴 시간이 소요된다.

이 시기에 혈류정지가 일어나는데, 이때 혈소판과 섬유소의 응집이 안되어 성장인자가 방출되며, 이 요소가 상처 기저에 중성구와 대식구를 끌어들임으로써 복구과정을 촉진시킨다. 만성 상처는 출혈이 없고 응집을 형성하지 않으므로 이러한 성장인자를 방출하지 않게 되어 결국 체계적인 치유과정을 거치지 못한다. 외과적 변연절제술은 만성상처를 급성상처로 전환시킬 수 있다.

염증은 정상과정이며 치유에 필수적이다. 조직이 손상되면 혈관 물질이 방출되어 혈관이 이완되고 따라서 그 부위에 혈류가 증가한다. 혈관 이완은 모세혈관의 구멍을 확대시켜 상처 기저로 수액이 유출되도록 한다. 혈관 이완과 함께 백혈구를 끌어들이는 성장인자의 방출이 유도된다. 중성구는 최초의 방어 인자로서 그 부위에 모이고, 약 3일 후 대식구가 상처관리의 주 역할을 하기 위해 그 부위로 모인다. 괴사 조직과 박테리아를 통제하기 위해 대식구는 성장인자를 분비하고 상처 복구 과정을 지속시킨다. 염증은 홍반, 열감, 경결의 증상을 나타내며, 급성 상처에서는 짧은 기간 동안, 그리고 감염과 괴사가 있는 상처는 긴 기간 동안 염증 과정이 있게 된다.

염증기의 상처관리를 위해 고려할 사항은 변연절제와 감염관리가 핵심이다. 상처는 삼출물이 있으므로 흡수 드레싱이 요구된다.

(2) 2단계 : 증식기(proliferative phase)

이 단계는 그래뉼화, 수축, 상피화의 세 가지 과정을 갖는다.

그래뉼 조직이 형성되는데 이 조직은 반흔 조직과 함께 손실 공간을 메우는데 새로운 모세혈관 생성(neoangiogenesis)과 콜라겐 등의 구조 단백질 생성에 관계한다. 모세혈관 생성은 그래뉼 조직 형성에 매우 중요하며, 이는 영양분과 산소 공급이 복구 과정에서 매우 중요함을 알 수 있다.

또한 콜라겐과 다른 구조 단백질이 형성된다. 이런 단백질은 섬유모세포(fibroblast)에 의해 합성되는데 이 세포는 콜라겐과 다른 상처 회복 과정에 필요한 단백질을 합성할 수 있는 유일한 세포이다. 이 때 여러 소독제들이 섬유아세포에 손상을 준다는 점을 기억해야 하고, 콜라겐을 생성하기 위해서 섬유아세포는 단백질, 에너지, 비타민, 아연, 철분, 산소 등이 필요하다. 그러므로 적절한 영양 상태와 관류가 상처 복구에 매우 중요하다.

콜라겐 합성에 걸리는 시간은 급성 상처는 5일에 시작, 5~15일에 극대화 되며, 수술 절개 상처는 복구에 소량의 콜라겐이 필요하므로 수술 후 5~9일에 치유 융선(healing ridge)을 촉지할 수 있다. 만약 이 치유 융선을 촉지할 수 없다면 콜라겐 합성이 지연되고 절개창의 열개(dehiscence)의 위험이 높아지며, 절개선의 긴장 완화와 영양과 관류 지지가 필요하게 된다.

만성 상처는 결손 부위의 크기, 관류와 영양 상태에 따라 다양하며, 콜라겐 합성은 염증 과정이 끝날 때까지 지연되므로 괴사 조직과 염증을 조절하여야 한다.

수축은 개방 상처에서만 일어난다. 수축은 상처의 크기를 줄이기 위해 상처 가장자리가 이동하는 것으로, 섬유아세포에 의해 이루어진다. 섬유아세포는 변형이 일어나 수축성 부속 기관을 획득하고, 근섬유아세포(myofibroblast)가 된다. 근섬유아세포는 상처 주위에 달라붙어 수축이 일어나고, 결국 상처의 크기가 감소한다. 수축의 양은 주변 조직의 움직임에 따라 다르다. 바람직하지 않게 수축이 일어나면 기형과 기능 상실의 원인이 되므로 이런 경우가 예견되면 봉합이나 이식이 필요할 수 있다.

또한 이 시기에는 상피화도 일어나는데, 이는 새로운 상피에 의해 상처가 다시 덮히는(재표면화: resurfacing)것이다. 전층 손상 상처는 재상피화 과정이 모든 상피의 부속기관들에 의해 파괴됐기 때문에 상처의 가장자리로부터 시작된다. 상피화에 걸리는 시간은 급성 상처는 3일이 걸린다. 만성상처는 상피화가 상처 가장자리부터 시작되므로, 상피의 이동을 위해 상처 기저와 상피생산 층의 노출과 함께 가장자리가 개방되어야 한다. 상피의 이동은 짧은 거리에만 해당되며, 만약 매우 큰 상처라면 재표면화 자체가 불가능하므로, 이 경우 피부 이식이 고려되어야 한다.

(3) 제 3 기 : 성숙(maturation)

성숙에는 반흔을 만드는 반흔 조직이 관계한다. 초기의 반흔은 매우 약하다. 이미 있던 콜라겐 섬유의 용해와 새 콜라겐 섬유의 합성이 일어나며, 이는 반흔 조직의 장력(tensile strength)을 증가시키고, 반흔의 부피를 감소시킨다.

반흔의 성숙에 걸리는 시간은 1~2년이 걸리며, 반흔 조직의 강도는 2주안에 정상의 50%, 3개월 안에 80%를 회복한다. 그러나 원래의 조직만큼 강해질 수는 없다.

반흔 조직의 외양은 분홍색에서 붉은 분홍으로 그리고 나중에 흰색으로 변한다. 반흔 조직은 주위 피부 보다 더 검어 보이는 과도색소침착(hyperpigmentation)이 되는데, 이는 조직 치유에 필요했던 광범위한 혈관망이 조직치유 후 쇠퇴되기 때문이다.

반흔 조직의 부피에 영향을 주는 요소는 상처가 받는 스트레스와 타고난 체질에 달려있다. 비후성 반흔(hypertrophic scarring; keloid)은 염증기의 기간과 관련이 있으며, 반흔 조직을 최소화하려면 염증기가 되도록 빠르게 끝나도록 해야 한다.

무게를 받는 곳에 있는 반흔도 고려되어야 한다. 만약 압박궤양이 이곳에 있다면 그래뉼화, 수축, 상피화에 의해 치유되며, 조직은 좀 더 취약해진다. 만약 환자가 앉게 되고 위험 요소가 교정되지 않으면, 손상은 이전보다 빠르게 진행될 것이다. 만약 환자가 specialty 침대에서 일반 병원 침대로 빠르게 바꾸게 되면 압박 궤양이 신속히 재발될 수 있는데, 이는 조직의 장력이 감소되어 있고, 정상적인 내성 아래에서 관류가 유지되는 조직의 능력이 일시적으로 감소되기 때문이다. 높은 수준의 치료적 침상적용에서 더 낮은 단계로 점차적으로 침대를 바꾸는 것은 조직이 변화에 대한 저항성을 증가시킬 시간을 가지도록 하기 위함이다.

III. 상처 관리

상처 관리는 피부통합성 유지와 상처 치유를 하기 위한 것으로, 이중 무엇을 목표로 할 것인지 결정해야 한다. 말기 환자는 적절한 피부통합성 유지와 최상의 안위, 그리고 상처 관리에 있어서의 비용효과적인 면을 고려하여 방법을 정한다. 그러나 대부분의 상처관리의 목표는 상처 치유이다.

1. 드레싱

1) 상처 세척

첫째, 열상과 찰과상 등에 의한 급성 외상성 상처(acute traumatic wound)는 모든 이물질 및 debris가 완전히 제거되도록 상처를 세척하여야 하며 세척하는 동안 건강한 조직의 손상을 최소화하도록 한다. 35cc 주사기에 19G 주사바늘을 이용하여 8psi의 압력으로 세척하는 방법으로 조직의 손상을 최소화하면서 이물질 및 debris를 제거할 수 있다. 이외에도 상품화된 상처 세척제(wound cleanser, **그림 29-21, 29-22**)를 사용할 수 있다.

둘째, 괴사 혹은 불결상처인 경우 하부 조직의 손상 없이 가능한 상처 표면으로부터 최대한의 debris를 제거해야한다. 위와 동일한 방법을 이용하여 표면으로부터 debris를 효과적으로 제거한다. 괴사 조직은 이외에도 whirlpool과 pulsatile lavage를 이용하기도 한다.

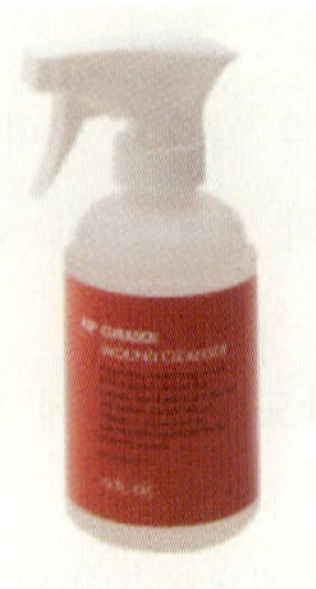

그림 29-21 상처 세척제

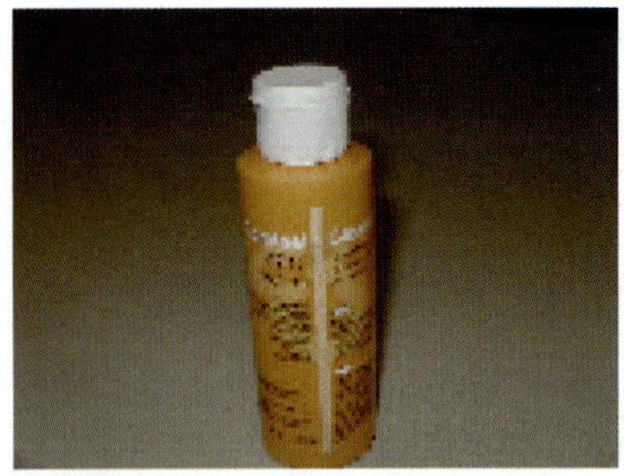

그림 29-22 상처 세척제

셋째, 그래뉼화되거나 혹은 상피화된 상처인 깨끗한 상처는 상처 표면의 손상을 최소화하는 것이 중요하다. 부드럽게 flushing 하며 whirlpool은 사용하지 않는다. 생리식염수나 상처세척제와 같은 세포독성이 없는 용액을 사용해야 하는데, 이런 상처는 세척이 필요 없다는 주장도 있다.

상처 세척 시 소독제의 사용 여부는 논란중이다. 최근의 연구결과는 소독제 사용에 대해서 제한적이고 부정적이다. 따라서 소독제 사용의 이점과 위험성에 대한 연구가 필요하며, 특히 백혈구에 미치는 영향에 대해 알 필요가 있다. 또한 소독제의 농도에 대한 연구도 이루어져야 한다. 만약 소독제를 사용한다면 염증기에 제한적으로 사용해야 하는데, 왜냐하면 이런 상처들에서는 이론적으로 소독제가 박테리아를 조절할 수 있기 때문이다. 오히려 섬유아세포를 손상할 위험이 있으므로 상처가 일단 깨끗해지고 그래뉼 조직이 생기면 소독제는 사용할 필요가 없다.

2) 소독제 사용

(1) Povidone-Iodine

광범위 소독제로 만성 상처의 특정 박테리아(G-와 G+)를 죽인다. 섬유아세포와 상처 복구에 필요한 다른 세포들을 손상시키며 1% 가 안전하다는 보고가 있다. Gel과 연고 형태의 betadine은 일반적으로 섬유아세포에 안전하다. 부작용으로는 피부자극, WBC 활동 저하, 콜라겐 합성 저하, 감염에 대항하는 상처의 능력 방해, 화상 환자에서 산증(acidosis), 갑상선 기능항진 환자에서 요오드의 흡수 방해, 장기 사용 시 iodine toxicity 가능성 등이 있으며 생리 식염수를 이용한 세척보다 더 감염률이 높다는 보고도 있다.

(2) Hydrogen Peroxide

좋은 기계적 세척제이고 debriding agent이다. 불결하거나 괴사된 상처에 flushing한다. 이때 강하게 해서는 안되며, 산소가 개방된 혈관 속으로 녹아 들어가면 공기 색전의 위험이 있으므로 이 용액을 이용하여 packing하면 안된다. 또한 새로 형성된 그래뉼 조직에 궤양을 형성하기 때문에 이런 상처에는 사용하지 말아야 한다. 부작용으로는 섬유아세포와 백혈구에 독성이 있다.

(3) Chlorhexidine Gluconate(Hibiclens)

다양한 제품이 있으며 2~4% Chlorhexidine + 70% Isopropyl Alcohol의 형태가 흔하다. Pseudomonas를 포함한 G-와 G+에 효과적이다. 사용 시 1:10,000으로 희석해야 안전하다. 부작용으로는 세포 독성, 백혈구 활동 저하, 콜라겐 합성 저하 등이 있다.

3) 괴사 상처의 관리

괴사 상처 관리의 목적은 살아있는 조직의 손상을 최소화하면서 괴사 조직을 제거하는 것이다. 그 방법은 다음과 같다. 첫째, 죽은조직제거술(surgical debridement)로 빠르고, 만성 상처를 급성 상처로 전환시킨다. 그러나 큰 위험 요소를 내포하고 있으므로 성형외과 의사에게 의뢰하는 것이 좋다.

둘째, 보존적 변연절제술(conservative sharp wound debridement)로 수술 도구를 이용하여 침상가에서 혈관이 없는 조직을 제거하는 것이며, 외과적 변연절제술보다 빠르지는 않지만 수술 과정 없이 변연절제술을 할 수 있다. 혈액응고 질환, 전신 감염이 있는 경우는 실시하지 않는다. 연조직염(cellulitis)이 있는지 상처와 주위 조직을 사정해야 하며, 이 경우 패혈증의 위험이 있으므로 도구를 이용한 변연절제술은 금기이다. 다리 혹은 발의 궤양이 있으면 그 부위에 관류를 사정한다. 허혈성 상처라면 감염이 없는 건조한 괴사조직으로 덮여 있는 경우, 모든 변연절제술은 금기이다. 그러나 감염이 있으면 변연절제술을 한다. 괴사조직의 유착을 사정하여 단단히 부착되어 있으면 기구를 이용한 변연절제술 전에 느슨하게 만든 후 실시한다. 방법은 소독제로 변연절제술이 필요한 부위를 소독하고, 기구들은 멸균 상태를 유지하여 느슨해진 괴사 조직을 한 손으로 잡고 다른 한 손으로 박리해 나간다. 모든 혈관 구조와 명확히 규명되지 않은 구조나 조직은 피한다. 변연절제술 후에는 생리식염수로 flushing한다. 부작용으로는 패혈증, 출혈 등이 있으므로 주의한다(그림 29-23).

셋째, 자가분해 변연절제술(autolytic debridement)로 괴사 조직을 소화시키도록 상처에서 나오는 삼출물 속의 백혈구와 효소를 이용하는 것이다. 이 방법은 안전하고 비침습적이다. 상처 표면과 접촉하는 곳에 삼출물의 층과 적절한 백혈구수가 있어야 하므로 이를 위해 습기를 함유하는 드레싱이 필요하다. 따라서 건조한 상처는 삼출물을 보유하거나 상처에 부과적인 습기를 줄 수 있는 드레싱이 필요하다. 예를들어 건조한 괴사조직은 삼출물을 보유할 수 있도록 gel 드레싱이 필요하고, 폐쇄 혹은 반폐쇄 드레싱 자체로도 자가분해 변연절제가 일어난다. 삼출물이 많은 상처는 상처 표면으로부터 삼출물의 얇은 층을 유지하면서 과도한 삼출물은 흡수할 수 있는 드레싱이 필요하다. 대부분 72시간 내에 뚜렷하게 상태가 호전된다(그림 29-24).

2. 드레싱 방법

1) 드레싱의 원리

드레싱의 원리는 장애를 제거하고 최상의 상처 치유 환경을 유지하는 것이다. 먼저 장애를 제거하는 것으로는 괴사조직을 제거하고, 감염을 규명하고 치료하며, 과도한 삼출물을 흡수하고, 사강(ulcer의 공동)을 가볍게 채우고, 폐쇄된 상처 가장자리를 개방하거나 절개해내어 치유에 방해되는

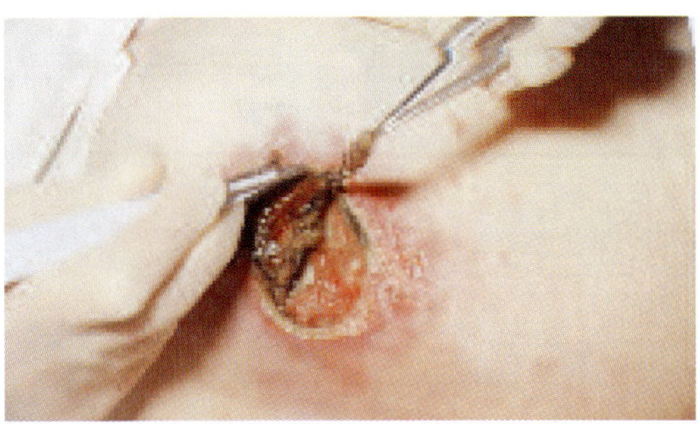

그림 29-23 보전적 변연절제술

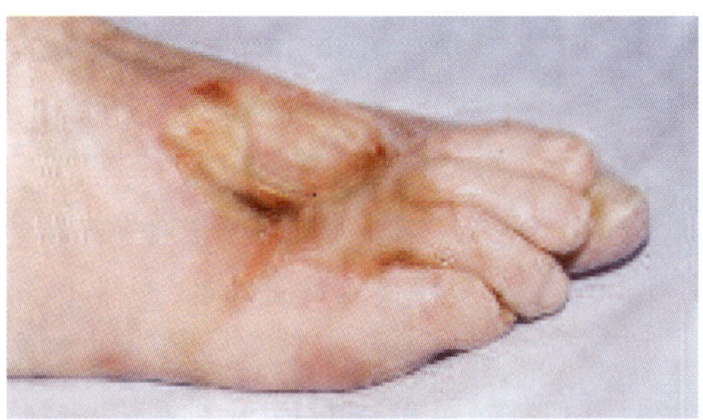

그림 29-24 자가분해 변연절제술

표 29-3 드레싱의 원리 : DIPAMOPI

D (Debride)	염증기를 종식시키고 박테리아의 배지를 제거한다.
I (Identify and treat infection)	감염은 염증기를 장기화시키고 모든 복구과정에 방해가 된다.
P (Pack dead space-lightly!)	만약 상처표면이 완전히 치유되어 덮이지 않으면 후에 농양 형성과 상처손상이 초래될 수 있다.
A (Absorb excess exudate)	삼출물은 대개 박테리아 독소를 함유해 상처 복구에 악영향을 준다. 또한 정상 피부를 젖어있게 한다.
M(Maintain moist wound surface)	촉촉한 상처표면 유지는 세포 이동과 세포의 죽음을 방지한다.
O (Open or excise closed wound edges)	증식이 중단된 상처 가장자리는 재상피화를 방해한다.
P (Protect healing wound from infection/trauma)	감염과 반복된 손상은 복구 과정을 방해하거나 연장시킨다.
I (Insulate)	상처 표면의 정상온도 유지는 혈관수축을 방지하고 정상 복구과정을 촉진한다.

요소를 제거하는 것이다. 최상의 환경 유지는 촉촉한 상처표면을 유지하고, 손상과 2차 감염으로부터 상처를 보호하고, 상처 기저의 적정 온도를 절연(insulation)하는 것이다(표 29-3).

상처의 상태호전을 모니터하는 기간은 2~4주이다. 기간에 따라 다르지만 상처 평가는 일주일 단위를 기본으로 한다. 삼출물의 부적절한 치료로 주위 피부가 젖어 불어있고 상처 삼출물의 양과 상처 깊이의 변화가 있는 등의 문제가 있다면 요법을 변화시킨다. 상처가 호전되지 않고 변화가 없을 때 가장 흔한 원인은 허혈, 감염, 영양불량과 같은 전신적 요소나 원인적 요소가 지속되어 치료가 실패하는 것이다. 국소적 치료를 바꾸기 이전에 환자의 전신적 상태를 재사정 한다.

2) 드레싱 방법

드레싱은 filler 드레싱과 cover 드레싱이 있다. Filler 드레싱은 깊은 궤양으로 공동(사강 혹은 cavity)이 있는 경우 드레싱 물질로 packing 하는 것이며, cover 드레싱은 상처와 주위 피부를 덮어서 붙이는 드레싱이다. filler 드레싱 후에는 cover 드레싱이 필요하며, 매우 얕은 상처들은 cover dressing만 필요하다(그림 29-25).

또한 삼출물 양에 따라 건조한 상처나 적은 양의 삼출물을 가진 상처는 수분을 줄 수 있는 드레싱, 즉 hydrating dressing을 하며 gel 드레싱이 이에 포함된다. 소량에서 중간량의 삼출물을 가진 상처는 상처 표면을 건조시키지 않는 중간 정도의 흡수력을 가진 드레싱이 필요하며 hydrocolloid wafers, foams, calcium alginates 등의 물질을 이용한 드레싱이 포함된다. 다량의 삼출물을 가진 상처는 강력한 흡수 드레싱이 필요하며 hydrocolloid powder나 pastes, calcium alginates등을 이용한 드레싱이 이에 해당된다.

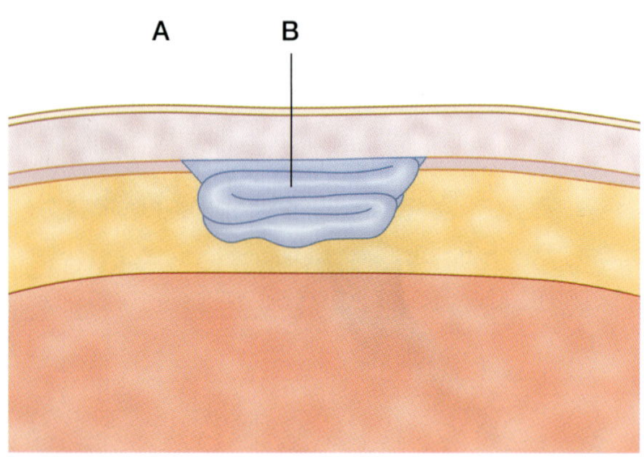

그림 29-25 cover(A)와 filler(B) 드레싱

폐쇄 드레싱과 반폐쇄 드레싱에서는 산소나 물의 가스형태인 vapor를 통과시키지 않으면 폐쇄 드레싱이고 통과시키면 반폐쇄 드레싱이

다. 그러나 두 가지 모두 액체 형태의 물을 통과시키지 않는 방수와 박테리아를 통과시키지 않는 장벽의 특성을 가지고 있다. 폐쇄 드레싱은 감염이 조절될 때까지 감염된 상처에 드레싱 할 때 주의를 요한다. 감염된 상처는 대개 다량의 삼출물이 나오므로 상처 감염 여부를 주의 깊게 모니터하며, 자주 드레싱 교환을 해야 한다. 비록 일부 연구에서는 안전하다고 하지만 감염에 대한 폐쇄 드레싱의 효과에 대해서는 제한적이라는 결론이다.

3) 드레싱 물질

드레싱 재료들의 특성을 살펴보면 다음과 같다.

(1) 거즈

거즈는 wet to dry로 적용 시 변연절제의 효과가 있다. Wet to moist나 damp로 적용 시 수분 보유 드레싱의 효과가 있으며, 이때는 거즈가 마르기 전에 갈아주어야 하므로 간호시간이 많이 든다. 이상적 드레싱의 장점은 거의 가지지 못하나 여러 가지 다른 드레싱 물질과 같이 병용하여 사용할 수 있다. 거즈는 봉합 상처, 흡수와 보호를 위한 2차 드레싱, 생리식염수나 hydrogel과 같은 드레싱 제제와 함께 사용한다. 금기 및 주의 사항으로는 상처 건조를 유발하거나, 면섬유가 상처에 들러붙어 이물질로 작용하여 상처치유가 지연되거나, 그래뉼 조직이 거즈의 망 사이로 자라서 제거 시 건강한 치유 조직에 손상을 줄 수 있다는 것과 너무 꽉 차게 한 packing은 상처의 수축화를 방해하고, 순환 방해로 상처 치유가 지연될 수 있고 균과 상처 삼출물의 통로가 되어 오염될 수 있으며, 상처에 들러붙어 상처를 오히려 상처 낼 수 있고, 잦은 드레싱이 요구된다는 점이다.

(2) 파라핀 거즈[paraffin(petrolatum) gauze]

파라핀 거즈의 종류로는 거즈에 paraffin을 묻힌 바셀린 거즈와 항생제 연고를 묻힌 Sofra-tulle이 있다. 단순하고, 깨끗한 얕은 상처, 즉 donor site에 적용한다. 금기 및 주의 사항은 감염 상처에 사용하지 않도록 하며, 삼출물을 흡수하지 못하고 수분을 잡고 있어 피부가 젖어 불어버린다는(침연; maceration) 점이다. 또한 과도한 paraffin이 상처에 들러붙으면 제거가 어렵고 알레르기를 유발할 가능성이 있다.

(3) 투명필름 드레싱(Transparent film dressing)

얇은 polyurethane membrane으로 증기(vapor), 산소, 이산화탄소는 투과하나 박테리아나 오염물질 혹은 물은 투과하지 못한다. 삼출물은 흡수하지 못하며 괴사조직의 자가분해 변연절제를 촉진한다. 또한 그래뉼 조직 형성과 상피 재생을 촉진하고, 화학물질, 마찰과 전단력, 박테리아로부터 상처를 보호하며, 2차 드레싱으로 안정감을 준다. 금기 및 주의 사항으로는 제거 시 피부손상이 우려되는 약한 피부와 감염 상처에는 적용하지 않는다(그림 29-26, 29-27).

(4) 하이드로콜로이드 드레싱(Hydrocolloid dressing)

Solid wafer 드레싱으로 hydroactive particle을 가지고 있어서 삼출물과 함께 부풀거나 gel을 형성하여 삼출물과 반응한다. 소량에서 중간량 정도의 삼출물을 흡수하며, 상처 표면의 습도를 유지한다. 또한 상처 기저를 보온하고 2차 감염으로부터 상처를 보호한다. 폐쇄 드레싱 물질로 과도한 삼출물을 가진 상처에 적용할 경우 주위 피부를 젖게 하여 상처를 더욱 확대시킬 수 있다. 상처 기저에 powder 혹은 paste 형태의 하이드로콜로이드를 첨가하면 흡수력이 증가한다. 건조한 괴사조직을 가진 상처는 금기이다. 이 드레싱은 습기를 흡수하기 때문에 드레싱을 제거했을 때

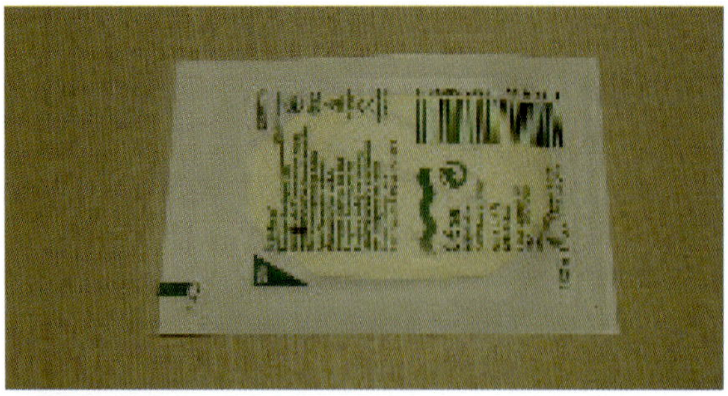

그림 29-26 투명필름 드레싱

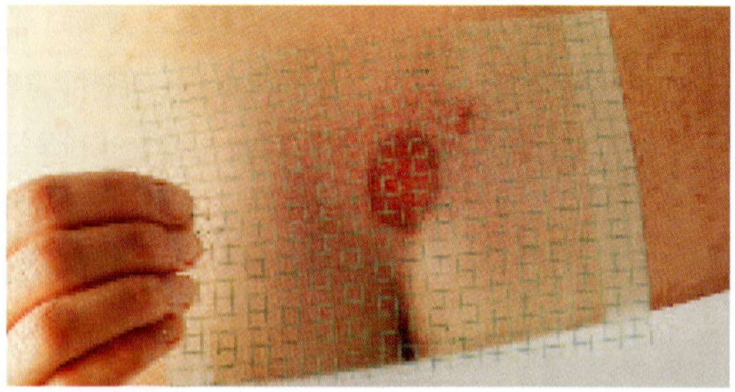

그림 29-27 투명필름 드레싱

냄새를 가진 노란 삼출물은 정상적으로 생기는 것이다. 미생물 침범을 방지하고, 3~5일 마다 드레싱을 교환하므로 상처 치유 과정을 돕고, 상처 삼출물을 흡수하여 자가분해 변연절제, 신생혈관 생성, 그래뉼 조직 생성을 촉진하며, 방수 효과가 있다. 중정도 이하의 삼출물을 가진 stage II 나 III wound, 2도 화상, 얕은 하지 궤양 및 donor site에 적용하며, 작은 동공이 있으면 그래뉼, 파우더, paste 형태의 하이드로콜로이드와 함께 사용한다. 금기 및 주의 사항으로는 깊은 동공이 있거나 감염상처와 심한 삼출물이 있는 경우에는 적용하지 않는다(그림 29-28, 29-29).

(5) Hydrogel

물 또는 glycerin-based polymers로 30~98% 정도의 고수분을 함유하고 있으며 다량의 삼출물은 흡수하지 못한다. 건조한 상처에 습기 및 수분을 제공하고, 부육과 건조괴사의 자가분해 변연절제를 촉진하며, 상처의 건조를 막아 그래뉼 조직 생성과 상피화를 촉진한다. 또한 국소 도포 약을 섞어 상처에 적용할 수도 있다. 금기 및 주의 사항으로 알레르기가 있는 사람은 사용을 금지해야 하며, 다량의 삼출물이 있는 상처에는 적용하지 않는다(그림 29-30).

(6) Alginate

해조류에서 추출한 물질로 상처 삼출물과 반응해 soft gel을 형성해 촉촉한 치유 환경을 형성한다. 자신의 무게의 14~20배의 수분을 흡수하며 2차 드레싱이 필요하다. 자가분해 변연절제를 촉진하며, 상처 삼출물의 Na^{+}와 alginate의 Ca^{++}가 교환되어 지혈 효과가 있다. 금기 및 주의 사항은 상처가 건조해질 가능성이 있어 관찰을 요한다는 점과 소량의 삼출물이 있거나 건조한 괴사조직이 있는 상처는 사용하지 않아야 하며, 감염이 있으면 매일 교환하고 전신적 항생제를 투여해야 한다는 점이다(그림 29-31).

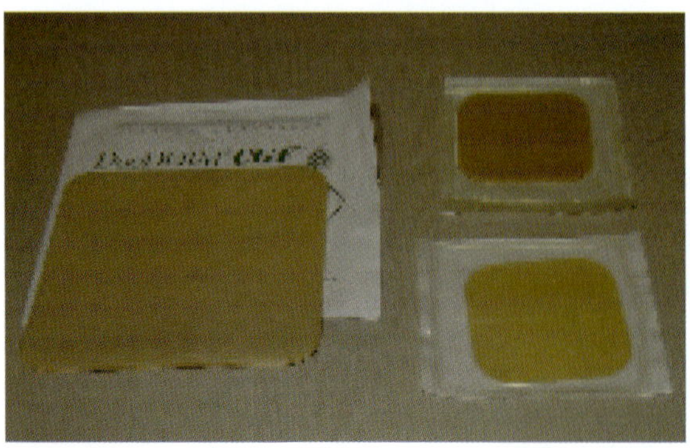

그림 29-28 하이드로콜로이드 드레싱

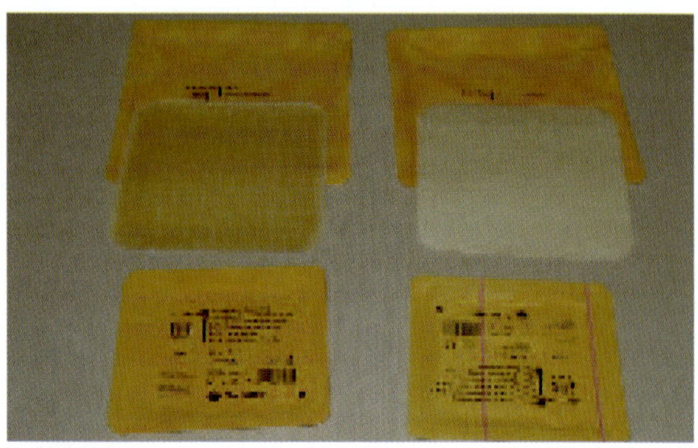

그림 29-29 하이드로콜로이드 드레싱

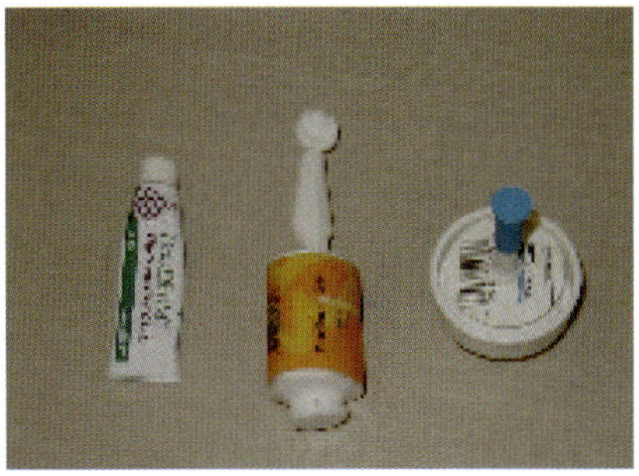

그림 29-30 Hydrogel

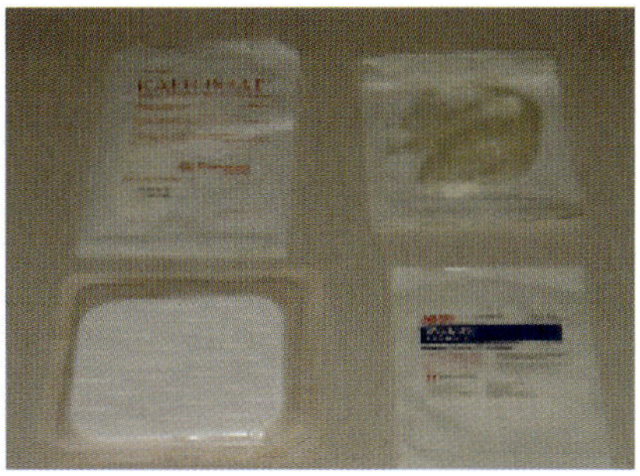

그림 29-31 Alginate

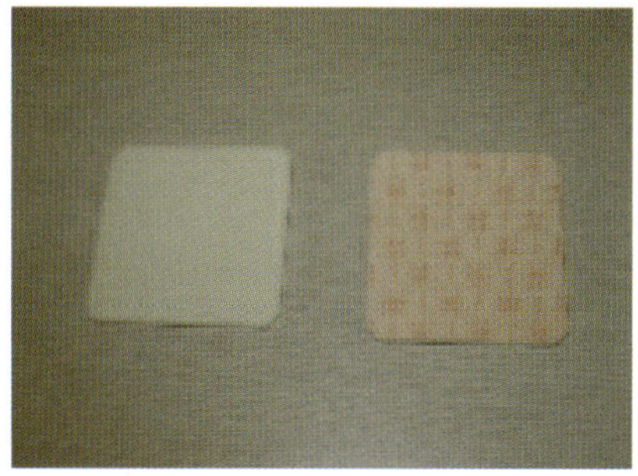

그림 29-32 Foam

(7) 폼(Foam)

Polyurethane으로 만들어진 드레싱 재료로 상처의 심부 온도를 올려 효소 활동을 자극하고, 보호와 쿠션을 제공하며, 삼출물을 흡수하고, 과도한 그래뉼 성장을 방지한다. 수분으로 포화되면 젖을 위험이 있다. Donor site나 과량의 삼출물이 있는 상처, 기관절개관과 G-tube 주위에 적용한다. 금기로는 건조하거나 괴사조직이 있는 상처에는 적용하지 않는다(그림 29-32).

IV. 욕창

1. 개념 및 특징

욕창관리는 원인 요소의 규명과 교정에서 시작한다. 원인 요소로는 압박, 전단력, 정맥과 동맥질환 등이 있다. 상처치유를 위해서는 국소적 치료(드레싱)뿐만이 아니라 전신적 지지도 필요하다. 전신적 지지로는 영양 공급, 비타민 공급, 혈당 조절, 수분 공급, 관류를 돕는 방법 등이 포함되며, 이에 더하여 적절한 드레싱이 욕창 치유를 돕는다.

2. 욕창의 예방

욕창은 생기기는 쉬우나 치료가 어렵고 더디며 경제적 손실을 가져온다. Pieper(2002)는 욕창으로 인해 22~36억 달러가 든다고 하였고, Stage IV의 욕창 하나 당 6만 달러의 치료비가 소요된다고 하였다. 그러므로 욕창 예방을 위한 효과적 전략이 필요하다고 하겠다. 욕창 예방을 위해서는 우선 task force team을 개발해야 한다. 다학제간 접근이 필요하며 열정을 가진 사람들이 모여 서로 협력하여 예방 전략을 모색해야 한다. 예방 프로토콜 및 이를 위한 프로그램을 마련하는 것이 중요한데 이런 프로그램은 목표 규명이 중요하고 프로그램의 방향을 제시할 수 있도록 빈도율과 발병률에 근거해야 한다. 미국의 경우 유병률은 10.1~12%이고, 발생률은 병원의 경우 2~29%, 장기 시설은 3~38%, 가정간호에서는 6~29%로 보고되었다.

효과적인 예방 관리프로그램은 욕창위험에 대한 사정과 이에 근거한 치료적 지지면, 즉 침대 매트리스의 적절한 사용을 포함한다.

1) 위험 사정

욕창의 위험사정은 초기 사정으로 입원 시부터 이루어져야 하며, 급성 혹은 절박한 손상을 규명하고 사정하여 적절한 관리 프로토콜을 시작하는 것이 목표이다. 미국의 AHCPR의 임상 지침은 욕창 위험에 노출된 환자를 구분하기 위해서 위험사정도구를 사용하여 사정하도록 권고하고 있다. 이를 위해서는 연구에 근거한 위험사정도구(risk assessment tool)가 필요하고, 그 예로는 Braden Scale(**표 29-4**), Norton Scale, Gosnell Scale, 그리고 Waterlow Scale 등이 있다. 이런 도구들은 손상 위험이 있는 환자를 규명하고, 예방 프로토콜을 시작하는데 필요하다. 이 도구들에 포함된 욕창 발생 예측 요인들로는 움직임의 제한(restricted activity/mobility), 실금이나 과도한 습기(incontinence /excessive moisture), 영양실조(malnutrition), 감각 및 의식 저하(compromised sensation and/or level of consciousness), 전신 쇠약(general debilitation), 전단력과 마찰에 노출, 나이 등이 있다.

욕창 예방을 위한 핵심은 간호사들을 교육하는 것이며, 교육의 내용으로는 입원 시 초기사정, 욕창의 위험요소 사정, 예방 지침 적용 등이 있다.

예방 프로토콜은 위험이 있다고 사정된 모든 환자들에게 적용되어져야 한다. 예를 들어 Braden Scale 16이하의 환자이면서 나이가 많은 노인에게는 반드시 예방 프로토콜을 적용하여야 하며, 욕창의 호발 부위인 천골(sacrum) 부위나 발뒤꿈치 등의 부위는 자주 관찰되어야 한다. 또한 발뒤꿈치는 매트리스로부터 들어 올려 바닥에 닿지 않게 해야 한다(**그림 29-33**). 이때 환자의 특정 위험요소와 같은 환자 개인의 특성에 따른 지지를 적용해야 한다. 예방 방법으로는 압력감소 장치 사용, 체위변경 스케줄 및 지침, 전단력과 마찰을 감소시키는 방법, 실금을 조절하는 방법, 영양 사정 및 중재 등이 시행되어야 하며, 또한 피부의 심한 변색(discoloration) 혹은 mottling, 경결 부위를 포함하는 절박한 피부손상을 발견하고 방지하기 위해 환자를 사정해야 한다. 피부 손상이 있다면 부위를 기술한다.

2) 침대 매트리스(지지면)의 적절한 사용

(1) 일반적 원리

침대 매트리스의 조건은 (1) 균등한 압력 분산, (2) 마찰에 의해 손상이 안 되도록 할 것, 그리고 (3) 실금이나 수분에 의해 피부가 젖지 않도록 조절할 수 있는 것이어야 한다.

첫째, 균등한 압력분산은 환자의 신체, 특히 뼈 돌출 부위와 침대 사이에 걸리는 압력을 감소시키는 것이다. 이와 같은 조직에 대한 압력의 분산은 시간적 내성을 증가시키는데, 보다 적은 횟수의 체위 변경으로 조직의 생명력을 유지시킨다는 의미가 된다.

둘째, 마찰에 의해 손상이 안되도록 하는 방법에는 두 가지가 있다. 스폰지(폼) 형태의 foam

표 29-4 Braden Scale for Predicting Pressure Sore Risk
16점 이하는 욕창 위험성 가짐 (15-16점= low, 13-14점=moderate, 12점 이하= high risk)

감각기능	1. 전혀 없음	2. 매우 제한됨	3. 약간 제한됨	4. 장애 없음
피부 습기	1. 항상 습기 찬 피부	2. 매우 습기가 있음	3. 가끔 습기 있음	4. 거의 습기 없음
활동 상태	1. 침상생활만 가능	2. 보조 받아 의자나 휠체어 사용	3. 가끔 걷기 가능	4. 제한 없음
움직임	1. 전혀 움직일 수 없음	2. 매우 제한됨	3. 약간 제한됨	4. 제한 없음
영양 상태	1. 매우 나쁨	2. 부족한 섭취	3. 적당한 섭취	4. 매우 좋음
피부 마찰/전단력	1. 문제 있음	2. 잠재적 문제 있음	3. 문제 없음	

surface는 피부와 foam 사이의 높은 마찰계수가 적용되어 미끄러짐을 감소시키므로 환자를 한 체위로 유지 시켜서 마찰에 의한 손상을 감소시킨다. 다른 한 가지는 Goretex 형태로 피부와 면 사이에 아주 낮은 마찰계수가 적용되어 끌림이나 전단력 없이 환자를 미끄러지게 하여 마찰을 제거한다.

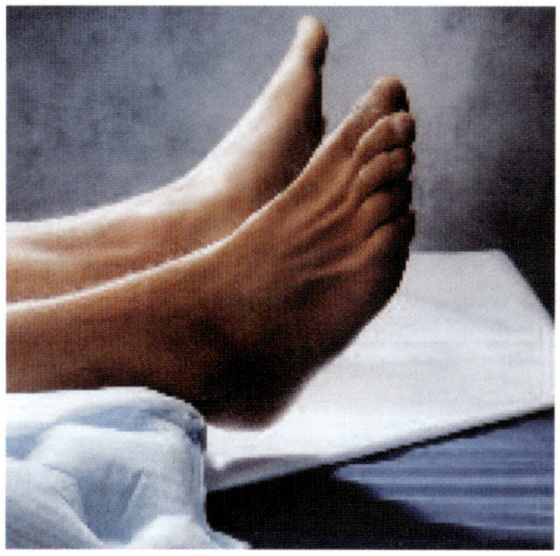

그림 29-33 발뒤꿈치가 매트리스에 닿지 않게 관리한다.

마지막으로 실금이나 수분에 의해 피부가 젖지 않도록 조절할 수 있는 매트리스는 공기의 흐름(airflow)이 필요하며 펌프로 공기를 주입할 수 있는 시스템이 있어야 하고 공기 손실(low air loss)이 적은 매트리스이어야 한다.

이런 매트리스(지지면)는 포괄적인 예방 프로토콜의 한 요소이며 다른 예방적 방법들과 함께 병용되어야 하고 계속 그 효과를 감시해야 한다. 예방 및 치료 효과가 높은 매트리스를 적용하더라도 반드시 체위변경을 해야 됨을 염두에 두어야 한다. 주기적으로 체위변경이 필요하나 체위변경의 간격을 늘일 수는 있다. 그러므로 늘 환자의 피부상태를 모니터하고, 상태가 악화되면 매트리스를 바꾸거나 체위변경 시간 간격을 수정한다.

(2) 매트리스(지지면)의 종류

현재 병원에서 사용하고 있는 일반 매트리스는 전혀 치료적이지 않다. 현재 문헌에서 제시하는 2시간 간격의 체위변경으로는 이런 일반 매트리스에서 발생하는 욕창을 예방하기 어렵기 때문에 더욱 잦은 체위변경이 필요하다. 치료적 지지면으로서 매트리스의 종류는 크게 (1) mattress overlay(**그림 29-34**), (2) mattress replacement(**그림 29-35**), (3) bed replacements(specialty bed)가 있다(**그림 29-36**). 우리나라의 실정에 맞게 소개해 보면 현재 널리 알려진 air mattress는 mattress overlay의 한 형태로 일반 병원 매트리스 위에 놓는 기구로 가장 저렴하며, 치료적 수준에서 보면 가장 낮다(**그림 29-37**). Mattress replacement는 일반 병원 매트리스를 대치하여 사용하는 것으로 현재 대여나 구입이 가능하다. 대개 공기 손실이 적고, 압력감소, 전단력과 마찰을 조절할 수 있으며, 공기가 펌프로부터 주입되어 매트리스가 부풀어져 침대 위에 놓고 사용하게

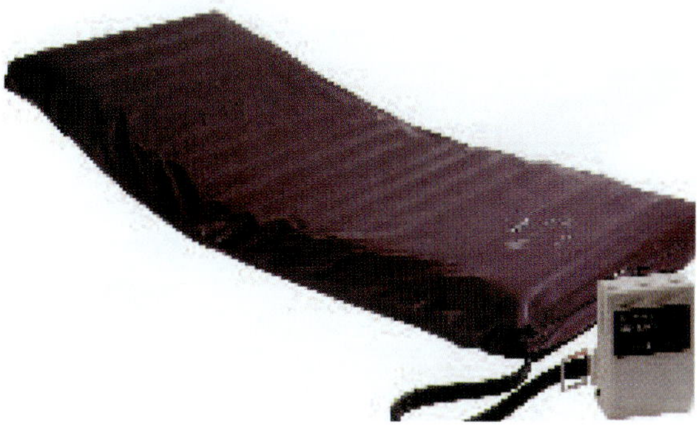

그림 29-34 mattress overlay

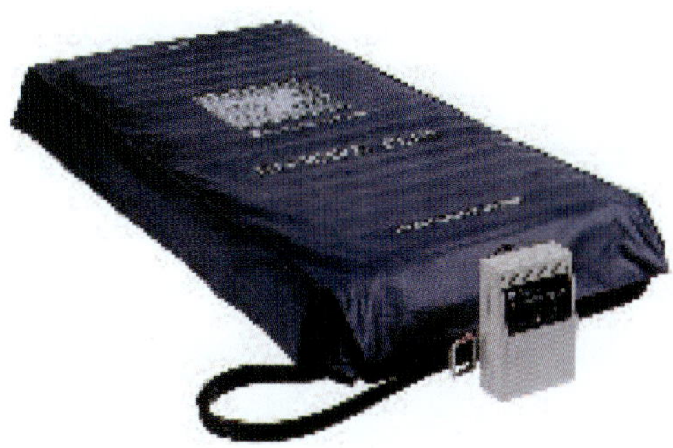

그림 29-35 mattress replacement

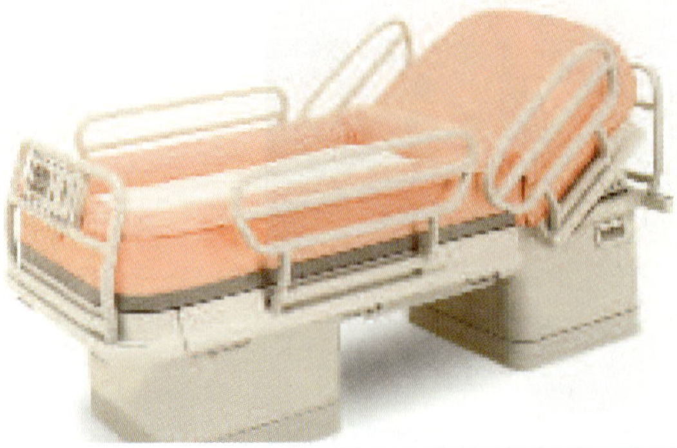

그림 29-36 bed replacements

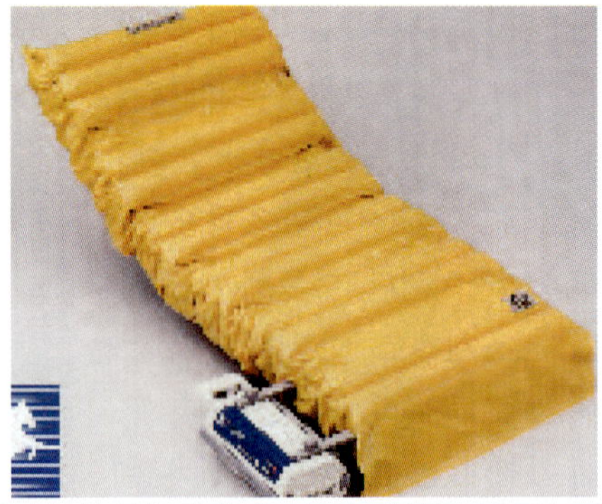

그림 29-37 air mattress

된다. Bed replacements(specialty bed)는 완전히 침대 자체를 병원 침대와 대체하여 사용하는 것으로 치료적 지지 구조를 가진 침대이다. 이런 침대는 매트리스가 mattress replacement의 특징을 모두 가진 높은 수준의 압력분산을 제공하며 여러 체위를 취해줄 수 있는(kinetic therapy) 침대도 있으나 현재 우리나라에서는 거의 사용하지 않고 있다.

(3) 매트리스 재료의 종류

- 폼(Foam)

이 재료는 다양한 정도의 압력감소, 미끄러짐을 방지한다. 장점은 단순하고 간단하고, 가격이 매우 저렴하다는 것이고, 단점은 일회용이므로 더러워지면 버려야만 한다.

- 물

장점은 균등하게 압력을 분산시켜 효과적으로 압력을 감소시킨다. 장기간 사용할 수 있으며, 실금 환자들에게 사용할 수 있다. 단점으로 무겁고, 매트리스에 채워진 물의 온도로 인해 저온과 고온을 유발할 수 있어 위험하며, 바늘로 찌를 경우 물이 샐 수 있고, 심폐소생술이 시행되는 상황에서 단단한 바닥을 제공하지 못해 위험할 수 있다. 또한 보조기 등 무거운 것을 놓으면 몸이 위로 솟기도 하며 현실적으로 임상에서 사용하기 어렵다.

- Gel

무거운 유동 물질로 효과적으로 압력을 감소시키는 동시에 몸무게를 분산시키고, 전단력을 감소시킨다. 장점으로는 장기간 사용할 수 있고 무거운 환자들에게 효과적이며, 단점으로는 무겁고 공기 흐름이 없어 수분 통제가 어렵다.

- 공기

적절하고 정확한 팽창이 유지되는 한 매우 효과적이다. 그러므로 이러한 팽창을 주기적으로 점검해야 한다.

(4) 휠체어 쿠션

장기로 휠체어를 사용하여 살아가는 환자들은 높은 치료적 지지면을 가지는 휠체어에 맞는 쿠션이 요구되며, 이런 쿠션은 앉았을 때 안정성과 높은 수준의 압력감소와 shear의 감소를 제공할 수 있어야 한다(그림 29-38).

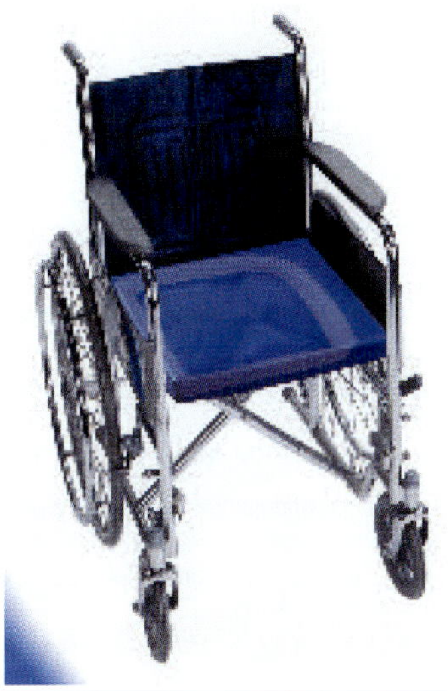

그림 29-38 휠체어 쿠션

참·고·문·헌

- 박경희, 박승미, 전호경(2005), 상처 · 장루. 현문사.
- Bergquist S(2001). Subscales, subscores, or summative score: evaluating the contribution of Braden Scale items for predicting pressure ulcer risk in older adults receiving home health care, JWOCN, 28(6), 279-89.
- Bryant RA, et al(1992). Acute and chronic wounds, Mosby Year Book.
- Carville K(1995). Wound care manual, Silver Chain Foundation.
- McLane KM, Krouskop TA, McCord S, Fraley JK(2002). Comparison of interface pressures in the pediatric population among various support surface, JWOCN, 29(5), 242-51.
- The Wound Programme(1993). Center for Medical Education, The University of Dundee Scotland.
- Whittington K, Patrick M, Roberts JL(2000). A national study of pressure ulcer prevalence and incidence in acute care hospitals, J of WOCN, 27(4), 209-215.
- WOCN Education Program 강의교재(1997). Emory University.
- Young J, Nikoletti S, McCaul K, Twigg D, Morey P(2002). Risk factors associated with pressure ulcer development at a Major Western Australian Teaching Hospital from 1998 to 2000: secondary data analysis, JWOCN, 29(5), 234-41.

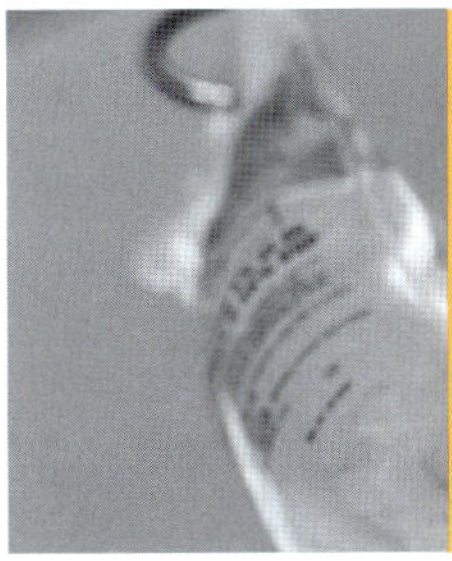

찾아보기

ㄱ

가족의 참관 ······ 454
각성 ······ 305
간-신 증후군 ······ 373
간헐강제환기/동시간헐강제환기 ······ 255, 256
갈고리이랑탈출 ······ 341
감각능력검사 ······ 314
감마선 조사 적혈구 ······ 487
감별진단 ······ 438
감염 손상 ······ 554
감지원 ······ 98
개방형 흡인방법 ······ 190
개안반응 ······ 305
거고근반사 ······ 331
거담제 ······ 287
거미막밑출혈 ······ 366
거즈 ······ 553, 569
건조분말 흡입기 ······ 230
결정 ······ 474
경관영양 ······ 506
경장영양 ······ 506
경질막밑/거미막밑 장치 ······ 343
경질막외 장치 ······ 342
경피적 pacing ······ 463
경피적 관동맥 중재술 ······ 133, 136
경피적 심폐보조장치 ······ 101
계산력 ······ 308
고빈도양압환기 ······ 259
고빈도제트환기 ······ 259
고빈도진동환기 ······ 259
고빈도환기 ······ 259
고용적 저압력 ······ 184
고유량법 ······ 216
고질소혈증 ······ 371
고평부압 ······ 262
골강내 ······ 447
공감대광반사 ······ 319
공기 ······ 574
과도색소침착 ······ 565
과도환기후-무호흡 ······ 332
과분해대사 상태 ······ 376
과산소화 ······ 181
관리 주요시점 ······ 471
관리지침 ······ 457
광섬유 변환 장치 ······ 344
괴사 상처 ······ 567
교감신경 항진제 ······ 291
교감신경성 기관지확장제 ······ 234
구강대 구강호흡 ······ 438
구강대 비강호흡 ······ 438
구비강 인두 흡인 ······ 185
구인두 인공기도 ······ 165
구체적 뇌졸중 관리 ······ 476
구토반사 ······ 168

구해면체반사 ······ 331
군집호흡 ······ 333
균혈증 ······ 520
근긴장 ······ 313
근긴장의 이상 ······ 313
근력 등급 ······ 312
근육 ······ 563
근육의 강도 ······ 311
근육의 용적 ······ 311
근이완제 ······ 174
글래스고혼수척도 ······ 305
글루타민 ······ 507
급성 관동맥증후군 ······ 125
급성 관상동맥 허혈증 ······ 452
급성 관상동맥증 ······ 455
급성 뇌졸중 ······ 470
급성 심실부전 ······ 95
급성 용혈반응 ······ 500
급성 폐손상 ······ 501
급성신부전 ······ 371, 373
급성형 산소독성 ······ 222
기계적 손상 ······ 552
기계환기 ······ 251
기관 흡인 튜브 ······ 521
기관-기관지흡인 ······ 187
기관내 삽관 ······ 170
기관내 삽관 튜브 ······ 439
기관내 삽관통로 ······ 447
기관내 흡인 ······ 189
기관내 삽관 ······ 169
기관절개관 제거 ······ 182
기관절개술 ······ 179
기관지 천식 ······ 296
기관지 확장제 ······ 291
기능적 모세혈관 압 ······ 555
기도 개방 ······ 436, 438
기도압해제환기 ······ 258
기도폐쇄 ······ 425
기립저혈압 ······ 384
기면 ······ 305
기본 소생술 ······ 435
기억력 ······ 308
기초대사 ······ 504
기침반사 ······ 290
기흉 ······ 241
긴장기흉 ······ 241

ㄴ

나트륨(Na^+) 불균형 ······ 377
낭포성 섬유증 ······ 190
내호흡 ······ 202
농축 제 VIII 응고인자 ······ 494
농축 제 IX 응고인자 ······ 494
농축 항트롬빈 III ······ 496
농축적혈구 ······ 485
농축혈소판 ······ 491
농흉 ······ 241
뇌신경검사 ······ 317
뇌실내 장치 ······ 343
뇌졸중 ······ 424
뇌졸중 사정 도구 ······ 471
뇌탈출 ······ 341
뇌혈관 연축 ······ 366
눈머리반사 ······ 324
눈머리반사 반응 ······ 323
눈전정반사 ······ 324
느린 반응 ······ 320

ㄷ

다뇨 ······ 377
다제내성균 ······ 532
단순 산소 마스크 ······ 212
단순마스크 ······ 213
담흉 ······ 242
대광반사 ······ 319
대뇌겸하탈출 ······ 341
대동맥내풍선펌프 ······ 95
대사성 산증 ······ 153, 388
대사성 알칼리증 ······ 153
대사성혼수 ······ 304

데스모프레신 ··· 367
도식 ··· 445
도식표 ··· 437
동결침전제제 ··· 483
동공검사 ··· 318
동공로 ··· 555
동공모양 ··· 319
동공반응 ··· 320
동공반응과정 ··· 321
동공크기 ··· 319
동맥혈 가스분석 ··· 151, 208
동맥혈 산소분압 ··· 151, 208
동맥혈 산소포화도 ··· 151
동맥혈 산소함량 ··· 210
동성부정맥 ··· 78
동성빈맥 ··· 77
동성서맥 ··· 77
동시성 쇼크 ··· 468
동시성 심장리듬 전환술 ··· 469
동시성 심장율동전환 ··· 468
동안신경 압박 ··· 320
동정맥 혈액여과법 ··· 390
동정맥관류 ··· 101
동정지 ··· 78
동차단 ··· 78
두개내압 파형 ··· 345
두개내압상승 ··· 358
둔감 ··· 305
드레싱 ··· 552, 565, 567
드레싱의 원리 ··· 568

ㄹ

루프 ··· 263
류코트리엔 ··· 299

ㅁ

마그네슘(Mg^{++}) 불균형 ··· 379
마약 혼합형 작동-길항제 ··· 365
만성형 산소독성 ··· 222
말초형 안면신경마비 ··· 326
매트리스(지지면)의 종류 ··· 573
맥박산소측정 ··· 208
메트헤모글로빈혈증 ··· 283
메틸잔틴계 ··· 293
면역 혈청 글로불린 ··· 495
명칭 실어증 ··· 307
모세혈관 폐쇄압 ··· 555
무맥박성 심정지관리 ··· 448
무맥박성 전기활동 ··· 450
무반응 ··· 320
물 ··· 574
미간반사 ··· 332
미량원소 ··· 510
미주신경 ··· 328
밀봉흉곽배액 ··· 243

ㅂ

바빈스키반사 ··· 331
바소프레신 ··· 367
반동 뇌부종 ··· 360
반사활동검사 ··· 329
반흔 조직 ··· 561
발견 ··· 472
발관 ··· 177
발꿈치무릎정강이검사 ··· 316
발작성 심실상성 빈맥 ··· 80
발작성 접합부 빈맥 ··· 84
방실 접합부성 부정맥 ··· 82
방실 차단 ··· 84
방어기 ··· 563
방황성 심방리듬 ··· 79
배선실 ··· 19
백마스크 ··· 438
백튜브환기 ··· 187
백혈구제거적혈구 ··· 486
벤츄리 마스크 ··· 217
병태생리 ··· 456
보균자 관리 ··· 534
보상 ··· 153
보조 요법 ··· 460

보존적 변연절제술 ········· 567
보호장구 ········· 547
복막염 ········· 417
복막투석 ········· 393, 413
복부밀기 ········· 425
복위 환기 ········· 271
부교감신경성 기관지확장제 ········· 236
부분 재호흡 마스크 ········· 212
부분층 손상 상처 ········· 552, 563
부신경 ········· 328
부정맥 ········· 438
부종으로 닫혀진 동공 ········· 320
분무요법 ········· 225
분무제 ········· 292
분배계수 ········· 223
불수의적 움직임 ········· 310
불안정 협심증 ········· 455
불응성 저산소혈증 ········· 206
불포화 헤모글로빈혈증 ········· 158
비 Q파형 심근경색 ········· 455
비강 카테터 ········· 212
비강 캐뉼라 ········· 211
비동시성 ········· 468
비소독물실 ········· 19
비율보조환기 ········· 259
비인두 인공기도 ········· 167
비재호흡 마스크 ········· 212
비정상 호흡양상 ········· 334
비정상 호흡의 특징 ········· 333
비정상운동 반응 ········· 311
비정상적인 동공반응 ········· 322
비타민 ········· 510
비후성 반흔 ········· 565
빈맥의 관리 ········· 466
빠른 심실고유리듬 ········· 91
빠른 접합부 리듬 ········· 84
빠른엇갈림검사 ········· 316

ㅅ

사강 ········· 555, 567
사구체 여과율 ········· 371, 377
사지유도 ········· 67
산 · 염기 이상 ········· 379
산소 농축기 ········· 219
산소 소모율 ········· 204
산소 용적 ········· 203
산소독성 ········· 208, 220
산소요법 ········· 201
산소운반 ········· 202
산소운반량 ········· 204, 210
산소텐트 ········· 216
산소포화도 ········· 202, 438
산소해리곡선 ········· 159
산소허용량 ········· 204
산소화 ········· 171
산소후드 ········· 216
산화질소 ········· 279
삼투성 이뇨 ········· 377
삽관 튜브 ········· 438
상위운동신경원 ········· 309
상처 관리 ········· 565
상처 사정 ········· 559
상처 사정 도구 ········· 559
상처 사정 요소 ········· 561
상처 세척 ········· 565
상처 세척제 ········· 565
상처감염 ········· 531
생리적 감시 ········· 22
서맥 ········· 461
서맥의 관리 ········· 462
설인신경 ········· 328
설하신경 ········· 328
섬망 ········· 305
섬유소 ········· 507
성문 ········· 172
성분채집 림프구 ········· 493
성분채집 혈소판 ········· 492
성분채혈 백혈구 제제 ········· 493
성숙 ········· 565
세균뇨 ········· 527

세동제거 422, 436
세척 적혈구 487
소뇌 316
소뇌편도탈출 342
소독물실 19
소독제 사용 566
소발작 353
소생 확률 440
소생술 중지 454
소생후 유지관리 448
손가락코검사 316
손바닥-턱반사 332
손위생 547
수면 25
수분 불균형의 교정 384
수용성 실어증 307
수정체 섬유증식증 209
수행 순서 464
수행 단계 469
수혈 관리 지침 480
수혈 관리지침 483
수혈 부작용 499
수흉 242
순수션트 205
순환 426, 436
스칼라 263
승모근 꼬집기 313
승압제 105
시간조절 98
시력검사 317
시신경 317
시야검사 317
시야장애 318
시험풍선 170, 171
식도-기관 콤비튜브 170
신대체요법 383, 386, 390, 393
신독성 급성신부전 374
신선냉동혈장 483
신선동결혈장 488
신성 급성신부전 371, 373
신전성 급성신부전 371, 372
신후성 급성신부전 371, 375
실어증 306
실조성호흡 333
심근표지자 128
심박동수 72
심박출량 45, 52, 384
심방성 부정맥 80
심방세동 82
심방조기수축 80
심방조동 81
심부감각 314
심부건반사 329, 330
심실 빈맥 89
심실 세동 90
심실고유리듬 91
심실보조 장치 99
심실성 부정맥 87
심실성 이탈 리듬 91
심실세동 422, 439
심실세동/맥박이 없는 심실빈맥 445
심실정지 92
심장리듬전환술 466
심장박출지수 384
심장충만압 384
심전도 63
심전도 기록지 66
심정지 421, 440, 452
심폐소생술 421

ㅇ

아드레날린수용체 105
안개요법 227
안면 산소 마스크 212
안면마스크 436
안면신경 325
안와위 누르기 313
안저검사 318
알레르기 반응 501
알부민 및 혈장단백분획제제 495

압력 궤양 ········ 551
압력보조환기 ········ 257
압력손상 ········ 254
압력조절환기 ········ 253, 254
압박 궤양 방지 시스템 ········ 556
액체 산소 ········ 219
약물 ········ 452, 474
양방향 ········ 446
양측성 간뇌손상 ········ 320
언어반응 ········ 305
언어이상 ········ 425
얼굴의 처짐 현상 ········ 424
열 손상 ········ 554
열성 비용혈성 반응 ········ 500
염기 결핍 ········ 154
염기 과잉 ········ 154
영양소 ········ 503
오염 폐기물 ········ 542
외호흡 ········ 202
요 Na^+ 농도 ········ 382
요 Na^+ 분획 배설률 ········ 383
요독증 ········ 383
요로 감염 ········ 517, 527
요배양 ········ 528
요산 ········ 382
요인형 중환자분류도구 ········ 36
욕창 ········ 551, 571, 572
용량 지시형 ········ 197
용량 지시형폐활량 측정 ········ 197
용적조절환기 ········ 253, 254
용해제 ········ 232
우발성 호흡음 ········ 190
우심방압 ········ 45
운동능력검사 ········ 309
운동반응 ········ 305
움켜잡기반사 ········ 332
위잔류량 ········ 507
위장미주반사 ········ 289
위험사정 ········ 572
유도체계 ········ 66
유두나 고환 꼬집기 ········ 313
유미흉 ········ 242
유발성 폐활량측정 ········ 197
유순도 ········ 264
유효순환량 감소 ········ 372
육아조직 ········ 559
윤리적 문제 ········ 41
윤상 압박 ········ 175
윤상갑상막절개술 ········ 169
윤상갑상연골절개술 ········ 170
음이온 차이 ········ 154
응급심장관리 ········ 445
응급처치 ········ 473
의료관련감염 ········ 517
의식수준사정 ········ 303
이뇨제 ········ 385
이산화탄소 분압 ········ 151
이상굴곡 ········ 311
이상기도양압 ········ 258
이상신전 ········ 311
이송 ········ 473
이식편대숙주병 ········ 486
이점식별 ········ 315
이중동시자극 ········ 315
이차적 CABD 사정 ········ 436
이층기도양압 ········ 258
이탈 ········ 267
인공기도 ········ 165
인공호흡기 관련 폐렴 ········ 517
인공호흡기 회로 ········ 521
인산 균형 ········ 388
인산염(phosphate) 불균형 ········ 379
일방향 ········ 446
일차적 CABD 사정 ········ 436
입내밀기반사 ········ 332
입체감각인지 ········ 315

ㅈ

자가분해 변연절제술 ········ 567
자가수혈 ········ 497

자극전도계 ········· 63
자동 외부 제세동기 ········· 422, 437, 439
자료 ········· 474
잠식 ········· 555
장기기억 ········· 308
재생 ········· 561
저분자량 heparin ········· 362
저산소성 환기자극 ········· 222
저산소혈증 ········· 156
저유량법 ········· 211
저체온 ········· 448
저혈량증 ········· 452
적용관리 ········· 464
적용기준 ········· 464
전 실어증 ········· 307
전극 패드 ········· 440
전기적 기계해리 ········· 450
전단력 ········· 555, 557
전단손상 ········· 557
전도성 실어증 ········· 307
전두엽 방출징후 ········· 331, 332
전문기도 ········· 169
전문심장소생술 ········· 435
전부하 ········· 45
전신강직간대발작 ········· 351
전자 기록 ········· 23
전정기능 ········· 327
전층 손상 ········· 552, 555
전층 손상 상처 ········· 554, 563
전해질 ········· 510
전해질 불균형의 예방과 치료 ········· 387
전혈 ········· 483, 484
절연 ········· 568
점액용해제 ········· 287
점액희석 ········· 232
접촉격리 ········· 533
접합부 리듬 ········· 83
접합부 조기 수축 ········· 82
정량식 흡입기 ········· 229
정맥 영양 ········· 510
정맥내 ········· 447
정맥주입통로 ········· 438
정상 동성 리듬 ········· 76
정신상태검사 ········· 303
정정맥관류 ········· 101
제 I 뇌신경 ········· 317
제 II 뇌신경 ········· 317
제 XI 뇌신경 ········· 328
제 XII 뇌신경 ········· 328
제 III 뇌신경 ········· 321
제 IV 뇌신경 ········· 321
제 IX 뇌신경 ········· 328
제 V 뇌신경 ········· 324
제 VI 뇌신경 ········· 321
제 VII 뇌신경 ········· 325
제 VIII 뇌신경 ········· 326
제뇌경직반응 ········· 311
제세동 ········· 421
제세동기 적용시점 ········· 440
제트 분무기 ········· 218
제피질경직 ········· 311
조기 재관류 ········· 459
조기심실수축 ········· 87
조정기능검사 ········· 316
조정능력 ········· 316
조직 저산소증 ········· 201
조직관류 ········· 49
주의사항 ········· 464
죽은조직제거술 ········· 559, 567
중독 ········· 452
중심정맥압 ········· 47, 384
중심탈출 ········· 341
중추신경성과호흡 ········· 333
중추형 안면신경마비 ········· 326
중탄산나트륨 ········· 233
중환자간호사 ········· 7
중환자실 ········· 15
중환자실 운영 규정 ········· 29
중환자실 입실 기준 ········· 30
중환자전문간호사 ········· 10

즉각기억 ······ 308
증상 ······ 465
증상과 징후 ······ 471
증상있는 서맥 ······ 462
증식기 ······ 564
지남력 ······ 306
지속기도양압 ······ 257
지속성흡식호흡 ······ 333
지속적 정정맥 혈액여과법 ······ 402
지속적 정정맥 혈액투석여과법 ······ 402
직접대광반사 ······ 319
진피 ······ 563
진해제 ······ 289
집락화 ······ 519
징후 ······ 466

ㅊ

처치실 ······ 19
청각전정신경 ······ 326
체외막 산소화 장치 ······ 101
체외생명보조장치 ······ 101
체위배액 ······ 189, 193
체인-스토크호흡 ······ 333
초여과 ······ 395
초음파 분무기 ······ 225, 228
촉촉한 상처 표면 ······ 552
최고기도압 ······ 264
최근기억 ······ 308
최대흡기압 ······ 264
추상력 ······ 309
추체로 ······ 309
추체외로 ······ 309
출구 감염 ······ 522
충전적혈구 ······ 483
치료목표 ······ 456
치료방향 ······ 455
치료적 지지 ······ 571
치료적 지지면 ······ 557
친화성 ······ 203
침대 매트리스 ······ 572
침대 표면 ······ 555
침연 ······ 552

ㅋ

칼륨(K^+) 불균형 ······ 378
칼슘(Ca^{++}) 불균형 ······ 378
칼슘통로차단제 ······ 114
콤비튜브 ······ 439
콩팥전질소혈증 ······ 371
콩팥후질소혈증 ······ 371
쿠스마울 호흡 ······ 333
크레아티닌 ······ 377

ㅌ

탈질소 무기폐 ······ 208
탐침 ······ 174
턱 고정 ······ 169
턱들기 ······ 438
턱밀기 ······ 438
통로 감염 ······ 522
통증 자극 ······ 313
투명필름 ······ 552
투명필름 드레싱 ······ 569
투석기 ······ 399

ㅍ

파견 ······ 472
파라핀 거즈 ······ 569
파형 ······ 98
판단력 ······ 309
패혈쇼크 ······ 525
패혈증 ······ 517, 524
편향징후 ······ 310
폐동맥쐐기압 ······ 45
폐동맥압 ······ 45
폐모세혈관쐐기압 ······ 384
폐쇄드레싱 ······ 554
폐쇄형 튜브 ······ 521
폐쇄형 흡인방법 ······ 190, 191
폐포 복원 ······ 271, 275

폐포의 가스교환 ············ 202
폐포의 산소분압 ············ 202
포켓마스크 ············ 438
폼 ············ 553, 571, 574
표면감각 ············ 314
표재 반사 ············ 330
표재복벽반사 ············ 330
표준격리 ············ 533
표준유도 ············ 67
표피 ············ 563
표현성 실어증 ············ 307
피부그림감각 ············ 315
피질-감각전달방식 ············ 315
피하조직 ············ 563
필수지방산 ············ 506
핍뇨 ············ 377

ㅎ

하위운동신경원 ············ 310
하이드로콜로이드 ············ 552
하이드로콜로이드 드레싱 ············ 554, 569
합성 혈량증량제 ············ 496
항간질약 ············ 351
항고혈압제 ············ 112
항문반사 ············ 331
항부정맥제 ············ 447
항부정맥제제 ············ 118
항응고요법 ············ 399
항응고제 ············ 360
항이뇨호르몬 ············ 377
항콜린제 ············ 295
항혈소판제제 ············ 360
허혈성 급성신부전 ············ 374
혈관 지혈기구 ············ 144
혈관이완제 ············ 112
혈류감염 ············ 517
혈액 가온 ············ 481
혈액 주입시간 ············ 482
혈액기흉 ············ 241
혈액성분 제제의 보관관리 ············ 482
혈액성분요법 ············ 484
혈액의 반납 및 폐기 ············ 483
혈액투석 ············ 393
혈액회수 ············ 498
혈역학 ············ 45
혈장분획제제 ············ 494
혈전용해 요법 ············ 475
혈전용해술 ············ 133, 134
혈전용해제 ············ 360
혈중 요소질소 ············ 371
혈중 크레아티닌 ············ 371
혈흉 ············ 241
호기말 이산화탄소 ············ 175
호기말 이산화탄소 분압 ············ 160
호기말양압 ············ 191, 257
호흡 ············ 436
호흡 부전 ············ 171
호흡부담 ············ 179
호흡성 산증 ············ 153
호흡성 알칼리증 ············ 153
혼란 ············ 305
혼미 ············ 305
혼합 정맥혈 산소분압 ············ 151, 208
혼합정맥산소포화도 ············ 192
혼합정맥혈의 산소함량 ············ 202
화학적 손상 ············ 553
환기 ············ 171
환기-관류의 불균형 ············ 204, 209, 210
환기분포 ············ 202
환상연골 ············ 439
환자분류체계 ············ 35
환형 협로 ············ 172
활동전위곡선 ············ 64
후두개 ············ 172
후두경련 ············ 167
후두마스크기도기 ············ 169
후두절개 ············ 181
후부하 ············ 45
후수정체 섬유증식증 ············ 221, 224
휠체어 쿠션 ············ 575

흉골 문지르기 ······ 313
흉곽확장 ······ 438
흉막삼출 ······ 242
흉부 물리요법 ······ 165
흉부 청진 ······ 438
흉부압박 ······ 424
흉부유도 ······ 68
흉부타진 ······ 190, 194
흡수성 무기폐 ······ 223
흡입 스테로이드 ······ 297
흡입공기의 산소농도 ······ 202
흡입용 제제 ······ 293
흡입제 ······ 291

A

A wave ······ 346
Abdominal thrust ······ 425
ABGA ······ 208
Absence seizure ······ 353
Absorption atelectasis ······ 223
Accelerated idioventricular rhythm ······ 91
Accelerated junctional rhythm ······ 84
ACE 억제제 ······ 117
Acetaminophen ······ 364
Acetylcystein ······ 233, 288
ACLS ······ 435
ACS ······ 456
Acute renal failure ······ 371
ADH ······ 377
Adrenergic receptor ······ 105
Advanced cardiac life support ······ 435
AED ······ 422, 437, 439
Aerosol therapy ······ 225
Afterload ······ 52
Airway ······ 436
Airway pressure release ventilation ······ 258
Albumin and plasma protein fraction ······ 495
Albuterol ······ 235
Alert ······ 305
Alginate ······ 570
Algorithm ······ 445
Alupent ······ 235
Alveolar recruitment ······ 271
Amiodarone ······ 448
Amrinone ······ 111
Angiotensin-converting enzyme(ACE) inhibitors ······ 460
Anion gap ······ 154
Antidiuretic hormone ······ 377
Antifungal agent ······ 554
Antiplatelet agent ······ 131
Antithrombin III ······ 361
Antithrombin III concentrate ······ 496
Apheresis lymphocyte ······ 493
Apheresis platelet ······ 492
Arterial blood oxygen ······ 190
Arterial blood oxygen saturation ······ 190
Arterial saturation levels via pulse oximetry ······ 190
Aspirin ······ 360, 363, 457, 458
Asystole ······ 452
Atlanto-occipital joint ······ 174
Atrial fibrillation ······ 82
Atrial flutter ······ 81
Atropine ······ 237, 451, 453
Auto-PEEP ······ 264
Auto-transfusion ······ 497
Autolytic debridement ······ 567
Automated external defibrillator ······ 422
Azamacort puff ······ 231

B

B wave ······ 346
Bacteremia ······ 524
Bag-tube ventilation ······ 187
Barotrauma ······ 254
Base deficit ······ 154
Base excess ······ 154
Basic life support ······ 435
Becodisk puff ······ 230
Bed replacements ······ 573

Benzodiazepine ··· 354
Berotec ··· 236
Best eye response ··· 305
Best motor response ··· 305
Best verbal response ··· 305
Bilevel positive airway pressure ··· 258
Biphasic ··· 446
Biphasic positive airway pressure ··· 258
Blind tracheal suction ··· 187
Blood urea nitrogen ··· 371
BLS ··· 435
BMR ··· 504
Braden Scale ··· 572
Brain herniation ··· 341
Breathing ··· 436
Bricanyl ··· 235
BUN ··· 376, 377, 381

C

C wave ··· 347
Ca^{++} 균형 ··· 387
CaO_2 ··· 210
Capillary closing pressure ··· 555
Cardiac filling pressure ··· 384
Cardiac index ··· 384
Cardiac output ··· 52, 384
Cardiopulmonary resuscitation ··· 421
CAVH ··· 390
CDQ ··· 540
Central herniation ··· 341
Central venous pressure ··· 384
Cerebellar tonsilar herniation ··· 342
Chemical damage ··· 553
Cholothorax ··· 242
Chylothorax ··· 242
Cilliospinal reflex ··· 320
Cincinnati 뇌졸중 사정표 ··· 471
Circular narrowing ··· 172
Circulation ··· 426, 436
CJD ··· 545
CK ··· 128
Clobazam ··· 354
Clonazepam ··· 354
Clopidogrel ··· 360, 460
Closed system ··· 530
Closed-suction technique ··· 190, 191
CO ··· 52
Cohort ··· 533
Combitude ··· 439
Compensation ··· 153
Complete heart block ··· 86
Compliance ··· 264
Confused ··· 305
Consensual light reflex ··· 319
Conservative sharp wound debridement ··· 567
Continuous arteriovenous hemofiltration ··· 390
Continuous positive airway pressure ··· 257
Continuous venoveno hemodiafiltration ··· 402
Continuous venoveno hemofiltration ··· 402
Contractility ··· 52
Cover 드레싱 ··· 568
CPR ··· 421
Creatine kinase ··· 128
Creatinine ··· 371, 381
Creatinine clearance ··· 376
Creutzfeldt-Jakob disease ··· 545
Cricoid pressure ··· 175, 439
Cricothyrotomy ··· 169, 170
Cryoprecipitate ··· 483
Crystalloid 용액 ··· 496
CT scan ··· 475
Cuff ··· 519
CVP ··· 47
Cytotoxic agents ··· 553

D

Data ··· 474
DDAVP ··· 367
Dead space ··· 555
Decannulation ··· 181, 182

Decision ···· 474
Defensive phase ···· 563
Defibrillation ···· 436
Dehemoglobinemias ···· 158
Delirium ···· 305
Delivery ···· 473
Denitrogenation absorption atelectasis ···· 208
Depakine ···· 355
Desmopressin acetate ···· 367
Detection ···· 472
Dexamethasone ···· 358
Dextran ···· 497
Diazepam ···· 354
Digitalis ···· 111
Dilated unreactive pupil ···· 320
Dipyridamole ···· 360
Diskhaler ···· 230
Diskus ···· 232
Dispatch ···· 472
Diuretics 이뇨제 ···· 121
DNAR ···· 453
Do-not-attempt-resuscitation ···· 453
DO_2 ···· 210
Dobutamine ···· 108
Door ···· 473
Dopamine ···· 107
Double-lumen 기관내관 ···· 172
DPI ···· 230, 296
Drug ···· 474
Dry powder inhaler ···· 230

E

ECLS ···· 101
Electromechanical dissociation ···· 450
EMD ···· 450
Empyema ···· 241
End-tidal carbon dioxide ···· 175
End-tidal CO_2 ···· 160
Endotracheal intubation ···· 170
Endotracheal or trachostomy tube suctioning ···· 189
Epidural devices ···· 342
Epinephrine ···· 106, 234, 291, 447, 451, 453
Esophageal detector device ···· 175
Esophageal-tracheal combitube ···· 169, 170
ET route ···· 447
ET tube ···· 438, 439
$ETCO_2$ ···· 175
EVD ···· 347
External respiration ···· 202
External ventricular drainage ···· 347
Extra coporeal life support ···· 101
Extubation ···· 177

F

Facial droop ···· 424
FBAO ···· 425
FeNa ···· 391, 383
Fenoterol ···· 236
FFP ···· 483
Fiberoptic transducer-tipped device ···· 344
Fibrinolytic checklist ···· 461
Fibrinolytic therapy ···· 459
Filler 드레싱 ···· 568
FiO_2 ···· 202
First-degree AV block ···· 84
Flow-oriented ···· 197
Foam ···· 571, 574
Foreign body airway obstruction ···· 425
Fractional excretion of sodium ···· 383
Fresh frozen plasma ···· 483
FTC ···· 344
Full thickness ···· 552
Full thickness wound ···· 554
Full-thickness ···· 555
Functional capillary pressure ···· 555

G

Gag reflex ···· 168
Gamma-irradiated RBC ···· 487
Gauze ···· 553

Gel ······ 574
Generalized tonic-clonic seizure ······ 351
Glabellar reflex ······ 332
Glomerular filtration rate ······ 371
Glottic opening ······ 172
Glutamine ······ 507
Graft-versus-host disease ······ 486
Grannulation tissue ······ 559
Grasp reflex ······ 332
GVHD ······ 486

H

H-V ······ 184
HDCV ······ 545
Heimlich maneuver ······ 425
Hemodialysis ······ 393
Hemodynamic ······ 45
Hemopneumothorax ······ 241
Hemothorax ······ 241
Heparin ······ 360, 361, 460
Herpes ······ 539
High frequency ventilation ······ 259
High-frequency jet ventilation ······ 259
High-frequency oscillatory ventilation ······ 259
High-frequency positive pressure ventilation 259
High-volume ······ 184
HMG coenzyme inhibitor therapy(statin) ··· 460
Honer' s syndrome ······ 320
Human immunosuppressive virus ······ 540
Hydrocolloid ······ 552
Hydrocolloid dressing ······ 569
Hydrogel ······ 570
Hydrostatic pressure ······ 46
Hydrothorax ······ 242
Hydroxyethyl starch ······ 497
Hyperoxygenation ······ 181
Hyperpigmentation ······ 565
Hypertrophic scarring ······ 565
Hypoxic ventilatory drive ······ 222

I

ICP waveforms ······ 345
Idioventricular rhythm ······ 91
Immune serum globulin ······ 495
Impedance ······ 49
Incentive spirometry ······ 197
Increased intracranial pressure ······ 358
Incubator ······ 216
Inotropics ······ 105
Inspiratory pause ······ 262
Insulation ······ 568
Intal ······ 237
Internal respiration ······ 202
Intraventricular devices ······ 343
Intremittent positive pressure breathing ··· 197
Intrinsic renal ARF ······ 371
Intubation ······ 169
IO ······ 447
IPPB ······ 197
Ipratropium bromide ······ 237
Isoproterenol ······ 110, 235
Isuprel ······ 235
IV ······ 447

J

Jaw immobility ······ 169
Jet nebulizer ······ 218, 227
Junctional rhythm ······ 83

K

K^+ 균형 ······ 387
Keloid ······ 565
Ketoprofen ······ 364
Ketorolac tromethamine ······ 366

L

L-P ······ 184
LAP ······ 52
Laryngeal mask airway ······ 169
Laryngeal spasm ······ 167

Laryngectomy ········ 181
Lethargic ········ 305
Leukapheresis ········ 493
Leukocyte-depleted RBC ········ 486
Lidocaine ········ 448
LMA ········ 439
LMWH ········ 362
Lorazepam ········ 354
Los Angeles 뇌졸중 사정표 ········ 472
Low molecular weighted heparin ········ 362
Low pressure ········ 184
LVEDP ········ 52

M

Maceration ········ 552
Magill 겸자 ········ 174
Magnesium ········ 448
Malla mpati score ········ 174
Mannitol ········ 359
Mattress overlay ········ 573
Mattress replacement ········ 573
Maturation ········ 565
Maximal inspiratory pressure ········ 264
MDI ········ 229, 291
Meningococci ········ 538
Metabolic acidosis ········ 153
Metabolic alkalosis ········ 153
Metabolic coma ········ 304
Metaproterenol ········ 235
Metered dose inhaler ········ 229
Mg 균형 ········ 388
Midazolam ········ 354
Midbrain damage ········ 320
Milrinone ········ 111
Minimum leak volume ········ 184
Minimum occlusion volume ········ 184
Mist tent therapy ········ 227
Mixed venous blood ········ 202
Mixed venous O_2 ········ 208
Mixed venous oxygen saturation ········ 192
MLV ········ 184
Mobitz I or Wenckebach ········ 85
Mobitz II ········ 86
Moist wound surface ········ 552
MONA ········ 457
Monophasic ········ 446
Morphine ········ 457, 459
MOV ········ 184
MRSA ········ 532
Mucociliary escalator ········ 287
Mucomyst ········ 233
MVO_2 ········ 52
Myoglobin ········ 382

N

Na^+ 균형 ········ 387
Na^+ 분획 배설률 ········ 391
Nalbuphine ········ 365
Nasotracheal intubation ········ 170
Nimodipine ········ 366
Nitrates ········ 112
Nitric oxide ········ 279
Nitroglycerin ········ 457, 458, 460
Nitroprusside sodium ········ 113
Nonreactive ········ 320
Nonrebreathing mask ········ 212
Norepinephrine ········ 109
Nucomyt ········ 233

O

Obtunded ········ 305
Occlusive dressing ········ 554
Oliguria ········ 371
Open-suction technique ········ 190
Opioid agonist/antagonist ········ 365
Orfil ········ 355
Oronasopharyngeal suctioning ········ 185
Orotracheal intubation ········ 170
Orthostatic hypotension ········ 384
Osmotic diuresis ········ 377

Oxygen ····· 457, 458
Oxygen capacity ····· 203
Oxygen challenge test ····· 207
Oxygen delivery ····· 210
Oxygen flux ····· 204
Oxygen toxicity ····· 208, 220
Oxygen transport ····· 202, 204
Oxygenation ····· 171

P

PAC ····· 80
Packed RBC ····· 483
PADP ····· 52
Palm-chin reflex ····· 332
PaO_2 ····· 189, 190, 202, 208
PAP ····· 45
Paraffin(petrolatum) gauze ····· 569
Paroxysmal junctional tachycardia ····· 84
Paroxysmal supraventricular tachycardia ····· 80
Partial rebreathing mask ····· 212
Partial thickness wound ····· 552
Partition coefficient ····· 223
PAWP ····· 45
PC ····· 491
PCI ····· 460
PCPS ····· 101
PCWP ····· 52
PEA ····· 450
Peak inflation pressure ····· 184
Peak inspiratory airway pressure ····· 264
PEA의 일반적 원인 ····· 451
Pentazocine ····· 365
Pentothal sodium ····· 357
Percutaneous cardioPulmonary support ····· 101
Peritoneal dialysis ····· 393
PG ····· 237
Phenobarbital ····· 353
Phenylephrine ····· 110
Phenytoin ····· 351
Phlebostatic point ····· 46
Phosphodiesterase 억제제 ····· 111
Pilot ballon ····· 171
PJC ····· 82
Plasma derivatives ····· 494
Plateau pressure ····· 262
Plateau wave ····· 346
Platelet concentrate ····· 491
Pleural effusion ····· 242
Pneumothorax ····· 241
Polyurethane foam ····· 553
Polyuria ····· 377
Pontine damage ····· 320
Positive end expiratory pressure ····· 191, 257
Posthyperventilation apnea ····· 332
Postrenal ARF ····· 371
Postrenal azotemia ····· 371
PR 간격 ····· 69
Preload ····· 52
Premature atrial contraction ····· 80
Premature junctional contraction ····· 82
Premature ventricular contraction ····· 87
Prerenal ARF ····· 371
Prerenal azotemia ····· 371
Pressure controlled ventilation ····· 253
Pressure support ventilation ····· 257
Pressure ulcer ····· 551
Pressure ulcer prevention system ····· 556
Primary intention ····· 562
Profenid ····· 364
Proliferative phase ····· 564
Propofol ····· 357
Proportional assist ventilation ····· 259
Prostaglandins ····· 237
PSVT ····· 80
Pulmicort turbuhaler ····· 231
Pulmonary capillary wedge pressure ····· 384
Pulse oximetry ····· 208
PVC ····· 87
Pyothorax ····· 241
P파 ····· 69

Q

QRS 군 ······ 69
QT 간격 ······ 71

R

Rabies ······ 544
Racemic epinephrine ······ 234
RAP ······ 45
Rapid sequence intubation ······ 173
Rebound cerebral edema ······ 360
Refractory hypoxemia ······ 206
Renal azotemia ······ 371
Renal replacement therapies ······ 383
Renal replacement therapy ······ 393
Respiratory alkalosis ······ 153
Respiratory distress ······ 171
Resting surface ······ 555
Retrolental fibroplasia ······ 209, 221
Retrorental fibroplasia ······ 224
Rh 면역글로불린 ······ 496
RhIG ······ 496
Rh immune globulin ······ 496
Ringer' s lactate ······ 497
RMR ······ 504
RYB(Red, Yellow, Black) system ······ 559
RRTs ······ 383

S

Salbutamol ······ 235
Salvage ······ 498
SaO_2 ······ 190
Second-degree AV block ······ 85
Second-degree AV block Type II ······ 86
Secondary intention ······ 562
Shear forces ······ 555
Shear injury ······ 557
Simple face masks ······ 212, 213
Single donor platelet ······ 492
Sinus tract ······ 555
Sluggish pupil ······ 320
Small hand-held nebulizer ······ 225, 228
Snout reflex ······ 332
Sodium bicarbonate ······ 233
Sodium cromoglycate ······ 237
Sphygmomanometer ······ 184
SpO_2 ······ 190
ST 분절 ······ 70
ST 상승 심근경색 ······ 457
STEMI ······ 457
Steroid제제 ······ 237
Streptokinase ······ 360
Stuporous ······ 305
Stylet ······ 174
Subdural/subarachnoid devices ······ 343
Subfalcial herniation ······ 341
Suction port ······ 520
Surgical debridement ······ 567
SvO_2 ······ 52, 56, 192
Swollen closed pupil ······ 320
Synchronized cardioversion ······ 468
Synthetic volume expander ······ 496

T

T파 ······ 70
T-PA ······ 360
TCP ······ 463
Tension pneumothorax ······ 241
Terbutaline ······ 235
Tertiary intention ······ 562
Theophylline ······ 294
Therapeutic support surface ······ 557
Thiopental sodium ······ 357
Third-degree AV block ······ 86
Ticlopidine ······ 360
Timing ······ 98
Tissue hypoxia ······ 201
Tissue perfusion ······ 49
Torsades de pointes ······ 448
TPN ······ 509
Tracheal tube cuff care ······ 183

Tracheobronchial suctioning ········ 187
Transparent dressing ········ 524
Transparent film ········ 552
Transparent film dressing ········ 569
Triflusal ········ 360
Triggering ········ 98
Troponin ········ 129
Tuberculosis ········ 537

U

Ulcer의 공동 ········ 567
Ultra sonics ········ 225
Ultrafiltration ········ 395
Uncal herniation ········ 341
Undermining ········ 555
Uremia ········ 383
Urokinase ········ 360
U파 ········ 72

V

Vagus nerve ········ 328
Vallecula ········ 175
Valproate sodium ········ 355
Vancomycin ········ 536
Vasopressin ········ 367, 447, 451, 453
Vasopressor ········ 447
Veno venous perfusion ········ 101
Veno-arterial perfusion ········ 101
Ventilation ········ 171
Ventilation-perfusion mismatch ········ 209, 210
Ventolin ········ 235
Ventricular asystole ········ 92
Ventricular escape rhythm ········ 91
Ventricular fibrillation ········ 90, 422, 439
Ventricular standstill ········ 92
Ventricular tachycardia ········ 89
Venturi mask ········ 217
Vf ········ 422
Volume controlled ventilation ········ 253
Volume-oriented ········ 197
VRE ········ 535

W

Wafarin ········ 360
Wandering atrial pacemaker ········ 79
Washed RBC ········ 487
Waveform ········ 49
Weaning ········ 267
Whole blood ········ 483
Work of breathing ········ 179
Wound cleanser ········ 565
Wound staging system ········ 559

기타

1도 방실 차단 ········ 84
1차 유합 ········ 562
2도 1형 방실 차단 ········ 85
2도 2형 방실 차단 ········ 86
2차 유합 ········ 562
3도 방실 차단 ········ 86
3차 유합 ········ 562
α-adrenergic 차단제 ········ 117
β-adrenergic 차단제 ········ 116
β-blockers ········ 460
β-lactam ········ 537